의과대학 통합교재

NEUROSCIENCE
신경계통학

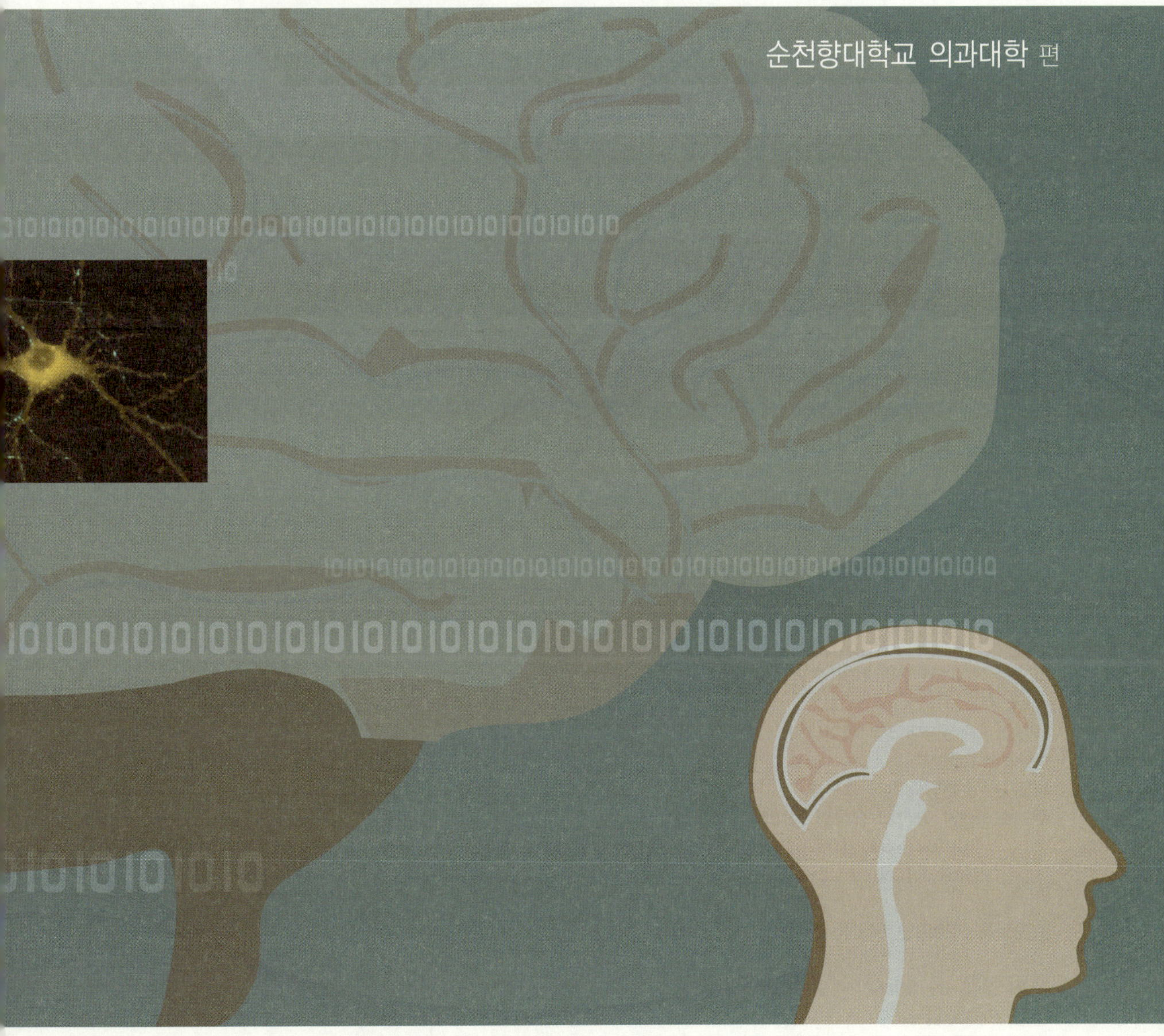

순천향대학교 의과대학 편

SCH 순천향대학교 출판부

신경계통학

펴낸날 : 2011년 2월 21일 초판 1쇄 발행

엮은이 · 순천향대학교 의과대학
펴낸이 · 손풍삼
펴낸곳 · 순천향대학교 출판부
주　소 · 충남 아산시 신창면 읍내리 646
Tel (041) 530-1115 | Fax (041) 530-1719
www.sch.ac.kr

출판등록 : 2010년 6월 14일 제 251-2010-5호

ISBN 978-89-964627-1-2 93510
정가 30,000원

발간사

신경계통학(Neuroscience)은 최근 여러 의학분야 중 가장 빠르고 눈부신 성장을 이루고 있으며, 점차 고령 사회가 되는 우리나라의 의료에 있어 큰 비중을 차지하고 있습니다. 하지만 아직 의과대학 학생들을 위한 체계적인 교육자료가 많지 않아, 신경학을 어려워하는 학생들이 많은 실정입니다.

제가 처음으로 신경학 강의를 받은 것은 1983년이었는데, 당시 본교에는 신경과 교수님이 없어서, 타 대학 교수님이 총 4시간을 강의하셨습니다. 물론 교재는 없었고 판서하신 것을 열심히 필기하여 총 10페이지 내외에 강의록을 가지고 있었습니다. 의사국가고시 신경과학 총 10문제 중 4개 이하이면 과락으로 낙방하는 제도에서 시험을 앞두고 10장 내외의 신경과 노트를 보고 또 보고 초조하게 공부하였던 기억이 납니다. 하지만 4시간의 짧은 강의인 신경과학이 저에게는 상당히 매력적이었고 주저 없이 전공 선택을 하였는데, 그것은 뭐니 해도 신경학적 진찰(neurologic exam)을 통해 보이지 않는 뇌병변을 국소화할 수 있는 점이 아니었을까 합니다. 신경과 의사가 환자를 보면 병변은 어디 있을까? 병변은 무엇일까? 하는 의문에서 출발합니다. 측향화(lateralizing) 증후와 국소화(localizing) 증후로서 병변이 어디 있는지 찾아내고, 병력청취 및 기타 검사로서 병변이 무엇인지 알고자 하는 것이 국소화 진단과정입니다. 이러한 것들이 바로 신경학이 art of medicine이라고 불리고, PBL 발전의 시초가 된 배경이라고 생각합니다.

저는 순천향대학교에서 지원하는 교재개발사업에 신경계통학이 선정되었을 때 기쁨과 동시에 부담도 되었습니다. 쉽지 않은 교재 사업을 지원받은 만큼 뛰어나고 학생들에게 많은 도움이 되는 내용으로 정리되어야 한다는 것이었습니다. 그러한 목표아래 지난 수개월 동안 신경과, 신경외과교실, 소아청소년학과교실, 영상의학과교실 교수진이 참여한 노력의 결과로 마침내 교재가 출판되었습니다.

교재를 만들 때 원칙은 다음과 같이 하였습니다. 서술형에 가급적 간단하게 내용을 정리하고, 그림은 많이 넣도록 하였으며, 형식을 통일하였습니다. 초판이기 때문에 여전히 부족한 것이 많을 것으로 생각되지만, 모쪼록 신경계통학 이해에 많은 도움이 되기를 기원하며, 앞으로 새로운 지식과 요구사항에 대한 피드백을 지속적으로 받으며 개정을 계획하도록 하겠습니다. 끝으로 교재가 나오기까지 고생하신 여러 편집 교수진에게 지면을 통해 감사의 말씀 드립니다.

2010년 12월
신경계통학 주임교수
신경과학교실 안무영

머리말

신경계통학에 대한 교과서를 발간하게 되어, 무엇보다도 의과대학 학생들에게는 보다 체계적이고 안정적인 교육을 시킬 수 있게 되었습니다. 신경계통학 교과서는 신경과, 신경외과, 소아신경과, 영상의학과 교수들이 광범위한 신경계통에 대한 지식에 대해 학생들이 꼭 알아야 하는 요점들을 이해하기 쉽도록 정리한 교과서입니다.

진단 및 치료기술의 발달로 해가 거듭될수록 의료지식이 다양하게 변화하고, 새로운 치료법이 하루가 다르게 변화하고 있습니다. 이러한 지식의 변화 속에서도 학생들이 반드시 알아야 할 학습목표가 있고, 그 외에도 학생들이 알아야 할 수많은 기초적 지식들이 신경계통학에는 수 없이 많습니다. 이 교과서는 광범위한 신경계통학 지식을 보다 함축적으로 요약하여 학생들이 필요한 정보를 쉽게 이해할 수 있도록 편찬되었습니다.

지난 10여 년 동안 신경계를 담당해 온 해당분야 교수들이 학생들에게 강의해 왔던 통합강의록 교재를 기초로 하여, 새로운 분야는 추가하고, 불필요한 부분은 삭제를 하여 오랜 기간 자발적으로 준비해 온 과정에서 편찬된 교과서인 만큼, 무엇보다도 신경계에 대한 학생들의 관심을 고조시키고, 신경계에 대한 기초적 지식과, 신경계병변에 대한 기전을 이해하고 치료하는데 많은 도움이 될 것으로 봅니다.

교과서 출간을 위해 수고하신 안무영 편찬위원장과 교과서 집필 저자들에게 깊은 감사를 드리면서, 학생들에게는 신경계통학 지식에 대한 깊은 관심과 이해력을 높이는데 우리 순천향의대 신경계통학 교과서가 큰 역할을 할 것으로 기대합니다.

순천향대학 의과대학 신경외과학교실

주임교수 배학근

집필교수

김라선 순천향대학교 의과대학 신경외과학교실
김범태 순천향대학교 의과대학 신경외과학교실
김성호 순천향대학교 의과대학 신경외과학교실
김영창 순천향대학교 의과대학 소아과학교실
노학재 순천향대학교 의과대학 신경과학교실
도재원 순천향대학교 의과대학 신경외과학교실
박관웅 순천향대학교 의과대학 신경외과학교실
박석규 순천향대학교 의과대학 신경외과학교실
박선아 순천향대학교 의과대학 신경과학교실
박성태 순천향대학교 의과대학 영상의학교실
박정호 순천향대학교 의과대학 신경과학교실
박형국 순천향대학교 의과대학 신경과학교실
박형기 순천향대학교 의과대학 신경외과학교실
배학근 순천향대학교 의과대학 신경외과학교실
서은숙 순천향대학교 의과대학 소아과학교실
성기범 순천향대학교 의과대학 신경과학교실
신동성 순천향대학교 의과대학 신경외과학교실
신원한 순천향대학교 의과대학 신경외과학교실
심재준 순천향대학교 의과대학 신경외과학교실
안무영 순천향대학교 의과대학 신경과학교실
양광익 순천향대학교 의과대학 신경과학교실
오형근 순천향대학교 의과대학 신경과학교실
윤석만 순천향대학교 의과대학 신경외과학교실
윤일규 순천향대학교 의과대학 신경외과학교실
이경복 순천향대학교 의과대학 신경과학교실
이경석 순천향대학교 의과대학 신경외과학교실
이상진 순천향대학교 의과대학 영상의학교실
이태경 순천향대학교 의과대학 신경과학교실
임수빈 순천향대학교 의과대학 신경외과학교실
장재칠 순천향대학교 의과대학 신경외과학교실
정두신 순천향대학교 의과대학 신경과학교실
조성진 순천향대학교 의과대학 신경외과학교실
최순관 순천향대학교 의과대학 신경외과학교실
한종규 순천향대학교 의과대학 영상의학교실
황선철 순천향대학교 의과대학 신경외과학교실

Contents 차례

제 1 장 | 신경학적검사(Neurologic Examination)

제 2 장 | 신경외과 환자의 초기 진찰(Examination of Neurosurgical Patient)

Contents 차례

Contents 차례

Contents 차례

제20장 | 신경외과 영역의 감염질환(Infection on Neurosurgical Disease)

제21장 | 독성 대사성 질환(Toxic and Metabolic Disease)

제22장 | 소아 신경학 I(Pediatric Neurology I)

제23장 | 소아 신경학 II(Pediatric Neurology II)

Contents 차례

제28장 | 척추외상(Spine Trauma)

제29장 | 다발성경화증과 그와 유사한 탈수초성 질환(Multiple Sclerosis and Other Demyelinating Disease)

제30장 | 말초신경병증(Peripheral Neuropathy)

Contents 차례

제 1 장

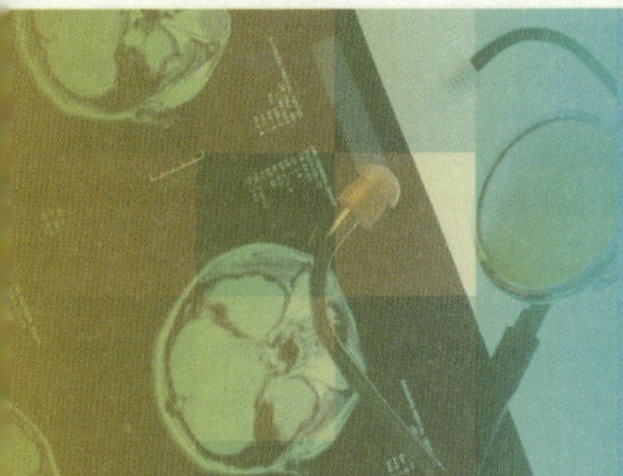

신경학적검사
Neurologic Examination

정 두 신

학습목적

중추신경계, 근육 및 말초신경계의 해부, 생리적 지식을 토대로 하여 신경계의 기능 평가에 이용되는 신경학적 검사를 하고 신경계 병변의 위치에 따른 특징적인 신경계 증상 및 징후를 이해하고 신경계 질환의 진단에 응용한다.

학습목표

1. 대뇌 고위기능 평가 방법
2. 뇌신경 기능 평가 방법
3. 운동 및 감각 기능 평가 방법
4. 정상과 비정상 반사의 구분
5. 소뇌 기능 평가 방법
6. 보행
7. 측향화 징후(lateralization sign)와 국소화 징후(localization sign)
8. Upper motor neuron sign과 lower motor neuron sign의 차이점을 설명한다.
9. 추체로 징후와 추체외로 징후의 차이점을 설명한다.
10. 근육질환과 말초신경운동 질환에 의한 근력약화의 임상적 차이를 구별한다.

1 서 론

신경학적 검사는 신경계 질환을 진단하는 과정중에 병력 청취와 이학적 검사를 통하여 임상적 정보를 얻고 신경학적 검사 결과를 분석하여 해부학적 진단, 질병의 기전과 원인을 추론하는 병리적 진단, 및 환자의 상태와 기능의 장애 정도를 평가하는 기능적인 진단이 이루어지는 과정이다. 숙련된 기술과 학문적 이해력 그리고 꾸준한 노력과 인내를 필요로 하는 신경과의 시작이며 끝인 분야이다.

> "Despite recent advances in neurosciences and the continuing development of sensitive diagnostic procedures, the essential skill required for diagnosis of neurologic disorders remains the clinical neurologic examination."

1 신경학적 검사에 필요한 장비

(1) Reflex hammer, (2) 128 and 512(or 1024)Hz tuning forks, (3) A snellen eye chart or Pocket vision card, (4) Pen light/ophthalmoscope or Otoscope, (5)Wooden handled cotton swabs, (6) Paper clips, (7) Safety pin

2 신경학적 검사시에 유의 사항

(1) 항상 좌우 대칭을 관찰한다.
(2) 중추성 혹은 말초성 장애에 대한 구분을 한다.
(3) 일반적으로 다음과 같은 순서로 시행한다.

① 신경학적 병력 청취, ② 이학적 검사, ③ 정신상태 검사, ④ 뇌신경계 검사, ⑤ 운동계 검사, ⑥ 지각신경 및 자율신경계 검사, ⑦ 반사에 대한 검사, ⑧ 말초신경, 척수, 및 뇌의 국소 진단을 위한 검사

3 신경학적 병력 청취와 이학적 검사

병력 청취는 임상의학의 모든 분야에서 가장 중요한 사항이며 진단 과정의 첫 시작이다.

2 신경학적 병력

1 주소와 병력

환자가 호소하는 주소에 대한 증상의 내용과 부위, 발병 시기, 발병 양상(급성, 아급성, 만성), 시간에 따른 질병의 경과(진행성, 지속성, 초점성, 범발성 등), 증상의 유발요소나 병인요소 및 치료여부와 치료에 대한 반응을 확인하고, 다음 진료와 다른 진료자를 위하여 의무 기록에 충실하여야 한다.

2 진단적 고려 사항

연령은 질환의 진단과 진행 양상 및 예후를 짐작하게 해주는 중요한 요인이 되고, 성별에 따른 질환 발생 빈도의 차이가 있을 수 있다. 주정중독, 약물중독, 직업 및 AIDS 등과 같이 인종이나 사회 경제적 요인이 신경계 질환에 직접 영향을 미치는 경우도 있다. 질병, 외상 및 수술에 대한 과거력과 출생력, 발육과정, 생활 습관 등도 중요한 질환의 요인이 될 수 있고, 가족력 조사는 필수적이다.

3 이학적 검사

1 생명징후(Vital signs)

체온, 맥박, 호흡, 및 혈압을 시간대별로 측정 기록하여야 하며, 이것만으로도 초기에 의식 변화와 뇌압 변화시 이상 소견을 발견 할 수 있다.

2 두경부

두부의 모양과 크기 또는 반흔, 두개골의 손상, 유양 돌기 부위의 반상 출혈에 대한 관찰과 혈관성 잡음을 듣기 위한 청진 등이 필요하다. 경부 임파절의 이상과 갑상선의 이상, 및 경동맥의 박동과 잡음을 파악한다. Kernig's sign과 Brudzinski's sign은 경부 강직과 더불어 수막 자극 증상으로서 진단적 가치가 높다. Lhermitte sign은 상부 경수 질환의 신호가 된다.

3 척추 및 사지

자세의 이상, 측만증, 후만증과 같은 변형과 기형 및 근육의 긴장도에 관한 관찰이 필요하며, 결손, 기형, 근위축 혹은 구축 등과 부종 및 색조의 변화, 병적 이상 운동과 운동장애 등을 살펴본다.

4 Diffuse cortical function : Mental status

1 Level of consciousness

의식이란 자극에 반응하고 주변 환경에 적절한 대응을 할 수 있는 뇌의 통합 기능이다. 뇌간에 존재하는 망상체활동계(reticular activating system)에서 영향을 받는 대뇌 피질의 활동과 수면 및 각성에 관여하는 시상하부조절계(hypothalamic controlling system)에 기능 손상이 없어야 정상적인 의식 수준을 유지 할 수 있다. 일반적으로 의식장애의 정도는 혼수(자극에 전혀 반응하지 않음), 반혼수(심한 자극에 다소 반응), 착란(명령에 다소 반응하고 대답)의 3단계법과 혼수, 반혼수, 혼미, 혼몽의 4단계법, 그리고 청명, 기면 상태(lethargy), 둔감(obtundation), 혼미(stupor), 혼수(coma)의 5단계법이 있다. 1974년 Jennett 등이 Glasgow coma scale(GCS)을 소개하였으며 실어증 환자에 대한 평가가 다소 낮게 측정되는 단점이 있으나 현재 널리 이용되고 있다. 특히 두부 외상환자의 경우 수술적 접근에 대한 객관적 지표로도 유용하다. 혼수상태의 경우 식물인간상태, locked in syndrome, akinetic mutism과는 구별되어야한다. MMSE(Mini Mental Status Examination) 검사는 치매에 대한 1차 검사 방법(screening method)으로 매우 유용하다.

2 Cognitive function

① Orientation : 시간(올해가 몇 년도인지?, 지금은 무슨 계절인지?), 장소(무슨 병원인지?, 지금 사는 곳이 어딘지?), 사람(무슨 일을 하는 사람인지?, 가족인지 여부 등)에 대한 지남력을 확인하여야 한다.

② Fund of common knowledge : 다음과 같은 질문의 대답으로 평가를 하게 된다. “현재 우리나라 대통령은 누구입니까?” 등의 시사적 내용이나 사회적 관심사와 유행 등에 대한 질문과 답변으로 평가한다.

③ Memory : 해마(hippocampus), 배내측시상핵(dorsomedial thalamic nucleus), 유두체(mammillary body), 및 뇌궁(fornix) 등의 기억 저장 과정에 관여하는 곳에 병변이 있거나 치매의 초기 증상으로 기억력 장애가 나타난다. 기억 능력을 평가하는데는 immediate memory, short-term memory(recent memory), and long-term memory(remote memory)로 구분하여 검사를 시행한다. Remote memory의 경우 자녀의 이름이나 생일, 본인의 결혼기념일, 직업 등을 물어 볼 수 있고, Recent memory는 최근에 앓았던 질환, 아침에 먹은 식사 내용 등의 질문을 한다. Immediate recall이라고 하여 아라비아 숫자 5-6자리를 거꾸로 나열하도록 시켜보면 short-term memory는 검사가 된다.

④ Insight & judgment : "병원에는 무슨 이유로 방문을 하셨습니까?", "지갑을 길거리에서 주우면 어디에 신고합니까?" 등의 병인식 능력과 주변 상황에 따라 적절한 판단과 대처 능력을 평가한다. 특히 치매 환자의 중한 정도(severity)를 평가하는데 도움이 된다.

⑤ Concentration : 계산 능력 수행 과정 중에 포함이 되기도 하며 아라비아 숫자 4-7자의 반복 나열(4, 7, 8, 2, 1를 따라 하세요.)이나, "봉숭아 학당"을 거꾸로 해 보세요. 등으로 평가를 할 수 있다.

⑥ Calculation : 고차원 인식 기능 중에 한 항목으로 주의 집중력에 대한 평가가 수 계산 시에 같이 이루어진다.

- Serial sevens : 100에서 반복적으로 7을 빼나간다.
  (100-7=93, 93-7=86, 86-7=79……)
- Real-life problem : 사회생활 중에 물건을 사고파는 관계에서 가격 지불 후에 거스름 돈을 얼마나 정확히 계산하는지에 대하여 평가한다.

⑦ Abstract thought or thinking : 고차원 인식 기능의 하나로 요약정리 능력을 평가한다. 그림을 보고 정리하여 정확한 설명을 할 수 있는지 알아본다.

⑧ Verbal fluency : 언어 능력 중에 유창성을 뜻하며 1분당 몇 단어를 구사하는 지로 평가 할 수 있다. 실어증과 같이 이해를 하여야 하며, 우울증, 조증, 내성적 및 외향적 성격에 대한 참고가 있어야 한다.

5 Function of specific hemisphere

1 Dominant hemisphere

① Aphasia : 언어 기능은 읽기, 쓰기, 이름대기, 따라 말하기, 이해력 등이 있으며 이러한 언어 기능에서 말을 하거나, 듣고 내용을 인식하는 기능에 장애가 있는 상태를 실어증이라고 한다. 언어 장애의 대표적인 예들로 브로카, 베르니케, 전도성, 및 전실어증이 있다.

② Fluency : 일상 대화 시 분당 30단어의 언어 구사가 가능한지로도 평가를 하며, 문법 혹은 단어의 선택 등에 문제가 있는지 평가한다.

③ Comprehension : 명령어에 대한 수행 능력과 이해력을 평가한다. 1, 2, 3 단계로 점점 복잡한 지시 명령을 할 수 있다. "눈을 감으세요.", "우측 손으로 좌측 귀를 잡아보세요.", "냉장고에서 주전자를 꺼내 책상 위에 있는 컵에 물을 따르세요." 등이 있다.

④ Repetition : 일반 명사의 복창과 문장의 복창을 하게 하여 평가한다.

⑤ Reading : 글자를 소리 내어 읽게 하고, 지시 내용이 있는 문장의 내용을 수행하게 한다.

⑥ Writing : 소리 나는 대로 받아쓰기를 시켜보거나, 한자, 영어, 알파벳을 쓰게 한다.

⑦ Naming : 여러 물건들의 이름을 물어 본다.

2 Non-dominant hemisphere

- 언어 기능 이외의 시공간 자극에 대한 해석과 이해를 담당하는 영역이다.

① Clockface exercise : 큰 원안에 1-12의 숫자를 배열하여 시계를 완성시키도록 한다.

② Ideomotor apraxia : 환자에게 생활 도구를 주면서 사용을 명령하거나, 물건은 없이 사용하는 흉내를 내도록 시켜본다.

- 인지 능력이나 고위 중추 기능은 집중력, 기억, 계산, 사고, 판단, 언어, 행동방식, 추상적 사고, 공간 구성 능력 등 매우 많은 항목이 있다. 전반적인 대뇌 기능이외에 언어나 공간 구성과 같은 대뇌의 특정 부위의 기능을 반영하는 것들도 있으며 통상적인 신경학적 진찰상으로는 확인하기도 어렵고 전문가가 아니면 평가하기도 힘든 사항들이다. 이러한 분야의 검사와 해석은 신경 심리학이나 행동 신경학의 전문가에게 맡기는 것이 좋을 것이다.

6 The sensory interpretation(Combined sensation)

- 복합 지각은 표재 지각과 심부 지각이 관여하여 두정엽에서 인식과 식별을 담당한다.

1 Graphesthesia

손바닥에 숫자나 글자를 써서 그 내용을 식별할 수 있는지를 검사한다.

2 Stereognosis

입체인지 능력, 물체를 접촉시켜(눈을 감고 매우 익숙한 동전, 열쇠, 종이 조각, 카드, 연필 등을 손에 쥐고 그 내용물이 무엇인지 맞추는 검사) 그 성질을 인식하고 판단하는 감각으로 입체각 소실(astereognosis), 입체인지곤란증(dysstereognosis)이 있다.

3 Barognosis

중압인지 능력으로 무게를 인식하고 무게의 차이를 식별하는 능력으로 장애시 중량감각소실(abarognosis)이 생긴다.

4 Topognosis

촉각으로 피부에 닿는 부위를 식별하는 능력, 국소촉각실인증(topagnosia)과 대측지각증(allochiria)이 발생한다.

5 Autopagnosia

자가 국소 실인증이라고 하며 자신의 전신이나 인체 일부분에 대한 확인 또는 식별 능력의 상실을 의미함

6 Anosognosia

질병 부인 현상으로 인체의 일부에 장애가 있음을 인식하지 못함

7 Double simultaneous stimulation

좌우 대칭인 동일 부위에 같은 강도의 자극을 동시에 주면 정상에서는 2개의 다른 자극을 구별 하나, 한쪽만 자극이 되고 다른 반대쪽 자극은 무시를 하는 감각 소거증(sensory extinction of inattention)이 있다.

8 Two point or partial discrimination

이점 식별 능력으로 두점을 동시에 자극하였을 때 두 점을 식별할 수 있는 능력을 지칭하며 인체의 부위에 따라 그 수준이 다르다. 혀끝은 1.1mm, 입술은 2-3mm, 손가락끝은 3-6mm, 손바닥과 발바닥은 15-20mm 정도이다.

9 Neglect

환자의 병측 부위에 대한 부정이나, 주변 외부 공간에 대한 부정 등이 있다.

7 Cranial Nerves

1, 2 뇌신경은 말초 신경이 아닌 중추 신경의 일부로 뇌의 섬유색(fiber tract)이다. 제 3, 4 뇌신경은 중뇌에서, 제 5, 6, 7, 8은 뇌교에서, 제 9, 10, 11, 12는 연수에서 기시한다. 다음과 같은 소견이 관찰될 때는 각각의 뇌신경에 이상을 시사한다. (Abnormal or asymmetrical pupils-IIn, IIIn, Ptosis-IIIn, Abnormal eye position-IIIn, IVn, VIn, Articulation of words-Vn, VIIn, Xn, XIIn, Facial droop or asymmetry-VIIn, Hoarse voice-Xn)

1 Olfactory nerve

의식이 있는 경우에 가능하며 흔하게 하는 검사는 아니다. 커피, 초콜릿, 담배, 비누, 바닐라와 같은 방향성 물질을 이용한다. 진한 향수나 암모니아 같은 강한 자극성의 냄새는 비점막의 삼차신경을 자극하기 때문에 부적당하다. 후각소실(anosomia), 후각이상(dysosmia), 착각후각(parosmia), 후각환각(olfactory hallucination), 후각인지불능(olfactory agnosia) 등의 장애가 있다.

2 Optic nerve

시신경은 시력, 시야장애, 안저소견, 안질환 등에 대하여 검사한다.

① Visual acuity : 물체의 존재 및 그 형태를 인식하기 위한 감각 기능으로 스넬렌 시표(snellen chart)나 란돌트 고리(Landolt ring)를 이용한다. 고르게 조명된 실내에서 시력표의 조명은 200룩스 정도로 20feet(6m) 정도의 거리에서 시력표를 볼 수 있는 거리를 분수로 표시하여 기록하는 것이 원칙이다.

② pupillary light reflex : 광자극시 편측 망막과 시신경을 거쳐 제 3번 뇌신경의 핵으로 전달되어 양측이 모두 반응을 하게 된다(제 3번 뇌신경 참조).

③ Fundoscopy : 검안경(ophthalmoscope)을 이용하여 눈 내부의 유리체, 시신경 유두, 망막, 맥락막, 혈관 등을 관찰한다. 인체내에서 유일하게 직접 혈관을 눈으로 확인 할 수 있는 부분이다. 유두부종(papilledema)이 있으면 그 경계가 불분명해지고 유두의 융기, 정맥의 팽창, 모세혈관의 확장, 망막 출혈, 정맥 박동의 소실 등이 관찰된다. 초기에는 시력이 정상적으로 검사 될 수 있고, 뇌종양, 뇌부종, 수두증 등의 두개강압 증가가 원인이며 악성 고혈압 및 대사 중독성 질환에서도 관찰 될 수 있다. 시신경 위축시 유두의 색깔이 옅어져 창백해 보이고 이러한 현상은 시신경 압박 및 시신경염에서 관찰되며 심한 시력 장애를 동반한다.

④ Visual field : 한 점을 주시 할 때 그 눈이 볼수 있는 외계의 범위를 시야라 하며 의식이 있고 협조가 되는 경우는 대면검사(confrontation test)를 할 수 있다. 실어증이나 의식장애가 있는 환자는 좌우측 시야에서 각각 visual threatening 검사로 대략적인 시야 장애 여부를 확인한다. 검사 장비를 이용한 주변시야 및 중심시야측정(perimetry and campimetry), 자동시야계측정(automated perimetry) 등의 방법도 있다. 이러한 시야 검사 결과의 이상 소견들로는 협착(contraction), 감도저하(depression), 암점(scotoma), 및 반맹(hemianopsia)들이 있다.

3 4 6 Oculomotor, Trochlear & Abducens nerves

Oculomotor nerve(III)

동안신경은 중뇌의 상구(superior colliculus) 위치의 중간뇌수도관(Aqueduct of sylvius) 중심회색질의 전방에 쌍으로 위치하며 여러 개의 아핵으로 구성되어 있다. 부교감신경핵인 Edinger-Westphal 핵도 포함된다. 상안검거근에 이르는 신경핵은 한 개로 양안의 눈꺼풀 올림을 지배하고 그 외에는 모두 쌍으로 이루어져 있다. 상직근이외는 모두 동측의 외안근 및 내안근을 지배한다. 상하지의 분지로 분리된 동안신경은 상지는 상안검거근과 상직근을 하지는 내직근, 하사근, 하직근, 및 모양체근과 동공괄약근을 지배한다.

① Pupil : 동공의 크기는 교감신경 지배하에 있는 동공산대근(dilator pupillae)과 부교감신경 지배의 동공괄약근(sphincter pupillae)의 조절에 의하여 크기가 변화한다. 정상 수준을 2-4mm로하여, 〈2mm를 축동(miosis), 〉4mm를 산동(mydriasis)이라고 한다. 동공괄약근은 중뇌의 Edinger-Westphal 핵에서 나오는 부교감신경이 지배를 하고, 동공산대근은 교감신경지배하에 있으며 시상하부에서 시작하여 뇌간과 경수의 하부 및 흉부의 상부까지 와서 하경신경절(inferior cervical ganglion), 중경신경절에 이르고 내경동맥을 따라 경동맥 신경총 형태로 두개강내로 들어가 삼차신경의 제 1지를 따라 안와내로 가서 비모양체신경(nasociliary nerve)을 지나 장후모양체신경(long posterior ciliary nerve)으로 동공 산대 역할을 수행한다.

② Ptosis : 안검하수라고 하는 이 현상은 안검거상근(levator palpebrae) 또는 상안검판근(superior tarsal muscle)의 약화로 발생 할 수 있다. 안검거상근은 동안신경의 마비로 나타나고 상안검판근은 교감신경의 장애인 Honer's syndrome에서 관찰 할 수 있다. 안검거상근의 역할이 보다 커서 동안신경마비때 안검하수가 더 심하다. 뇌동맥류 같이 압박으로 인한 동안신경마비는 동공 지배 섬유가 먼저 손상되고 반대로 당뇨병성이나 허혈성이 원인인 동안신경 마비는 신경의 심부에 위치한 섬유가 더 먼저 손상되어 안검하수, 안구 운동장애가 먼저 발생한다. 이때에는 흔히 동공은 정상(pupil sparing) 인 경우가 많다.

③ Light reflex : 대광반사는 편측 망막과 시신경을 거친 광자극이 제 3뇌신경의 Edinger-Westphal 핵에 양측으로 전달되어 양측 동공을 모두 수축시키는 반응이다. 한 쪽 눈에서 직접 및 간접 대광반사가 모두 소실되면 동안신경 마비를, 직접 대광 반사는 소실되었으나 간접 대광 반사가 존재한다면 망막 혹은 시신경의 병변을 시사하는 소견이다.

④ Near reflex : 근접반사라고 하여 근거리 주시 때 망막에 정확한 상을 맺게 하기 위하여 폭주(convergence), 조절(accommodation), 축동(miosis)이 일어나는 현상이며, 뇌매독(neurosyphilis)의 Argyll-Robertson Pupils에서는 대광반사는 저하되어 있으나, 근접반사의 축동은 정상으로 나타난다.

⑤ Test of Extraocular movements : 외안근의 작용과 지배하는 뇌신경은 다음과 같이 정리해 볼 수 있다. 내직근(내전-동안신경 : III), 외직근(외전-외전신경 : VI), 하직근(하전, 외회선, 내전-동안신경 : III), 상직근(상전, 내회선, 외전-동안신경 : III), 하사근(외회선, 상전, 외전-동안신경 : III), 상사근(내회선, 하전, 외전-활차신경 : IV)으로 이들의 작용은 H자형으로 검사하여 표기 할 수 있다.

Trochlear nerve(IV)

활차신경은 중뇌의 하구(inferior colliculus) 높이의 중심회색질 전방에서 시작하여 처음에는 후외방으로 그리고 다시 후내방으로 회색질을 돌아서 하구의 아래에서 반대편으로 서로 교차한 후 뇌간을 나온다. 해면정맥동을 지나 상안와열을 통과하여 안와로 들어가고 상사근을 지배한다. 즉 우측 신경핵에서 나온 섬유는 좌측 상사근을 지배하고, 좌측은 우측을 지배한다. 상사근이 마비되면 안구는 약간 내전 및 상전된 상태가 되고 내전시 하전이 어렵게 된다. 환자의 복시 증상에 대한 검사를 시행하여 병변을 추정할 수 있다.

Abducens nerve(VI)

외전신경은 뇌교의 하부 제 4뇌실의 바닥에 있는 안면신경계제(loops of internal genu of facial nerve) 속에서 시작하여 전방으로 진행하고 뇌교와 연수 사이에서 뇌간을 떠나 해면정맥동을 지난다. 상안와열을 통과하여 안구로 들어가고 안구의 외직근을 지배하여 외전 기능을 담당한다. 신경이나 핵의 손상시 동측 안구의 외전 장애를 보인다.

5 Trigeminal nerve

삼차신경은 뇌신경중 가장 굵으며 얼굴, 구강, 비점막강의 감각을 전달하고 일부는 저작근의 운동을 담당하는 혼합 신경이다. 세 가지 분지로 구성되어 첫분지인 안분지(ophthalmic branch)는 결막, 각막, 뇌수막, 윗눈꺼풀, 이마, 콧등, 전두피의 감각을 전달하고 두번째 분지는 상악분지(maxillary branch)로 뺨, 윗입술, 상악 및 상악 치아, 경구개, 비강의 점막 감각을 담당한다. 세 번째 분지인 하악분지(mandibular branch)는 턱과 동측 혀, 하악 치아 및 잇몸, 입바닥, 볼점막의 감각을 전달하면서 저작근(측두근, 익상근, 교근)의 운동을 지배한다. 감각 신경의 전달로는 안면으로부터 삼차신경을 거쳐 삼차신경절과 두개내의 해면동(cavernous sinus)을 지나 뇌교로 들어가고 연수까지 하행하여 반대편으로 교차하게 된다. 교차된 신경 경로는 다시 상행하여 시상에 도달하고 감각 피질에 정보를 제공한다.

① 감각검사 : 솜, 시험관, 핀을 이용하여 촉각, 온도각, 통각을 검사 할 수 있고, 각 분지의 지배 영역별로 좌우를 확인해 본다.

② 각막반사 : 구심로는 삼차신경의 안분지이고 원심로는 안면신경이다. 전기생리검사의 순목반응검사(blink reflex)가 이 반사를 객관적인 수량화로 표시 할 수 있는 검사이다.

③ 운동검사 : 측두근, 저작근을 관찰하고 만져보아 위축 여부를 조사한다. 입을 크게 벌리게 하여 아랫턱의 편위 여부를 확인한다. 익상근(pterygoid muscle)의 위약이

있으면 아랫턱이 환측으로 편위된다.

④ 하악반사 : jaw jerk는 입을 반쯤 벌리게 한 다음 검사자의 인지를 아랫턱에 대고 망치로 가볍게 두드린다. 저작근의 수축을 관찰하고, 반사가 과도하게 항진되어 있으면 상위운동신경원 병변이 있음을 시사한다.

7 Facial nerve

안면신경은 표정근을 지배하는 순수한 운동신경과 원심성 자율신경, 구심성 체신경, 구심성 자율신경을 포함한 중간신경(intermediate nerve) 으로 구성 되어있다. 주로 안면의 표정근육을 지배하고 혀의 앞쪽 2/3의 맛 감각을 전달하고 눈물샘과 침샘의(이하선은 제 9번 뇌신경이 담당함) 분비를 조절한다.

① Facial muscle weakness : 안면 근육 마비의 형태를 관찰하여 중추성인지, 말초성인지를 구분하는 것이 중요하다. 눈 위쪽 부위의 전두근은 중추성 경로상 양측성 지배를 받기 때문에 안면 신경 핵 상부의 중추성 병변에서는 이마부위 근육의 마비는 뚜렷하지 않고 뇌의 병변 부위 반대편 얼굴 하부만 마비가 발생된다(중추성 안면 마비). 반면에 안면 신경핵이나 그 하부의 병변에서는 이마부위의 전두근을 포함한 환측 얼굴 전체에서 운동마비가 있는 것을 관찰 할 수 있다. 이러한 상태를 파악하기 위하여 환자에게 눈을 감게 하거나, 눈썹을 올리고 하늘을 보게 하고, 이가 보일 정도로 입을 벌려 웃도록 시켜본다.

② Corneal reflex : 각막반사는 면봉으로 각막을 가볍게 자극하여 양쪽 눈이 감기는지를 검사하는 것으로 감각을 담당하는 삼차신경(안신경가지)이 뇌교, 연수를 거쳐 양쪽의 안면신경이 각각 지배하는 안륜근을 움직이게 하는 과정을 검사한다. 양쪽 5번, 7번 뇌신경의 기능을 검사하는데 도움이 되고 특히 의식장애가 있는 환자의 뇌간 기능 평가에 유용하다.

8 Acoustic nerve

청신경은 두 부분으로 청각을 담당하는 와우신경과 평형 및 위치 감각을 담당하는 전정신경으로 구성되어 있다. 청각과 전정신경에 대한 검사가 주로 시행된다. 일상대화영역의 청각검사는 속삭임, 대화, 고함치는 소리로 가능하며, 고주파 자극은(4000c/sec) 시계 소리나 동전 부딪히는 소리를 사용한다.

① Rinne test : 골도와 기도 검사를 비교하는 검사로 512 or 1,024Hz의 음차를 사용하여 진동하는 음차를 유양돌기 위에 놓고 환자에게 더 이상 들리지 않을 때 신호를

하게하여 그 음차를 다시 외이에 대고 기도 검사를 평가한다. 골도 검사보다 기도 검사가 2배정도 더 길게 들었을 때 양성 혹은 정상이라고 기술한다.

② Weber test : 골도 청력에 대한 양측 귀의 감지 정도를 비교하는 검사로 진동하는 음차를 손잡이 바닥이 이마의 중앙부에 위치하도록 하고 양측 귀에 똑같이 들리면 정상이고, 측방 편위(lateralization)가 없다고 기술한다. 중이 질환의 경우 외이도 폐쇄시 병변측에서 더 잘 들리고 와우신경이 손상시 소리는 정상측에서 더 잘 들리게 된다.

③ Vestibular function : 머리의 움직임에 따라 평반(macule), 평대부릉(cristae)에서 전기적 변화가 초래되고 전정핵(vestibular nuclei)에서 전정안구로(vestibulo-ocular), 전정척수로(vestibulo-spinal), 피질중추(cortical center)에 도달하여 몸의 균형을 잡는 반사 운동에 관여한다. 미로로부터 발생되는 기본활동전기의 불균형(tone imbalance)은 현훈, 안구진탕, 자세 불안정(unsteadiness)을 일으킨다. 그러나 청신경초종과 같이 아주 서서히 전정기능을 잃으면 증상이나 징후는 거의 없거나 미약 할 때도 있다.

- Caloric test : 온열검사라고 하며 실시 전에 고막의 이상 유무를 확인하여야 한다. 앙와위 자세에서 외이도에 찬물이나 더운물로 외측반규관(lateral semicircular canal)을 수직 방향이 되도록 머리를 30도 앞으로 숙이고 10ml 정도를 관류시켜 자극을 주면 안구진탕이 발생한다. 안구진탕은 COWS rule에 따라 찬물은 자극의 반대방향으로, 더운물은 자극을 주는 방향으로 안구진탕이 관찰된다. 의식이 없는 환자에서 뇌간의 기질적 이상 유무를 확인하기 위한 검사로도 이용되고 있다.
- Rotatory test : 암실에서 눈을 뜬 상태로 의자를 회전시켜서 유도된 안구진탕을 안구진탕계(ENG)로 기록한다. 이 검사는 전정-안구반사(vestibulo-ocular reflex)를 알아 볼 수 있지만 국소 진단의 가치는 없다. 이 검사는 양측 말초성 전정병소(이독성 : ototoxic exposure)의 평가에 도움이 된다. 양측 미로를 동시에 자극하고 남아 있는 기능의 정도를 정확히 정량화 할 수 있는 장점이 있다.
- Doll's eye phenomenon : 인형 눈 현상은 머리를 좌우로 회전시켜 내임파액의 흐름을 유도하고 이러한 흐름이 반규관 팽대부의 모세포 섬모 운동을 유발시켜 전정신경이 자극되도록 한다. 정상적인 반응은 머리 회전의 반대 방향으로 공액 편위된다. 이 반사의 구심섬유는 전정신경이며 원심섬유는 안구운동신경(oculomotor nerve)이다. 반사의 중추는 뇌간에 있는 신경핵으로 의식이 없는 환자에서 이러한 자극시 안구가 고정되어 있다면 뇌간의 기질적 이상이 있음을 시사해주는 소견이다.
- Past pointing test : 환자가 팔을 펴서 손가락으로 바로 앞을 가리킨 상태에서 눈을 감고 팔을 높이 들었다가 다시 지목한 그 위치로 놓기를 반복하는 검사이다.

말초 전정계나 전정신경의 장애가 있으면 팔의 위치가 점점 환측으로 편위된다. 소뇌의 기능 검사에도 이용되는 검사이다.

- Nylen-Barany(Dix-Hallpike maneuver) test : 후반고리관의 돌발성 체위성 변화에 따라 과도한 전정신경계의 자극이 유발되어 발생되는 안진과 현훈을 검사하기 위한 일종의 유발 검사이다. 환자의 안전에 주의하면서 시행한다.

9 Glossopharyngeal nerve

설인신경은 감각과 운동 신경으로 구성이 되어 있으며, 미주신경과 해부학적, 기능적, 임상적으로 밀접한 관계가 있다. 운동신경은 후두의 경돌인두근(stylopharyngeus)을 지배하고, 내장감각신경(general visceral afferent)의 말초 섬유는 혀의 1/3, 인두, 구개, 목구멍, 청각관, 고실강 점막의 촉각, 온도각, 통각을 담당한다. 경동맥동신경은 혈압과 맥박수의 반사적 조절에 관여하는 경동맥동(carotid sinus)과 경동맥체(carotid body)의 특수 수용체에 연결된다. 미각(special visceral afferent)의 신경섬유는 혀의 뒤 1/3의 맛을 느끼는 기능을 한다. 일반 체성감각신경섬유는 상신경절에서 말초섬유는 외이도의 피부로 가고, 중추섬유는 삼차신경의 하행로 및 척수핵에 들어간다. 부교감신경(general visceral efferent) 섬유는 하타액핵(inferior salivatory nucleus)으로부터 나와 이신경절(otic ganglion)에 들어간 후 후신경절섬유(postganglionic fiber)로 이개측두신경(auriculotemporal nerve)을 통해서 이하선(parotid gland)에 분포한다.

- Gag Reflex(구역반사) : 목제 설압자나 면봉으로 인두의 후벽을 자극한다. 정상 반응은 구역이 있거나, 인두근의 신속한 수축을 관찰 할 수 있다. 이 반사는 구심신경(afferent nerve)은 설인신경이고 원심신경(efferent nerve)은 미주신경이다.

10 Vagus nerve

미주신경은 뇌신경중 가장 긴 신경이며 체성운동섬유와 자율신경섬유로 구성되어 있다. 흉복부의 내장감각 및 운동, 외이도의 감각, 혀의 기저부와 후두개의 미각, 연구개, 인두 및 후두의 근육들을 지배한다. 설압자로 혀를 누르고 소리를 내게 하면 연구개의 움직임을 살펴 볼 수 있다.

① Motor function of soft palate and pharynx : 연구개와 인두의 운동 기능은 환자가 입을 크게 벌리고 "아하"라고 소리를 내도록 하여 관찰한다. 정상이면 양측이 대칭적으로 올라가고 목젖이 가운데로 올라간다. 그러나 한쪽의 위약이 있으면 건측으로 편위 된다. 양측 병변이면 연구개가 움직이지 않고 연하곤란이 생기고 비음 소

리를 내며 음식물이 코로 역류되고 구역 반사도 상실된다.

② Motor function of larynx : 후두근육 약화시 쉰 목소리로 발성된다. 후두경검사를 하여 성대마비의 정도, 형태를 알아볼 수 있다. 양측 회귀후두신경마비시에는 심한 호흡곤란이 올 수 있다.

11 Accessory nerve

부신경은 순수한 운동 신경이며, 두개 신경근(cranial root)과 척추 신경근(spinal root)으로 구성되어 있다. 환자 뒤에서 안면과 머리를 돌려 흉쇄유양돌기근의 운동을 관찰하고 촉진한다. 승모근의 위축과 양측 불균형을 관찰하고 양어깨를 올려 승모근을 촉진하고 위약 여부를 살펴본다.

12 Hypoglossal nerve

설하신경은 혀의 운동에 관여하는 순수한 운동 신경이다. 혀의 위축, 섬유속 연축, 혀를 내밀 때 편위 등을 관찰하고, 단어를 구사 할 때 설음의 발음을 주의 깊게 들어본다.

8 Motor function

- 근육의 수의 운동 경로는 대뇌 피질에서 시작하여 방선관(corona radiata), 내포(internal capsule), 중뇌(cerebral peduncle), 뇌교(basis pontis)를 지나 연수의 추체(pyramid)에 도달하고, 연수에서 80-85%의 섬유가 교차하여 반대편으로 건너가 척수의 corticospinal tract 을 따라 하행한다. 운동계의 진찰은 근력 측정, 근육의 긴장도 평가, 및 근육의 위축 여부에 대한 관찰로 요약 할 수 있다.

1 Muscle tone(근육의 긴장도)

안정 시 근육내 긴장의 정도이며 환자를 충분히 이완시키고 손가락, 손목, 팔꿈치, 어깨, 발목 및 무릎 관절들을 수동적으로 움직이며 굴근 및 신근 운동을 통한 수축과 이완 과정시 긴장의 정도를 판단한다. 예를 들면 저장성(hypotonia)인 환자에서는 하지의 진자 운동이 연장되고 반면에 고장성(hypertonia) 인 경우에는 흔들림의 크기가 저하된다. 하위운동신경원 병변시 긴장이 감소하고 상위운동신경원 병변시 근긴장도가 증가한다.

간략하게 ① Spasticity(강직), ② Rigidity(경직), ③ Hypotonia/flaccidity(저장/이완)로 구분해 볼 수 있으며 다음 표 1-1와 같이 설명 할 수 있다.

〈표 1-1〉 The classification of muscle tone

Muscle tone	Type	Description	Anatomic basis
Decreased		Floopy, flaccid, hypotonic	Motor neuron, cerebellum, acute stroke or cord lesion(spinal shock)
Increased	Spasticity	One-way resistance to extension or flexion(clasp-knife phenomenon), maximum at the beginning of the extension or with faster stretch	upper motor neuron (pyramidal)
	Rigidity	Resistance equal throughout range of motion, in all direction and at all speeds, like a lead-pipe	Basal ganglia (extrapyramidal)
	Paratonic (gegenhalten)	Limb stiffness in response to any contact, and the degree of resistance increases with force exerted by examiner; motor perseveration may also occur	Frontal lobe or diffuse

2 Muscle bulk

- 근골격계에 대한 관찰(Observation)을 통하여 근육의 대칭성(Muscle symmetry : Left to Right, Proximal vs. Distal), 근위축(Atrophy : 특히 수부, 견갑부, 및 대퇴부) 여부, 보행시의 근육 운동과 변형 여부를 살펴본다. 하위운동신경원 병변 시 근육 위축을 현저하게 보인다.

3 Muscle strength or motor power

- 항상 좌우를 비교하고, 검사자의 저항에 대하여 얼마나 근육이 힘을 나타내는지를 다음의 표 1-2와 같이 기술하며 각 근육의 작용과 segmental level은 표 1-3와 같다.

〈표 1-2〉 Grading scales of the muscle strength or motor power

No muscle movement	0/5
Visible muscle movement, but no movement at the joint	1/5
Movement at the joint, but not against gravity	2/5
Movement against gravity, but not against added resistance	3/5
Movement against resistance, but less than normal	4/5
Normal strength	5/5

〈표 1-3〉 General strength test of the muscle

Action	Muscles	Segment levels
Shoulder abduction	Deltoid, Supraspinatus	C5
Elbow Flexion	Biceps, Brachialis	C5
Elbow Flexion in half supination	Brachioradialis	C6, 7
Elbow Extension	Triceps	C6, 7
Wrist Extension	Extensor carpi radialis	C6
Finger Flexion	Flexor digitorum	C8
Finger Extension	Extensor digitorum	C7
Finger abduction	Dorsal interossei	T1
Hip Flexion	Iliopsoas	L1, 2
Hip Abduction	Gluteus medius	L5
Hip Adduction	Adductor longus, magnus	L3
Knee Flexion	Semitendinosus	L5, S1
	Semimembranosus	L5, S1
	Biceps femoris	L5, S1
Knee Extension	Quadriceps femoris	L2, 3, 4
Ankle Plantar-flexion	Gastrocnemius, Soleus	S1
Ankle Dorsi-flexion	Tibialis anterior	L4
Toe Plantar-flexion	Flexor digit brevis	S1
Toe Dorsi-flexion	Extensor hallucis longus	L5
	Extensor digitorumlongus	L5

4 The weakness of upper or lower motor neuron lesions

뇌피질로부터 기시하여 하행으로 척수의 전각세포에 이르는 신경 섬유들 경로상에 어느 부위에서든지 병소가 발생하면 ① 병변측 심부건 반사의 항진, ② 지배하는 근육의 강직, ③병변측의 Babinski's sign 양성, ④ 병변측의 피부 반사 소실 같은 특징을 동반하며 근육의 약화가 나타난다. 이러한 상태는 상위운동신경원 병변이며, "pyramidal weakness"라고도 한다. 반면에 하위운동신경원 병변은 뇌간의 신경핵, 척수내 회백주의 운동

신경세포에서 근육의 운동종판(motor end plate)에 이르는 말초 신경들로 ① 운동 단위로 지배받는 근육들의 마비 또는 부전마비, ② 이완성마비 또는 근긴장 저하, ③ 심부건반사의 저하 또는 소실, ④ 병적 반사는 나타나지 않으며, ⑤ 초기부터 근위축이 있고 속상 수축(fasciculation)이 관찰되는 특징이 있다.

5 Pronator drift test of motor weakness

환자에게 눈을 감고, 양측 손바닥이 하늘을 향하고, 팔을 길게 뻗은 상태로 20-30초간 자세를 유지하면, 근육의 위약감이 있을 때는 전완의 외회전과 팔의 신근 상태를 유지하지 못하고 손목의 외내전, 팔이 중력의 영향으로 떨어지는 소견을 관찰 할 수 있다.

9 Sensory function

일반적으로 손가락과 발가락 끝에서부터 검사를 시작한다. 감각에 대한 지각은 일반지각과 시각, 청각, 미각, 평형감각과 같은 특수 감각이 있으며 여기서는 일반지각 중 표재지각(외수용성 지각)과 심부지각(고유수용기성 지각)에 대하여 기술을 하였다.

1 Small-fiber & spinothalamic function

피부, 점막, 등 체표면으로 부터 감지되는 지각들을 말하며 촉각, 통각, 온도각이 있다.

① Temperature : 온도각은 온각(hot sense)과 냉각(cold sense)으로 구분한다. 유리시험관에 냉각은 섭씨 5-15도의 물을, 온각은 섭씨 40-45도의 물을 넣어 사용한다. 온도각의 지각 신경은 통각 전달 경로와 같기 때문에 일반적으로 생략을 많이 한다.

② Superficial pain : 안전핀이나 무딘 바늘 끝으로 검사를 하고, 둔하거나 과민한 부위로부터 정상적으로 통각을 느끼는 방향으로 검사를 진행하여 그 경계를 확인한다. 검사 결과 통각이 없으면 통각소실증(analgesia), 감퇴하면 통각감퇴증(hypoalgesia), 그리고 예리하게 아픔을 느끼면 통각과민증(hyperalgesia)이라고 기술하며, 통각감퇴 상태에서 자극이 점점 강해짐에 따라 과민 반응으로 강한 불쾌감이나 이상지각을 느끼는 경우를 이상감각과민(hyperpathia)이라고 한다. 이러한 현상은 중추성 장애인 시상 증후군 등에서 잘 나타난다.

③ Touch sense : 촉각(tactile sensation)이라고 하며, 일반촉각(general tactile sensation : light touch)과 식별촉각(discriminatory tactile sensation : fine touch)으로 구분 할 수 있다. 일반촉각은 국재(localization) 가 확실하지 않은 촉각으로서 체모가 있는 부분에서 느낀다. 식별촉각은 체모가 없는 입술, 손가락의 끝, 및 손바닥 등과 같이 자극의 국재가 확실한 지각이다. 솜, 새의 깃털, 혹은 붓 등을 이용하여 피하에 압박을 가하지 않고 가볍게 단속적으로 접촉시켜 검사를 한다. 촉각이상은 촉각실조증(tactile anesthesia), 촉각둔마증(tactile hypersthesia)이 있고 착감각(paresthesia)은 아무런 자극이 없는 상황에서 차고, 뜨겁고, 저리고, 아리고, 쑤시고, 벌레가 기어가는 느낌을 말한다. 이상감각(dysesthesia)은 가볍게 닿거나, 경미한 동통 자극에 대하여 화끈거리고 아리는 것 같은 감각을 나타낸다. 통각, 온도각 및 촉각 등 전표재지각의 소실을 전지각소실증(anesthesia)이라고 하며, 촉각은 남아 있으나 통각과 온도각이 소실되는 현상을 해리성 지각소실증(dissociated anesthesia)이라고 한다. 특수한 지각이상으로 작열통(causalgia)이 있으며, 신경염 등으로 인하여 불로 지지는 듯한 동통을 느낀다.

2 Large-fiber & dorsal column function

심부지각 혹은 고유수용기성지각(proprioceptive sensation)이라고 하여 몸의 심부 조직(근육, 인대, 골, 건과 관절)으로부터 감지되는 지각을 전달하는 기능이 있다. 운동각, 위치각, 진동각, 압각, 및 심부압통이 여기에 포함되며, Romberg's test와 Finger to finger test 시에도 이들의 감각 기능이 검사된다.

① Vibration sense or pallesthesia : 진동각이라고 지칭하며, 진동하는 음차(low pitch tuning fork, 128Hz)를 뼈의 돌출부에 댈 때에 진동감을 느끼는 능력을 말한다. Wrists, Elbows, Medial malleoli, Patellas, Anterior superior iliac spines, Spinous processes, Clavicles 등에 검사를 시행한다.

② Joint position or motion sense : 위치각이란 전신 또는 각 체부가 공간에 있어 위치를 감지하는 지각이며, 운동각이란 신체 각 부위의 능동적 혹은 수동적 운동을 알아내는 감각이다. 손가락이나 발가락의 측면을 잡고 가볍게 움직이며 위치를 물어 본다. 손과 발에 있어 새끼 손가락과 발가락이 먼저 침범되고 이들 부위에 이상 소견이 있으면 점차적으로 상, 하지의 근위부로 검사를 시행한다.

③ Pressure sense : 근육, 건 및 신경 등을 압박하여 검사한다. 너무 세게 누르면 심부 통각 검사가 되므로 주의하고 압각 검사 자체는 그리 중요하게 여겨지지는 않고 있다.

④ Deep pain sense or Pressure pain : 심부통각 혹은 압통각 이라고 하며 표재성 통각로인 외척수시상로를 따라 상행한다. 근육이나 건을 손가락으로 꼬집어서 검사한

다. 안구통, 고환통, 아킬레스건의 압박통증 결여를 Abadie 징후라고 하며 척수매독에서 보인다. 반대로 신경염의 경우에는 과민반응으로 나타난다.

3 동통, 온도각, 및 촉각 등에 대한 검사뿐 아니라 감각신경에 대한 검사도 segmental level이 존재하며 이들 감각 검사를 통하여 예상되는 병변을 추정해 볼 수 있다. ① Shoulders(C4), ② Inner and outer aspects of the forearms(C6 and T1), ③ Thumbs and little fingers(C6 and C8), ④ Front of both thighs(L2), ⑤ Medial and lateral aspect of both calves(L4 and L5), ⑥ Little toes(S1)은 대표적으로 감각 검사에 이용되는 부분들이다. 특히 다음의 원문은 감각 검사를 시행 할 때 현재 우리나라에서는 아직 무시 될 수 있는 원내 감염과 검사 도구들을 통한 환자들 간의 감염에 대한 검사자의 주의사항이 있어 그대로 원문을 기록하였다.

> "Limitation of testing pain sensation - Use a new object for each patient. Break a wooden cotton swab to create a sharp end. The cotton end can be used for a dull stimulus. Do not go from patient to patient with a safety pin. Do not use non-disposable instruments such as those found in certain reflex hammers. Do not use very sharp items such as hypodermic needles."

10 Deep tendon reflexes(심부건반사)

심부건 반사는 다음의 항목들에 대하여 좌우를 비교하며 아래 표 1-4와 같이 평가하여 기술한다.

1 Biceps jerk(C5, C6-musculocutaneous nerve) : 이두근 반사

팔꿈치를 90도 구부리게 하여 이두건 위에 검사자의 손가락을 놓고 이를 가격하면 이두근의 수축으로 전완이 굴곡 및 회외전을 한다.

2 Triceps jerk(C6, C7-radial nerve) : 삼두근 반사

척골 팔꿈치 머리(olecranon)의 삼두근 기시부 바로 위를 가격하면 삼두근의 수축으로 전완이 신전된다. 반대로 앞팔이 굴곡하는 현상이 나타나는 경우에는 이를 역삼두근 반사라고 하며 삼두근 반사궁의 손상 시 관찰된다.

3 Brachioradialis jerk(C5, C6-radial nerve) : 완요근 반사

전완을 반굴곡(semiflexion), 및 반회내(semipronation) 상태에서 요골의 경상 돌기부 위인 수근 관절의 바로 위에 있는 건을 가격하면 전완이 회외전 및 굴곡을 한다.

4 Knee jerk or Patellar reflex(L2, L3, L4-femoral nerve) : 슬개건 반사

슬개골 바로 아래부위의 슬개건을 가격하였을 때 사두근의 수축으로 무릎이 신전 된다. 앉아 있는 자세나 누워 있는 자세에서 모두 검사를 할 수 있고, 환자의 긴장도를 최대한 제한하는 것이 검사에 도움이 된다.

5 Ankle jerk or Achilles tendon reflex(S1, S2-tibial nerve) : 아킬레스건 반사

환자가 어떤 자세이든 발을 검사자의 손으로 약간 배굴 시킨 위치에서 아킬레스건을 가격한다. 환자의 발목이 plantar flexion 되는 정도를 파악 한다.

〈표 1-4〉 Grading scales of the DTR

Absent	0
Hypoactive	1+ or +
Normal	2+ or ++
Hyperactive without clonus	3+ or +++
Hyperactive with clonus	4+ or ++++

11 Superficial reflex(표재성반사)

1 Abdominal reflex(T8, T9, T10, T11, T12)

표재성 복부 반사는 복부에서 배꼽 방향으로 자극을 주어 동측의 배근육이 수축하여 배꼽이 자극을 준 방향의 동측으로 움직이는 것을 관찰한다. 피부 자극이 척수 감각 신경, 신경근, 척수 운동 신경을 지나 전달되는 반사이며, 상부 추체로 병변 시 동측 반응이 감소된다. 복부 수술이나 비만 시에는 검사 반응을 관찰하기 어렵다.

2 Cremasteric reflex(L1, 2)

거고근 반사는 남자에게서 대퇴부 내측 상부 1/3에 표재성 자극을 주면 동측의 거고근이 수축하여 고환이 거상 하게 된다. 대퇴신경(femoral nerve), L1, 2척수 및 신경근(nerve root), 음부대퇴신경(genitofemoral nerve)을 통하여 전달되며 상부 추체로 병변시 동측 반응이 감소한다.

12 Pathologic reflex(병적반사)

- 중추 신경계의 기질적 병변이 있을 때 나타나는 반사 소견으로 정상 영아기때의 원시반사(primitive reflex)가 성숙된 중추신경계의 영향으로 억제되어 나타나지 않고 있다가 이 억제 기전의 와해로 재출현되어 병적인 현상에서 나타나게 된다. 추체계의 억제작용 와해로 나타나는 반사와 전중심부와 두정부의 긴장성 억제 작용의 소실로 나타나는 경우로 구분 할 수 있다.

1 Pyramidal tract response

추체로성 반응으로 피질 척수로 또는 추체계의 병변시 관찰 할 수 있다.

① Babinski sign(pathologic plantar response or reflex) : 1896년 파리에 매독 환자 병동의 책임자였던 신경과 의사 Joseph Babinski가 신경매독으로 피질 척수로가 손상된 환자의 발바닥 외측을 긁어서 자극시 정상인과는 달리 엄지발가락이 신전하고 다른 발가락은 개선(fanning) 되는 현상을 발견함.

② Hoffman's sign(finger flexor reflex) : 피질 또는 추체계의 병변에서 잘 나타나며, 단지 근 긴장도의 항진이 있는 정상인에서도 관찰 될 수 있는 수지의 굴곡 반사이다.

③ Jaw jerk reflex : 하악반사라고 하며 뇌교 상부 수준에 양측성 병변이 존재 할 때 저작근의 과도한 항진 반응으로 나타남.(5. Trigeminal nerve 참조)

④ Clonus : 건반사 항진이 아주 심한 경우 간대성 경련이 나타날 수 있으며 발목, 손목, 무릎 등에서 유발된다. 발목을 검사자가 강하게 굴곡 혹은 신전을 시켰을 때 반복적이며 율동적인 근육의 수축과 이완이 관찰된다.

2 Frontal lobe releasing phenomenon(sign)

전두부 방출 징후로 정상적으로는 나타나기 어려우나, 전두엽 또는 전두연합영역의 병변을 초래하는 미만성 피질환이나 기질성 치매, 다발성 뇌경색, 뇌종양, 수두증, 뇌손상 및 퇴행성 뇌병변에서 관찰된다.

① Grasp reflex : 파악 반사로 일측 또는 양측 전두엽에 병변 시 환자의 손바닥을 자극하면 비정상적으로 빠르게 쥐려고 하며 손가락을 빼려고 하면 움켜쥐는 힘이 강해진다. 이런 현상은 "gegenhalten phenomenon"이다.

② Sucking reflex : 빨기 반사로 설압자를 입술 외측에서 내측으로 긁으면 입술을 오므리거나 연하 운동을 보인다.

③ Snout reflex : 주둥이 반사라고도 하며 환자의 위 또는 아랫입술 주위를 해머로 가볍게 두드리면 입술을 오므리면서 내민다.

④ Glabellar reflex : 미간 반사로 정상적인 경우 손가락으로 이마를 가볍게 계속 두드리면 눈을 깜박이다가 더 이상 반응하지 않으나, 미만성 피질 질환이 있는 사람은 지속적으로 눈을 깜박인다(Myerson's sign).

⑤ Palmomental reflex : 손바닥-턱 반사는 손의 무지구부(thenar portion)를 자극시 동측의 턱끝근(mentalis)과 구륜근(orbicularis oris)이 수축하여 턱 주위에 주름이 생기거나 입의 가장 자리가 움직이는 현상으로 추체로나 미만성 피질질환 시 관찰된다.

- Deep tendon reflex, Superficial reflex, Pathologic reflex의 항목들의 반사 검사는 신경학적 평가에서 중요한 부분으로 신경계의 미세한 병변을 조기에 진단할 수 있는 방법이기도 하며 특히 의식이 없거나 협조가 잘 되지 않는 환자의 진단에 객관성과 신뢰성을 제공하는 진단 방법들이다.

1.3 Cellebellar function test

신체의 평형유지, 자세의 조절, 운동 조절에 관여하는 기관으로 기능적으로 3부분으로 나누어진다. 전정소뇌(vestibulo-cerebellum)는 편엽소절엽(flocculonodular lobe)과 후소뇌충부(posterior vermis)로 신체 평형에 관여한다. 척수소뇌(spinocerebellum)는 전소뇌충부(anterior vermis)와 일부 후소뇌충부에 해당된다. 신소뇌(neocerebellum)는 정중소뇌충부와 소뇌충부와 소뇌반구로 구성된다. 소뇌반구 병변시 겨냥이상(dysmetria), 운동실조(ataxia), 근긴장 저하, 진전(tremor), 교호운동기능장애(dysdiadochokinesia) 등의 증상이 나타난다.

1 Point-to-point movements

① Finger-to-nose test : 눈을 감고 팔을 뻗어 양측 인지를 교대로 코끝에 대개 한 후 팔을 다시 검사 시작 위치로 돌아오게 한다. 소뇌 병변시 표적에 가까울수록 손을 심하게 떨게 된다(겨낭이상 : dysmetria).

② Finger-tapping, Toe-taping : 일정한 힘과 규칙으로 손이나 발을 반복적으로 바닥을 두드리게 하고 힘이나 리듬의 불규칙한 운동 발생 여부를 관찰한다.

2 Rapid alternating movements

교호운동은 주동근과 길항근이 빠른 속도로 반복적인 작용을 하는데 장애가 생기는 것을 관찰한다. 그리고 이러한 장애를 교호운동기능장애(dysdiadochokinesia)라고 한다. 양손의 회내, 회외 운동을 빨리 번갈아 하거나 엄지와 검지의 끝을 최대한 빨리 때었다 붙였다 하게 하여 검사를 한다.

3 Coordination

① Heel-to-shin test : 앙와위나 앉은 자세에서 발목의 배측 굴곡을 유지하면서 한 발의 발뒤꿈치를 반대측의 무릎에 위치시킨 뒤 정강이를 따라 곧게 내려 발등까지 가도록 한다. 이때에 움직이는 다리의 흔들림이 있는지를 관찰한다.

② Turning around : 서있는 자세에서 몸을 돌려 뒤돌아서는 보폭 수를 관찰한다. 정상의 경우 한두 보폭으로 돌아 설 수 있으나 파킨슨의 증상이 있는 경우 좁은 보폭으로 많은 보폭 수를 필요로 한다.

③ Drawing spirals : 종이 위에 용수철처럼 생긴 그림을 반복하여 그리도록 한다. 진전증과 파킨슨의 증상을 관찰 할 수 있다.

④ Retropulsion : 검사자가 환자의 뒤에서 환자의 어깨 부위를 처서 뒤로 밀면 정상의 경우 체간을 굴곡 시켜 중심을 다시 잡을 수 있으나 파킨슨 증상이나 소뇌 이상이 있는 경우 곧 검사자의 팔 안으로 넘어지게 된다.

4 Rebound phenomenon

반발 현상으로 환자의 어깨를 내전, 팔을 굴곡, 앞팔을 회외전(supination) 시키고 주먹을 쥐게 한 후 검사자가 환자 저항에 대하여 팔을 곧게 펴도록 시도한 후 갑자기 놓는다. 소뇌 질환자는 굴곡근의 수축을 억제시키지 못하거나 또는 신전근의 수축을 일으키지 못하여 얼굴이나 어깨를 향하여 팔이 급격히 올라가는 현상을 보인다.

5 Romberg's test

양발을 모으고 바로 서서 눈을 뜬 상태에서는 흔들림이 거의 없는데 눈을 감으면 흔들림이 심해지는 경우를 양성으로 기술하고 이러한 현상을 감각성 실조(sensory ataxia) 라고 한다. 소뇌성 실조(cerebellar ataxia)의 경우 눈을 감으나 뜨나 흔들림에는 변함이 거의 없다. 소뇌 충부 병변시 발을 모으고 서 있을 때 체간이 흔들리면 이를 체간운동실조(truncal ataxia) 라고 한다.

14 Meningeal irritation sign

뇌막염이나 지주막하 출혈 등의 환자에서 잘 나타나는 증상이다.

1 Neck stiffness

경부 강직은 자발적으로 목을 굽힐 때 통증이 있고, 수동적으로 굽혀질 때 저항이 검사자에게 느껴진다.

2 Brudzinski sign

환자가 누운 상태에서 검사자가 강하게 목을 굴곡 시켜 턱을 가슴에 붙이면 환자가 무릎을 구부리는 반응을 나타낸다.

3 Kernig sign

고관절을 구부린 상태에서 무릎 관절을 신전 시킬 때 장애를 보이는 것으로 135도 이상 펴지지 않으면 이상이 있다고 판정한다.

4 SLRT(Straight-knee Leg-Raising Test)

환자가 누워서 다리를 이완시킨다. 종아리나 발꿈치를 잡고 무릎을 편 상태로 다리를 들어올리며 고관절을 굴곡 시킨다. 정상적으로 약 90도 정도 들어 올릴 수 있다.

- 이러한 저항들은 개인, 남녀, 나이에 따라 다를 수 있으며 여러 사람들을 진찰해 그 정도를 익혀 두는 것이 필요하다. 경부 척추 질환, 경부 근염, 경부 임파절병증 등의 경추부 질환과 폐염, 장티푸스 등의 심한 감염증, 및 파킨슨 증후군에서도 뇌막 자극 증상이 관찰된다. 반면에 심한 혼수상태, 아주 경미한 질환의 초기 상태, 및 영아의 경우 뇌막 자극 징후가 나타나지 않을 수도 있다.

15 Gait

- 환자에게 방안을 자연스럽게 걷고, 뒤 돌아서게 하며, 발뒤꿈치로 걷기와 앞발가락으로 걷기, 줄이어 걷기 등을 검사한다.

1 Steppage gait(Foot drop)

말초 신경병이나 근육 질환 등에서 발목을 올리는 근육의 마비가 있을 때 발을 털썩털썩 내려놓으면서 걷게 된다(Sensory-ataxic gait와 유사 할 수 있으나 발생 원인이 서로 다르며 Sensory-ataxic gait는 족하수가 없다).

2 Cerebellar gait

술에 취한 상태에서 갈지자형으로 중심을 잡지 못하고 비틀거리면서 넓은 보폭과 불규칙한 비틀거림을 보인다.

3 Sensory-ataxic gait

눈은 항상 바닥을 보고 관절의 감각 소실로 인하여 넓은 보폭과 짧고 일정하지 않은 걸음으로 발을 높이 들었다가 세게 땅바닥을 내려치게 되는 걸음이 나나타난다(Steppage gait와 유사할 수 있으나 원인이 서로 다르고 족하수가 없다는 차이점이 있다).

4 Hemiplegic gait

반신 마비가 있는 경우 병변측 팔의 흔들림이 줄어들고 팔이 굽어 강직 되어 있는 경우도 있다. 건측 다리를 끌게 되고 마비된 다리는 바깥으로 둥그런 원을 그리면서 앞으로 내딛게 된다.

5 Scissoring(Paraplegic) gait

양다리가 뻣뻣하고 무릎이 붙을 정도로 걷게 되며 양쪽의 피질 척수로 병변이나 뇌성마비 때 나타난다.

6 Dystrophic gait

고관절과 골반을 구성하고 있는 근육의 약화로 척추 전만(lordotic)자세로 아장아장(waddling gait) 걷는 양상을 관찰할 수 있다.

7 Festinating(Parkinsonian) gait

몸이 앞으로 쏠리면서 점차 걷는 속도가 빨라져 넘어 질 것처럼 걷게 되고 뒤로 돌아설 때 여러 걸음수로 돌아서게 된다.

8 Apraxic gait

운동 수행의 프로그램을 진행할 수 없어 걸음걸이 자체는 파킨슨 질환에서 보이는 것과 비슷하다. 서서 교대로 발을 움직이지 못하고 걷는 동작 자체의 수행을 못한다.

9 Choreic gait

갑자기 흔들리며, 비틀거리고 씰룩이며, 춤추는 것 같은 자세가 반복된다.

16 Upper motor neuron sign과 lower motor neuron sign의 차이

	UMN	LMN
Affected muscle	Muscle groups affected diffusely	Individual muscles may by affected
Atrophy	Slight d/t disuse	Pronounced atrophy
Tone	Spasticity	Flaccidity
Reflex	Hyperreflexia	Hyporeflexia
Pathologic reflex	Babinski sign	No present
Fasciculation	Never present	Present

17 추체로 징후와 추체외로 징후의 차이

	Corticospinal	Extrapyramidal
Muscle tone	spasticity, clasp-knife	rigidity, lead-pipe
Distribution of hypertonus	flexor of arm extensor of leg	generalized but flexor of trunk and limb
Shortening & lengthening reaction	+	-
involuntary movement	-	+
DTR	increased	normal or slight increased
Babinski sign	+	-
Paralysis	+	absent or slight

	Anterior horn cells	Peripheal nerves	Neuromuscular junctions	Muscles
Disease entity	Motor neuron disease	Peripheral neuropathy	Myasthenia gravis	Myopathy
Predilected involvement	Widespread	Distalpart	Proximal part/oculobulbar	Proximal part
Sensory involvement	Absent	Usually present	Absent	Absent
Reflexes	Weak/absent	Weak/absent	Normal	Normal
Other helpful signs	Fasciculation		Myasthenic symptoms	

참고문헌

1. 김명호. 기초임상신경학. 최신의학사, 서울; 1997, pp. 31-64.
2. 대한신경외과학회. 신경외과학. 개정 3판. 중앙문화사, 서울; 2005.
3. 이한보. 일차진료의사를 위한 신경학적 진찰 요령. *가정의학회지*. 2001;22(4):424-446.
4. 대한신경과학회. 신경학. 군자출판사, 서울; 2007, pp. 53-108.
5. AM Haerer. Dejong's the neurologic examination. 6th ed. J. B. Lippincott company, Philadelphia; 1996.
6. TH Glick. Neurologic skills *-examination and diagnosis-*. Blackwell scientific publications, Boston; 1993.
7. WE DeMyer. Technique of the neurologic examination : a programmed text. 5th ed. McGraw-hill, New York; 2003.
8. RP Simon, MJ Aminoff, DA Greenberg. Clinical neurology. 6th ed. Appleton & Lange; 2005.
9. SL Hauser. Harrison's Neurology in Clinical Medicine. McGraw-Hill : 2006, pp. 15-37.
10. PW Brazis, JC Masdeu, J Biller. Localization in clinical neurology. 5th. ed. Lippincott Williams & Wilkins, Philadelphia, PA; 2007.
11. GJ Hankey, JM Wardlaw. Clinical Neurology. Manson Publishing, London; 2008, pp. 11-43.

제 2 장

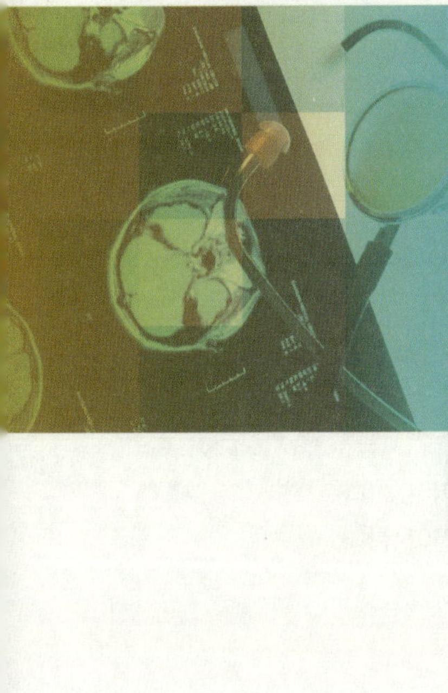

신경외과 환자의 초기 진찰

Examination of Neurosurgical Patient

김성호 · 윤석만 · 윤일규

학습목적

신경학적 검사방법 및 요령을 이해하고, 신경외과 환자를 진찰할 수 있다.

학습목표

1. 의식상태의 구분을 정의하고 Glasgow Coma Scale을 기술한다.
2. 의식불명의 병태생리 기전을 이해하여야 한다.
3. 혼수상태를 일으키는 기질적 및 신진대사 이상의 원인 및 임상양상을 숙지하여 감별 진단할 수 있어야 한다.
4. 혼수상태의 환자에 대한 기초적인 신경학적 검사법을 숙지하여야 한다.
5. 척추병변에 따른 임상증상을 이해할 수 있어야 한다.
6. 척추쇼크 환자의 임상증상을 이해할 수 있어야 한다.

1 신경학적 병력

신경학적 병력 청취를 체계적으로 하고 그 결과를 잘 분석하면 신체검사와 신경학적 검사를 하기 전에 진단을 내릴 수도 있다.

1 현병력

증상의 발현 순서, 발현 양상(국소성, 전신성), 발병양식(돌발, 급격, 발작적, 주기적, 양측성 또는 편측성), 증상의 경과(악화, 고정, 호전, 반복)

2 **과거력, 가족력** 등의 병력 청취를 한다.

2 신체검사

환자의 생명징후를 측정한 후 시진, 촉진, 청진의 순서로 검사를 진행 한다.

3 정신상태 검사

의식의 수준, 지남력, 기억력, 언어장애 및 고차원 인지기능(higher cognitive function)으로 구분하여 평가한다.

1 의식의 수준

(1) 의식의 정의 및 생리기전

① 의식(意識 : Consciousness) : 깨어 있는 상태에서 자기 자신이나 사물에 대하여 인식하는 작용. 인지, 지각, 사고, 감정, 기억 등의 복합적 의미

② 정신(精神 : Mental state) : 육체나 물질에 대립되는 영혼이나 마음, 사물을 느끼고 생각하며 판단하는 능력 또는 그런 작용.

③ 의식의 유지 : 의식수준을 정상으로 유지하는 데는 뇌간에 존재하는 뇌간 망상체 활

동계(brainstem reticular activating system)에서 영향을 받아 대뇌피질이 활동할 뿐 아니라 수면과 각성에 관여하는 시상하부조절계(hypothalamic controlling system)가 정상적으로 작동하여야 한다(그림 2-1).

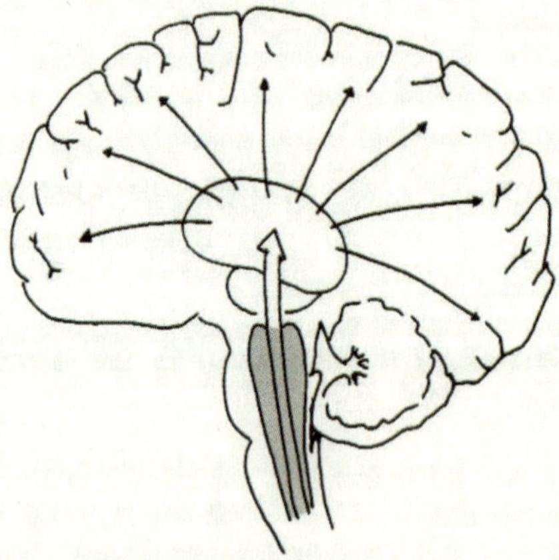

[그림 2-1] 의식의 유지에 관여하는 구조물(출처 : Kenneth W. Lindsay, Ian Bone, Robin Callander Neurology and neurosurgery illustrated, third edition)

(2) 의식의 분류

① 3단계(영국, British Medical Research Council)
- 혼수(coma), 반혼수(semicoma), 착란(confusion)

② 4단계(메요크리닉 분류법, Mayo clinic method)
- 심한혼수(deep coma), 반혼수(semicoma), 혼미(stupor), 혼몽(somnolence)

③ 5단계
- 청명(alert), 기면(drowsy), 혼미(stupor), 반혼수(semicoma), 혼수(coma)

④ Glasgow coma scale
- 1974년 Jennet, 객관적, 조기 예후 추정인자

5단계 의식분류

의식단계	Awake(깨어있다.)	Awareness(외부인지)
청명(alert)	정상.	정상.
기면(drowsy)	자극 후 정상.	자극 후 정상.
혼미(stupor)	없음.	자극 후 운동반응.
반혼수(semicoma)	없음.	자극 후 비정상 반응.
혼수(coma)	없음	없음.

Glasgow coma scale

의식수준은 외부 자극에 대한 환자의 반응으로 판단하였으나 객관성과 과학적인 면에 비추어 글라스고우 혼수 계수로 대치하게 되었다.

- Eye opening
- Best verbal response
- Best motor response

- 동통 자극
  눈위(supraorbital n) 자극 : 손이 턱위로 - localizing
  손톱(nail bed) 자극, 흉골 자극
- 하지 보다 상지가 정확할 때가 있다
  하지 반응이 척수 반응에 의한 반응으로 나타날 수 있음
- 최량 반응 : 가장 좋은 반응으로 기록
  2-3회 자극에 가장 좋은 반응, 좌, 우측 상지 중 좋은 것으로 평가
- C(eye closed by swelling) : 안검종창으로 눈을 못 뜰때
- T(endotracheal tube, tracheostomy)

(3) 혼수상태를 일으키는 기질적 및 신진대사 이상의 원인

혼수상태는 앞서 언급한 의식을 유지하는데 필요한 뇌간에 존재하는 뇌간 망상체 활동계(ARAS : 해부학적 경계는 불명확하나 상부 뇌교에서 중뇌피개에 산재하며 시상과 연계됨)의 장애, 대뇌피질의 광범위한 범발성 장애 시에 발생된다.

한쪽 대뇌반구가 침습된 경우에는 일반적으로 혼수상태에 이르지 않으나 한쪽 대뇌반구에 종양, 경색, 또는 출혈이 발생한 경우에는 두개강내압항진 등으로 인하여 반대측 대뇌 반구나 뇌간을 압박하여 혼미나 혼수상태에 이르기도 한다. 그러므로 혼수상태에 있는 환자에 대한 응급처치 시에 체계적인 접근이 필요하다.

	1	2	3	4	5	6
Eyes	Does not open eyes	Opens eyes in response to painful stimuli	Opens eyes in response to voice	Opens eyes spontaneously	Unable to open due to swelling; S or C	
Verbal	Makes no sounds	Incomprehensible sounds	Utters inappropriate words	Confused, disoriented	Oriented, converses normally	Intubated or tracheostomy state; T
Motor	Makes no movements	Extension to painful stimuli	Abnormal flexion to painful stimuli	Flexion / Withdrawal to painful stimuli	Localizes painful stimuli	Obeys Commands

의식의 저하를 유발하는 원인들

A. 망상체 손상(의식 저하의 흔한 원인들)

1. 천막 상부의 종괴에 의한 뇌간부의 이차적 압박(종양, 농양, 헤르페스 뇌염, 부종을 동반한 뇌경색, 출혈)
2. 천막 상부의 종괴 혹은 파괴적 병소에 의한 압박이나 뇌간부의 직접적 손상(뇌경색, 출혈, 일차적인 뇌간부나 소뇌의 종양이나 농양)

B. 양측성 대뇌반구 병소와 망상체의 기능저하(의식저하의 가장 흔한 원인들)

1. 산소, 기질 혹은 공통인자의 결핍(허혈, 저산소증, 저혈당증, 비타민 결핍증)
2. 독성 물질들
   a. 일차성 신부전증, 간부전증, 폐부전증(CO_2 narcosis), 내분비 항진 혹은 저하증
   b. 이차성 신부전증(가장 흔한 혼수의 원인), 향정신성 약물의 과량섭취, 산성 독극물, 효소 억제제(중금속, 살충제, 시안화물), 알코올
3. 중추신경계의 산-염기, 혹은 이온 이상
4. 간질 후 미만성 저하 : 갑작스런 폭발적인 신경원 방전에 의한 일과성 의식 소실
5. 조직학적 변형이 없는 외상성 기능이상(진탕)

2 고차원 인식 기능(higher cognitive function)

이는 MMSE(Mini-Mental State Examination)로 일괄적으로 판별 가능하다.

(1) 지남력(orientation)

시간, 장소, 사람에 대한 지남력의 상태를 물어 반응을 기록한다.

(2) 기억력

기억에 관여하는 구조는 해마, 뇌궁, 유두체, 시상전핵 등으로 이곳에 기질적 장해가 있을 때 초기 증상으로 기억력 장애가 흔히 나타나게 된다. 기억 능력을 평가하는 데는 최근 기억과 과거 기억을 구분하여 시행한다.

(3) 언어능력

언어장애를 평가하기 위해 이해력이나 언어구사능력은 물론, 복창, 읽기, 쓰기, 그리기를 시행하여 평가한다.

(4) 요약 정리 능력(abstract thinking)

(5) 계산력

검사일 :	학력 :		진단명 :	
항목		반 응	K-MMSE	HDS-R
나 이(2년 오차/년도가 맞으면 1)				
지남력(시간)	년 (1) 월 (1) 일 (1) 요일 (1) 계절 (1)		0 1 0 1 0 1 0 1 0 1	0 1 0 1 0 1 0 1
지남력(장소)	나라 (1) 시.도 (1) 무엇하는 곳 (1) 현재 장소명 (1) 몇 층 (1)		0 1 0 1 0 1 0 1 0 1	어디입니까 0 1 2 병원 or 사무실
기억등록	비행기 (1) 연필 (1) 소나무 (1)		0 1 0 1 0 1	0 1 0 1 0 1
주의 집중 및 계산	100-7 (1) -7 (1) -7 (1) -7 (1) -7 (1)		0 1 0 1 0 1 0 1 0 1	0 1 0 1
숫자 거꾸로 외우기	6-8-2 3-5-2-9			0 1 0 1
기억 회상	비행기 (1) 연필 (1) 소나무 (1)		0 1 0 1 0 1	0 1 2 (타는것) 0 1 2 (학용품) 0 1 2 (식 물)
언어	이름대기 (2) 명령시행 (3) 따라 말하기 (1) 쓰기 (1) 읽기 (1)		0 1 2 0 1 2 3 0 1 0 1	
시공간 구성능력	오각형 (1)		0 1	
물건의 기억 채소 이름대기	시계, 연필, 가위, 칫솔, 수저 1-5 : 0점/6번째 이름부터 1점씩			0 1 2 3 4 5 0 1 2 3 4 5
		점	점	점

눈을 감으세요

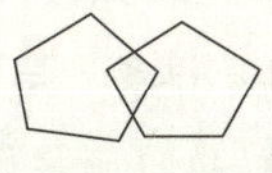

4 뇌 신경 검사

1 후각신경(olfactory nerve, I)

자극이 없는 방향 물질(예, 커피, 초콜릿, 담배 등)을 사용하여 눈을 감게 하고 양측 콧구멍에 번갈아 가며 대어 냄새를 구별할 수 있는지 반복하여 검사한다.

2 시신경(optic nerve, II)

(1) 시력(visual acuity)

Snellen 시표나 Landolt ring을 이용하여 시력을 측정한다.

가까운 거리에서의 손가락 수 세기나 손의 움직임을 알 수 있는지, 그리고 빛의 유무를 알 수 있는지를 검사한다.

(2) 시야 검사(visual field)

- 내번 검사(confrontation test)
  환자와 마주 본 상태에서 서로 마주 보는 눈을 가린 후 두 사람의 중간 지점에 적당한 물체를 상하좌우 중심에서 주변으로 움직여가며 그 물체가 보이는지 간단히 시야 검사 할 수 있다.
- 주변시야 및 중심 시야 측정(perimetry and campimetry)
- 자동 시야계 측정(automated perimetry)
- Goldman perimetry

(3) 안저 검사(optic fundus)

- Optic disc 경계가 분명한지, 망막에 출혈이나 white patch가 있는지, 그리고 optic disc에 있는 혈관이 가늘어져 있는지를 살핀다.
- 유두부종 : 두개강내압상승시 24시간 내에 발생되며 유두가 융기되고 주변부와 경계가 불분명하고 충혈되어 있다.

3 동안신경(oculomotor nerve, III), 활차신경(trochlear nerve IV), 외전신경(abducens, VI)

(1) 동공 대광반사(papillary light reflex)

직접 반사(direc reflex) : 불을 비춘 눈의 동공이 수축된다.

간접 반사(indirect reflex) : 불을 비춘 눈의 반대편 눈의 동공이 수축된다.

(2) 안검 하수(eyelid ptosis)

동안 신경 마비 시 동측 눈이 감기는 현상

(3) 안구 운동(ocular movement)

환자가 복시를 호소할 때, 안구운동의 장애가 있는지를 검사한다.

안구운동 장애가 있는 쪽으로 볼 때 복시가 심해진다.

- 동안신경 장애 시 : 동측 안구의 내전,상전,하전 장애
- 활차신경 장애 시 : 동측 안구의 내 회선 하전 장애(아래를 볼 때 복시가 심다)
- 외전신경 마비 시 : 동측 안구의 외전 장애

(4) 안진(nystagmus)

규칙적으로 반복되는 안구의 불수의적인 운동

- 주시마비 안진(gaze paretic nystagmus) : 주시마비가 있는 쪽으로 볼 때 주시 방향으로 습속상의 안진이 발생
- 전정성 안진(vestibular nystagmus) : 병변과 반대 방향을 주시 할 때 급속상과 완서상의 격동성(jerky) 안진이 발생. 미로, 전정신경,전정핵등의 신경경로 이상시 발생

4 삼차신경(trigeminal nerve, V)

(1) 감각 검사

얼굴전체의 통각, 온도, 촉각 검사

- 삼차 신경분지 분포 지역(그림 2-2, A)에 따른 경우인지
- 뇌간 내 삼차신경핵의 분절성 분포(양파 껍질 양상)(그림 2-2, B)의 감각 소실인지

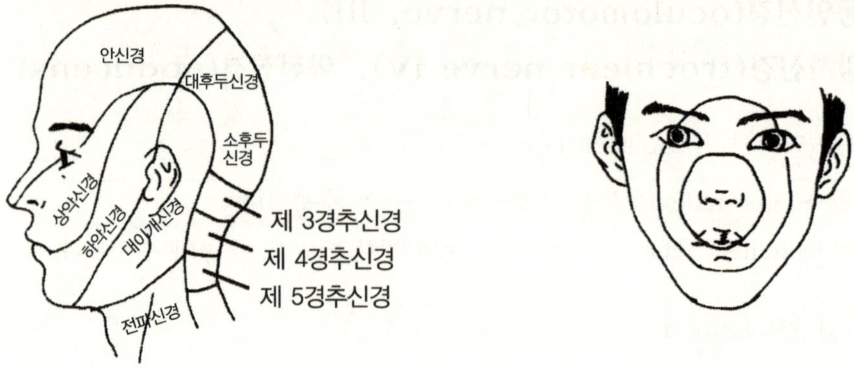

A. 삼차신경의 말초성 분포　　　　B. 삼차신경핵의 분절성 분포

[그림 2-2] 삼차 신경 분지(출처 : 이대희. 임상신경학 The clinical Neurology)

(2) 각막 검사(corneal reflex)

가늘게 말은 솜으로 각막을 가볍게 자극하면 순간적으로 양 눈을 감게 된다.

(3) 운동 검사(motor examination)

측두근과 저작근의 위축 여부를 관찰

- 환자에게 이를 꽉 물게 한 후 양 측두근, 저작근의 강도를 만져 보아 비교한다.
- 입을 크게 벌리게 한 후 아래 턱의 편위 여부를 관찰

(4) 하악 반사(jaw jerk)

환자에게 입을 조금 벌리게 한 후 의사의 인지를 아래턱에 놓고 반사 망치로 가볍게 인지를 두드리면 양쪽 저작근의 수축으로 하악의 반사 반응을 보인다. 반사가 약한 것이 정상, 반사가 항진되면 양측 상위운동신경원 병변(bilateral upper motor neuron lesion)을 의심한다.

5 안면신경(facial nerve, VII)

(1) 안면신경의 시진

- 눈을 감을 때 눈이 완전히 감기는지
- 입 모양이 어느 쪽으로 삐뚤어져 있는지
- 코입 주름(nasolabial fold)이 어느 쪽으로 펴져 있는지

(2) 운동기능 검사

이마에 주름을 잡아보게 한다.

- 눈을 감게 하고 강제로 눈꺼풀을 열어보고 양측을 비교한다.(orbicularis oculi)
- 입을 양쪽으로 당겨 치아를 보이게 한다.(orbicularis oris)
- 입술을 오므려 양 볼에 힘을 주게 한 후 손가락으로 볼을 눌러 본다(buccinator)
- 의식이 없는 경우는 상안와 신경(supraorbital nerve)이 나가는 눈가를 세게 눌러 환자가 얼굴을 찡그리게 하여 관찰한다.

(3) 미각 검사

혀의 전방 2/3의 미각을 담당

(4) 체성 감각

외이도관, 고막, 이량, 유양돌기 피부의 체성 감각을 담당

(5) 청각 검사

소리를 중화 시켜주는 중이의 등자근(stapedius m)을 지배하여 손상 시에는 청각 과민증(hyperacusis) 발생

(6) 눈물 검사

눈물샘을 지배하여 눈물 분비에 관여한다.

Schirmer's test

6 청신경(Acoustic nerve, VIII)

청신경은 청각을 담당하는 와우신경(cochlear nerve)과 평형 및 위치 감각을 담당하는 전정 신경(vestibular nerve)의 두 부분으로 되어 있다.

(1) 청각 검사

- Weber's test(그림 2-3, A)
- Rinne's test(그림 2-3, B)

소리굽쇠를 유양돌기에 올려 놓고(bone conduction) 더 이상 들리지 않을 때 소리 굽쇠를 동측 귀에 대어(air conduction) 들리는지 확인한다.

정상 : air conduction 이 bone conduction 보다 오래 간다. 즉 소리 굽쇠를 귀에 대었

을 때도 소리가 들린다.

전도성 청력 장애 : bone conduction 이 더 길게 간다.

신경성 청력 장애 : 모두 안 됨.

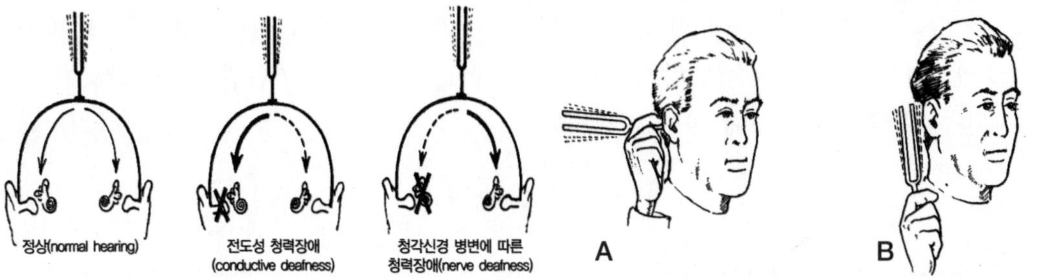

A. Weber's test B. Rinne's test

[그림 2-3] Weber's test and Rinne's test(출처 : 이광우. 임상신경학 The clinical Neurology)

(2) 전정신경

- caloric test, rotatory test, doll's eye phenomenon(occulocephalic reflex)

7 설인신경(glossopharyngeal nerve, IX), 미주신경(vagus nerve, X)

구역반사(gag reflex) : 환자의 혀를 누르거나 연구개나 인후 부분을 자극하여 구역을 유발한다.

8 더부신경(accessory nerve, XI)

(1) 흉쇄골 유양돌기근(sternomastoid muscle) 검사(그림 2-4, A)

검사자의 손을 환자의 얼굴에 대고 환자에게 힘주어 고개를 돌리도록 한다. 돌리는 반대측 흉쇄골 유양돌기근의 힘이 떨어져 있는지를 관찰한다.

(2) 승모근(trapezius) 검사(그림 2-4, B)

환자로 하여금 양어깨를 힘주어 올리게 한 후 환자의 양어깨를 가볍게 눌러 위약 여부를 확인

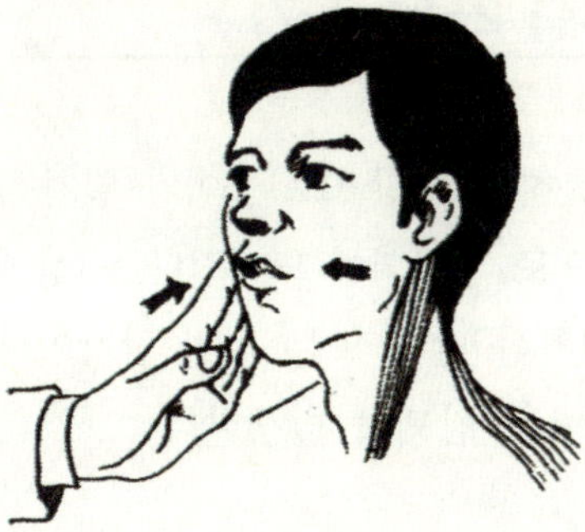

A. 고개돌리기

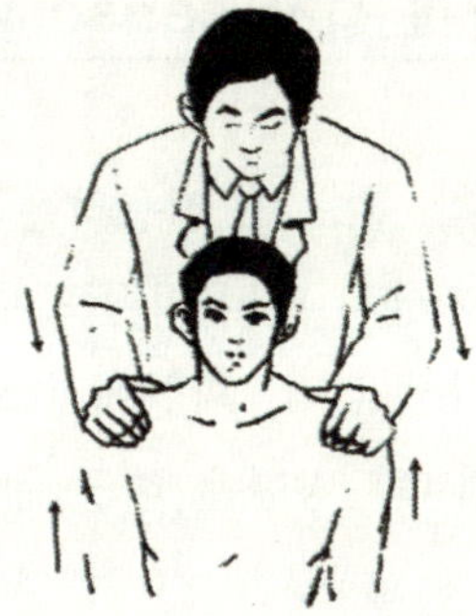

B. 어깨 들어올리기

[그림 2-4] 더부 신경 검사(출처 : 이대희. 임상신경학 The clinical Neurology)

9 설하신경(hypoglossal nerve, XII)

혀의 위축, 혀를 내밀 때 편위 등을 관찰 한다.

5 운동계 검사(motor system)

1 운동력(motor power)

운동력 등급

5 : 최대의 저항을 극복하며 피로 없이 수차례 전범위 운동을 시행 할 수 있음(100%)
4 : 어느 정도의 저항을 이길 수 있는 전범위의 운동을 수행 할 수 있음(75%)
3 : 중력을 이길 수 있는 전범위의 운동을 수행 할 수 있음(50%)
2 : 중력을 없애면 부분적 범위의 운동을 수행할 수 있음(25%)
1 : 근육 수축이 겨우 가능하나 관절 운동이 안됨(10%)
0 : 근육 수축이 안됨

2 근육긴장(muscle tone)

접는칼 반응(clasp knife rigidity), 톱니바퀴 경직(cogwheel rigidity), 이긴장증(dystonia)

3 이상 운동(abnormal movement)

떨림(tremor), 불수의 운동(involuntary movement), 이긴장증(dystonia), 경련(spasm)

6 감각계 검사(sensory system)(그림 2-5, 2-7)

촉각, 통각, 온도각, 진동각은 척수나 뇌간을 통하여 시상으로 들어가 일차적으로 느끼게 되고 여기에서 대뇌 피질로 투사 되어 이차적으로 해석되어 느껴진다. 시상에서 느끼는 감각을 일차성 감각, 피질에서 느끼는 감각을 이차성 감각 또는 피질 감각이라고 한다.

신경근에서의 병변은 해당 분절(그림 2-5)에 따라 감퇴가 발생한다.

1 일차지각 검사

촉각, 온도각, 통각, 진동각, 관절 위치각

2 피질감각(이차성 감각) 검사(test of cortical sensation)(그림 2-6)

이점식별(two-point discrimination), 이점 동시자극(double simultaneous stimulation), 손바닥 숫자 식별(identification of figures traced on the skin), 입체인지(stereognosis), 중압인지(barognosis), 촉각위치선정(tactile localization), 대칭감각(allochiria)

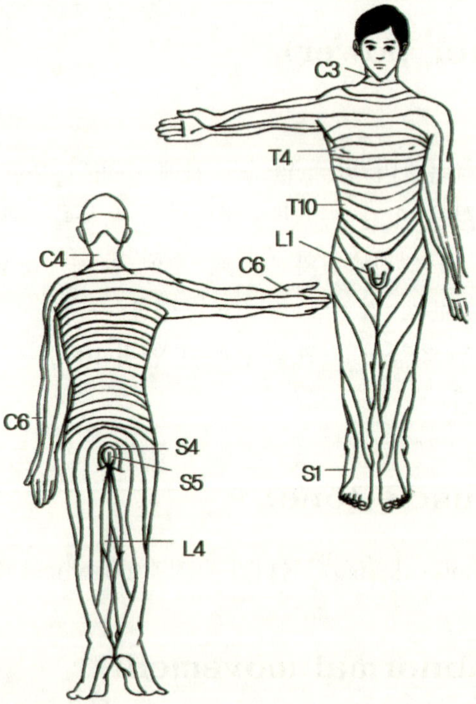

[그림 2-5] 피부 분절(출처 : 이대희. 임상신경학 The clinical Neurology)

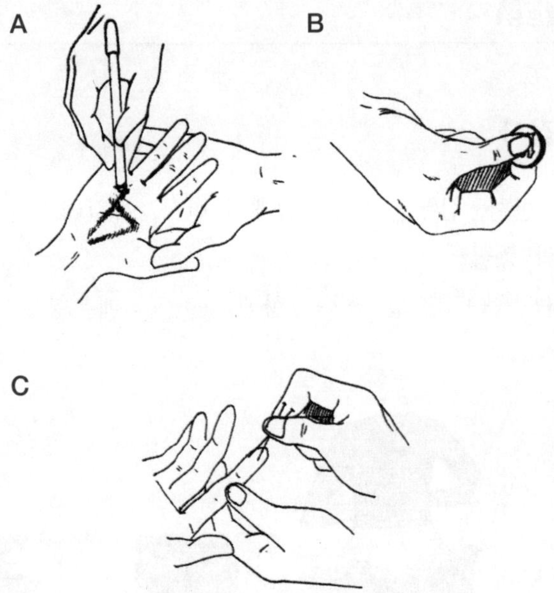

[그림 2-6] 피질 감각(이차성 감각 양상) 검사법(출처 : 이대희. 임상신경학 The clinical Neurology)

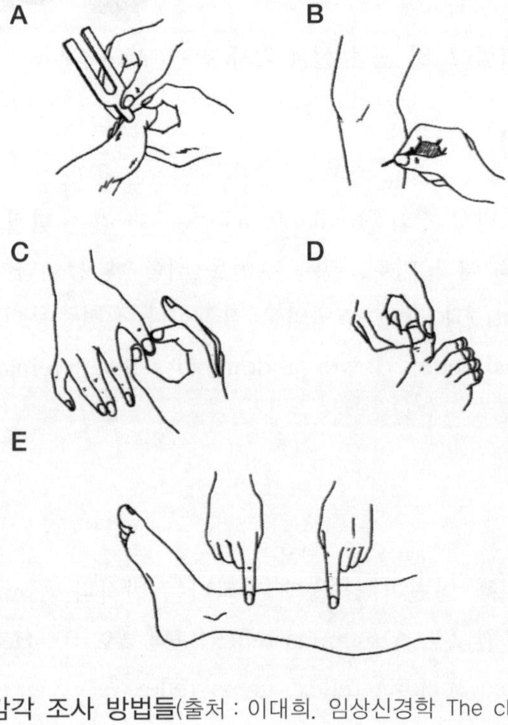

[그림 2-7] 다양한 감각 조사 방법들(출처 : 이대희. 임상신경학 The clinical Neurology)

7 반사(Reflexes)

1 근육 신장 검사

이두근반사, 완요근반사, 삼두근 반사, 슬개건 반사, 아킬레스건 반사(그림 2-8)

- 근육 신장 반사의 등급

  0 : 소실 + : 저하 ++ : 정상 +++ : 항진 ++++ : 매우항진

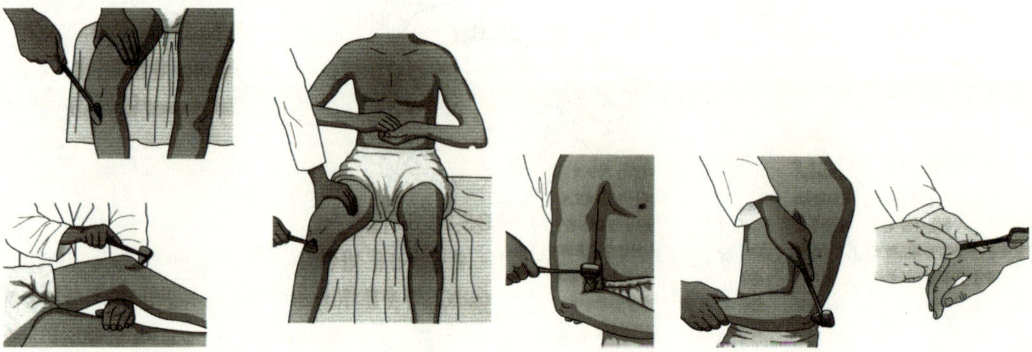

[그림 2-8] 근육 신장 검사(출처 : 대한신경과학회. 신경학)

2 표재성 반사

소실되는 경우는 다발성 경화증(multiple sclerosis)과 같은 피질 척수로 질환(corticospinal tract disease)이 있을 때나 마취, 깊은 수면을 취할 때 등이다. 항진되는 경우는 파킨슨병(Parkinson's disease)과 같은 추체외로 질환이나 신경증등이 있을 때이다.

- upper abdominal reflex, lower abdominal reflex, cremasteric reflex, plantar reflex, anal reflex

3 병적 반사

중추신경계의 기질적 병변이 있을 때 나타나는 반사다.

- Babinski sign(그림 2-9, A), clonus reflex(그림 2-9, B), Hoffman sign, glabellar reflex, snout reflex, sucking reflex, grasp reflex

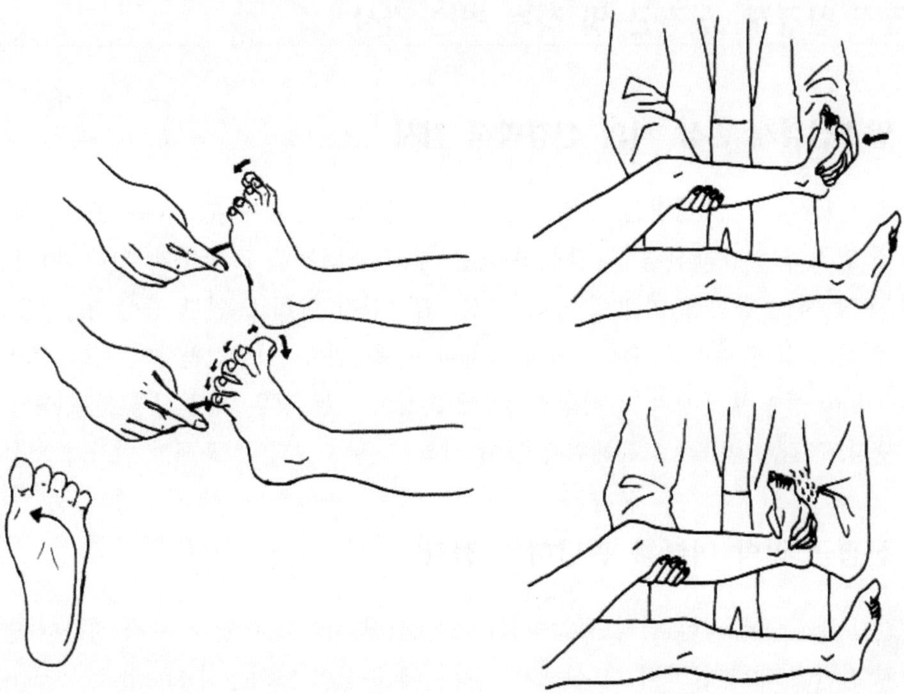

A. Babinksi sign　　　　　　B. Clonus reflex

[그림 2-9] bainski sign과 clonus reflex(출처 : 이대희. 임상신경학 The clinical Neurology)

8 소뇌 기능 검사

Finger to nose test

Rebound phenomenon

Dysdiadochokinesia

Truncal ataxia

- Romberg test는 처음에는 눈을 뜬 상태에서 다음에는 눈을 감게 한 후 발을 모으고 서 있게 하는 검사다. 눈을 떴을 경우에는 체간의 흔들림이 심하지 않다가 눈을 감게 하면 증상이 심하게 나타나는 경우를 Romberg 양성, 혹은 Romberg's sign이라고 하는데, 이는 척수 후주 병변(posterior column disease)시에 나타난다. 소뇌 병변이 있을 경우에는 눈을 뜨거나 감는 것에 관계없이 증상이 나타나며 보행 시에는 병소 쪽으로 쓰러지는 경향을 보인다.

9 말초 신경계, 신경근 및 척수 병변 검사

1 말초신경계 손상 시의 신경학적 검사

사지에 분포하는 말초신경은 대부분이 혼합 신경으로 근육에 분포하는 운동신경과 일반감각을 인지하는 감각신경, 교감신경 혹은 부교감 신경을 포함하게 된다. 따라서 말초신경 손상 시 운동신경 마비로 인한 증상, 감각신경 마비로 인한 증상 및 자율 신경 마비로 인한 증상이 나타날 수 있다. 근육마비, 근육 위축, 심부건반사의 소실, 속상수축(fasciculation) 등이 발생된다. 감각신경섬유에 손상이 오는 경우 역시 신경 분포 영역의 통각, 온 냉각, 촉각, 압박각, 고유체위각 등이 저하 혹은 소실되며, 표재성 반사가 소실된다.

2 신경근 압박 여부를 판단하는 검사

경추간반 탈출증에 의한 신경근 압박 시 목을 신전 시키면 해단 경수 신경근이 당겨져 탈출된 추간반에 의한 압박이 더 심해지고 동시에 증상이 악화된다(Lhermitte's sign). 또한 목을 외측으로 굴곡시킨 상태에서 두부를 히방으로 누르게 되면 역시 해당부위의 경추간공이 좁아지면서 해당 경수 신경근이 탈출된 추간반에 의해 더 압박되어 증상이 악화된다(Spurling's sign). 요추간반 탈출증의 경우는 하지 직거상 검사(straight leg raising test)에서 해당 신경근이 당겨지고 탈출된 추간반에 의해 신경근이 더 압박되어 하니 방사통이 악화 된다.

3 척수 병변 시의 신경학적 검사

(1) 척수쇼크(spinal shock)

① 정의 : 척수손상 환자에서 손상부위 이하의 모든 척수 기능(운동기능, 감각기능, 반사기능 및 자율신경기능)이 일시적으로 소실되는 현상 : 평균 2-3주(3일-6주)간 지속. 이 기간이 지나면 손상부위 이하의 척수분절 기능이 회복되는데 가장 먼저 회복되는 것은 망울해면체반사(bulbocavernous reflex : 외부성기를 손으로 자극했을 때 항문 괄약근이 수축하든지 혹은 괄약근 주위피부에 주름이 지는 현상임.) 이 반사가 보이면 일단 척수쇼크 상태에서 벗어났다는 것을 의미.

② 척수손상 환자가 응급실에 내원하면 먼저 척수쇼크 유무를 판단하기 위하여 망울해면체 반사검사를 실시해야 하며, 이 반사가 관찰된 경우는 척수쇼크 상태가 아니라고 판정할 수 있다. 만약 이 반사를 관찰할 수 없으면 그 환자는 현재 척수쇼크 상

태에 있다고 판단해야 한다. 척수쇼크 상태에 있는 경우는 그 상태에서 회복된 뒤에야 손상 정도가 완전한지 불완전한지를 판단할 수 있다.

(2) 척추병변에 따른 임상증상(그림 2-10)

① 완전 척수손상(complete cord injury)

망울해면체 반사가 있으나 손상부위 이하의 운동 혹은 감각기능이 없는 경우를 완전 척수손상이라고 하며 예후가 매우 불량하다.

② 불완전 척수손상(incomplete cord injury)

망울해면체반사가 있고 손상부위 이하의 운동 혹은 감각기능이 하나라도 남아 있는 경우를 불완전 척수손상이라고 한다.

③ Brown-Sequard 증훈군

척수 횡단면 중 반쪽이 완전히 단절된 경우이며 정확히 절반이 절단된 경우는 드물다. 칼에 찔리거나 드물게 척수종양인 경우 볼 수 있다. 병변측에서는 운동마비, 혈관운동성 마비, 위치각, 진동각, 촉각의 상실이 관찰되고 반대측의 통각 및 온도각의 소실이 관찰할 수 있다.

④ 전척수 증후군(anterior cord syndrome)

외상으로 인해 척추체의 골절편, 혹은 탈출된 추간반이 척수를 전방에서 압박하면 전척수 동맥이 폐색되고 척수의 전방 2/3에 경색이 오면서 발생한다. 따라서 전척수동맥 증후군이라 불린다. 특징적인 임상증상은 갑자기 발생한 양측성 하지마비, 해리성 감각소실로 양측의 통각 및 온도각의 소실이 관찰되나 양측의 위치각, 진동각, 촉각은 정상인 경우를 말한다.

⑤ 중심성 척수 증후군(central cord syndrome)

경추관협착증이 있은 환자에서 경부의 갑작스러운 과신전 손상이 생길 때 발생된다. 이는 교통사고, 혹은 술에 만취한 상황에서 앞으로 넘어진 경우에서 발생한다. 젊은 사람에서도 발생할 수 있으며 대부분 스포츠 손상에 의한다. 임상증상은 사지마비가 관찰되나 상지의 마지 증세가 하지보다 더욱 심하며 양측의 통각 및 온도각이 소실 될 수 있고, 대개의 경우 배뇨 장애가 나타난다.

⑥ 상척수원추 증후군(epiconus syndrome)

제 4요수에서 제 2천수까지를 상척수원추(epiconus)라고 부른다. 하지마비가 심한 것이 특징이며 해당 감각절에 감각 소실이 관찰되고 발목 반사가 소실된다. 배뇨 및 배변 기능의 수의적 조절이 불가능하다.

⑦ 척수원추 증후군(couns medullaris syndrome)

제 3천수 이하 부위를 척수원추라고 부른다. 척수원추 증후군은 크기가 작은 척수 내 종양, 척수내 출혈성 경색 등의 경우에서 볼 수 있다. 척수외 병변, 혹은 척수

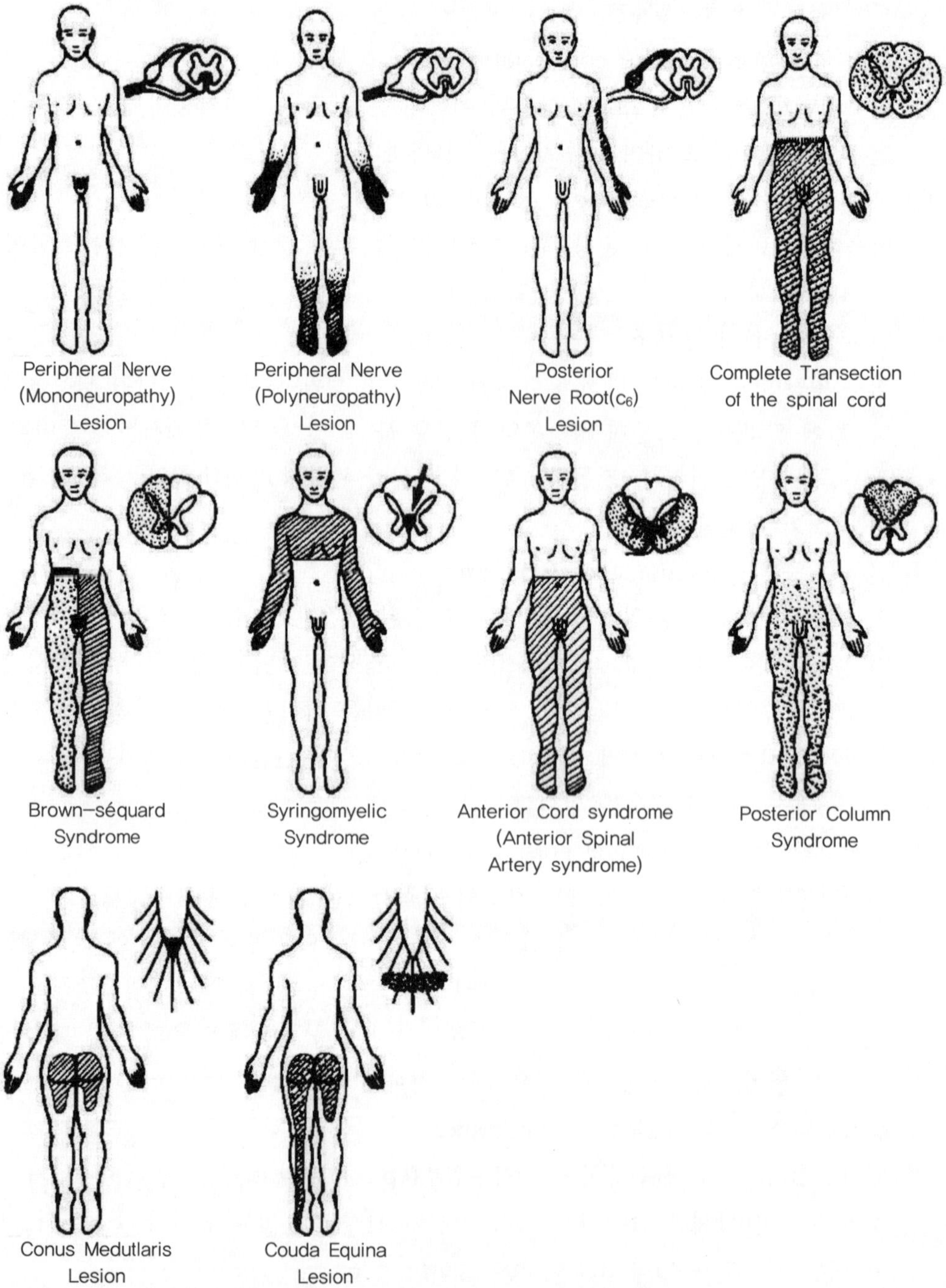

[그림 2-10] 척추 병변에 따른 임상양상(출처 : Robert H. Wilkins, Setti S. Regachary Neurosurgery, second edition)

외상에 의한 경우는 거의 대부분 천수원추 증후군와 마미총 증후군이 혼합되어 나타난다.

제 3천수에서 제 5천수까지가 침범되므로 조기에 마비성 요실금, 대변실금, 발기부전이 관찰되며 안장감각소실을 볼 수 있다. 특징적으로 하지 근마비는 없거나 있어도 경미한 정도인데 이는 하지의 거의 모든 근육이 제 3천수보다 위의 척수 분절에서 나오는 신경에 의해 지배되기 때문이다. 따라서 바빈스키 징후도 관찰되지 않는다. 그러나 병변이 위로 퍼지면 후에 바빈스키 징후가 나타날 수 있다.

⑧ 마비총 증후군(cauda equine syndrome)

마미총이란 제 3요수 이하에서 나오는 신경근들의 다발을 일컫는 명칭이며, 그 모양이 말의 꼬리를 닮았다 하여 붙여진 이름이다. 주로 이 부위에 발생한 종양이나 심한 추간탈출증, 또는 외상에 의해 발생한다. 임상에서는 척수원추 증후군과의 감별이 필수적인데 예후에 차이가 있기 때문이다. 제 3요수 이하에서 기시하는 신경근이 압박 받고 있기 때문에 그에 해당하는 근마비가 보이며 역시 해당 신경영역에 감각소실이 관찰된다. 중요한 것은 추간반탈출증에서 처럼 신경근 통증이 발생된다는 것이며 주로 천추 부위의 피부, 항문 주위 회음부에 통증이 심한 것이 특징이다. 배뇨 및 배변 장애는 비교적 나중에 나타난다.

10 혼수상태의 신경외과 환자에 대한 초기 진찰 및 신경학적 검사법

1 응급 처치(ABC)

기도 확보 및 확인, 저혈압에 대비해서 혈관 확보 필요, 심박 확인

2 안정 상태 유지

신경학적 검사 이전에 우선 안정 상태가 유지 되어야 한다. 생체 징후(vital sign) 확인 및 기본 혈액 검사, 심전도

3 전신적 이학적 검사

주의 깊게 병력을 청취하고 전신적 이학적 검사로 많은 감별 진단을 할 수 있다. 예를 들어 호흡에서 알톨 냄새가 나는지, 요독증의 경우라면 소변 냄새가 날 수 있다. 머리에

는 외상은 없는지, 복부 출혈이나 감염의 가능성을 나타내는 복부 경직은 없는지 등을 확인 한다. 고열이 있으면 폐렴이나 세균성 수막염, 열사병 등을 고려 할 수 있고 저체온증이면 알톨 중독, 점액 수종 등을 의심 할 수 있다. 피부에 청색증이 있다면 저산소증 등을 의심 할 수 있고 창백하다면 내출혈을 의심 할 수 있다.

4 신경학적 검사

(1) 의식의 상태 판정

(2) 눈(eye)

① 동공 반사 : metablic coma에서는 대개 정상

예외, 일부 약제

atropine, Dopamin - 산대, 반응(-)

barbiturate - 정상크기, 무반응

opiate-축동, 무반응

양측 동공이 산대되고 고정된 경우 : 심한 산소 결핍성 뇌증, scopolamine 중독

② 안구 편위 : metabolic coma에서는 정상

conjugated deviation

- 뇌병변에 의한 뇌간 압박

간질(jerking, 방향 변화 있을시)

한쪽만 외측으로 편위, 동공확대 - uncal herniation

내측으로 편위 - 뇌압상승으로 인한 VIn 압박

안구 흔들림(occular bobbing) - 중뇌, 피개 병변

- 반신부전 마비가 있는 부위로부터 안구가 반대측으로 공역 편위를 보이는 경우 : 병소는 뇌교 상부인 대뇌반구에 존재하며 안구가 주시하고자 하는 방향에 있다.
- 반신부전 마비가 있는 방향으로 안구가 공역 편위를 보이는 경우 : 병소는 안구가 주시하고자 하는 방향의 반대편 뇌교에 있다.

(3) 뇌간 반사

① 인형 눈 운동(doll's eye movement, oculocephalic reflex)

머리를 갑자기 회전 시켰을 때 반대 방향으로 공액성으로 안구운동이 일어나는가 보는 검사

의미 : 뇌간 기능 보존, 정상적으로 이 운동을 억제하는 피질 기능이 상실

한방향으로 무반응시 : 반대쪽의 대뇌 병변 혹은 같은쪽의 뇌간 병변

진정제, 항경련제 중독시에도 무반응으로 나타남

② 냉온수 세척법(caloric test)

혼수 상태 환자에서 안구 운동을 평가하는데 사용할 수 있다. 머리는 수평선에서 약 30도 정도 거상한 상태에서 외이도에 20-30ml의 냉수를 관주한다. 의식상태가 양호한 경우에는 자극받는 귀로부터 먼쪽으로 안구진탕이 일어난다. 만약 편측으로 안구진탕이 일어나지 않는다면 자극을 받은 방향의 뇌교에 병소가 있음을 암시한다.

③ 모양체 척수 반사(ciliospinal reflex)

얼굴, 목, 어깨 부위에 통증→동공확대

경로 : 경추신경, 삼차신경→흉추부 교감신경→시상하부→교감신경→동공확대

④ 각막 반사(corneal reflex)

혼수의 원인과 상관없이 소실

경로 : Vn→VIIn

가성 혼수 인지 감별 하는데 도움

(4) 운동 기능

motor tone

- 대칭적 : asterix, tremor, myoclonus. 대사성 혼수
- 비대칭적 : 뇌병변

제피질성 자세 : 상지의 굴곡, 하지의 신전

- 대뇌피질에서 뇌간, 척수가 독립적인 상황임을 시사(그림 2-11)

제뇌성 자세 : 상지와 하지의 신전

- 중뇌에서 이하 뇌간과 척수가 독립적인 상황임을 시사(그림 2-11)

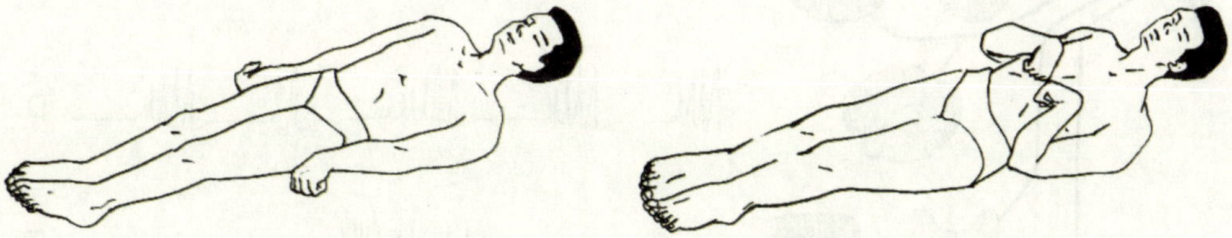

A. 제 뇌성 자세　　　B. 제 피질성 자세

[그림 2-11] 제피질성 자세 및 제뇌성 자세(출처 : 이대희. 임상신경학 The clinical Neurology)

(5) 호흡양상(그림 2-12)

특이한 호흡 양상의 변화가 나타나지 않을 수도 있으므로 그 해석에 주의를 요한다.

A) Cheyne-Strokes 호흡 : 양측 대뇌반구 병소, 간뇌 병소

B) Central neurogenic hyperventilation : 대사성산증이나 저산소증이 없는 과호흡 시, 중뇌나 상부 뇌교 병소 의심

C) apneustic breathing : 뇌교 병소

D) cluster breathing : 연수 병소

E) ataxic breathing : 연수 병소

(6) 수막 징후

Kernig sign, Brudzinski sign 여부를 확인 한다.

(7) 초점성 징후도 없는 의식 장애라면 간질 발작, 대사성 장애 등을 고려해야 할 것이다.

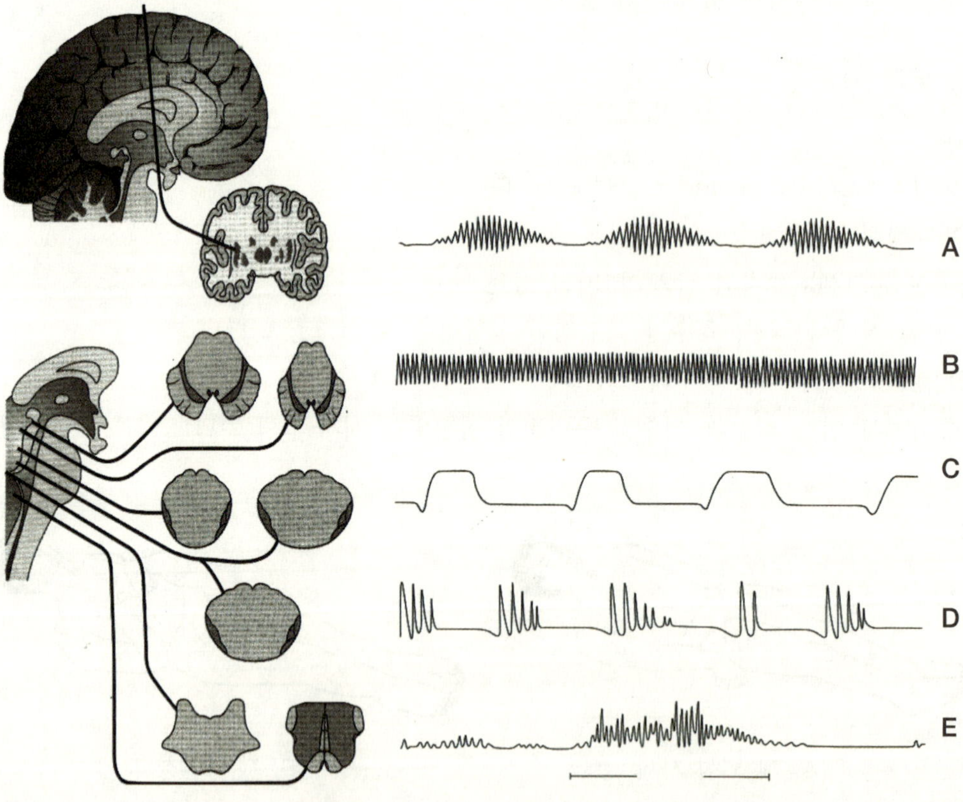

[그림 2-12] 혼수환자에서의 병소의 위치에 따른 호흡 양상(출처 : 대한신경과학회. 신경학)

(8) 혼수와의 감별 진단

① **식물인간** : 의미 있는 정신기능 없는 상태
수면-각성 주기는 있으나 외적 자극에 반응이 없고 원시적 반사 반응만 남아 있는 상태 : neocorticortical death - 간뇌, 뇌간의 고립성 상태

② **알파 혼수** : 뇌파상 알파파가 나타나면서 자극에 전혀 반응 없이 지속적으로 나타나는 혼수의 상태. 뇌간 망상체 병변
- 혼수 상태 환자는 세타파 혹은 델타파가 나옴.

③ **가성혼수** : locked in state..basis pontis 병변으로 자각상태는 유지, 하부뇌신경 및 사지마비 상태

④ **Akinetic mutism** : 양측전두엽병변. 자발적사지운동이나 언어 소통이 안 되는 상태로 수면-각성 주기도 있고 의식 장애도 거의 없는 만성 상태다.

⑤ **뇌사** : 대뇌 기능뿐만 아니라 뇌간 기능들도 모두 정지된 상태로 유일한 자발적 활동은 심혈관계 기능과 척수 반사 활동이 남아 있어 보조적 생명유지 기구에 의해 조직 활동이 유지되는 상태임.

●●● 참고문헌

1. Allen H. Ropper, Robert H. Brown. Adams and Victor's Principles of Neurology. Eighth Edition. McGraw-Hill, 2005.
2. Philip D. Swanson. Youmans Neurological Surgery. Fifth Edition. 고려대학교출판부, 2003.
3. 이대희. 임상신경학. 고려대학교출판부, 2003.
4. Robert H. Wilkins, Setti S. Regachary Neurosurgery. second edition. McGraw-Hill, 1996.
5. 대한신경외과학회, 학생과 전공의를 위한 교과서 신경외과학. 제3판. 군자출판사, 2005.

제 3 장

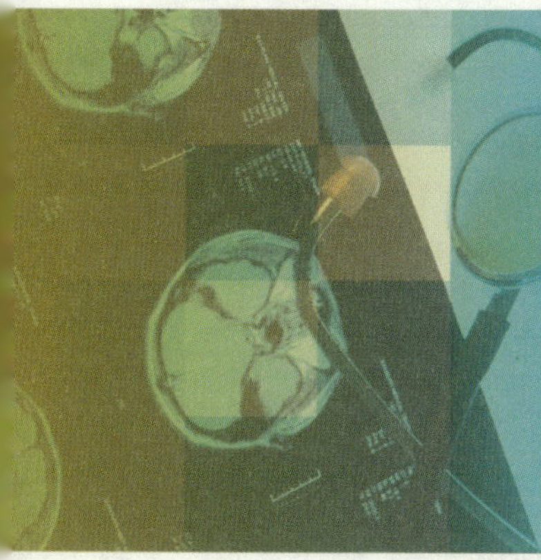

통 증

Pain

황선철 · 김성호 · 도재원

학습목적

동통의 기전과 대표적인 통증유발질환에 대한 수술방법을 이해한다.

학습목표

1. 통증을 정의한다.
2. 통증 전달과 통증의 기전을 설명한다.
3. 통증을 평가하고 진단하는 방법을 설명한다.
4. 급성통증과 만성통증의 차이점을 설명한다.
5. 침해수용성 통증과 신경병증성 통증을 구별한다.
6. 통증 치료에 사용되는 진통제와 보조진통제를 열거한다.
7. 통증 치료에 사용되는 비약물적 방법을 설명한다.
8. 자가조절통증치료법의 장점을 설명한다.
9. 암 환자의 통증 조절의 원칙에 대하여 설명한다.
10. 근막통증증후군(myofascial pain syndrome)을 정의한다.
11. 근막통증증후군(myofascial pain syndrome)의 치료 원칙을 열거한다.
12. 오십견(frozen shoulder)의 치료 원칙을 설명한다.

1 통증의 정의

IASP(International Association for the Study of Pain : www.iasp-pain.org)에 의하면 "An unpleasant sensory and emotional experience associated with actual or potential tissue damage, or describe in terms of such damage"로 정의하고 있다. 즉, 실제 혹은 잠재적인 조직 손상에 대한 불쾌한 감각 및 정서적 경험이다.

통증에는 discriminative-sensory와 motivational-affective의 두 가지 요소가 있다. 또한 통각, 통증, 통증행동은 서로 다르다는 것을 이해하여야 한다(그림 3-1).

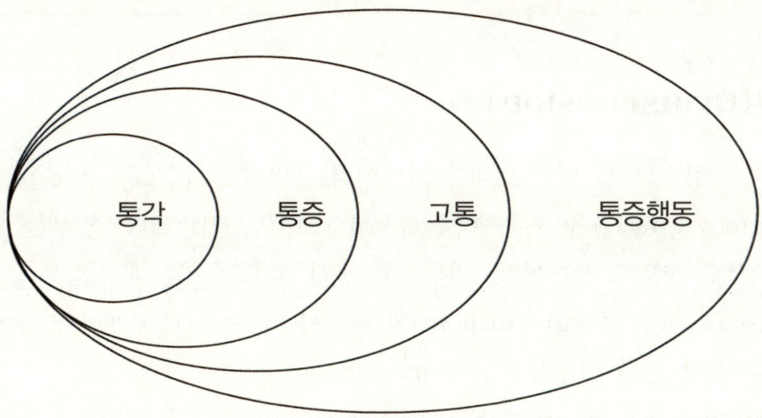

[그림 3-1] 통각과 통증

2 통증 전달과 통증의 기전

통증의 전달은 변환(transduction)-전달(transmission)-조율(modulation)의 과정을 가진다.

1 변환(transduction)

침해수용성 일차 구심뉴런(nociceptive primary afferent neuron)에 유해자극을 감작하여 정보화하는 과정이다. 유해자극은 기계적(mechanical), 화학적(chemical), 온도(thermal) 등에 의한 손상이 포함된다. 침해수용성의 대부분은 작은 직경의 가는 유수축삭(myelinated)으로 피부에는 A-delta, 근육에서는 group III라 하며 무수축삭(unmyelinated)에서는 C 섬유 또는 group IV에 의해 구성되어 있다.

조직손상이나 염증 상태에서 침해수용체 신경말단에서 유리되는 내재성 물질 등은 eicosanoids, kinins, serotonin, low pH 등이다.

〈표 3-1〉 말초 침해수용체

Nociceptors	Aδ fiber	C fiber
Axon type	myelinated	unmyelinated
Pain type	sharp, pricking well-localized	dull, burning diffuse, poorly-localized
Rate	10-20m/sec	1m/sec
Stimuli	mechanical, heat(44℃)	Mechanical, heat(42℃), chemical

2 전달(transmission)

유해자극에 대한 정보를 뇌로 보내는 과정이다(그림 3-2). 정보는 축삭을 통해 후근 신경절(dorsal root ganglia)을 거쳐 척수(spinal cord)로 전달된다. 일부는 전근(ventral root)를 통해서도 척수로 저달뒤다. 대부분의 통각 섬유는 척수의 진입부에서 Lissauer's tract를 형성하고, 척수 후각(dorsal horn)의 Rexed lamina I과 V에서 연접한다. 여기까지의 신경전달로가 일차 구심뉴런(primary afferent neuron)이다.

척수시상로(spinothalamic tract : STT)는 대표적인 이차 구심뉴런이다. 이외에도 여러 상행성 감각 통로를 통하여 정보가 전달이 되며, 주로 척수의 전측방 섬유속(anterolateral fasciculus)에 위치하며 여기에는 여러 신경로(spinothalamic tract, spinoreticular tract, spinomesencephalic tract)가 모여 있다. 통각의 척수전달로는 매우 다양하여 다른 전달로로는 dorsal column postsynaptic system과 propriospinal multisynaptic ascending system 등이 관여할 수 있다. 또한 척수시상로는 ventral STT과 dorsal STT으로 나뉘어진다. ventral은 통증의 감각을 담당하고, dorsal은 통증의 정서적인 면을 전달한다.

시상에서의 정보는 대뇌 두정엽의 일차 감각영역(primary sensory cortex)으로 전달되면 삼차 구심뉴런을 구성한다. 대뇌의 변연계(limbic system), 전대상회(anterior cingulated gyrus) 등에서도 전달된다. 일차 감각영역은 통각의 일반정보, 반응에 대해서 담당하고, 변연계 등에서는 통각의 기억, 정서적 행동에 대해서 관여한다.

체간의 정보는 척수를 통해서 이루어지고, 얼굴의 통각의 뇌간에서 삼차신경로(trigeminal pathway)를 통해 대뇌로 전달된다.

3 조율(modulaton)

전달과는 반대로 뇌에서 척수로 전달되는 하행성 전달로를 통해 척수 부위에서의 침해 수용성 전달정보의 강도를 조절하는 과정이다(그림 3-2). 시상하부, 수도관주위회색질(periaqueductal gray), 봉선핵(raphe nucleus) 등이 관여하며, 신경전달물질로는 opioid, serotonin, norepinephrine 등이 관여한다.

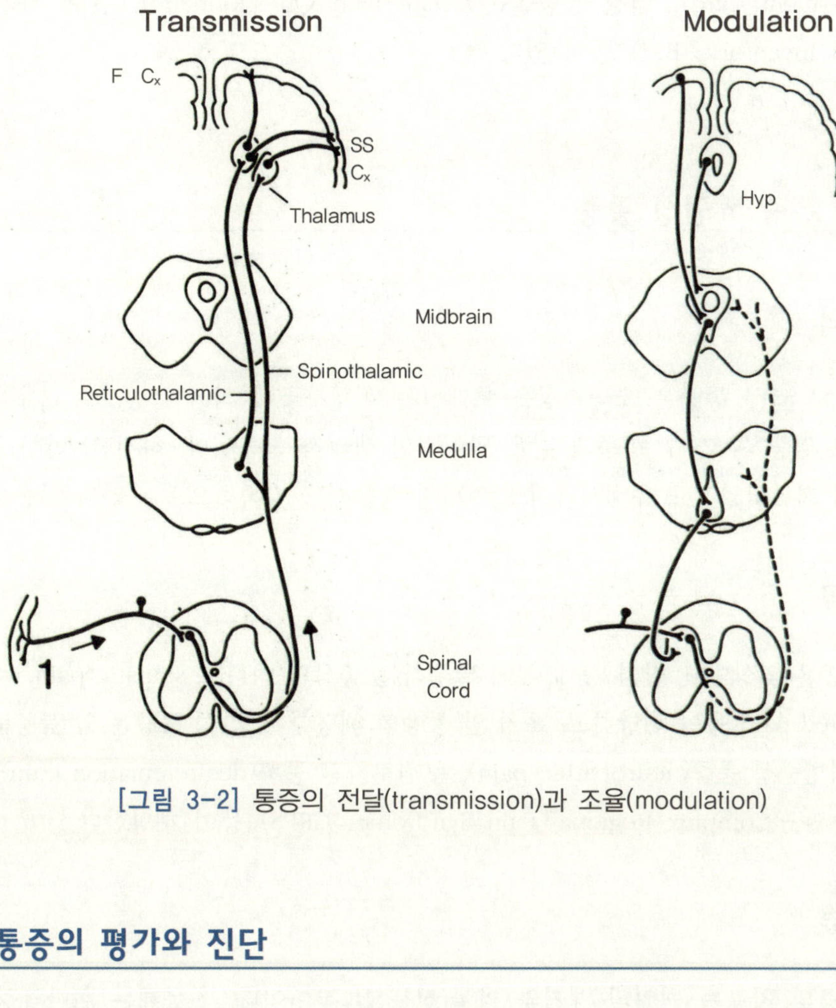

[그림 3-2] 통증의 전달(transmission)과 조율(modulation)

3 통증의 평가와 진단

진료실에 방문하는 환자의 대부분의 증상은 통증이다. 통증에 대한 평가는 환자에게서 직접 얻는 병력/과거력, 의사의 신체검사, 그리고 검사실 자료 등 전통적인 방법으로 접근할 수 있다. 하지만, 통증은 개인적, 정서적, 정신/사회적 영향을 가지고 있으므로 다면적인 접근이 필요하며, 무작정 통증부위에 대한 검사에만 의존하는 것은 바람직하지 않다. 신체검사에서는 호소하는 통증 부위뿐만 아니라 신경해부학적 관련된 부위 등을 면밀한 관찰이 필요하다.

통증의 강도 측정에는 여러 가지 방법이 있으나 가장 유용한 방법으로는 '시각 아날로그척도(시각통증등급 : visual analogue scale : VAS)'이다. 이는 통증의 정도를 환자가 직접 주관적으로 보고하는 방식이다. 다른 평가도구는 수치 척도(numeric scales), 언어통증등급(verbal rating scale), 통증설문(pain questionnaire), 기억 통증평가 카드(Memorial Pain Assessment Card), 맥길 통증설문(McGill Pain Questionnaire), 간편 통증 목록(Brief Pain Inventory : BPI) 등이 있다.

4 급성 통증과 만성 통증

1 정의

일반적으로 급성 통증은 조직손상을 초래하는 유해자극에 의한 통증으로 6개월 이내이며, 외상, 염증, 수술 후 통증과 같은 방어적인 생리적 반응이다. 하지만, 만성 통증은 조직손상이 회복되었거나 유해자극이 발견되지 않음에도 지속적으로 나타나는 통증이다.

2 종류

급성 통증은 외상이나 질병 등에 의해 발생하는 증상의 하나로 somatic pain, visceral pain, referred pain 등이 해당하고, 초기 암 통증이 해당한다. 만성 통증은 암 통증(cancer pain), 신경병증성 통증(neuropathic pain), 구심로차단 통증(deafferentation pain), 복합부위통증증후군(Complex Regional Pain Syndrome : CRPS) 등이 해당한다.

3 치료

급성 통증의 치료는 원인의 제거와 약물(진통제) 투여이다. 진통제는 비마약성 혹은 마약성 진통제를 투약할 수 있으며, 사용기간이 비교적 짧음으로 중독이나 내성의 염려가 적다. 만성 통증의 경우에는 다면적인 접근이 필요하다. 통증을 악화시키는 문제를 찾아 해결하고, 진통제는 중독의 위험이 높으므로 진통제 투약은 최소화하는 것이 바람직하며, 항우울제를 투약하고, 정신과적 상담 등이 필요하다. 통증 수술을 고려할 수 있다.

4 차이점 비교

	급성 통증	만성통증
의미	조직 파괴의 경고	응급상황이 아닌 통증
치료	약물과 수술에 반응	잘 반응하지 않음
결과	영구적 장애 없음	영구적 장애 가능
심리반응	주로 불안	주로 우울
치료원칙	질병의 원인을 치료	통증을 포함한 복합치료

5 침해수용성 통증과 신경병증성 통증의 구별

1 침해수용성 통증(nociceptive pain)

유해자극에 대한 경고 또는 방어적 체계에 따른 말초 침해 수용체의 활성화로 인한 통증이다. aching, sharp, throbbing한 통증 나타내며 조직 염증, 수술 후, 기계적 혹은 화학적 조직 외상, 화상, 초기 암 통증 등이다.

2 신경병증성 통증(neuropathic pain)

주로 감각 수용계(somatosensory system)의 손상이나 질병 후에 발생하는 통증이며, 비신경병증성 통증 후에도 발생할 수 있다. 원인은 대사, 감염, 허혈, 손상, 포착(entrapment), 종양, 독소 등에 의한 신경손상이며, 원인이 밝혀지지 않을 수도 있다. 증상의 특징은 burning, tingling, electric shock-like, pain paroxysm, dysesthesia 등이다. 예를 들면 좌골신경통, 삼차신경통, 포진후 신경통, 복합부위통증증후군, 환상통증(phantom pain) 등이 해당한다. 발생기전은 매우 다양하며 아직 명확하게 밝혀지지 않았고, 신경의 손상 후에 중추신경계의 변화로 통증의 민감화로 인해 발생할 것으로 여겨진다.

3 통증과 관련된 비정상 감각

이상감각(dysesthesia), 감각이상(paresthesia), 감각과민(hyperesthesia), 감각저하(hypesthesia), 통각과민(hyperalgesia), 통각저하(hypalgesia), 무해자극통증(allodynia), 통각과민(hyperpathia)

1 약물요법

(1) 진통제(analgesics)

진통제는 마약성 진통제와 비마약성 진통제로 분류할 수 있다. 비마약성 진통제는 대표적으로 NSAIDs(Non-Steroidal Anti-inflammatory Drugs)와 acetaminophen 이 해당한다. Acetaminophen은 말초에 작용하지 않고 중추신경에 작용하여 진통/해열 효과가 있고, 항염증 효과는 없다. 소염효과가 중요하지 않은 손상이나 질병의 경우 일차적으로 선택할 수 있다. 소아에서 투약은 간 손상에 주의해야 한다. 대부분의 NSAIDs는 cyclo-oxygenase inhibitor로써 진통/해열/항염 작용을 나타낸다. NSAIDs는 외상이나 수술 후 급성 통증의 완화에 효과적이다. 위장 출혈/궤양 등의 위험이 있다.

마약성 진통제는 morphine, codeine, oxycodone, pethidine, meperidine, tramadol 등이 있으며 주로 중추신경의 opioid receptor에 길항한다. 약물 의존, 내성의 발생가능성이 있으므로 암 통증을 제외하고는 2주 이상 투약하지 않는 것이 바람직하다. 암 통증의 경우에는 가능한 한 가지 마약성 진통제를 사용한다.

(2) 보조진통제

이 약물은 진통을 일차 목적으로 하는 약물은 아니지만 통증 환자에서 투약하여 통증의 감소를 기대할 수 있는 약물이다. 항우울제와 항경련제가 대표적이다.

① 항우울제(antidepressant)

- 삼환계 항우울제(Tricyclic Antidepressants) : amitriptyline, imipramine
- SSRI(Selective Serotonin Reuptake Inhibitors) : fluoxetine(Prozac), sertraline (Zoloft), escitalopram(Lexapro))
- SNRI(Selective Norepinephrine Reuptake Inhibitors) : milnacipran(Ixel), venlafaxine(Effexor)

② 항경련제(anticonvulsants)

phenytoin, carbamazepine, gabapentin 등 항경련제는 삼차 신경통, 대상포진후 신경통, 인후신경통 및 암 통증 등의 만성통증에 사용되고, opioids에 내성이 있거나 호흡억제나 변비, 기립성 저혈압 및 오심, 구토의 빈도의 감소에 효과적이다.

③ 기타

L-dopa는 전립선암의 골전이에 의한 통증의 치료에 유용하고, propranolol은 혈관

성 두통, 교감신경계 기능장애, 대사성 다발신경증의 치료에 효과가 있다. 항불안제도 사용할 수 있다.

2 비약물요법

(1) 신경블럭(Nerve block)

국소 마취제를 이용하여 말초신경이나 신경총에 주입하여 신경을 차단하여 통증의 감소나 소실을 목적으로 한다. 이 방법은 치료 수단뿐만 아니라 신경차단을 통해 통증을 유발시키는 신경을 찾을 수 있는 진단 목적으로도 사용할 수 있다. 또한, 영구 차단요법인 신경파괴술을 시행하기 전에 예후를 예측하거나 통증의 원인을 찾는데 사용할 수 있다. 말초신경차단(후두신경차단, 늑간신경차단, 삼차신경차단 등), 척추경막외 차단, 척추지주막하 차단, 꼬리블럭(caudal block), 교감신경차단, 등이 있다.

(2) 수술적 치료

신경파괴술과 신경자극술로 구분할 수 있다. 신경파괴술을 신경근/신경절/척수 등을 절단이나 전기적 혹은 화학적으로 파괴하는 방법이다. 신경자극술에는 전극(electrode)을 척수/뇌의 특정부위에 위치시키는 방법으로 spinal cord stimulation, deep brain stimulation(target : periventricular gray, periaqueductal gray) 등이 있고, 척수손상, 척추수술후통증증후군(failed back surgery syndrome)에서 효과가 있다.

삼차신경통에서는 미세혈관감압술을 고려할 수 있다.

7 암성 및 비암성 통증 관리의 원칙

모든 환자는 시각아날로그척도(visual analogue scale) 등을 이용해 동통의 정도를 정량적으로 평가할 필요가 있으며, 동통이 존재하는 한 약물치료는 지속적으로 하는 것이 원칙이다.

암 통증 관리의 원칙은 'WHO's pain ladder'로 설명할 수 있다(http://www.who.int/cancer/palliative/painladder/en/). 요약하면 통증이 시작되면 첫 단계는 비마약성 진통제를 우선 투약하고, 그 다음 단계로 같은 mild opioids(codeine)을 추가 투약하고, 중등도/중등 통증에서는 strong opioids(morphine)을 통증이 사라질 때까지 투약한다. 불안 등을 완화하기 위해 진통 보조제는 언제든지 가능한 경우는 투여한다. 통증 완화를 위해서는 통증이 발생할 때마다 투약하는 것 보다는 3-6시간 간격으로 주기적으로 투약하는 것이 바람직하다. 약물치료의 효과가 적절하지 않으면 수술적 치료를 고려한다.

마약성 진통제를 사용할 시 내성, 의존성 및 금단증상에 매우 주의 하여야 하며, 내성을 줄이기 위해 용량을 적정화하여야 하고 용량을 줄이기 위해 비아편양 진통제 및 물리치료 등과 병행하는 것이 바람직하다.

8 자가조절 통증 치료법의 장점

자가조절 통증 치료법(Patient Controlled Analgesia : PCA)는 아플 때만 단추를 부르면 일정량의 진통제가 필요한 만큼만 주입되도록 하는 장치를 이용하여 통증을 조절하는 소위 맞춤 진통이 가능하다. 전통적인 통증치료 방법에 비해 환자 각 개인의 약역학 등에 의한 혈중 농도 변화를 최소화할 수 있어 진통제의 사용량을 감소시킬 수 있고, 약물에 대한 부작용이 적고, 적정 수준의 통증완화 효과를 얻을 수 있어서 수술 후 통증 및 각종 통증치료에 많이 쓰이고 있다. 비교적 안전한 방법이며 환자 자신이 조절할 수 있는 능력이 있는 경우, 노인이나 젊은 환자 모두에게 적응되나, 저혈당 환자나 정신질환이 있는 환자는 사용할 수 없다.

9 근막통증 증후군(Myofascial Pain Syndrome : MPS)

근육에 압통이 동반된 통증 유발점에 만성적인 통증과 근육 수축을 동반하며 운동범위가 좁아지게 되나, 이학적인 검사 소견 상 신경손상 등의 검사소견을 발견하지 못 할 때 근막통증 증후군이라 한다.

통증 유발점은 조직에 외상이나 특정 근육의 과도한 사용에 의해 국소적으로 단단하고 통각에 예민한 근육이 발생하여 촉지 시 압통이 발생하는 부위로 통증 유발점은 지속적이고 부적절한 분절성 근육위축에 의한 허혈과 부종에 의해 발생된다고 추측된다.

치료는 침해된 근육에 냉각제를 분무하여 통증 유발점을 둔화시킨 후 운동범위를 회복시키기 위한 근육신장(stretching)이 물리치료의 근간이 된다. 또한 통증 유발점에 주사침만을 꼽거나, 생리식염수, 국소마취제 또는 소량의 corticosteroid를 주사하여 극적인 효과를 얻기도 한다. 이를 통증 유발점주사(trigger point injection : TPI)라고 한다.

10 오십견(frozen shoulder)의 치료 원칙

오십견은 유착성 관절낭염, 동통성 견구축증, 관절 주위염, 견갑-상완관절 주위염 등 여러 명칭으로 붙인다. 병리학적인 특징보다는 임상적인 특징이 이 병의 특징이며, 특별한 원인보다는 불용(disuse)에 의한 경우가 대부분이다. 섬유화의 진행과 관절의 구축으로 인해 통증과 관절 운동의 제한이 있다.

가장 좋은 치료는 예방이며, 물론 처음에 급성기를 지나면 저절로 회복되기는 하나 어느 정도의 운동 제한과 장애는 남을 수 있다. 섬유화가 진행되고 이차적인 관절염과 근육의 구축, 골다공증, 불용성 근위축이 생기게 되면 이러한 변화는 비가역적으로 진행되기 쉽다. 그러므로 능동적으로 팔을 움직여 상완관절의 전운동 범위를 유지하는 것이 가장 좋은 예방하는 방법이면서 치료법이다.

물리치료는 초기에 근경련과 동통이 심할 때는 냉치료를 적용할 수 있으나 급성기가 지나 수동적인 관절의 신전을 할 때에는 열의 침투 깊이가 깊은 초음파와 같은 심부 열치료를 한 후 관절운동을 하면 더 효과적이다. 어느 정도 관절 운동범위가 회복되면 능동적인 운동이나 능동 보조 운동을 하여야 하고 이때도 수동적 운동을 병용하여 관절 운동의 전범위를 회복하는 것을 목표로 치료를 실시하여야 한다. 치료가 완료된 후에도 재발을 방지하기 위해서는 환자자신의 적극적인 운동이 강조된다.

●●● 참고문헌

1. 대한신경외과학회, 학생과 전공의를 위한 교과서 신경외과학, 제3판, 중앙문화사, 2005.
2. Baumann TK : Physiologic anatomy of pain in Youmans Neurologic Surgery, Winn HR, 5th ed, Saunders. 2007.
3. Hong CZ : Treatment of myofascial pain syndrome, Curr Pain Headache Rep 10:345-9, 2006.
4. Jensen TS, Madsen CS, Finnerup NB : Pharmacology and treatment of neuropathic pains. Curr Opin Neurol 22:467-74, 2009.
5. Barolat G : Spinal cord stimulation for chronic pain management. Arch Med Res 31:258-62, 2000.
6. Levy R, Deer TR, Henderson J : Intracranial neurostimulation for pain control : a review. Pain Physician 13:157-65, 2010.
7. http://www.iasp-pai.org.

제 4 장

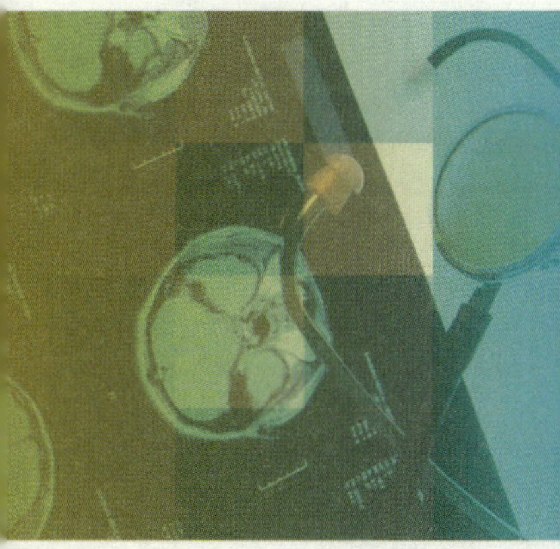

두 통

Headache

안 무 영

학습목적

두통의 흔한 종류를 원인에 따라 열거할 수 있어야 하고, 그 치료 방법에 대해 이해할 수 있어야 한다.

학습목표

1. 두통의 원인을 설명한다.
2. 기질성 두통의 증상을 설명한다.
3. 두통 환자의 두개강내 병변을 시사하는 소견을 나열한다.
4. 두통을 일으킬 수 있는 해부학적 구조물에 대해 설명한다.
5. 긴장성 두통의 발생 기전을 설명한다.
6. 긴장성 두통의 진단 기준을 기술한다.
7. 편두통의 진단 기준을 설명한다.
8. 편두통을 유발시킬 수 있는 조건을 나열한다.
9. 두통의 기전을 설명한다.
10. 두통의 진단을 위해 청취해야 할 병력을 제시한다.
11. 두통의 진단에 도움이 되는 검사들을 제시한다.
12. 군발성 두통의 진단과 치료에 대해 설명한다.
13. 이차성 두통을 열거하고 설명한다.

인구 집단에서 1년 단위로 90% 정도의 사람들은 한 번의 두통을 경험하는 것으로 알려져 있으며 전세계적으로 아주 심하고 활동력에 지장을 초래하는 두통은 연간 40%에 이르는 것으로 추정하고 있다. 뇌종양, 지주막하 출혈, 뇌막염, 및 거대세포 동맥염과 같이 심각한 신경학적 이상을 초래 할 수 있는 두통은 약 5% 정도로 이에 해당하는 두통은 신속하고 정확하게 진단되어야 하는 질환이다.

1 통증을 느낄 수 있는 머리의 구조물(Pain-sensitive structures of the head)

머리의 구조물 중에서 통증을 느낄 수 있는 것으로는 두피, 수막동맥(meningeal artery), 정맥굴(dural sinus), 일부 경질막, 뇌신경 5, 9, 10번의 통증섬유, 목과 머리의 근육 등이 있다. 제1, 2, 3번 목신경의 분지들은 posterior fossa와 tentorium의 통증을 전달하며, 중뇌의 솔기핵을 자극하면 편두통 양상의 통증이 유발된다.

2 General clinical considerations and approach to diagnosis

1 병력

두통 환자를 진찰함에 있어 환자의 병력이 매우 중요하다. 문진을 할 때에는 두통의 특성(quality), 강도(intensity), 위치(location), 기간 및 시간-강도관계(duration and time-intensity), 동반증상(association symptoms) 등을 확인해야 한다(표 4-1). 그리고 진찰 중 2차성 원인을 시사하는 소견으로는 태어나 처음 느끼는 가장 심한 두통, 수일에서 수 주

〈표 4-1〉 문진에서 확인 할 사항

Quality(특성)	박동성, 멍하다, 조인다, 전기 흐르는, 우리~하다 (경상도 방언) 등
Intensity(강도)	일상 생활에 지장을 주는 정도
Location(위치)	편측, 양측, 전두부, 후두부, 측부, 안와부 등
Duration & time-intensity (기간 및 시간-강도 관계)	발생 속도, 진행 양상, 완화, 주야의 변화, 수면관계
Association symptoms(동반증상)	어지럼증, 구역, 구토, 소리공포증, 빛공포증 등

간 점차 진행하는 양상의 아급성 두통, 잠을 자다가 깨거나 잠에서 깨면서 즉시 느끼는 두통, 발열을 동반하거나 다른 설명을 할 수 없는 전신적 증상이 있는 경우, 구토가 두통 전에 선행하는 경우(projectile vomiting), 체위성 변화와 기침 등에 따라 유발되는 경우, 알려진 전신적 질환이 있는 경우(암, 결체 조직 질환 등), 비정상적인 신경학적 이상 소견이 관찰 되는 경우(대광반사 소실, 안구마비 등), 고연령 층에서 새롭게 발병한 두통(일반적으로 55세 이상)으로, 이러한 소견을 보이는 경우에는 세심한 관찰 및 영상학적 검사를 필요로 할 수 있다.

〈표 4-2〉 진찰 시 중증 원인을 호소하는 사항들

생애 처음 느끼는 가장 심한 두통(acute new-onset and severe type)
수일에서 수 주간에 진행하는 아급성 두통
잠을 자다가 깨거나 잠에서 깨면서 즉시 느끼는 두통
발열을 동반하거나 다른 설명을 할 수 없는 전신적 증상이 있는 경우
구토가 두통 전에 선행하는 경우(projectile vomiting)
체위성 변화와 기침 등에 따라 유발되는 경우
알려진 전신적 질환이 있는 경우(암, 결체 조직 질환 등)
비정상적인 신경학적 이상 소견이 관찰 되는 경우(대광반사 소실, 안구마비 등)
고연령 층에서 새롭게 발병한 두통(일반적으로 55세 이상)

2 진찰

두통 환자의 진찰에서 기본적으로 혈액검사, 심혈관계검사 신장기능검사를 시행하여 동반된 내과적 질환이 있는지를 확인해야 한다. 두통을 일으킬 수 있는 여러 구조물들에 대한 면밀한 진찰이 필요로 하다. 안과적으로는 안저(fundus), 안압, 시력을 확인하며, 이비인후과 및 치과적 원인으로 부비동염의 유무, 측두-하악관절의 이상여부, 구강 및 치주질환의 유무를 확인해야 한다. 두경부 측두 동맥의 촉진 및 청진, 경추 부위에 해부학적 이상이나 근육, 골격계 이상 유무, 정신과적 원인 등에 대해서도 확인이 필요하다. 그리고 신경학적 검사를 통하여 환자의 의식상태, 동공의 크기와 동공반사의 여부, 경부강직 증상이나 편측화 증후 등이 있는지를 확인해야한다.

3 신경방사선 및 뇌척수액 검사

출혈성 뇌졸중이 의심이 될 때에는 응급으로 CT를 시행하게 되며, 그 외의 비 응급질환에서는 CT보다는 뇌 MRI가 선호된다. 뇌혈관이상의 확인을 위해서는 3D-CT angiogram, Brain MR-angiogram 그리고 TF4 angiogram을 시행해 볼 수 있다.

뇌척수액 검사는 뇌내압 상승 또는 저하의 확인 및 거미막밑출혈, 뇌수막염이나 뇌염 등을 감별하는데 필수적인 검사이다.

그러나 세밀한 신경학적 진찰이 우선되어야 한다.

3 Classification of headache(두통의 분류)

국제두통학회(International Headache Society, HIS)는 두통에 대한 분류 체계와 진단 기준을 1988년(초판)과 2004년(개정판)에 걸쳐 발표 하였으며

매우 실용적이어서 환자의 진료지침서 역할까지 하고 있다. 3부 14장으로 구성된 분류에는 제 1부(1~4장 : 원발두통, primary headache), 제 2부(5~12장 : 이차두통, secondary headache), 제 3부(13~14장 : 뇌신경통 및 얼굴 통증, cranial neuralgia & facial pain)로 되어 있다. 원발두통이란 기질적 원인이 밝혀지지 않은 질환들로 임상증상 및 소견, 검사 소견 등 현상학적인 소견을 토대로 분류하는 것이고 이차두통을 일으키는 원인 질환에 따라 분류하였다.

Part I. Primary Headache

1. 편두통
2. 긴장형 두통
3. 군발 두통 및 기타 삼차-자율 신경 두통
4. 기타 원발두통

Part II. Secondary Headache

5. 머리와 목의 외상에 의한 두통
6. 두개 또는 목의 혈관질환에 기인한 두통
7. 비혈관성 두개 내 질환에 기인한 두통
8. 물질 또는 물질 금단에 기인한 두통
9. 감염에 의한 두통
10. 항상성장애에 의한 두통
11. 두개, 목, 눈, 귀, 코, 부비동, 치아, 입 또는 기타 얼굴 및 두개 구조물의 질환에 기인한 두통
12. 정신질환에 기인한 두통

Part III. Cranial neuralgia, facial pain and others

13. 뇌신경통과 중추성 원인의 얼굴 통증
14. 기타 두통 및 뇌신경통

4 Migraine(편두통)

1 역학(Epidemiology)

백인 남자의 6%와 여자의 15% 정도가 1년 간 편두통을 경험하는 것으로 알려져 있다. 10대에 처음 발생하는 경우가 가장 흔하며 90% 이상의 환자들이 40세 이전에 발생한다. 사춘기 전에는 남녀비가 비슷하나 이후에는 여자의 비율이 높아진다. 가족력이 있는 경우가 흔하고 일란성 쌍생아에게 뚜렷하다. 국내 유병률은 6.5%이며 남녀 유병률은 3.2%와 9.7%로 보고되어 있다. 연령별 분포는 30대의 유병률이 10.3%로 가장 높고 다음으로 40대와 20대순이다. 편두통 환자 중에 80%가 두통으로 인해 일상생활에 지장을 받고 있으며 이중 매우 극심한 두통은 전체 편두통의 2%를 차지하는 것으로 국내 조사 되었다.

2 발병기전(Pathogenesis)

과거에 주로 설명하던 기전은 혈관이론(vascular theory)이다. 편두통 증상이 보통 박동성이고 혈관확장제를 투여하면 비슷한 증상이 유발되며 혈관 수축제를 투여하면 호전되는 것에서 나온 이론이다. 하지만 전구증상(predrome symptom)과 조짐(aura)를 설명하기 어려운 단점이 있다. 신경탓이론(neurogenic theory)는 뇌의 기능장애에 의해 통증이 유발된다는 이론으로 뒤통수 부위에서 2~3mm/min의 속도로 겉질확산성억제(cortical spreading depression)현상으로 섬광암점(scintillating scotoma)를 설명하는 이론이다. 삼차신경-혈관계의 염증이론(trigemino-vascular-neurogenic inflammation theory)은 삼차신경이 어떠한 원인에 의해 자극을 받게되면 삼차신경 말단에서 여러 신경전달물질(substance P, NKA, CGRP 등)이 분비되며 이에 의해 혈관의 확장 및 혈장의 혈관외로 유출, 무균염증(aseptic meningitis)를 일으킨다는 이론이다. 마지막으로 Serotonin과 Nitro oxide(NO)의 역할로서 편두통이 있는 시기에 혈소판 내 serotonin이 감소된다는 것과 NO가 두통발작을 조장한다는 것에서 나온 이론이며 칼슘차단제와 베타차단제는 NO의 생성을 억제하기 때문에 편두통발작을 예방할 수 있다.

3 임상소견 및 진단(Clinical features and diagnosis)

편두통을 간단하게 정의하면 구역, 구토 및 다른 신경학적 증상을 동반 가능한 반복적으로 발생하는 양성 두통이라고 할 수 있다. 유발하는 인자로는 적포도주, 생리, 허기짐, 수면부족, 여성호르몬, 향수, 스트레스 등이 있으며, 호전에 도움이 되는 것으로는 적절한 수면, 임신, 유쾌한 활동, 트립탄 계열 약물 사용 등이 있다.

편두통은 크게 세 가지로 분류할 수 있다.

조짐(aura)은 visual 〉 sensory 〉 aphasic 〉 motor 순으로 많이 호소하며, 조짐는 혈관수축으로 두통은 혈관 확장으로 나타나는 현상들이다. 편두통환자의 75%에서 무조짐편두통을, 약 1/3에서는 조짐편두통이 발생되고 두 유형을 모두 경험하는 경우가 33%정도이다.

1) Migraine without aura(common migraine, **무조짐편두통**)

A. 기준 B-D를 만족하는 발작이 최소한 5번

B. 치료하지 않거나 치료가 불완전할 경우 두통 발작이 4~72시간 지속

C. 두통은 다음 중 최소한 두 가지 이상을 가진다.

1. 일측성
2. 박동성
3. 중등도 또는 심도의 통증강도
4. 일상적인 육체 활동(걷기, 계단 오르기 등)에 의해 악화되거나 이를 회피하게 됨

D. 두통이 있는 동안 다음 중 최소한 한 가지 이상을 가진다.

1. 구역 및 그리고/또는 구토
2. 빛공포증과 소리 공포증

E. 다른 질환에 기인하지 않음

2) Migraine with aura(classic migraine, **조짐편두통**)

A. 기준 B-D를 만족하는 최소한 2번의 발작

B. 운동약화를 제외하고 다음 중 최소한 한 가지를 나타내는 조짐

1. 양성증상(섬광이나 점, 선)이나 음성증상(시력소실)을 포함하는 완전 가역성 시각증상
2. 양성증상(따끔거림)이나 음성증상(감각저하)를 포함하는 완전 가역성 감각증상
3. 완전 가역성 언어장애

C. 다음 중 최소한 두 가지 항목

1. 동측 시각증상 그리고/또는 편측 감각증상
2. 최소한 한 가지 조짐증상이 5분 이상 서서히 발생, 그리고/또는 다른 조짐증상이 연속해서 5분 이상 발생
3. 각 조짐증상은 5분 이상 및 60분 이하의 지속시간을 가짐

D. 무조짐편두통의 항목을 만족하는 두통이 조짐기간 동안, 또는 조짐 후 60분 이내에 나타남

E. 다른 질환에 기인하지 않음

3) Uncommon migraine variants(basilar migraine, retinal migraine 등)

4 치료 및 예방(Treatment and prevention)

(1) Nonpharmacologic approaches

유발 요인을 확인하고 환자가 이러한 요인을 피할 수 있도록 교육해야 하며 수면조절 운동 요법 등의 생활습관 변화가 도움이 될 수 있다.

(2) Staged pharmacologic approaches

증상이 있는 시기에는 NSAIDS, 5HT1 agonists(serotonin receptor), Dopamine antagonist 등을 투여해 볼 수 있다.

(3) Prophylactic treatment

항경련제 및 베타차단제, 칼슘통로차단제, 항우울제 등이 예방에 도움이 된다. 예방약물 선택에는 약물의 효과, 약물의 부작용, 환자의 동반 질환, 혼합약물 요법, 투약기간을 고려하여 끈기 있게 시도 할 수 있는 것을 선택하여야 한다. 예방효과는 3~4주 정도 지나야 나타나며 충분한 용량으로 안정된 단계에 이르면 6개월 정도 지속하다가 서서히 용량을 줄이면서 약물 중단을 시도한다.

5 Tension Headache(긴장성 두통)

1 역학(Epidemiology)

평생유병률은 남자 69%, 여자 89%이며 1년 유병률은 남자 63%, 여자 86%로 한 달에 1일 미만의 저빈도삽화긴장형 두통(infrequent episodic tension type headache)은 20~39세에 유별률이 제일 높다. 남녀비는 4 : 5로 추정하고 있다.

2 발병기전(Pathogenesis)

긴장성 두통의 기전은 아직 규명되지 않았지만, 말초요인과 중추요인이 모두 작용하는 것으로 알려져 있다. 말초요인은 고빈도삽화성긴장형두통의 원인으로 긴장성 두통 환자에서 머리주변 근막통증이 같이 동반되는데 근막통각수용기의 말초 민감화가 통증의 감수성을 높여 발생하는 것으로 생각되고 있다. 중추요인은 만성긴장형두통의 주된 기전이다. 만성긴장형두통환자들은 여러 자극에 대한 통증역치가 낮아져있어 통각과민이 나타나는 것으로 CNS의 비정상적인 통증조절에 의한 것으로 여겨진다. Nitric oxide는 여러 원발두통의 발병기전과 연관이 있는데 만성긴장성두통 환자에게 NO synthase(NOS)를 투여하면 두통 및 머리주변 압통도 호전되는 것을 볼 수 있다.

3 임상소견 및 진단(Clinical features and diagnosis)

대부분의 사람들이 경험할 정도로 가장 흔한 두통이고 편두통보다 유병률이 높아 치료를 위해 많은 비용을 지출하며 60%의 환자에서 일의 능률이나 사회활동 능력이 감소한다. 비박동성의 압박감, 조이는 느낌, 머리나 어깨를 짓누르는 느낌으로 양측성이 많다. 신체활동에 의해 악화되지 않는 것이 편두통과의 감별점이 된다.

1) Frequent episodic tension-type headache

A. 기준 B-D를 만족하는 두통이 최소 3개월 이상 한 달에 1일 이상이지만 15일 미만의 빈도(1년에 12일 이상 180일 미만)로 적어도 10회 이상 발생
B. 두통은 30분에서 7일간 지속함
C. 두통은 다음 양상 중 적어도 두 가지 이상을 만족함
   1. 양측성
   2. 압박감/조이는 느낌(비박동성)
   3. 경도 또는 중등도의 강도
   4. 걷거나 계단 오르기 같은 일상 신체활동에 의해 악화되지 않음
D. 다음의 두 가지 모두를 만족함
   1. 구역이나 구토가 없음(식욕부진은 있을 수 있음)
   2. 빛공포증이나 소리공포증 중 한 가지만 있을 수 있음
E. 다른 질환에 기인하지 않음

2) chronic tension-type headache

A. 기준 B-D를 만족하는 두통이 3개월을 초과하여 평균 한 달에 15일 이상(일 년에 180일 이상) 발생
B. 두통은 수시간 지속하거나 계속됨
C. 두통은 다음 양상 중 적어도 두 가지 이상을 만족함
   1. 양측성
   2. 압박감/조이는 느낌(비박동성)
   3. 경도 또는 중등도의 강도
   4. 걷거나 계단 오르기 같은 일상 신체활동에 의해 악화되지 않음
D. 다음의 두 가지 모두를 만족함
   1. 구역이나 구토가 없음(식욕부진은 있을 수 있음)
   2. 빛공포증이나 소리공포증 중 한 가지만 있을 수 있음
E. 다른 질환에 기인하지 않음

4 치료 및 예방(Treatment and prevention)

두통 자체는 쉽게 진단할 수 있지만 약물과용, 이차두통, 동반질환(특히 우울증, 불안증, 공황장애 등) 그리고 편두통을 또한 감별하여야 한다. 침상안정 및 마사지요법, 그리고 생체되먹임훈련 및 행동치료 같은 비약물적 요법이 긴장성두통 치료에 많이 이용되고 있다. 약물 요법에는 NSAID, 복합 진통제, COX-2 inhibitors, 근이완제, 저용량의 TCA (amitriptyline : 10~25mg at bed time)이 효과적이며 유발 요인은 피할 수 있도록 교육이 필요하다. 그리고 환자가 우울증이나 불안증을 가지고 있다면 이에 대한 치료를 먼저 고려한다.

6 Cluster headache(군발성 두통)

1 역학(Epidemiology)

약 100,000명당 56~400명 정도의 유병률로 알려져 있다. 주기적으로 발생하는 경우는 90%가 남성에게서 발생하고 남성의 경우 발병률은 20대 후반에서 가장 높다. 유병률은 40대에 가장 높다. 50세 이후에는 유병률이 감소하여 70세 이후에는 매우 드물다. 가계조사와 일란성 쌍생아 연구에서 약 5%의 환자들이 보통염색체우성유전을 보였다. 그러나 특정 유전자가 밝혀진 것은 아니며 편두통과는 달리 가족력도 흔하지 않다. 편두통과는 원인, 발생기전, 예방 방법이 다소 다른 두통으로 평가하고 있다.

2 발병기전(Pathogenesis)

군발성 두통의 발병기전은 아직 규명되지는 않았지만 통증의 주기성, 군발성 및 동측 자율신경증상이 동반되는 것으로 중추신경계가 관여할 것으로 생각되고 있다. 통증은 삼차신경혈관계의 활성화에 의한 것으로 생각되고 있다. 군발두통 환자의 시상하부-뇌하수체-부신축(Hypothalmus-hypophyxis-adrenal axis)의 변화가 잘 알려져 있고 주기성과 일주기를 조절하는 anterior hypothalamus의 이상, 자율신경계기능을 조절하는 posterior hypothalamus의 이상이 동반된다. 그리고 Abnomal serotonergic neurotransmission의 이상도 관찰된다.

3 임상소견 및 진단(Clinical features and diagnosis)

자율신경증상을 동반하는 심한 두통이 집단적, 주기적으로 나타나는 것이 군발 두통이다. 삽화형군발 두통과 만성군발 두통으로 나누어 볼 수 있으며 10%에서 만성형을 보인다. 통증이 최고 강도에 도달하는 시간은 편두통보다 짧다(통증 시작 후 10분 미만). 원발성두통들 중에 가장 강한 두통이다(suicidal headache). 자율신경증상은 두통 강도가 심할수록 뚜렷하다. 눈물(90% 정도의 환자가 호소)이 가장 흔하고 결막충혈, Horner's 증후군, 코막힘, 콧물이 2/3 정도의 환자에서 나타난다. 전두부의 땀 증가와 심혈관계의 부정맥, 혈압 상승, 심박동 증가 및 감소, 소화기 증상이 있다. 특이 한 점은 수면과 관련성이 있어 종종 수면시작 90분 후에 발생한다. 이는 REM 수면과 연관이 있는 것으로 생각된다. 1일 중에 새벽 1~2시, 오후 1~3시에 또는 9시에 호발 한다. Histamine과 Nitroglycerin은 두통을 유발 할 수 있는 약물이며 짧은 기간의 격렬한 운동은 통증 완화에 도움을 준다는 보고도 있다(편두통과의 차이점).

(1) Episodic type cluster headache(삽화형군발 두통의 진단 기준)
(2) Chronic type cluster headache(만성군발 두통의 진단 기준)

4 치료 및 예방(Treatment and prevention)

급성기 치료로는 앉은 자세에서 100% 산소(7~9L/min, 15~20분 동안)를 흡입할 수 있도록 하는 것이 중요하며 70%의 환자에서 20~30분 내에 효과를 기대할 수 있다. 이외에도 sumatriptan 6mg을 피하네 주하를 하면 10~15분 내에 호전될 수 있다고 하나 현재 국내에서 사용 가능한 주사약제는 없는 실정이다. 경구 triptan제제는 약간의 효과를 기대할 수 있다. 예방치료로는 비약물적 방법으로 군발기간 중 음주, 낮잠, nitroglycerine복용을 피하며 일부 복용하고 있는 고혈압 약물도 중단할 것을 권유할 수 있다. 그리고 steroid, verapamil, lithium, valproic acid, topiramate, gabapentin 등이 도움이 될 수 있다.

7 Secondary headache(이차성두통)

두통의 원인이 될 수 있는 질환과 밀접한 시간적 연관성을 가지고 새로운 두통이 발생하였을 때 이를 원인 질환에 의한 이차두통으로 분류한다. 두통을 호소하는 모든 환자들에게 이차두통을 감별하기 위하여 영상검사를 포함하여 다양한 진단 검사들을 항상 시행할 필요는 없다. 그러나 초진을 하는 경우에 반드시 두통의 적신호를 잘 인지하여 이러한 경우에는 놓치지 말고 진단적 검사를 시행하는 것이 바람직하고 그것이 의사의 의무일 것이다.

1 Intracranial hemorrhage & thunderclap headache (뇌출혈 및 벼락두통)

생명과 직결되고 가장 위험한 원인은 SAH(subarachnoid hemorrhage, 거미막밑출혈)이다. 20~50%의 환자가 SAH가 생기기 수일에서 수주 전에 sentinel headache(경고두통)이 발생하는 것으로 알려져 있다. 이외 출혈에 의한 두통의 원인으로 Arteriovenous malformation, intraparenchymal hemorrhage, Subdural hematoma, Epidural hematoma 등이 있다.

2 Head and neck tumor with headache(두경부 종양과 두통)

뇌종양 환자의 약 30%가 두통을 주증상으로 호소한다. 뇌종양으로 인한 두통이 약 10%의 환자에서 수면장애를 초래한다. 이외 비인두 종양이나 두개외 두경부 종양 등이 원인이 된다. 신경학적 검사상에서 유두부종(papilledema)가 관찰되면 뇌종양에 대한 검사가 필요하다.

3 CSF pressure and volume with headache (뇌척수액 압력과 두통)

CSF 압력이 상승하는 경우를 idiopathic intracranial hypertension(pseudotumor cerebri)라고 하며 시력, 시야의 장애 및 복시를 호소하는 경우가 많다. 반대로 CSF 압력의 저하로 발생하는 두통을 spontaneous intracranial hypotension이라고 하는데 체위 변동에 따른 두통의 악화와 호전 변화가 심하며 Supine position에서 두통이 호전되는 것이 특징이다. 뇌척수액검사 후 두통(Post-lumbar puncture headache)은 lumbar puncture 후 48시간 내에 두통이 발생하며 CSF 압력의 저하로 인해 발생하는 것으로 고개를 들거나 서는 자세를 하면 악화되는 특징이 있다. 보고에 따라 뇌척수액 검사 이후 10~30% 정도 발생하는 것으로 알려져 있다.

4 Meningitis, other CNS infection, and sinusitis (뇌막염, 중추신경계 감염 및 부비동염)

발열, 두통, 경부강직, Brudzinski's sign, Kernig's sign이 관찰 되며, 확진을 위하여 척추 천자와 뇌척수액 검사를 통하여 추정되는 뇌막염 종류를 감별하여야 한다. 뇌염이나 뇌농양 등도 있을 수 있으며 부비동염에서도 두통이 발생한다.

5 Arteritis or vasculitis with headache(동맥 및 혈관염과 두통)

측두동맥염(Temporal arteritis, Giant cell arteritis)은 간헐적인 jaw claudication이 동반되고 ESR의 상승이 특징이며 고령의 환자에서 호발한다. 영구적인 시력상실을 유발할 수 있어 정확한 진단과 신속한 치료를 필요로 한다. 이외 Takayasu arteritis, Intracranial vasculitis 등이 두통을 유발할 수 있다. 치료는 고용량 스테로이드 사용이(prednisolone 40~60mg) 필수적이다.

6 Glaucoma with headache(녹내장과 두통)

Nausea, vomintig을 동반하며 심한 안와부, 안구 통증이 동반되고 fixed red eye로 종종 동공산대를 보인다.

7 Systemic Illness with headache(신체 질환과 관련된 두통)

Infectious mononucleosis, Systemic lupus erythematosus(SLE), Chronic pulmonary failure with hypercarpnia, Hashimoto's thyroiditis, Inflammatory bowel disease, Illness associated with HIV, Hypertension, 그리고 평소 복용하던 약물이나 약을 끊는 경우에도 두통이 유발될 수 있다.

8 Coughing headache

Effort migraine, exertional headache의 범주에 해당하는 것으로 남자가 여자보다 4 : 1로 많이 발생한다. 복압이 상승할 수 있는 상황, 즉 기침을 하거나 무거운 물건을 들을 때 잘 유발된다. 환자의 1/4에서 두개강 내에 심각한 구조적 이상소견이 발생되므로 영상학적인 검사를 반드시 요한다. 특별한 이상이 없다면 50%의 환자들이 치유적인 척추 천자를 통하여(40ml의 CSF drain으로) 증상의 호전을 기대해 볼 수도 있다.

9 Coital headache

남자가 잘 동반되는 두통으로 절정기에 갑작스럽게 심한 두통이 발생하며 성관계를 중단하면 수분에 걸쳐 완화되는 특징이 있다. 두통의 양상은 대부분이 양성이나 만약 수시간 동안 지속되거나 구역, 구토가 동반된다면 반드시 거미막밑출혈(SAH)를 감별해야 한다.

10 Post traumatic headache, postconcussion headache

8 Headache associated neuralgia(신경통과 연관된 두통)

발작성으로 심하게 송곳이나 예리 한 것으로 찌르는 듯한 동통이 순간적으로 발생한다. 전기가 흐르는 듯한 유형의 통증이 있으면서 증상이 없는 불응기가 2~3분 정도의 간격을 유지한다. 유발인자들이 있다. 항경련제로 Tegretol(carbamazepin), Gabapentin을 치료 약물로 많이 사용하고 있다.

1 Trigeminal neuralgia(삼차신경통)

특발성(Idiopathic form)과 증상성(Symptomatic form)이 있다. 특발성은 신경학적 검사상에 이상이 없는 상태로 52~58세에 호발하며 증상성은 신경학적 검사상에서 이상이 있으면서 30~35세에 호발하고 흔한 원인으로 다발성경화증, 기저동맥류, 삼차신경통, 그리고 수막종 등이 있다.

2 Glossopharyngeal neuralgia(설인두신경통, 혀인두신경통)

3 Geniculate neuralgia(무릎신경절통)

4 Occipital neuralgia(후두부신경통, 뒤통수신경통)

5 Raeder's paratrigeminal neuralgia(Reader 증후군)

6 Postherpetic neuralgia in head(두부의 대상포진 후 신경통)

9 Others(기타)

두통과 정신과 질환에서 두통은 원인이라기 보다는 결과로 나타나는 현상이다. 결과로 표현되는 두통의 치료가 우선이지만 치료의 성공에는 심리적 또는 정신적 측면의 관리 또한 중요하다. 1) 두통과 스트레스, 2) 두통과 성격인 측면의 상관관계를 확인 해 볼 필요가 있으며 정신과 영역의 1) 우울증, 2) 불안장애, 3) 신체형장애, 4) 경계형 인격장애, 5) 물질관련장애 등과의 관계에서 두통과 정신과 질환의 동반이환 혹은 정신과질환에 기인한 두통 여부에 대한 신중한 평가와 판단이 필요하다. 이는 효과적인 치료가 지연되는 것을 막을 수 있고 불필요한 검사와 치료를 시행하게 되어 초래하는 의료자원의 소모성 낭비를 줄일 수 있는 방안 일 것이다.

참고문헌

1. Bendtsen L, Jensen R. Tension-type headache : the most common, but also the most neglected, headache disorder.Curr Opin Neurol 2006;19:305-309.
2. Chung CS. 2nd edition of International Classification of Headache Disorders(ICHD-II) : what is new? Kor J Headache 2003;4:101-108.
3. Diamond S. A view of chronic daily headache. Headache Q 2000;11:177.
4. Dodick DW, Rozen TD, Goadsby PJ, Silberstein SD. Cluster headache. Cephalalgia 2000; 20:787-803.
5. Ekbom K, Hardebo JE. Cluster headache : aetiology, diagnosis and management. Drugs 2002;62:61-69.
6. Goadsby PJ, Lipton RB, Ferrari MD. Migraine-current understanding and treatment. New Engl J Med 2002;346:257-270.

제 5 장

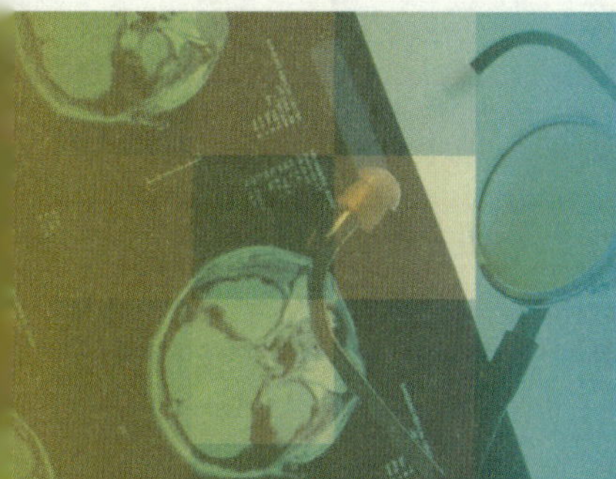

신경안과
Neuro-ophthalmology

성 기 범

학습목적

시각과 안구운동에 대한 기본 원리 이해하여 시력, 색조감각이상, 유두부종, 시신경염, 시야장애, 동공이상, 안구운동 장애과 관련된 신경과 질환을 진단할 수 있다.

학습목표

1. 시력과 색조감각이 감소 될 때 신경과질환과의 관련 유무를 진단할 수 있어야 한다.
2. 유두부종, 시신경염과 시신경 위축을 감별할 수 있어야 한다.
3. 시야검사를 행하여 병변부위를 유추할 수 있어야 한다.
4. 대광반사를 설명할 수 있어야 한다.
5. 동공이상에 대하여 설명할 수 있어야 한다.
6. 안구운동에서 conjugate movement, vergence, visual fixation, saccade, soomth pursuit movement, vestibulo-ocular reflex, optokinetic nystagmus 등을 설명할 수 있어야 한다.
7. 공액안구운동의 장애에서 병변의 부위를 유추할 수 있어야 한다.

1 서 론

본다는 것은 환경으로부터 받은 정보를 신속히 처리하여 적절한 행동을 하는 데 매우 효과적인 수단이며 균형을 잡는데도 중요한 역할을 한다. 눈을 통해 사물을 보게 되는 과정은 특수한 감각기관인 망막(retina)에 맺힌 상이 광수용체(photoreceptor), 수평세포(bipolar cell), 망막 신경절 세포(retinal ganglion cell), 무릎새발톱신경로(geniculocalcarine pathway)등 총 4개의 신경세포를 거쳐 후두엽(occipital lobe)의 줄무늬피질(striate cortex)에 전달되어 이루어진다(그림 5-1). 이 장에서는 이러한 시각계의 해부 및 기능이상에 대해 기술하였다.

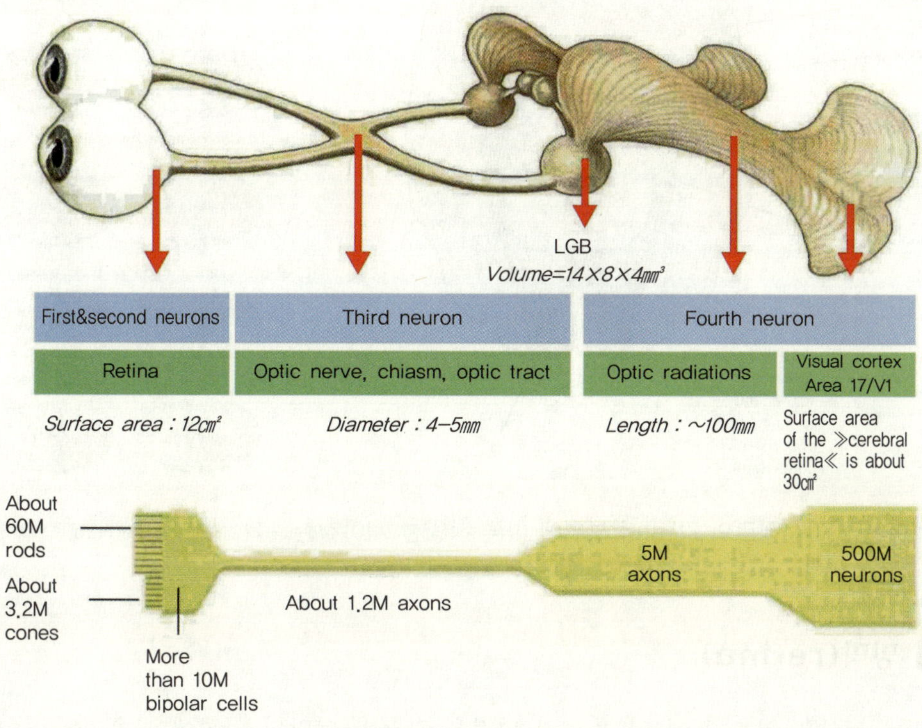

[그림 5-1] 사람의 시각경로와 신경세포의 구성에 대한 도식적인 그림
LGB lateral geniculate body(출처 Krey H et al. 1986; Exempla ophthalmologica)

2 시각계(visual system)의 해부학

망막에 맺힌 상은 시각교차(optic chiasm)에서 코 쪽 망막에서 나온 신경섬유들만 교

차하며 반대편 관자 쪽 망막에서 나온 섬유와 만나서 진행하게 되는데 진행하게 되는데 교차하며 시각계의 해부학적 특징으로 병변의 위치마다 특징적인 시야결손이 유발된다(그림 5-2). 따라서, 임상에서 시야검사를 통해 확인된 시야결손은 병터를 추측하는데 유용하므로 익혀두어야 한다.

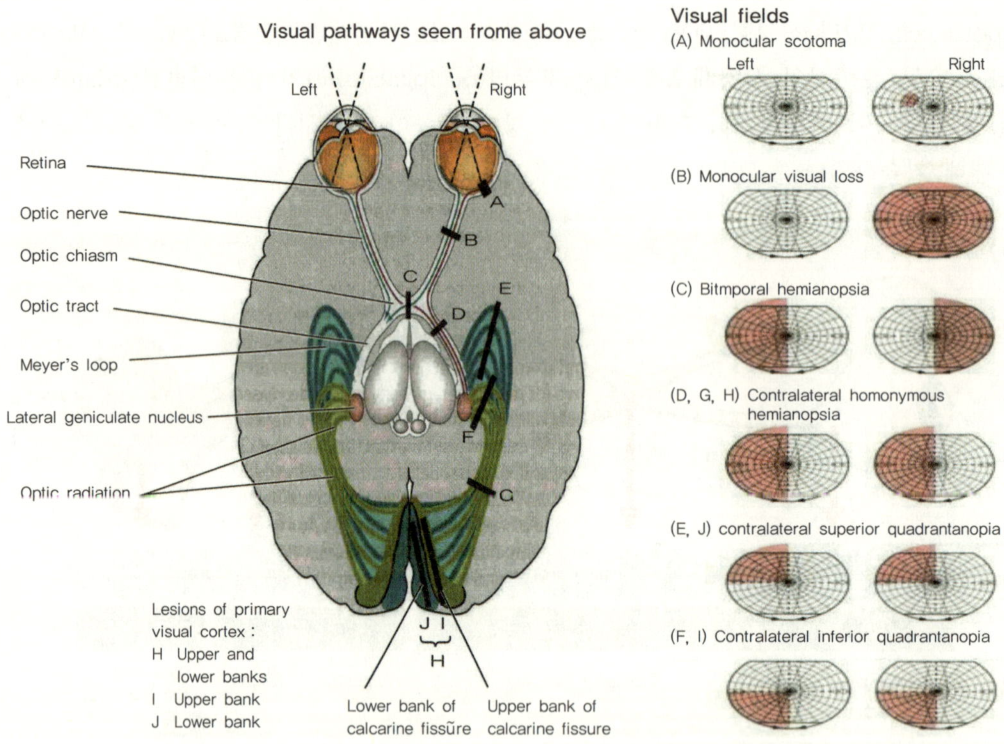

[그림 5-2] 시각신경로의 각 병터 부위에 따른 다양한 시야결손(출처 : Hal Blumenfeld, M.D. 2010; Neuroanatomy through Clinical Cases, second edition)

1 망막(retina)

망막(retina)은 일측 눈에 약 12㎠의 면적을 갖으며 망막의 안쪽에서 유리체(vetrous)와 접하는 neural retina와 맥락막(choroid)과 접하는 retinal pigment epithelium(RPE, outer layer)으로 구성된다. RPE은 pigmented cuboidal cells들이 tight junction으로 서로 연결되어 외부의 혈장과 전해질의 이동이 불가능하고, neural retina의 영양을 공급하고 광수용체(photoreceptor)를 보호하는 역할을 한다. 망막으로 빛이 들어오면 시각 경로의 첫 번째 신경인 광수용체가 과분극(hyperpolarize)되어 시각 자극을 전기 자극으로 변환시킨다. 사람의 일측 눈은 6억 5000만개의 광수용체가 존재하며 원뿔세포(cone)가

3,200만개, rhodopsin을 함유한 막대세포(rod)가 6000만개로 rod-to-cone ratio는 20 : 1 정도이다. 원뿔세포는 L(적색)-, M(청색)-, S(남색)-cones 등 세 가지 종류가 있으며 밝은 빛에 주로 작동하여 색깔을 인지한다. 막대세포는 어두운 빛에서 주로 작동하며 밤시력에 중요한 역할을 하는데 비타민 A는 막대세포의 빛 전달(phototransduction)에 중요한 역할을 하므로 결핍 시에는 초기에 야맹증(nyctalopia, night blindness)이 특징적으로 나타난다. 시력에 주로 작용하는 원뿔세포는 중심와(fovea)에 높은 밀도로 존재하고 주변으로 갈수록 급격하게 수가 줄어드는데 이 때문에 중심와로부터 거리가 멀어질수록 빛에 대한 민감도가 감소한다(differential light sensitivity, DLS). 시신경유두(optic disc)에는

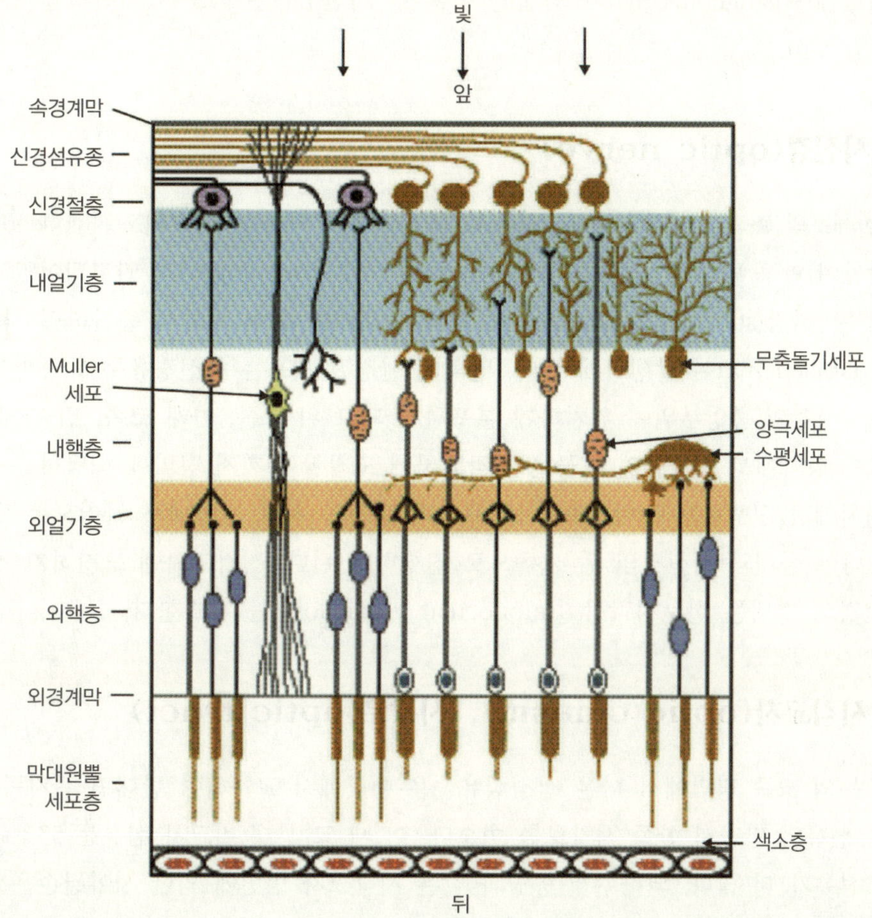

[그림 5-3] 망막의 세포요소. 눈으로 들어간 빛은 망막의 앞층을 통과하여 원뿔세포와 막대세로에 도달한다(일차망막신경세포). 이러한 세포에서 발생한 충격은 양극세포(이차망막신경세포)를 통해 신경절세포층으로 전달된다. 삼차시각신경세포는 신경절세포와 그들의 신경돌기로 구성되고 이들은 서로 엉키지 않고 시각신경, 시각신경교차, 시각로를 통해 가쪽무릎신경절(사차시각신경세포)과 연접한다.(출처 : 성기범. 2007 신경안과와 신경이과. In신경학)

시신경섬유가 모여 안구 밖으로 나가는 곳으로 광수용체가 없어 생리적 맹점(physiologic blind spot)이 나타나지만, 사람에서 한쪽 눈의 시야 일부가 반대쪽 눈의 맹점을 포함하고 뇌에서 맹점을 인식하지 않도록 학습되어 있어 일상에서 불편함을 느끼지 않는다. 광수용체에서 받아들인 시각정보는 수평세포(horizontal cell), 양극세포(bipolar cell), 및 무극세포(amacrine cell)와 연접을 이루는데 약 6억 5000만개의 광수용체는 오직 1억개의 양극세포와 연접을 이루게 되고 이것을 신경 모음(neural convergence)이라 한다. 신경모음은 망막에서 불균등하게 이루어지는데 중심와에서는 광수용체와 양극세포의 비율이 약 1 : 1을 이루나 주변부에서는 높은 비율로 모음이 일어나며 이런 해부-기능적 특징으로 신경절세포축삭의 80%는 색과 형태를 담당하게 된다. 양극세포는 삼차성 시각신경인 신경절세포(ganglion cells)와 연접을 이룬 뒤 시신경유두에 모여 시신경을 구성하게 된다(그림 5-3).

2 시신경(optic nerve)

신경절세포의 축삭은 사판(lamina cribrosa)를 통과하여 희소돌기아교세포(oligodendrocyte)에 둘러싸여 안구 밖으로 나온다. 공막(sclera)이 뇌수막(meninges)과 연결되어있고 시신경은 지주막하강(subarachnoid space)에 의해 둘러싸여 있어 뇌압이 증가하면 시신경유두부종(papilledema)이 발생하게 된다. 망막의 신경절 세포는 시신경유두에 가까이 분포할수록 시신경의 중앙부위에 위치하게 분포하게 되고 위 코쪽, 아래 코쪽, 위 관자쪽, 아래 관자쪽 망막에서 받아들인 자극은 시각교차에 도착할 때까지 망막에 해당하는 부위와 같이 위치에서 진행하게 된다. 예를 들어 아래 관자쪽 시각 영역에서 들어오는 빛은 위 코쪽 망막에 들어와 시신경의 위 코쪽으로 진행하게 된다. 시각교차에 도착하기 전인 눈과 시신경의 병터는 한눈시각상실(monocular visual loss)를 유발한다.

3 시각교차(optic chiasm), 시각로(optic tract)

양쪽 눈의 코쪽 망막에서 나온 신경섬유들은 이곳에서 교차하여 반대편 관자쪽망막에서 나온 섬유와 만나서 한쪽 시각로를 이룬다. 이 때 교차 대 비교차 섬유는 53 : 47로 교차하는 섬유가 더 많다. 뇌하수체 종양과 같은 시각교차 병변에 의한 시야결손은 양관자쪽반맹(bitemporal hemianopsia)가 관찰될 수 있다. 아래 코쪽 망막에서 온 배쪽(ventral) 축삭은 교차후 반대쪽 시신경쪽으로 약간 굽어 달린 후 뒤로 향하게 된다(wilbrand's knee). Wilbrand 무릎이 손상되면 편측단안시야결손과 반대쪽 눈의 위관자쪽사분맹이 생길 수 있다(junctional scotoma).

시각로는 시신경교차를 지나 양측으로 나누어지며 동측 관자쪽과 반대 코쪽 시신경이 하나의 시각로를 이루며 진행하게 된다. 시각로는 posterior cerebral artery와 연접하여 주행하며 cerebral peduncle을 돌아 외무릎체(lateral geniculate body)에 도착하게 된다. 이러한 해부학적 특징은 시각로가 반대쪽 반시야(homonymous hemifield)를 지배하게 되어 병변 발생 시 같은쪽반맹(homonymous hemianopsia)이나 같은쪽사분맹(quadrantanopsia)이 발생한다. 병변이 시각교차에 가까울수록 양측 반맹이 불일치(incongruity)를 보이며 시각피질쪽에 가까울수록 일치성(congruity)를 보인다. 시각로의 병변에서 구심성동공장애(relative afferent papillary defect, RAPD)를 관찰할 수 있는데 이는 반대쪽 코쪽망막이 더 우세하기 때문이다.

4 가쪽무릎체(lateral geniculate body, LGB)

시각로는 뒤로 달리다가 대뇌각(cerebral peduncle) 주위에서 굽어져, 중뇌 주위수조(ambient cistern) 위에 위치한 시상의 일부인 가쪽무릎체에 도달하여 연접을 이룬다. 가쪽무릎체는 6층으로 구성되어 있으며 망막순서배열(retinotopic pattern)을 유지한다. 1번 층이 가장 아래쪽에 위치하고 6번 층이 가장 위쪽에 위치한다. 1, 4, 6번 층에는 반대쪽 코쪽 망막에서 온 섬유들이 도달하고, 2, 3, 5번 층에는 편측관자쪽 망막에서 온 섬유들이 도달한다. 3-6번 층들은 색과 형태에 민감한 작은 신경절세포에서 유래한 신경섬유들이 많고, 그 층들을 구성하는 세포들도 또한 작기 때문에 작은세포층(parvocellular layers)이라 부른다. 1-2번 층들은 운동(movement)과 대조(contrast)에 민감한 큰 신경절세포에서 유래한 섬유들이 큰 세포에 도달하는 층으로 큰세포층(magnocellular layers)이라 부른다(그림 5-4). 황반부를 담당하는 세포들은 핵의 등쪽(dorsal aspect)에 넓게 분포하며, 주변시야를 담당하는 세포들은 배쪽(ventral aspect)에 분포하는데 아래쪽 시야를 담당하는 세포는 안쪽으로 위쪽 시야를 담당하는 것은 바깥쪽에 위치한다. 가쪽무릎체의 중앙부위는 뒤맥락막동맥(posterior choroidal artery)으로부터 혈류공급을 받고, 안쪽과 바깥쪽은 앞맥락막동맥(anterior choroidal artery)으로부터 혈류공급을 받는다. 불빛반사를 담당하는 시각신경의 일부는 시각로에서 가쪽무릎체로 연결되지않고 중뇌의 덮개앞구역(pretectal area)에서 연접을 이루어 Edinger-Westiphal 핵으로 연결된다. 외측무릎핵에서 기원한 신경섬유는 시각로부챗살(opticradiation)을 이루며 후두엽으로 향하는데 해부-기능적으로 2부분으로 나뉜다. 첫 번째, Meyer 섬유라 불리는 측두엽으로 돌아가는 부분은 아래쪽망막에서 오는 정보를 담당하며 새발톱피질(calcarine cortex)의 아래둑(inferior bank)으로 연결된다. 두 번째, 마루엽으로 가는 부분은 위쪽망막에서 오는 정보를 담당하며 위둑(superior bank)으로 연결된다.

시각로부챗살의 대부분의 혈류순환은 중대뇌동맥(middle cerebral artery)이 담당하고 내측 관자부의 일부는 후대뇌동맥이 담당한다.

5 줄무늬피질(striate cortex), 고위피질시각영역(higher cortical visual areas)

Brodmann 영역 17(또는 V1, primary or striate cortex)은 구심성시각경로의 종착역이다. 후두엽의 새발톱피질에 위치한다. 대부분의 줄무늬피질은 황반부 시각을 담당한다. 황반부를 담당하는 부위는 뒤쪽에 넓게 위치하고 주변시야를 담당하는 부위는 앞쪽에 위치한다. 새발톱피질의 위둑과 아래둑은 각각 아래쪽과 위쪽시야를 담당한다. 후두엽의 대부분은 후대뇌동맥이 담당하지만 후두극(posterior pole)의 일부는 중대뇌동맥이 같이 담당한다. 고위피질시각영역은 해부학적으로나 기능적으로 두 가지 경로로 나뉜다. 줄무늬피질에서 후두측두부로 달리는 배쪽경로(ventral stream)는 물체의 인지(object cognition)를 담당하여 "what pathway"라고 불리며 작은세포로(parvocellular pathway)와 연결된다.

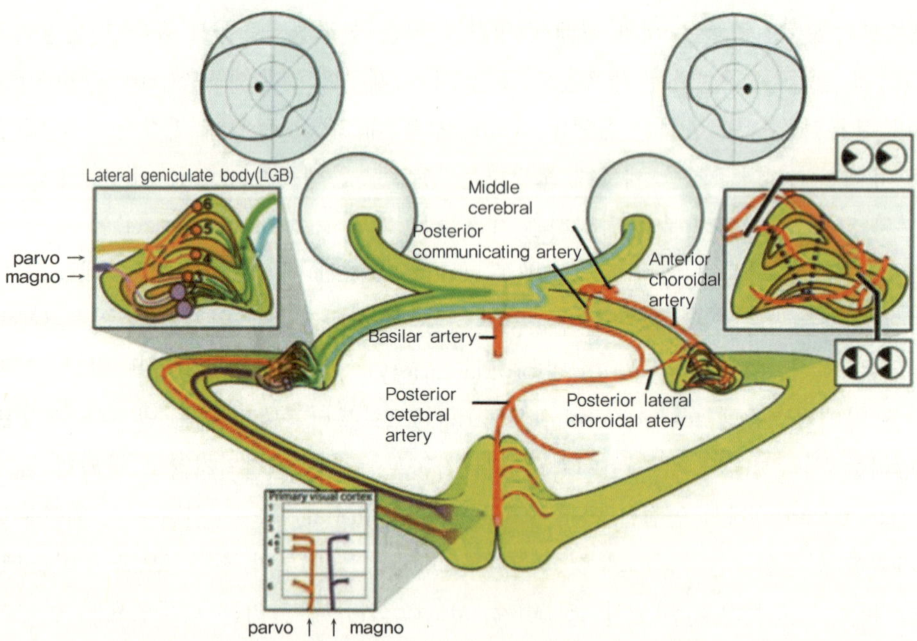

[그림 5-4] 외무릎핵의 삼차시각신경의 분포와 작은세포층과 큰세포층. 좌측은 외무릎핵내에서 사차시각신경세포로의 분포를 보여주며 우측은 외무릎핵의 혈류분포을 보여줌.
LGB lateral geniculate body(출처 : Krey H et al. 1986; Exempla ophthalmologica)

3 시각신경의 질환

1 일과성한눈시각상실

일과성한눈시각상실(transient monocular visual loss)은 대부분 일과성눈허혈에 의해 발생하고[일과흑암시(amaurosisfugax)], 목동맥폐색병의 중요한 증상이다. 증상이 갑자기 발생하며, 보통 수분간 지속된다. 병터는 주로 ICA 또는 온목동맥에 있다. 주로 중심망막동맥폐색central retinal artery occlusion)에 의해 발생하나, 심한 목동맥협착이 있는 경우 드물게 망막이나 맥락막 관류저하에 의해 발생할 수 있다. 젊은 연령에서는 상대적으로 드물며, 항인지질항체나 편두통과의 관련성을 의심해 보아야 한다.

2 일과성두눈시각상실

일과성두눈시각상실(transient binocular visual loss)의 가장 흔한 원인은 편두통이고, 조짐을 동반한 시각상실이 특징이다. 시야에 같은쪽으로 작은 암점이 있고 주변은 울퉁불퉁함, 반짝거림, 가물거림 등이 동반된다[섬광암점(scintillating scotoma), 성곽분광(fortification spectrum), 섬광암점(teichopsia)]. 암점은 수분에 걸쳐 커진 후 사라지고 TIA나 발작과는 다르게 반영역을 교차할 수 있다. 일부 환자는 두통 없이 시각조짐만을 경험하게 되는데 이를 무두통편두통(acephalalgic migraine), 편두통상당(migraine equivalent), 해리편두통(dissociated migraine)이라 한다.

3 앞허혈시각신경병증

섬모체순환(ciliary circulation)이 차단되면 시각신경머리의 허혈이 생겨 시각신경유두부기를 동반하는 비동맥염형(nonarteritic type) 앞허혈시각신경병증(anterior ischemic optic neuropathy, AION)이 발생한다.

4 거대세포동맥염

60대 이상에서는 거대세포동맥염(giant cell arteritis, GCA)이 가장 흔한 원인으로 약 25%에서 AION이 발생한다. 턱파행(jaw claudication), 두통, 두피압통, 팔다리이음부통증, 식욕상실, 열 빈혈, 일과성한눈시각상실이나 겹보임의 과거력을 동반한 AION, 수일에서 수주 간격으로 발생하는 두 눈의 AION, 맥락막허혈 또는 망막허혈에서는 GCA을 우선적으로 의심하여야 한다. 임상적으로 GCA이 의심되면 ESR이나 CRP를 확인한 후 steroid를 즉시 투여하고, 가능한 한 빨리 얕은 관자동맥생검(superficial temporal artery biopsy)을 해야 한다. 고용량의 steroid요법으로 반대쪽 눈의 침범을 막고, 침범된 눈의 시력을 회복시킬 수 있다.

5 중심망막동맥폐색

중심망막동맥폐색(central retinal artery occlusion)은 급성으로 심한 영구적인 한눈시각상실을 일으킨다. RAPD와 함께 허혈로 인한 망막내층의 백색화(whitening)를 관찰할 수 있다. 오목의 망막외요소(outer retinal element)는 보존되기 때문에 오목이 선홍색으로 관찰되는 앵두반점징후(cherry-red spot sign)가 특징이다. 색전물질이 중심망막동맥 갈림 부위에서 발견될 수 있다[Hollenhorst판(plaque)]. 색전원이 목동맥인지 아니면 심장인지를 확인해야 한다.

6 염증시각신경병증

염증시각신경병증(inflammatory optic neuropathy)의 원인은 매독, 고양이긁힘병(cat scratch disease), Lyme병 등이 있으며, 비감염 원인으로는 사르코이드증 등이 있다. 대부분 원인을 알지 못하거나 다발경화증(multiple sclerosis, MS)과 관련되어 발생한다. 45세 이하에서 급성시각신경병증의 가장 흔한 원인은 특발수초탈락시각신경염(idiopathic demyelinating optic neuritis)이다. 시각신경염의 경우에는 한 눈 또는 두 눈의 시력이 수시간에서 수일에 걸쳐 감소하며, 2/3는 여자에게서 발생한다. 시력과 함께 색각도 감소되고 중심시야소실이 나타나며, 실명의 정도는 다양하다. 힘을 쓸 때나 뜨거운 목욕 후에 시력이 흐려지는 현상을 호소할 수 있다(Uhthoff phenomenon). 눈을 움직일 때 동반되는 통증, 눈의 압통, 불의 밝기가 정상보다 어둡게 보이는 현상, 대비감도장애 등을 호소한다. 병터가 시신경유두 가까이 있으면 시각신경유두의 부종을 동반하여[유두염(papillitis)], 유두가장자리는 융기되고 흐려지며 드물게 출혈에 의해 둘러싸인다. 유두염은 시력의 심한 손상과 함께 암점을 동반하므로 두개내압상승으로 인한 시각신경유두부종과는 구별된다. 침범된 쪽 동공의 대광반사가 감소하고, RAP가 나타날 수 있다. 약 10%의 환자에게서 두 눈이 동시에 또는 연속적으로 침범된다. 2/3 이상 환자들의 시력은 정상으로 회복되나, 때로는 밝기의 감소, 색각이상 또는 암점이 남을 수 있다.

7 시각신경유두부종과 두개내압상승

시각신경유두부종(papilledema)은 두개내압상승으로 인한 시각신경유두부종을 의미하며, 보통 시력은 정상이다. 따라서 시각신경유두부종 중 시력이 심하게 감소된 경우에는 안와 내의 시각신경염인 유두염이나 시신경유두의 경색을 고려하여야 한다. 시각신경유두부종 환자에게서 갑자기 수초 동안 시력이 흐려지는 현상을 시각불명료(visual obscuration)라 하고, 이는 한 눈 또는 두 눈 모두에서 나타날 수 있다. 시각신경유두부종은 대부분 양쪽 눈에서 나타나나, 일과성시각장애는 한쪽 눈에서만 나타날 수 있다. 망막정맥 박동은 두개내압이 180~190mmH2O 이하인 경우 관찰되므로 두개내압상승을 알아낼 수 있는 유용한 지표이지만, 정상인의 10~15%에서도 보이지 않기 때문에 해석에 유의하여야 한다. 시각신경유두부종에서는 시각신경유두 주위의 출혈을 흔히 동반한다. 한쪽 시각신경유두의 부종은 대개 눈주위수막종 또는 시신경을 침범하는 다른 종양들과 동반되나 두개내압상승의 초기에도 나타날 수 있다. 시각신경유두부종이 오래 되면 유두둘레의 융기는 덜 분명해지고 시각신경머리의 창백이 더 분명해진다. 다양한 정도의 이차시각신경위축이 남는데, 일차시각신경위축과는 달리 시각신경유두 둘레가 불규칙하고 종종 시각신경유두 주위에 색소침착을 동반한다. 한쪽의 시각신경유두부종과 반대쪽의 시각신경위축이 동반된 경우를 Foster-Kennedy증후군이라 하고, 이것은 위축된 시각신경유두쪽의 이마엽종양 또는 후신경수막종을 시사한다.

8 특발두개내압상승

뇌영상과 CSF가 정상이면서 두개내압이 상승된 경우를 특발두개내압상승(idiopathic intracranial hypertension)또는 뇌거짓종양(pseudotumor cerebri)이라고 한다. 이것은 비만한 가임여성에게서 볼 수 있고, 원인은 다양하다. 두통과 이명을 흔히 동반하고, 환자의 1/3에게서 가돌림신경마비에 의한 겹보임이 나타난다. 가장 중요한 징후는 만성유두부종에 의한 점진적인 시각상실이다. 시야상실을 막고 증상 호전을 위해서는 정기적인 시야검사와 치료가 필요하다. 치료방법에는 영향요인(과다한 비타민A와 tetracycline복용 등)의 제거, 체중감량, acetazolamide 복용 등이 있다. 수술요법으로는 허리복강지름술(lumbo-peritoneal shunting)이나 시각신경집감압술(optic nerve sheath decompression)을 한다.

〈표 5-1〉 시각시신경병증의 감별진단

	시각신경염	급성앞허혈시각신경병증	압박성/침윤성	독성/영양	유전성	시각신경유두부종
나이	청년기	고령(〉50)	30-40	전 연령	청년기	전 연령
편측성	한쪽	한쪽	한쪽	양쪽	양쪽	양쪽
시각손실	급속히 진행, 시력이 유지되는 경우는 드물다	급성, 다양한정도의 시력소실	진행성	서서히 진행	이급성/서서히 진행	말기까지 시력이 유지됨
동통	눈운동에 동반된 빈번한 눈확 동통	드물다(거대세포동맥염 제외)	없음	없음	없음	
색각	흔히 이상	흔히 보존	이상	초기에 침범됨	이상	말기까지 보존됨
시야	중심결손	수평결손	다양함	주시점중심암점	주시점중심암점	주변시야 협착
시각 신경유두	급성기 정상(2/5) 또는 유두부기(2/5) 또는 유두부종(1/5)	유두부기, +/- 조각성 유두함몰비 감소	다양함	충혈	LHON의 거짓부종	유두부종
	말기 관자쪽 창백	조각성 창백	창백	창백	창백(pale)	신경유두주변부 변화를 동반한 창백
시력 예후	좋음	다양함(5년 이내 반대쪽 눈 침범 위험율 40%)	다양함	호전 가능	불량	초기에 치료되지 않는 경우 불량
전신질환	다발성 경화증으로 발전할 위험	고혈압, 당뇨, 거대세포동맥염배제	신경섬유종증, 악성종양	영양결핍, 말초신경병증	사립체병 DIDMOAD증후군	모든 두 개내압상승 요인

DIDMOAD : 유봉증(Diabetes insipidus), 당뇨병(DM), 시각신경위축(optic atrophy), 난청(deafness), LHON : 유전시각신경병증(Leber's hereditary optic neuropathy)

(출처 : 성기범. 2007 신경안과와 신경이과. In신경학)

3 동공(pupil)

동공을 조절하는 홍채근육(iris muscle) 중, 둘레에 위치하고 부교감신경분포를 받는 동공조임근(sphincter pupillae)은 동공을 수축하고, 방사형으로 존재하며, 교감 신경분포를 받는 동공확장근(dilator pupillae)은 동공을 확장시킨다.

1 교감신경분포

고등중추의 지배를 받는 뒤가쪽시상하부에서 출발한 교감신경경로는 세 개의 신경세포사슬로 구성된다(그림 5-5). 1차중추신경세포의 축돌기는 교차없이 척수로 내려와서 C8 혹은 T1의 중간가쪽회색질(intermediolateral gray column, ciliospinal center of Budge-Waller)에 연접한다. 2차신경절이전신경세포의 축돌기는 위목신경절(superior cervical ganglion)에 연접한다. 3차신경절이후신경세포의 축돌기 중 얼굴의 땀흘림과 털세움을 담당하는 대부분의 섬유는 공동목동맥의 갈림 부근에서 바깥목동맥계의 얼굴동맥을 따라 주행한다. 한편, 동공, 중앙이마와 코 옆의 땀흘림을 담당하는 섬유는 ICA를 따라 목동맥관(carotid canal)으로 들어가 해면정맥굴(cavernous sinus)에서 가돌림신경과 잠시 합쳐졌다가 빠져나와, 삼차신경의 가지인 눈신경을 따라 눈확위틈새(superior orbital fissure)로 코섬모체신경(nasociliary nerve)이 되어 눈확으로 들어가며 긴섬모신경(long ciliary nerve)이 되어 동공확장근을 지배한다.

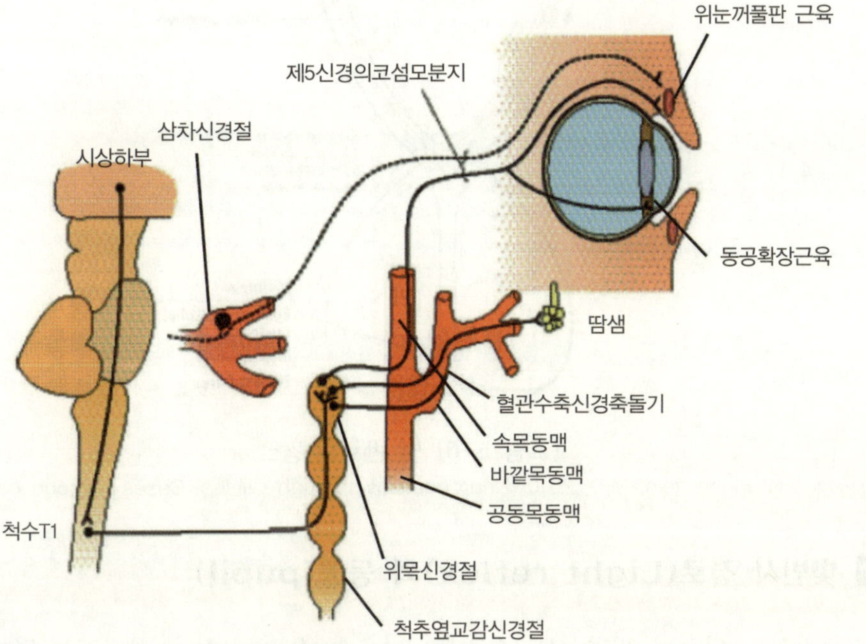

[그림 5-5] 교감신경의 경로(출처 : 성기범. 2007 신경안과와 신경이과. In신경학)

2 부교감신경분포

앞정중핵(anterior median nuclei), Perlia핵(nucleus of Perlia), Edinger-Westphal핵(Edinger-Westphal nucleus)으로 구성되어 있는 눈돌림신경핵의 내장핵(visceral nuclei) 중 동공조임근을 지배하는 신경절이전부교감신경섬유는 주로 Edinger-Westphal핵에서 기시한다(그림 5-6). 임상적으로 중요한 해부학은 다음과 같다. (1) 눈돌림신경다발 중 가장 입안쪽에 위치한다. (2) PCA와 위소뇌동맥 사이로 지나고, 이때는 눈돌림신경의 위안쪽에 위치한다. (3) 동공을 담당하는 섬유는 앞으로 진행하면서 아래부위로 이동하고, 신경바깥막의 바로 아래, 즉 신경의 얕은부위에 위치하게 된다. (4) 아래분할 중 아래빗근육으로 가는 신경을 따라 주행하여 눈의 2cm 정도 후방, 가쪽곧은근육과 시각신경 사이에 위치하는 섬모신경절(ciliary ganglion)에 연접한다. 신경절이후섬유인 짧은섬모신경축돌기의 3%는 동공조임근으로, 97%는 조절(accommodation)을 담당하는 섬모체근으로 간다.

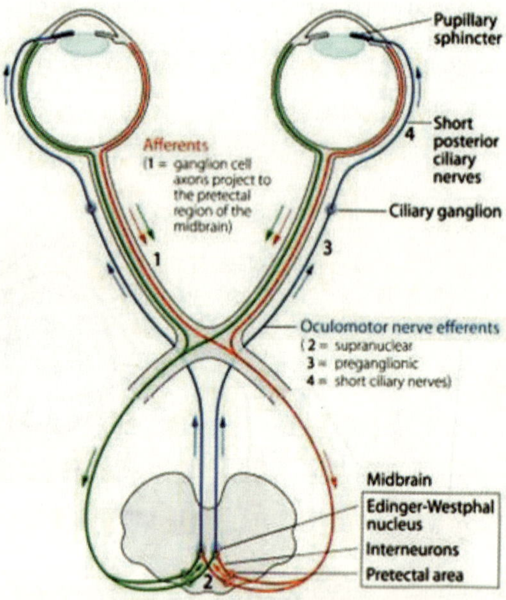

[그림 5-6] 빛 반사의 경로

(출처 : Hal Blumenfeld, M.D. 2010; Neuroanatomy through Clinical Cases, second edition)

3 빛반사 경로(Light reflex)와 동공(pupil)

시각지각과는 다르게 빛반사는 주로 melanopsin을 함유한 γ-신경절세포(γ-ganglion cell)에서 시작되고 가쪽무릎체(lateral geniculate body)와 연접하지 않고 중뇌의 덮개앞핵(pretectal nucleus)에서 연접을 이룬 후 양측의 Edinger-Westiphal 핵으로 연결된다. Edinger-Westiphal 핵에서 나온 동안신경은 섬모신경절(ciliary ganglion)에서 연접하고 이후 나온 짧은 후 섬모신경(short posterior cilliary nerve)의 3%는 동공조임근으로, 97%는 조절(accommodation)을 담당하는 섬모체근으로 간다(그림 5-6). 덮개앞핵으로부터 Edinger-Westiphal핵으로의 교차양상은 종에 따라 다른데 인간에서는 양쪽으로 똑같이 교차하므로 빛을 준 쪽의 동공수축(직접반응, direct response)과 반대쪽 동공수축(간접 또는 공감반사, indirect or consensual reflex)은 완전히 같은 정도로 일어나게 된다.

4 구심성 동공 장애(Relative Afferent Pupillary Defect, RAPD)

RAPD란 한쪽시각신경병증 혹은 비대칭양쪽시각신경병증이 있을 때, 비정상 눈의 직접반응은 저하되고 공감반사는 정상인 경우를 말한다. 두 눈을 교대로 가리는 경우, 정상 눈을 개방하고 비정상 눈을 가릴 때 건강한 눈은 수축되고, 비정상 눈을 개방하고 정상 눈을 가릴 때 비정상 눈은 확장된다. 이를 Marcus-Gunn 또는 Gunn현상이라 하고, 비정상동공을Marcus-Gunn동공이라고 한다. 그러나 임상에서 RAPD를 찾아내는 데 가장 많이 사용하는 방법으로는 교대불빛검사(swinging flashlight test)가 있다. 검사방법은 어둡고 먼 곳에 환자를 고정시키고, 밝은 손전등으로 눈의 중심 즉 시각축을 따라 빛을 좌우 교대로 각각 3~5초 정도 비추어 주는데, 빛의 교대는 빠르게 하고 두 눈에 빛을 비추는 시간은 똑같이 주어야 한다. 예를 들면 그림 5-7과 같이 정상 오른쪽 눈에 빛을 주면 양쪽 동공이 모두 축동한다. 빛을 빨리 비정상 왼쪽 눈으로 움직이면 정상 오른쪽 눈에 비춘 빛에 의한 공감반응으로 수축되었던 왼쪽 동공은 광원이 없어져 확장된다. 다시 오른쪽 눈으로 빛을 옮기면 두 눈의 동공은 수축된다. 즉 교대불빛검사에서는 구심체계(afferent system)에 문제가 있는 눈에 빛을 주었을 때 모순되게 동공이 확장된다.

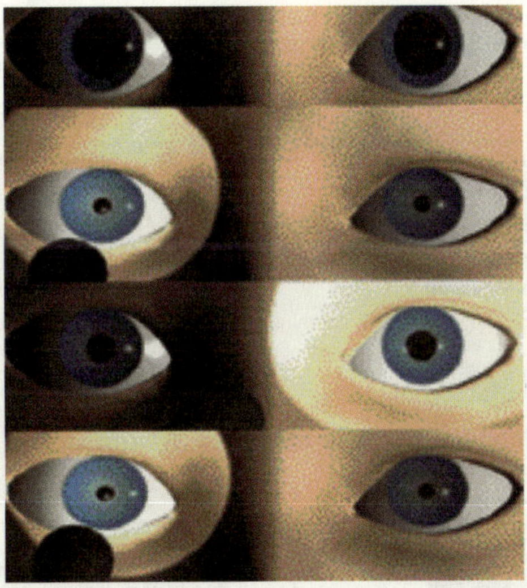

[그림 5-7] 왼쪽 눈 비교들신경동공결손에서 교대불빛검사.
(출처 : 성기범. 2007 신경안과와 신경이과. In신경학)

5 Horner 증후군

교감신경분포의 장애가 있을 때 나타나는 Horner증후군의 징후는 위눈꺼풀판근육(superior tarsal muscle, Muller's muscle)의 마비로 인한 눈꺼풀처짐은 2mm 이하, 아래 눈 꺼풀판근육의 마비로 인하여 아래 눈꺼풀이 올라가는 역처짐(inverse upside down ptosis)은 1mm 이하로 대개 미묘한 편이며 그 특징을 정리하면(표 5-2)와 같다.

CNS의 교감신경경로는 실제로는 중복연접이지만, Horner증후군은 앞서 언급한 것처럼 (1) 중추 혹은 1차신경세포형, (2) 신경절이전 혹은 2차신경세포형, (3) 신경절이후 혹은 3차신경세포형 Horner증후군의 세 가지로 나눌 수있다. Cocaine검사는 Horner증후군을 확진할 수 있지만 병터의 부위를 찾아내지는 못하므로, 1% hydroxyamphetamine 혹은 5% tyramine hydrochloride를 두 눈에 점적하고 30분~1시간 뒤 동공을 관찰하여

〈표 5-2〉 Horner 증후군의 특징

Miosis
Partial ptosis
Apparent enophthalmos
Diminished sweat, drier skin
Transient dilated conjunctival and face vessels, facial flush, ocular hypotony, increased accommodation
Heterochromia : characteristic in congenital form(rarely acquired by adults)

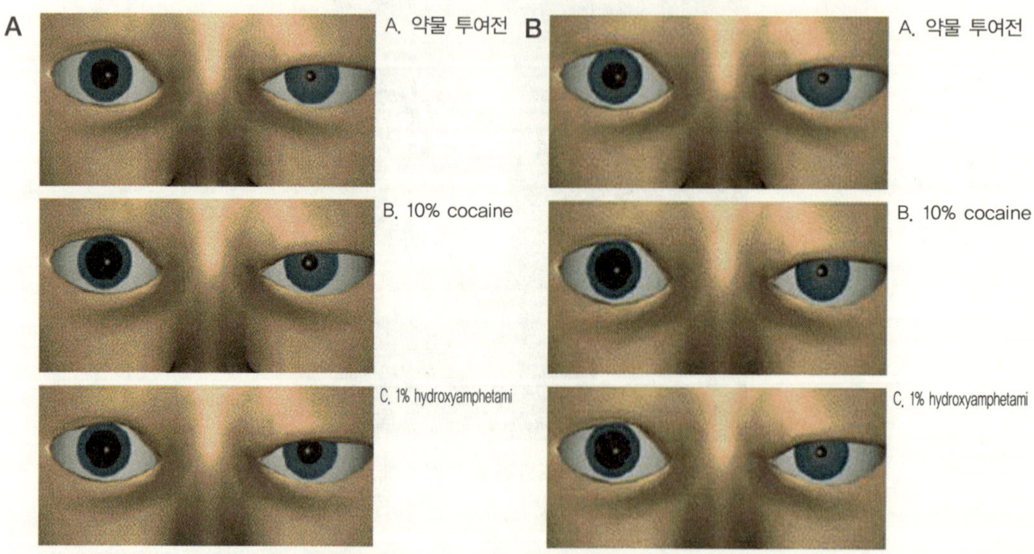

[그림 5-8] 왼쪽 중추 혹은 신경절이전 horner 증후군(A)과 왼쪽 신경절 이후 Horner 증후군(B)
(출처 : 성기범. 2007 신경안과와 신경이과. In신경학)

Horner증후군의 유형을 감별한다(그림 5-8). 이 약물들은 연접종말의 시각변성이 일어나지 않아 3차신경세포가 정상인 중추 혹은 신경절이전 Horner증후 군에서는 모두 비정상인 쪽의 작아진 동공이 확장되어 동공부등이 1mm 이하로 되지만, 양자를 구분할 수는 없다. 한편 신경절이후 Horner증후군에서는 연접종말 자체에 문제가 있어 약물을 주어도 노르에피네프린이 분비되지 못하므로, 정상 동공은 확장되지만 비정상 동공은 변화가 없어 동공부등이 1mm 이상으로 나타나게 된다.

6 Argyll Robertson 동공

척수매독(tabes dorsalis)에서 처음 보고되고(표 5-3)에 정리된 Argyll-Robertson동공은 처음의 보고와는 다르게 동공이 동공확대약물에 반응하며, 어두운 곳에서 확장되기 때문에 축동은 교감신경계의 장애와 관계없다고 보고 있다. Argyll-Robertson동공은 오래된 섬모신경절 혹은 신경병터에 의한다는 이론도 있지만, 입쪽중간뇌의 병터로 빛반사섬유가 손상되어 빛반사가 감소되고, 동시에 Edinger-Westphal핵으로 가는 아드레날린핵상억제경로가 손상되어 부교감신경신호가 지속적으로 유리된 결과 동공이 축동하는 것으로 생각된다. 후기매독뿐만 아니라 사르코이드증, 만성알콜중독, 당뇨병, 뇌염, MS, 중간뇌종양, 나이와 관련된 치매질병 등에서 이를 관찰할 수 있다.

〈표 5-3〉 Argyll-Robertson 증후군의 특징

1. 정상시력(Visual function grossly intact)
2. 빛근접해리(Decreaded pupillary light reaction, Intact near response)
3. 불규칙한 축동동공(Miosis)
4. 다양한 홍채위축(variable iris atrophy)
5. 양측, 비대칭(Bilateral asymmetric)
6. 어두운 곳에서 확장이 빈약함(Poor dilatation)

7 Adie긴장동공(Adie's Tonic Pupil)

섬모체신경절 혹은 섬모체신경 병터는 대개 원인미상이고, 이를 Adie긴장동공(Adie's tonic pupil)이라 하며, 만일 등쪽뿌리신경절의 신경세포수의 감소로 인하여 DTR이 감소되어 있으면 Adie증후군이라고 한다. 이 경우 환자는 동공이 커져 있는 것을 우연히 발견하거나, 동공확대로 인한 빛공포증(photophobia), 조절부전 혹은 지연으로 인한 흐려보임, 두통을 호소하게 된다. 주로 중년 여성에서, 한쪽으로 나타난다. 섬모체신경절신경세포의 사망이 병리기전이라고 생각하고 있으나 확실하지는 않고, (그림 5-9, A)과 같이

약리학적차단으로 일단 확진되면 더 이상의 불필요한 검사를 하지 않는 것이 임상적으로 중요하다. 대증치료로 pilocarpine이나 eserine을 점적하여 동공을 수축시켜 주지만, 동공은 대개 1~2년 안에 저절로 줄어들고, 진행하면 정상보다 더 작아지며, 양쪽으로 변하기도 한다.

8 홍채의 구조적 병터나 약리학적 차단

마지막으로는 홍채의 구조적 병터나 홍채조임근 콜린수용체차단을 고려하여야 한다. 홍채형성이상 등의 구조적 병터의 특징으로는 조임근이 비대칭으로 연루되어 동공이 둥글지 않고, 종종 0.1% pilocarpine에 반응이 없으며, 연루된 동공은 1% pilocarpine에 분절되어 수축되지만, 정상 동공은 완전히 축동되므로 동공부등은 더욱 커진다(그림 5-9, B).

약리학적차단은 아트로핀약물과 멀미의 예방으로 사용되는 귓바퀴뒤 scopolamine부착포 등에 의해 발생한다. 동공은 언제나 균일하게 확장되고, 1% pilocarpine에도 동공은 수축하지 않거나 아주 미약하게 줄어든다. 약물의 농도에 따라 동공의 확장 정도는 다르지만, 일반적으로 8mm 이상 되는 무반사동공(areflexic pupil)은 국소부교감신경차단을 생각하여야 한다(그림 5-10). 만일 1% pilocarpine을 두 눈에 주었을 때 동공부등이 커지지 않는다면, 홍채콜린수용체가 두 눈에서 활동한다고 볼 수 있으므로, 동공확대는 분무기 혹은 국소도포된 교감신경작용약물에 의해 생겼다고 결론지을 수 있다. 왜냐하면

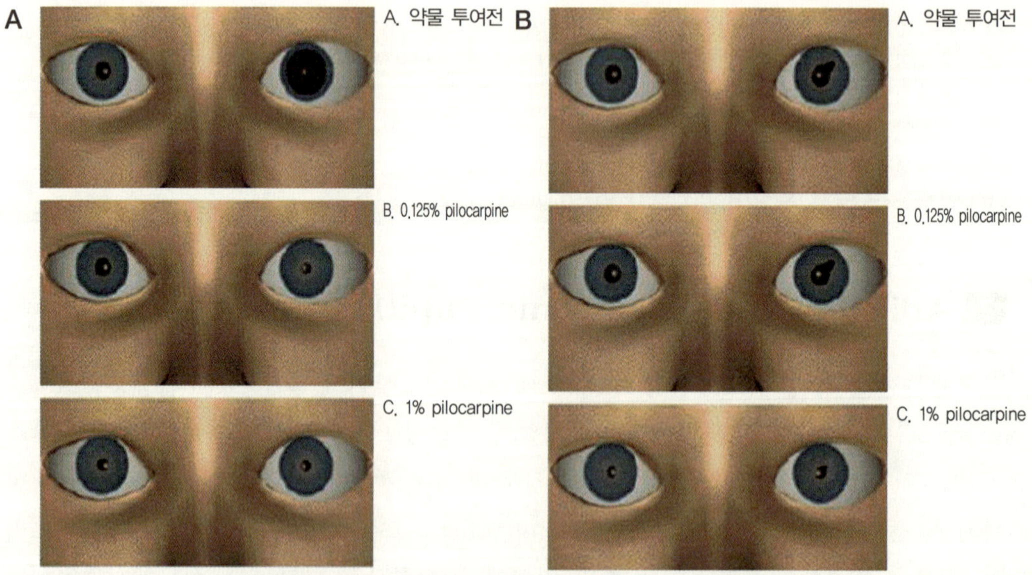

[그림 5-9] 왼쪽 Adie 긴장동공(A)과 왼쪽 홍채조임근의 외상(B)
(출처 : 성기범. 2007 신경안과와 신경이과. In신경학)

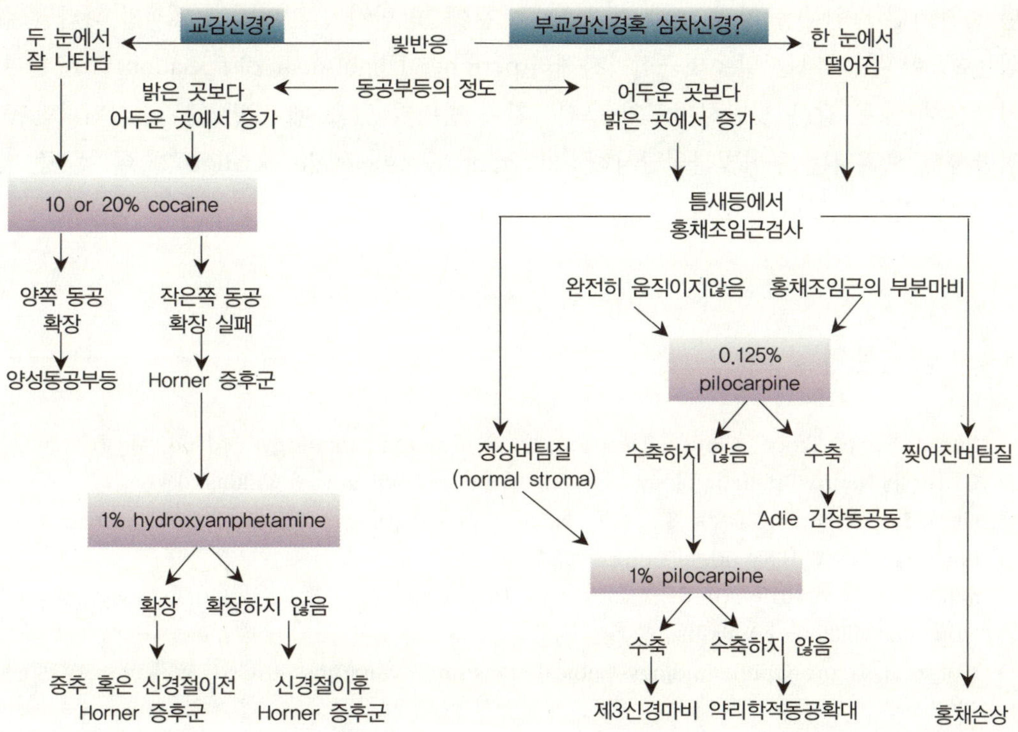

[그림 5-10] 동공부등의 접근방법

이들은 동공을 2mm 이상 확장시키지 못하고, 또한 pilocarpine효과를 차단하지 못하기 때문이다.

9 빛근접반사해리(light near dissociation)

정상적인 동공은 빛뿐만 아니라 바투보기(near viewing)때에도 수축하는데 바투보기 때 일어나는 축동, 눈모음, 조절을 근접세징후(near triad)라고 한다. 빛반사가 느리거나 없음에도 불구하고 바투보기 때에 활발한 경우를 빛근접반사해리(light-near dissociation)라고 하며 여기에는 세 종류가 있다. 마루뒤통수겉질에서 기시하는, 바투보기 때 축동을 일으키는 입력은 중간뇌에서 빛반사의 입력보다 배가쪽으로 Edinger-Westphal핵으로 들어간다. 그러므로 덮개중간뇌증후군처럼 빛반사만 소실되고, 근접반사는 정상일 수 있는데, 이를 중추근접반사해리(central light-near dissociation)라고 한다. 섬모체신경절섬유의 7%만이 빛 반사에 관여하고, 93%는 조절에 관여한다. 그러므로 섬모체신경절이나 짧은섬모체신경에 병터가 있으면 빛 반사 기능은 소실되어도, 근접반사는 정상일 수 있다. 더욱이 조절을 담당하는 섬유의 축돌기가 손상되었다가 회복될 때에는 빛 반사를 담당하던 축돌기의 축원주를 따라 다시 자라나기 때문에 빛 반사가 없어지고 조절만 나타날 수 있는데, 이 두 가지를 말초빛근접반사해리(peripheral light-near dissociation)라고 한다. 시각신경, 교차 같은 빛반사경로의 구심사지에 병터가 있을 때 빛반사는 소실되지만 근접반사는 보존되는 구심빛근접반사해리(afferent light-near dissociation)가 이 셋 중 가장 흔한 것으로 알려져 있다.

●●● 참고문헌

1. Burde, Savino,Trobe. Clinical Decisions in Neuro-Ophthalmology. 3rd ed. Mosby, 2003.
2. Glaser JS.Neuro-Ophthalmology. 3rd ed. Lippincott Williams &Wilkins, 1999.
3. Liu GT, Volpe NJ,Galetta SL, eds. Neuro-Ophthalmology. Diagnosis and management. Philadelphia : W.B.Saunders Company, 2001.
4. Miller NR, Newman NJ(eds).Walter and Hoyt's Clinical Neuro-ophthalmology. 6th ed. LippincottWilliams &Wilkins, 2005.
5. Walsh TJ. Neuro-Ophthalmology Clinical signs and symptoms. 4th ed. Williams &Wilkins, 1997.
6. 성기범. 신경안과와 신경이과. In신경학. 대한신경과학회편, 2007년도, 군자출판사, pp. 259-323.

제 6 장

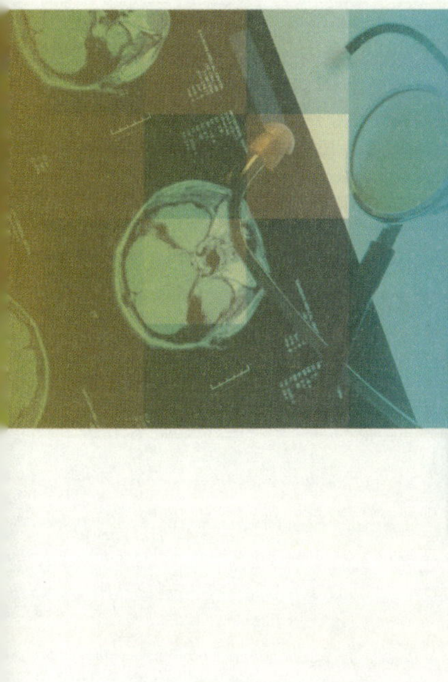

신경이과학

Neuro-otology

성 기 범

학습목적

어지럼증 환자를 진단하고 치료할 수 있게 한다.

학습목표

1. 어지러움을 다시 4가지 이상의 증상으로 나눌 수 있어야 한다.
2. 어지럼증 환자에서 필요한 임상적 검사를 알아야 한다.
3. 말초성 현훈증과 중추성 현훈증의 감별점을 알아야 한다.
4. 말초성 현훈과 중추성 현훈의 원인을 열거할 수 있어야 한다.

1 안구운동 조절의 기초해부

1 안구운동의 종류

인간에게 있어 안구 운동의 목적은 망막의 중심오목(central fovea)에 맺힌 상을 안정화 시켜 정확한 시력을 유지하게 하는 것과 보려고 하는 물체를 중심오목에 맺히도록 시선을 움직이는 것이라 할 수 있다. 여러 가지 안구운동의 분류와 그 기능은 (표 6-1)에 기술되었다. 신체가 움직이고 있는 동안 시력을 안정화 시키는 전정안구운동(vestibulo-ocular eye movement)은 불수의적으로 일어나며, 전정미로로부터 들어온 신호에 의해 연수 및 교뇌의 전정신경핵에서 비롯된 신경로가 안구 운동신경핵(ocular motor nucleus)으로 연결되어 조절된다. 전정미로에서 오는 신경은 교뇌로 들어가 4개의 전정신경핵에 연결되는데, 머리의 각운동에 의해 반응하는 세반고리관과, 선가속 및 기울임에 대해 반응하는 이석기관(otolithic organ)에 대해 각각 다양한 구심로를 통해 안구운동신경핵에 연결된다. 연수에서 중뇌까지 연결되는 안쪽세로다발은 전정핵에서 안구 운동신경핵으로 가는 가장 중요한 구심성 연결로이다. 한편, 수의적안구운동은 보고자 하는 물체를 향해 빠른 속도로 안구를 주시하게 하는 단속운동(saccades), 이향운동(vergence) 등이 있다.

〈표 6-1〉 안구운동의 종류와 주기능

안구운동의 종류	주기능
전정성 안운동	잠깐 동안의 두부의 움직임에 대하여 보이는 세상을 안정되게 망막에 맺혀 있도록 한다.
시고정	움직이지 않는 물체를 중심오목에 고정되게 맺히도록 한다
시운동성 안운동	지속적인 두부회전 동안 망막에 상이 안정되게 맺히도록 한다
원활추종 안운동	이동하는 작은 물체를 중심오목에 유지되도록 하며, 두부의 선형운동 중 가까이 있는 작은 물체의 상이 망막에 맺히도록 해주며, 지속적인 회전운동이 일어나는 동안 주시를 안정화시킨다
단속운동	안구를 빠르게 움직여 관심 있는 물체의 상을 중심오목으로 이동하게 한다
이향운동	양쪽 안구를 서로 다른 방향으로 이동시켜, 물체의 상이 양안의 중심오목에 동시에 맺히도록 한다

2 눈바깥근육의 기능과 신경지배

안구를 움직이는 외안근(extraocular muscle)은 총 6개가 있는데, 이중 상사근(superior oblique muscle)은 활차(trochlear) 신경이, 외직근(lateral rectus muscle)은 외향(abducens) 신경이 지배하며, 내직근(medial rectus msucle), 상직근(superior rectus muscle), 하직근(inferior rectus muscle), 하사근(inferior oblique muscle)의 나머지 4개 근육은 동안(oculomotor) 신경의 지배를 받는다. 이중 상직근과 상사근 두개의 외안근은 반대편 핵의 지배를 받으며, 나머지 4개는 동측 핵의 지배를 받는다. 상직근을 지배하는 신경섬유는 동안신경의 상직근 아핵(subnucleus)의 하부 1/3에서 반대편 핵으로 교차한 뒤 동안신경속(oculomotor fascicles)으로 나온다. 12개의 뇌신경 중 유일하게 뇌의 뒤쪽으로 나오는 활차신경은 중뇌 배(dorsal)쪽 실질에서 교차한 뒤 중뇌를 빠져 나와 앞으로 진행한다.

어지러움 및 안구운동을 이해하는데 중요한 외안근들의 기능은 (표 6-2)와 같은데 1차

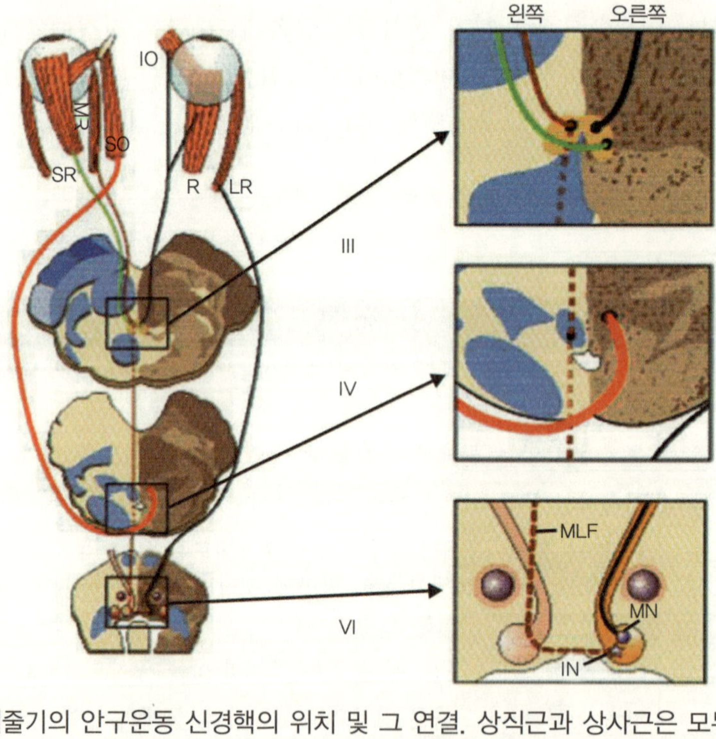

[그림 6-1] 뇌줄기의 안구운동 신경핵의 위치 및 그 연결. 상직근과 상사근은 모두 반대편 핵의 지배를 받으며 외향신경핵 신경원 중 별표로 표시한 중간간신경원(interneuron, IN)의 축삭은 핵 위치에서 반대편으로 교차하여 내측종속을 따라 내직근 아핵으로 연결되어 동측의 내직근을 지배하게 되며, 이러한 연결 때문에 수평 주시시 공액운동이 일어나게 된다. III : 동안신경핵, IV : 활차신경핵, VI : 외향신경핵, IO : 하사근, IR : 하직근, LR : 외직근, MLF : 내측종속, MR : 내직근, SO : 상사근, SR : 상직근(출처 Sung KB et al. Neurol Clin 2005;23 : 675–703 Abnormal Eye Movement in Dizzy Patients)

작용은 안구가 외전 되었을 때, 2차 작용은 안구가 내전 되었을 때 나타나는 기능이다. 가령 후반고리관성 양성체위변동성현훈에서는 동측의 후반규관이 흥분되게 되고, 따라서 동측의 상사근과 공액근인 반대편의 하직근이 흥분되어 안구는 병변쪽으로 회편시 및 하편시 되고, 이를 극복하기 위한 안진이 반대편으로 향하는 회편시 및 상편시로 나타나게 된다. 이때 상사근의 해부학적 특징 때문에, 안구가 안와에서 취하는 위치에 따라 방향이 변하는 해리(dissociated) 안진이 나타난다. 예를 들어 우측 후반고리관이 병변인 경우 우측 Dix-Hallpike 검사시 병변 측인 우측을 보게 하면, 우측 상사근은 하전 보다는 1차 작용인 내회전을 강하게 일으키게 되며, 동시에 좌측 하직근은 2차 작용인 외회전을 강하게 일으켜 이를 극복하기 위해 회전성 안진이 나타나게 될 것이다. 한편, 유발 위치에서 정상쪽을 보게 하면, 반대로 우측과 좌측 모두 하전을 강하게 일으켜 상향성 안진이 나타난다.

〈표 6-2〉 외안근의 작용

작용 / 근육명	1차 작용	2차 작용	3차 작용
내직근	내전	-	-
외직근	외전	-	-
상직근	상전	내회전	내전
하직근	하전	외회전	내전
상사근	내회전	하전	외전
하사근	외회전	상전	외전

2 어지럼

1 어지럼의 분류

모든 어지럼은 크게 생리적 어지럼과 병적 어지럼으로 나눌 수 있다. 생리적 어지럼은 고소 어지럼(height vertigo), 멀미(motion sickness) 등과 같이 정상적인 감각 및 운동계가 과도한 자극에 의해 흥분되어 나타난다. 병적 어지럼은 전정계를 침범하는 전정성(vestibular) 어지럼과, 침범하지 않는 비전정성(nonvestibular) 어지럼으로 나눌 수도 있는데, 전정성 어지럼에는 미로와 전정신경의 이상으로 나타나는 말초성 어지럼과 전정핵이나 그 위(higher level)의 이상으로 나타나는 중추성 어지럼으로 나눌 수 있다. 마지막으로 어지럼이 흥분성(irritative) 혹은 파괴성(destructive) 병변에 의한 것 인지를 감별하여야 한다. 결론적으로, 모든 어지럼은 생리적인지, 병적인지를 먼저 감별하고, 병적이라면 전정성인지 비전정성인지를 감별하며, 전정성이라면 말초성인지, 중추성인지를 우선 감별하고, 말초성이라면 미로의 문제인지, 전정신경의 문제인지를 감별함과 동시에, 해당 기전이 흥분성인지 파괴성인지를 파악하여야 한다.

어지럼을 분류하는 방법은 여러 가지가 있지만, 임상에서 유용하게 쓸 수 있는 분류법을 소개하기로 한다. 환자가 호소하는 모든 어지럼은 7가지 아형으로 분류될 수 있다. 어지럼을 일컫는 용어는 책마다, 의사마다 각각 다르며, 그 수가 매우 많지만 일반적으로 받아들여지고 있는 개념은 다음과 같이 간단히 정리할 수 있을 것이다.

어지럼(dizziness)은 모든 것을 지칭하는 대표 개념이고, 이 중에서 중력 지남력의 이상으로 인해 자기 자신 혹은 세상이, 실제론 정지해 있지만 움직인다고(대개는 회전한다고) 잘못 지각하는 현상을 현훈(vertigo)이라고 정의할 수 있다. 우리가 일상에서 움직이고 있을 때는 자신의 신체가 움직이고 있다는 것을 지각하게 되지만, 현훈이 발생하면, 정지해 있는 세상의 물체들이 마치 움직이고 있는 것처럼 잘못 지각하게 되는데 이는 공간 항상성 기전(space constancy mechanism)의 장애 때문에 초래된다. 이 때, 안진, 안구 편위(deviation), 등의 안구운동 장애, 운동실조나 넘어짐 등의 자세장애, 오심, 구토, 불안 등의 자율신경장애가 동반되어 나타난다.

Type I은 위에서 언급한 현훈을 일컫는다. 현훈은 양쪽 전정계 긴장도의 균형이 깨져서 나타나게 되며, 말초성 전정기관인 미로나 전정신경 혹은 중추신경계의 전정회로가 침범 되었음을 시사한다.

Type II는 실신할 것 같은 느낌, 실신성(pre-syncope or near-faint) 어지럼으로서, 뇌의 당이 부족하거나, 뇌의 혈류가 미만성으로 감소될 때 발생하는데, 과환기 증후군(hyperventilation syndrome), 자율신경의 이상이나 약물의 부작용으로 나타나는 기립성 저혈압, 혈관성 미주신경 발작(vasovagal attack), 부정맥 등에 의한 심박출량의 감소, 당뇨병, 주정중독 등에 서 관찰된다.

Type III는 균형이상(dysequilibrium)이며, 전정척수반사, 고유수용체감각, 소뇌 혹은 전두엽이나 기저핵 같은 운동조절을 담당하는 곳에 이상이 있을 때 나타나는데, 서있거나 몸을 움직일 때만 발생하는 특징이 있다. 감별진단의 첫 단계는 현훈이 동반되는지 아닌지를 구분하여야 한다. 급성 일측 말초성 전정신경질환은 균형이상이 일시적이고, 대개 급성 현훈이 동반되는 점으로 쉽게 감별된다. 급성 현훈이 동반되지 않는 경우라면, 어두운 곳에서 악화되는지를 살펴보아야 한다. 특히 눈에 보이는 것들이 좌우 혹은 상하로 계속해서 움직이는 동요시(oscillopsia)나 청각소실과 동반되어 균형이상이 나타나는 경우는 이독성 약제 등에 의한 양측 전정기능소실을 생각하여야 한다. 한편 어두운 곳에서 악화되면서 말초신경의 이상 증상인 무감각(numbness), 근력약화, 내장 및 방광의 기능 이상 등이 동반된다면 고유수용체 기능의 소실을 생각하여야 한다. 마지막으로 소뇌와 전두엽 및 기저핵에 이상이 있을 때에도 급성 현훈도 없고, 어두운 곳에서 악화되지도 않는 균형이상이 발생할 수 있는데, 이때 사지나 체간의 운동실조가 있으면 소뇌병변을, 행동이 느리거나, 연합운동(associated movement)이 소실된 경우는 전두엽 혹은 기저핵의 이상을 생각하여야 한다.

Type IV는 심인성(psychogenic) 어지럼으로 중추신경계로 들어온 감각을 통합(integrating)하는데 문제가 있는 경우 유발되며, 대개는 몸이 붕 뜬 느낌, 넘어질 것 같은 느낌, 머리 안이 도는 느낌 등의 비특이적인 어지럼으로 기술 될 수 있으며, 발작적 혹은 만성적으로 나타날 수 있고, 공황장애, 광장공포증, 불안장애, 우울증, 신체형장애(somatoform disorder), 히스테리아, 외상후 증후군등에서 나타난다.

Type V는 안성(ocular) 어지럼으로 시각계와 전정계의 불일치로 나타나며, 새로운 안경을 끼거나, 안구운동신경마비 등에서 나타나는 어지럼이다.

Type VI는 복합성(multisensory) 어지럼으로 시각계, 전정계, 체성감각계가 복합적으로 문제가 있을 때 나타나며, 당뇨, 노화 등이 원인이 된다.

마지막으로 Type VII은 가성어지럼(pseudo-dizziness)으로 전정계, 시각계, 체성감각계는 정상임에도 불구하고 환자가 어지럽다고 호소하는 아형으로, 잘 파악해보면 어지럼으로 간주하는 범주에 포함시킬 수 없는 것들, 예를 들면, 머리가 아픈 것, 기억력이 떨어지는 것, 피곤한 것 등 어지럼이 아닌 현상을 환자가 어지럽다는 용어를 사용하는 경우로, 엄밀한 의미의 어지럼에 속하지 않는 어지럼이라고 말할 수 있을 것이다. 이들은 표 6-1에 정리되어 있다.

상기 언급한 어지럼 분류법의 가장 큰 장점은, 어떠한 어지럼이던 7가지 아형으로 전

〈표 6-3〉 어지럼의 분류

Type	내용 및 기전
Type I	현훈(vertigo), 전정계 긴장도의 불균형
Type II	실신성(pre-syncope or near-faint), 미만성 뇌 혈류 감소
Type III	균형이상(dysequilibrium), 전정척수, 고유수용체, 소뇌, 운동기능의 이상
Type IV	심인성(psychogenic), 중추신경계의 감각정보 통합 장애
Type V	안성(ocular), 전정-시각 정보의 불일치 및 안구운동장애
Type VI	복합성(multisensory), 여러 감각기능의 부분적 장애
Type VII	가성어지럼(pseudo-dizziness), 어지럼이 아니지만 어지럽다고 표현

부 나누어 질 수 있으며, 특정 질환은 특정한 아형의 어지럼만을 일으키게 되므로, 모든 어지럼의 기저(underlying) 질환을 쉽게 감별케 하여 올바른 진단과 치료를 할 수 있게 하여준다는 점이다.

2 어지럼 환자의 진찰

어지럼 환자의 진찰에서 가장 중요한 것은 안뜰계 불균형에 의한 징후의 유무를 파악하는 것인데, 급성 현훈 환자와는 다르게 만성 어지럼에서는 징후의 유무가 잘 나타나지 않으므로 다양한 수기를 이용하여 안뜰계의 이상 여부를 찾아내야 한다. 임상적으로 안뜰불균형은 정적불균형과 동적불균형을 모두 검사하는 것이 보통이다. 안뜰척수경로의 이상은 자세의 관찰, 지시검사(past pointing), Romberg 검사, 일자보행(tandem gait), 보행검사(stepping test) 등을 통해 알아볼 수 있다. 안뜰눈떨림의 유발법으로는 도리질(head shaking), 과다호흡, 자세변화, 인형눈수기(doll's eye maneuver), Valsalva 수기, 꼭지진동(mastoid vibration), 잡음, 목비틀기 등이 있다

3 어지럼을 유발하는 흔한 질환들

(1) 급성으로 발생하여 수 일 동안 지속되는 급성 자발적 어지럼(acute spontaneous attacks of dizziness)

급성 자발적 어지럼을 일으키는 말초성 질환으로는 전정신경염이, 중추성으로는 소뇌를 포함한 후두와(posterior fossa)의 혈관증후군(vascular syndrome)이 가장 흔하다. 전정신경염과 같은 말초성 어지럼은 대부분 양성의 경과를 취하지만 심각한 장애를 유발할

〈표 6-4〉 중추성과 말초성 현훈의 감별점

Character	Peripheral	Central
Attacks of vertigo	Intermittent	Persistent
Direction of rotation	Unilateral	Various
Severity	Prominent, correlated with the severity of nystagmus	Mild to prominent, not correlated with the severity of nystagmus
Loss of consciousness	Never	Rare
Nystagmus	Peripheral type	Central type
Imbalance	Mild to moderate	Severe, unable to unaided stand
Nausea/vomitign	Severe	Various
Compensation	Rapid	Slow, persistent

수 있는 중추성 원인을 감별하는 것은 중요하므로 대략적인 감별점을 (표 6-4)에 정리해 놓았다. 이와 같은 감별점은 절대적인 것은 아니며 말초성 어지럼의 양상을 보이더라도 항상 심각한 중추성 어지럼의 가능성에 대해서 고려하여야 한다. 후두와를 침범하는 작은 경색들은 전정신경염과 유사한 증상만을 보일 수 있는데, 이들을 감별하기 위해서는 첫 번째로 감각이상이나 위약(weakness), 구음장애, 복시, 운동실조 등의 신경학적 이상 증상이 동반 되었는지를 묻는 것이 중요하다. 다음으로 안진의 관찰, 두부충동검사(head thrust test), 머리흔들검사(head shaking test) 등의 필수적인 신경이과학적 진찰을 통하여 전정신경염에서 보이는 특징적인 징후가 있는 지 검사하여야 한다. 만일 전형적인 말초성 양상을 보이지 않는다면 소뇌경색의 가능성을 항상 염두에 두고 접근하여야 한다. 또한, 비록 전형적인 말초성 양상을 보인다고 하더라도 뇌졸중의 위험인자를 가지고 있는 환자라면 항상 후두와를 침범하는 뇌경색의 가능성을 열어두고 관찰하여야 한다.

① 급성 자발적 어지럼에서의 안진(nystagmus in acute spontaneous presentation)

일측성 말초전정병소(unilateral peripheral vestibular lesion)에서는 병변의 반대편으로 빠르게 향하는 회선-수평 복합안진(torsional-horizontal nystagmus)이 관찰된다. 중추성 안진(central nystagmus)은 다양하게 나타날 수 있는데, 순수 수직성(purely vertical), 혹은 순수 회선성(torsional) 안진, 방향이 일정치 않고 불규칙한 안진, 편심위치(eccentric position)에서 중앙으로 눈을 되돌리면 원래의 안진과 반대방향으로 향하는 반동성 안진(rebound nystagmus)등은 중추성 안진에 속한다. 대부분 특히, 말초성 전정안진은 안진의 방향, 즉 정상 쪽을 볼 때는 증가하며, 병변 방향을 쳐다볼 때는 감소하는 Alexander's law를 따르는 경향을 보인다. 말초성 안진에서는 주시 방향에 의해 안진의 정도가 변할 수는 있으나 방향이 역전되지는 않는다. 말초성 및 중추성 안진의 일반적인 감별점은 표 6-5와 같다. 말초성 전정기능 장애에서는 시고정(visual fixation)에 의해 안진이 억제되므로, 한쪽 눈을 가리고, 검안경(ophthalmoscope)으로 다른 쪽 눈의 안저(optic fundus)를 관찰하거나, Frenzel 안경을 착용하여 시고정을 방해할 때 새로 안진이 나타나거나 커지면 말초성 전정안진을 진단할 수 있다.

〈표 6-5〉 말초성 안진과 중추성 안진의 감별점

Character	Central	Peripheral
Pattern	Pure vertical, torsional	Mixed horizontal-tosional
Direction	May change	Unilateral
Effect of visual fixation	Not influenced	Suppressed

② **급성 일측성 말초성 전정병(Acute unilateral peripheral vestibulopathy. AUPV)**

말초 전정계를 침범하는 감염, 외상, 자가면역질환 등에서 모두 급성 말초성 현훈의 양상을 보일 수 있어 급성 일측성 말초성 전정병이라는 명칭이 사용되고 있다. AUPV는 전정신경염(vestibular neuritis), Ramsay Hunt 증후군, 현훈을 동반한 돌발성 난청, 미로염(labyrinthitis) 등을 통칭하는 용어로서 각각의 질환에서 전정장애의 증상과 회복이 비슷한 양상으로 나타나므로 임상적으로 비슷한 양상을 보이는 이들 말초성 현훈을 AUPV로 분류하는 것이 편리하다. 전정신경염은 AUPV의 대표적인 예로서 말초 전정기관이나 전정신경의 염증에 의해 발생하는 것으로 추정되는데, 현훈은 대개 수분에서 수시간에 걸쳐 심해지며, 오심/구토 등의 증상을 동반한다. 일부 환자에서는 증상이 발생하기 수일에서 수 주전에 상기도 감염 등을 앓은 병력을 확인할 수 있다. 수평-회성성 안진(horizontal-rotatory nystagmus)이 정상 쪽으로 나타나게 되며, 두부충동 검사(head thrust test), 지시검사(past pointing test) 등을 통해 병변 부위를 예측할 수 있다. 급성기에는 병변 쪽으로 쓰러지는 경향을 보이며, 환자는 대개 한 쪽(병변의 반대 쪽)으로 누워 있으려고 한다. 현훈은 수일에서 수주에 걸쳐 호전되나, 현훈이 사라진 뒤에도 걸을 때 어찔어찔 하며 중심을 잡기 힘든 느낌은 수주에서 수개월 동안 지속될 수 있다. 급성기에는 진정억제제 및 진토제(antiemetics) 등을 사용하여 증상을 경감시킨다. 전정억제제는 환자의 상태가 안정되는 대로 최대한 빨리 중단하는 것이 좋으며, 조기에 일상 활동에 복귀하여 적응시키는 것이 중추신경계에 의한 전정보상(vestibular compensation)을 유도하여 회복을 촉진시킨다.

③ **급성 중추성 현훈(Acute central vertigo)**

오심, 구토, 안진, 균형장애 등의 증상이 말초전정이상과 유사한 증상을 보일 수 있다. 말초전정이상과 다른 점은 현훈의 정도에 비해 균형장애가 더 심할 수 있으며, 증상이 더 오래 지속되고, 회복이 느리다는 점이다. 또한, 안진의 정도에 비례하여 어지럼이 심해지는 말초전정병과 다르게 안진이 심한데도 환자가 느끼는 어지럼이 경미할 수 있다. 뇌신경(cranial nerves)이상, 감각, 운동 신경로의 침범 등 뇌간의 다른 구조물을 침범할 때 나타나는 증상 및 징후들을 보인다면 쉽게 진단될 수 있으나 후하소뇌동맥(posterior inferior cerebellar artery, PICA)의 내측분지경색(medial branch infarction)이나 전정신경이 뇌간으로 들어오는 신경근입구(root entry zone) 만을 침범하는 경우의 다발성 경화증(multiple sclerosis), 그리고 소뇌의 작은 출혈 등에서는 동반되는 징후 없이 순수한 어지럼만 발생할 수 있으므로 감별에 유의하여야 한다. 후하소뇌동맥 영역의 뇌경색(cerebellar infarction in the territory of posterior inferior cerebellar artery, PICA)은 급성 중추성 어지럼의 가장 흔한 원인으로서 어지럼과 함께 심한 자세불안이 가장 흔한 증상이며, 외측연수가 함께 이환되는 경우가 많다. 그러나 PICA의 내측분지 원위부만 막힌 경우에는 연수를 침범하지 않으므로 다른 신경학적 이상 증상 없이 어지럼만 단독으로 나타날 수 있는데 이를 가성 전정신경염(pseudovestibular neuritis)이라 한다. 이처럼 PICA 영역의 소뇌에 국한된 작은 뇌경색은 주시유발성 안진이 흔히 동반되지만 없을 수도 있으므로 전정신경염으로 오인될 수 있다. 뇌졸중의 위험 인자를 가진 노인 연령층에서 다른 신경학적 이상 소견 없이 어지럼과 심한 자세 불안정을 주소로 응급실로 오는 환자의 약 1/4에서 내측PICA 영역의 소뇌 경색이 관찰 되었다는 보고에서 알 수 있듯이 소뇌 경색은 전정신경염과 반드시 감별되어야 한다. 전정신경염의 양상을 보이는 환자에서 소뇌 경색을 시사하는 병력 및 진찰 소견으로는 ① 뇌졸중의 위험인자를 가진 노인 연령층, ② 두부충동검사(head thrust test)에서 정상, ③ 어지럼의 정도에 비해 현저히 심한 균형장애, ④ 주시유발성 안진, 및 ⑤ 경한구음장애 와 후두부의 심한 두통 등이 있다. 소뇌 경색에 따른 어지럼을 호소하는 환자들 중 일부에서는 특이하게 병변 쪽을 향한 수평 및 회선 성분을 가진 자발성 및 주시유발성 안진과 함께 병변 반대쪽으로 넘어지는 심한 보행 장애를 보이면서, 겨냥이상과 같은 소뇌 징후는 없이 전정기능검사에서 각종 안구운동이 정상소견을 보이는 경우가 있다. 이는 다른 신경학적 이상증상 없이 급성 현훈을 보이면서 안진의 반대 방향으로 쓰러진다는 점에서 전정신경염을 시사하는 소견이지만 MRI에서는 소결절 및 배측 목젖(ventral uvula)을 포함한 PICA 내측 분지 영역의 급성 소뇌 경색에 의한 증상일 수도 있음이 확인되었다. 이때 안진의 방향은 병변 쪽을 향하는 것이 특징인데 소결절 및 배측 목젖의 Purkinje 세포로부터 억제를 받고 있던 동측 전정신경핵의 억제가 풀림으로써 동측 전정신경핵이 과흥분되어 말초전정장애와 같은 양상의 안진 및 어지럼을 보일 수 있는 것으로 생각된다. 따라서 비록 그 빈도는 드물지만 전정신경염처럼 보이는 안진과 보행 장애를 보인다 할지라도 뇌졸중의 위험 인자를 가진 노인 연령층에서는 반드시 소결절을 포함한 소뇌 경색의 가능성을 의심해 보아야 한다. 이 밖에 외측연수 경색(lateral medullary infarction) 환자들의 가장 흔한 호소 또한 어지럼이며 뇌간경색 중 어지럼을 주된 증상으로 보이는 가장 흔한 유형이다. 대부분의 환자는 급성기에 중심을 잡지 못하고 병변 쪽을 향하여 넘어지는 경향이 있고 이는 어지럼의 정도와 비례하지 않는다. 이때 어지럼은 전정신경핵을 침범함으로써 양측의 불균형을 초래하기 때문에 발생할 것으로 추정된다. 특징적인 신경안과적 이상 소견으로는 ① Horner 증후군, ② 눈기울임 반응(ocular tilt reaction, OTR), ③ 체간 측방돌진(truncal lateropulsion), ④ 안구 측방돌진(ocular lateropulsion), ⑤ 주관적 수직축의 기울임(tilting of subjective visual verticality), ⑥ 다양한 안진 등이 있다. 눈기울임 반응의 방향은 병변 측을 향하며 병변 측 눈의 외회선(extorsion)이 반대편 눈의 내회선(intorsion)의 정도 보다 훨씬 심한 부분적인 유형이 가장 흔하다. 환자에게 위나 아래를 보게 하면 환자의 눈이 곧바로 위아래로 향하지 못하고 병변 쪽으로 비스듬히 움직인 후 다시 중앙으로 향하는 양상의 안구측방돌진을 보인다. 주관적 수직축의 기울임은 대개 병변 쪽으로 향하여 나타나며 특히 병변 측 눈에서의 기울어짐이 더 심한 경향을 보인다. 안진은 다양하게 관찰될 수 있으나 일반적으로 수평 안진은 전정신경염에서 볼 수 있는 병변 반대쪽으로 향하며(가성 전정신경염), 회선 안진은 어느 방향으로도 나타날 수 있으며, 주시의 방향에 따라 안진의 방향이 변하는 중추성 안진의 양상을 보인다. 전하소뇌 동맥(anterior inferior cerebellar artery, AICA)에서는 중추 전정기능의 이상에 따른 소견 및 말초 전정에서 보이는 임상 양상들이 함께 관찰 될 수 있다. AICA 및 PICA 영역의 소뇌 경색은 모두 어지럼이 주된 증상이고 감각 이상 및 뇌신경 장애 등의 뇌간 증상을 보이지 않을 수 있다는 측면에서 임상적 감별이 어려울 수 있으나 AICA 영역의 경색에서는 돌발성 난청(sudden deafness)이 함께 동반될 수 있으므로 청력에 관한 검사를 하는 것이 중요하다. 또한 일부의 경우에서 돌발성 난청과 어지럼만 있고 뇌자기공명영상에서 이상소견이 없다가 며칠 후에 AICA 경색으로 발전하는 수가 있으므로 특히 뇌졸중의 위험인자를 가진 환자에서 청력소실과 어지럼이 동반되었다면 반드시 AICA 경색의 가능성을 염두에 두고 관찰하여야 한다.

위에서 살펴본 바와 같이 급성 자발적 양상의 어지럼이 발생한 환자에서 중추성어지럼을 감별하기 위해 임상적으로 필수적인 신경이과학적 검사와 의의를 표 6-6에 정리하였다. 만일 전형적인 전정신경염의 소견이 보이지 않거나 중추성을 의심할만한 소견이 보인다면 적절한 관찰과 MRI를 시행하여 원인을 찾아야한다.

〈표 6-6〉 전정신경염과 소뇌경색의 감별점

	HTT	HSN	Nystagmus by visual fixation	Imbalance
Vestibular neuritis	Abnormal	Peripheral pattern	Decreased	Can stand without aid
Cerebellar stroke	Normal	Perverted	Not changed	Can't stand without aid

HTT, head thrust test : HSN, head shaking nystagmus.

(2) 재발하는 어지럼

재발하는 양상의 급성 어지럼에서 감별해야 할 대표적 질환은 말초성에서는 메니에르병(Meniere's disease)과 전정성 편두통(vestibular migraine), 중추성에서는 VBI이다. 메니에르병은 갑자기 발생하여 수십 분에서 수 시간 동안 지속되는 어지럼이 귀충만감

(aural fullness), 이명(tinnitus)과 함께 나타나며 발작이 반복됨에 따라 청력이 감소되는 질환이다. 대개 발작이 시작되면 귀에 무엇이 차있는 듯한 느낌이 생기고, 이어 귀가 잘 안 들리면서 소리가 나고 어지럼과 오심, 구토 등이 동반된다. 처음엔 어지럼과 이명, 귀충만감 등만 반복되다가 나중에 청력소실이 동반되는 수가 많다. 청력소실은 저주파 영역에서 시작하여 점차 고주파 영역으로 진행한다. 발작의 빈도가 증가하고 정도가 심해지면 이명 및 청력이 악화되고, 발작 사이에도 이명이 계속될 수도 있다. 메니에르병은 발작적인 어지럼의 지속시간과 이명, 귀충만감 등의 증상, 청력검사에서 저음 영역의 청력소실이 있는 경우 진단할 수 있다. VBI가 뇌간의 이상 징후 없이 나타난다면 메니에르병의 발작에 의한 급성 현훈과 유사하므로 감별을 요한다. 이때 어지럼의 지속시간이 가장 중요한 감별점으로서, 메니에르병의 경우는 20분 이상에서 몇 시간 정도의 어지럼을 보이는데 반해 VBI는 수분간의 어지럼이 발생하는 것이 보통이다. 병력에서 VBI에 의한 어지럼을 의심할 만한 특징은 ① 고혈압 및 당뇨병과 같은 뇌졸중의 위험 인자를 가진 노인 연령층, ② 수 분 미만에 저절로 사라지는 어지럼, ③ 점점 기간이 길어지는 재발 ④ 뇌자기공명혈관조영(magnetic resonance angiogram)에서 추골기저동맥의 동맥경화성 협착(stenosis) 내지 폐색(occlusion) 등이 있다. 따라서 임상적으로 뇌졸중의 위험 인자들을 가진 노인에서 다른 신경학적 증상은 동반되지 않으나 수분 동안만 지속되는 어지럼이 반복적으로 나타나는 경우, 특히 점점 길어지는 어지럼이 발생하였을 때 VBI의 가능성을 생각하여야 한다.

(3) 체위의 변동에 의한 순간적 어지럼(brief attacks of dizziness induced by position change)

① 체위성 현훈(Positional vertigo)

BPPV의 진단은 특징적인 병력과 체위변동에 의한 현훈을 유발시키는 방법으로 쉽게 진단이 가능하다. 병력에서 주의할 점은 환자들이 체위 변화에 의해 잠깐씩만 발생하는 현훈에 대해서 수시간 또는 수일간 지속되는 것으로 표현하는 경우가 많은데, 이는 현훈이 없는 시기에 오심이나 구토, 비특이적 어지럼증이 남아 있을 때를 모두 포함해서 어지럽다고 표현하기 때문이다. 증상의 시작은 보통 아침에 일어나거나 자다가 발생하게 되는데, 누울 때나 누웠다가 일어날 때, 자다가 옆으로 돌아누울 때, 고개를 숙이거나 위로 쳐들 때 발작적으로 발생하는 현훈이 특징이다. 병태생리학적 원인은 타원낭(utricle)의 평형반(macula)에 정상적으로 있는 이석(otolith)이 변성되면서 부스러기들이 반고리관으로 들어가거나 팽대마루(cupula)에 달라붙어 발생한다. BPPV는 증상이 어느 반고리관에서 발생하느냐에 따라 전, 후, 수평반고리관성으로 분류할 수 있다.

일반적으로 후반고리관성 BPPV가 가장 흔하다. 후반고리관성 BPPV는 Dix-Hallpike 수기(Dix-Hallpike maneuver, 이하 D-H 수기)에 의해 유발되는 현훈 및 특징적인 안진의 양상으로 진단할 수 있다. 이때 유발되는 안진은 수 초 정도의 잠복기를 가지며, 1분 미만으로 지속되고, 안진의 방향 및 형태는 아래쪽에 놓인 병변 귀 쪽으로 회편시되거나 정상 귀쪽으로 주시하면 상향되는 선형-회선의 복합 안진이며, 앉은 자세로 복귀시 안진의 방향이 역전될 수 있고, 반복하면 안진이 사라지는 피로도(fatigability)를 보일 수 있다.

수평반고리관성 BPPV는 후반고리관성 BPPV와 현훈이 유발되는 체위와 안진의 방향에서 차이가 있다. 주로 옆으로 돌아누울 때나, 누워서 고개를 옆으로 돌릴 때 현훈이 발생하는데, 환자를 바로 눕힌 상태에서 환자의 고개를 좌우로 갑자기 돌리면 현훈과 함께 수평 방향의 안진이 유발된다. 수평반고리관성 BPPV는 안진의 방향에 따라 두 가지로 나뉜다. 지향성(geotropic) BPPV에서는 고개를 옆으로 돌릴 때, 지면을 향하는 안진이 약간의 잠복기를 두고 나타나서 1분 이내로 지속된다. 지향성 BPPV는 이석의 부스러기가 수평반고리관의 내림프액 안에 있을 때 발생하는 것으로 생각되는데, 고개를 옆으로 돌릴 때 부스러기가 가라 앉으면서 내림프의 흐름에 영향을 주어 발생하며, 병변이 있는 쪽으로 고개를 돌릴 때 안진 및 현훈이 더 강하게 유발된다. 이와는 달리 고개를 옆으로 돌릴 때 하늘을 향하는 수평 안진이 관찰되는 수평반고리관성 BPPV를 천향성(apogeotropic) BPPV라고 한다. 천향성 BPPV에서 유발되는 안진은 잠복기가 없고, 고개를 돌리고 있는 동안 지속되며, 정상쪽으로 고개가 돌려졌을 때 강한 특징을 보인다. 천향성 BPPV는 이석의 부스러기가 내림프액 안에 떠다니는 것이 아니라 팽대마루에 달라 붙어 있어 발생하는 것으로 설명한다.

대부분의 경우 BPPV는 특별한 원인을 찾을 수 없으나, 상기도 감염, 두부 외상, 전정 신경염, 중이염 또는 이과적 수술 등의 병력이 있는 경우가 있다. 약 반수 정도에서 재발할 수 있다.

드물게 소뇌 목젖(nodulus)의 병변이나 제4뇌실 바닥의 병변과 같이 중추신경계의 병변에 의해서도 체위성 현훈이 발생할 수 있다. 일반적으로 말초성 및 중추성 체위성 현훈은 임상에서 쉽게 진단할 수 있다. 중추성 및 말초성 체위성 현훈의 일반적인 감별점

〈표 6-7〉 Differences between central and peripheral positional vertigo

	Pattern	Latency	Fatigability	Mechanism
Peripheral	Torsional-upbeat	Common	Common	Otoconia in the semicircular canal
Central	Pure vertical (mainly downbeat)	Rare	Rare	Abnormality in the central otolith-ocular pathway

은 표 6-7에 표기하였다.

② 기립성 어지럼(Postural dizziness with or without postural hypotension)

기립성 저혈압(orthostatic hypotension)은 오랫동안 누웠다가 일어날 때, 혹은 쪼그리고 앉았다가 일어날 때 혈압이 떨어짐으로 인해 발생하며, 환자들은 수 초에서 수 분 간의 어지럼을 느낄 수 있다. 이 때 어지럼은 type II의 어지럼인 실신성 어지럼인 경우가 많으나, "어질어질하다", "붕 뜬 것 같다", "멍하다" 등 비특이적인 증상을 호소할 때도 있다. BPPV에서 발생하는 어지럼과 감별점은 기립성 어지럼은 일어설 때만 발생하는 데 비하여, BPPV에서는 누울 때도 발생할 수 있다는 점이다. 기립성 저혈압의 원인은 심장인성(cardiogenic), 말초신경병성, 약물(고혈압약, 전립선 비대증 치료제) 등 다양하지만, 때로는 원인이 불분명한 경우도 많으므로 주의하여야 한다.

(4) 만성적 어지럼(Chronic dizziness)

① 약물에 의한 어지럼(drug-induced dizziness)

이뇨제나 칼슘길항제, 베타차단제, 혈관확장제 등 심혈관계에 작용하는 약제들이 특히 어지럼을 유발하기 쉬운 약들이다. 항히스타민제, 삼환계 우울증 치료제 등 항콜린성 약물 들도 어지럼을 흔히 유발하며, 항고혈압 약제 등도 어지럼을 유발할 수 있다. 이 외에 정신과 약물의 대부분 즉, 항불안제, 정신분열증 치료제, 진정제, 수면제, 항우울제 등도 어지럼을 유발한다. 또한, 근육이완제, 항경련제, 알파 차단제 등도 어지럼의 원인이 된다. 따라서 어지럼의 다른 특정한 원인이 없거나 약제들이 의심될 때 약물의 중단이나 교체로 환자의 어지럼을 개선시킬 수 있다. 따라서 약물복용의 병력을 자세히 묻는 것이 중요하며, 위에 열거한 약물 외에 음주력이나, 카페인, 약국에서 살수 있는 약물에 대해 물어보아야 한다. 알코올은 혈중 농도가 높을 때 기립성 저혈압을 초래할 수 있고, 다음 날 아침의 어지럼의 원인이 될 수 있으며, 한 두잔 정도의 음주에 의해서 미로의 막을 통한 림프액의 이동을 초래하여 5-10시간 후에 체위성 현훈이나 안진을 유발하기도 한다. 자가로 구입하여 복용하는 감기약 등도 어지럼을 유발할 수 있다.

② 양측성 전정장애(Bilateral vestibulopathy)

겐타마이신, cisplatin 등을 만성적으로 복용하면 미로의 영구적 손상을 초래하여 이로 인해 동요시(oscillopsia)가 유발될 수 있다. 흔히 걸어갈 때 길거리의 간판을 읽을 수 없다는 것을 호소하며 어두운 곳에서 중심을 잡기 어렵다고 하는 경우가 많다. 환자들은 가만히 있을 때는 어지럼을 호소하지 않으나 걸을 때 또는 머리를 움직일 때 시야가 흐려 지거나 흔들려 보이는 증상을 호소한다. 전정안반사의 이득이나 위상의 이상에 의해 증상이 발생하며, 자발안진은 관찰되지 않고, 두부충동검사나 동적시력검사에서 이상을 보인다.

③ **다중신경감각계 이상(Multiple neurosensory impairment)**

평형조절에 필요한 시각계, 고유감각계, 전정계 중 어느 한 곳의 병변에 의한 어지럼은 나머지 감각계의 보상작용에 의해 평형을 유지할 수 있지만, 이들 감각계의 여러 곳에 문제가 있다면 만성적인 어지럼을 초래할 수 있다. 가령, 전정계의 이상과 시력의 저하가 함께 있는 경우에는 어지럼이 훨씬 오래갈 수 있으며, 소뇌 및 근신경계, 고유감각계의 병변이 함께 있는 경우도 있다. 노인에서는 노화에 의해 이러한 감각계의 여러 곳에 문제가 있는 경우가 많으므로 노인성 보행장애(presbystasis), 또는 노인성 균형장애(disequilibrium of aging)라는 용어가 제안되기도 하였다. 그러나 이러한 경우에도 기본적으로 가지고 있는 노화에 의한 생리적 변화에 의해 어지럼이 발생하기 보다는 직접적으로 어지럼을 유발하는 병적인 상태에 의한 것이 주된 어지럼의 원인이므로 이러한 용어를 전반적인 노인성 어지럼에 적용하지 않는 것이 좋다. 임상적으로는 일어서거나 걸을 때 악화되는 균형장애를 호소하는 경우가 많고, 병력이나 이학적 검사에서 한 개 이상의 감각계에 이상을 보인다. 시력은 다른 감각계의 이상을 보상해줄 수 있는 가장 중요한 감각계 이므로 백내장과 같은 교정할 수 있는 감각계의 이상을 먼저 치료하는 것이 이러한 환자의 기능적 개선에 중요하며, 근력의 강화나 실조증에 대한 재활 치료가 도움을 줄 수 있다.

④ **정신과적 문제(psychological problems)**

젊은 환자에서는 불안증이나 우울증과 같은 정신과적 문제가 직접적으로 만성 어지럼을 초래할 수 있는데 반하여, 노인에서는 정신과적 문제로 어지럼을 초래하는 경우는 드물며, 오히려 어지럼 때문에 기능적으로 장애를 야기함으로써 정신과적 문제를 초래하는 수가 많다. 한 연구에 의하면 60세 이상의 노인에서 37% 정도가 불안증, 적응장애, 우울증 과 같은 정신과적 문제가 있다고 하였다. 이렇게 많은 비율의 환자에서 정신과적 이상을 보이는 이유는 기저질환으로 정신과적 질환을 가지고 있는 노인에서 어지럼에 좀더 취약할 수 있다는 설명과, 어지럼으로 인한 기능적 장애가 이차적으로 우울, 불안, 넘어짐에 대한 공포 같은 정신과적 문제를 일으킬 수 있다는 설명이 모두 가능하다.

●●● 참고문헌

1. 성기범. 안진. In 어지러움, 이정구, 김재일, 박현민 엮음, 단국대학교출판부, pp. 103-139, 2004.
2. 성기범. 신경안과와 신경이과. In신경학, 대한신경과학회편, 군자출판사, pp. 259-323, 2007.
3. 성기범, 박선아, 이태경. 어지러움의 이해. 대한평형학회지, 1:157-164, 2002.
4. 성기범, 이태경, 임수빈. 안구운동의 생리 In 임상평형의학, 이원상, 이정구, 정경천 등(대한평형의학회), 군자출판사, pp. 111-140, 2005.
5. 이태경, 성기범. 보행자세에 대한 진찰. In 임상평형의학, 이원상, 이정구, 정경천 등(대한평형의학회), 군자출판사, pp. 305-314, 2005.
6. Burde, Savino, Trobe, Clinical Decisions in Neuro-Ophthalmology. 3rd ed. Mosby, 2003
7. Glaser JS. Neuro- Ophthalmology. 3rd ed. Lippincott Williams & Wilkins:1999.
8. Leigh RJ, Zee DS. The Neurology of Eye Movement. 4th ed. Oxford:2006.
9. Sung KB. Clinical Evaluation of Vestibular System. Journal of Korean Society for Clinical Neurophysiology. Suppl. 1998;2:27-45.
10. Sung KB, Lee TK, Furman JM. Abnormal eye movements in dizzy patients. Neurologic Clinics 2005;23:675-703.

제 7 장

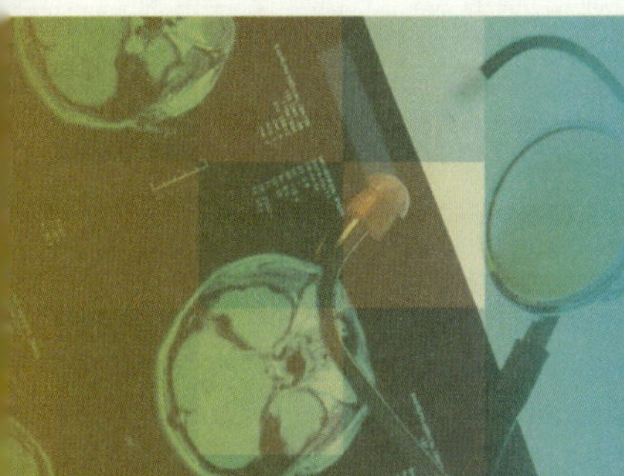

경련성 질환(뇌전증)

Seizure Disorder & Epilepsy

박 형 국

학습목적

간질의 병태생리, 분류, 감별진단, 치료, 예후에 대하여 알고 있어야 한다.

학습목표

1. 간질(epilepsy), 경련(convulsion), 발작(seizure)이 차이전을 설명한다.
2. 간질발작을 국제분류법으로 분류한다.
3. 간질발작의 발생빈도를 열거한다.
4. 복합 부분발작의 임상증상을 열거한다.
5. Generalized seizure의 임상양상을 설명하고, 응급처치법을 나열한다.
6. 간질 발작과 감별해야 할 질환을 연령별로 분류하고 감별점을 설명한다.
7. 항경련제의 선택과 사용원칙을 설명한다.
8. 간질중첩증의 원인 및 치료를 설명한다.

1 뇌전증(Epilepsy)의 정의

간질발작(seizure)은 대뇌피질(cerebral cortex)의 갑작스럽고 무질서한 흥분상태로 말미암아 야기되는 증상으로 정의되며 이를 일으키는 원인으로는 대사질환을 포함하는 전신성 질환과 중추신경계 질환뿐만 아니라 극도의 과로나 스트레스, 수면부족 또는 갑작스러운 금주 등 여러 가지 요인들이 있다. 이에 반하여 뇌전증(epilepsy)이란 간질발작이 만성적으로 재발되는 질환을 가리키는 것으로서 일시적인 원인(예 : 갑작스런 금주, 전해질 이상, 심한 스트레스나 수면부족)에 의하여 유발된 간질발작 과는 뚜렷하게 구분이 되어야 한다. 한편 간질발작 중에서 운동증상을 동반하는 경우를 일컬어 경련(Convulsion)이라 한다.

간질조짐(epileptic aura)이란 의식소실 이전에 나타나는 발작(seizure)의 일부분으로 뇌전증(epilepsy)의 편측화 또는 국소화의 중요한 단서가 된다. 일반적으로 객관적 징후 없이 환자 스스로 주관적으로 느끼고 나중에 기억할 수 있는 발작의 초기증상을 뜻한다. 고립성조짐(isolated aura)은 단순부분발작(simple partial seizure) 자체가 되며, 의식소실로 진행하는 경우 복합부분발작(complex partial seizure)의 초기증상이 된다. 환자에 따라 발작 수 시간에서 수 일전에 신경과민, 불안, 어지럼증, 두통 등의 전구 증상(prodrome)을 경험하는 경우가 있는데 이는 조짐으로 간주하지 않는다.

2 뇌전증의 사회적 측면

일반인의 3% 정도가 일생에 1회 이상 발작을 하며, 처음 발작을 한 환자의 1/20 정도가 뇌전증으로 발전할 것으로 본다. 일반적인 뇌전증의 발생률은 연간 10만 명당 50-70명이며, 연령에 따른 뇌전증 발생률은 초기 소아에서 높고, 60세 이상의 노인에서 급격히 증가한다. 뇌전증의 유병률은 인구 1000명당 4-10명으로서 우리나라의 인구를 5천만으로 생각 할 때 현재 약 20만-50만 명의 뇌전증 환자들이 있는 것으로 추산된다.

성인 환자의 경우에서는 약 30% 정도가 어떠한 알려진 원인에 의하여 전간이 발병된 경우(symptomatic epilepsy)이고 나머지 70%에서는 우리가 원인을 알 수 없는 경우(idiopathic epilepsy)로 알려져 있으며 소아의 경우에서는 각각 50% 정도로 구분된다.

3 뇌전증의 원인

뇌전증은 원인에 따라 원인을 모르는 특발성 뇌전증(idiopathic epilepsy), 위험인자나 원인이 확인되는 증상성(symptomatic), 현재 확인된 바는 없으나 위험인자나 원인이 있을 것으로 추정되는 잠재성(cryptogenic)으로 나눈다.

각 연령층별 뇌전증의 주요 원인은 그림 7-1에 요약하였다.

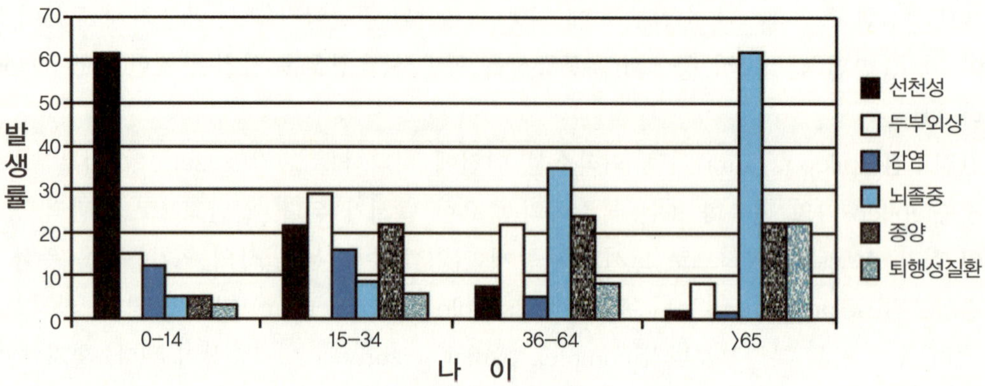

[그림 7-1] 각 연령층별 뇌전증의 주요 원인

4 간질발작의 분류(Classification)

현재까지 임상에서 흔히 사용되는 간질발작의 분류는 1981년 국제간질연맹(International League Against Epilepsy)의 분류이며, 이는 발작양상 과 뇌파소견을 기준으로 부분발작과 전신발작으로 나누었다(표 7-1). 부분발작은 대뇌겉질의 일부분에서 유발되고, 전신발작은 대뇌전체의 광범위한 부분에서 기인하는 발작을 의미한다.

〈표 7-1〉 간질발작의 국제분류(1981, Epilepsia)

1. 부분발작(partial seizure)
   - A. 단순부분발작(simple partial seizure) - 의식장애 없음
   - B. 복합부분발작(complex partial seizure) - 의식장애 있음
   - C. 이차전신발작(partial seizure evolving to generalized seizure)
2. 전신발작(generalized seizure)
   - A. 소발작(absence seizures)

B. 근육간대경련발작(myoclonic seizures)
C. 간대발작(clonic seizures)
D. 강직발작(tonic seizures)
E. 강직-간대발작(tonic-clonic seizure)
F. 무긴장발작(atonic seizures)
3. 미분류 간질발작(unclassified epileptic seizure)

1 부분발작

(1) 단순부분발작

대뇌의 일부분에 국한된 발작으로 의식이 유지되는 것이 특징이다. 발병부위에 따라 운동증상, 감각증상, 자율신경증상, 정신증상 등의 다양한 형태를 보인다.

대뇌운동겉질을 침범하여 발생하는 국소운동발작은 신체의 일부분에서만 발생하거나 점차 주위로 퍼지기도 한다. 자율신경계 증상을 동반한 단순부분발작은 구토, 창백, 열감, 땀, 동공확장, 요실금 등이 나타난다. 감각증상을 동반한 단순부분발작은 대뇌감각겉질에서 시작되고 이상감각, 환시, 환청, 다양한 시각증상을 나타낼 수 있다. 정신증상을 동반한 단순부분발작은 공포감, 분노, 기시감(déjà vu), 미시감(jamais vu), 언어장애, 감정이상 등을 보인다.

(2) 복합부분발작

복합부분발작의 특징은 의식장애가 있다는 점이다. 의식이 없는 상태에서 의도 없이 반복적 행동을 특징으로 하는 자동증(automatism)이 종종 동반된다. 자동증의 종류에는 입자동증, 동작자동증, 언어자동증, 병적배회 등이 있다.

복합부분발작은 대부분 관자엽에서 시작하나 이마엽, 마루엽, 뒤통수엽에서도 나타날 수 있다. 발작이 끝난 후에는 발작후혼돈, 두통, 수면, 기억상실 등이 흔히 나타난다.

(3) 이차전신발작

부분발작이 대뇌의 전부위로 퍼져 전신발작으로 이환 되는 것을 이차전신발작이라 하며, 이 과정이 빠르게 진행되면 전신발작과 감별이 곤란할 수 있다.

2 전신발작

(1) 소발작

소발작(absence seizure)은 주로 소아에게서 발생하고 과거에는 결신발작, petit mal

seizure 등으로 불렸다. 의식소실과 함께 갑자기 하던 행동을 멈추고 멍하게 앞이나 위를 바라보는 형태를 띠며, 의식이 원상태로 회복되는데 수초에서 수십 초(보통 10여 초) 정도의 시간이 걸린다. 의식소실과 함께 눈에 띄는 운동발작이 없다는 점에서 간혹 복합부분발작과 혼돈될 수 있으나 자동증이 흔치 않으며, 시간이 짧다는 점, 발작후혼돈 이나 두통 등의 증상이 없다는 점에서 차이가 있다.

(2) 근육간대경련발작

갑작스럽고 짧은 전기충격과 같이 빠른 불수의 운동으로 물건을 놓치는 등의 일상생활에 지장을 초래한다. 주로 아침이나 수면과 관련되어 발생하고 피곤하거나 광자극 등에 의해 심해지기도 한다. 정상인에서도 수면 시 흔히 발생되고 약물의 부작용, 저산소뇌손상, 퇴행성 뇌질환, 척수질환 등에서도 발생할 수 있음을 염두 해야 한다.

(3) 간대발작

강직기를 동반하지 않고 간대기만 있는 전신발작을 말한다.

(4) 강직발작

전신적인 근육의 수축으로 사지가 뻣뻣하게 굳는 발작으로 간대기로 이행되지 않는 전신발작을 말한다. 호흡근의 수축으로 괴성과 호흡곤란(청색증)이 생기고 안구편향, 동공확대가 나타난다.

(5) 강직간대발작

전신발작 중 가장 흔한 발작의 형태로 흔히 대발작(grand mal seizure)라 불리기도 한다. 강직기 이후 반복적인 굴신운동을 보이는 간대기로 진행한다. 의식이 소실되면서 쓰러지기 때문에 외상이 발생할 수 있다. 입에선 침과 거품이 나오고 턱의 간대발작으로 혀를 깨물기도 하며 요실금이나 대변실금이 나타날 수 있다. 발작 후에는 대개 깊은 수면에 빠지거나 혼돈 등 다양한 의식장애가 일시적으로 나타날 수 있다.

(6) 무긴장발작

자세를 유지하는 근육의 긴장이 순간적으로 의식소실과 함께 소실되는 전신발작의 형태로 갑자기 넘어져서 머리, 안면, 치아 등의 부상이 많이 발생한다.

3 미분류발작

자다가 발생한 발작이나 정확한 관찰자가 없는 상태의 발작 환자 등에서처럼 병력에 대한 문진이나 뇌파검사 상으로도 정확한 발작의 형태를 알 수 없는 경우를 말한다.

5 뇌전증의 진단

임상적으로 전간의 진단을 내리기 위하여는 최소한 두 번 이상의 간질발작이 특별한 이유 없이 일어났거나(unprovoked) 또는 단 한 번의 간질발작이 있었다 하더라도 그 유발 원인이 존재하는 상태로서(예 : 뇌종양, 뇌농양, 뇌출혈 등) 향후 간질발작이 재발할 소지가 지속적으로 남아 있다는 것을 확인 하여야 한다.

발작환자의 진단을 위한 평가에는 1. 환자가 호소하는 발작증상이 간질발작에 합당한지를 평가하고, 2. 간질발작의 유형을 분류하며, 3. 뇌전증의 원인을 규명하고 특정간질증후군으로 진단하는 과정으로 구성되는데, 이를 위하여 자세한 문진과 병력청취, 신경학적 진찰, 및 뇌파 등 검사를 시행한다.

1 병력청취 및 문진

뇌전증의 진단에 있어서 가장 중요한 절차는 상세한 병력조사라 할 수 있다. 뇌전증은 간헐적으로 재발하는 발작이지만 실제로 의사가 환자의 발작을 직접 목격할 가능성은 매우 낮기 때문에 발작증상에 대한 자세한 병력청취가 필요하다. 또한 발작 중 의식소실을 동반하는 경우에는 발작을 직접 목격한 사람이나 보호자로부터 병력청취가 필요하다.

환자의 병력을 조사하는 방법은 다음 몇 가지 단계로 나눌 수가 있다(표 7-2 참고).

첫째로 발작의 임상증상을 정확히 알아야 한다. 예를 들어서 발작 중에 환자가 의식을 상실 했었는지 의식상실이 있었다면 의식상실 직전에 느껴지는 전구증(aura)이 있었는지, 또한 의식상실 중에 나타난 행동변화의 묘사(tonic-clonic jerk, automatism, unresponsiveness) 등을 조사하여야 한다.

둘째 단계로는 환자가 전간의 소지를 가지고 있었는지를 살펴보기 위하여 환자의 출생시의 문제점 유무를 조사하는 것으로부터 시작하여 영, 유아시의 발육상태, 열성경련의 유무, 뇌염 또는 뇌막염 유무, head trauma의 유무, 학교생활에 있어서의 문제점, 또한 가족력상의 뇌전증환자의 존재 유무 등을 알아야 한다.

셋째로는 간질발작의 원인이 될만한 신경질환 내지는 다른 신체질환의 증상이 있었는지를 조사 하여야 한다.

〈표 7-2〉 간질발작의 중요 문진 사항

발작 시 첫 증상 : 조짐, 초기운동 또는 감각증상
발작 후 현상(Todd 마비 등)
한 개 이상의 발작종류 유무
발작양상의 변화 여부
첫 발작의 날짜, 발병 나이, 평균 발작 횟수
유발 또는 호발인자 : 알코올, 수면박탈, 호르몬 변화(월경)
이전의 약물에 대한 반응
가족력
열성경련의 과거력
뇌손상의 과거력
다른 신경학적 또는 전신질환의 과거력

2 이학적 검사 및 신경학적 검사

자세한 문진 후에는 다른 신경계질환과 마찬가지로 이학적 진찰과 신경학적 진찰을 한다. 결절경화증 등의 신경피부병(neurocutaneous disease), 반신위축과 반신마비, 뇌성마비, 정신지연 등 뇌전증의 원인질환들의 증거를 찾기 위해 노력해야 한다.

신경학적 검사상 일시적인 언어장애, Todd 마비와 같은 국소화에 유용한 발작 후 징후가 보인다면 진단에 도움이 된다. 그 밖에도 국소화 내지 편측화를 가능하게 하는 발작 중 또는 발작 후 징후 들은 뇌전증의 병터를 알아내는데 중요한 단서이다.

3 실험실 검사

뇌전증의 진단에 있어서 도움을 줄 수 있는 검사 방법으로 뇌파검사(EEG)와 뇌 자기공명 영상(brain MRI) 또는 전산화 뇌 단층촬영(brain CT) 등이 있다.

뇌파검사는 뇌전증의 진단 및 유형을 구분하는데 가장 필수적인 검사로써 간질모양방전(epileptiform discharges)이 나타날 경우 간질의 진단에 매우 중요한 역할을 할 뿐만 아니라 부분성 뇌전증의 경우에서는 간질모양방전이 대뇌의 일부 국소에 나타나며 전신성 뇌전증의 경우에서는 대뇌전반에 걸쳐 나타나므로 뇌파소견은 간질발작의 유형을 감별하는 데에도 큰 도움을 준다. 그러나 간질모양방전은 항상 나타나는 것이 아니고 일차 뇌파검사 시에는 환자의 약 50%에서만 나타나기 때문에 뇌파검사가 정상이라고 하여 뇌전증이 아니라고 할 수 없다. 일차 뇌파검사가 정상으로 나온 경우에는 수면결핍을 시킨 후 2차 뇌파검사(sleep deprived EEG)를 시행하는 것이 바람직하지만 이 경우에 있어서도 간질모양방전이 나타날 확률은 약 20% 내외로서 만족할만한 결과는 아니다. 뇌파판독에 있어서 한 가지 더 부연해야 할 사실은 뇌파판독은 항상 임상적 소견과 연관 지어서 판독을 하여야 한다는 것이다. 뇌파란 뇌기능을 측정하는 것으로서 비정상적인 뇌기능은 여러 가지 질병이나 병변 또는 환자의 상태에 따라 변하는 것으로서 임상적인 증세에 대한 지식이 없이는 정확한 진단이나 판독을 하기가 어렵게 된다.

Brain CT는 뇌전증 환자의 약 30-60%에서 비정상적인 소견을 나타내는 것으로 알려져 있지만 대부분의 비정상적인 소견이라 함은 전반적인 뇌 축소 현상으로써 간질의 진단 또는 원인규명과는 특별한 연관성이 적으며, 특히 최근 들어서는 자기 공명 영상(MRI)이 뇌전증환자의 진단에 더욱 예민한 것으로 알려지면서 brain CT의 효용성은 많이 소실되었다. 실제 임상적으로 주요한 소견이란 뇌병소(예 : 뇌종양, 뇌연화증, 혈관기형, 대뇌피질 이형성증 등)를 나타내는 것으로 이러한 소견들 역시 MRI에서 더욱 예민하게 발견될 수 있고, 부분성 뇌전증 환자에 있어서 나타나는 빈도가 높다.

뇌척수액 검사는 뇌전증의 진단에 필수적이지는 않지만 급성증상발작을 일으킬 수 있는 뇌수막염, 뇌염의 진단에 필요하다. 그밖에 급성 혹은 만성 신체질환이 있는 환자에서 발작을 일으킬 수 있는 전해질, 포도당, 칼슘, 마그네슘, 콩팥기능이상 등의 여부도 진단에 도움을 준다.

6 뇌전증에 동반되는 질환

뇌전증 환자에서는 질환의 발생 전, 후를 포함한 병의 경과 중에 여러 동반질환이 나타날 수 있다. 인지기능장애(cognitive impairment), 정신질환(psychiatric disorder), 외상(injury), 갑작스런 사망(sudden death), 내분비기능이상(endocrine dysfunction), 편두통 (migraine), 수면이상 (sleep disorders) 등의 발생 비율이 정상에서 보다 높다. 이런 동반질환은 때론 매우 심하여 일상생활에 더 큰 문제를 일으키기도 하므로 환자의 진료에 이 점을 고려하여야 한다.

인지기능장애는 뇌전증의 가장 흔한 동반질환으로 발생에 영향을 주는 요소로는 1. 뇌전증이 있기 전의 병전 요소, 2. 발작과 연관된 요소, 3. 치료와 연관된 요소 등이다.

또한 각종 정신질환이 동반질환으로 나타날 수 있는데, 우울증, 불안장애, 정신병, 인격장애 등이 흔하다. 특히 이들 정신질환은 간질 자체보다 건강관련 삶의 질(quality of life)에 나쁜 영향을 주고 정신사회적, 직업 장애를 일으킬 수 있다.

뇌전증 환자의 삶의 질은 간질발작이 잘 조절되지 않는 경우에는 고혈압이나 당뇨병을 가진 사람보다 훨씬 낮았으며, 심장병을 가진 환자와 비슷한 정도이나 발작이 조절된 경우에는 이들 질환의 환자보다 높다고 한다.

7 뇌전증의 치료

1 약물치료

(1) 약물치료의 시작

뇌전증 환자에게 보편적으로 약물치료를 시작하는 경우는 유발요인이 없는 발작이 2회 이상 있을 때 및 첫 번째 발작이라도 표 7-3과 같은 경우는 치료를 시작하는 것이 보통이다.

〈표 7-3〉 첫 번째 발작환자에서 치료를 시작하는 경우

1. 뇌파검사상 뚜렷한 간질모양 방전이 확인 되었을 때
2. 뇌에 구조적인 이상이 있을 때
3. 신경학적 진찰에서 이상소견이 있을 때
4. 간질발작의 가족력이 있을 때
5. 과거력상 뇌감염 이나 의식소실을 동반한 외상이 있었을 때
6. 현재 활동성 뇌감염을 앓고 있을 때
7. 첫 번째 발작이 간질지속증으로 나타났을 때 이다.

(2) 항경련제의 작용기전

항경련제의 작용기전은 신경세포의 흥분기능을 감소시키거나 억제기능을 증가시키는 약물로 이를 정리 하면 다음과 같다(그림 7-2, 7-3 참조).

1. 전압의존성 Na이온, Ca 이온통로를 억제하여 발작의 발생을 방해하는 약물
2. GABA에 의해 매개되는 신경전달을 향상시켜 발작의 문턱을 높이는 약물
3. Glutamate에 의한 신경의 흥분을 감소시키는 약물

(3) 치료전략

약물치료의 목표는 지속적으로 약을 사용하더라도 특별한 부작용 없이 완화률을 최대로 높이는데 있다. 항경련제의 유해효과(adverse effect)는 피하면서 발작을 효과적으로

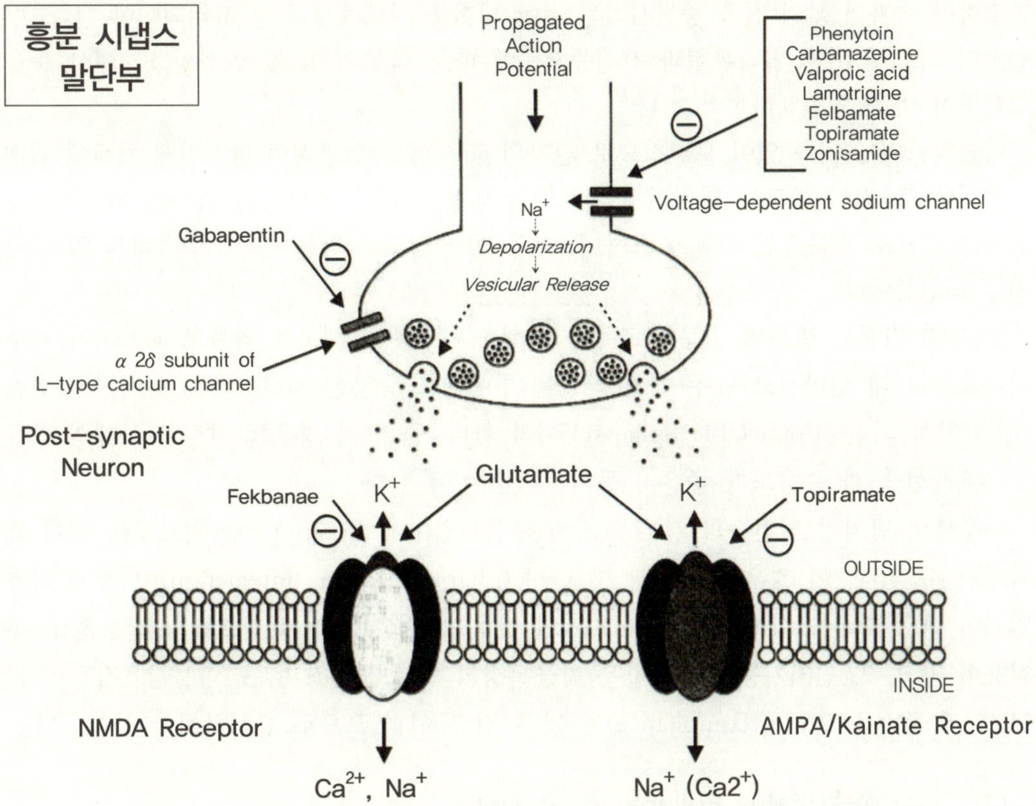

[그림 7-2] 흥분성 신경전도 과정

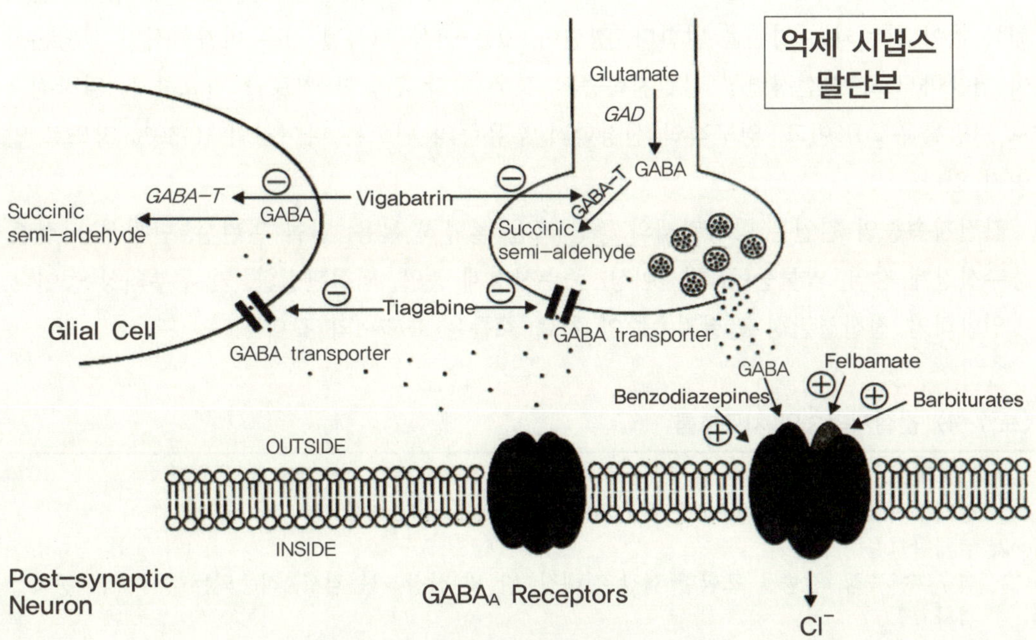

[그림 7-3] 억제성 신경전도 과정

조절하여 환자의 삶의 질을 증진시키는 것이 뇌전증 치료에서 항상 고려되어야 한다. 성공적인 치료를 위해 발작유형과 간질증후군에 따른 약물의 효과, 안정성 및 내성 등을 고려하여 약물을 선택하여야 한다.

약물치료의 효과에 있어 보편적으로 환자의 50-60%는 일반적인 항경련제 치료에 쉽게 조절되며, 20-30% 정도는 항경련제 치료에는 반응 하지만 재발하는 경향이 지속적으로 남아 있으므로 전문적인 치료를 요하며, 대략 20% 정도는 약물치료에 반응하지 않는 난치성 뇌전증이다.

한 가지 약물로 발작의 충분한 조절을 달성하지 못하면 새로운 약물로 교체하거나 추가하게 되는데 일반적으로 두 가지 약물을 투여해도 충분한 치료효과를 얻지 못하였을 때 "난치성 뇌전증(intractable epilepsy)"이라 한다. 물론 이 경우는 적절한 약제의 종류 및 용량 선택 과 순응도가 좋은지 등이 우선되어야 한다.

대부분의 난치성 뇌전증의 경우 조기에 복합요법(polytherapy)으로 치료하는 것이 효과적일 수 있다. 이 경우 약동학적 상호작용(pharmacokinetic interaction)이 적고 작용기전이 서로 다른 조합이 유리하다. 하지만 단독요법에 비하여 복합요법의 단점은 1. 부작용이 많고, 2. 인지기능장애와 같은 약물독성의 빈도가 높으며, 3. 약물상호작용이 많고, 4. 약물순응도(drug compliance)가 낮은 점 등이 있으므로 유의하여야 한다..

(4) 간질지속증(Status Epilepticus)의 치료

간질지속증은 30분 이상 지속적으로 이어지는 경련 혹은 발작간 시기에 의식소실의 회복 없이 반복되는 경련을 말한다. 경련이 30분 이상 지속될 경우 비가역적인 신경손상이 발생하므로, 전신경련성 간질지속증의 경우 가장 긴급한 치료가 필요하다. 일반적으로 사망률은 20%이고, 영구적인 신경학적 후유증의 빈도는 나머지의 10-30% 정도로 알려져 있다.

간질지속증의 원인은 항경련제의 중단 혹은 불규칙 복용, 알콜 관련성, 난치성 뇌전증, 중추신경계 감염, 약물중독, 대사이상, 중추신경계 종양, 뇌혈관질환, 및 두부외상 등이다.

일반적인 전신경련성 간질지속증의 치료 흐름은 표 7-4와 같다.

〈표 7-4〉 간질지속증의 치료흐름

1. 기도확보
   정맥주사를 확보하고 50% 포도당 50ml, 100 mg. thiamine, 및 naloxone 투여
2. 검채확보
   혈구 수 측정, 칼슘을 포함한 혈장 전해질, 간 및 신장 기능검사, 적응되는 경우 약물중독 검사
3. lorazepam 투여.

만일 경련이 지속되면 5분후 반복한다.
4. 일차 lorazepam 투약 후 곧바로 phenytoin, 20 mg/kg(1000-1500 mg)을 정맥을 통하여 20분에 걸쳐(50 mg/min) 서서히, 혹은 fosphenytoin을 투여
5. 경련이 지속되면, 기관내삽관 이후 phenobarbital 투여
6. 40-60분 후에도 경련이 치료되지 않으면 midazolam, propofol, 혹은 phentobarbital 정주하면서 호흡, 혈압, 심전도를 감시한다.

2 수술적치료

뇌전증의 치료는 약물요법이 근간을 이루고 있지만 만일 최상의 약물요법으로도 간질발작이 재발하는 경우(난치성 뇌전증)에는 수술적 치료를 고려해볼 수 있다. 물론 이 경우는 적절한 약제의 종류 및 용량 선택 과 순응도가 좋은지 등이 꼭 평가된 이후 여야 한다.

1886년 영국의 Sir Victor Horsley가 대뇌피질에 있는 흉터를 수술적으로 제거하여 성공적으로 뇌전증을 치유시킨 이래 많은 수술적 방법들이 개발되었고 또한 시도되었는데 이들 수술적 방법의 이론적 배경은 보편적으로 표 7-5와 같이 구별할 수 있다.

〈표 7-5〉 뇌전증의 수술적 치료방법

1. 간질발작을 일으키는 병소(epileptic focus or lesion)를 수술적으로 제거한다.
   : temporal lobectomy, extratemporal corticectomy, hemispherectomy
2. 간질발작이 파급되는 통로를 차단한다.
   : corpus callosotomy, stereotaxic ablation
3. 대뇌피질의 흥분도를 감소시키는 부위를 전기적으로 자극함으로써 간질발작이 유발되는 것을 방지한다.
   : chronic cerebellar stimulation

이들 중에서 임상적으로 가장 효과가 좋고 가장 널리 행해지는 수술적 방법은 복합부분발작 환자에서 시행되는 전 측두엽 절제술(ATL : anterior temporal lobectomy)로서 전체 전간 수술요법의 50% 이상이 ATL이었으며 수술 후의 결과는 환자의 1/3에서 전간이 완전 치유 되었고 다른 1/3에서 괄목할만한 효과(발작이 90% 이상 감소)가 있었으며 나머지 1/3에서는 약간의 효과 내지는 큰 효과가 없었던 것으로 되어있다. 따라서 수술을 행한 환자의 2/3에서는 만족할만한 치료적 가치가 있는 것으로 알려져 있다.

3 미주신경자극술, 케톤생성식이법

미주신경자극법(vagus nerve stimulation)은 뇌전증의 새로운 치료법인데, 일부 난치 부분발작과 이차전신발작에서 효과와 안정성이 인정되고 있다. 박동기와 비슷한 장치를 왼쪽 앞가슴에 심고, 자극전극을 왼쪽미주신경에 설치한다. 작용기전은 아직 불분명하나 미주신경자극 후 소뇌, 시상, 대뇌겉질에서 뇌혈류량이 증가하는 것이 관찰되었으므로, 아마도 신경자극이 뇌에서 억제작용을 하는 구조물을 활성화하여 발작조절 효과를 보이는 것으로 추정하고 있다.

역사적으로 금식의 발작조절효과는 오래 전부터 알려져 왔는데, 1920년대 이후 주로 난치소아뇌전증 환자를 보는 센터를 중심으로 케톤생성식에 대한 관심을 가지기 시작하였다. 그러나 특별한 식사를 수 년간 지속해야 하는 방법상의 어려움으로 중도 포기하는 경우가 많다. 케톤생성식이의 항경련 효과는 체내에 케톤체(keton body)의 생성을 증가시켜 GABA에 의해 매개되는 억제성 신경전달을 향상시켜 발작의 발생을 감소시키는 것으로 알려져 있다.

참고문헌

1. 대한신경과학회. 신경학. 제1판. 서울 : 군자출판사, 2007;325-63.
2. 대한간질학회. 임상간질학. 제1판. 서울 : 이퍼블릭, 2009.
3. Allan H. Ropper and Robert H. Brown. Adams and Victor's Principles of Neurology. 8th ed. USA : McGraw-Hill, 2005;289.
4. Commission on Classification and Terminology of the ILAE. Proposal for revised clinical and electroencephalographic classification of epileptic seizures. Epilepsia, 1981;489-501.

제 8 장

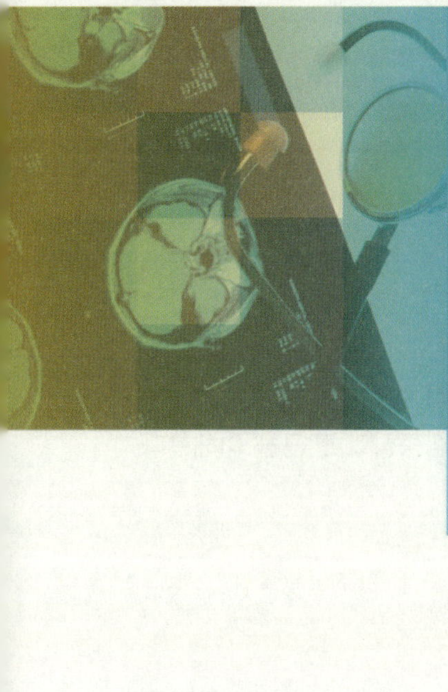

수 면
Sleep

양 광 익

학습목적

수면의 기전과 생리 및 주기를 숙지한다. 수면을 담당하는 해부학적 구조물과 신경전달물질 및 수면의 각 단계별 생리를 이해한다. 수면장애 분류를 이해한다.

학습목표

1) 정상인의 수면주기 및 생리을 숙지한다.
2) 수면의 각 단계별 생리 및 기능을 숙지한다.
3) 수면장애의 분류에 대하여 이해할 수 있어야 한다.
4) 폐쇄성 수면무호흡 증후군 및 기면증의 임상증상과 진단을 이해한다.

1 서 론

예로부터 수면에 대한 많은 관점이 제시되었는데 Iliad는 수면과 죽음을 쌍둥이 형제로 표현하였고 고대 그리스 사람들은 혈액의 변화가 수면과 관계가 있을 것으로 생각하였는데 Alcmaeon(5th BC)은 뇌에 혈액이 충혈 되면 잠을 자게 되고 빠져 나감으로써 잠에서 깨어난다고 하였다. Descartes(1596-1650)는 송과체(pineal gland)에 동물적 정신(animal spirit)이 있는데 이것의 활동이 감소하면 잠이 든다고 하였다. Thomas Willis(1621-1675)는 이때 animal spirit이 안정이 되고 소뇌 정신(cerebellar spirit)이 활동하면서 꿈을 꾼다고 하였다. Freud는 억제된 원초적 본능의 표출이 꿈으로 나타난다고 하였으며 꿈을 꾸는 중에 전신의 마비가 발생함으로써 acting out을 막을 수 있다고 하였다. 이것은 훗날 렘수면때 근육의 무긴장을 예견 하였다고 할 수 있다. Purkinje는 기저핵에 혈액이 충혈 되면 주변의 대뇌 부챗살(corona radiant)를 압박하여 신경 경로를 차단함으로써 수면이 발생하고, Golgi는 신경 활동의 감소 및 억제에 의해 주변 신경 세포간 연결의 감소로 수면이 발생한다고 하였다. 꿈에 대해서는 고대 사람들은 꿈을 통해 신과 인간 간에 교감이 이루어지며 Aristotle은 미래를 예견한다고 하였다. 중세에서는 신, 악귀 같은 외부적 힘이 꿈을 꾸게 한다고 생각하였다. 근대에 와서 Freud는 "the royal road to the unconscious"로 표현하였다. 19세기 Robert MacNish는 "The Philosophy of Sleep"이라는 저서에서 수면을 다음과 같이 표현 하였다. 'Sleep is the intermediate state between wakefulness and death; wakefulness being regarded as the active state of all the animal and intellectual functions, and death as that of their total suspension.' 그 외 무수한 이론이 제기되어왔는데 20세기 전반기 까지는 지금까지 언급한 바와 같이 수면을 생체 활력의 감소로 나타나는 수동적 과정이라고 생각하였다. 하지만 1930년 H. Berger가 인간의 뇌에서 나오는 전기적 신호를 종이에 기록하면서 알파와 베타파를 처음으로 제시하면서 뇌파의 효시가 되었고 1940년대 뇌 삽입 전극이 개발되어 다양한 전기 자극 실험이 이루어지면서 수면의 발생기전이 정립되어 현대에서는 수면을 능동적 과정으로 여기고 있다.

수면과 연관된 중요한 것은 일주기 리듬(circadian rhythm)이다. 고대 사람들은 지구의 자전으로 인한 일조, 일석에 의해 주변 환경이 수동적으로 변화된다고 생각하였다. de Maian(1729)은 Mimosa pudica라는 식물이 암실에서 잎을 피우고 지는 리듬을 관찰하면서 생물학적 시계에 대한 가능성을 제시하였다. 1960년대에 와서 시상하부의 상부교차 핵이 일주기 리듬의 역할을 담당하는 해부학적 구조물로 밝혀졌고 빛이 인체 내 생물학적 시계를 조절하는 중요한 역할을 담당하는 것으로 알려지게 되었다. 즉 time givers (zeitgebers)와 인체 내 생물학적 시계가 작용하여 24시간의 일주기 리듬이 이루어진다.

수면은 단순히 쉬는 것이 아니라 복잡하고 체계적으로 이루어져 있으며 낮에 쌓인 마음과 육체의 피로를 회복시키고, 기억 등, 고등 인지기능을 강화시키는 과정으로 건강하게 살기 위하여 꼭 필요하다. 자연적, 주기적, 일시적, 가역적 현상으로서 인간의 원기를 회복하고 에너지를 보존하며 체온 및 면역 체계를 조절 하고 신경단위간의 통합을 유지시켜 주는 기능을 담당하는 인간의 삶을 유지하는데 있어서 필수 불가결한 생리현상이다.

2 수면의 구조

인간의 생활은 크게 각성과 수면의 두 가지 상태로 나눌 수 있다.

다시 수면을 두 종류로 나누면 렘(rapid eye movement, REM) 수면과 비렘(non-REM) 수면이다. 이들은 포유류와 조류에서 관찰된다. 비렘 수면은 1단계에서 3단계로 나뉘는데 1단계는 얕은 잠으로서 각성 역치가 가장 낮으며 3단계로 갈수록 깊은 잠으로 이른다. 이런 수면의 단계는 1968년 Rechtschaffen 과 Kales에 의해 NREM은 4단계로 분류하였다가 2007년 미국 수면 학회에서 기존의 3, 4단계를 3단계로 묶음으로써 현재 수면 단계는 NREM-1, NREM-2, NREM-3, REM으로 나눈다.

정상 청년층의 수면 주기 구성을 살펴보면 렘수면이 약 20-25%, 1단계가 5-10%, 2단계가 50%, 3단계가 20%정도를 차지한다. 전형적으로 수면은 1단계에서 시작해서 3단계까지 단계적으로 진행하고 다시 3단계, 2단계 순으로 거꾸로 돌아오며 수면 후 약 70에서 100분 후 첫 번째 렘 수면에 이른다. 1회 주기가 평균 90분 정도 되며 하룻밤에 보통 4-6회 주기를 반복한다. 비렘 수면은 수면의 첫 3분의 1시기에 많고 수면의 시작과 연계되어 있으며 꿈과 연관성이 높은 렘 수면은 수면의 후반부 3분의 1, 즉 새벽과 이른 아침에 잘 나타난다.

수면의 단계에 영향을 주는 요인들은 나이, 과거 수면력, 일주기 리듬, 체온, 약물 등 여러 가지 있지만 이중 가장 많은 영향을 주는 것은 나이이다. 신생아의 수면은 비렘 수면과 렘 수면이 50%씩 같은 비율로 구성되어 있으며, 한 수면 주기 기간이 50-60분으로 짧다. 생후 2-6개월은 지나야 비렘 수면 양식이 나타나기 시작한다. 3단계인 서파 수면은 어린이에서 가장 많이 나타나며 나이가 들면서 점차적으로 적어진다. 어린이는 서파 수면이 어른에 비해 매우 깊어서 첫 수면 주기 중에 어린이를 깨우는 것은 힘들다. 서파 수면은 아동기에 최고조로 보이다가 사춘기 때 뚜렷하게 감소되며 60대가 되면 남자는 서파 수면이 거의 관찰 되지 않고, 여자는 비교적 늦게 까지 서파 수면이 유지된다. 렘수면은 비교적 노령까지 유지되는데, 렘수면의 절대적인 양은 인지적 기능과 연관성이 있다고 하였다. 수면 중 각성은 나이를 먹음에 따라 매우 증가한다.

인간에게 필요한 수면 시간은 영유아기는 16시간, 소아기는 10-11시간, 청소년기는 9시간, 정상 성인은 7-8시간인데 이런 수면의 길이는 사람마다 다르며, 동일인이라도 때에 따라 바뀌어 큰 차이를 보이며 유전적 요소와 환경 및 일주기 리듬이 수면 시간의 길이에 영향을 준다.

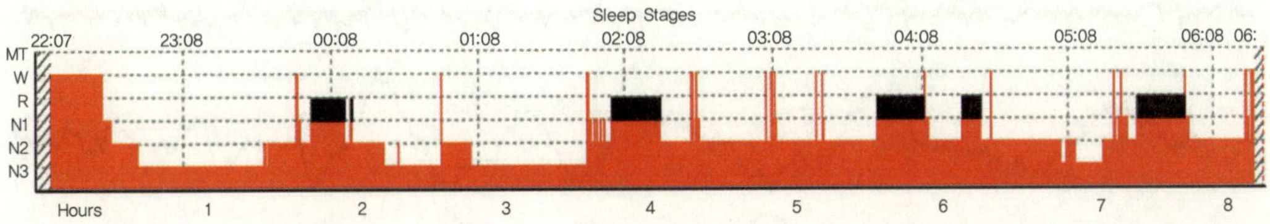

정상 성인의 수면기록(Hypnogram)

각성 상태(W)에서 N1, 2, 3단계의 비렘(NREM)수면으로 차례로 들어가고, 전반부에는 비렘 수면(N1, N2, N3), 후반부에는 렘(R)수면이 많다. 렘수면은 모든 연령에서 약 90분 간격으로 나타나며 연령에 따른 변화가 적다.

1 각 단계별 수면 다원 검사 소견

(1) 각성 상태

알파파가 50% 이상이며 완만한 안구 움직임과 눈 깜박임이 관찰되며 근전도상에서 비교적 증가된 근긴장도가 관찰된다.

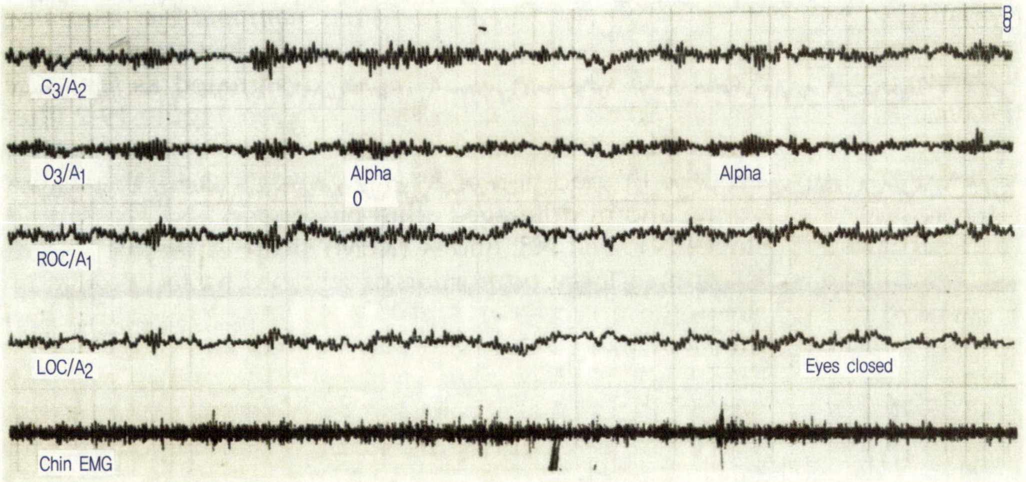

(2) 1단계

알파파가 사라지며, 주된 배경 뇌파는 세타파가 50%이상 관찰된다.
slow-rolling eye movements가 관찰된다.

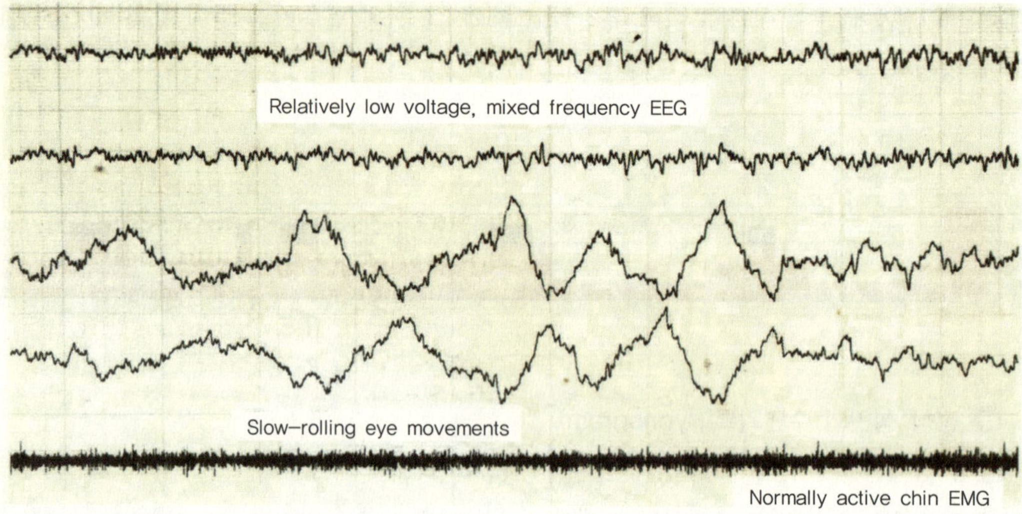

(3) 2단계

수면 방추파 및 K복합체가 주된 소견이다. 수면 방추파는 12-14Hz이며 지속시간은 0.5-1.5초이다.

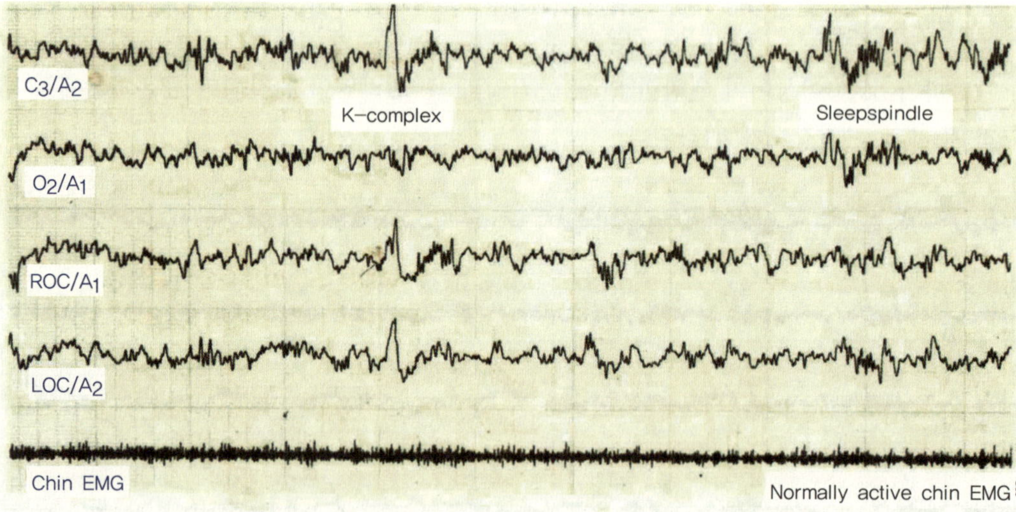

(4) 3단계

뇌파는 고전압 서파활동이 관찰된다.

3단계 수면은 진폭 75 uV이상의 델타파가 20% 이상 차지한다.

3단계 수면 동안 근긴장도는 가끔 REM수면과 거의 구분이 되지 않을 만큼 매우 낮은 수준으로 떨어져 있지만 근육 긴장도는 활성화 되어있다.

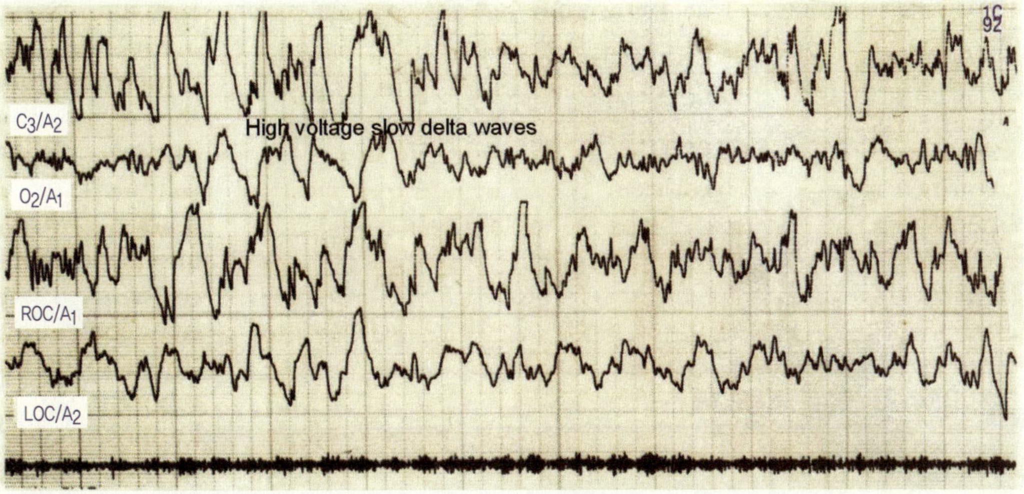

(5) REM 수면

3가지 요소가 충족되어야하는데 활성화된 비동시성의 뇌파, 급속 안구운동(〈250 msec), 근전도 활동의 억제소견이 관찰된다.

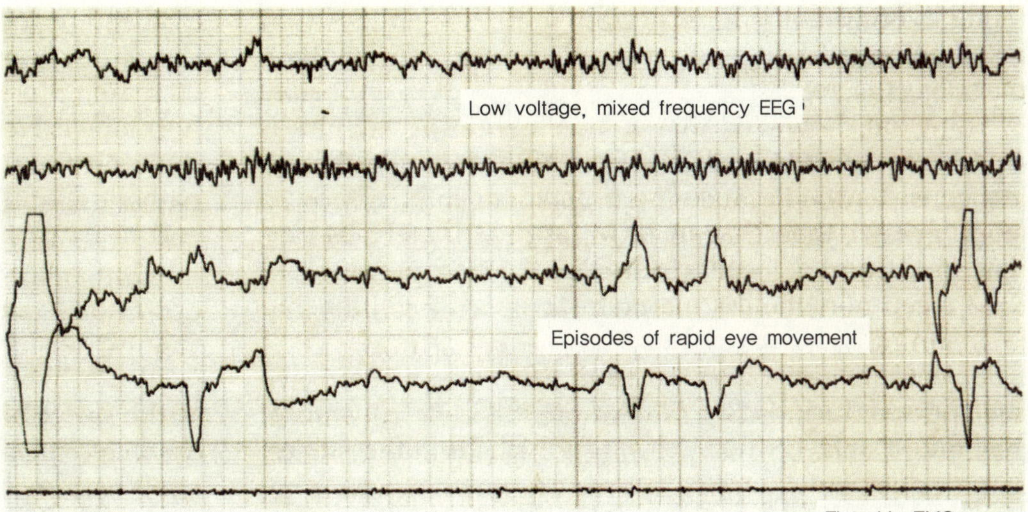

(Reference from Adams and Victor's Principles of Neurology. 9th ed.)

2 REM과 non-REM의 비교

Sleep activity	REM sleep	NREM sleep
Eye movement	rapid	slow(during drowsy)
Body movement	muscle twitch	relaxation
Muscle tone	decreased	some tone
Vital sign	rapid, irregular Res, increased HR, BP	stable
Penile erection	common	rare
Dreams	common	rare

3 일주기 리듬의 이해

생체 리듬은 모든 생물학적 시스템 내에서 다소 규칙적인 주기를 갖는 리듬이다. 하나는 24시간 이상의 주기를 갖는 리듬인 ultradian 이라고 한다. 여기에는 여성의 생리 주기 등이 예로 들 수 있다. 두 번째는 24시간 이하의 주기를 갖는 infradian 이라는 리듬이다. 여기에는 수면의 각 단계(N1, N2, N3, REM)가 있다.

일주기 리듬(circadian rhythm)이란 어원상 Circadian은 about day라는 뜻으로 약 24시간의 주기성을 갖는 모든 생리 현상이다. 일주기 현상은 수면-각성 활동이 대표적이며 그 외 호흡, 혈압, 심박동 등의 심혈관 계통, 위산 분비 및 위장관 운동의 소화기 계통, 각종 호르몬 분비의 내분비 계통 등도 일주기 리듬을 보인다. 이런 모든 인체 내 리듬들은 하루 24시간의 일주기 리듬에 동기화를 이룬다. 이런 일주기 리듬을 관장하는 생체 조직을 생체 시계(biological clock)이라고 하는데, 시상하부(hypothalamus)의 상부교차핵(suprachiasmatic nucleus, SCN)이 담당하는 것으로 알려져 있다.

하지만 인체의 생체 시계가 약 24.2(~24.5)시간 주기인데 반해 세상의 시계는 하루 24시간인 리듬에 생활하고 있는 것은 생체 시계가 외부 세계에 동화될 수 있기 때문이다. 격리 실험실에서 24시간 중 6-8시간은 불을 꺼서 실제 야간과 비슷한 환경을 만들고 불을 밝혀서 주간과 비슷한 환경을 만들어 준다면 시간을 알 수 없는 상황에서도 불을 끄면 잠을 자고 불을 켜면 머지않아 눈을 뜨는 식의 일상적인 하루, 즉 24시간 생활을 하게 되는 데 이때 중요한 것은 빛이 생체시계를 외부 시간에 동조하게 만든다는 것이다. 인간의 수면-각성 리듬, 체온, 호르몬, 심폐 기능 및 자율신경계의 24시간 이상(24.2~24.5

시간)의 일주기 리듬은 세상의 시간, 낮과 밤, 온도, 사회적 요인 등의 영향을 받아 하루 24시간에 맞추는 것이다. 이렇게 외부시계에 생체 시계의 일주기 리듬을 맞추는 것을 일주기 일치(circadian entrainment)라고 한다.

4 수면의 발생

수면의 발생은 두 개의 과정에 의해 이루어지는데 하나는 위에서 설명한 일주기 리듬이며 나머지는 수면 및 각성에 대한 항상성이다.

항상성에 대한 개념은 오랜 시간 동안 각성 상태를 유지 한다면 수면에 대한 부하가 걸리게 되며 반대로 오랫동안 잠을 자게 되면 깨어나려는 부하가 걸리게 된다. 이는 일주기 위상에 영향을 받지 않는다. SCN을 실험적으로 제거한 동물에서 서파 수면(깊은 수면 단계, 3단계 수면이라고 함)이 수면 박탈 후에 증가하는 현상이 관찰 된다. 즉, 비렘 수면 중 서파 활동이 수면 항상성 유지 과정의 parameter이다. 어떤 일주기 위상 상태라 하더라도 인간이 각성 상태로 유지 하는 기간이 길어지면 각성 뇌파에서 서파의 빈도가 증가한다. 예를 들어 일주기 위상이 수면 상태이지만 잠을 이루지 않은 상태로 오랫동안 유지한다면 비록 깨어 있다 하더라도 뇌파는 수면 단계에서 나타나는 서파가 관찰된다는 것이다. 이는 각성 상태가 오래 지속되면 잠이 들려는 경향이 높아진다고 할 수 있다. 반대로 어떤 일주기 위상 상태에서 잠을 자고 있는 동안에는 수면 시간이 길어질수록 점차적으로 뇌파 상 서파 수면이 감소한다. 즉, 잠자는 시간이 길면 길수록 깊은 잠에서 빠져 나오려는 경향이 높아진다고 할 수 있다.

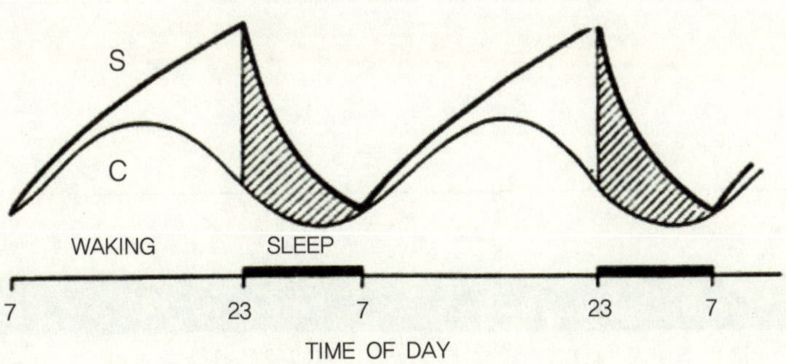

Two process model of sleep regulation.
S : Homeostatic Process,
C : Circadian Process

이 두 가지 과정의 일치에 의해 수면-각성이 이루어진다. 예를 들면 항상성에 의해 수면에 욕구가 높아진 상태라 하더라도 일주기 위상이 맞지 않는다면 잠이 드는 것이 쉽지 않을 것이다.

수면 항상성에 관여하는 물질은 adenosine이 중계할 것으로 여겨진다. 각성이 오랫동안 지속되면서 ATP가 소모되고 기저전뇌(basal forebrain)에서 adenosine 농도가 증가한다. 이 부위에 adenosine을 주입하면 수면이 유도된다. adenosine 길항제인 caffeine이 각성에 도움이 되는 이유이다.

5 수면의 기능

Function	NREM sleep	REM sleep
Brain or body restortion, or both	+	+
replenishment of cerebral glycogen	+	
tissue synthesis and cell mitosis	+	
protein synthesis	+	+
growth hormone release	+	
Thermoregulation	+	
Energy conservation	+	
Regulation of noradrenergic activity		+
Momory consolidation and information		+
processing		+
Brain development		+
Cell maturation		+
Development of oculomotor control		+
Programming of genetically determined behaviors		
Neural stimulation		+

6 수면검사

검사	방법	적응증
Multiple Sleep Latency Test(MSLT)	20분씩 다섯 번의 수면을 시도하여 잠들기까지 걸린 시간(수면 잠복기)의 평균을 구하고 sleep onset REM(SOREM)으로의 이행 여부 관찰	주간수면과다, 특히 기면병

Polysomnogram	수면 중 EEG, EOG, EMG, Respirator, ECG, O2 Saturation sensor 등을 부착하고 monitoring 한다.	수면 무호흡증 주기성사지운동장애 사건수면 및 야간 간질발작의 감별

7 수면 장애

국제 수면 장애 분류에 의한 수면 장애의 종류

(International Classification of Sleep Disorders-II, ICSD-II)

① 불면증(Insomnia)

② 수면 호흡 장애(Sleep related breathing disorders)

③ 수면 과다(Hypersomnia)

④ 일주기 리듬 수면 장애(Circadian rhythm sleep disorders)

⑤ 사건 수면(Parasomnia)

⑥ 수면과 관련된 운동 장애(Sleep related movement disorders)

⑦ 단일 증상(Isolated symptoms, normal variants and unresolved issues)

⑧ 기타(Others)

1 불면증(Insomnia)

- Adjustment Insomnia(Acute Insomnia)
- Psychophysiological Insomnia
- Paradoxical Insomnia(Sleep misperception)
- Idiopathic Insomnia
- Insomnia Due to Mental Disorder
- Inadequate Sleep Hygiene
- Behavioral Insomnia of Childhood
- Insomnia Due to Drug or Substance
- Insomnia Due to Medical Condition
- Insomnia Not Due to Substance or Known Physiological Condition, Unspecified (Nonorganic Insomnia, NOS)
- Physiological(Organic) Insomnia, Unspecified

환자 자신이 느끼기에 잠이 불충분하거나 비정상적인 상태로 잠이 들기 힘들거나, 자다가 자주 깨거나, 한 번 깨면 다시 잠들기 힘들거나, 수면시간이 짧다고 느끼거나, 잠을 자도 개운하지 않다고 느끼는 등 여러 가지 형태가 복합적으로 혹은 단독으로 나타난다. 불면증에 동반되는 주간 증상으로 피로, 무기력, 졸음, 인지 장애, 기분 장애, 정신운동장애, 신체 증상, 대인관계의 문제 등이 있다.

불면증의 기간이 한 달 미만이면 일시적 불면증이라 하고 6개월 이상이면 만성적 불면증이라고 하는데 일시적 불면증은 전 인구의 1/3에서, 만성적 불면증은 전 인구의 10% 내외에서 경험하는 것으로 알려져 있다.

(1) 치료

불면증은 진단명이 아니라 하나의 증상이라는 점을 염두 하여 원인이 무엇인가?를 고려하여 원인에 대한 생각을 먼저 해야 한다.

① 원인 치료에 초점이 맞추어져야 한다.

② 인지행동치료(Cognitive Behavior Therapy)

③ 약물 치료

- Benzodiazepine
  : tolerance와 dependency의 문제가 있으므로 2주 미만 사용하도록 한다.
- Nonbenzodiazepine
  : benzodiazepine 보다는 많지는 않지만 tolerance와 dependency의 문제가 있다.

2 수면무호흡 증후군

호흡신경중추 조절의 부전(central apnea), 상기도 폐쇄(obstructive apnea) 및 이들 두 가지 원인의 복합(mixed apnea)의 세 가지 형태가 있다. 무호흡은 적어도 10초 이상 코와 입을 통한 공기의 흐름이 없을 때를 말한다. 저호흡의 기준은 동일하지 않은데 미국 수면 학회에서 제시한 저호흡의 기준은 10초 이상 호흡량의 30% 이상 감소와 이로 인한 최소 4% 이상 산소포화도 감소가 동반할 때(Recommandation criteria)와 10초 이상 호흡량의 50% 이상 감소와 이와 동반된 뇌파 상 각성이 있거나 3% 이상의 산소 포화도 감소가 관찰되는 경우이다(Alternative criteria).

무저호흡 지수(apnea hypopnea index, AHI)

= 수면 중 총 무호흡 및 저호흡 횟수/총 수면 시간

(1) 진단기준(A+B or C)

무호흡은 체내 저산소증을 초래하여 반복적 수면 중 각성을 일으킨다. 이로 인해 깊은 잠이 방해 받아 수면의 연속성이 깨지며 주간 졸음증 등이 대표적 증상이다.

A. 다음 관련 증상 중 1개 이상이 존재하는 경우
- 주간 졸음, 자고 나도 피로가 지속되는 경우, 주간 피로
- 수면 중 숨이 막히는 느낌이나 헐떡거림
- 코골이

B. 수면 다원 검사를 통해 폐쇄성 호흡 이상 현상이 시간당 5회 이상 확인된 경우

C. 수면 다원 검사를 통해 폐쇄성 호흡 이상 현상이 시간당 15회 이상 확인된 경우

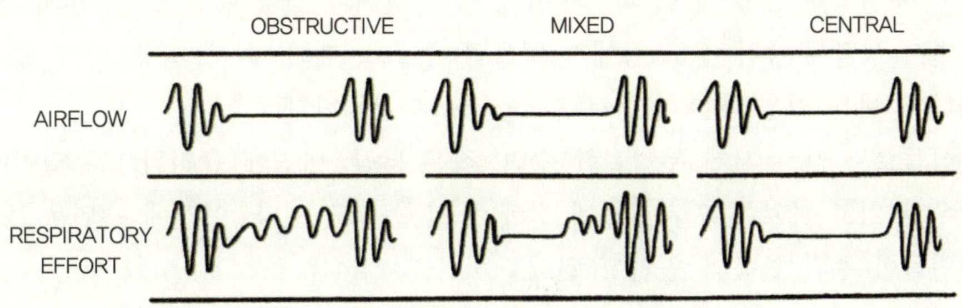

(2) 역학적 특성

폐쇄성 수면 무호흡 증후군(obstructive sleep apnea syndrome, OSAS)은 30세 이상 남자의 4%, 여자의 2-3%에서 관찰되는 매우 흔한 질환이다. 무저호흡 지수가 5 이상을 진단 기준으로 하였을 때는 남자 24%, 여자 9%을 보인다.

여성의 경우 폐경 후 증가한다. 비만 유병율이 증가함에 따라 OSAS의 빈도 또한 증가한다. 또한 고혈압, 허혈성 심장병 및 뇌졸중의 독립된 위험 인자이다.

(3) 위험인자

비만, 남자, 고령, 두개안면기형, 갑상선 기능 저하증 및 말단 비대증 등의 내분비 질환, 유전, 음주, 안정제

(4) 수면무호흡증의 이차적 영향

주간 과다졸림증, 인지기능 저하, 교통사고의 증가, 삶의 질의 저하를 일으킬 수 있다. 그 외 당뇨, 대사성 증후군 및 심혈관 질환에 영향을 주어 고혈압, 심근경색, 뇌혈관 질환, 부정맥에 악영향을 미친다.

(5) 치료

보존적 치료 : 체중감소, 자세변화, 금주 등

비강을 통한 지속성 기도 양압(continuous positive airway pressure, CPAP)

oral appliances

수술적 치료

: 기도 폐쇄 환자의 일부는 외과적 수술(편도절제술, 흉곽내 갑상선 비대증의 제거술, 편도 및 아데노이드 제거, 구개수인두개 성형술)로 효과를 볼 수 있다.

3 수면과다(Hypersomnia)

휴식, 독서, TV 시청 중에 졸리며 생활에 약간 장애가 있을 때를 경도, 회의, 수업 중에 졸리면서 생활에 중간 정도 장애가 있으면 중등도, 대화, 식사, 운전 중에 졸리고 생활에 심한 장애가 있을 때를 심한 주간 졸음으로 분류한다.

주 증상들로는 각성 시에 부적절한 수면, 잦은 낮잠, 아침에 규칙적으로 일어나지 못하는 경우가 있고 때로는 인지기능에 장애가 있을 수도 있다. 야간에 수면을 방해하는 모든 원인들이 주간 졸음의 원인이 된다.

(1) 원인

수면 부족, 수면 무호흡 증후군, 수면중 이상행동(이갈이, 다리떨림, 잦은 각성, 격렬한 행동), 하지불안 증후군이 이차적인 원인이 될 수 있다.

- Narcolepsy with Cataplexy
- Narcolepsy without Cataplexy
- Narcolepsy Due to Medical Condition
- Narcolepsy, Unspecified
- Recurrent Hypersomnia
- Kleine-Levine Syndrome
- Menstrual-Related Hypersomnia
- Idiopathic Hypersomnia with Long Sleep Time
- Idiopathic Hypersomnia without Long Sleep Time
- Behaviorally Induced Insufficient Sleep Syndrome
- Hypersomnia Due to Medical Condition
- Hypersomnia Due to Drug or Substance
- Hypersomnia Not Due to Substance or Known Physiological Condition

(Nonorganic Hypersomnia, NOS)

- Physiological(Organic) Hypersomnia, Unspecified(Organic Hypersomnia, NOS)

(2) 기면증(Narcolepsy)

1880년 Gelineau에 의해 처음으로 기술되었으며 청소년기나 청년기에 시작된다.

Hypocretine gene deficiency가 narcoleptic dog에서 관찰되고 narcolepsy 환자군에서 lateral hypothalamus내 hypocretin의 degeneration과 CSF내의 hypocretin level이 현저히 감소되어 있다.

Hypocretin은 시상하부위 후측부에서 분비되어 monoaminergic cell groups에 흥분시키는 기능을 가져, 수면-각성 주기내 각성 효과를 증진시키는 역할을 담당한다.

(3) 주증상으로는

① 주간 과졸림증 : 졸음이 예견할 수 없을 정도로 갑자기 발생되는 경우를 수면발작(sleep attack)이라 한다. 수면발작은 수면부족이 심한 경우 정상인에서도 관찰될 수 있다.

② 탄력발작(cataplexy) : 갑작스럽게 부분적으로 혹은 전체적으로 운동근육의 긴장을 잃어버리는 것(주로 웃을 때, 갑자기 힘쓸 때, 흥분할 때)으로 일반적으로 수 초간 지속된다. 심한 경우 한 시간 이상 지속 될 수 있다.

③ 입면환각(hypnagogic hallucination)

④ 수면마비(sleep paralysis) : 의식이 있는 상태에서 몸을 전혀 움직일 수 없는 상태로 가위 눌림이라고 표현 한다.

11-25%에서만 4대 증상이 모두 나타나며, 탄력발작이 관찰되지 않는 환자들도 30%에 달한다.

Epworth Sleepiness Scale(ESS)

활 동	졸 리 운 정 도			
	전혀 졸리지 않다 0	조 금 졸리다 1	상당히 졸리다 2	매우 많이 졸리다 3
앉아서 독서할 때				
TV 볼 때				
공공장소에서 하는 일없이 가만히 앉아 있을 때				

한 시간이상 계속 운행중인 차 속에서 승객으로 앉아 있을 때				
오후에 쉬면서 혼자 누워 있을 때				
앉아서 상대방과 대화할 때				
술을 마시지 않고 점심식사 후 조용히 앉아 있을 때				
차에 타고 수분 동안 신호를 기다리고 있을 때				

10점 이상이 되면 수면 장애를 의심

(4) 다수면 잠복기 검사

5회 시행한 검사에서 2회 이상 입면 시 렘삽화(sleep onset REM)를 보이고 평균 수면 잠복기가 8분 이하이다.

(5) 치료

주간 과졸림증

: 중추신경 흥분제(methylphenidate hydrochloride, Ritalin), modafinil(Provigile)

탈력 발작, 수면마비, 입면환각

: Selective Serotonergic Receptor Inhibitor(SSRI) 항우울제

4 일주기 리듬 장애

- Circadian Rhythm Sleep Disorder, Delayed Sleep Phase Type
  (Delayed Sleep Phase Disorder)
- Circadian Rhythm Sleep Disorder, Advanced Sleep Phase Type
  (Advanced Sleep Phase Disorder)
- Circadian Rhythm Sleep Disorder, Irregular Sleep-Wake Type
  (Irregular Sleep-Wake Rhythm)
- Circadian Rhythm Sleep Disorder, Free-Runing Type(Nonentrained Type)
- Circadian Rhythm Sleep Disorder, Jet Lag Type(Jet Lag Disorder)
- Circadian Rhythm Sleep Disorder, Shift Work Type(Shift Work Disorder)
- Circadian Rhythm Sleep Disorder Due to Medical Condition
- Other Circadian Rhythm Sleep Disorder(Circadian Rhythm Disorder, NOS)
- Other Circadian Rhythm Sleep Disorder Due to Drug or Substance

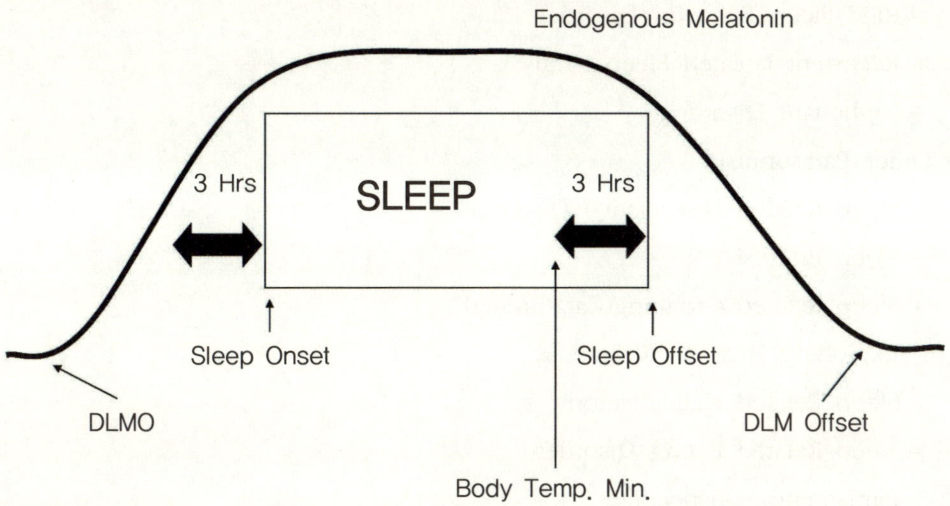

(1) Jet lag 증후군

장시간 비행기를 타고 해외 여행을 가게 되면 불면증과 주간 졸음에 시달리게 된다.

아침에 일어나는 시각이 새로운 생체시계(biological clock)를 다시 조절하는 데 아주 중요한 기준이 되므로 새로운 환경에 맞추어 규칙적인 수면 계획을 세우고 필요 하다면 처음 이틀 밤은 수면제를 복용하는 것이 도움이 될 수 있다.

(2) 직장 근무 시간대의 변화, shift-work sleep disorder

근무 시간이 평상시 수면을 취하던 밤 시간으로 바뀐다면 졸립고, 일의 능률이 오르지 않을 수 있다.

(3) 수면 주기의 지연 혹은 앞당겨짐(Advanced phase syndrome or Delayed phase)

생체시계의 이상으로 인해 정상적인 시간대와 다르게 수면 시간이 조절되는 것으로 초저녁에 자서 새벽에 일어나거나(Advanced) 새벽에 자서 오전 늦게 일어나게 되는 (Delayed) 현상이 일어날 수 있다.

5 사건수면(Parasomnia)

- Disorders of Arousal(From NREM Sleep)
  - Confusional Arousal
  - Sleep Walking
  - Sleep Terrors
- Parasomnias Usually Associated With REM Sleep

- REM Sleep Behavior Disorder
- Recurrent Isolated Sleep Paralysis
- Nightmare Disorder

- **Other Parasomnias**
  - Sleep Related Dissociative Disorders
  - Sleep Enuresis
  - Sleep Related Groaning(Catathrenia)
  - Exploding Head Syndrome
  - Sleep Related Hallucinations
  - Sleep Related Eating Disorder
  - Parasomnia, Unspecified
  - Parasomnia Due to Drug or Substance
  - Parasomnia Due to Medical Condition

수면 중에 발생하는 이상한 행동이나 움직임을 뜻한다. 열병, 음주, 수면박탈, 스트레스, 약물 등에 의해 유발될 수 있나. 중요한 섬은 수년 중에 발생하는 간질발작과 구별하여야 한다. 특히, 전두엽 간질은 여러 가지 형태로 발생하므로 사건 수면으로 오인될 수 있기 때문에 비디오-뇌파검사 및 수면 다원 검사가 필요하다.

(1) NREM 사건수면

① 혼돈성 각성, confusional arousal

어린이가 밤에 깨서 잠에 취한 상태로 손발을 휘젓거나 크게 우는데 잘 달래지지 않는다.

② 몽유병, sleep walking

밤에 자다가 일어나서 방안에서 방황하거나 다른 방에 가거나 물건을 옮긴다. 눈은 크게 뜨고 초점이 없는 것 같고, 중얼거리기도 한다.

소아에서 대부분 발생하고 14 내지 15세에 사라진다. 증상은 전혀 기억하지 못하고 수분 동안 지속 된다. 노년기에 발병하는 경우는 정신과적 질환이나 약물에 의한 효과를 의심해 보아야 한다. 치매 환자에서 보이는 야간의 섬망이 몽유병으로 발현될 수 있다. 정신과적 검사와 치료가 필요하며 문이나 창문을 잠그고 주변에 물건들을 치워서 다치지 않게 한다. 3단계 수면을 억제하는 benzodiazepine계열 약물을 취침 전에 투여한다.

③ 야경증, sleep terror

밤에 자다가 갑자기 깨서 비명을 지르고 동공이 커지고, 심박동 및 호흡이 불규칙 해지고 발한이 증가 한다. 방에서 여기저기로 뛰어다니며 날뛴다. 주로 4-6세 사이에 발병한다. diazepam을 투여하면 효과가 있으나 장기 복용은 피한다.

④ **이갈이, 잠꼬대**

(2) REM 사건수면

REM 시기에 근력이 소실되지 않아 꿈을 꾸면서 실제 행동을 취해 자다가 갑자기 일어나서 격렬한 행동을 보인다. 퇴행성 뇌질환과 연관이 높다. 치료는 clonazepam 0.5-1.5 mg을 취침 전에 복용한다.

6 수면과 관련된 운동장애

- Restless Legs Syndrome
- Periodic Limb Movement Disorder
- Sleep Related Leg Cramps
- Sleep Related Bruxism
- Sleep Related Rhythmic Movement Disorder
- Sleep Related Movement Disorder, Unspecified
- Sleep Related Movement Disorder Due to Drug or Substance
- Sleep Related Movement Disorder Due to Medical Condition

(1) 하지불안 증후군(Restless Legs Syndrome, RLS, Ekbom syndrome)

하지(간혹 상지에서도)에 불편한 감각을 주로 호소하는데, 저녁이나 밤에 다리가 근질근질(creeping)하다거나, 뭐가 기어 다니는 것(crawling), 저리다거나(tingling) 또는 막연히 불편하다고 한다. 다리에 묘사하기 어려운 불쾌감이 생겨 움직이지 않고는 참을 수 없게 되는 현상이다. 2.5-15%까지 매우 다양하다. 원발성 RLS와 이차적으로 발생하는 경우가 있는데 임산부의 20%, 혈액 투석 환자의 20-65%, 철결핍성 빈혈의 31%, 말초신경병의 5.2%의 환자에서 나타난다.

① **진단 기준**

가. 다리에 불편하고 불쾌한 감각이 동반되거나 이 감각에 의하여 다리를 움직이고 싶은 충동이 있다.

나. 움직이고자 하는 충동이나 불쾌한 감각들이 눕거나 앉아있는 상태 즉 쉬거나 활동을 안 하고 있을 때 시작되거나 심해진다.

다. 움직이고자 하는 충동이나 불쾌한 감각들이, 걷거나 스트레칭과 같은 운동에 의해, 최소한 운동을 지속하는 한, 부분적으로 또는 거의 모두 완화된다.

라. 움직이고자 하는 충동이나 불쾌한 감각들이 낮 보다는 저녁이나 밤에 악화되거나, 저녁이나 밤에만 나타난다.

② 치료

가. Dopa agonist(Ropinirole, Pramipexol), Levodopa

나. clonazepam과 같은 benzodiazepine

다. 원인 질환의 치료가 필요하다.

(2) 주기성 하지 운동장애(Periodic leg movement disorder)

수면 중 주기적 사지 운동(periodic limb movements in sleep, PLMS)은 발과 다리의 갑작스런 jerky 움직임이 주증상으로써 이로 인해 수면이 단절되어 불면증 및 주간 수면과다증이 발생한다. 증상 자체로도 잠에서 깨어나기에 충분할 정도의 자극이 되지만 간혹 자신은 기억하지 못하고 같이 잠을 자는 주변 사람에 의해서 아는 경우도 있다. PLMS는 0.5-5초간 지속되는 4개의 연속된 일련의 운동이 나타나며, 4-90초 간격으로 분리되는 운동으로 정의 한다. 시간당 이러한 PLMS의 숫자를 PLMS index라고 하며 5 이상일 때 운동 장애가 있다고 정의 한다.

① 치료

clonazepam을 취침 전 0.5에서 1.0mg 복용하면 효과가 있는데 특히 불면증이 심한 경우 큰 효과를 볼 수 있다.

●●● 참고문헌

1. American Academy of Sleep Medicine. International Classification of Sleep Disorders. 2nd ed. : Diagnostic and coding manual. Westchester, Illinois : American Academy of Sleep Medicine, 2005.
2. Aldrich MS. Sleep Medicine. 1st ed. New York : Oxford University Press, 1999.
3. Ropper AH. Adams and Victor's Principles of Neurology. 9th ed. New York : McGraw-Hill, 2009;374-395.
4. Kryger MH. Principles and Practice of Sleep Medicine. 4th ed. Philadelphia, PA : Elsevier Saunders, 2005.
5. 대한신경과학회. 신경학 1st ed. 서울 : 군자출판사, 2007;373-397.

제 9 장

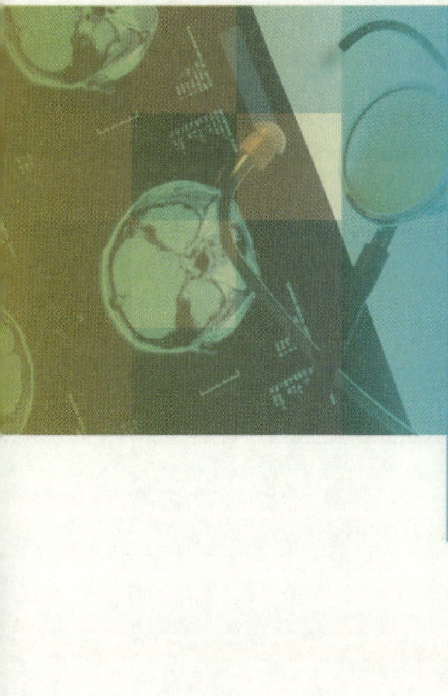

혼수 환자의 진찰 및 치료

Diagnosis and Management of Comatose Patient

박석규 · 조성진 · 이경석

N·E·U·R·O·S·C·I·E·N·C·E

학습목적

의식소실 및 혼수가 발생하는 기전을 이해하고 혼수 환자 진료 시 신경학적 검사를 통해 병변의 위치를 추정할 수 있어야 하며, 이를 laboratory 및 imaging study를 통해 확인하고 적절히 management할 수 있어야 한다.

학습목표

- **혼수 환자의 진찰 및 치료**

1. 의식 상애의 원인 및 병변 부위에 따른 임상 소견의 차이를 지적한다.
2. 의식을 담당하는 구조와 의식장애를 일으키는 부위를 설명한다.
3. 의식장애 환자에서 응급처치 순서를 제시한다.
4. 혼수 환자에서 대사성 혼수와 구조성 혼수를 구별한다.
5. 의식 상태의 구분(Glasgow coma scale)을 설명하고, 의식상태를 구분한다.
6. 동공 반사의 양상에 따른 의의를 설명한다.

- **뇌압상승의 기전과 치료**

1. 뇌부종의 발생 기전을 설명한다.
2. 뇌압 상승의 임상소견 및 치료 원칙을 설명한다.
3. 뇌부종의 형태를 3가지로 구분하고 각각을 예를 들어 설명한다.
4. 뇌탈출(herniation)의 종류와 각 형태에서의 임상적 특징을 설명한다.

- **뇌사**

1. 뇌사 판정의 대상 및 윤리적 측면을 설명한다.
2. 뇌사와 심장사의 개념을 설명한다.
3. 임상적 사망과 생물학적 사망의 차이점을 설명한다.
4. 식물상태와 뇌사의 차이를 설명한다.

혼수를 일으키는 대부분의 원인은 생명과 신경학적 기능에 매우 치명적인 경우이다. 그러므로 반드시 원인을 규명하고 치료해야만 한다. 하지만, 환자가 직접 의식의 변화된 상황에 대해서 설명할 수 없기 때문에 주변인의 병력 청취와, 신경학적 검사에 의존할 수 밖에 없다.

1 용어의 정의

의식(consciousness)은 자신과 주변에 대한 각성과 경계 상태(state of awakening and awareness of the self and the environment)로 정의할 수 있고, 혼수(coma)는 이에 반하는 상태로 외부자극에도 전혀 각성이 되지 않는 상태이다.

- 무동무언증(akinetic mutism) : state in which the patient, although seemingly awake, remains silent and motionless
  lesion : bilateral frontal, diencephlo-mesencephalic RF, hypothalamus
- 감금증후군(locked-in syndrome) : condition in which the patient is mute and motionless(deefferented) but remained awake, alert, aware of self, and capable of perceiving sensory stimuli
  lesion : pontine infarct, pontine hemorrhage, central pontine myelinolysis
- 식물상태(vegetative state) : chronic neurologic condition characterized by lack of awareness of self and external stimuli, accompanied by sleep-wake cycles, with preservation of vital vegetative functions, such as cardiac action, respiration, and maintenance of blood pressure

2 의식을 담당하는 구조

의식의 유지는 ascending reticular activating system(ARAS)와 대뇌(cerebral hemisphere)의 상호작용에 달려있다. ARAS는 교뇌(pons), 중간뇌(midbrain)의 정중곁 피개(paramendian tegmentum)의 신경핵에서 시상하부(hypothalamus), 시상(thalamus)을 연결하는 신경망(polysynaptic fiber system)을 말한다. 시상에서 시상-피질 신경연접(thalamo-cortical radiation)을 통해 대뇌의 넓은 영역에 신호를 보내게 된다.

의식의 손상은 이러한 신경망의 손상에 의해 발생하게 되는데, 즉 ARAS의 신경핵, 시상하부의 후방, 시상, 양측 대뇌, 우성 대뇌반구의 넓은 영역에 손상이 발생하면 의식 저하를 초래한다.

3 의식 저하를 유발하는 원인(표 9-1)

의식을 변화시키는 원인은 구조성 혼수(organic coma)와 대사성 혼수(metabolic coma)로 나눈다. 기질성은 의식을 담당하는 뇌에 치명적인 병변이나 손상이 발생한 경우이며, 기능성은 전신상태, 저산소증, 저혈압, 약물 등으로 인해 뇌기능의 정지로 인한 의식에 변화를 초래한 경우이다. 원인은 표에 정리하였다.

〈표 9-1〉 혼수를 유발하는 원인

구조성 혼수	대사성 혼수
1. 천막상부의 종괴에 의한 뇌간의 압박 ① 뇌종양 ② 뇌혈관질환 : 뇌출혈, 뇌경색 ③ 두부외상 ④ 감염성 질환 : 뇌수막염, 뇌농양, 뇌염 ⑤ 뇌부종 2. 뇌간부의 직접적인 손상 ① 뇌혈관질환 : 뇌출혈, 뇌경색 ② 뇌간부 종양	1. 산소, 필수 인자의 결핍 : 저산소증, 허혈, 저혈당증, 비타민 결핍 저체온 2. 독성물질 ① 신부전증, 간부전증, 내분비 항진/저하 ② 약물 : barbiturate, alcohol, narcotics, sedatives ③ CO poisoning 3. 산-염기, 전해질 이상 : DKA 4. 간질 후 미만성 저하 5. 뇌조직 손상 없는 두부외상 : 뇌진탕

4 병변 부위에 따른 임상 소견

1 병력 청취

주의 깊게 병력을 청취해야 하며, 환자 자신이 병력을 구술할 수 없으므로, 환자를 목격했던 모든 사람, 같이 생활하는 보호자에게 병력을 구해야 한다. 의식불명에 빠지게 된 자세한 상황, 발생 시기 및 기간, 과거병력, 약제사용 여부, 외상력, 독소의 노출, 간질 발작의 병력 유무 등을 확인해야 한다.

2 신경학적 검사

(1) 대광반사

빛에 대한 감각은 시각신경(CN II)를 통해 중뇌의 Edinger-Westphal nucleus(E-W nu.)를 통해 눈돌림신경(CN III)의 부교감신경 섬유를 통해 동공의 수축을 유발하는 반사이다. CN II에서 E-W nu.로 양측성으로 신경분포를 하여 한쪽의 안구에 빛을 비추어도 양측으로 동공 수축(축동)이 일어나게 되며, 빛을 비춘 안구의 축동을 직접 대광반사(direct light reflex)라고 하고, 빛을 비추지 않은 안구의 축동을 간접 대광반사(indirect light reflex : consensual light reflex : 맞동공빛반사)라고 한다. 천막뇌이탈(tentorial herniation)이 발생할 때 뇌신경 중에서 가장 위쪽에 위치하는 눈돌림신경이 압박을 받으면서, 동공이 산대되거나 대광반사가 소실되게 된다. 두개강내압이 상승되어 뇌이탈(brain herniation)이 발생이 예상되는 경우 동공 크기나 모양, 대광반사의 관찰은 뇌이탈의 초기 징후로써 중요하다. 양측 동공의 직경 차이가 1mm 이상이면 동공부등(anisocoria)가 있다고 한다.

(2) 뇌간반사(그림 9-1)

① oculocephalic reflex(doll's eye maneuver) : 머리를 재빠르게 돌려 전정기관을 자

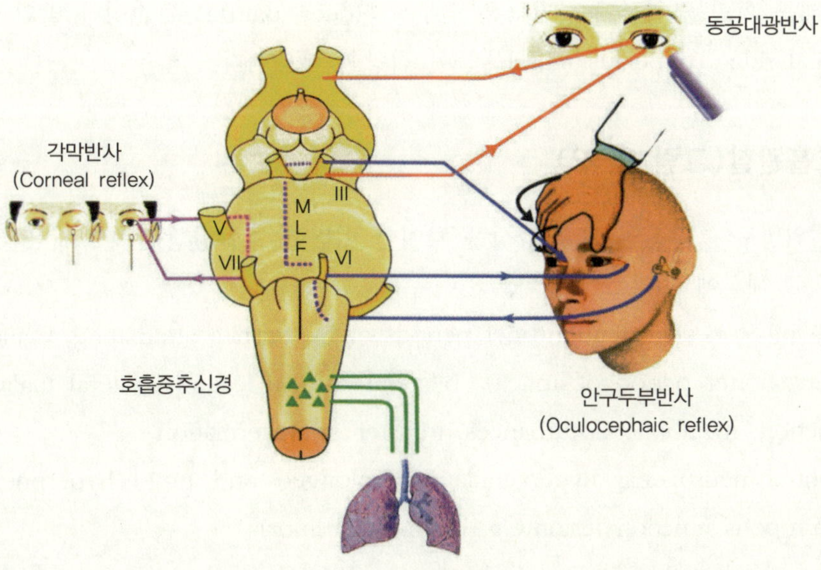

[그림 9-1] 뇌간반사

극하여 눈의 horizontal gaze를 관찰하는 방법으로 pontine tegmentum의 conjugate gaze center가 제대로 작동하는지를 확인하기 위한 검사이다. 머리를 돌린 후에 양쪽 눈이 머리를 돌린 방향과 반대방향을 주지하면 반사가 있다고 한다.

② oculovestibular reflex(Calorie test) : 머리를 약 30도 정도 일으키고(혹은 목을 30도 굴곡시킴) ice water 50ml를 약 30초간 외이도에 주입하여 안구의 horizontal deviation을 관찰한다. 반드시 고막이 온전한 상태에 시행해야 하며, labyrinth를 자극하여 뇌간을 통해 안구의 수평운동을 관찰하는 방법이다.

③ oculociliary reflex : 등세모근(trapezius muscle)에 심부자극을 하여 교감신경을 자극하여 동공이 확대여부를 관찰하는 방법이다.

④ corneal reflex : 무균의 면봉을 이용하여 각막을 자극하며 CN V→pons→CN VII로 눈의 감는 동작을 관찰한다.

3 운동반응

자발적인 움직임과 통증자극에 따른 얼굴, 팔, 다리의 운동반응을 관찰한다. 환자가 자발적인 움직임이 있다면 의식 수준이 양호한 편이며 양측의 움직임을 비교하여 반신마비 유무를 면밀히 관찰한다. 자발적인 움직임이 없다면, 통증자극으로 마비부위, 강직 자세 등을 관찰한다. 상지의 이상굴곡반응과 하지의 이상신전반응를 제피질자세(decorticated posture)라고 하고, 상지와 하지의 이상신전반응을 제뇌자세(decerebrate posture)라고 한다.

혼수상태를 확인을 위한 통증자극은 심부통증(deep pain)으로 손이나 발의 nail bed, supraorbital ridge, trapezius muscle 등이 적당한 부위이다.

4 호흡관찰(그림 9-2)

병변 부위별로 특징적인 호흡 양상을 보이나 이러한 호흡양상은 반드시 일치하는 것은 아니므로 해석에 주의를 요한다.

(1) Cheyne-Stokes respiration(brief periods of hyperpnea alternating regularly with even shorter period of apnea) : bilateral cortical lesion, bilateral thalamic dysfunction, metabolic disturbances, transtentorial herniation

(2) Central neurogenic hyperventilation(prolonged and rapid hyperpnea) : medbrain-pons junction lesion(e.g. brainstem tumor)

(3) Apneustic breathing(a long inspiratory pause, after which the air is retained for

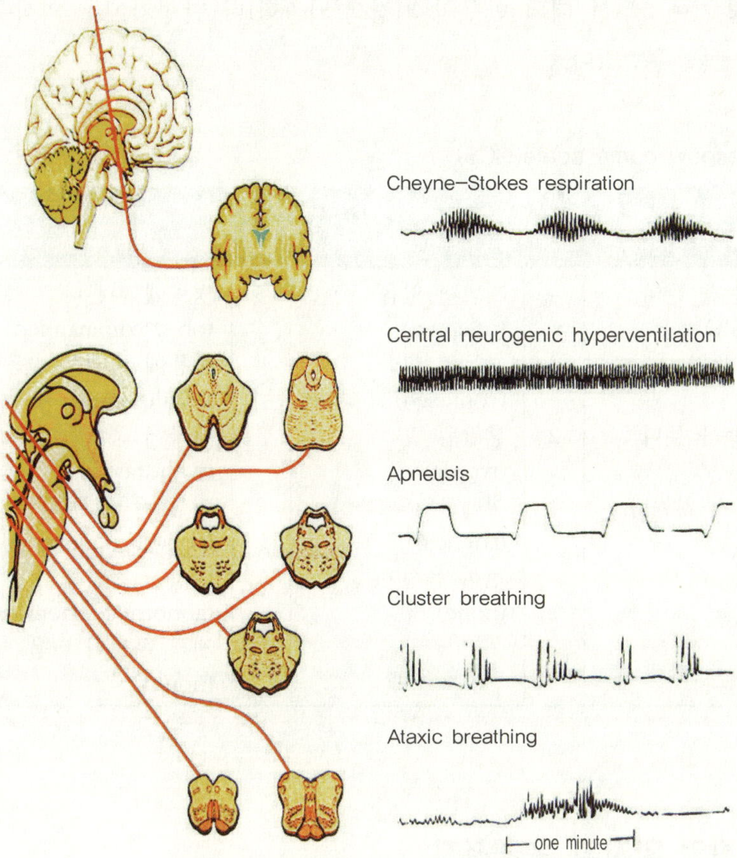

[그림 9-2] 혼수환자의 호흡양상

several seconds and then released) : pons lesion

(4) Cluster breathing(cluster of breaths following each other in an irregular sequence) : pons-medulla junction lesion

(5) Ataxic breathing(a completely irregular pattern of breathing) : medulla lesion

5 글라스고우 혼수계수(Glasgow Coma Scale : GCS, 표 9-2)

의식 수준을 객관적으로 평가하기 위해 점수화한 지표이다. 개안반응(1-4점), 언어반응(1-5점), 운동반응(1-6점)의 3가지를 평가하며 평가항목 중에서 최고 점수로 평가하며, 최소는 3점이고 최대는 15점이다. 급성기 두부손상환자에게서 의식 수준을 평가하는데 매우 유용하며, 다른 뇌병변에서도 유용하게 사용되고 있으나 언어 중추에 국소적인 병변이 있는 경우(예 : 우성 대뇌 반구의 뇌경색/뇌출혈)나 만성기에는 의식수준을 적절하게 평가하지 못할 수 있다.

〈표 9-2〉 Glasgow coma scale(GCS)

개안반응 (Eye opening)		언어반응 (Best verbal response)		운동반응 (Best motor response)	
자발적으로 눈을 뜬다. (spontaneously)	4	지남력 있음 (oriented)	5	명령에 따른다. (obey-commanded)	6
불러서 눈을 뜬다. (to speech)	3	혼돈된 회화 (confused)	4	동통에 국재성 반응이 있다. (localized)	5
통증자극에 눈을 뜬다. (to pain)	2	혼란된 말 (words)	3	자극에 움츠린다. (withdrawal)	4
전혀 눈을 뜨지 않는다. (none)	1	이해불명의 음성 (sounds)	2	이상 굴곡반응 (abnormal flexsion)	3
		전혀 음성이 없음 (none)	1	이상 신전반응 (abnormal extension)	2
				전혀 운동이 없음 (none)	1

6 의식 장애 환자의 응급처치

응급처치의 기본 원칙인 'ABC'에 따른다. 기도를 확보하고 필요에 따라 기관내삽관을 하며, 호흡과 혈류을 유지하도록 한다. 활력징후를 모니터하고, 정맥을 확보하면서 수액요법을 시행한다. 신경학적 검사로 의식 수준, 신경학적 국소 징후, 뇌간반사 등을 확인하고, 전신 이학적 검진으로 두부, 흉부, 복부, 척추 등의 손상 유무를 관찰한다.

초기 수액은 생리식염수가 적당하며 혈액검사결과에서 대사성 혼수인 경우는 적절한 수액으로 대치한다. 정맥확보 시에 혈액검사를 의뢰하고, 필수적인 혈액검사는 aBGA, CBC, blood sugar, electrolytes(Na, K, Ca, Mg), liver panel, ammonia level, PT/aPTT, ESR 이며, EKG, chest AP를 촬영한다. 구조성 의식장애가 의심이 되는 경우 뇌영상검사(CT, MRI)가 필요하다.

7 두개강내압과 뇌혈류의 생리

1 두개강의 해부학적인 특징

두개강(intracranial space)은 약 1500cc 정도의 부피이고, 뇌(87%), 뇌척수액(9%), 혈액(4%)이 들어 있다. 이 두개강은 소뇌천막(tentorium cerebelli 혹은 천막 : tentorium)의 경질막으로 대뇌, 시상 등을 포함하는 천막상부(supratentorium)와 뇌간과 소뇌를 포함하는 천막하부(infratentorium)로 나누어지며, 이 두 구획은 천막패임(tentorial incisura)를 통하여 서로 교통할 수 있도록 되어 있다. 천막상부는 대뇌낫(falx cerebri)로 두 구획으로 나누어져 있다. 뇌척수액은 뇌실(ventricle)과 거미막밑공간(subarachnoid space)에 존재하여 순환한다.

2 정상 두개강내압(그림 9-3)

두개강은 두개관으로 둘러싸인 공간으로 용적은 근본적으로 확장될 수 없이 일정하다. 결국 뇌, 뇌척수액, 혈액의 세 가지 내용물 중에서 어느 한쪽의 용적이 변화하면 다른 내용물의 용적이 상반되는 변화를 동반하게 되어 일정한 두개강내압(intracranial pressure : ICP)을 유지하게 된다. 이를 Monro-Kellie 학설이라고 한다. 약 100-150ml의 새로운 종괴(예 : 혈종, 종양)가 발생하더라도 정맥혈과 뇌척수액의 이동으로 일정한 두개강내압을 유지할 수 있다.

정상 두개강내압은 박동성이며, 이는 주로 심장박동과 호흡에 의해 발생한다. 정상 두개강내압은 대기압 하에서 5-10mmHg 사이에서 변동하며 상한값은 15mmHg이다. 두개강내압을 측정하는 방법은 두개골을 천자하여 측정기구를 뇌실내, 뇌실질내, 경막하강, 경막외강에 위치시켜 측정한다.

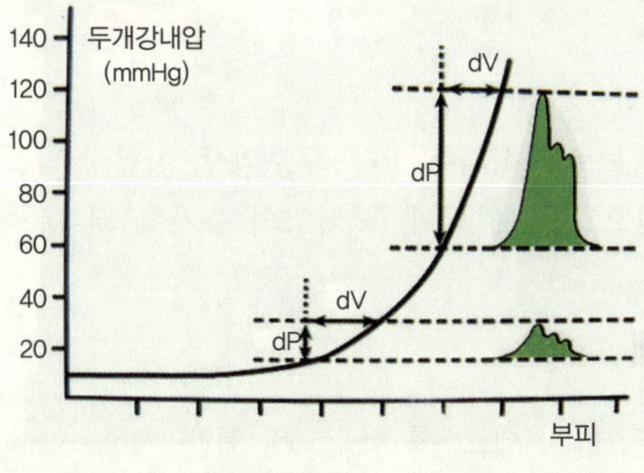

[그림 9-3] 두개강내압과 부피변화의 관계곡선

3 뇌혈류

뇌는 체중의 2%에 불과하지만 심박출량의 약 20%에 해당하는 혈액을 공급받고 있으며, 뇌는 에너지 저장능력이 미미하여 뇌기능은 뇌혈류에 매우 민감하다. 정상 뇌혈류(cerebral blood flow : CBF)는 50-65ml/100gm/min(회백질 : 70-80ml/100gm/min, 백질 : 15-20ml/100gm/min)이다. 전체 뇌혈류(global CBF)는 항상 일정하나, 국소 뇌혈류(regional CBF)는 뇌의 활동에 따라 상당한 차이를 보인다. 정상상태에서 CBF는 일정하게 유지되는데 이를 자동조절(autoregulation)이라고 한다. 즉, 혈압과 관류압(cerebral perfusion pressure : CPP)이 증가하며 혈관이 수축하여 뇌혈류를 감소시키고, 관류압이 감소하면 혈관이 확장되어 뇌혈류를 일정하게 유지하는 것이다. 자동조절의 범위는 평균혈압(mean arterial pressure : MAP)은 60-160mmHg 사이이다. 이 범위를 벗어나면 뇌혈류는 혈압에 따라 비례하여 변화한다.

뇌혈류는 다음과 같은 공식으로 표현한다.

CBF = CPP/CVR =(MAP-ICP)/CVR

(CBF : cerebral blood flow, CPP : cerebral perfusion pressure, CVR : cerebrovascular resistance, MAP : mean arterial pressure, ICP : intracranial pressure)

수식에 따르면 ICP가 오르면 CPP가 감소하여 당연히 CBF가 감소하여야 하지만, 자동조절에 의해 뇌혈류가 일정하게 유지된다. 하지만 일정 수준을 넘어서면 혈관운동마비(vasomotor paralysis)가 되어 자동조절이 불가하여 뇌혈류는 급격하게 감소하게 된다.

8 뇌부종

1 발생기전

정상 뇌는 약 80%의 물로 구성되어 있다. 두부외상, 허혈성 뇌졸중, 혈종, 염증(뇌수막염, 뇌염), 대사성 질환으로 인해 뇌의 물의 양의 증가를 뇌부종이라고 한다.

2 뇌부종의 형태

일반적으로 3가지로 구분한다. 세포독성(cytotoxic), 혈관인성(vasogenic), 세포간질(interstitial)로 구분한다. 하지만, 대부분의 뇌부종은 단독이 아닌 여러 형태가 복합되어 발생한다.

(1) 세포독성 뇌부종

대사물질의 공급부족, 에너지대사의 실패로 인해 발생하여 세포내로 수분이 이동하여 세포(신경세포(neuron), 아교세포(glia), 내피세포(endothelial cell))의 팽창으로 발생한다. 즉, 세포내 ATP의 고갈로 인해 ATP-dependent Na^{+}/K^{+} ATPase 의 기능부전으로 세포내로 Na^{+}의 유입에 따른 수분의 이동으로 발생한다. 현미경 소견으로 세포들의 종창으로 인해 세포간 공간이 좁아져 있다. 원인은 저산소증(hypoxia), 허혈증(ischemia) 등이다.

(2) 혈관인성 뇌부종

가장 흔한 형태의 뇌부종으로 혈관 투과성(vascular permeability)이 증가되어 혈관의 수분이 세포 주변에 축적되어 발생한다. 내피세포 접합(endothelial tight junction)이 느슨해지면서 단백질이 혈관밖유출(extravasation)되어 세포사이 공간으로 수분을 이동시키게 된다. 원인은 두부외상, 뇌종양, 뇌농양, 뇌졸중 등이 있다.

(3) 세포간질 부종

수두증(hydrocephalus)에서 뇌실막(ependyma)을 통해 뇌척수액이 세포간질로 유입되어 발생한다. 자기공명촬영의 T2강조영상에서 뇌실주변으로 고음영이 관찰된다.

9 두개강내압의 임상소견

1 증상과 징후

두통, 구토, 유두부종(papilledema), 가돌림신경(abducens nerve)마비, 혈압상승 및 서맥, 호흡이상, 동공 확대, 대광반사소실 등이다.

구토는 주로 수면 중, 새벽에 심해지는데, 이는 혈중 이산화탄소 분압이 상승되어 뇌혈관이 확장되고 누운 자세에서 뇌정맥의 울혈로 인해 발생한다. 이러한 두통은 구토나 과호흡으로 완화되고, 기침, 체위 변동, 배변, 재채기 등으로 악화될 수 있다. 구토가 다른 질환에서와 구분되는 점은 다른 두개강내압 항진 징후가 동반되며, 대개 구역(nausea)은 동반하지 않는 특징이 있다.

유두부종은 상승된 두개강내압이 시신경초(optic nerve sheath)를 통해 전달되어 시각신경유두(optic disc)에 부종이 유발된다. 초기에는 시력이 정상이나 점차 맹점(blind spot)이 확대되어 중심시력 저하가 나타나며, 점차 시각신경의 위축이 진행하여 말초시야가 협착과 시력소실이 발생할 수 있다.

가돌림신경마비는 이 신경이 두개강내에서 가장 긴 주행을 가지는 뇌신경이기 때문에 쉽게 영향을 받아 발생한다. 이 신경의 마비는 두개강내압 항진의 거짓 국소성 징후(false localizing sign)이라고 한다.

두개강내압의 항진에 따른 심혈관계의 반응으로 혈압 상승, 맥박 감소, 호흡 억제를 'Cushing response' 혹은 'Cushing triad'라고 한다.

2 뇌이탈(brain herniation)(표 9-3)

두개강내압의 상승은 첫째는 뇌관류압이 떨어지고, 둘째는 두개강내의 구획간에 압력경사(pressure gradient)를 유발하여 뇌조직의 변위를 초래하여 뇌기능의 이상을 초래한다. 구획간 압력차이에 의한 뇌조직의 변위를 뇌이탈이라고 한다. 뇌구획은 대뇌낫(falx : 양측 대뇌), 천막(tentorium : 천막상부와 천막하부), 큰구멍(foramen magnum : 두개강과 척수강)에 의해 구분된다. 뇌이탈의 증상은 변위되는 뇌에 의해 압박되는 주변 뇌조직이나 뇌신경의 의한 증상과 혈관의 압박으로 인해 원위부의 허혈증상으로 나타난다. 이를 herniation syndrome이라고 하고 대표적으로 대뇌낫밑 뇌이탈(subfalcian herniation), 경천막 뇌이탈(transtentorial herniation), 소뇌편도 뇌이탈(cerebellar tonsillar herniation)이 있다. 각각에 대해서는 표에 정리하였다.

〈표 9-3〉 Summary of the clinical subtypes of herniation syndromes

Herniation syndrome	Anatomic structure	Clinical manifestations
subfalcian	cingulate gyrus herniates under the falx cerebri; may cause compression of ipsilateral anterior cerebral artery	contralateral lower extremity paresis
central transtentorial	downward displacement of cerebral hemispheres; compression of diencephalon and midbrain	impaired consciousness, eye movement and respiration; abnormal posture
lateral transtentorial(uncal)	herniation of the mesial temporal lobe & uncus; compreesion of CN III, midbrain, and posterior cerebral artery	impaired consciousness, ipsilateral pupillary dilation and contralateral hemiparesis, decerebrate posture, central neurogenic hyperventilation, contralateral hemianopsia
tonsillar	herniation of cerebellar tonsils through foramen magnum; compression of medulla	failure of blood pressure and heart rate, small pupils, ataxic respiration, quadriparesis

10 두개강내압 항진의 치료 원칙

두개강내압 항진(increased intracranial pressure : IICP)에서 궁극적인 치료목표는 뇌관류압과 뇌혈류를 원활하게 유지하여 뇌허혈과 뇌이탈을 방지하는데 있다. 학자마다 이견이 있으나 대개 지속적으로 두개강내압이 15-25mmHg 이상일 때 적극적인 치료가 필요하다.

치료는 내과적 치료와 외과적 치료로 구분할 수 있다.

1 내과적 치료

일반적인 원칙은 뇌정맥의 흐름을 원활하기 위한 두부와 목을 유치하고, 탈수와 저혈압을 피하고, 정상체온을 유지하는 것이다. 적극적인 중재방법으로 과호흡, 스테로이드, 고장액주사요법(osmotherapy), 뇌대사억제제 등이 있다.

① 두부의 위치

목동맥(jugular vein) 압박을 피하여 뇌정맥 혈류의 유출을 용이하게 하여 두개강내압을 낮추는 방법으로 약 30도 상체를 높여준다. 환자의 진정(sedation)을 위해 안정제(narcotics, sedatives)을 투여할 수 있다.

② 호흡과 산소공급

저산소와 고탄산혈증(hypercarbia)은 강력한 뇌혈관 확장제로 작용하여 두개강내압을 상승시킨다. GCS 점수 8점 이하는 가능한 기관내삽관을 하고, PaO_2는 100mmHg로 $PaCO_2$는 35mmHg로 유지한다.

③ 뇌관류압의 유지

가장 적절한 수액은 생리식염수(0.9% saline)이며, euvolemia or mild hypervolemia를 유지하며 수액의 균형(daily fluid balance)을 유지하도록 한다. CPP는 60mmHg 이상을 유지해야 한다.

④ 발열과 고혈당의 조절

발열은 세포의 산소요구량을 증가시켜 뇌손상에 악영향을 미치므로, 발열의 원인에 관계없이 적극적으로 정상체온을 유지하는 것이 중요하다. 고혈당도 뇌손상과 뇌부종을 악화시키므로 정상 혈당을 유지가 필요하다.

⑤ 과호흡(controlled hyperventilation)

$PaCO_2$의 감소와 비례하여 뇌혈류량이 감소하여 두개강내압은 감소한다. 탄소분압이 감소로 인한 강력한 혈관수축작용(vasoconstrictive effect)은 약 10-20시간이 지

속되며, 그 이후에는 뇌혈관이 확장되어 반동으로 두개강내압이 상승하게 되고, 혈관수축은 뇌혈류의 감소로 뇌허혈을 유발하므로 주의를 요한다. 장기간의 과호흡은 바람직하지 못하며, 다른 치료를 시작하기 전에 일시적으로 시도한다.

⑥ 고장액주사요법

혈뇌관문(blood-brain barrier)이 정상인 경우 투여한 고장액은 혈액의 삼투압을 높여 혈액과 뇌세포와 세포간질의 삼투압 경사로 수분을 혈관내로 끌어들여 뇌부종을 감소시킨다. 반복적으로 장기간 투여할 경우 고장액 성분이 혈뇌관문을 통과하여 뇌세포간질에 축적되어 삼투압 경사가 역전되어 반동성 뇌부종을 유발할 수 있다. 혈장 삼투압은 300-320mOsm/L로 유지한다.

만니톨(mannitol)과 고장식염수(hypertonic saline)이 대표적이며, 두개강내압의 감소, 뇌부종의 감소, 뇌혈류의 증가, 산소운반의 증가 등의 효과가 있다. 만니톨은 0.25-1.5 gm/kg을 정맥으로 빠르게 주사하며, 최대 효과는 투여 후 20-40분에 얻을 수 있으며, 4-6시간마다 반복 주사한다. 목표 혈장 삼투압은 320mOsm/L로, 목표 삼투압 이상이 되면 신장손상(renal tubular damage)을 초래할 수 있다.

고장액의 부작용으로는 저혈압, 용혈(hemolysis), 신부전(remal insufficiency), 폐부종(pulmonary edema) 등이다.

⑦ 스테로이드

기전은 명확하지 않으나 혈관의 투과성을 낮추고 혈뇌관문의 안정성을 높인다. 뇌종양에 의한 뇌부종, 방사선 치료나 뇌수술 전처치로서 투여한다. 두부손상과 뇌혈관질환에서의 유용성이 없다.

⑧ 약물혼수요법(pharmacological coma therapy)

Barbiturate, propofol 이 사용되며 propofol이 barbiturate보다 반감기가 짧다. 뇌대사를 감소시켜 뇌부종 형성을 억제하고, 정상 뇌혈관을 수축시켜 뇌혈류와 뇌혈류량이 저하되어 두개강내압을 떨어뜨린다. 정상 조직의 뇌혈관이 수축하면 상대적으로 허혈상태의 뇌부위로 혈액이 이동하는 'inverse steal' 혹은 'Robin Hood phenomenon' 현상이 일어나게 된다. 혼수요법은 뇌파로 'burst suppression pattern'을 확인하여 약물투여의 적정성을 확인해야 한다. 부작용으로 말초혈관의 확장과 심근수축의 저하여 따른 저혈압과 면역억제로 인한 폐렴이 있다.

⑨ 저체온법(hypothermia)

저체온에서는 혈류와 대사가 감소하여 두개강내압을 감소한다. 32-34°C 를 유지하며, 중증두부손상이나 소아에서 효과적으로 알려져 있다. 하지만, 일정한 체온의 유지가 어렵고, 혈액응고장애, 부정맥(arrhythmia)을 초래할 수 있다.

2 외과적 치료

두개강내압감시(ICP monitoring)는 두부외상의 경우GCS 점수 9점 이하이면서 이상 CT소견을 가진 경우에는 실시하는 것이 좋으나 다른 질환의 경우에는 일치된 의견이 없다. 두개강내압감시는 환자의 신경학적 상태, 영상검사 소견 등을 고려하여 신중하게 적용해야 한다.

외과적 치료방법으로는 뇌실천자를 통한 뇌척수액을 배액시키는 뇌실외 배액술(external ventricular drainage : EVD), 넓은 영역의 두개골과 경막을 개방하는 두개골 절제수술(decompressive craniectomy)인 외감압술(external decompression), 뇌종양이나 혈종의 제거 수술 혹은 뇌엽절제술(lobectomy)을 하는 내감압술(internal decompression)이 있다.

11 뇌사의 정의

뇌의 질환이나 외상으로 인하여 뇌의 전체 기능이 비가역적으로 소실된 상태이다. 깊은 혼수상태이며 자발적인 호흡이 없고, 궁극적으로 심정지에 이르게 된다.

1968년 호주 시드니에서 열린 세계의사회 총회에서 뇌사를 인정하고 뇌사자로부터 장기 이식이 가능함을 규정하는 '시드니 선언'을 발표하였고, 이후에 미국 하버드의과대학에서 뇌사판정지침을 발표하였다. 국내에서는 1993년 대한의사협회에서 '뇌사에 관한 선언'을 선포하고 뇌사판정기준과 뇌사자 장기이식 의료기관을 제정하였다.

12 뇌사와 식물인간의 차이(표 9-4)

뇌사는 뇌기능 전체의 비가역적인 소실이나 식물인간은 일부 뇌기능이 남아 있는 상태이다. 둘을 구분하는데 가장 뚜렷한 차이는 비가역적인 자발호흡의 유무라고 할 수 있다.

〈표 9-4〉 뇌사와 식물인간의 비교

구분	뇌사	식물인간
손상부위	뇌간을 포함한 뇌전체	대뇌 혹은 뇌간의 일부
의식상태	심한 혼수	혼수를 포함하여 다양

운동능력	전혀 없음	목적없는 약간의 움직임이 가능
뇌간반사	없음	남아있음
뇌파	없음(flat)	다양(대개, slow wave)
호흡상태	자발적인 호흡이 전혀 없음	자발적인 호흡이 가능함
경과	필연적으로 심장정지로 사망	회복의 가능성이 있음
장기기증	대상이 됨	대상이 될 수 없음

1.3 뇌사의 판정기준(대한의사협회 기준, 1998년)

1 선행조건

① 원인질환이 확정되어 있고 치료될 가능성이 없는 기질적인 뇌병변이 존재

② 깊은 혼수상태로서 자발호흡이 없고 인공호흡기로 호흡이 유지되고 있어야 함

③ 치료 가능한 급성 약물중독(마취제, 수면제, 진정제, 근육이완제 등 기타 독극물), 대사성 또는 내분비성 장애(간성혼수, 유독성 혼수, 저혈당 혼수, 뇌병증 등)의 증거가 없어야 함

④ 저체온 상태(직장온도 32°C 이하)가 아니어야 함

⑤ 쇽(shock) 상태가 아니어야 함

2 판정기준

① 외부자극에 전혀 반응이 없는 깊은 혼수상태

② 자발호흡의 비가역적 소실

③ 양안 동공의 확대고정

④ 뇌간반사의 완전소실 : light reflex, corneal reflex, oculo-cepahlic reflex, oculo-vestibular reflex, cilio-spinal reflex, gag reflex, cough reflex

⑤ 자발운동, 제뇌강직, 제뇌피질강직, 경련 등이 나타나지 않는다.

⑥ 무호흡검사 결과 자발호흡이 유발되지 아니하여 자발호흡이 되살아날 수 없다.

- **무호흡검사** : 자발 호흡이 소실된 이후 자발 호흡의 회복 가능 여부를 판정하는 임상 검사로서 100% 산소 또는 95% 산소 +5% 이산화탄소를 10분간 인공호흡기로 흡입시킨 후 인공호흡기를 제거하고, 100% 산소를 기관내관을 통해 6L/min로

공급하면서 10분 이내에 혈압을 관찰하고, 혈액 $PaCO_2$가 50 torr 이상으로 상승하게 됨을 확인한다. 이 조작으로도 자발 호흡이 유발되지 않으면 호흡 정지가 비가역적이라 판정하고 검사가 불충분한 경우나 중단된 경우에는 혈류검사로 추가 확인해야 한다.

위의 ①-⑥ 검사를 6시간 경과 후에 재확인한다.

⑦ 뇌파 검사 : 위의 ①-⑥의 기준을 재확인한 후 뇌파를 1회 이상 검사하여 평판 뇌파를 30분 이상 확인한다. 단, 뇌파 검사는 자격 있는 뇌파기사가 정확한 뇌파 기준에 합당하게 검사한 뇌파를 신경과 전문의가 판독해야 한다.

⑧ 소아에서의 뇌사 판정 기준은 다음과 같이 한다.

- 생후 2개월에서 1년 사이의 연령군은 48시간 간격으로 2회의 판정 기준 검사와 2회의 뇌파검사를 해야 하며,
- 1세에서 5세 사이는 성인에서와 같이 2회 판정 기준 검사와 1회의 뇌파 검사를 하되 24시간의 간격을 두어야 한다.
- 6세 이상의 소아는 성인에서와 같다.

장기 등 이식에 관한 법률(2000년 제정)에서 뇌사 판정기준과 장기 등의 적출과 이식에 대해서 법률로 규정하고 있다.

●●● 참고문헌

1. 대한신경외과학회, 학생과 전공의를 위한 교과서 신경외과학, 제3판, 중앙문화사, 2005.
2. General approach to history and examination in Lindsay WK, Bone I : Neurology and Neurosurgery Illustrated, 4th ed. CHURCHILL LIVINGSTONE, 2004.
3. Brazis PW, Masdeu JC, Biller J : The localization of lesions causing coma in Localizaiton in clinical neurology. 3rd ed. Little Brown, 1996.
4. Raslan A, Bhardwaj A : Medical management of cerebral edema. Neurosurg Focus 22(5): E12, 2007.
5. Marion DW : Pathophysiology and treatment of intracranial hypertension in Andrews BT : Intensive care in neurosurgery. Thieme, 2003.

제 10 장

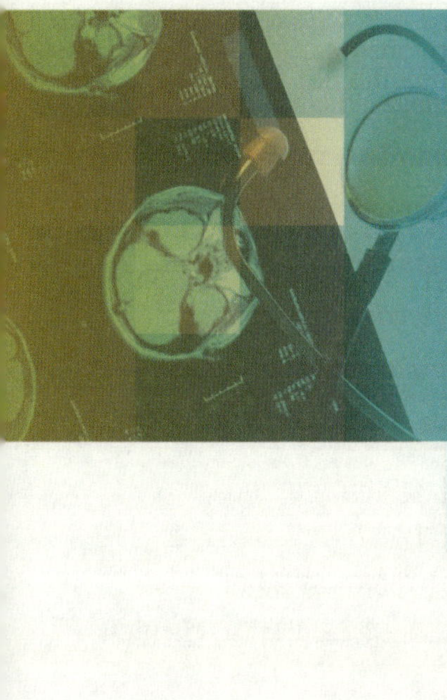

뇌신경계 영상의학 및 선천성 뇌질환의 영상진단

In Troduction of Neuroradiology Radiologic Diagnosis of Congenital Brain Malformation

박 성 태

학습목적

전산화단층촬영과 자기공명영상을 위시한 중추신경계의 여러 영상진단방법을 이해하여 각종 뇌질환의 진단에서 이들의 역할을 올바로 파악하고 임상증례에 적용할 수 있는 능력을 배양한다.

학습목표

1. SPECT 및 PET의 원리와 임상응용을 설명한다.
2. CT와 MRI의 기본 원리를 설명한다.
3. CT와 MRI검사의 차이점과 장단점에 대하여 설명한다.
4. CT와 MRI검사의 금기와 주의사항을 설명한다.
5. 신경계질환에서 방사선 동위원소 이용방법에 대하여 열거한다.
6. 정상 뇌의 발육을 이해하고 신경계 기형에 대해 영상의학적 진단을 한다.

1 서론 : 뇌신경계영상 진단원리

뇌신경계는 복부 등의 체부 또는 근골격계 등과 달리 대부분의 구조물이 두개골과 척추라는 딱딱한 구조물에 들어있으며, 비교적 호흡, 심장운동 또는 장 운동과 같은 불수의적인 움직임이 비교적 적다는 특징이 있다. 이러한 이유로 다른 부위보다 MRI검사가 기본적인 해부학적 진단영상에 많이 이용될 뿐 아니라 기능적, 화학적 분석에도 사용되는 특징이 있다. 그러나 일반 단순촬영이나 CT 또한 기본검사 및 추적검사에 꼭 필요한 검사이다. CT 또한 혈관의 해부학 구조뿐 아니라 다중검출기 CT(multidetector CT, MDCT), 이중에너지 기법 CT(dual energy CT) 등의 기술적 발전에 따라 그 활용 범위가 커지고 있다. 물론 MRI 또한 3테슬라, 7테슬라(1 Tesla=10,000가우스, 지구 자장은 약 0.5가우스) 등의 고 자장 high Tesla MRI, 다양한 RF 기법, 멀티채널 수신기 등의 기계적 진보와 다양한 소프트웨어 해석기법의 발전 등으로 뇌혈관 질환뿐 아니라 치매와 같은 퇴행성 뇌질환, 심지어 최근에는 정신과 질환까지 그 진단 영역을 넓혀가고 있다.

영상의학검사는 영상을 만드는데 사용되는 에너지원에 따라 분류할 수 있다. 첫째로, X선을 사용하는 일반 단순 촬영 plain simple radiography, 투시장비 fluoroscopy 를 사용하는 척수조영술 myelography 그리고 혈관조영장비 angiography를 사용한 디지털감산혈관조영술 DSA, distal subtraction angiography 그리고 전산화단층촬영기 CT computed tomography가 있다. 두 번째는 높은 자장 magnetic field에서 고주파에너지 RF radiofrequency를 사용하는 MRI 검사가 있으며 MRI는 특히 신경영상학에서는 해부학적 영상뿐 아니라, 혈류, 뇌기능, 화학적 분석 등 그 분야가 광범위하다. 복부나 근골격계와는 달리 신경계 대부분이 초음파가 투과되지 못하는 두개골 또는 척추골 안에 있어서 초음파는 그 활용범위가 제한이 있으며, 경두개도플러 transcranial Doppler, 천문 fontanel이 열려있는 신생아 뇌초음파 등을 제외하고는 사용빈도가 현저히 떨어진다.

2 단순촬영 Plain Radiography

신경학적인 검사에서 단순촬영은 그 진단 효율이 떨어져, 이용이 차츰 감소하는 추세며, 다음의 몇몇 질환에서 주로 사용하게 되었다. 첫째, 금속성 이물질 foreign body의 진단, 둘째, 두개골 골절 skull fractures, 셋째, 안면골 facial bone 이상, 두개골 조기융합 craniosynostosis, 원발성 골 병변 등의 여러 가지 뼈 이상, 넷째, 부비동염 sinusitis, 다섯째, 후두개염과 크룹 croup 감별, 여섯째, 타액선 결석증 sialolithiasis 등에서이다. 그러나 CT, MRI 등 의 영상에서 그 해부학을 이해하기 위해서는 단순 촬영상을 잘 이해하고 있어야 한다. 그리고 대부분의 단순촬영을 할 경우에는 반드시 서로 수직인 두 방향 이상의 사진을 촬영하게 된다.

3 전산화 단층 촬영 CT, Computed Tomography

뇌척수액, 뇌백질, 뇌회질 등이 구분되는 양질의 영상을 얻을 수 있기 때문에 뇌출혈, 뇌경색, 뇌종양 등 뇌질환을 의심하는 경우에 가장 보편적으로 이용되고 있다. 일반적으로 MR이 신경계 이상의 진단상 더 좋으나 MR은 고가이며 보급률이 CT보다 낮기 때문에 아직 CT가 많이 이용되며 MR이 수십 분의 검사시간인데 반해 CT는 수분 또는 수십 초 내의 빠른 검사가 가능하므로 응급실에서 신경계통 질환평가에 기본적으로 이용된다. 특히 석회화의 유무, 급성출혈, 뼈의 이상유무 등을 알기 위해서는 CT가 MR보다 더 좋다.

CT의 영상정보에는 각 화소 pixel에 인체조직의 Hounsfield unit, (HU) 값이 있으며 가장 X선 감쇄도가 큰 뼈는 +1000, 물은 0이며, 거의 100% X선이 통과하는 공기는 -1000의 값을 가진다. 뇌의 회질과 백질 간의 HU값의 차이는 10내외이므로 뇌실질을 보기 위해서는 좁은 창범위 narrow window width가 그리고 같은 영상에서 뼈와 공기를 보기 위해서는 넓은 창범위가 필요하다(그림 10-1).

CT 뿐 아니라 단층영상(cross sectional image)인 MRI와 초음파에서도 마찬가지 현상

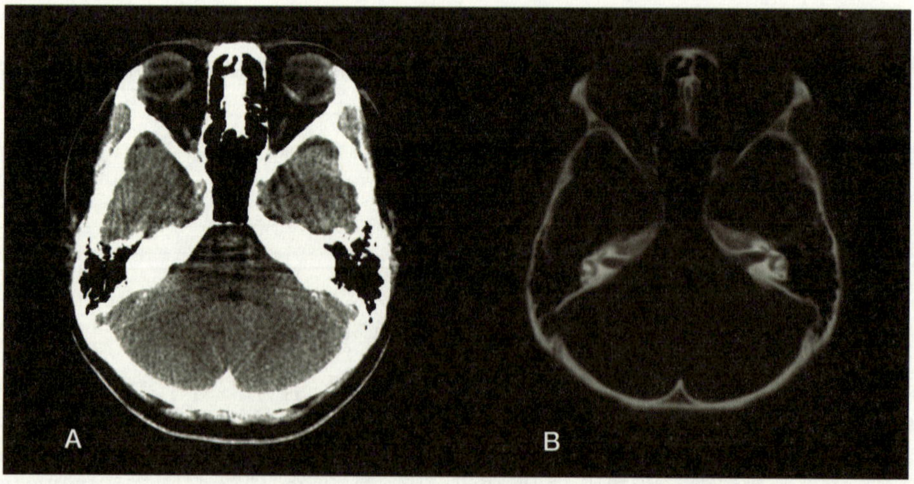

[그림 10-1] A : Brain window(narrow window width), B : Bone window(wide window width)

인 부분용적효과 partial volume effect 또한 잘 이해하고 있어야 하며, 이는 병변의 크기가 절편 두께 미만일 경우 인접한 조직과 병변의 HU의 평균이 영상 값으로 나오는 현상이다.

연조직의 대조도를 증가시키고 혈관을 영상화하기 위해서는 조영증강 contrast enhancement가 필요하며, 현재 대부분의 임상영상에서는 요오드계 조영제 iodine contrast material이 사용되고 있다.

최근 CT는 다른 영상의학 방법, 특히 MRI의 기술적인 발전에 병행하여 다중검출기 CT의 등장으로 더욱 빠른 검사 시간에 넓은 범위를 검사함으로, 신경계에서는 CT 혈관조영술, CT 뇌관류검사 등은 MRI와 유사하거나 우월한 분석결과를 보여주며, 실시간으로 다평면 영상 multiplanar image과 3차원 영상을 보여주고 있다.

4 자기공명영상 MRI, Magnetic Resonance Imaging

이전에는 핵자기공명영상 nuclear magnetic resonance NMR이라고 하였으나 "핵"이라는 부정적인 느낌으로 현재는 MRI라고 하며 높은 자장(0.2~7 테슬라)의 장비 안에서 인체에 고주파 펄스 radiofrequency pulse, RF pulse를 준 후 인체에서 발생하는 자기스핀 위상차를 영상화 시키는 방법으로 X선을 사용하는 검사에서 발생하는 전리방사선 피폭이라는 물리적인 위험은 없으나, 휴대폰과 마찬가지로 고주파가 인체에 폭로되어 발생하는 특이흡수율 specific absorption rate SAR 효과가 있어서 식품의약안정청의 인가를 받은 장비 및 검사 방법만이 인체에 적용되고 있으며, 여러 가지 검사를 연달아 받을 경우 대부분의 임상 장비에서는 SAR가 증가하여 자동으로 검사가 중단되게 된다.

MRI검사는 현재 대부분의 신경계 질환의 최종 영상의학검사법이며, 최근 우리나라, 특히 대도시에서는 뇌신경계 응급 영상의학검사의 상당수도 MRI로 대치되고 있으며, 환자 병변의 생화학적 정보나 생리적인 현상도 나타낼 수 있어서 그 활용범위가 정신과적 질환과 심리학 분야로 확대되고 있다.

MRI는 CT와는 영상획득에 물리적인 큰 차이로 연조직 soft tissue 대조도가 매우 좋으며, 그 대조도 역시 T1-강조, T2-강조 영상을 기본으로 뇌척수액의 신호을 감쇄 attenuation시킨 FLAIR기법, 물분자의 확산정도을 표현한 확산강조영상 DWI, diffusion weighted Images, 자화율 민감영상 SWI, susceptibility weighted images 등 이 있어서 조직의 여러 특성을 분석할 수 있다. 연조직 그리고 혈관의 대조도를 증가시키는 조영증강물질로 가돌리늄 제제가 사용되면 이들은 상자성 효과 paramagnetic effect로 T1과 T2 이완시간을 단축시킴으로써 그 효과를 나타낸다. MRI로 혈관의 해부학적 영상은 조영제를 쓰거나 쓰지 않고도 얻을 수 있으며 심지어는 혈류나 뇌척수액의 속도, 혈액양을 얻을 수도 있다.

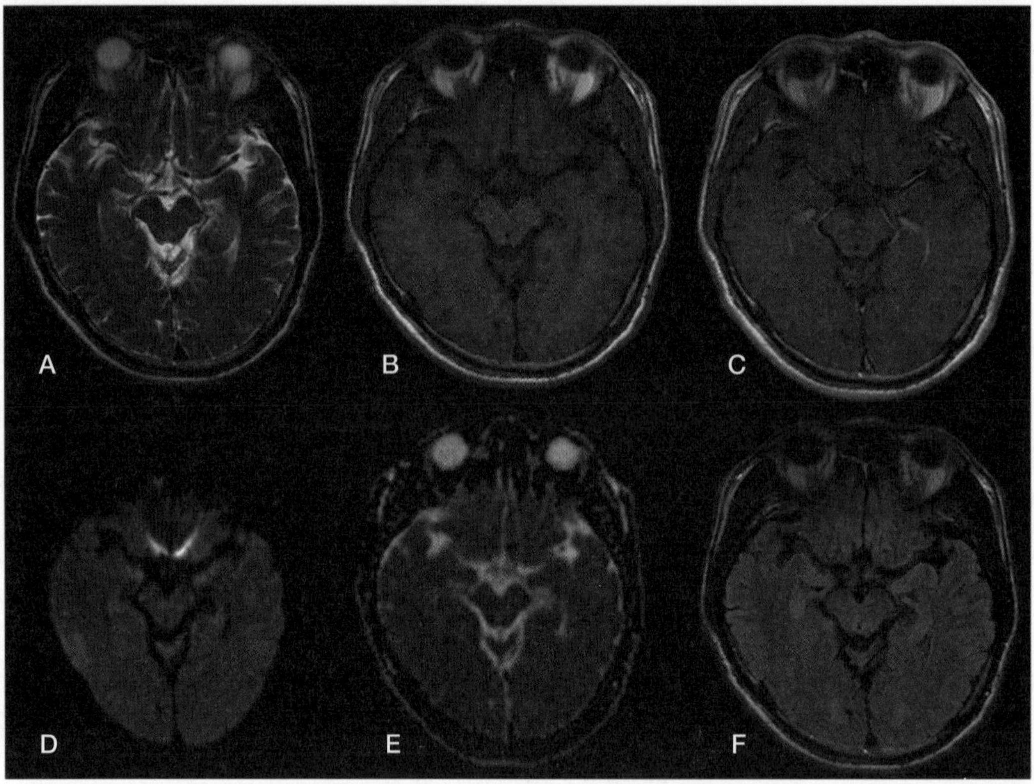

[그림 10-2] Conventional MRI. A : T2 WI(weighted image), B : T1WI, C : contrast enhanced T1WI, D : DWI(diffusion weighted image), E : ADC(apparent diffusion coefficient) map image, F : FLAIR(fluid inversion recovery) image.

일반적인 MRI는 해로운 전리방사선에 폭로되지 않으며, 연조직 대조도가 좋고 다양하고 두개골 기저부의 두꺼운 뼈로 인한 인공물 artifact이 없다. 그러나 전통적인 MRI의 특성인 다양한 다평면영 영상 multiplanar image 획득은 MDCT의 등장으로 우월성을 주장하기는 어려울 것 같다. 반면 MRI는 석회화을 알기 어렵고, 골절 진단은 어려우며, 급성지주막하 출혈 등의 급성 출혈은 초보자에게는 특히, 고식적인 기법만으로는 알기 어렵다. 또한 철 등의 철자성 ferromagnetic 물질이 있을 경우 영상획득을 방해하며 심박동기나 인공와우가 있을 경우에는 MRI검사에 절대적인 금기가 된다.

5 혈관조영술 Angiography

혈관조영술은 보고자 하는 혈관영역 근위부까지 카테터 catheter 접근시킨후 직접 조영제를 주입하여 혈관을 영상화하는 방법이다. 접근하고자 하는 혈관의 모양, 거리에 따라 여러 가지 모양, 길이의 카테터가 있으며, 혈관을 선택하여 진입하는데 도움을 줄 수 있는 다양한 길이와 굵기의 안내철사 guide wire 또한 필요하다. CT와 마찬가지로 X-선을 주요 영상에너지원으로 사용하므로 조영제 역시 요오드계 조영제가 사용된다.

일반적으로 동맥계 혈관 검사를 위해서는 대퇴동맥이 그리고 정맥계 혈관검사를 위해서는 대퇴동맥이 일반적으로 사용되나, 대퇴동맥을 사용할 수 없는 경우 상완동맥 brachial artery나 요골동맥 radial artery를 천자 puncture하는 혈관으로 사용한다.

복부나 흉부의 혈관조영술에 비해 신경계 및 두경부의 혈관조영술에서는 특히 디지털감산혈관조영술 DSA, distal subtraction angiography가 필수적이며, 신경중재시술 neuro-intervention을 위해서는 회전혈관촬영술 rotational angiography에서 얻어진 체적데이터 volume data를 이용한 3차원영상이 많은 도움이 된다.

신경두경부 혈관조영술의 적응증은 현재 비침습적인 MR, CT 혈관조영술의 발전으로 진단영역은 급격히 축소되고 있으나, 혈관수술과 중재치료 즉, 혈관내 치료가 대상인 경우 치료 전 후에 시행된다. 동정맥기형 AVM (arteriovenous malformation), 뇌정맥동정맥루 d-AVF (dural sinus arteriovenous shunt)의 확진 및 치료에는 꼭 필요한 검사이며, 동맥경화성 arteriosclerosis의 경동맥구 협착증 carotid stenosis, 여러 가지 원인의 두개내 혈관협착증 intracranial stenosis, 뇌동맥류 cerebral aneurysm 확진 및 치료 계획을 위해 검사를 시행한다. 비혈관성 질환으로는 과혈관종양 hypervascular tumor, 특히 뇌수막종 meningioma의 수술 전 색전술 목적으로 혈관조영검사가 시행된다.

6 핵의학검사 RI, Radio-Isotope, Nuclear Medicine

현재 우리나라 전문의 제도에서는 핵의학이 영상의학과 분리되어 별도의 전문의 제도를 운영하고 있으며 3차 의료기관의 상당수가 별도의 독립된 과로써 운영되고 있다. 핵의학검사는 신체 다른 부위의 검사와 마찬가지로 대사물질을 이용한 기능적인 검사로서 해부학적 해상도는 CT, MRI 또는 초음파에 비해 떨어지나 핵종에 따라 뇌기능을 영상화하는 기능이 있다. 고식적으로 뇌혈류를 측정하는 SPECT (single photon emission tomogram)이 있으며 당 대사 glusoce metabolism을 영상화한 PET, positron emission tomogram이 대표적이다. 그 외에 중추신경계 핵의학 영상으로는 뼈스캔 bone scan과 방사성동위원소 뇌조조영술 radioisotope cisternography가 있다.

7 초음파 US, Ultrasonography

성인에서 신경계 초음파검사의 사용은 두개골과 척추골이라는 장벽으로 극히 제한되어 있으나 경동맥 도플러와 두개내 동맥의 경두개골 도플러가 이용되며, 천문 fontanelle이 열려 있는 소아에서 뇌초음파가 이용되는 정도이다.

8 PACS, Picure Archiving & Communication System

의료 영싱들을 디지딜 형태로 획득 Acquisition한 후, 고속의 동신망을 통하여 전송하고, 디지털 정보 형태로 의료 영상을 저장하며 Archiving, 영상 조회 장치를 통하여 표시 Display 되는 영상을 이용하여 판독하고, 환자를 진료하는 포괄적인 디지털 영상 관리 및 전송 시스템으로 국내 대부분의 병원 급 이상 및 의원 급에서도 이용되고 있고 IT기술의 발전에 따라 고용량의 데이터 저장, 전송 및 가공이 가능하게 되어, 의료영상의 활용성을 극대화 하고 있다.

9 선천성 뇌질환의 영상진단

대부분의 선천성 뇌질환들은 산전 검사, 특히 산전 초음파에서 쉽게 진단되며, 불행히도 우리나라에서는 아직도 쉽게 인공유산으로 이어지기 때문에 특히 심한 선천성 뇌질환들은 근래에는 보기 어려운 질환이 되고 있다. 경한 선천성 뇌기형의 일부만이 간혹 우연히 발견되고 있으며 이에 대해서 간략히 알아보고자 한다.

10 정상 뇌 발육

첫 단계, 신경관형성 Neurulation : 신경판 Neural plate과 신경관 Neural tube을 만들고, 신경관폐쇄 Neural tube closure 단계, 둘째 단계, 뇌실과 굴곡의 형성 Formation of ventricles and flexures으로 게실화 Diverticulation 단계, 세 번째 단계, 피부외배엽과 신경외배엽의 분리 Disjunction of cutaeneous and neural ectoderm를 거쳐 정상 뇌가 발생한다. 최종적으로 뇌형성 Brain formation 에는 신경세포 형성 Neuronal formation과 신경세포 이동 Neuronal migration이 있다.

11 뇌 기형 Brain Malformation

기관발생의 장애 Disorders of Organogenesis 로는 신경관 폐쇄 Neural tube closure, 게실화 Diverticulation, 분할 cleavage, 뇌구 Sulcation, 세포이동 cellular migration 단계에서 이상이 발생하여, 비정상적 뇌의 크기나, 파괴적 병변 Destructive lesions으로 나타난다.

조직발생의 장애 Disorders of Histogenesis로는 신경피부증후군 Neurocutaneous syndromes으로 모반증 Phakomatosis이 대표적이다. 세포발생 단계의 장애 Disorders of Cytogenesis로 선천성 신생물 Congenital neoplasm이 생길 수 있다.

1 기관발생 장애 Disorders of Organogenesis

신경관형성 Neurulation, 신경관 폐쇄 Neural tube closure의 장애로 무뇌증 anencephaly, 뇌류 cephalocele, 척수류 myelocele, 척수 수막류 menigomyelocele, Arnold-Chiari Malformation이 있다.

게실화 Diverticulation와 분할 cleavage 장애로 과 전정뇌증 holoprosencephaly, Dandy-Walker 기형, 소뇌형성 부전증 hypoplasia of cerebellum, Joubert 증후군도 있다.

뇌구 Sulcation와 세포이동 cellular migration 장애로 무뇌회증 agyria, lissencephaly, 큰뇌이랑증 pachygyria, 신경 세포 이소증 heterotopia, 뇌갈림증 schizencephaly이 있다.

크기 비정상 Abnormalities of size으로는 대두증 macrocephaly, 소두증 microcephaly 이 있다.

2 키아리 기형 Chiari Malformation

세 가지 유형의 뇌줄기와 소뇌의 이상 three types of brain-stem and cerebellar abnormalities에는 type I, type II, type III가 있으며, type I은 하부소뇌와 편도가 아래쪽 탈출 downward herniation of the inferior cerebellum and tonsil 되어 있다. MRI 시상면 영상 sagittal image에서 편도의 아래쪽 탈출을 직접 볼 수 있다.

type II는 유사한 소뇌의 미측의 전이 similar caudal displacement of the cerebellum와 비정상 수질 abnormal medullar과 제 4 뇌실 fourth ventricle이고, 보통 척수수막류 myelomeningocele와 연관 있다.

type III는 경부뇌수막류 cervical encephalomeningocele이다.

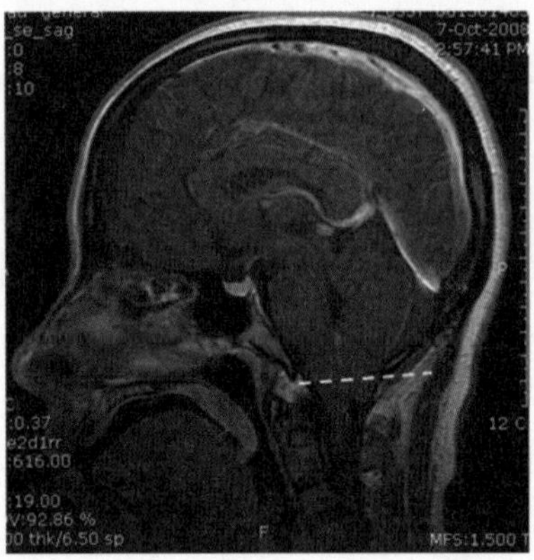

[그림 10-3] Chiari I malformation. The cerebellar tonsil shows herniated below the foramen magnum (dashed line) about 1 cm.

3 댄디 워커 기형 Dandy Walker malformation

마젠디공과 루스카공 foramen Magendi and Lushka의 폐쇄로 인한 제 4 뇌실의 낭성 확장으로 발생한다. 소뇌충부 cerebellar vermis의 형성부전 또는 무형성이 동반된다.

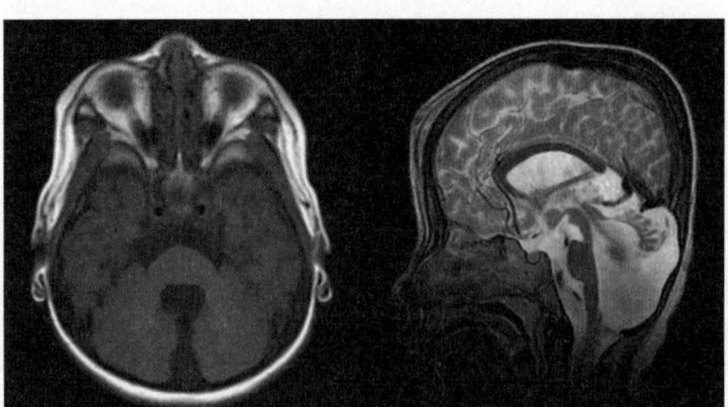

[그림 10-4] Dandy Walker Malformation. Large cystic dilatation of posterior fossa noted with aplastic cerebellar vermis.

4 조직 발생 장애 Disorders of Histogenesis 신경피부 증후군 Neurocutaneous syndromes, 모반증 Phakomatosis

신경섬유종증 1형과 2형 Neurofibromatosis Type I (NF-I), Type II (NF-II), 결절성경화증 Tuberous Sclerosis와 Sturge-Weber Syndrome 등이 있다.

(1) 신경섬유종 Neurofibromatosis Type I (NF1)

깊은 백질 deep white matter에서 부분 고신호강도 focal high signal intensity areas 보이며, 시신경 교종 optic nerve glioma과 얼기상 신경섬유종 plexiform neurofibroma, 이 있으며, 얼기상 신경섬유종에는 von Recklinghausen Disease과 밀크커피반점 Cafe-Au-Lait spots이 있다.

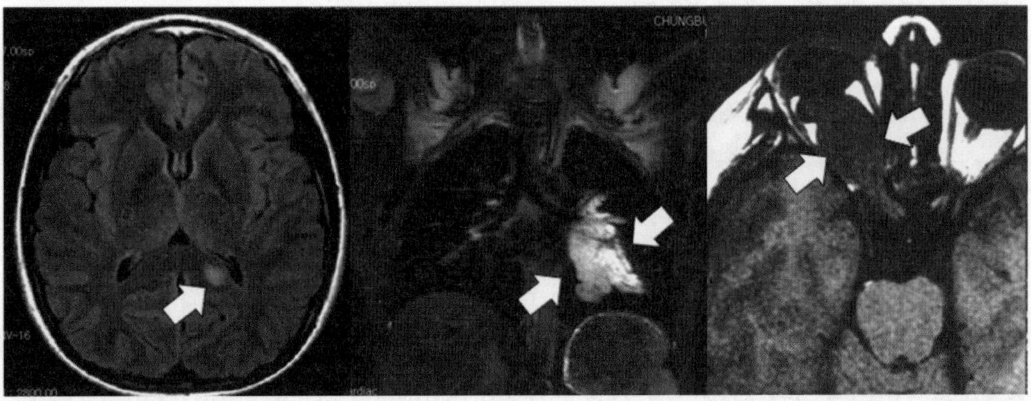

[그림 10-5] Neurofibromatosis type I. Focal high signal nodular lesion in splenium of corpus callosum. Plexiform neurofiboma in left hilum and another patient shows optic nerve glioma.

(2) Neurofibromatosis Type II (NF2)

양측 전정신경의 신경초종 bilateral vestibular Schwanoma 그리고 수막종 Meningioma, 뇌실막종 Ependymoma, 과오종 Hamartoma이 발생한다.

(3) 결절성 경화증 Tuberous Sclerosis

상의하 결절 Subependymal nodules과 뇌실막밑 거대세포별아교세포종 subependymal giant cell astrocytoma, 피질/피질하 결절 Cortical/subcortical tubers이 특징적이다.

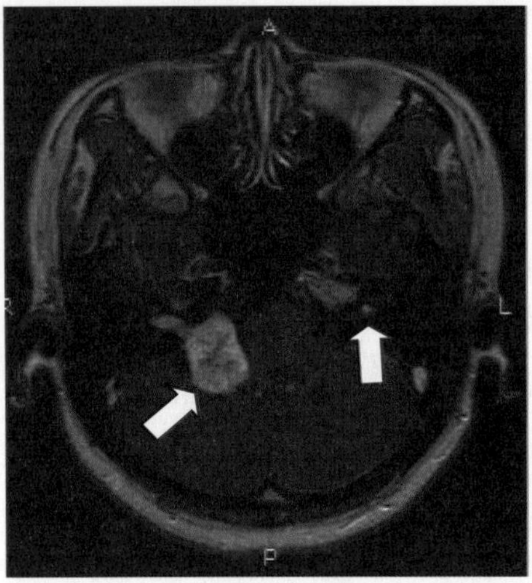

[그림 10-6] Neurofibromatosis type II. Large enhancing acoustic Schwannoma noted in right cerebellopontine angle and 0.5cm sized small tumor also noted in left internal auditory canal.

(4) 스터지 베버 증후군 Sturge-Weber Syndrome

포도주양 모반 facial nevus - port wine으로 뇌 3차신경 encephalotrigeminal 혈관종증 angiomatosis이며, 피질의 석회화와 위축 cortical calcification with atrophy이 생기고, 진행적 정맥 폐쇄의 속발증 sequelae of progressive venous occlusion이 발생한다.

(5) 뇌량 발생장애 Dysgenesis of the Corpus Callosum

뇌량의 무형성 agenesis 또는 형성 부전 hypoplasia으로 지방종 Lipoma이 잘 동반된다. CT와 MRI 소견으로는 측뇌실의 기형과 분리 deformity and seperation of the lateral ventricle와 제 3뇌실의 위로 향한 탈출 upward herniation of the third ventricle이 있다.

(6) 거미막낭종 Arachnoid Cysts

호발부위는 실비우스 열구 sylvian fissure, 소뇌교각 뇌조 cerebello-pontine angle cis-

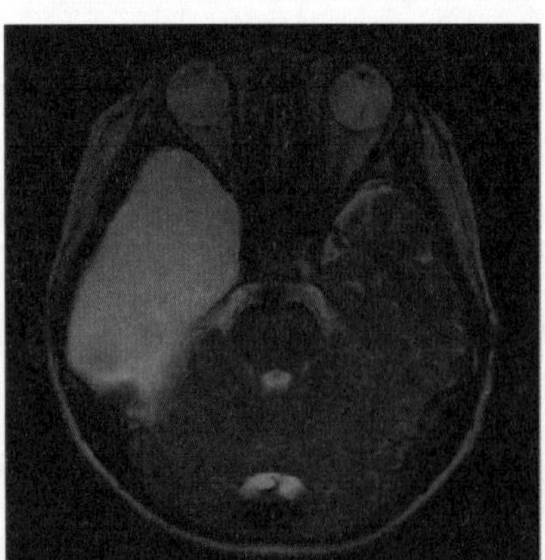

[그림 10-7] Arachnoid cyst. Huge cystic mass in right middle cranial fossa which shows iso signal intensity with cerebrospinal fluid.

tern와 안상의 병변 suprasellar region이 있다.

뇌척수액 CSF과 비슷한 밀도 similar density를 보이는 얇은 벽으로 둘러 쌓인 덩어리 thin walled mass로 칼슘이나 지방은 포함하지 않으며 경계 margin는 조영 증강 되지 않는다.

(7) 수두증 Hydrocephalus

원인으로는 뇌척수액 흐름의 막힘과 뇌척수액의 과생산 overproduction of CSF, 그리고 흡수 장애가 있다.

●●● 참고문헌

1. 연세대학교 의과대학 진단방사선과학교실. 진단 방사선학. 고려의학 2003.
2. Osborn AG. Diagnostic neuroradiology. Mosby-year book, Inc. 1994.
3. 순천향대학교 의과대학. 신경계통학. 2009.

제 11 장

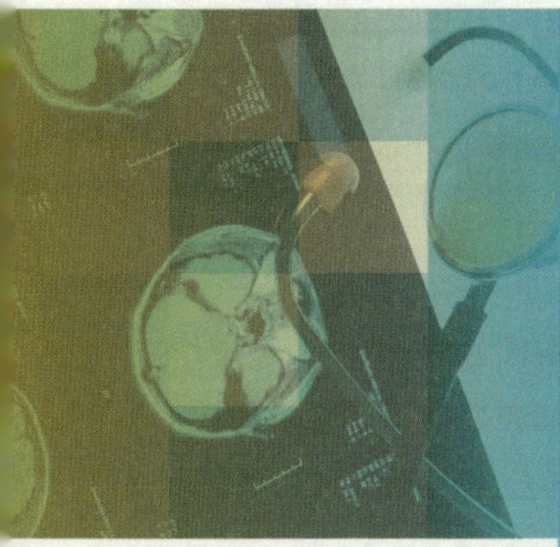

뇌혈관질환과 뇌종양 영상의학

Radiolgic Diagnosis of Neurovascular Disease and Brain Tumors

박 성 태

학습목적

뇌혈관과 뇌종양의 영상의학적 진단에 대하여 학습한다.

학습목표

1. 머리뼈(두개골) 단순 엑스레이 필름에서 정상 구조를 열거한다.
2. 머리뼈 단순 엑스레이 필름에서 정상석회화상과 이상석회화상을 해석한다.
3. 머리뼈 단순 엑스레이 필름에서 터키안의 변화를 설명한다.
4. 뇌CT 및 MRI에서 정상 구조를 열거한다.
5. 뇌CT 및 MRI에서 뇌출혈과 뇌경색의 소견을 감별한다.
6. 뇌CT 및 MRI에서 혈종, 종양 및 농양을 구별한다.
7. 뇌동맥류 파열의 특징적인 CT 소견을 설명한다.
8. 뇌혈관 조영술의 적응증을 설명한다.
9. 뇌혈관 조영술에서 정상 구조를 설명한다.

1 뇌혈관질환 - 뇌졸중 CVA, Cerebrovascular Accident

뇌졸중은 우리나라 사망원인 중 두 번째로 많은 원인이며, 뇌 혈관의 급성 폐쇄나 파열로 발생하는 뇌 손상 및 장애를 말한다. 크게 허혈 ischemia과 출혈성 두 가지 원인이 있으며 뇌동맥류 파열에 의한 지주막하 출혈은 뇌졸중의 분류에서는 흔히 제외되나, 혈관질환에 의한 신경계의 급성 질환으로 같이 다루어 보고자 한다.

뇌졸중의 역학 Etiology of Stroke
- 허혈성 뇌졸중 Ischemic stroke
  (일과성 뇌허혈발작 TIA transient ischemic attack, 뇌경색cerebral ischemia, infarction)
  - 동맥경화증 Atherosclerosis
  - 모야모야병 Moyamoya disease, syndrome
  - 섬유근이형성증 Fibromuscular dysplasia, 외상성 박리 traumatic dissection, 혈관염 arteritis 등
- 출혈성 뇌졸중 Hemorrhagic stroke(ICH)…
  - 자발성 Spontaneous
  - 고혈압 Hypertension(m/c), AVM, bleeding tendency, dural sinus thrombosis
  - 외상성 Traumatic
- 거미막하 출혈 Subarachnoid hemorrhage(SAH)
  - 비외상성 Non-traumatic
    - 동맥류 Aneurysm, 혈관기형 Vascular malformation,
    - 비동맥류성 거미막하 출혈 Non-aneurysmal SAH.
  - 외상성 Traumatic

1 고혈압성 뇌내출혈 Hypertensive intracerebral hemorrhage

대부분의 자발성 뇌출혈 spontaneous ICH는 고혈압이 원인으로, 고혈압성 뇌내출혈의 호발부위는 기저핵 basal ganglia, 시상 thalamus, 피질하 대뇌백질 subcortical white matter, 뇌교 pons, 소뇌 cerebellum 순으로, 경계가 명확한 고음영의 병변으로 관찰된다. 종종 뇌출혈이 뇌실질을 지나 뇌실까지 연결되면 뇌실 내 출혈 intraventricular hemorrhage 이 생길 수 있으며, 예후는 출혈의 위치와 뇌 내 출혈의 양에 따라 다르다.

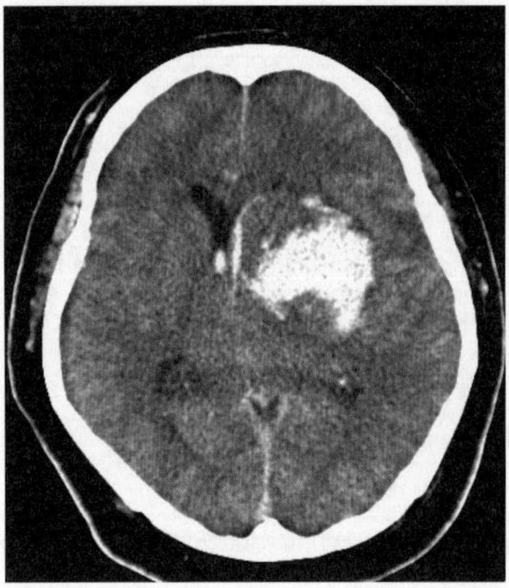

[그림 11-1] Intracerebral hemorrhage. ICH noted in left basal ganglia with hematoma leakage into lateral ventricle. Midline brain shifting and compression of ipsilateral ventricle noted due to mass effect of ICH.

2 허혈성 뇌졸중 Ischemic stroke

혈관이 막히는 원인과 병변의 크기에 따라 분류하며, 원인으로는 동맥경화가 주요원인으로써 좁아진 혈관에 혈전 thrombus가 원인이거나 두개외 혈관 또는 심장에서 생긴 혈전이 혈류를 타고 흘러가 멀리 있는 두개 내 혈관을 막는 색전증 embolism 이 있으며, 아주 작은 혈관, 특히 관통동맥 perforating artery이 막힌 열공성 뇌경색 lacunar infarction까지 예후와 치료의 방향이 달라지는 여러 가지 분류가 있다. 여기에서는 뇌경색의 시간에 따른 영상의학적 소견을 알아보고자 한다.

(1) 급성 경색 Acute infarction

급성경색은 1주(또는 ~3일, 특히 24시간 이내) 이내, 초급성 hyperacute 경색은 12시간 이내에 발생한 것을 말한다. 초기에는 세포독성 부종 cytotoxic edema, 그 후 혈관성 부종 vasogenic edema을 보이며 CT에서는 중뇌동맥의 고음영 징후 hyperdense middle cerebar artery sign, 기저핵과 도피질의 저음영 low density basal ganglia & insular cortex, 뇌이랑이 팽대와 종괴 효과 gyral swelling and mass effect 로 인한 뇌고랑의 소실 sulcal effacement, 피질과 백질의 구분이 없어지며 loss of gray-white matter differentiation 쐐기모양의 저음영 wedge shaped low density 이 대뇌피질과 피질하 백질에 생기는 소견을 보인다. CT 저음영 병변은 MR 에서 T1강조영상에서는 저신호강도 low signal intensity 그리고 T2와 확산강조영상 강조영상에서는 고신호 강도로 보인다.

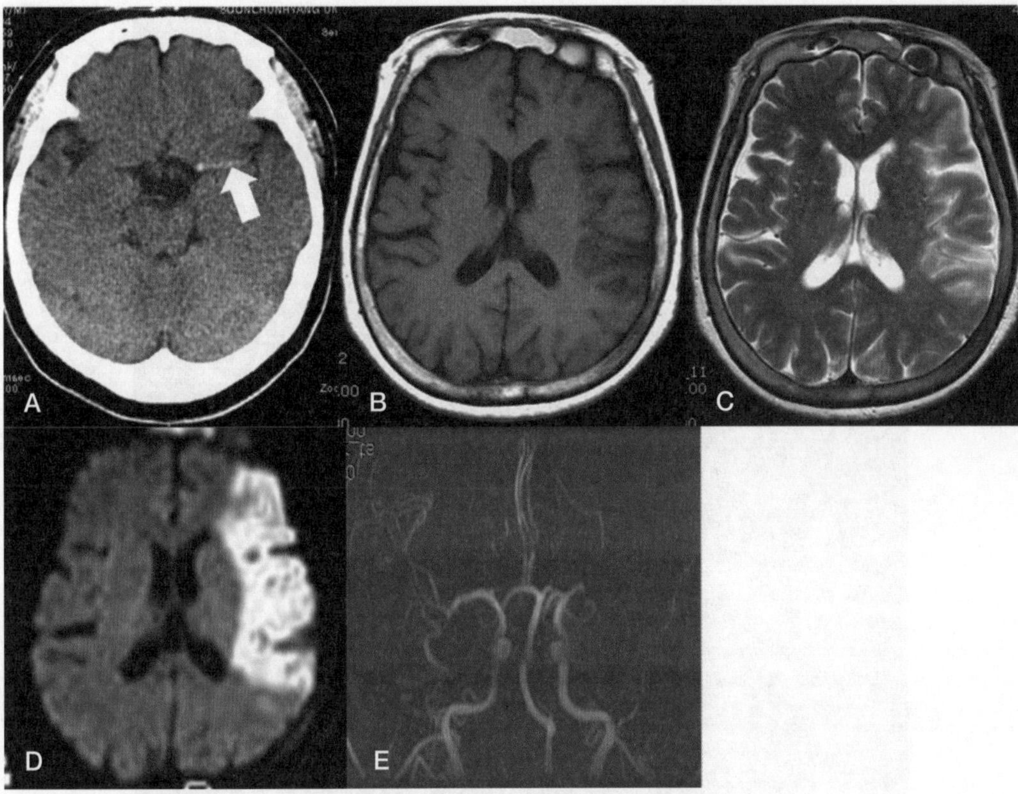

[그림 11-2] Acute cerebral infarction, left middle cerebral arterial(MCA) teritory. A : CT shows hyperdense MCA sign. B : T1 weighted image, C : T2 weighted image, D : diffusion weighted image shows distinct and more wider infarct lesion than T2 weighted image E : MR angiography shows occluded left MCA.

(2) 아급성 경색 Subacute infarction(3일~1달)

3일에서 1달 사이에 발생한 경색을 말하며 손상된 혈관의 용해와 뇌혈관 벽이 깨진다. 이미지에서 뇌이랑의 조영증강 gyral enhancement이 있고 종괴 효과와 부종이 초기에는 증가하다 이후에는 감소한다. 색전성 경색증에서는 출혈성 전환이 발생할 수 있다.

(3) 만성 경색 Chronic Infarction(1달 ~)

만성 뇌경색은 발생한지 1달 이후의 경색을 말하며 비가역적 괴사로 뇌연화성 변화 encephalomalatic change, 부피감소 volume loss가 있고 종종 왈러 변성 Wallerian degeneration 이 발생한다. 출혈성 잔류물 hemosiderin이 관찰될 수 있다.

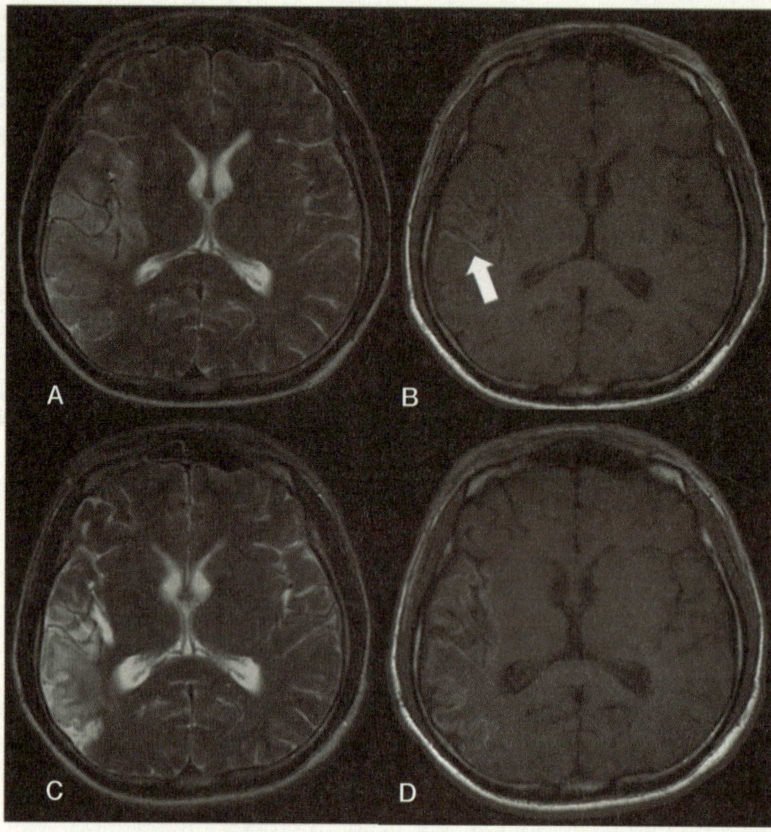

[그림 11-3] A, B : Subacute stage, onset 11 day T2 and T1 weighted images show gyral swelling and cortical hemorrhagic transformation which shows gyriform T1 high signal intensity(arrow). C, D : Chronic stage, onset 3 month later, decreased volume of lesion noted compare to normal volume of left cerebrum.

3 혈역학적 경색 Hemodynamic Infarction

전반적인 관류와 환기 장애로 발생하며 그 원인으로는 오래 지속된 심각한 고혈압, 심장마비 cardiac arrest, 신생아 가사 neonatal asphyxia, 일산화탄소 중독 등이 있다. 동맥경계부위 arterial border zone와 기저핵에 생기는 분수계 경색 watershed zone infarct 과 피질층상괴사 cortical laminar necrosis 두 종류로 나눈다.

4 거미막하 출혈 Subarachnoid Hemorrhage, SAH

대개 동맥류 파열 aneurysm rupture로 발생하며, CT에서 거미막하 공간(터키안상뇌조 suprasella cistern, 기저 수조 basal cistern, 중뇌주위수조 perimesencephalic cistern, 반구간열 inter-hemispheric fissure)에 출혈의 고음영이 보이면 진단할 수 있다. 이후 뇌동

맥류의 클립결찰술이나 코일색전술을 위하여 혈관촬영(4 vessel angiography 또는 transfemoral cerebral angiography, TFCA) 시행한다. 외상도 거미막하출혈을 일으키는 원인 중 하나이다.

동맥류 Aneurysm

대부분 낭성 동맥류 sacular aneurysm로 40~60대, 고혈압 환자에서 흔히 발생한다.

임상적으로는 거미막하 출혈이나 3번 뇌신경마비 같은 종괴 효과로 나타나며, 호발 부위는 전교통동맥, 후교통동맥, 중뇌동맥분기부 등의 순서이며 진단은 혈관조영술로 확진하며, 최근에는 CT 또는 MR 혈관조영술을 통해서도 가능하게 되었으며, 고식적 혈관조영술은 수술이나 중재시술 계획을 목적으로 시행된다.

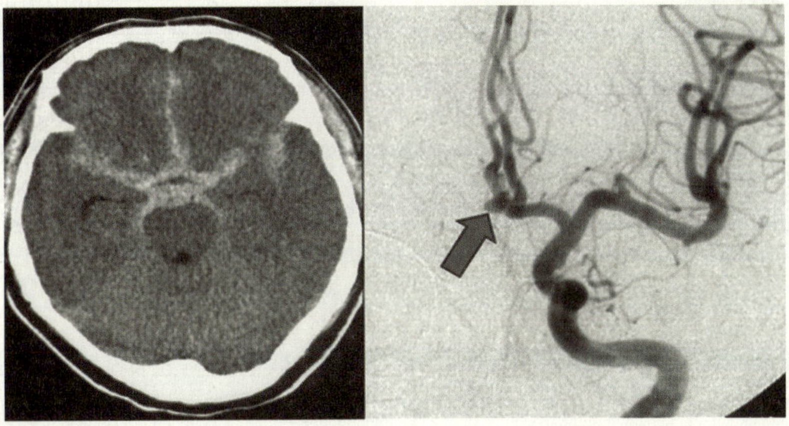

[그림 11-4] CT shows dense subarachnoid hemorrhages. Angiography shows small saccular anueysm in anterior communicating artery.

2 종양 Brain Tumors

1 뇌종양 총론 및 영상의학법

뇌종양의 분류

Classification by Histology
    Primary brain tumor   Secondary brain tumor
Classification by Age
    Children   Adult

Classification by Specific Anatomic Area

Pineal	Sellar / Suprasellar	
Intraventricular	Skull base	Cavernous sinus
CP angle	Meninges	Scalp, calvarium
Foramen magnum		Posterior fossa

Classification by Location(in or out of parenchyma)

Intra-axial	Extra-axial

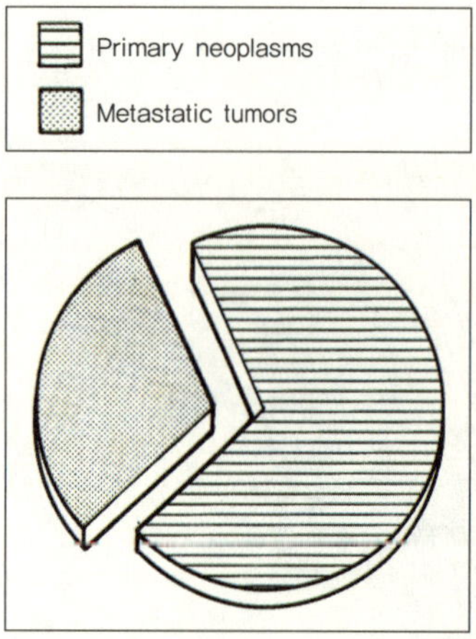

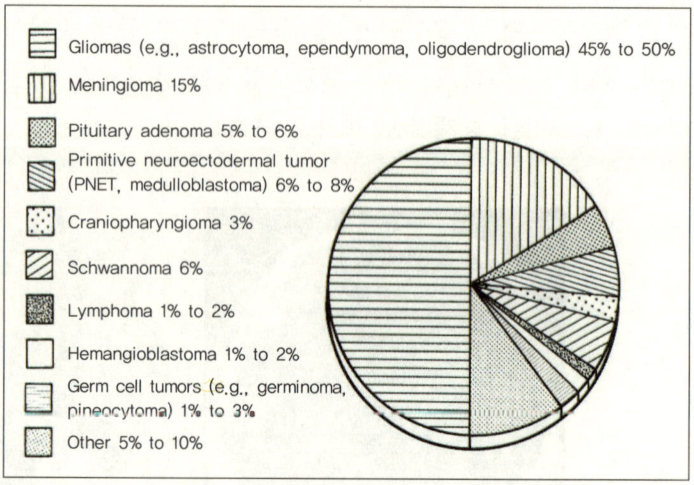

뇌종양의 영상의학적 감별 진단에 필요한 가장 중요한 정보는 위치, 둘째 연령과 성별이며 기타 영상의학적 소견이 도움이 될 수 있다. 물론 위치 판단에 가장 중요한 역할이 영상의학적 검사가 담당한다.

2 뇌종양의 영상 진단 방법

(1) 일반 방사선 검사 Simple X-ray

제한적으로 사용으로 사용된다. 두개골, 두개 기저골의 직접 침범이나 이차적인 변형이 있어야만 이상소견이 발견된다. 두개골 다발성 골수종 multiple myeloma, 전이 metastasis, 뇌하수체 거대종양에 의한 터어키안 sella turcica의 확장, 뇌압증가에 의한 변화 등이 관찰된다. 대개 수술 후에 배액관 등 수술도구들의 위치 확인 에 이용된다.

(2) 전산화단층촬영

CT 음영의 차이는 종양의 감별진단에 도움을 준다. 고음영을 보이는 종양은 high-density tumor에는 림프종 lymphoma, 생식세포종 germinoma, 수모세포종 medulloblastoma,

수막종 meningioma이 있다. 고식적으로 종양의 석회화 calcification 관찰에 유리하다. CT 조영제 주입 후 조영증강은 혈류의 증가를 반영한다.

(3) MRI

뇌신경계 질환, 특히 수술 전 영상의학진단에 필수적이다. 종양의 평가에 가돌리늄 조영제의 사용이 필수이며 혈뇌장벽 BBB가 깨졌을 시에 조영증가가 된다. 종양의 범위를 정확히 평가하고 악성도를 예측하는 데 도움이 된다.

신경교종 Glioma
성상세포종 astrocytoma, 다형성 교모세포종 glioblastoma multiforme
희소돌기아교세포종 oligodendroglioma, (뇌실막세포종 ependymoma)
전이 Metastasis
수막종 Meningioma
림프종 Lymphoma
뇌하수체 종양 Pituitary tumor
선종 adenoma, 두개인두종 craniopharyngioma
배아종 Germinoma
후두와 종양 Posterior fossa tumor
수모세포종 medulloblastoma, 성상세포종 astrocytoma, 뇌간교종 brainstem glioma, 뇌실막세포종 ependymoma, 혈관모세포종 hemangioblastoma(성인)
소뇌교각부종양 CP angle tumor
신경초종 schwannoma, 수막종 meningioma
Miscellaneous - 맥락막총 유두종 choroid plexus papilloma

3 신경교종 glioma

아교세포 glial cell 계열의 종양으로 미만성으로 발생하는 유형 diffuse infiltrative group에는 성상세포종 Astrocytoma, 역형성 성상세포종 Anaplastic astrocytoma, 다형성 교모세포종 Glioblastoma multiforme이 있으며, 국한성으로 발생 Circumscribed group 하는 모양세포성 성상세포종 Pilocytic astrocytoma, 다형성 황색 성상세포종 Pleomorphic xanthoastrocytoma, 상의하 거대세포 성상세포종 Subependymal giant cell astrocytoma 등이 있다.

영상의학 소견으로 대개 악성도가 높을수록 CT에서는 세포 치밀도 cellularity 가 증가하여 음영 density이 높아지고 괴사에 의한 저밀도 소견이 보인다. CT와 MR에서는 불분명한 경계, 조영 증강, 부종, 종괴 효과, 출혈이 보이고 불균질성 heterogeneity이 증가하며, 특히 중심부 괴사는 다형성 교모세포종의 특징이다.

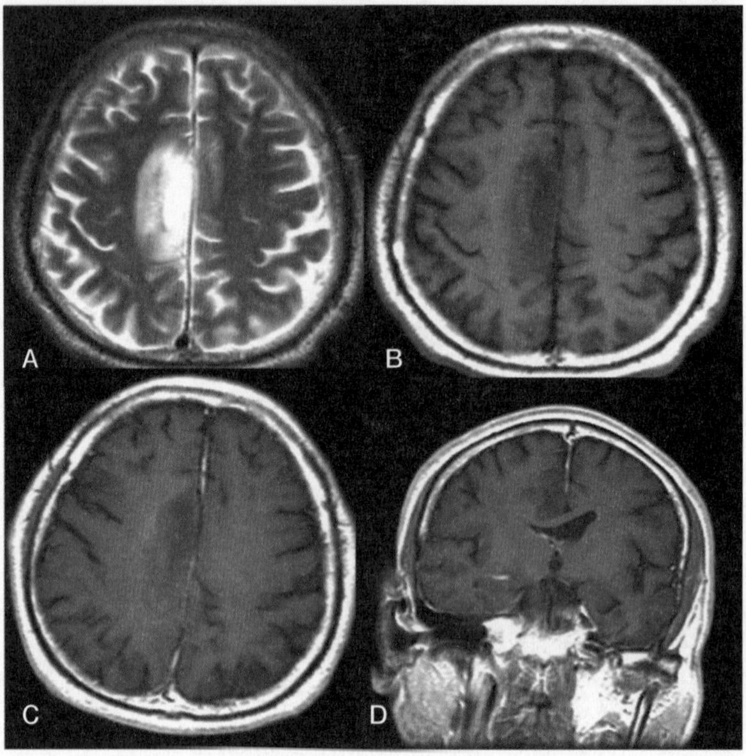

[그림 11-5] Low grade astrocytoma. Non enhancing T2 high and T1 low signal intensity lesion noted in right medial frontal lobe cortex and subcortical white matter.

(1) 성상세포종 Astrocytoma(low grade or benign)

미만성, 침윤성의 종양군 중 가장 양성으로 뇌의 깊은 백색질에서 발생하고 종종 대뇌 겉질을 침범한다. 30-40대 성인에서 호발하며 CT에서는 경계가 분명하거나 불명확 한 경계이며 저밀도 hypodense, 균질한 homogeneous 병변으로 관찰되며 종종 석회화(15%)를 동반한다. MR에서는 경계가 분명하고 균질한 병변으로 보이며 CT와 MR 둘 다에서 적은 종괴 효과와 부종을 보인다.

(2) 역형성 성상세포종 Anaplastic(malignant) astrocytoma.

악성도는 성상세포종과 다형성 교모세포종의 중간 정도이며 실제 임상적 예후는 GM에 근접하고, 대뇌 깊은 백색질에서 발생하고 종종 대뇌겉질을 침범한다. 40-60대에서 호발하며 불균질한 밀도와 신호 강도를 보이고 석회화는 드물다. 종종 부종을 동반하며 출혈성 병소를 동반하기도 한다. 불규칙한 테두리 조영증강 Irregular rim enhancement를 종종 동반한다.

(3) 다형성교아종 Glioblastoma multiforme(GM)

가장 악성도가 높은 성상 종양으로 50-60대에 호발하며 대뇌 깊은 백색질에서 발생한다. 전형적으로 내부에 괴사가 동반된 불규칙한 고리형 조영증강 central necrosis with irregular ring enhancement 소견이 보이며 부종과 종괴 효과도 보다 강하게 나타난다. 출혈을 자주 동반하고 백색질과 뇌척수액을 통한 전파 CSF seeding 도 빠르다. 낭종 Cyst과 괴사 Necrosis는 종종 감별이 어려울 수 있다. 낭종은 어떤 등급의 성상 종양 astrocytic tumor에서도 보일 수 있으며 종양의 주변부에 잘 생기고 주변 enhancement가 없거나 있더라도 얇으며 그 밀도가 CSF와 비슷하다. 고리형 조형증강이 있는 종양이 있을 때는 다형성 교모세포종 뿐 아니라 전이, 농양, 낭미충증 cysticercosis, 뇌폐흡충증 paragonimiasis, 회복 중인 혈종 resolving hematoma 그리고 아급성 경색 subacute stage infarct 등 또한 감별하여야 한다.

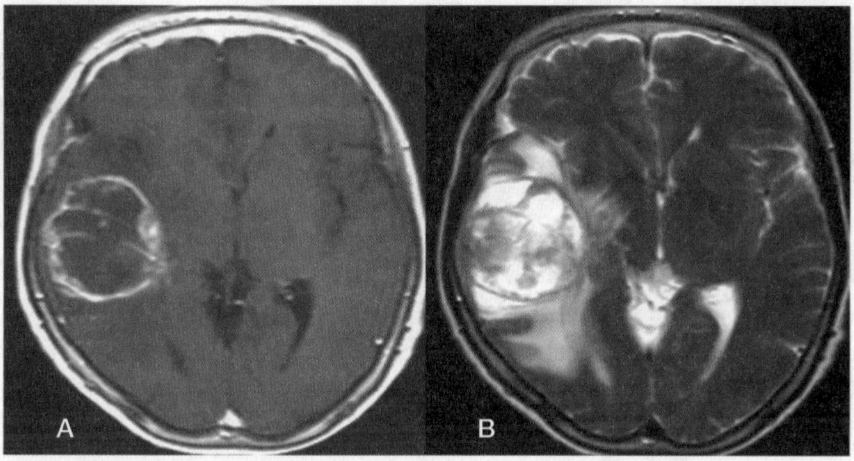

[그림 11-6] Enhanced T1 weight image shows irregular ring enhancing mass in right temporal lobe and T2 weighted image shows surrounding extensive edema.

4 핍돌기교종 Oligodendroglioma

수초 myelin을 합성하는 희소돌기아교세포 oligodendrocyte에서 발생한다. 가장 흔하게 석회화를 동반하며 모든 신경교종의 5-10%를 차지한다. 호발 연령은 30-50대이며 증상은 자주 발작 seizure 으로 나타난다. 대개 전두엽에서 발생하고 대뇌 깊은 백질에서 발생하고 자주 피질을 침범한다. 조영증강은 분화가 안 될수록 강하다

5 전이 종양 Metastasis

흔한 원발 부위는 폐암, 유방암, 간세포암, 신세포암, 위장관계의 선암, 흑색종 Melanoma이며 60%에서 다발성, 40%에서 단일병소이다. 피질수질 접합부 Corticomedullary junction에 다양한 크기로 생기며 전형적으로 현저한 종양 주변 부종, 때때로 출혈성 병소로 관찰되며 간세포암, 신세포암에서 흔하다. 조영증강 전 CT에선 동일한 또는 고밀도(다양한) 병소, 조영 증강하였을 때는 균질한 또는 고리 조영증강을 보이며 MR에서 다양한 신호강도를 보이는데 고신호강도로 관찰되는 출혈성 병소를 동반하기도 하며 현저한 종양 주변의 부종 peritumoral edema 소견도 보인다.

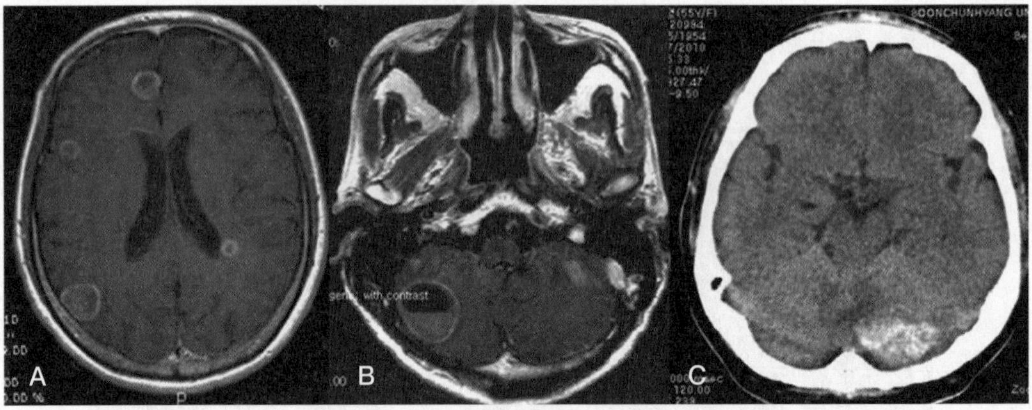

[그림 11-7] Various features of metastasis of three different patients. A : Typical multiple metastasis in gray-white junctions, from cervical cancer. B : Single metastasis in cerebellum from lung cancer. C : Hemorrhagic metastasis from breast cancer.

6 수막종 Meningioma

뇌종양 중 15%를 차지하며 대표적인 축외 종양 extra-axial tumor이다. 중년여성에서 호발하며 호발 부위는 시상 주위 parasagittal area, 뇌고랑 cerebral convexity, 접형골 모서리 sphenoid ridge(lesser wing)이다. 조영증강 전 CT에선 높은 세포충실성 high cellularity으로 인한 고밀도로 조영 증강에하면 균질하고 강한 조영증강을 보인다. MR에서 회색질과 동일한 강도, 균일한 조영 증강, 경막 꼬리 징후 dural tail sign, 뼈과다증 hyperostosis으로 관찰된다.

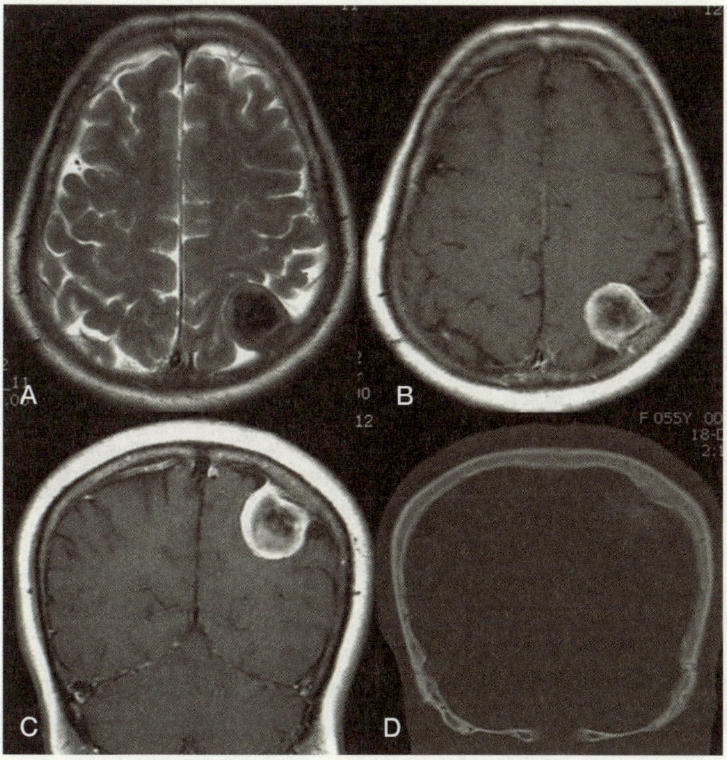

[그림 11-8] Meningioma, parietal convexity. Well enhancing extra-axial tumor noted in left parietal convexity with showing dural tail sign, CSF cleft, hyperostosis.

	Intra-axial	Extra-axial
Bone change	-	+
CSF cleft	-	+
Vascular cleft	-	+
Dural attachment	short	wide
Dural tail	-	+
Blood supply	pial	dural
Corticmedullary buckling	-	+

7 림프암 Lymphoma

원발성 CNS 림프암에서 가장 흔한 것은 비호지킨성 임파암 non-Hodgkin's lymphoma, NHL이며 후천성면역결핍증 AIDS, 장기이식 환자에서 잘 발생한다. 60대에서는 면역적격자 immunocompetent, 30대에서는 면역억제환자 immunocompromised patients에서 흔히 발생되고 호발 부위는 뇌실주위 periventricular area, 기저핵, 뇌량, 피질하 백질이다. 흔히 단일성이나 약 30%에서 다발성 병소를 보이고 CT상 고밀도, 균일한 조영증강된다.

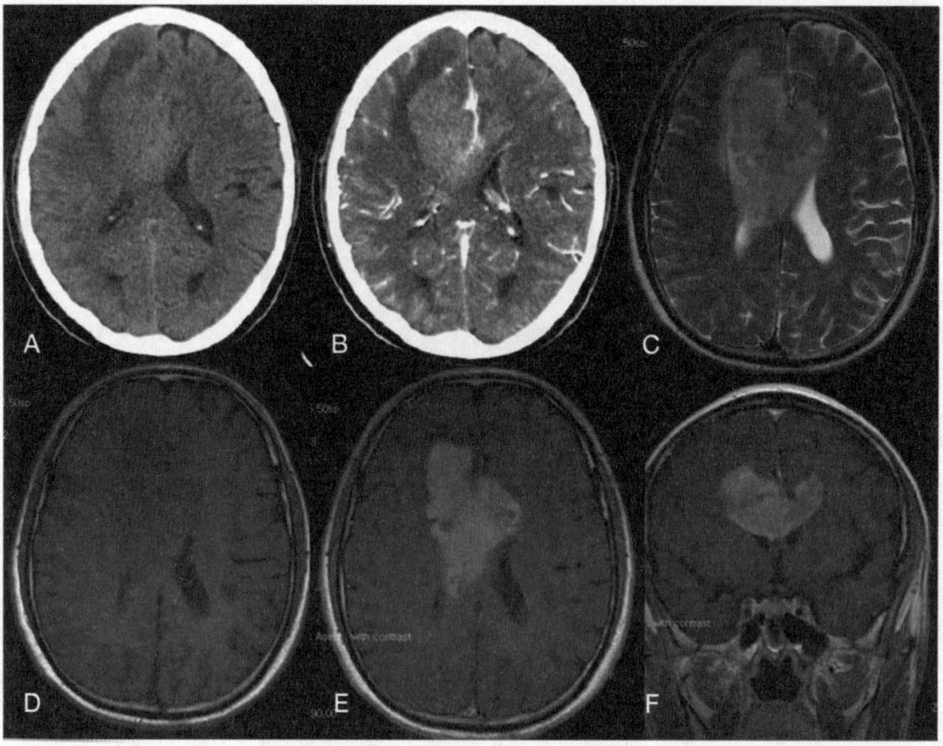

[그림 11-9] Lymphoma. High density tumor on non-enhanced CT(A) scan noted in both cingulated gyrus and corpus callosum. This lesion shows T1 low, T2 high signal intensity with homogenous well contrast enhancement and minimal peritumoral edema.

8 뇌하수체 선종 Pituitary adenoma

샘뇌하수체 Adenohypophysis 기인하며 크기에 따라 1cm 보다 작은 미세선종 micro-adenoma, 그보다 큰 거대선종 macroadenoma로 나뉜다. MR에서 비대칭적 뇌하수체로 누두부의 편위 infundibular deviation, 뇌하수체 상연이 볼록하며 convex upper margin of pituitary, 터키안의 미란 erosion of sellar turcica 등이 보일 때 의심해 볼 수 있다. 거대샘종의 경우 말안장등 위로 커져서 suprasellar extension으로 인해 '8'자 모양으로 관찰될 수 있다. 역동적 조영증강 MR상 주위 정상 뇌하수체보다 저신호 강도를 보이게 된다. 흔한 임상양상으로 안신경 교차부 optic chiasm 압박으로 양관자쪽반맹 bitemporal hemianopsia이 있으며 해면정맥동 침범으로 뇌신경 마비가 나타나기도 한다. 출혈이 동반된 경우 하수체 졸중 pituitary apoplexy로 진단할 수 있으며 임상적으로 두통, 구토, 시각상실, 뇌신경 마비의 양상으로 나타난다.

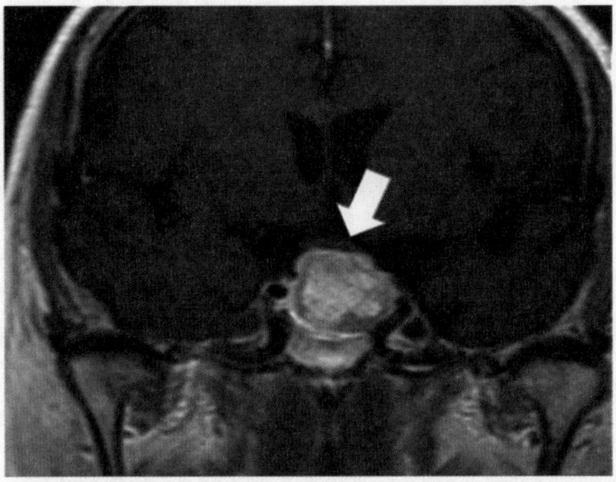

[그림 11-10] Pituitary macro-adenoma. Well enhancing mass in sella and suprasella cistern show abutted with optic chiasm(arrow).

9 두개인두종 Craniopharyngioma

원시성 구강 외배엽 primitive oral ectoderm, 라트케낭 Rathke pouch에서 기원하며 소아에서 첫 번째, 성인에서 두 번째로 흔한 뇌종양이다. 흔히 suprasellar location위치하며 석회화와 낭성 변화를 80%에서 동반한다. MR에서 신호강도는 낭성 종양내의 구성물의 단백질 성상에 따라 다르게 나타나며 수술적 제거 후에도 흔히 재발한다. 임상적으로 악성 경과를 보인다.

10 배아종 Germinoma

사춘기 남자에서 흔하며 한국과 일본에서 잘 발생한다. 송과체 Pineal gland, 뇌하수체 줄기 infundibular stalk에서 발생하여 요붕증을 초래하는 경우가 종종 있으며 CSF seeding이 빈번하게 관찰된다.

11 후두개와 종양 posterior fossa tumor

성인보다 소아에 더 흔하며 다음과 같은 종류가 있다.

Medulloblastoma - common
Astrocytoma - common
Brainstem glioma
Ependymoma

(1) 수모세포종 Medulloblastoma

2~15세 소아에서 흔히 발생하며 제 4뇌실의 천장 roof of 4th ventricle(primitive neuroepithelial cell origin)의 가운데에 위치한다. 강하고 상대적으로 균일한 조영증강을 보이며 낭성 변화와 석회화가 종종 동반된다. CSF seeding이 흔하다.

(2) 성상세포종 Astrocytoma

2/3은 소뇌에, 1/3은 뇌간에 위치하며 병리소견상 80%가 모양세포성 성상세포종 pilocytic astrocytoma(cystic pilocytic astrocytoma)이다. 영상의학 소견으로 강한 조영증강과 낭성변화가 관찰되며 임상적으로 완전한 제거가 어렵지 않아 예후가 좋은 편이다.

(3) 뇌간 교종 Brainstem glioma

대부분 교뇌 pons에 호발하며 diffuse infiltrative group에 속하는 경우가 많다. 크기가 증가된 교뇌가 흔히 관찰되며 제거가 불가능하므로 예후가 불량하다.

(4) 상의세포종 Ependymoma

제 4뇌실의 뇌실막세포 ependymal cell에서 기인하는 경우가 많고 midline location에

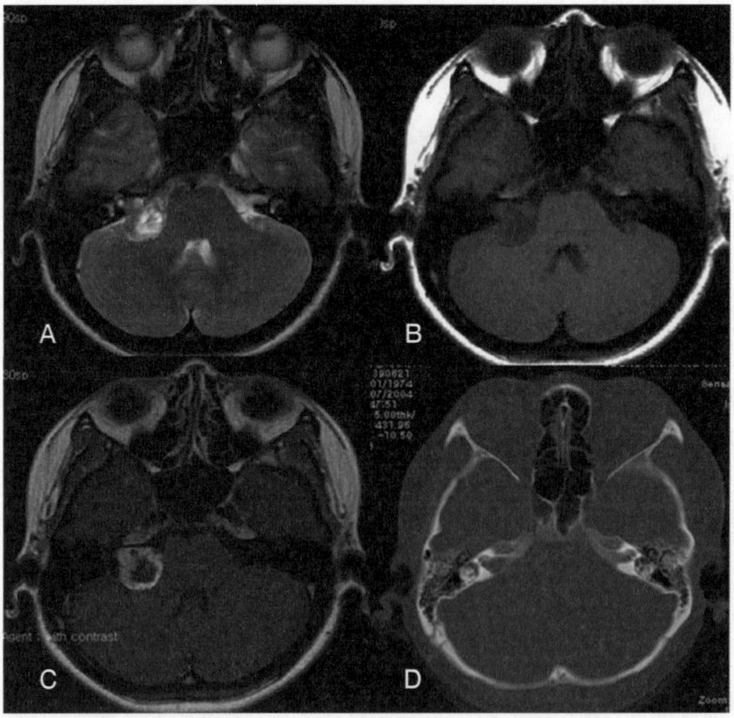

[그림 11-11] Acoustic Schwannoma, right cerebellopontine angle and internal auditory canal.

위치하는 경우가 흔하여 속질모세포종과의 감별이 필요하다. Heterogenous SI, Extrusion through 4th ventricle 및 foramina가 흔하다.

(5) 혈관모세포종 Hemangioblastoma

성인의 소뇌에 흔히 생기며 전형적으로 cystic tumor with mural nodule로 관찰된다. 본히펠린다우증후군 von Hippel Lindau syndrome과 동반되기도 한다.

(6) 소뇌교각 신경초종 cerebellopontine angle Schwannoma

소뇌교각부의 청신경슈반세포종 acoustic schwannoma in the cerebello-pontine angle은 시신경초 nerve sheath의 슈반세포 Schwann cell에서 기인하며 양측 청신경슈반세포종의 경우 2형 신경섬유종증 NF II의 진단에 확진적인 영상의학 소견이다.

12 맥락막 얼기 유두종 Choroid plexus papilloma

소아에서 흔하며 Trigone(소아), 제 4뇌실 4th ventricle(성인)에서 호발한다. 수두증이 CSF 과잉생산으로 인해 흔히 관찰되며 MR상 Mottled appearance(trapped CSF), Intense enhancement를 보인다.

13 결론 - 영상의학의 역할

신경계 종양에서 영상의학 검사의 역할은 종양 전이와 범위를 평가 Evaluation of tumor extent and metastasis하고, 예후 예측 Prediction of prognosis 하며, 치료 효과를 판단 Determination of treatment effect하고, 남은 종양의 발견 Detection of residual or recurrent tumor하는 데 있다. 또한 치료에 있어서 뇌수막종 같은 과혈관성 종양의 수술 전 제거에 섭식동맥 feeding artery를 색전함으로써 수술 시 출혈을 줄여 치료에 도움을 주기도 한다.

●●● 참고문헌

1. 연세대학교 의과대학 진단방사선과학교실. 진단 방사선학. 고려의학, 2003.
2. Osborn AG. Diagnostic neuroradiology. Mosby-year book, Inc. 1994.
3. 순천향대학교 의과대학. 신경계통학. 2009.

제 12 장

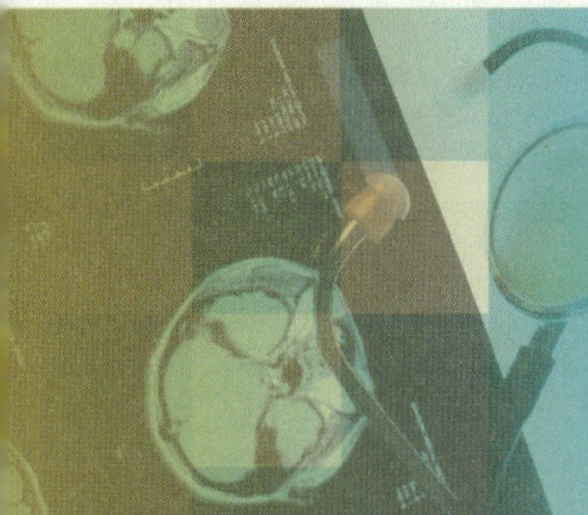

두부외상의 영상진단 및 뇌 염증성 질환

Imaging of Head Trauma

이 상 진

학습목적

신경계의 외상 및 감염의 영상의학적 진단에 대하여 학습한다.

학습목표

1. 단순 엑스레이 필름에서 머리뼈 골절과 유사한 음영을 감별한다.
2. 두부 외상의 뇌전산화 단층촬영을 판독한다.
3. 뇌의 염증성 질환의 영상의학적 소견을 이해한다.

1 영상진단법

두부외상의 치료에 있어서 첫째 목적은 환자의 생명과 신경학적 기능의 보존에 있다. 이러한 두부외상환자에게 최적의 처치를 하기 위해서는 외상 초기에 정확한 진단이 선행되어야 하므로 신경학적 영상진단이 가장 중요하고 필수적이다. 두부외상 환자에서의 영상의학적 진단은 주로 단순촬영(plain radiography), 전산화단층촬영(computed tomography), 자기공명영상(magnetic resonance imaging)등을 이용하여 종합적으로 얻게 된다. 그 외에도 뇌 단일광자방출 전산화단층촬영이나 양전자방출 단층촬영등이 이용되기도 하지만 일상적으로 쓰이지는 않는다.

두부외상 환자를 진단하는데 있어서 CT와 MRI는 서로 보완하는 영상진단법이며 각기 장점과 단점을 가지고 있다. MRI는 다양한 영상면을 통해 전두 및 측두하부 또는 천막을 따라서 발생한 축외병소를 발견하기 용이하며, CT에서 나타나는 선경화인공물이 없으므로 CT상 관찰이 어려운 두개내판에 인접한 병소나, 뇌간과 후두개와의 구조와 병변을 잘 볼 수 있다. 외상에 의한 비출혈성 병변, 특히 전단손상을 탐지하는 데는 CT보다 월등히 뛰어나며, 일차적/이차적 손상을 구분 짓는데 매우 유용한 검사방법이다. 단점으로는 금속성의 이물질에 의한 심한 신호소실을 만들어 필요한 부위를 볼 수 없게 하거나, 기계의 강한 자력에 의해서 움직여 환자에게 이차적 손상을 가져올 수 있다.

전산화단층촬영상 급성출혈은 정상뇌(30-40HU)에 비하여 고음영(80-100HU)으로 나타나며 이는 혈종내 protein-hemoglobin 결합체에 의하기 때문에 hematocrit level이 낮은 환자에서는 상대적으로 고음영의 정도가 낮아진다. 아급성출혈은 혈종의 외면에서부터 음영이 낮아진다. 이때 뇌조직과 같은 음영을 보일 수 있다. 만성출혈은 뇌실질보다 낮은 음영으로 보인다.

자기공명영상은 철 화합물의 철이온 상태에 따라 주위 뇌조직에 서로 다른 자기 영향을 미치기 때문에 다양한 신호 강도를 보이게 된다.

2 두개골 손상

두부외상 환자의 두개골 골절은 보통 다음의 다섯 가지 형태로 분류할 수 있다. 즉 선상(linear), 이개(diastatic), 함몰(depressed), 분쇄(comminuted) 및 개방성(open)형으로 분류된다. 이와 같은 여러 형태의 골절이 한 환자에서 복합적으로 나타날 수 있다.

1 선상골절

선상골절은 가장 흔한 두개골 골절의 형태지만 보통 임상적인 유의성은 적다. 그러나 골절이 중뇌막동맥구나 경막정맥동을 가로 지나거나 부비동이나 유양돌기로 연장된 경우에는 혈종이나 기뇌증을 동반하기 때문에 임상적으로 중요하다. 단순촬영과 CT상 명확한 직선 또는 곡선의 저음영의 선으로 보이며, 급격한 각을 이루거나 가지를 치는 모양을 보이기도 한다. 정상 구조로써 골절과 구별하기 어려운 구조로는 혈관구, 봉합선과 연조직의 변화(skin folding, skin laceration)등이 있다.

2 이개골절

골절선이 두개 봉합선을 따라 발생하며 이 봉합선이 벌어지는데 이를 이개골절이라고 하며 특히 소아 연령층에서 많이 발생한다.

3 함몰골절

두개골에 직접적인 타격이 가해질 때 골절편이 뇌조직 안으로 들어가게 되고 이를 함몰골절이라고 한다. 이러한 소견은 단순촬영보다는 CT와 MR영상에서 더욱 뚜렷하게 볼 수 있다.

4 분쇄골절

여러 개의 골절편이 있는 경우 분쇄골절이라고 하며 대부분의 함몰골절에서 동반된다. 소아에서는 두개골의 탄력성이 좋아 어른과 같은 분쇄골절이 흔하지 않다. 또한 분쇄골절은 흔히 개방성골절인 경우가 많다.

5 개방성골절

골절이 손상받은 두피를 통해 외부와 연결되어있거나 두개저 또는 부비동을 침범하는 경우 개방성골절이라고 하며, 대부분 함몰분쇄골절은 개방성골절이다. 개방성골절은 뇌막염, 축농, 뇌농양등과 같은 감염성 합병증을 일으킬 위험이 높다.

3 축외병소(extra-axial lesions)

1 경막외혈종(Epidural Hematoma)

정상상태에서는 외경막층(outer dural layer)이 두개내판에 단단히 부착되어 있기 때문에 실제로 경막외공간은 존재하지 않는다. 그러나 손상 받은 뇌막혈관, 판간정맥 또는 경막동으로부터 출혈이 일어나면 외경막층이 안으로 밀리면서 경막외공간이 형성되고 혈종이 차게된다.

전형적인 급성 경막외혈종의 CT소견은 경계가 명확하고 가장자리가 뚜렷하며 양측으로 볼록한 수정체모양으로 보이며, 전체적으로 고음영의 병소로 나타난다(그림 12-1). 두정부에 위치하는 경우 축면영상에서 부분용적효과에 의해서 혈종이 뚜렷하지 않게 보인다. 이때 관상면 또는 시상면영상을 얻으면 쉽게 알 수 있다.

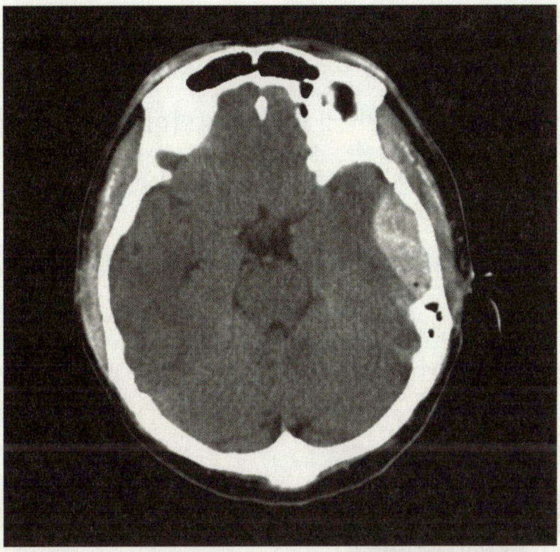

[그림 12-1] 급성 경막외 혈종의 전산화단층촬영상. 급성 경막외 혈종에 의한 고음영이 양측으로 볼록한 수정체모양의 병변이 두개골 골절이 동반된 두개내판에 보인다.

2 경막하혈종(Subdural Hemaoma)

경막하 출혈은 경막하강내 교정맥의 외상성 파열에 의하며, 경막외 출혈에 비하여 두개골골절을 동반하지 않는 경우가 흔하다. 유아기와 노인층에서 호발한다. 영상의학적 소견으로는 뇌표면에 넓게 퍼지는 초생달모양의 혈종이며, 봉합선을 가로 지를 수 있으나, 대노겸이나 천막을 넘지 않는다(그림 12-2).

경막하혈종은 임상적, 영상의학적 소견에 의해서 관습적으로 급성기(1주 이내), 아급성기(1-3주), 만성기(3주 이상)로 구분하여 설명한다.

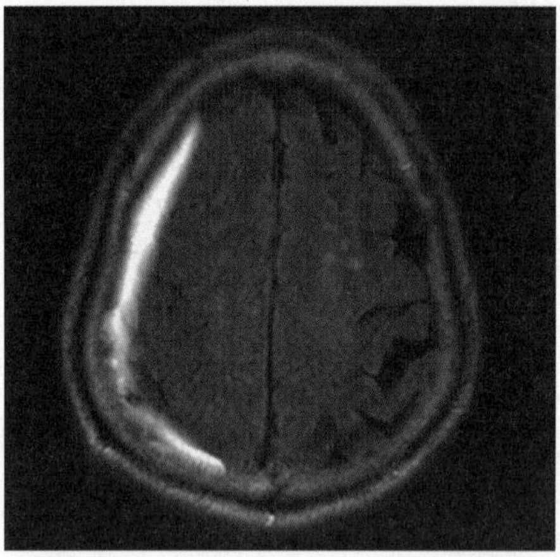

[그림 12-2] 아급성기의 경막하혈종의 자기공명영상. 우측 반구의 외측으로 초생달모양의 고신호강도가 T1강조영상에서 보인다.

3 경막하수종(Subdural Hygroma)

경막하수종은 외상으로 뇌막-지주막 경계가 분리되어 뇌척수액이나 황변성의 또는 혈액이 약간 섞인 체액이 경막하강에 고이는 것으로, 대부분에서는 뇌척수액과 약간의 혈액이 함께 섞여있다.

발생시기는 다양항 외상 후 수 시간 이내로부터 수주일 사이에 발생하나, 흔히 1주일 이내에 생긴다.

전산화단층촬영상 초생달모양의 저음영병소로 두개골내판을 따라 보이며, 거의 뇌척수액과 비슷한 음영으로 보인다(그림 12-3).

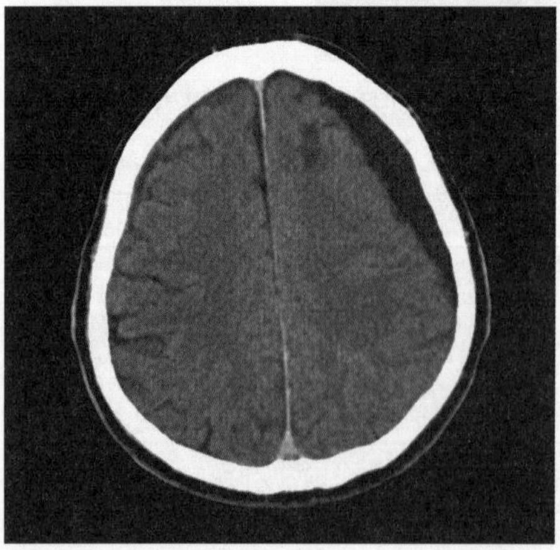

[그림 12-3] 경막하수종의 전산화단층촬영상. 초생달모양의 저음영, 뇌척수액음영이 종괴효과없이 좌측 경막하 공간에 보인다.

4 지주막하출혈(Subarachnoid Hemorrhage)

출혈이 지주막하강, 뇌조, 뇌실내에 위치하며, 주된 원인은 뇌동맥류의 파열이나 드물게는 외상에 의하거나, 동정맥기형의 출혈에 의할 수 도 있다. 자기공명영상보다는 전산화단층촬영상이 훨씬 좋은 진단방법으로 사행상의 고음영이 뇌조나 피질이랑에 보이는 것으로 알 수 있다(그림 12-4). 이차적 합병증으로는 수두증 및 혈관연축에 의한 뇌경색도 유발할 수 있다.

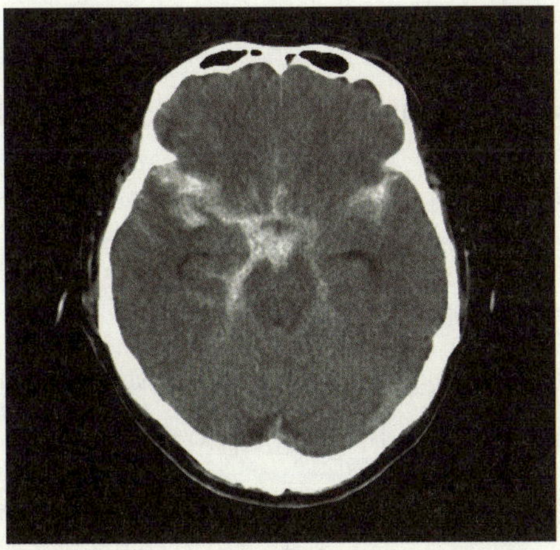

[그림 12-4] 급성기 지주막하출혈의 전산화단층촬영상. 안상의 뇌조(Suprasellar cistern)과 양측 실비우스열구(sylvian cistern)의 고음영 출혈이 보인다.

4 축내병소(Intra-axial Lesions)

1 뇌좌상(Cerebral Contusion)과 뇌내혈종(Intracerebral Hematoma)

뇌좌상에 의하여 갑작스러운 가속/감속 혹은 회전충격을 받게 되면 직접적으로 외부충격에 노출된 부위의 coup injury와 그 반대편의 counter-coup injury를 초래한다. 뇌좌상은 일차적 축내병소의 가장 흔한 유형이다. 뇌표면의 회백질을 침범하고, 다발성이고 양측성으로 나타난다.

뇌좌상은 뇌의 어느 부위에나 발생할 수 있으나 특히 두개골의 바로 밑에 위치하는회능(gyral crest), 실비우스열의 위와 아래 피질, 안와지붕, 접형모서리, 그리고 중두개와의 앞부분 등에 흔히 발생하다(그림 12-5). 외상 후 뇌실질의 혈관주위에 점상의 미세출혈이 일어나고 이러한 소견을 좌상이라고 부르며, 외상이 심하여 미세출혈이 응결되어 혈종을 형성하면 좌상성혈종 이라고 부른다.

자기공명영상은 전산화단층촬영상보다 부종에 대한 민감도가 높기 때문에 초기의 뇌좌상을 쉽게 진단할 수 있다.

외상성뇌실질내 출혈은 비교적 분명한 고음영의 공간점유병소로 나타나고, 출혈의 크기가 클수록 주위의 뇌와 뇌실에 미치는 종괴효과가 커진다(그림 12-6). 자기공명영상상 혈종의 신호강도가 매우 다양하다. 이러한 다양한 신호강도 때문에 뇌혈종을 시기별로 초급성기, 급성기, 초기 아급성기, 후기 아급성기 및 만성기로 나누어 구분한다.

2 미만성 축삭손상(Diffuse Axonal Injury)

축삭손상은 중증 두부외상 환자에서 가장 흔한 일차적 손상이며, 전체 일차적 손상의 약 48%를 차지할 정도로 그 빈도가 높다. 두부외상 후 환자에게 식물상태나 중증장애 등의 후유증을 유발하는 가장 흔한 원인이다.

미만성 축삭손상의 기전은 관성효과 즉 가속에 의한 손상으로 발생, 가속의 작용시간이 비교적 길면 미만성 축삭손상이 발생하고 짧으면 경막하혈종이 발생한다.

미만성 축삭손상은 주로 중뇌-간뇌 접합부, 뇌실주위, 회색질-백질 접합부, 그리고 뇌량과 같은 주섬유로(major fiber tract) 등에 주로 발생한다(그림 12-7).

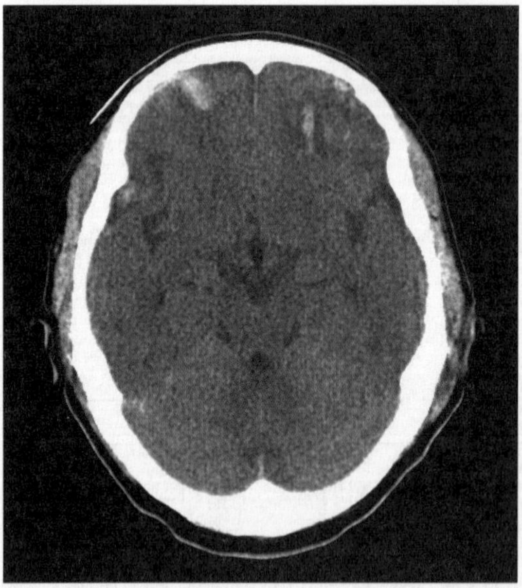

[그림 12-5] 뇌좌상성혈종의 전단화단층촬영상. 국소성혈종과 주위의 부종이 안와지붕의 양측 전두엽의 피질과 회백질부위 보인다.

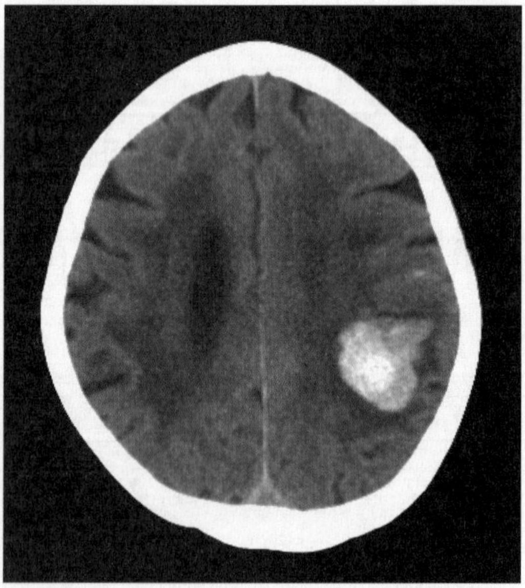

[그림 12-6] 뇌실질혈종의 전산화단층촬영상. 고음영의 혈종이 뇌백질부위 관찰됨.

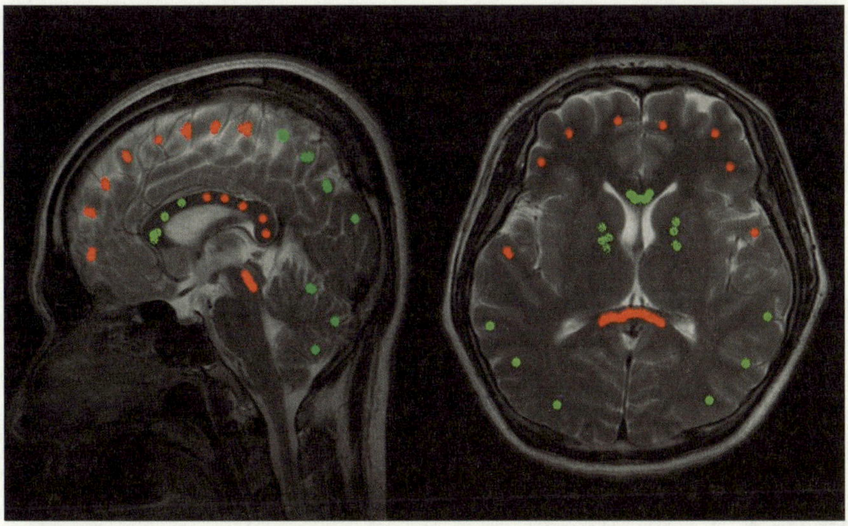

[그림 12-7] 미만성 축삭손상의 발생 빈도의 도식화. 빨간색은 호발부위고, 녹색은 가끔 발생 부위이다.

CT상 작은 저음영의 병소로 보이며 때로는 출혈병소와 주위의 부종으로 보일 수 있다. 비출혈성이고 크기가 작으면 CT상 과소 평가되어 진단이 어려워서 진단에는 CT보다 MRI가 훨씬 민감하다.

3 외상성 뇌간손상(Brainstem Injury)

치명적인 두부외상을 받으면 뇌간손상이 일어나고, 외상성 뇌간손상의 병소는 크게 일차적 손상과 이차적 손상으로 분류한다. 일차적 손상은 외상 당시의 힘에 의해서 발생하며, 이차적 손상은 외상 후 병의 진행과정에서 발생하는 것을 말한다. MRI영상은 뇌간손상의 진단 및 분류에 유용하다.

5 혈관손상(vascular injury)

두부외상환자에서 때로는 환자의 신경학적 이상소견이 영상소견과 비례하지 않는 경우 동반된 혈관손상이 그 원인인 경우가 많다.

1 외상 후 뇌경색

외상 후 뇌경색의 발생기전은 다양하여 국소적 또는 전신적 요소가 관여한다. 전신적 요소로는 뇌의 산소공급관류를 감소시키는 모든 원인, 즉 전신적 저혈압, 심박출량 감소, 호흡부전 등이 있다. 그리고 국소적인 원인으로는 뇌부종, 뇌탈출, 종괴병소 등에 의한 혈관의 직접적인 압박 또는 국소적인 혈류의 감소가 가장 흔한 원인이며, 열상이나 횡절단 또는 박리 등 직접적인 혈관손상, 지방색전증, 혈관연축 등에 의한 국소적 뇌경색이 초래된다.

2 외인성 혈관압박

축외병소에 의해서 인접한 뇌에 직접적으로 가해지는 압력 또는 뇌탈출 등에 의해서 이차적으로 발생한다.

3 혈관연축

혈관연축의 기전은 직접적인 혈관의 외상이나 혈관주위의 좌상 또는 출혈에 의하거나 외상에 의해 유리된 혈관작용인자의 역할에 의해 발생한다.

4 혈관박리

MRI영상에서 정상혈관의 대칭적인 신호소실의 변화로 알 수 있는데, 완전폐색이 되면 정상적인 신호소실 대신 동등 또는 고신호강도가 혈관 내에 보이고 때로는 반월상의 벽내혈종이 고신호강도로 나타나기도 한다.

5 외상성 가성동맥류

뇌혈관촬영상 외상성 가성동맥류는 동맥류 내에 조영제의 지연충만과 함께 늦게 배출되며, 혈관의 분지부 보다는 주행 중인 부위에 호발하고, 조영된 동맥류는 대부분 불규칙한 윤곽을 가지며, 동맥류의 경부가 넓거나 뚜렷하지 않고 출혈 후라고 하더라도 주위혈관의 연축이 심하지 않는 특징을 보여 동맥류와 구별될 수 있다.

6 경동맥해면정맥동루

경동맥해면정맥동루는 내경동맥과 해면정맥동 사이에 교통이 이루어지는 것을 말하며, 대부분(72-77%)이 외상에 의해 발생한다.

진단방법은 뇌혈관촬영술이 가장 확실하지만, CT나 MRI영상상 구불구불하고 확장된 상안정맥, 현저하게 커진 동측의 해면정맥동, 안구돌출로 진단할 수 있다.

6 두부외상후 후유증

두부외상후 잘 생기는 후유증으로는 뇌연화증(cerebromalacia), 뇌위축(atrophy), 공뇌성낭포(porencephalic cyst), 수두증(hydrocephalus), 연수막성 낭포(leptomeningeal cyst), 경동맥해면정맥동루 등이 있다.

7 뇌 염증성 질환

뇌 염증성 질환은 부위별로 뇌막염(meninigitis), 뇌실염, 뇌염과 뇌농양 그리고 경막하농양등으로 나눌 수 있으며, 원인균별로는 세균성, 바이러스성, 진균성과 기생충성 염증 등으로 분류된다.

8 세균성 염증

1 세균성 뇌막염

뇌막에 염증이 발생하여 발열, 두통, 구토, 경부강직 및 의식혼미 등의 증상이 보이고, 흔한 균주로는 그람 음성 장내간균 또는 포도상구균이다. 전파경로는 주로 혈행성이고 국소적으로 부비동염이나 유양돌기염이 직접 전파하기도 한다.

진단은 임상증상과 뇌척수액 검사로 이루어지며, 영상의학적 검사는 뇌막염의 합병증 뇌경색, 경막하농양, 뇌염/뇌농양, 뇌실염, 수두증등의 유무를 관찰하기 위해 검사를 시행한다.

2 뇌 농양

원인균은 소아에서는 staphylococcus, streptococcus 및 pneumococcus 등에 의하며, 성인에서는 호기성 세균과 혐기성 세균의 복합에 의한다. 감염기전은 주로 부비동염, 유양돌기염의 합병증로 직접 감염되고, 또한 혈행성으로 야기된다.

영상소견으로는 외상이나 부비동염에 의한 경우는 원인균의 진입부위에 인접한 뇌에 생기고, 혈행성인 경우는 뇌피질과 뇌백질의 경계부위에 다발성으로 생긴다. 농양 주변으로 종괴효과와 혈관성 부종이 보이며, 농양은 환형의 조영증강이 보인다. 이런 피막형성은 뇌염 후 7-14일 사이에 생기고, 뇌실쪽으로 향한 부위가 얇은 것이 특징적이다. 조직학적으로 단계를 구별하면, 초기뇌염(1-3일), 후기뇌염(4-9일), 초기피막형성기(10-13일) 그리고 후기피막형성기(2주 이상)로 나눌 수 있다. MRI영상소견으로 농양과 주위조직을 5부분으로 구별할 수 있다. 안에서부터 중앙괴사부위(necrotic center), 염증지역(inflammatory border), 교원피막(collagen capsule), 뇌염과신생혈관(cerebritis and neovascularity), 신경교증증식과 부종(gliosis and edema) 구별할 수 있다(그림 12-8). 이차적인 농양을 형성하는 경우가 많으며, 뇌실내로 터지면 뇌실염을 초래할 수있다. 감별진단은 주로 환상조영증강을 보이는 질환으로 다형성 교아종, 전이암, 용해기혈종, 뇌경색 등이 있다.

3 경막외농양과 경막하농양

경막하농양 또는 경막외농양은 신경외과적으로 응급을 요하는 질환이다. 주로 급성 부비동염, 급·만성 유양돌기염, 두개골 골수염, 뇌막염의 합병증으로 생기며, 증상으로는 발열, 동통, 반신마비, 간질발작, 유듀부종, 의식장애등을 동반할 수 있다(그림 12-9).

영상소견은 경막하 또는 경막외에 저음영의 액체가 모여 있고 주위에 두꺼운 띠모양의 조영증강을 보이게 된다.

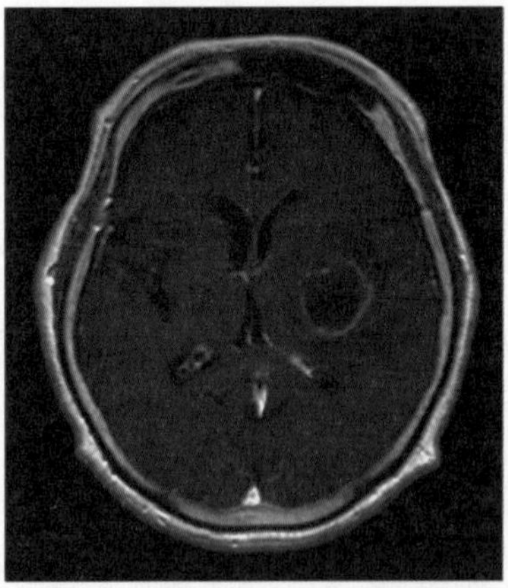

[그림 12-8] 뇌 농양의 조영후 T1강조 자기공명영상. 중심부위 괴사와 주위 환상조영증강과 부종이 보이는 전형적인 뇌 농양 소견이 보인다.

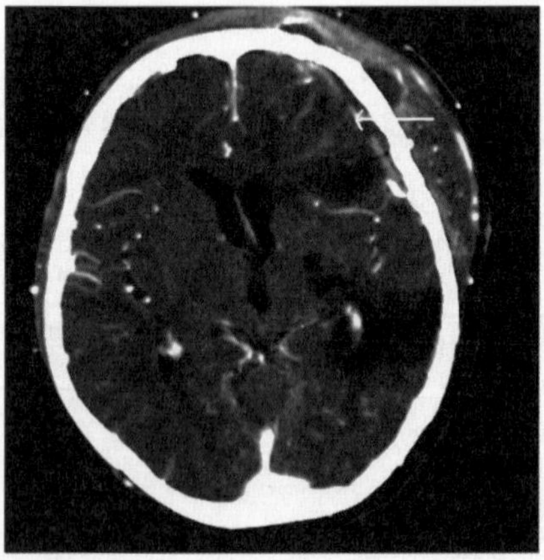

[그림 12-9] 경막하 농양의 조영후 화단층촬영상. 경막하에 저음영 액체가 고여 있고 주위에 조영 증강이 되는 두꺼운 막(화살표)이 보인다.

4 결핵성 뇌막염

결핵균의 감염은 혈행성으로 전파되어 주로 뇌기저막염을 일어키나 때로는 뇌실질내 결핵종의 형태로 보일 수 있다. 호발부위는 소뇌, 뇌교의 뒤판, 뇌의 중심주위 소엽등에 발생한다. 영상소견으로는 뇌 기저막의 강한 조영증강과 혈관염에 의한 국소적 경색이 동반되며, 주로 교통성 수두증이 동반될 수 있다.

9 헤르페스뇌염(herpes encephalitis)

성인에서는 herpes simplex type 2 virus의 감염에 의하여 야기되며, 전형적인 영상의학적 소견을 보인다. 50-70% 사망률을 보이는 바이러스의 재활성화에 의해서 진행하여, 주로 측두엽, 전두엽의 안와회, 대상회전등의 변연계들 침범한다. 영상의학적 소견은 초기에는 정상소견이나, 2~3일 경과 후 양측성이나, 비대칭성의 뇌부종을 초래한다. 시간이 경과함에 따라 출혈성 괴사와 조영증강을 보인다(그림 12-10).

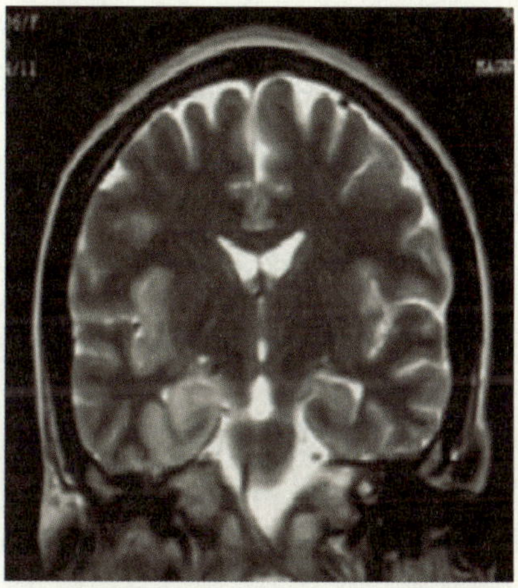

[그림 12-10] 헤르페스뇌염의 T2강조영상 자기공명영상. 측두엽과 도 피질부위 부종이 양측성으로 보임.

10 뇌낭미충증(neurocysticercosis)

기생충 감염으로 유구촌충의 유충이 두개강내에 기생하므로 생김, 감염경로는 촌충에 감염된 돼지고기를 덜 익혀서 먹을 경우, 충란이 창자벽을 뚫고 혈행성으로 중추계를 포함한 여러 장기에서 낭포를 형성하게 된다. 감염단계를 구별하면 소낭성기, 낭포에 살아 있는 유충을 함유하고 있는 시기로 주위네 염증반응이 없다. 교질기, 유충이 죽게 되면서 낭포내 독성물질에 의한 염증성 반응을 일으키는 시기, 다음으로 과립기로 낭포가 줄어들고 피막이 두꺼워지면서 촌충의 두절에 석회화가 생기면서 주위 부종은 있는 시기, 마지막으로 석회화시기로 석회화 결절을 형성하게 된다. 병소의 위치에 따라 뇌실질, 뇌조, 그리고, 뇌실형으로 분류할 수 있다.

영상소견으로는 물과 같은 음영(CT상) 또는 신호강도(MRI상)의 다발성 낭성병변과 낭성내부의 작은 촌충두절이 보이고, 두절은 자기공명영상상 고신호강도를 보인다. 유충이 죽은 후 퇴행성 변화로 환상 조영증강과 주위 부종이 보이다가 결국에는 작은 석회화로 남게 된다(그림 12-11).

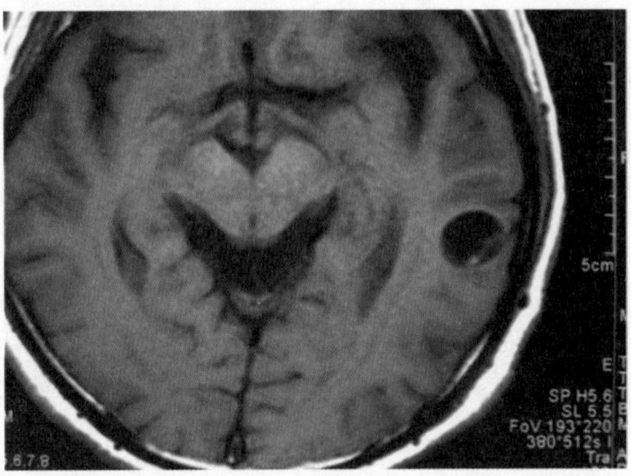

[그림 12-11] 뇌 낭미충증의 T1강조 자기공명영상. 저신호강도의 낭성병변과 내부의 고신호강도의 작은 두절이 관찰되며 주위 부종이 없는 소낭성기의 영상

●●● 참고문헌

1. 연세대학교 의과대학 진단방사선과학교실. 진단방사선학. 고려의학 2003;159-174.
2. Lee SH, Rae KCVG. Zimmerman RA. Carnial MRI and CT. fourth edition The McGraw-Hill companies. Health profefssions division. 1999;413-452.
3. Osborn AG. Diagnostic neuroradiology. Mosby-year book, Inc. 1994;199-247.
4. 순천향대학교 의과대학. 신경계통학. 2006.
5. 연세대학교 의과대학 진단방사선과학교실. 진단방사선학. 고려의학 2003;195-198.
6. Lee SH, Rae KCVG. Zimmerman RA. Carnial MRI and CT. fourth edition The McGraw-Hill companies. Health profefssions division. 1999;453-516.
7. Osborn AG. Diagnostic neuroradiology. Mosby-year book, Inc. 1994;673-715.
8. 순천향대학교 의과대학. 신경계통학. 2006.

제 13 장

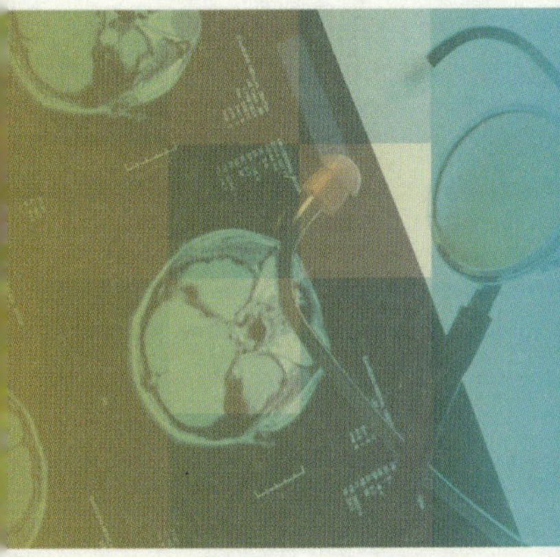

척추 및 척수질환의 영상의학 진단

Radiologic Diagnosis of Spine & Spinal Cord Disease

한 종 규

학습목적

영상의학에 의한 척추질환의 진단에 대하여 이해한다.

학습목표

1. 척추골 단순 X-선 촬영상에서 판독하여야 하는 사항들을 열거한다.
2. 척수 조영술의 적응증을 설명한다.
3. 척추 및 척수손상의 진찰과 진단방법을 설명한다.
4. 경추손상의 진단과 분류를 설명한다.
5. 흉요추손상의 진단과 분류를 설명한다.

1 척추질환의 영상진단 방법

1 단순 방사선촬영술(Plain Radiography)

단순 방사선촬영술은 척추질환의 진단에 가장 흔히 그리고 널리 사용되는 영상진단법이다. 일반적으로 방사선 영상의 음영을 공기, 지방, 연부조직, 그리고 골음영으로 구분하는데, 단순 촬영상에서는 병이 상당히 진행된 경우를 제외하고는 연부조직을 침범하는 병적 경과(pathologic process)를 직접 보기가 어렵다. 그럼에도 단순촬영은 골구조물을 관찰하는데 있어서 어느 병원에서나 가장 보편적으로 사용되고 있으며, 공간분해능(spatial resolution)이 좋아서 세부적인 골영상을 얻을 수 있고, 또한 가장 저렴한 검사방법이다. 또한 작은 기계는 이동이 가능하고(portable basis) 쉽게 빠른 시간 안에 영상을 얻을 수 있는 장점이 있으므로 특히 외상환자에서 사용하기가 편리하다.

일반적으로 척추질환의 진단을 위한 단순 방사선촬영술은 척추의 전후상(A-P view), 측면상(lateral view), 그리고 좌, 우 양측 사위상(right and left oblique view) 등 4장의 사진을 얻는다. 척추질환을 의심하는 환자에서 단순 방사선촬영술의 적응증은 무엇보다도 척추의 골구조물을 확인하는데 있으며, 척추의 골절이나 정렬불량(malalignment)을 평가하는 일차적 방법이 된다. 척추 측만증(scoliosis)이나 후굴증(kyphosis)같은 척추의 각기형(angular deformity)은 단순촬영에서 그 전체적인 윤곽을 쉽게 알 수 있으며, 반척추(hemivertebra)나 척추관(spinal canal)의 불완전 융합(incomplete closure) 또는 연골무형성증(achondroplasia)과 같은 골격 형성장애(skeletal dysplasia) 등도 쉽게 진단할 수 있다.

단순 방사선촬영의 주요한 한계는 음영의 대조도(contrast)가 다른 검사법에 비하여 많이 떨어지기 때문에 연부조직의 병변을 제대로 알기 어렵다는 것이다. 또한 척추의 골수(bone marrow), 척수, 그리고 추간판의 이상도 이차적인 골변화가 나타나지 않으면 발견하기 어려운 단점이 있다.

2 척수강조영술(Myelography)

척수강조영술은 조영제를 척추의 지주막하강에 주입하여 영상을 얻는 방법이다. 척수강조영술은 비교적 안전하고 척수경막낭의 병소를 알아내는데 신빙성이 있는 검사방법이지만, 검사 자체가 침습적(invasive)이며, 드물지만 심각한 합병증을 유발할 가능성이 항상 있다. 특히 요추천자보다 경추천자(C1-2 puncture)를 시행하는 경우 합병증의 위험도가 높다. 따라서 검사 전에 환자에 대한 임상기록과 단순방사선촬영상 등 다른 검사소견을 충분히 검토하고 무리한 검사가 되지 않도록 주의를 해야 한다. 근래에 와서는 비침습적 검사이며 보다 많은 정보를 얻을 수 있는 CT나 MRI를 시행하는 경우가 증가하면서 척수강조영술의 시술은 줄어드는 추세이다.

3 방사성핵종 골주사법(Radionuclide Bone Scanning)

1971년 technetium-99m(^{99m}Tc)으로 표지된(labeled) 인산염복합체(phosphate complex)가 소개된 이래로, 이는 현재 방사성핵종을 이용한 골구조물의 영상검사에 있어서 가장 대표적인 약물로 이용되고 있다. 골주사(bone scan)는 핵의학분야의 검사 중 40-60%를 차지할 만큼 흔히 사용되는 영상진단법이다. ^{99m}Tc은 반감기가 6시간이며 최대 감마에너지준위(peak gamma energy level)는 140keV이다. 보통 골주사를 하는 경우 ^{99m}Tc 인산염복합체 10-20mCi를 정맥주사한 후 3시간 내지 5시간 사이에 지연 전신영상(delayed whole-body image)을 얻는다. 골주사에 사용하는 인산염복합체는 종류가 많으나 제일 많이 사용되는 것은 Methylene diphosphonate(MDP)이다. 현재 척추질환에 있어서 방사성핵종을 이용한 검사는 주로 전이성 병소나 감염, 또는 일차적 골종양을 찾기 위해서나, 설명할 수 없는 요통의 선별검사로 많이 사용된다.

4 초음파검사(Ultrasonography)

초음파검사는 척추질환을 평가하는데 있어서 사용이 제한되는 경우가 많다. 그 이유는 척추관을 둘러싸고 있는 골구조물 때문에 초음파로서는 그 안의 영상을 얻기 힘들기 때문이다. 따라서 척추의 초음파검사는 신생아나 영아에서 척추의 선천성기형을 알아보거나 성인에서는 수술 중에 주로 사용된다. 신생아는 성인과 달리 척추관이 뼈로 둘러싸여 있지 않기 때문에 척추관내의 구조물도 쉽게 초음파로 영상을 얻을 수 있으며, 생후 12개월 정도가 지나면 골화중심(ossification center)에 무기질침착(mineralization)이 어느 정도 이루어져서 초음파검사가 어려워진다.

5 전산화단층촬영술(Computed Tomography : CT)

CT는 기본적으로 신체의 횡단면영상(cross-sectional imaging)을 얻는 장치로 비침습적이며 환자의 골구조물 뿐 아니라 연부조직의 영상을 얻는데 아주 유용한 검사법이다. 현재 CT는 요통환자에서 가장 흔히 사용되는 선별검사법으로 이용되고 있으며, 임상적으로 퇴행성질환이 의심되거나 척추의 골절 혹은 골절이 의심되는 경우, 척추관내의 이물질 특히 강자성체(ferromagnetic material)의 확인, 척추를 침범하는 일차적 또는 이차적 종양의 특성이나 위치를 판정하는 등의 거의 모든 영역에서 광범위하게 이용되고 있다.

CT를 시행할 때 절편두께를 적당히 하여 연속적으로 또는 중복절편으로 촬영하면 이들의 축면영상(axial image)을 이용하여 시상면(sagittal)이나 관상면(coronal)영상으로 재구성(reformatting image)할 수 있다. 또한 현재 사용되는 3D(dimentional) CT를 사용하면 보다 뚜렷한 3차원적 영상을 만들 수 있다(그림 13-1). 이러한 3차원적 영상은 수술 전 혹은 수술 후 척추의 변화를 보다 쉽게 이해할 수 있도록 영상으로 만들어준다.

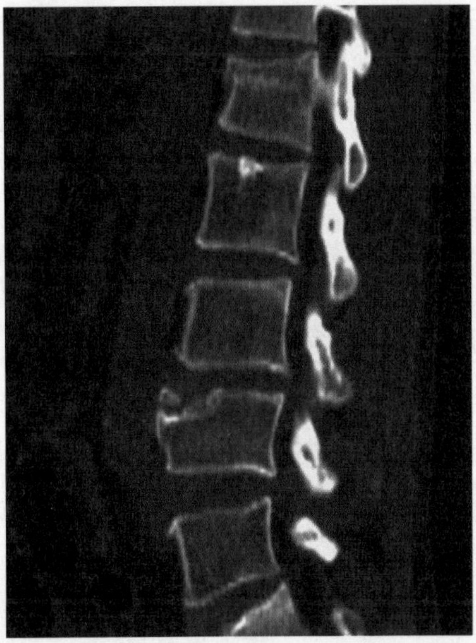

[그림 13-1] 3차원적 CT를 이용한 요척추 시상 재구성 사진

제1 요추의 척추높이가 쇄기형으로 감소되어 있고 추체의 골절부위가 선형고음영으로 보인다.

제4 요추의 전방변연부의 골편이 잘 보이며 골절보다는 limbus vertebra를 시사한다.

6 자기공명영상(Magnetic Resonance Imaging : MRI)

MR영상은 많은 발전을 거듭하여 현재 위에 기술한 여러 영상진단법을 대치하는 영상진단법으로 각광을 받고 있으며, 따라서 대부분의 요통환자에서 흔히 사용되는 영상진단법이다. 비록 MR영상이 CT에 비하여 세밀한 골구조물의 변화를 알기가 어렵다고 하더라도 여러 박동연쇄(pulse sequence)의 영상을 적당히 사용하므로써 여러 가지 다양한 구조물의 조직특성(tissue characteristics)을 구분해 낼 수 있다. 이러한 특징은 비침습적으로 각각의 연부조직의 대조도를 높여 직접 각 연부조직의 변화를 쉽게 구분할 수 있게 하며, 또한 다면영상(multiplanar imaging)의 기능이 있으므로 어느 방향으로든지 원하는 면으로의 영상을 얻을 수 있으며, 비교적 많은 부위를 한 영상에 포함하므로 선별검사로 사용하기에도 편리하다. 또한 MR영상법은 단순방사선촬영, CT, 척수강조영술과 달리 환자가 방사선에 노출되는 위험이 없다는 특성도 있다.

그러나 MR검사의 비용이 너무 비싸다는 것이 단점이다. 그 외에도 심박조율기(cardiac pacemaker)를 달고 있거나 동맥류클립(aneurysm clip) 등의 강자성체(ferromagnetic)를 삽입하고 있는 환자, 안구에 금속성 이물질이 있는 경우, 폐소공포증 등의 환자에서는 MR검사를 시행하지 못하는 제약이 있다. 또한 환자가 오랜 검사시간동안 움직임이 없어야 하기 때문에 쉽게 움직이는 환자에서는 영상을 얻기가 힘들고, 따라서 약제를 사용하여 환자를 진정(sedation)시켜야 하는 번거로움도 있다.

2 퇴행성질환(Degenerative disease)

정상적인 노화(aging)는 복합적인 생리적 과정으로 다양한 정도의 육안적인 해부학적 그리고 생화학적인 변화에 의해서 이루어지는데, 이러한 변화는 곧 추간판과 척추 모두에서 복잡하게 나타난다.

1 추간판의 노화와 퇴화(Normal Aging and Disk Degeneration)

(1) 추간판의 연령에 따른 변화

나이가 더 들면 T2강조영상에서 고신호강도를 보이던 추간판은 점차 신호강도가 떨어지게 되는데(그림 13-2), 이러한 변화는 정상적인 노화뿐만 아니라 퇴행성 변화에서도 같은 소견을 보이며, 따라서 이 두가지를 구분하는 것은 쉽지 않다. 그러나 나이가 많다고하여 모두 T2강조영상에서 추간판의 신호가 감소하는 것은 아니다.

MR영상에서 나이에 따른 추간판의 변화로는 신호강도의 변화 이외에도 판륜열상(anular tear)이 있다. 판륜열상에는 동심성(concentric), 방사성(radial), 횡(transverse)열상의 세 가지 형태가 있다. 동심성열상은 종축의 판륜섬유(longitudinal annular fiber)의 탈층판

(delamination)에 의하며, 방사성열상은 수핵으로부터 추간판의 표면까지 섬유륜 전층에 걸친 열상을 말하며, 횡열상은 열상이 섬유륜의 Sharpey fiber가 환상골단(ring apophysis)에 부착되는 부위에 열상이 일어나는 것을 말한다. 추간판의 판륜열상중 동심성열상과 횡열상은 퇴행성변화에 관계없이 성인에서 흔히 관찰되는데, 이는 증상에 관계없이 우연히 발견되는 소견이다. 그러나 방사성열상은 추간판의 퇴행성변화와 관계가 있다고 생각하는데, 그 임상적인 의의에 대해서는 이견이 있다. 판륜열상은 T2강조영상에서 추간판의 가장자리 즉 섬유륜에 작은 고신호강도의 병소로 나타나고, 조영제 주입후의 T1 강조영상에서는 때로 이 부위에 국소적인 조영증강의 소견을 보인다.

L4-5와 L5-S1의 추간판 신호강도가 T2 강조영상에서 저신호강도로 보인다.

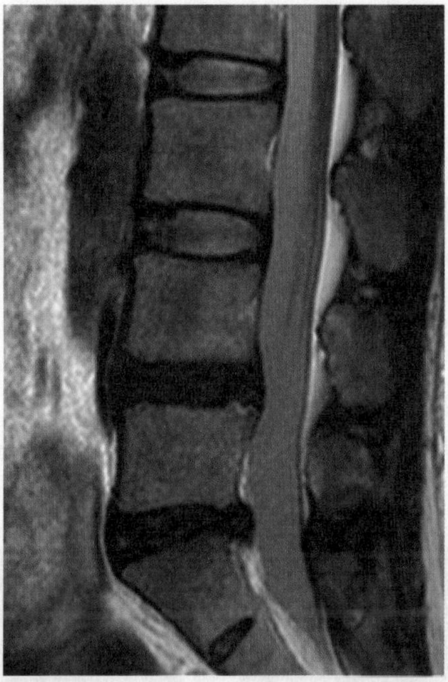

[그림 13-2] 요추 추간판 퇴행성 병변의 시상 T2 강조영상

(2) 추간판의 퇴화

T2강조영상에서 추간판 신호강도와 높이의 감소는 추간판 퇴화에 가장 흔한 MR영상 소견이며 무증상의 환자에서도 흔히 발견된다. 그 외에 추간판내에 공기음영(intradiskal gas, vaccum disk phenomenon)도 추간판 퇴화의 한 소견이다. 공기음영은 MR영상에서 신호소실(signal loss)에 의한 저신호로 나타나고, CT에서도 검은 음영으로 뚜렷하게 보이며, 또한 단순촬영사진에서도 잘 보인다. 요추에서 적어도 하나 이상의 추간판의 판륜팽창(annular bulging)은 정상 성인에서도 자주 보이는 소견이며, 60세 이상의 환자에

서는 거의 대부분에서 나타난다. 판륜팽창은 척추종판 밖으로 추간판연(disk margin)이 전반적으로 퍼져나간 상태를 말하며, 그 추간판 안에 공기나 석회화를 포함할 수도 있다. 나이가 들수록 추체의 골수도 점차 적색골수에서 황색골수로 변화한다. 추간판의 퇴화와 더불어 척추종판과 인접한 추체골수에도 또 다른 변화가 동반되며, 이러한 소견은 MR영상에서 잘 관찰된다. 추간판 퇴화에 동반되는 인접한 골수의 신호강도변화는 크게 세가지 형태로 관찰되는데 이들의 임상적 의의는 확실하지 않다. 먼저 제1형(type 1)은 종판(end-plate)에 섬유혈관조직(fibrovascular tissue)이 증가하여 T1강조영상에서 저신호, T2강조영상에서 고신호강도로 보이는 변화이다. 이러한 변화는 특히 화학수핵용해술후에 흔히 발견되며 따라서 급성의 추간판퇴화와 관계가 있을 것으로 생각한다. 병리조직학적으로는 혈관화섬유조직(vascularized fibrous tissue)으로 약간의 조영증강을 보이기도 한다. 제2형(type 2)은 골수가 부분적으로 지방으로 치환되어 다른 부위의 지방과 마찬가지로 T1강조영상에서 고신호강도로, T2강조영상에서 저신호 또는 약간의 고신호강도로 나타난다. 제3형(type 3)은 단단한 피질골과 같은 골경화(bony sclerosis)가 일어나 T1 및 T2강조영상에서 모두 저신호강도의 변화를 보이는 경우이다. 제3형의 변화는 단순촬영에서도 고음영으로 나타나는 골경화소견을 볼 수 있다.

2 추간판 탈출(Disk Herniation)

(1) 추간판 팽창(Disk bulge or bulging disk)

수핵의 긴장도(turgor)가 떨어지고 섬유륜의 탄력이 감소하면 척추종판을 따라 전반적

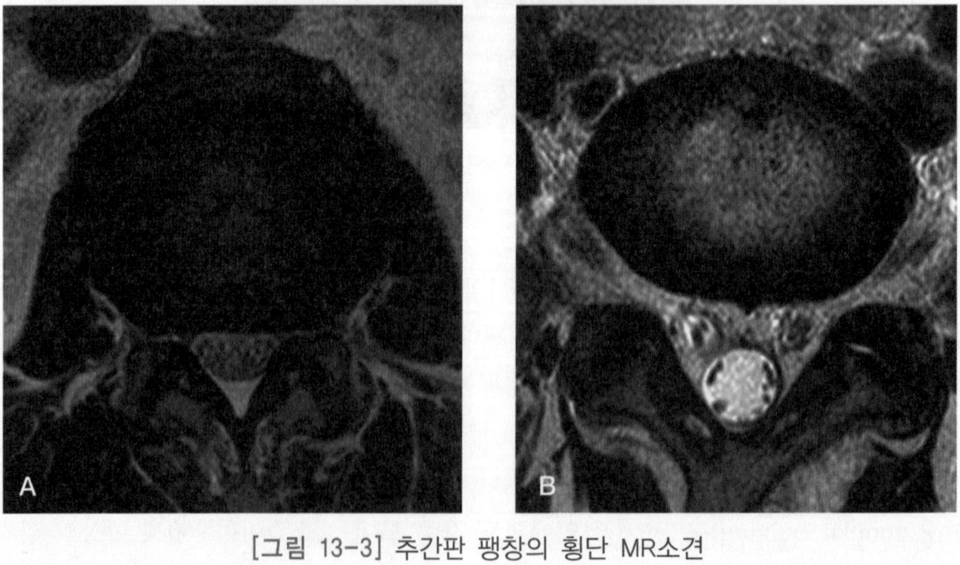

[그림 13-3] 추간판 팽창의 횡단 MR소견

으로 추간판연(disk margin)이 추체연(body margin)을 넘어 넓게 퍼지는 양상을 보인다. 이를 추간판 팽창이라고 하는데, 20세 이상의 환자에서는 아무런 증상 없이도 흔히 관찰되는 소견이다. 이러한 경우 대부분 추간판의 후연(posterior margin)이 전체적으로 볼록하게(convex) 나와 있으나(그림 13-3, A), 때로는 후연 중앙을 단단히 받치고 있는 후종주인대에 의해서 오목한 모양(concave)을 보이기도 한다. L5-S1 추간판은 팽창이 없이 정상적으로도 후연이 볼록하게 후방으로 나와 있는 것을 볼 수 있다(그림 13-3, B).

제2 요추간판의 후연이 전체적으로 볼록한 모양을 보이고 있다(A). 그러나 제 5 요추간판의 후연도 볼록한 모양을 보이고 있으나 이는 추간판 팽창이 아닌 정상소견이다(B)

(2) 추간판탈출증(Disk herniation)

추간판탈출증은 판륜결손(annular defect)을 통하여 수핵이 섬유륜 밖으로 탈출하여 추체연을 넘어서 국소적으로 추간판이 돌출하는 것을 말한다(herniation of the nucleus pulposus : HNP). 추간판탈출증은 역시 흔한 질환이며, 60세 이상의 연령군 중 약 1/3에서 하나이상의 무증상 추간판탈출이 있다. 요부에서 추간판탈출은 주로 후측방(posterolateral)이나 후방으로 돌출되는데, 그 이유는 판륜섬유의 두께가 전방보다 후방이 얇고 후종주인대가 전종주인대보다 약하기 때문이다.

① 단순방사선촬영(plain roentgenogram)

일반적으로 요통을 호소하는 환자에서 선별법(screening method)으로 제일 먼저 촬영하는 것은 단순방사선촬영이다. 추간판탈출이 의심되는 경우 단순촬영에서 몇 가지 이상소견을 볼 수 있는데, 중요한 것은 단순촬영에서는 추간판을 직접 볼 수 없기 때문에 이상소견이 보이더라도 그 자체는 추간판탈출의 간접적인 소견일 뿐이라는 것이다.

먼저 제일 흔히 나타나는 이상소견은 척추곡선 또는 정렬(alignment)의 변화로 요추의 측면상(lateral view)에서 정상요추의 전만곡선(lordotic curve)이 감소한다. 전후상(A-P view)에서는 똑바른 요추의 정렬이 한쪽으로 기울어 측만곡선(scoliotic curve)을 이루는 것을 볼 수 있다.

추간강(intervertebral space)의 협소(thinning)는 급성의 추간판탈출에서는 보이지 않고 대부분 추간판의 퇴화와 동반된다. 때로는 심한 퇴행성 변화가 있는 추간판에 석회화음영이 보이는 수가 있다. 석회화음영의 모양이나 크기는 다양하며, 이 석회화가 탈출된 추간판에 있다고 의심할 수 있는 경우는 종판의 후연에서 더 뒤로(보통 5mm 이상) 나와 있어야 한다. 추간판의 석회화 이외에도 비후성돌기(hypertrophic spur)가 추간공으로 돌출되어 있는 경우가 있는데, 이는 추간판탈출과 동반되기보다는 추간판퇴화와 더 관계가 있다. 골돌기체가 보이는 경우에는 그 돌기체의 변연까지 추간판이 나와있다는 것을 의미하며, 골돌기체가 발생하면 퇴행성 골관절염(osteoarthritis)은 더욱 빠르게 진행하여 점점 더 심해진다.

② 전산화단층촬영(CT)

CT상 추간판탈출증은 국소적으로 추간판이 돌출되어 나온 것으로 쉽게 진단할 수 있다. 추간판의 음영은 인접한 건초낭에 비하여 고음영으로 보이며, 이 돌출된 추간판에 의해서 건초낭이 압박을 받거나 반대측으로 밀려서 보인다. 또한 돌출된 위치에 따라 인접한 신경근이 압박을 받거나, CT상 검게보이는 건초낭 주위의 경막외지방조직이 소실되는 소견을 보인다. 약 10% 정도에서는 탈출된 추간판에 석회화음영(calcification)이 보이기도 하는데, 이는 퇴행성추간판에서는 자주 나타나는 소견으로 석회화 자체가 추간판탈출의 진단적 의의를 갖는 것은 아니다.

가음성(false negative)으로 나타나는 경우로는 추간판부위를 잘못 선정하거나, 특히 요추화(lumbarization)가 있는 경우, 영상소견은 추간판팽창이나 수술자가 추간판탈출로 인식하는 경우, 경막외지방이 거의 없는 협착증의 환자에서 건초낭과 추간판탈출의 구분이 어려운 경우 등이 있다. 가양성(false positive)으로 나타나는 경우는 골증식체(osteophyte)를 석회화된 추간판탈출로 잘못 인식하거나 부위가 틀린 경우가 대부분이다.

③ 자기공명영상(MRI)

추간판은 CT상 수핵과 섬유륜이 구분되지 않으나 여러 조직간에 대조도가 높은 MR영상에서는 구분이 가능하며, 따라서 MR영상에서의 추간판탈출은 CT보다 세분하여 기술하는 것이 보통이다. 일반적으로 MR영상에서의 추간판탈출은 돌출(protrusion), 추출(extrusion), 분리편(sequestration)으로 구분한다.

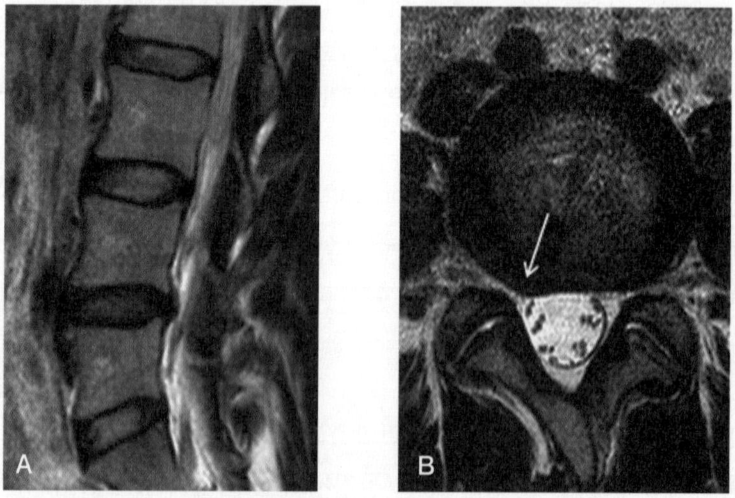

[그림 13-4] 돌출 추간판의 MR 소견

돌출추간판(protrusion disk)은 판륜결손을 통하여 수핵이 빠져나오는 것으로, 추출추간판(extrusion disk)과 같으나 수핵이 판륜의 밖으로 완전히 빠져나가는 것이 아니고 아직 판륜안에 포함(contained)되어 있는 상태를 말한다(그림 13-4). 즉 판륜의 바깥쪽 일부섬유와 후종주인대가 보존되어 있는 경우이다. MR상 국소적인 추간판의 돌출이 보이고, 이때의 추간판은 보통 T2강조영상에서 저신호강도를 나타내며, 추간판의 돌출에 의한 경막외결손(epidural defect)이 수초낭을 압박하는 소견을 보인다. 돌출된 추간판의 변연(periphery)은 T2강조영상에서 보존되어 있는 섬유륜과 후종주인대에 의해서 저신호강도로 나타난다. 시상면영상 만으로는 섬유륜팽창과 구분하기 쉽지 않으므로 축면영상이 감별에 도움이 된다.

시상면 T2 강조영상에서 제 4-5 추간판에 추간판 돌출소견이 보이며(A), 횡단면 T2 강조영상에서는 오른쪽 관절방향으로 추간판 돌출소견(화살표)이 보인다(B).

추출추간판(extrusion disk)은 수핵이 완전히 판륜 밖으로 빠져나온 상태를 말하며, 돌출된 수핵은 원래의 수핵과 연결되어 있다(그림 13-5). 후종주인대는 보존되어 있으므로 곡선(curvilinear)의 검은 음영이 돌출된 수핵의 변연에 남아있다. 수핵이 빠져나오는 판륜결손부위는 T2강조영상에서 흔히 고신호강도를 보이고, 밖으로 돌출된 수핵은 신호강도가 높거나 낮을 수 있다. 이러한 소견은 시상면 T2 강조영상에서 특징적으로 치약을 짠 것 같은 모양(squeezed toothpaste sign)을 보인다.

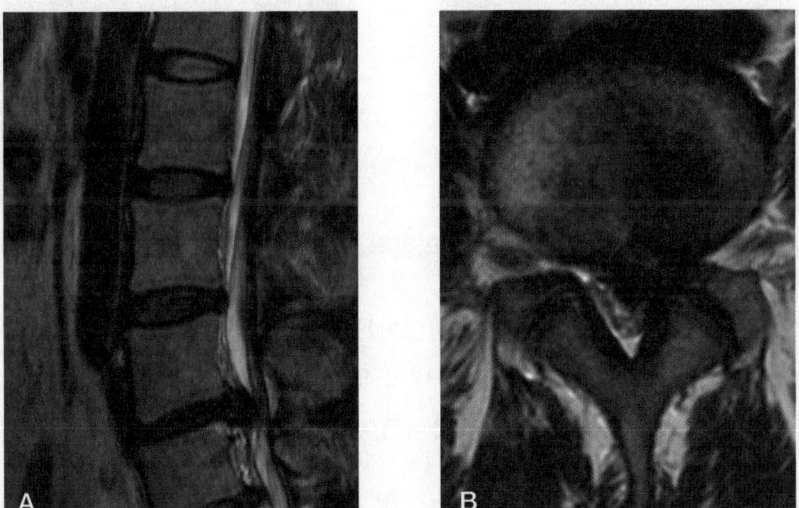

[그림 13-5] 추출 추간판의 MR 소견

시상면 T2 강조영상에서 제 4-5 추간판이 수핵과 함께 판륜 밖으로 빠져나온 소견이 보이고(A), 횡단면 T2 강조영상에서는 좌중부 방향으로 추간판 추출소견이 보이면서 건초낭(thecal sac)을 심하게 압박하고 있다(B).

분리편추간판(sequestrated disk or free fragment disk)은 돌출된 수핵이 섬유륜을 빠져나와 따로 떨어져서 더 이상 원래의 추간판수핵과 연결이 되지 않는 상태를 말한다(그림 13-6).

추간판탈출에 대한 MRI의 정확도(accuracy rate)는 90% 이상으로 CT와 비슷하다. 그러나 CT보다 우수한 점은 먼저 여러 방향으로 영상을 얻기가 수월하고(multiplanar imaging), 전체 요추를 한눈에 볼 수 있으며, 따라서 흉추-요추 접합부의 숨어있는 병소나 의심하지 못했던 상부의 추간판탈출을 발견할 수 있는 등의 장점이 있다. 또한 방사선에 의한 위험이 없다는 것도 중요하다. 단점으로는 무엇보다 검사비용이 CT에 비하여 높다는 것이고, 또한 환자가 폐쇄공포증이 있거나 인공심박동기 또는 뇌동맥류클립을 부착하고 있는 경우에는 사용이 제한되는 등 몇 가지의 MR검사 금기증이 있다.

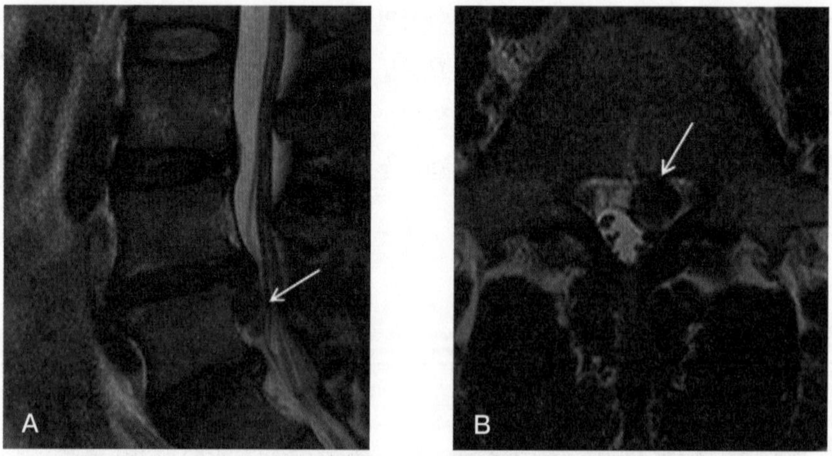

[그림 13-6] 분리편추간판의 MR 소견.

시상면 T2 강조영상에서 제 4-5 추간판(화살표)이 원래의 추간판 수핵에서 떨어져 아래로 이동되어 있으며 고신호강도를 나타내고 있으며(A), 횡단면 T2 강조영상에서는 제5요추의 척추경레벨에서 이동된 추간판 분리편이 보이며 좌측에서 건초낭을 압박하고 있다(B).

3 척추협착증(Spinal Stenosis)

척추협착증은 중심척추관(central spinal canal), 외측함요(lateral recess), 또는 추간공

이 골성(bony) 또는 연부조직의 변화에 의해서 이차적으로 좁아지는 증후군을 말한다. 이러한 척추협착증은 경추와 요추부에서 흔히 일어나며, 협착은 주변의 혈관이나 신경을 압박하여 신경학적 증상을 초래한다.

척추협착증의 전형적인 증상은 신경성파행(neurologic claudication)이다. 신경성파행은 환자가 서있거나 걷는 동안에 양측 하지에 척수신경근통(radicular pain)과 감각운동장애(sensorimotor defect)를 호소하며 눕거나 쉬는동안에는 증세의 호전을 보인다. 그러나 실제로 이와같은 전형적인 신경성파행을 보이는 환자는 그리 많지 않다. 대부분의 척추협착증 환자는 이외에도 요통, 지속적인 신경근병증(radiculopathy), 또는 하지의 저림(numbness) 등의 여러 신경학적 증상을 가지고 있으며, 이러한 증상은 수개월이나 수년간 지속되는 경우가 많고 때로는 급성으로 나타나기도 한다. 요추의 협착은 신경이나 혈관 또는 둘 모두를 압박하여 동맥을 막거나(arterial obstruction) 정맥성 고혈압(venous hypertension)을 유발하거나 직접 신경을 눌러서 증상을 일으킨다.

요추의 협착은 협착이 있는 해부학적 부위에 따라 세가 지로 나누어 구분할 수 있다. 1) 추체, 추간판 그리고 관절기둥(articular pillar)에 의해 둘러싸인 중심 척추관(central spinal canal) : 2) 외측함요 : 3) 추간공 또는 신경근관(nerve root canal). 외측함요는 신경근이 건초낭으로부터 척추경(pedicle)으로 빠져나가는 부위로 척추경 아래에서 추간공이 형성되기 직전을 말한다. 정상 요추에서 이상의 세가지 해부학적 부위의 크기는 보고자나 인종에 따라 약간의 차이가 있다. 일반적으로 척추관의 정상 최소치는 전후경(A-P diameter)이 11.5mm로, 단면적(cross-sectional area)은 1.45cm^2 정도 되는 것으로 알려져 있다. 전체 협착을 측정하는데 있어서는 전후경의 크기보다 단면적이 더 정확하다고 하지만, 외측함요나 추간공의 크기는 따로 고려해야 한다. 정상 추간공은 5mm 이상, 외측함요의 전후경은 적어도 3mm 이상되어야 정상이다.

4 척추분리증(spondylolysis)과 척추전전위증(spondylolisthesis)

척추분리증은 관절간부(pars interarticularis)의 결손에 의해서 척추궁(vertebral arch)이 두 개의 분절로 나누어지는 것으로 일반인구의 약 5%에서 발견되는 정도로 흔한 질환이다. 전상분절(anterosuperior segment)은 척추경(pedicle), 횡돌기, 상소관절(superior facet)로 이루어지고 후하분절(posteroinferior segment)은 하소관절(inferior facet), 척추궁(lamina), 그리고 극상돌기(spinous process)로 이루어진다. 관절간부의 결손부의 발생빈도는 2/3에서 L5에 위치하며, 약 30%에서 L4에 나타나고, 그 이외의 부위에 발생하는 경우는 미미하다. 결손은 양측성으로 오는 경우가 일측성인 경우보다 많고, 한 부위이상에 발생하는 경우도 있다.

척추분리증의 원인에 대해서는 여러 이견이 있으나 초점은 결손이 선천성이냐 후천성이냐에 있다. 가장 보편적인 학설은 척추분리증이 피로골절(stress fracture)과 같이 반복되는 경도외상(minor trauma)에 의해서 발생한다고 믿는 것이다. 선천성의 척추분리증은 때로 이분척추(spina bifida), 관절돌기의 발육부전(hypoplastic facet), 또는 척추궁의 기형(anomalous lamina) 등을 동반하기도 한다.

척추분리증은 단순방사선촬영이나 CT상 쉽게 진단할 수 있다. 단순방사선촬영에서는 측면상이나 사위상에서 잘 보이며, 특히 사위상에서는 신경궁이 개(dog)모양으로 보이고, 개의 목에 해당하는 부위가 관절간부가 되므로 이 부위에 골결손이 나타난다(그림 13-7).

척추전전위증은 척추분리증이 있는 척추가 정상의 바로 아래 척추에 비하여 앞으로 밀려나간 상태를 말하는데, 협부(isthmic) 척추전전위증의 경우에는 관절간부의 결손이 있으나 퇴행성 척추전전위증의 경우에는 결손이 없다.

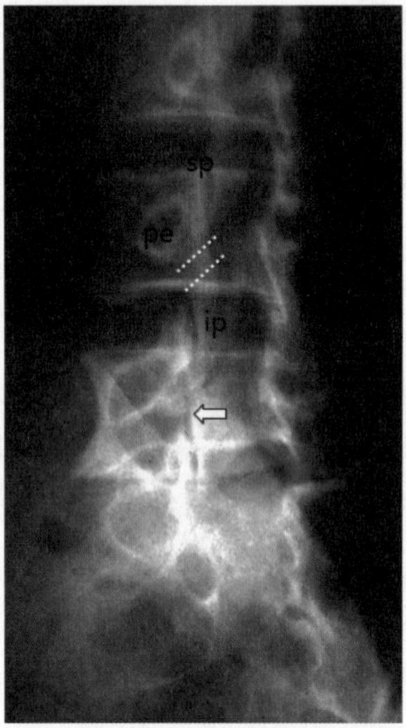

[그림 13-7] 척추분리증의 단순X선 소견

사위상 단순X선 사진에서 이중평행점선은 pars interarticularis로 개의 목부위에, sp는 상관절돌기로 개의 귀에, pe는 척추경으로 개의 눈에 해당하고, ip는 하관절돌기로 개위 다리에 해당한다. 제5요추의 pars interarticularis의 결손(화살표)이 보인다.

3 감염성 및 염증성 척추질환(Infectious and Inflammatory Diseases of the Spine)

척추의 감염성질환은 대부분이 혈행성의 경로를 통하여 발생하며 요추천자, 수술, 또는 추간판조영술 등에 의한 오염이 원인이 되기도 한다. 척추의 감염을 일으키는 원인균은 다양한데, 이들중 포도상구균(Staphylococcus aureus)이 가장 흔한 원인균이고, 그 외에 연쇄상구균, 대장균, 결핵균, 클레브시엘라(Klebsiella), 살모넬라(Salmonella), 진균 등이 있다. 척추의 결핵은 우리나라에서는 감염성척추염의 가장 흔한 원인이며 세계적으로도 약물남용이나 후천성면역결핍증같은 질환에 의해 증가하는 추세이며, 지역적으로는 특히 브루셀라(Brucella) 감염이 많은 곳도 있다. 이러한 감염성질환 외에도 염증성질환인 강직성척추염(ankylosing spondylitis)이나 류마티스양척추염(rheumatoid spondylitis)도 요추를 침범한다.

1 감염성척추염

감염성척추염의 진단은 이학적검사와 함께 영상진단에 의존하는데, 영상진단방법으로는 단순 X선촬영, 동위원소를 이용한 골주사(bone scan), CT, MRI 등이 이용되며, 최종진단은 역시 수술 혹은 생검(biopsy)으로 균을 확인하거나 병리조직소견에 의한다.

(1) 단순 X선촬영

척추감염의 초기에 단순 X선촬영은 대부분 정상으로 나타난다. 단순 X선촬영에서 감염에 의한 골파괴를 관찰하려면 적어도 2-8주가 경과하여야 관찰이 가능한 것으로 알려져 있다. 감염성척추염의 초기소견은 감염부위의 척추종판이 덜 선명하고 불규칙한 미란성(erosion)병변을 보이는 것으로 미리 주의를 기울이지 않으면 병소를 찾기 어렵다. 병이 진행될수록 이와 같은 변화는 더욱 뚜렷해진다. 이어서 병변주위로 경화성변화(sclerotic change)가 일어나는데, 이는 주로 화농성인 경우에 흔하고 결핵성척추염의 경우에는 뚜렷하지 않은 소견이다. 감염이 인접한 추간판을 침범하면 추간판이 파괴되어 추간판의 높이가 감소하고, 이러한 소견은 감염성질환의 진단에 중요한 단서가 된다.

(2) 방사성동위원소를 이용한 골주사(Radioisotope bone scan)

방사성동위원소를 정맥주사한 후 동위원소의 분포를 영상으로 얻는 방법으로, 동위원소는 Technetium(Tc-99m)을 사용하고 표지하는 약물로는 MDP(methylene diphosphonate)를 흔히 이용한다(10장 처음의 영상진단법 참조). 이 방법은 뼈의 대사작용을 반영하는 검사이기 때문에 병의 초기라도 양성반응을 보이는 매우 예민한 방법이나 영상의

해상력과 특이도가 낮아서 검사상 양성반응을 보이더라도 원인이 무엇인지를 밝히는 것은 어렵다. 그러나 Gallium을 이용하면 종양과 감염부에만 섭취증가를 보여 진단에 어느 정도 도움을 줄 수 있으며, ^{111}Indium을 표지한 백혈구를 사용하여 골주사를 하면 감염부위에 특이하게 선택적인 섭취증가를 보이므로 종양과의 감별에 유용하게 사용할 수 있다.

(3) 전산화단층촬영(CT)

CT는 척추체의 파괴, 척추주위 연부조직의 변화 등을 쉽게 관찰할 수 있는 비침습적인 방법으로 감염성 척추질환의 진단과 파급범위의 판정에 매우 유용한 검사이다. 특히 MRI와 비교하여 골파괴나 병변의 석회화변화를 찾는 데는 아주 우수하다.

CT상 감염성척추염의 소견은 단순촬영소견과 비슷하지만 이러한 소견들을 보다 조기에 뚜렷하게 관찰할 수 있다는 장점이 있다. 화농성척추염의 경우에는 결핵성에 비하여 척추주위의 농양이 아주 작고 골파괴도 덜 심한 편이다. 또한 척추의 후방구조물(posterior element)을 침범하는 경우는 드물다. 결핵성척추염에 비하여 빠르게 진행하며 추간판허탈(collapse)이 뚜렷하다.

결핵성척추염은 골파괴가 심하고 보통 두 개 이상의 추체를 침범하는 경우가 많고 척추주위농양이 비교적 크며 추체뿐 아니라 후요소도 잘 침범하는 특징이 있다.

(4) 자기공명영상(MRI)

MR영상은 여러 조직간의 대조도가 뛰어나고 축면영상뿐 아니라 시상 및 관상면영상 등의 다면상을 얻을 수 있기 때문에 감염성질환을 가장 예민하게 발견할 수 있으며, 침범된 범위의 파악이 용이하여 감염성척추염의 진단에 필수적인 영상진단법으로 각광을 받고 있다.

감염성척추염의 MR영상소견은 먼저 침범된 골수의 신호강도의 변화이다. 침범된 골수는 염증에 의한 삼출성반응과 국소적인 허혈(ischemia)로 인하여 수분함량(water content)이 증가하게 되고, 이러한 변화는 곧 T1강조영상에서 저신호강도, T2강조영상에서 고신호강도의 병변으로 나타난다. 염증반응이 더 진행되면 인접한 추간판과 추체에도 같은 변화가 초래된다. 추체종판에 인접한 골수의 이러한 변화는 추간판의 퇴행성변화와 동반되는 제1형의 골수변화 및 전이성암이 침범된 경우와 신호강도가 같아서 감별을 필요로한다.

조영제주입후 T1강조영상을 얻으면 감염된 조직은 조영증강을 보이며, 농양을 형성한 경우에는 괴사부위는 조영증강이 되지 않으며 그 변연부에만 조영증강이 이루어져 농양을 쉽게 관찰할 수 있다. 추체골수의 염증역시 조영증강이 되므로 조영제주입후의 T1강조영상만을 보면 정상적인 지방골수와 구별이 안되어 거의 정상처럼 나타난다.

(5) 화농성척추염과 결핵성척추염의 감별진단

화농성척추염은 대부분 항생제의 사용으로 치료가 가능하지만 결핵성척추염은 수술적 처치를 필요로 하는 경우가 많고 항결핵제를 사용해야하는 등 서로의 치료방법이 다르기 때문에 이 두 가지 질환을 감별하는 것은 임상적으로 매우 중요하다. 먼저 임상증상이 결핵성은 서서히 진행되는데 반하여 화농성은 비교적 증상이 급작스레 시작하며 빨리 진행이되는 경향이 있다. 결핵성척추염은 보통 병소가 척추체의 전방부에서 시작하고 척추체를 파괴시켜 척추허탈(collapse)과 척추후만증을 유발하고, 척추의 후방구조물을 침범

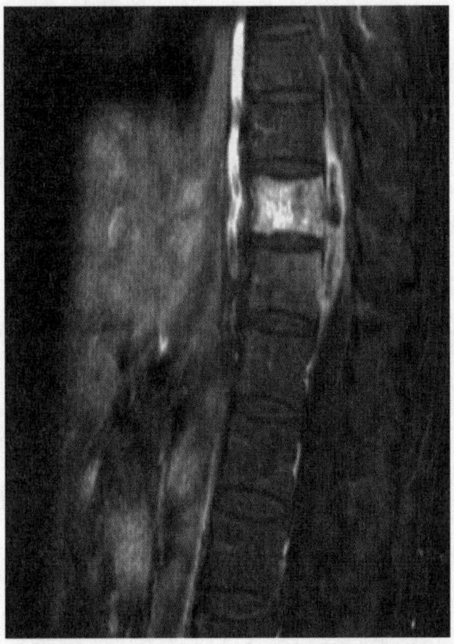

[그림 13-8] 결핵성 척추염의 시상 조영증강 T1 강조 MR 소견

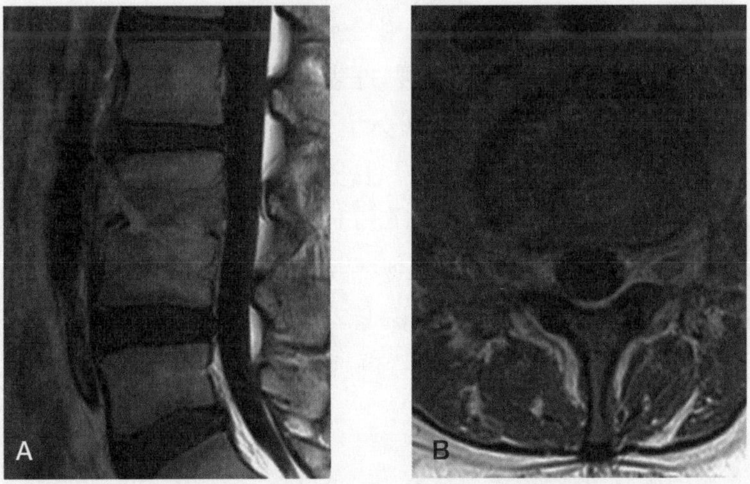

[그림 13-9] 화농성 척추염의 MR 소견.

하기도 한다. 추간판은 비교적 늦게 침범하고 척추주위로 석회화를 동반하는 큰 농양을 형성하며, 염증은 척추주위에 있는 인대의 밑으로(subligamentous spread)통하여 상하로 멀리 파급되는 특징을 갖고 있다(그림 13-8). 또한 정상의 척추체를 사이에 두고 좀 떨어져 있는 척추를 침범하는 경우도 있다(skip lesion). 이에 반하여 화농성척추염은 추간판을 조기에 침범하며 척추의 후방구조물을 침범하거나 척추허탈을 일으키는 경우는 드물고, 또한 척추주위농양의 크기도 작을 뿐만 아니라 석회화를 보이는 경우도 드물다(그림 13-9). 이러한 소견들은 CT나 MRI에서 뚜렷하게 볼 수 있으며, 단순방사선촬영상에서는 감별이 어려운 경우가 많다.

조영제를 주입한후 촬영한 T1 강조 MR영상에서 제10흉추의 척추체에 전반적인 조영증강소견이 보이고 척추 후방부위에 농양의 인대하 파급(subligamentous spread)가 보인다.

시상 조영증강 T1 강조영상에서 제 3-4 요추간판이 허탈되어 있고, 횡단 조영증강 T1 강조영상에서는 척추체 주변에 염증이 에워싸고 있는 소견이 보인다.

2 경막외농양(Epidural Abscess)

경막외농양의 발생빈도는 인구 만명당 0.2-1.96 정도로 드물지만 근래에 와서 노령층의 증가, 척추에 가해지는 조작법(spinal procedure)의 증가, 그리고 약물남용 등에 의해서 전반적으로 증가하는 추세에 있다. 또한 경막외농양을 유발할 수 있는 위험인자로는 당뇨, 투석치료를 받는 신부전증, 알코홀중독, 악성종양을 갖고 있는 환자 등이 알려져 있다.

단순CT는 척수와 경막외공간의 감별이 용이하지 않아 경막외농양의 진단에 큰 도움을 주지 못한다. 따라서 CT myelography가 필수적이며, 정맥내 조영제주입후의 CT에서는 염증종괴의 변연에 조영증강을 보이므로 감별에 도움이 될 수 있다.

MRI는 척추의 경막외농양을 진단하는데 가장 적당한 방법이다. MRI는 경막외감염을 진단하는데 있어서 CT myelography와 비슷한 정도의 민감도를 가지지만 경막외감염과 비슷한 임상증상을 보이는 여러 질환 즉 추간판탈출, 척수공동증(syringomyelia), 척추종양, 척수경색이나 출혈, 또는 횡단성척수염(transverse myelitis) 등과의 감별진단에 매우 유용하므로 MRI검사가 중요하다. MR영상에서는 끝으로 가면서 점감(tapering)되는 양상의 연부조직종괴가 경막외강에 보이고, 건초낭과 척수를 밀고있는 종괴효과가 나타난다. 경막외종괴는 대부분 T1강조영상에서 척수와 동등한 신호강도를 보이고 T2강조영상에서는 고신호강도로 보인다.

3 지주막염(Arachnoiditis)

지주막염은 수막손상(meningeal injury)에 대한 정상적인 회복과정과 같은 지주막의 반응에 의해서 발생한다. 척추지주막염의 원인으로는 감염, 스테로이드나 마취제의 건초낭내주사, 수술, 외상, 건초낭내 출혈 등이 있으며, 이들 중 수술이 가장 흔한 원인으로 알려져 있다.

지주막염의 MR영상소견은 보통 세 가지 군으로 나누어 기술하고 있다. 제1군(group I)은 건초낭의 중앙에 또는 중앙에서 약간 뒤쪽으로 신경근이 함께 뭉쳐져서(clumping) 보이는 것으로, T1강조영상에서 잘 보인다. 이러한 소견은 CT myelography상에서도 역시 그대로 나타난다. 제2군(group II)은 뭉쳐진 신경근이 중앙이 아닌 변연에서 수막과 유착되어 국소적으로 수막이 두꺼워진 모양으로 나타난다. 따라서 MR이나 CTmyelography상 지주막하강에 신경근이 보이지 않는 빈건초낭(empty thecal sac)소견을 보인다. 제3군(group III)은 conus medullaris 이하부위에서 대부분의 지주막하강이 소실되고 대신 연부조직같은 음영으로 채워진 형상을 보인다.

4 강직성척추염(Ankylosing Spondylitis)

강직성척추염은 주로 젊은 남자에 호발하는 척추관절병증(spondyloarthropathy)으로, 환자는 첫 증상으로 대부분 간헐적인 요통을 호소한다. 여성에서 발생하는 빈도는 적은 것으로 알려져 있으나 이는 남성보다 경미할 뿐 빈도에 있어서 큰 차이가 없다고도 한다. 강직성척추염은 천장관절(sacroiliac joint)과 요추의 인대나 관절피막(joint capsule) 등이 부착되는 위치를 제일 먼저 침범하는데 이러한 근골격계 이외에도 포도막염(uveitis), 폐섬유증(pulmonary fibrosis), 심장판막질환, 아밀로이드증(amyloidosis) 등의 부가적인 임상증상을 동반하는 경우가 많다.

강직성척추염의 방사선학적 소견은 아주 특징적이다. 먼저 천장관절의 변화를 보면, 처음에는 천장관절의 장골쪽(iliac border) 관절면에 경화성(sclerosis)변화가 나타난다. 병이 진행되면서 연골이 파괴되어 천장관절이 불규칙하게 넓어지고 결국에는 단단하게 유합(fusion)이 일어난다. 이러한 천장관절의 변화는 모든 강직성척추염 환자에서 일어나며 항상 양측성이며 대칭적으로 나타난다. 류마티스양관절염(rheumatoid arthritis)에서도 천장관절을 침범하는데, 이 때는 양측성보다는 일측성으로 나타나고, 양측성으로 침범하여도 대칭적인 소견을 보이지는 않는다. 또한 류마티스양관절염의 천장관절 침범은 병이 오래 지속된 후기에 나타나고, 중증의 환자에서만 침범된다.

척추주위의 연부조직에 골화(ossification)가 일어나는데, 주로 추체의 전방에 있는 전종주인대와 섬유륜의 바깥부위에 먼저 변화가 보인다. 점차 전반적으로 심한 골화가 연부조직에 일어나면 전체적으로 추체가 연결되어 마치 대나무모양(bamboo appearance)의 척추를 보이게 된다(그림 13-10).

척추주위의 연부조직에 골화가 있는 환자로 주로 추체의 전방에 있는 전종주인대와 섬유륜의 바깥부위에 골화가 보이며 척추전체가 대나무모양 척추(banboo spine)의 형태를 보인다.

4 척추외상(Spine Trauma)

척추외상을 진단하는 방사선학적 영상진단법으로는 단순방사선촬영, 재래식단층촬영(conventional tomography), 척수강조영술, CT, MRI 등을 들 수 있으며, 이들을 적절히 사용함으로써 보다 정확하게 척추의 손상받은 정도를 진단할 수 있다.

단순방사선촬영은 가장 간단한 선별검사법(screening method)으로 척추외상이 의심되는 경우에 흔히 제일 먼저 시행하는 검사이며, 또한 한눈에 전체적인 척추의 정렬(alignment)을 쉽게 알 수 있는 방법이기도 하다. 척추외상 환자의 정확한 방사선학적 진단을 위해서는 다음의 몇 가지 주안점을 중심으로 단순방사선촬영소견을 살펴볼 필요가 있다. 첫째는 척추의 정렬과 해부학적이상(alignment and anatomy abnormalities), 둘째는 골구조물 자체의 이상(bony integrity abnormalities), 셋째는 연골과 관절강의 이상

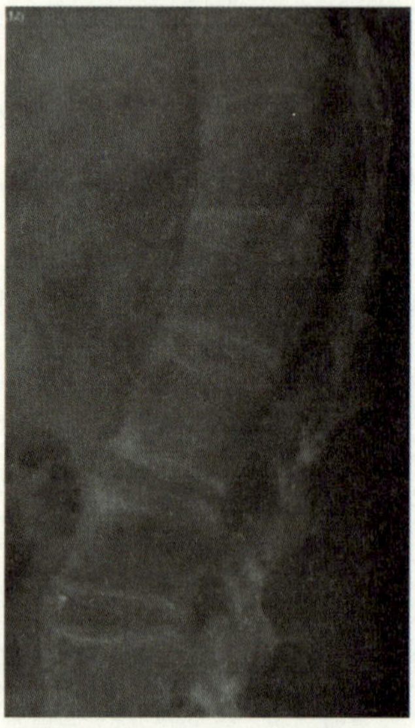

[그림 13-10] 강직성척추염의 X선소견

(cartilage or joint space abnormalities), 넷째는 인접한 연부조직의 이상(soft tissue abnormalities)이다.

MR영상은 현재에 와서 외상을 포함한 척추질환의 모든 영역에서 그 이용도가 급증하고 있다. 특히 척추외상의 경우에는 척추뼈의 손상뿐 만 아니라 연부조직의 손상과 신경학적장애를 보이는 환자의 손상정도를 평가하는데 가장 우수한 검사방법이 된다.

1 척추골절의 분류(Classification)

흉요추골절의 분류방법은 여러 가지가 알려져 있다. 간단하게는 크게 대골절(major fracture)과 소골절(minor fracture)로 구분할 수 있다. 소골절은 횡돌기, 극상돌기, 또는 관절돌기(articular process)에 국한하여 발생하는 격리된 골절(isolated fracture)을 말하며, 대골절은 압박골절, 폭발골절(burst fracture), 골절탈구(fracture dislocation) 등의 손상을 말한다.

(1) 압박골절(compression fracture) 또는 쐐기골절(wedge fracture)

압박골절은 흉요추손상의 가장 흔한 형태로 전체 흉추와 요추골절의 48%를 차지한다. 압박골절의 손상기전은 척추의 과도굴곡(hyperflexion)에 의하며, 이때의 회전축은 추간판의 중앙에 위치한다. 골절은 주로 상부종판(superior endplate) 근처에 발생하며, 골다공증이 있는 경우에는 보다 분쇄성(comminuted)으로 골절이 발생한다. 이러한 압박골절은 전주를 침범하는 골절이며 중주와 후주는 침범하지 않는다.

단순방사선촬영상 압박골절은 추체의 전방부 높이가 감소하여 측면상에서보면 추체가 앞쪽으로 좁아지는 쐐기모양의 변형을 나타내며, 때로는 추체앞쪽의 피질골에 분열(disruption)을 보이거나 골절된 골소주(trabeculae)가 응축되어 부분적으로 골밀도가 증가되어 보인다. CT상 단순압박골절은 골절선이 축면영상의 선과 일치하기 때문에 골절선 자체가 항상 뚜렷하게 보이지는 않는다. 대부분 추체전방의 변연에 골절선이 보이거나 피질골의 분열, 또는 골소주형태의 변화 등이 보일 수 있다. 일반적으로 압박이 경미한 압박골절은 CT검사가 필요하지 않으나, 50%이상의 높이감소가 있는 경우에는 보다 심각한 파열골절(burst fracture)이 의심되므로 CT를 반드시 시행하여 확인해보아야 한다. MR영상에서는 압박골절이 있는 추체가 정상추체와 다른 신호강도를 보이는데, T1강조영상에서는 저신호강도, T2강조영상에서는 고신호강도로 나타난다. 또한 골절된 추체나 추체주위에 출혈이 있으면 출혈의 시기에 따라 더 복잡한 신호강도의 변화가 나타난다.

(2) 파열골절(burst fracture)

파열골절은 전체 척추골절의 14% 정도를 점유하는 비교적 흔한 골절로, 환자가 신경학적 결손을 나타내는 경우가 많아 임상적으로 중요하다. 파열골절의 손상기전은 추체에 대한 축상압박(axial compression)으로 척추의 굴곡이 함께 가해질 때 발생한다. 파열골절은 분쇄골절(comminuted fracture)로, 상, 하 척추종판을 침범하고 추체후연으로 확장되어 한 개이상의 골파편이 척추관 안으로 밀려 들어간다(retropulsion). 모든 파열골절은 전주(anterior column)와 중주(middle column)를 침범하는데, 때로는 후주(posterior column)도 함께 침범할 수 있다. 이렇게 후주를 함께 침범하는 파열골절은 전주와 중주만을 침범하는 안정골절(stable fracture)대신 불안정파열골절(unstable burst fracture)이라고 따로 구분하기도 한다.

2 척수손상(Spinal cord injury)

외상에 의한 척수자체의 좌상 또는 출혈과 척수의 압박은 임상적으로는 모두 같은 신경학적 손상을 나타낼 수 있으나, 수술을 시행할 것인지 또 언제 시행할 것인지 하는 치료방침을 결정하고 앞으로 환자의 예후를 판정하는 등의 측면에서는 이들을 명확히 구분하여 진단하는 것이 매우 중요하다. 단순방사선촬영이나 CT로는 척수 자체의 손상을 보여주지 못하며, 따라서 척수손상의 진단을 위해서는 MRI검사가 필수적이다.

척추외상에 의한 척수의 손상은 보통 종창(swelling), 부종(edema), 출혈성좌상(hemorrhagic contusion), 그리고 횡절단(transection)으로 구분할 수 있다. 척수의 종창은 척수의 윤곽이 부분적으로 약간 커진 모양을 보이지만 MR상 척수자체의 신호강도의 변화가 없는 경우를 말하는데, 일반적으로 시상면 T1강조영상에서 가장 잘 보인다. 척수부종은 척수에 신호강도의 변화가 동반되어 T1강조영상에서는 저신호강도, T2강조영상에서는 고신호강도의 병변으로 나타난다. 척수의 종창과 부종은 임상적으로 환자의 예후가 출혈성좌상에 비하여 좋은 것으로 알려져 있으며, 환자의 신경학적 이상이 점차 회복되는 경우가 많다. 일반적으로 급성의 출혈은 deoxyhemoglobin으로 T2강조영상에서 검은 신호강도를 나타내며, 아급성의 methemoglobin은 T1강조영상에서 고신호강도로 나타난다. 가장 심한 척수의 손상은 횡절단이다. 상하 척수의 연결이 되지 않는 완전한 횡절단은 주로 흉추 중간부에 골절탈구가 있는 경우에 발생한다. 척수의 횐절단이 있으면 임상적으로 외상직후부터 완전한 신경학적 결손이 발생하며, 이는 척수의 출혈성좌상의 경우에도 흔히 볼 수 있다. 불완전한 신경학적 결손을 보이는 환자에서는 때로 단순촬영이나 CT상 뚜렷한 골절이나 탈구가 보이지 않는 경우도 있으므로, 외상 후 척수의 손상이 의심되는 경우에는 반드시 CT와 MRI 검사를 모두 시행하는 것이 바람직하다.

척추외상 후 시간이 지나 만성으로 이행되면서 점진적인 신경학적 결손을 초래하는 경우가 있다. 이러한 만성척수손상(chronic cord injury)의 경우에도 MR영상은 진단에 많은 도움을 줄 수 있다. 만성척수손상으로는 척수연화증(myelomalacia)이나 척수공동증(syringomyelia)(또는 낭성척수병증; cystic myelopathy)이 발생할 수 있으며, 때로는 척수의 위축(atrophy)이 초래되는 경우도 있다. 척수연화증은 보통 T1강조영상에서 척수 내에 작은 저신호강도의 음영으로 나타나고 인접한 척수는 위축의 소견을 보인다. 이 병소는 T2강조영상에서 고신호강도의 병변으로 보인다. 척수공동증은 작은 낭성병변부터 척수를 확장시키면서 광범위하게 침범하는 긴 낭성병변까지 다양한 모양으로 나타나는데, 역시 T1강조영상에서 저신호강도, T2강조영상에서 고신호강도의 병변으로 보인다.

5 척추의 종양(Neoplastic Disease of the Spine)

1 경막외종양(Extradural neoplasm)

경막외종양은 일차성(primary) 또는 이차성(secondary)으로 척추자체, 척추주위의 연부조직, 신경근, 그리고 경막을 침범하는 종양을 말한다. 이들은 전체 척추종양의 약 30%를 차지한다.

(1) 내골증(enostosis)

내골증은 일명 bone island라고도 하며 골반, 척추 및 늑골 등에서 주로 관찰되며, 척추에서는 흉추와 요추에 가장 흔하다. 조직학적으로 내골증은 층판성의 단단한 골조직(lamellar compact bone)으로 이루어져 있으며, 따라서 단순방사선촬영이나 CT상 불규칙한 변연을 갖는 둥근 고음영의 병소로 나타난다. MR영상에서는 모든 박동연쇄에서 저신호강도를 보인다.

대부분의 내골증은 추적검사에서 크기나 모양의 변화가 없지만 드물게 크기가 변화하는 경우가 있다. 이런 경우에는 골형성성전이(osteoblastic metastasis)와 감별이 필요한데, 병변이 다발성이거나 동위원소 검사에서 열병소를 보이는 경우, 그리고 주위 골소주의 파괴 등의 소견이 보이는 경우에는 골형성성전이를 의심해야 한다.

(2) 유골골종(osteoid osteoma)

유골골종은 대부분 사지(extremity)의 골에 발생하며 척추를 침범하는 경우는 약 10%

정도이다. 척추를 침범하는 경우에는 요추에 발생빈도가 가장 높으며 척추의 후방구조물에서 주로 발생한다. 흔히 10-20대의 남자에서 호발하며, 통증은 특징적으로 밤시간에 심해지고 아스피린이나 소염제를 투여하면 증상의 호전을 보인다.

유골골종의 방사선학적 소견은 병소의 가운데 1.5-2mm 정도의 작고 둥근 저음영의 핵(nidus)과 주위를 둘러싸는 넓은 골경화의 소견을 보이는데, 때로는 중심부의 핵에 석회화가 관찰되기도 한다. CT는 특히 중심부의 핵을 관찰하는데 매우 유용하다. 방사성동위원소 검사에서 유골골종은 상당히 증가된 열병소로 나타난다. MR에서는 핵의 석회화 유무에 따라서 신호강도의 변화가 많은데 T1강조영상에서는 저신호 또는 중등도의 신호강도를, T2강조영상에서는 중등도 또는 고신호강도를 보인다.

(3) 골모세포종(osteoblastoma)

골모세포종은 대부분 10-20대에서 발생하고 남자에서 빈도가 높다. 임상적으로는 국소적 통증을 호소하고 신경학적 증상도 흔히 동반한다. 척추의 후방구조물을 침범하는 경우가 많으나 전방의 추체를 침범하는 경우도 많다.

방사선학적 소견은 단순하지 않아서 다발성의 작은 석회화가 있는 팽창성 병소(expansile lesion)로 주위에 경화성의 테두리(sclerotic rim)를 갖는 모양을 보이는 것이 가장 흔한 소견이고, 때로는 유골골종과 비슷한 양상을 보이거나 골파괴가 심하고 주위 연부조직으로 침윤하는(infiltrating) 소견을 보이기도 한다.

(4) 혈관종(hemangioma)

척추의 혈관종은 천천히 자라는(slow-growing) 양성종양으로 척추부검시 빈도가 11%로 매우 높지만 증상을 유발하는 경우는 드물다. 혈관종은 흉추에 가장 흔히 발생하며, 조직학적으로는 골소주 및 풍부한 지방조직사이에 위치하는 얇은 벽의 혈관들이 모여있는 형태이기 때문에 MR영상에서 특징적인 신호강도를 보인다. 즉 T1강조영상에서는 지방조직에 의해서 골내에 얼룩진(mottled) 고신호강도의 병변으로 보이고, T2강조영상에서는 역시 고신호강도로 나타난다.

(5) 이차성 척추종양(Secondary spinal tumor)

척추의 전이성암은 흔한 질환으로 약 5-10%의 암환자에서 척추의 전이를 보인다고 한다. 척추를 침범하는 전이성암은 유방, 폐, 전립선, 자궁에서 발생한 악성종양이나 악성임파종이 대부분을 차지한다. 소아에서는 신경모세포종(neuroblastoma)이 가장 흔한 원인이다. 척추의 전이성암은 해부학적으로 척추자체와 경막외 및 경막내(intradural)를 함께 침범하는 경우가 많으며, 척추 중에서 흉추를 침범하는 경우가 가장 흔하다. 이차성 척추종양은 척수를 압박하여 임상적으로는 동통, 운동쇄약, 감각소실 등의 증상을 일으킨다. 특히 요통은 60-90%의 환자에서 호소하는 주증상이다. MR영상은 척추의 전이성암을 진단하는데 가장 민감한 검사방법이지만, 전이성암의 특징적인 소견은 없다.

2 경막내-척수외 종양(Intradural-extramedullary tumor)

척추의 경막내-척수외 종양은 가장 흔한 일차성 척추종양으로, 전체 일차성 척추종양 중 약 반을 차지한다. 이들 중에는 수막종과 신경초(nerve sheath)종양이 가장 흔하다.

(1) 수막종(meningioma)

수막종은 40세 이상의 여자에서 발생빈도가 높은 종양으로, 약 80%가 흉추부에 발생하며 또한 후두대공(foramen magnum) 근처에 발생하는 종양 중 가장 흔하다. 수막종은 대부분 경막내에서 발생하며 드물게는 경막내와 경막외에 걸쳐서 혹은 경막외에 발생하는 경우도 있다. 일반적으로 MR영상에서는 T1 및 T2강조영상에서 척수와 비슷한 정도의 신호강도를 보이며, 조영증강이 잘 된다(그림 13-11).

식도조영술(A) 검사에서 종양이 의심된 환자로, 관상 조영증강 T1 강조 MR 영상에서 경막외에 위치하면서 척수를 압박하고 있는 종양이 관찰되며 전반적으로 균일한 종영증강이 소견이 보인다.

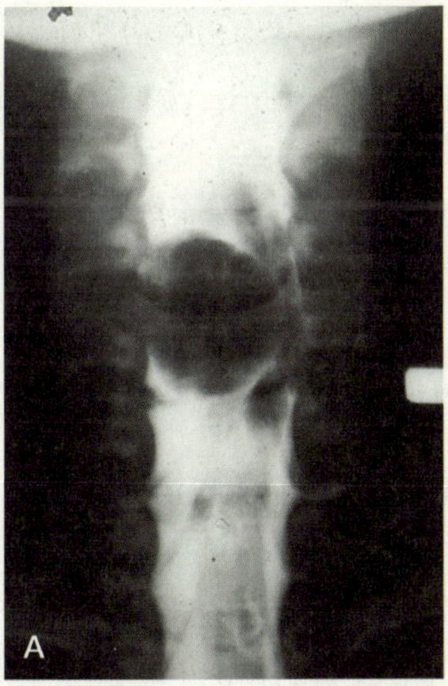

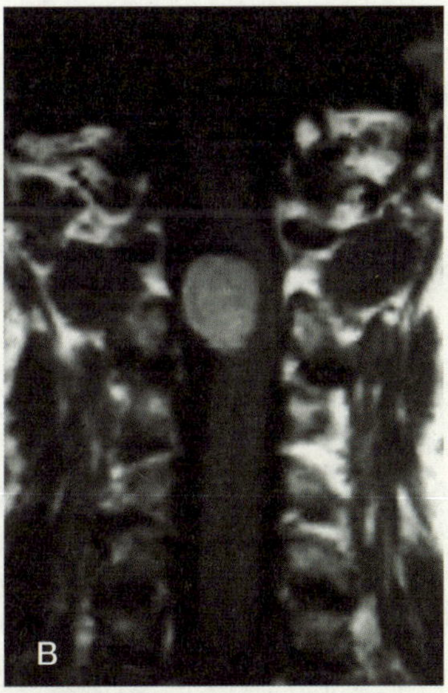

[그림 13-11] 경추 경막외에서 발생한 수막종

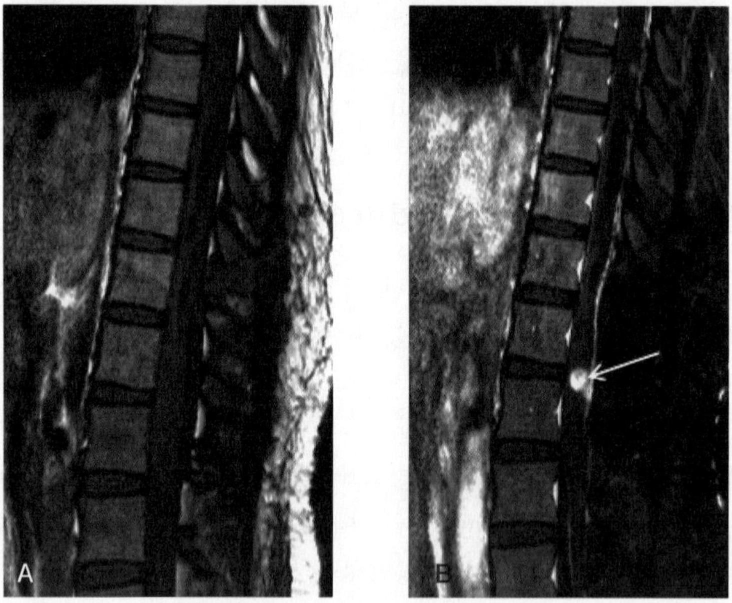

[그림 13-12] 상의세포종의 MR 소견

(2) 신경초종양(nerve sheath tumor)

신경초종양으로는 신경초종(schwannoma)과 신경섬유종(neurofibroma)의 두 가지가 있다. 신경초종은 대부분 단일성(solitary)으로 발생하는 경향이 있고 말초신경의 슈반세포(schwann cell)로 이루어지며, 신경섬유종은 슈반세포와 섬유모세포(fibroblast)로 구성되고 신경섬유종증(neurofibromatosis) 같은 경우에 다발성으로 발생한다. 환자의 나이는 20-50대로 성별에 따른 발생빈도의 차이는 없다. 흉추부를 많이 침범하지만 척추의 어느 곳에도 잘 온다.

일반적으로 신경초종은 신경섬유종보다 종양내에 출혈이나 낭성변화(cystic change)를 잘 하는 것으로 알려져 있으며, 조영증강이 잘 된다.

3 척수내종양(Intramedullary tumor)

척수내종양으로는 신경교종(glioma), 혈관모세포종(hemangioblastoma), 그리고 전이암 등이 있다. 이들 중에는 신경교종이 가장 흔하다. 척수에 발생하는 신경교종으로는 성상세포종(astrocytoma)과 상의세포종(ependymoma)이 대부분을 차지한다. 상의세포종은 성상세포종에 비하여 비교적 경계가 명확하고 수술적제거가 용이하며, 따라서 수술이나 방사선치료후의 예후가 좋다(그림 13-12). 신경교종의 MR영상소견으로는 시상면영상에서 국소적인 척수의 방추상확대를 보이는 척수와 비슷한 연부조직종괴를 보이며, T2강조영상에서는 커진 척수에 고신호강도의 병변으로 나타난다.

시상 T1 강조영상에서 척수내에서 경계가 분명한 저음영의 낭성종양이 보이며 조영후 T1 강조영상에서는 낭성종양부위는 조영증강 소견 보이지 않으나 아래부분에 조영증강이 매우 잘되는 결절(화살표)이 보인다.

●●● 참고문헌

1. 장기현, 김인원, 한문희. 신경방사선과학. 일조각, 2000.
2. 한만청 편저. 개정판. 일조각, 2003.
3. 강흥식, 장기현, 한만청. 척추결핵의 자기공명영상. 대한방사선의학회지 1988;24:421-427.
4. 강흥식, 연경모, 결핵성과 화농성 척추염의 감별 : 척추주위 종괴의 자기공명영상 특성. 대한방사선의학회지 1996;34:825-830.
5. Resnick D. Diagnosis of bone and joint disorders. 4th ed. Philadlphia : WB saunder, 2002.

제 14 장

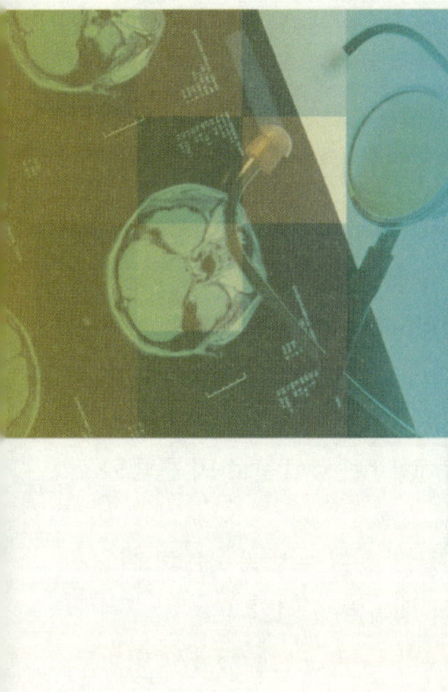

뇌졸중
Stroke

이 경 복

학습목적

뇌혈관질환의 종류 및 기전을 이해하고, 신경학적 검사에 따른 병소의 위치를 파악할 수 있어야 한다. 뇌졸중의 급성기 치료 및 예방에 대한 개념을 이해해야 한다.

학습목표

1. 뇌졸중을 분류하고, 뇌졸중의 종류에 따른 위험인자를 열거한다.
2. 정상 뇌혈관의 분포 및 혈류공급 영역을 설명하고, 대뇌동맥고리를 그림으로 설명한다.
3. 허혈성 뇌졸중의 종류와 병인을 설명한다.
4. 자발성 두개내 출혈(spontaneous intracranial hemorrhage)의 종류와 병인을 설명한다.
5. 뇌내출혈(ICH)의 호발부위에 따른 임상 증상과 진단 방법을 설명한다.
6. 뇌졸중의 임상 증상을 진단하고, 그 임상적 의미를 설명한다.
7. 뇌혈류의 자동조절 기능을 설명하고, 뇌혈류의 측부 순환을 3가지 이상 열거한다.
8. 내경동맥(ICA) 뇌 부분의 주행 및 가지들을 설명한다.
9. 척추동맥(VA) 두개강부분과 기저동맥(BA)의 주행 및 가지들을 설명한다.
10. 경동맥계와 추골기저동맥계의 뇌경색증을 임상적으로 감별한다.
11. 두개내(intracranial) 정맥동의 위치와 연결 관계를 설명한다.
12. 뇌 CT 및 MRI에서 뇌출혈과 뇌경색의 소견을 감별한다.
13. 급성 뇌경색증의 약물 치료법과 그 기전을 설명한다.
14. 허혈성 및 출혈성 뇌졸중의 예방에 대하여 설명한다.
15. 뇌졸중 환자들에게 발생할 수 있는 합병증의 종류를 열거하고 설명한다.

1 뇌졸중의 정의 및 분류

세계보건기구(WHO)에 따르면 뇌졸중은 "혈관성 원인에 의해 24시간 이상 지속하거나 사망을 초래하는 갑자기 발행하는 국소 또는 전반적 뇌기능의 장애를 보이는 임상징후"라고 정의한다. 뇌졸중의 종류에는 뇌혈관이 막히는 허혈뇌졸중(뇌경색, cerebral infarction)과 뇌혈관이 터지는 출혈뇌졸중(뇌출혈, cerebral hemorrhage)이 있다.

Trials of Org 10172 in Acute Stroke Treatment(TOAST)는 Adams 등이 발표한 분류법으로 현재까지 가장 보편적으로 사용되는 뇌경색의 분류법이다. 뇌경색을 발생기전에 따라 큰동맥죽경화증(large artery atherosclerosis), 심장성색전증(cardioembolism), 작은동맥폐색(small artery occlusion, lacunar stroke), 기타원인(other causes), 원인불명(undetermined cause) 등의 5가지로 분류하고 있다. 뇌출혈은 고혈압에 의한 뇌내출혈(intracerebral hemorrhage)과 동맥류(aneurysm)에 의한 거미막밑출혈(subarachnoid hemorrhage)로 분류한다.

〈표 14-1〉 TOAST classification of subtypes of acute ischemic stroke

Large-artery atherosclerosis(embolus/thrombosis)*
Cardioembolism(high-risk/mediurn-risk)*
Small-vessel occlusion(lacune)*
Stroke of other determined etiology*
Stroke of undetermined etiology
- a. Two or more causes identified
- b. Negative evaluation
- c. Incomplete evaluation

2 뇌혈관계 해부학

뇌에 혈류를 공급하는 혈관은 좌우 ICA와 좌우VA이다. ICA는 대동맥활(aortic arch)에서 기시하는 CCA에서 ECA가 분지되어 나간 후부터 시작된다. ICA와 이 혈관의 분지인 ACA 및 MCA는 천막위(supra-tentorial) 대부분을 공급하는 앞순환(anterior circulation : carotid system) 혈관이다. 좌우 VA는 합쳐져서 BA를 이루며, 막밑(infratentorial)을 공급하는 뒤순환(posterior circulation : vertebrobasilar system) 혈관으로서, 이 혈관계의 끝에 해당하는 부분이 PCA이다. PCA는 천막밑에 해당하는 중간뇌(midbrain)에 혈류를 공급하며, 천막위 뇌의 뒤통수엽(occipitial lobe)과 관자엽(temporal lobe) 일부를 공급하는 혈관이다.

Willis고리(circle of Willis)는 뇌기저부에서 좌우 목동맥계 사이 및 목동맥계와 척추뇌바닥동맥계를 서로 연결시켜주는 교통로 역할을 담당한다(그림 14-1).

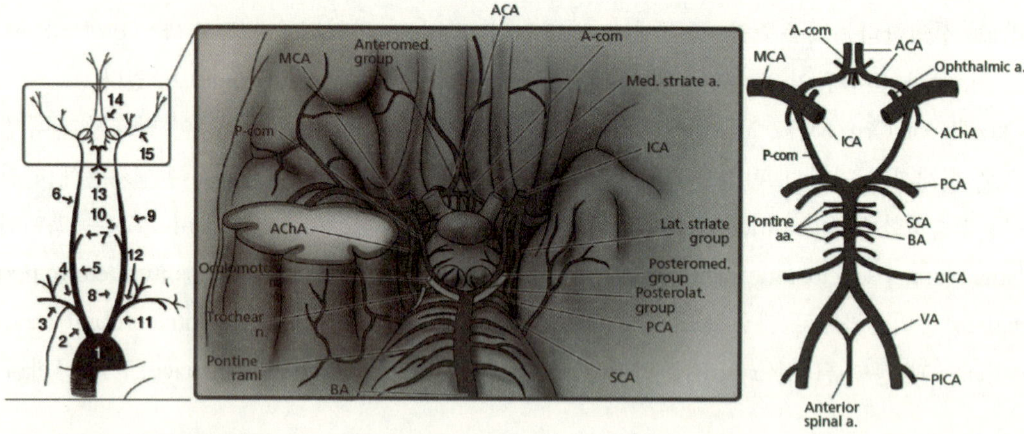

[그림 14-1] 뇌혈관의 구조.
1. Aortic arch; 2. BCAT; 3. Rt. subclavian a.; 4. Rt. VA; 5. Rt. CCA; 6. Rt. ICA; 7. Rt. ECA; 8. Lt. CCA; 9. Lt. ICA; 10. Lt. ECA; 11. Lt. subclavian a.; 12. Lt. VA; 13. VBJ; 14. Lt. ACA; 15. Lt. MCA.

3 뇌졸중의 병태생리

뇌관류압의 자동조절(autoregulation)은 여러 가지 다양한 원인 및 요인에 의해 발생되는 혈압변동에 대하여 뇌혈관의 저항을 조절하여 항상 일정한 양의 뇌혈류를 유지하기 위한 생리학적 반응을 말한다. 전신혈압이 감소하면 뇌관류압이 감소하게 되는데 이를 만회하기 위해서 뇌의 모세혈관들이 확장되고 뇌혈류가 증가하여 혈류량을 일정하게 유지한다. 그러나 지속적으로 뇌관류압이 감소할 경우에는 이러한 자동조절이라는 보상체계도 한계에 이르게 되며 뇌혈류는 더 이상 만회하지 못하고 점차 감소하게 된다.

뇌허혈의 정도는 막힌 혈관에 의해 공급받는 주변부 영역에 따라 다르다. 즉 뇌허혈의 중심부(core)는 가장 심한 손상을 받지만 주변부로 갈수록 곁순환이 존재하여 정상보다는 못하지만 어느 정도의 혈류를 받게 된다. 이 영역을 가리켜 허혈반음영(penumbra)이라 하는데 세포가 죽어 있지는 않지만 언제든 뇌혈류가 개통되기만 하면 정상으로 회복될 수 있는 영역을 말한다.

혈전증이나 색전증 또는 전신적 저관류와 같은 상태는 뇌로 가는 혈류를 차단시킬 수 있고 이는 곧 허혈뇌졸중을 야기 시킨다. 혈전은 내피세포의 기능이상에 따른 죽상동맥경화의 진행, 혈소판의 활성화와 혈전 및 색전의 생성에 의해서도 발생하나, 심방세동과 같은 느린 혈류에 의해 발생할 수도 있다. 허혈 정도의 차이는 혈관폐색의 속도에 비례하는 것으로 알려져 있다. 아주 느린 속도로 장기간에 걸쳐 혈관이 막힐 때는 풍부한 곁순환이 일어나게 되고 최종적으로 폐색이 일어날 때에는 뇌세포의 손상이 상대적으로 적다. 반면 비교적 순식간에 폐색이 일어나다보면 곁순환이 부족하고 뇌세포의 손상이 크다고 할 수 있다.

오랜 기간 고혈압에 노출되면 매우 작은 크기의 깊은관통혈관들에서는 혈관벽에 지방유리질증이 일어난다. 또한 내막밑조직(subintimal tissue)에 섬유화가 일어나고, 혈관중간막(tunica media)의 혈관민무늬근육이 아교질로 대체되면서 혈관의 탄력성이 저하된다. 따라서 혈압이 갑자기 상승할 때에는 혈압변화에 적절히 적응하지 못하게 되어 결국 혈관이 파열된다. 뇌동맥류(aneurysm)는 유전 또는 선천요인, 혈류역학적 압력 및 후천요인에 의하여 발생하고 성장하여 파열하는 것으로 추정되고 있다.

4 뇌졸중의 역학 및 위험인자

과거 연구들을 종합하면 전체 뇌졸중 중 62~92%가 뇌경색이고, 뇌실질내 출혈은 8.5~27.5%, 거미막밑출혈은 0.8~7.7% 정도이다. 여자보다는 남자에서 발생률이 높은 경향을 보이나 이런 경향은 나이가 들수록 약화되어 80세 이상에서 여자의 발생률이 더 높다. 서구 선진국의 경우 사망의 10~12%가 뇌졸중에 의한 것이며 65세 이상 모든 사망의 12%가 뇌졸중이다. 1990년 기준으로 허혈심장질환에 의한 사망이 630만 명, 뇌졸중에 의한 사망이 440만 명이었으나, 세계 인구의 전반적인 고령화로 2000년대 초반부터 뇌졸중에 의한 사망자수가 허혈심장병에 의한 사망자수를 추월한 것으로 보인다.

2007년 우리나라에서의 원인별 사망률을 살펴보면 뇌졸중은 암에 이어 2번째로 인구 10만 명당 59.6명이며 단일질환으로는 첫 번째이다. 이는 전체 사망의 12.0%에 해당하는 것으로 2007년 한 해에만 약 2만 9천여 명이 뇌졸중으로 사망하였다. 특히 구미 선진국과는 달리 심장질환보다 1.5배 높은 사망률을 보이고 있으며, 50세 이후 급격하게 증가하는 추세이다.

〈표 14-2〉 뇌졸중의 위험인자들

조절 불가능한 위험인자
나이
인종
성별, 뇌졸중 가족력/병력
근거가 확실한 조절 가능한 위험인자
고혈압
당뇨병
이상지질혈증
흡연
심장질환
심방세동
심혈관질환
비만
비파열두개내동맥자루
무증상목동맥협착
신체활동
폐경후 여성호르몬치료
근거가 부족하지만 조절 가능성 있는 위험인자
음주량
고호모시스테인혈증
만성염증
급성감염
편두통
대사증후군
응고항진상태
경구피임제 사용

뇌졸중의 효과적이며 입증된 치료에도 불구하고 이로 인한 장애를 고려한다면 위험인자의 조절을 통한 예방의 중요성은 아무리 강조해도 지나치지 않다. 위험인자들을 예방적인 측면에서 분류하면 조절이 가능하며 그 결과로 뇌졸중 위험도가 낮아지는 것이 밝혀진 위험인자와 조절은 가능하나 아직까지 그 근거가 부족한 위험인자, 그리고 연령, 인종, 성별, 가족력과 같이 조절이 불가능한 위험인자로 나눈다.

5 뇌졸중의 진단

급성기 허혈뇌졸중의 치료가능시간은 3-6시간 정도로 매우 짧아 신속한 평가와 진단이 매우 중요하다. 활력징후의 안정과 같은 기본적인 처치와 함께 환자의 신경학적결손이 뇌졸중에 의한 것인지에 대한 감별진단, 신경손상의 정도와 뇌손상 부위의 국소진단, 뇌출혈과 뇌경색의 감별, 가능한 발병기전에 대한 추정 등을 목표로 최대한 빠른 시간 내에 기본적인 평가를 시행하도록 한다. 청취에서 가장 중요한 것은 증상의 발생 시간이다. 뇌졸중 발생 시점의 통상적인 정의는 증상이 없던 상태나 발병 전의 평상시 상태를 기준으로 한다.

허혈뇌졸중을 의심하는 경우 유사한 증상을 일으킬 수 있는 질환(예 : 뇌출혈)의 진단을 위해 CT나 MRI를 시행한다. 허혈뇌졸중은 조기 진단 및 치료가 매우 중요하므로 MRI에 비해 상대적으로 빠르고 저렴한 CT가 널리 시행되고 있으나, CT상 음영의 저하는 45분 이내에는 발견하기 어렵고, 음영의 저하는 천천히 진행하여 경색 발생 3~10일 사이에 가장 낮아진다. MRI는 확산강조영상(diffusion-weighted imaging, DWI)이 CT보다 허혈뇌졸중 병변의 진단 측면에서 더 민감한 장점이 있다. 확산강조영상에서 급성뇌경색은 고신호강도로 보이는데, 뇌경색영역에서 확산이 감소하는 원인으로 여러 가설이 대두되었지만 현재로선 세포독성부종(cytotoxic edema)이 가장 지지를 얻고 있다. 즉 수분이 세포외 공간으로부터 세포내로 이동하면서 물분자의 확산이 방해 받는다는 것이다.

허혈 또는 출혈뇌졸중의 진단에 있어 뇌실질의 손상 유무 및 정도의 파악, 뇌관류의 손상정도를 평가하는 검사 이외에 혈관의 상태을 영상화하는 혈관영상 또한 중요한 부분을 담당하고 있다. 뇌혈관병변의 검사에 있어서는 아직도 고식적 혈관조영술(catheter

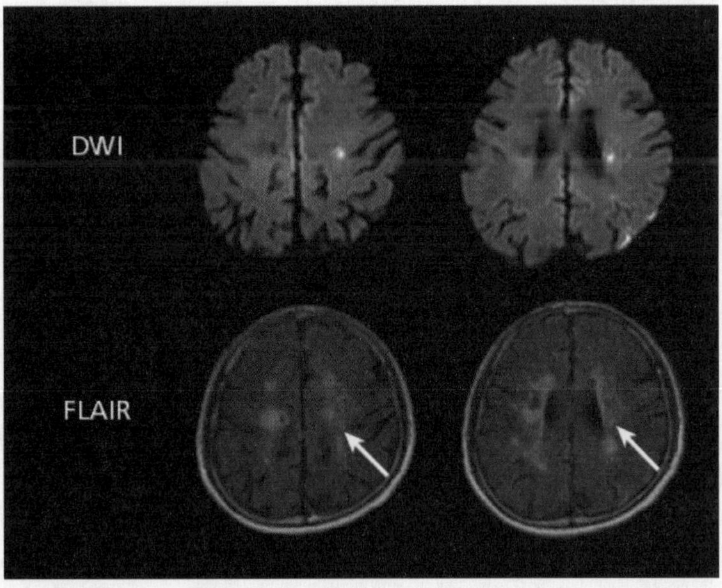

[그림 14-2] DWI의 급만성기 뇌경색 구분. FLAIR 영상에서 구분할 수 없었던 급성뇌경색 병변들(화살표)이 DWI에서 고신호강도로 보이고 있다.

angiography)이 표준검사이다. 그러나, 현재 많은 영역에서 컴퓨터단층혈관조영술(computed tomography angiography, CTA), 자기공명혈관조영술(magnetic resonance angiography, MRA)이 그 역할을 담당하고 있다.

두개경유도플러초음파(Transcranial Doppler, TCD)는 비침습적이고, 시간과 장소에 영향을 받지 않고, 저렴하고, 환자가 필요할 때 실시간으로 검사를 할 수 있는 장점이 있다. TCD에서 얻을 수 있는 정보는 혈류속도, 혈류방향과 스펙트럼 파형이며 이들을 이용해서 동맥협착, 동맥폐색, 우좌션트, 결순환과 색전 등을 진단할 수 있다.

6 일과성 뇌허혈

뇌경색 환자의 상당수가 뇌경색에 선행하여 일과성허혈발작(transient ischemic attack, TIA)을 경험하지만 증상이 금방 사라지기 때문에 그 심각성이 일반인들에게 제대로 알려져 있지 않다. 실제로 TIA 환자에서 3개월 이내에 뇌졸중이 발생할 확률은 10-20%인 반면, 실제 뇌경색이 발생한 환자에서는 같은 기간 안에 재발하는 확률은 4-8%에 불과하다. 이와 같이 TIA는 신경혈관상태(neurovascular status)가 불안정하다는 것을 알려주는 경고이기 때문에 증상이 쉽게 좋아진다고 해서 가볍게 볼 것이 아니라 자세한 검사와 2차적으로 발생할 수 있는 뇌경색을 예방하기 위한 적극적인 대처가 필요하다.

TIA는 영상의학이 발달하기 전에는 편의상 증상 지속시간에 기초하여, '혈류장애로 인해 발생하는 일시적, 가역적인 국소 신경학적 이상 또는 시력의 이상으로 24시간 이내에 그 증상이 사라지는 경우'로 정의하였다. TIA의 국소 신경학적 증상(focal neurological symptoms)은 임상-해부학적 상관관계를 가지고 있기 때문에, 해부학적 국소화(anatomical localization)를 할 수 없는 비국소적 증상은 대개 TIA가 아니다.

7 뇌경색의 증상

1 중간대뇌동맥질환

중간대뇌동맥의 연질막혈관가지(pial branch)는 이마엽, 마루엽의 대부분, 그리고 관자엽의 바깥쪽에 혈액을 공급하며, 중간대뇌동맥의 관통동맥(perforating artery)인 렌즈핵줄무늬체 동맥(lenticulostriate artery)은 바닥핵(basal ganglia) 및 속섬유막(internal capsule)의 대부분에 혈액을 공급한다(그림 14-3).

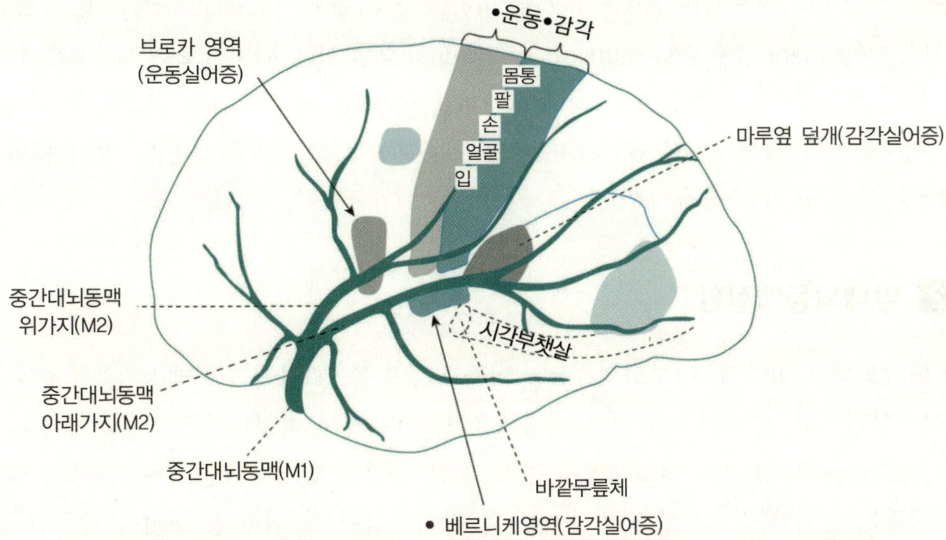

[그림 14-3] 중간대뇌동맥과 그 가지들의 혈액공급 영역. 대뇌반구 측면

중간대뇌동맥 영역의 경색은 뇌경색 중 가장 흔하며 전체 뇌경색의 약 반을 차지한다. 속목동맥의 죽경화판(artery to artery embolism) 또는 심장의 혈전(cardiogenic embolism) 등에서 유래한 색전(embolism)에 의한 중간대뇌동맥 또는 그 가지가 폐색되는 것이 중요한 발병기전이다. 중간대뇌동맥 자체의 동맥경화(in situ atherothrombosis)에 의한 뇌경색은 서양에서는 드물지만 우리나라와 같은 동양에서는 중요한 원인이다.

중간대뇌동맥은 M1으로부터 크게 두 개의 M2 가지, 즉 위가지(superior division), 아래가지(inferior division)로 갈라지며 각각의 혈관은 무수한 작은 가지로 분지한다. 위가지는 중심앞이랑(precentral gyrus)을 포함하는 앞뇌의 대부분과 중심뒤이랑(postcentral gyrus)을 포함하는 이마엽의 앞 일부분에 혈액을 공급한다. 따라서 위가지 폐색(superior division occlusion)의 경우 운동중추가 주로 침범되어 반대쪽 상, 하지 마비가 초래되는데 대체로 상지가 하지에 비해 마비가 더 심하다. 조음장애, 얼굴마비등도 흔히 동반된다. 병변의 크기가 큰 경우, 안구가 병변쪽을 바라보는 안구편위(eyeball deviation)가 나타나는 경우도 있다. 중심뒤이랑의 침범여부에 따라 감각장애는 다양한 정도의 중증도를 나타낸다. 왼쪽 병변의 경우 실어증이 발생하는데, 대개 운동성 또는 겉질경유운동(transcortical motor) 실어증을 보인다.

아래가지(inferior division)는 이마엽과 관자엽에 혈액을 공급한다. 아래가지 폐색은 위가지 폐색과 달리 상하지 마비 증세가 없거나, 있는 경우에도 그 정도가 경하거나 일시적인 것이 보통이다. 손상된 영역에 따라 반대쪽 상하지, 얼굴의 감각장애, 시야장애 등이 생긴다. 왼쪽 병변에서의 실어증은 감각실어증(sensory aphasia, posterior parietal artery 영역)이나 전도실어증(conduction aphasia, anterior parietal artery 영역)으로 나타나며, Gerstmann증후군(Gerstmann syndrome)을 보이는 환자들도 있다. 오른쪽 병변의 경우 왼쪽 무시, 구성실행증(constructional apraxia) 등이 나타나고, 흔히 급성혼동 및 섬망 등의 증세를 보이는데, 환자는 쉽게 흥분하고, 안절부절못하며, 말이 많아지고 잠을 못 자는 등의 증상을 보인다.

2 앞대뇌동맥질환

앞대뇌동맥은 이마엽, 마루엽의 내측, 뇌들보의 앞쪽, 꼬리핵의 아래쪽 등에 혈액을 공급하는 혈관이다. 앞대뇌동맥 영역 뇌경색은 드물며 전체 허혈뇌졸중의 3% 이내를 차지한다. 앞대뇌동맥 영역의 뇌경색에서 가장 흔한 증상은 반신마비인데 중간대뇌동맥영역 뇌경색과는 달리 특징적으로 다리가 팔보다 마비증상이 더 심하다. 병변이 작은 경우 다리에만 마비가 오는 경우도 있다(leg monoparesis).

앞대뇌동맥 영역의 뇌경색에서는 특징적으로 무의지증(abulia), 무감동(apathy), 동불

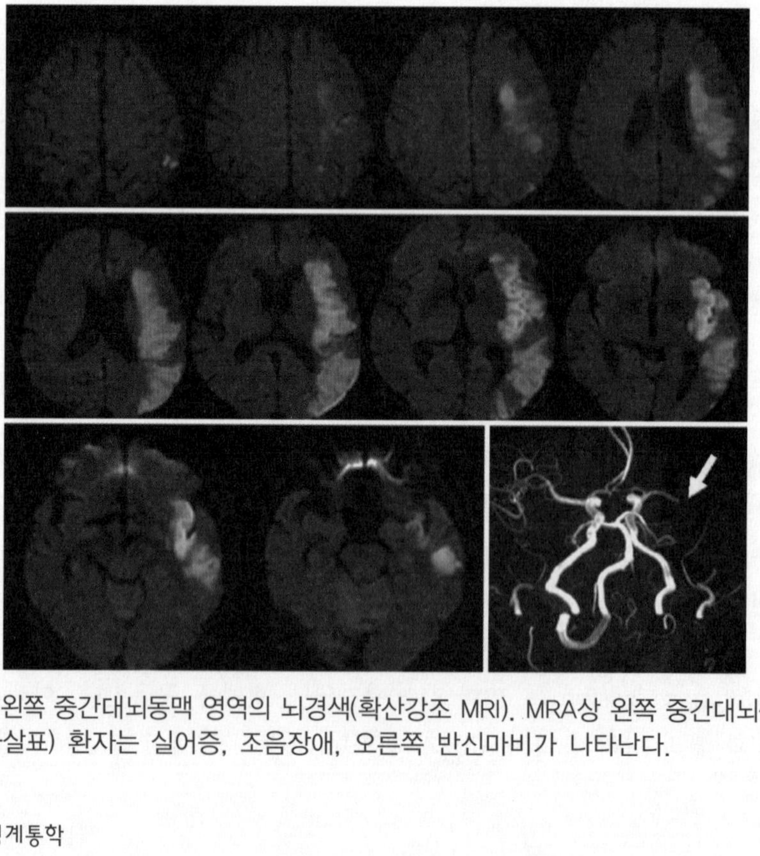

[그림 14-4] 왼쪽 중간대뇌동맥 영역의 뇌경색(확산강조 MRI). MRA상 왼쪽 중간대뇌동맥의 폐색이 보이며(화살표) 환자는 실어증, 조음장애, 오른쪽 반신마비가 나타난다.

능증(akinesia), 무언증(mutism) 등이 나타나는데 일반적으로 앞뇌의 앞부분이 손상됨을 의미하며, 왼쪽 병변의 경우 오른쪽 병변의 경우에 비해 이런 증세가 심하다. 병변이 뇌들보를 침범했을 때 왼손에 실행증(apraxia) 증세가 나타나며 왼손, 오른손이 서로 협조가 안 되는 통제불능손증후군(alien-hand phenomenon) 현상을 관찰할 수 있다. 그 외 요실금(urinary incontinence), 움켜잡기반사 등도 종종 관찰되며 드물지만 일시적인 의식장애, 기억력장애, 및 마비된 쪽의 파킨슨징후 등도 관찰된다.

3 뒤대뇌동맥질환

뒤대뇌동맥은 뒤통수엽, 관자엽의 안쪽, 시상, 중간뇌 등에 혈액 공급하는 혈관이다. 뒤통수엽뇌경색의 가장 흔한 증상은 반맹이다. 경우에 따라 시각무시(visual neglect), 환시(visual hallucination), 완전색맹(achromatopsia), 동시실인증(simultanagnosia) 등의 시각인지장애를 나타내기도 한다. 왼쪽 손상이면 실독증이 나타날 수 있고, 양쪽 손상이면 얼굴실인증(prosopagnosia), 겉질실명(cortical blindness) 증세를 보이기도 한다. 관자엽 안쪽이 침범되면 기억력장애가 나타난다.

시상은 대뇌반구로 향하는 모든 섬유가 통과하는 정거장 같은 곳이기 때문에 시상경색은 다양한 증상을 만든다.

4 뇌바닥동맥 및 척추동맥질환

다리뇌바닥(basis pontis)에 작은 경색이 생기면 순수운동반신불완전마비, 실조성반신불완전마비, 발음곤란서툰손 등과 같은 증상이 생기고, 다리뇌뒤판(pontine tegmentum)을 침범할 때, 안쪽섬유띠(medial lemniscus)가 손상되면 감각장애가, 안쪽세로다발(medial longitudinal fasciculus)이 손상되면 핵사이눈근육마비(internuclear ophthalmoplegia)가, 정중곁다리뇌그물형체(paramedian pontine reticular formation)가 손상되면 일과이분의 일증후군(one-and-a half syndrome)이 생긴다.

색전이 바닥동맥뒤대뇌동맥 접합부를 막으면 양쪽 입쪽 중간뇌(bilateral rostral midbrain), 위소뇌(superior cerebellum), 시상, 뒤통수엽, 관자엽 등에 동시에 경색이 발생할 수 있다. 이런 경우는 양쪽 눈돌림신경마비, 양쪽 수직눈운동마비, 양쪽 팔다리마비, 졸림, 섬망, 운동실조, 시야장애, 기억력장애 등의 다양한 증상이 나타나기도 한다.

숨뇌의 안쪽에 경색이 발생하는 것보다 가쪽에 발생하는 것이 더 흔하고 가쪽경색은 척추동맥의 죽경화증이나 박리뿐 아니라 뒤아래소뇌동맥의 죽경화증에 의해서도 생길 수 있다. 가쪽숨뇌경색은 Wallenberg증후군이라고도 부른다. 가장 흔한 증상은 감각의 변화인데 내림삼차신경감각로(descending trigeminal sensory tract)의 침범으로 같은 쪽의 안면에 감각이상이 나타나고 척수시상로(spinothalamic tract)의 침범은 반대쪽 팔다리에 감각이상을 만든다. 이밖에 숨뇌 내의 구조물이 손상될 때 출현하는 증상을 나열하면 안뜰로(vestibular tract), 어지럼증(vertigo,dizziness), 안뜰소뇌로(vestibulocerebellar tract), 보행실조(gait ataxia), 모호핵(nucleus ambiguus), 삼킴곤란, 쉰소리, 딸꾹질, 교감로(sympathetic tract), Horner 징후 등이다. 안쪽숨뇌경색(medial medullary infarction)은 비교적 드물고 피라미드(pyramid), 안쪽섬유띠(medial lemniscus), 혀밑신경핵(hypoglossal nucleus)이 침범되는가에 따라 반신불완전마비, 반신감각장애, 혀마비 등이 나타난다.

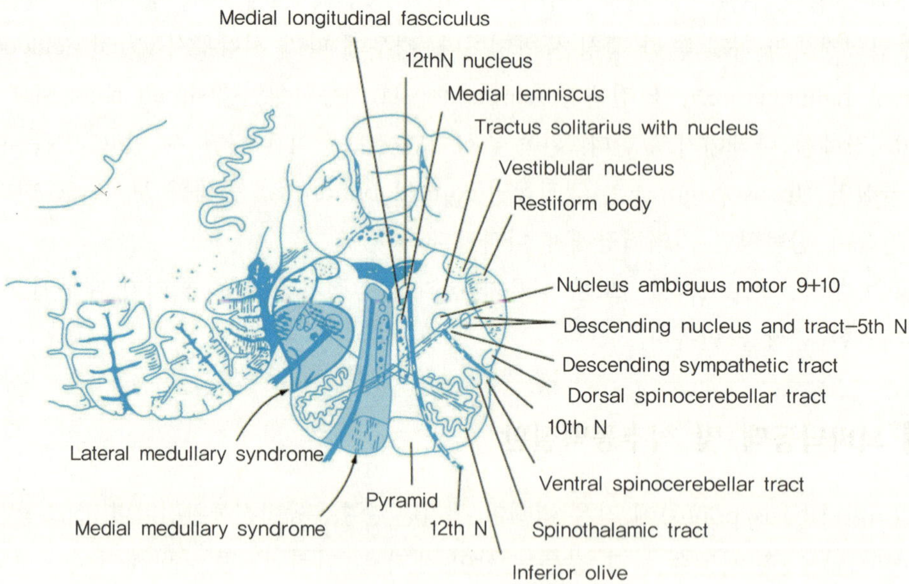

[그림 14-5] 연수의 횡단면

5 소뇌동맥질환

소뇌의 세 개의 혈관[위소뇌동맥, 앞아래소뇌동맥(anterior inferior cerebellar artery), 뒤아래소뇌동맥(posterior inferior cerebellar artery)] 중 뒤아래소뇌동맥폐색이 흔하고 앞아래소뇌동맥폐색은 드물다. 소뇌는 해부학적으로 크게 타래결절엽(flocculonodular lobe), 뒤엽(posterior lobe), 앞엽(anterior lobe)의 세 부분으로 나뉘므로, 소뇌경색의 증상은 손상된 위치에 따라 평형이상(자세와 보행의 불안, 어지럼증), 협동운동장애(incoordination : 실조)[겨냥이상(dysmetria), 상반운동되풀이장애(dysdiadochokinesia), 의도떨림(intention tremor)], 근육긴장저하가 나타난다. 일반적으로 소뇌의 중간 부위가 손상되면 어지럼증, 자세불안, 보행불안이 나타나고 소뇌의 옆부위가 손상되면 팔다리의 운동실조를 보인다.

8 뇌졸중의 치료

1 급성기 뇌졸중의 일반적 치료

뇌졸중 환자의 일반적 급성기 치료는 혈압, 혈당 및 체온의 적절한 조절, 기도 및 적정 산소포화도의 유지, 탈수 방지 및 심장 감시, 감염 예방 및 관리 등이며 급성기 뇌졸중 환자의 예후를 향상시키기 위해서는 적극적인 치료가 중요하다. 폐렴은 뇌졸중 환자의 합병증 중에서 가장 흔하며 사망원인으로도 중요하다. 그러므로 중증의 뇌졸중 환자나 뇌줄기 뇌졸중 환자에서는 흡인폐렴이 생기지 않게 기도 유지등의 예방을 하는 것이 중요하다. 급성기 뇌경색 환자는 적혈구 응집, 백혈구 활성, 섬유소원의 증가 등으로 혈액의 점도가 높아질 수 있다. 그러므로 혈액희석(hemodilution) 방법이 혈액흐름을 증가시켜 뇌허혈 부위의 기능 회복에 도움이 될 수 있다.

고열은 대사량과 신경전달물질의 유리를 증가시키며 산소 자유기(oxygen free radical)를 생성시켜 예후를 나쁘게 한다. 뇌경색 동물 모델에서 고열은 뇌경색의 크기를 증가시키며 불량한 예후와 연관된다. 발열은 뇌경색 환자뿐만 아니라 뇌출혈, 거미막밑 출혈 환자에서도 예후를 나쁘게 한다. 그러므로 발열의 원인을 찾기 위해 자세한 검사와 적극적인 치료가 필요하다. 심장질환은 허혈뇌경색의 중요한 위험인자이기도 하지만 반대로 급성뇌졸중이 있는 경우 심장허혈, 심부정맥, 심장기능상실 그리고 급사 등이 합병증으로 생길 수 있다. 뇌경색 발생 이후 많게는 15~30%까지 심장 리듬의 이상이 발견되는 것으로 보고되며 특히 오른쪽 대뇌반구의 뇌섬겉질(insula cortex)에 이상이 있는 경우 자율신경계 장애로 인한 이차적 현상으로 많이 발생한다.

급성기 뇌졸중 환자에서 혈압상승은 흔히 관찰되며 수축기 혈압이 160mmHg 이상을 보이는 경우가 약 60% 정도이다. 뇌졸중 발생 24시간 이내의 혈압상승과 혈압저하는 신경학적 악화, 불량한 예후 및 사망과 연관이 있다. 뇌출혈 환자의 혈압조절은 수축기혈압이 〉200mmHg 또는 평균동맥압이 〉150mmHg 이상인 경우 적극적인 혈압조절을 권한다. 급성기 뇌졸중 환자에서 지속적인 저혈압은 드물게 나타나지만 고혈압과 마찬가지로 예후에 나쁜 영향을 미치며 사망, 신경학적 악화 등과 연관이 있으므로 그 원인을 찾아야 한다. 일반적으로 수축기혈압이 〈100mmHg이고 확장기혈압이 〈70mmHg인 경우 신경학적 악화 및 사망이 증가할 수 있다.

뇌졸중 환자에서 고혈당은 약 1/3의 환자에서 나타난다. 내원 시 고혈당은 뇌졸중 환자의 불량한 예후와 연관이 있다. 첫 24시간 동안 지속적인 고혈당(200mg/dL)을 보이는 경우 뇌경색 병변이 커질 수가 있어서 신경학적 악화와 연관이 있다. 그러므로 급성기 뇌경색 환자에서 당뇨 유무와 상관없이 첫 24시간 동안 혈당을 검사해야 한다. 신속한 치료를 요하는 혈당의 수치는 정해져 있지 않지만 뇌졸중 환자에서 혈당이 140mg/dL 이상인 경우 예후가 나쁘다고 알려져 있으므로 일반적으로 이 수치 이상인 경우 치료를 요한다.

2 혈전용해술

뇌경색은 혈전 또는 색전 등으로 인해 뇌혈관이 막혀서 결국 뇌세포가 허혈손상을 받아 발생하는 질환이다. 따라서 뇌세포의 손상이 발생하기 전에 이 혈전을 용해시켜 혈류를 재개통(recanalization)시키는 치료가 혈전용해술이다. 실제로 지난 수십 년간 신경과학 분야의 눈부신 발전에도 불구하고 이제껏 허혈뇌졸중 치료를 위해 미국 FDA에서 공인된 치료제는 혈전용해제인 tissue plasminogen activator(tPA)가 유일하다. 그러나 이러한 혈전용해술에도 몇 가지 중요한 제한점이 있다. 우선 그 성공률 자체가 기대만큼 높지는 않으며, 뇌세포 손상을 받기 이전에 신속히 재개통이 되어야 하는 시간적 제약이 있고, 재개통이 되어도 출혈 같은 재관류손상(reperfusion injury)의 위험이 수반되기 때문이다. 즉 일반적으로 재관류가 허혈뇌졸중의 치료 결과를 매우 향상시키지만, 항상 좋은 예후를 보장하지는 못한다.

3 뇌경색의 예방치료

뇌졸중은 사망률이 높은 질환일 뿐 아니라 생존한다 하더라도 그 후유증이 심각해 개인적으로 그리고 사회적으로 커다란 부담을 안긴다. 전체 뇌졸중의 75%는 뇌졸중의 과거력이 없는 환자들이고 또한 뇌졸중으로 인한 후유증과 경제적 손실 등을 생각한다면 뇌졸중의 위험인자를 가진 환자에게서 일차적으로 뇌졸중이 발생하지 않도록 하는 것이 중요하다. 이러한 뇌졸중의 일차예방을 위해서는 뇌졸중의 유발과 연관된 위험인자들을 이해할 필요가 있다. 뇌졸중의 유발인 자들은 서론에서 기술한 바와 같이 교정이 가능한 것과 불가능한 것으로 나눌 수 있는데, 이러한 뇌졸중의 유발인자 중 연령이나 성별 혹은 인종 등과 같은 교정이 불가능한 것들을 제외하고 교정이 가능한 여러 가지 위험인자들과 그 영향에 대해 인지하고 이에 대해 철저히 대비할 필요가 있다.

또한, 뇌졸중 환자의 25%가 뇌졸중의 기왕력을 가진 것으로 알려져 있어 재발 방지가 중요하다. 일반적으로 뇌경색 환자에게서 허혈증세 발생 1주일 이내에 10%, 3개월 이내에 18%가 재발하고, 특히 죽경화뇌경색인 경우의 재발 빈도는 3배 이상이다. 이에 비해 열공뇌경색은 1/5의 발생 빈도를 나타내므로 뇌경색의 발생기전에 따라 재발 빈도가 좌우됨을 알 수 있다. 이차예방을 위해 위험인자의 철저한 관리와 항혈소판제, 항응고제 등의 약물치료가 필요하고, 그 외에도 CEA와 같은 수술요법이 동원되기도 한다.

9 흔하지 않은 뇌경색

뇌경색를 일으키는 원인은 흔히 죽경화증이나 색전증을 일으킬 수 있는 심방세동, 판막심장병 등이다. 그러나 이와 같은 잘 알려진 원인 외에도 발생 빈도는 그다지 많지 않지만 다양한 원인에 의해 뇌경색이 발생할 수 있다. 예를 들면 거대세포동맥염(giant cell arteritis)은 다양한 전신증상과 함께 주로 관자동맥에 거대세포가 침윤하는 염증을 유발하는 질환으로 알려져 있으나, 간혹 뇌혈관이나 눈동맥을 침범하여 뇌경색이나 실명을 유발하기도 한다. 그러므로 진단과 치료가 늦어지는 경우 심각한 후유증을 남길 수 있으며, 치료 또한 일반적인 뇌경색의 치료와 달리 스테로이드를 투여하여야 하므로 흔히 발생되는 뇌허혈장애와는 차별화된다. 따라서 정확한 진단의 중요성이 강조된다. 뇌 허혈장애를 유발하는 흔하지 않은 원인 질환 중 대표적인 질환에는 모야모야병, 편두통, 호모시스테인혈증, 뇌아밀로이드증, CADASIL, MELAS, 거대세포동맥염, 중추신경계 원발맥관염, 전신홍반루푸스, 항인지질항체증후군, 고혈압뇌병증 등이 있다.

10 뇌정맥혈전증

뇌에 공급된 혈류는 뇌정맥혈관계(그림 14-6)를 통해 심장으로 돌아오게 된다. 뇌정맥체계는 뇌동맥체계에 비해 상대적으로 복잡한 편인데, 뇌겉질(cerebral cortex)의 연질막(pia mater)에 위치하는 얕은겉질정맥(superficial cortical veins), 뇌 내부의 깊은뇌정맥(deep cerebral veins), 이들로부터 혈류를 받아 목정맥(jugular vein)을 거쳐 심장으로 혈류를 보내는 경질막(dura mater) 내부의 뇌정맥굴(cerebral venous sinus)로 구성되어 있다.

혈액응고와 관련된 인자의 유전 또는 환경 이상이나 두부외상, 감염, 허리천자 등과 같은 직접적인 요인이 뇌정맥 혈전증의 발생과 연관이 있고, 약 85%의 환자에게서 이런 원인을 찾을 수 있다. 젊은 여성이 남성보다 발생률이 높은데, 특히 분만 전후의 산모에게서 1,000,000명당 12명 정도로 높다. 전체 환자의 약 6~12% 정도는 감염과 관련이 있다. 코곁굴(paranasal sinuses)의 감염이 해면정맥굴(cavernous sinuses)의 감염성 혈전의 원인이 될 수 있고, 귀염(otitis)이나 꼭지염(mastoiditis)은 주변의 구불정맥굴(sigmoid sinus)이나 가로정맥굴(transverse sinus)에 혈전을 일으킬 수 있다.

환자의 20% 정도는 두통만을 호소하지만, 대부분 다른 신경학적 이상이 동반된다. 두개내압상승에 의하여 안저에서 시각신경유두부종이 관찰되기도 하고, 제6뇌신경이 영향을 받아서 겹보임(diplopia)이 발생하기도 한다. 환자의 약 30% 정도에서 혈전이 발생한

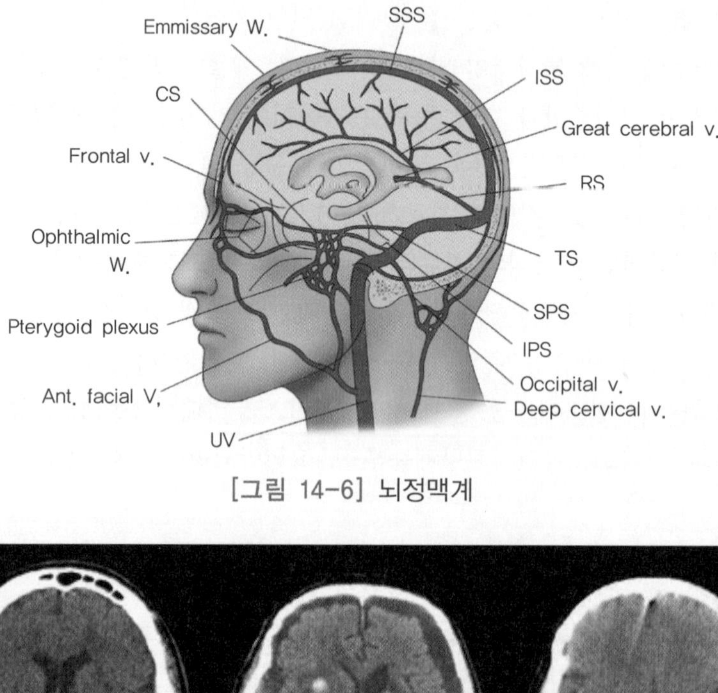

[그림 14-6] 뇌정맥계

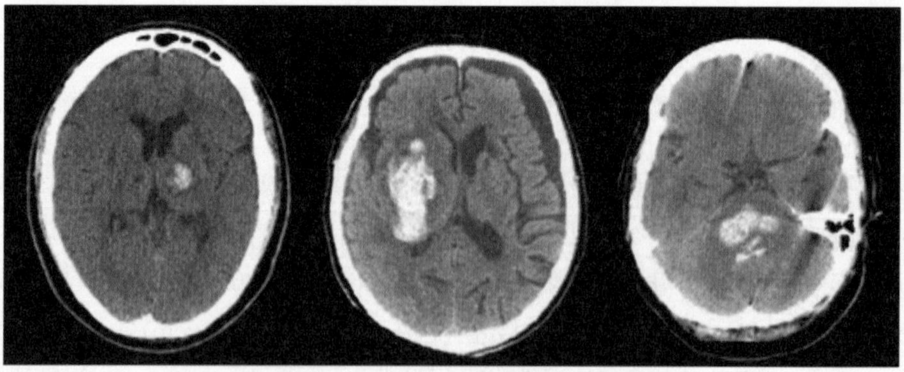

[그림 14-7] 뇌내출혈의 주요 위치

겉질정맥의 영역에 따라 팔다리의 운동 및 감각장애, 실어증, 그리고 뇌신경마비 등과 같은 국소 신경학적 이상이나, 드물게 반맹이 나타난다. 경련은 약 40% 정도에서 관찰되고, 12~15%는 첫 증상이 경련으로 발현한다. 환자의 30%에서 의식이 저하되는데, 증상의 초기보다는 수일이 경과한 후에 나타난다. 일반적으로 CT등 영상검사에서 출혈을 동반하는 경우가 많으나 항혈전치료를 요하기 때문에 원발성 뇌출혈과는 반드시 구별되어야 한다.

11 뇌내출혈

두개내출혈(intracranial hemorrhage)은 출혈 부위에 따라 크게 거미막밑출혈(subarachnoid hemorrhage, SAH)과 뇌내출혈(intracerebral hemorrhage, ICH)로 구분할 수 있다. 경질막밑혈종과 경질막밖혈종 또한 두개내출혈의 일종이기는 하지만 대부분 외상에 의해 발생하므로 뇌졸중의 분류에는 포함하지 않는다.

ICH는 조가비핵과 시상과 같은 깊은 회색질, 새겉질(neocortex), 소뇌와 다리뇌 등에 주로 발생한다. 환자는 갑작스럽게 출현하는 국소 뇌기능장애와 더불어 두개내압의 상승으로 인한 다양한 증상으로 내원하게 되고, CT로 쉽게 진단할 수 있으며, 처음 수 시간 동안에 혈종이 더 커질 수 있기 때문에 필요하면 CT를 추적 조사하여야 한다.

환자가 응급실에 도착하면 기도유지, 호흡, 혈액순환의 상태를 살피면서 신경학적 이상이 있는지 검사한다. 또한 외상이 있는지도 주의 깊게 살펴야 한다. 혈압은 환자의 평소 혈압, 두개내압상승의 정도, 연령, 추정되는 출혈의 원인, 그리고 출혈시점부터의 시간에 따라 적절하게 조절하여야 한다. 두개내압은 ICH 환자의 사망률에 영향을 끼치는 중요한 인자이므로 필수적으로 조절해야 하며, 주로 삼투요법, 과다호흡요법, barbiturate 혼수요법 등이 있다. 출혈이 소량이거나 신경학적 증상이 경미한 경우에는 수술로 얻을 수 있는 이득이 별로 없다. 반대로 신경학적 증상이 너무 심하면 수술하더라도 사망할 우려가 높거나 병세의 호전을 기대하기 어렵기 때문에 이럴 때에는 내과적 치료를 한다. 직경 3 cm 이상의 소뇌출혈이 있으면서 신경학적 증상이 악화되거나 뇌줄기를 압박하고 수두증이 유발된 경우, 또는 젊은 사람에게 중등도 크기 이상의 엽출혈이 있으면서 신경학적 증상이 악화하는 경우에는 가능한 한 조기에 수술하는 것이 원칙이다.

●●● 참고문헌

1. 신경학. 대한신경과학회편, 군자출판사, pp. 529-591, 2007.
2. 뇌졸중. 대한뇌졸중학회편, 이퍼블릭, 2009.
3. Adams and Victor's Principle of Neurology. 8th ed. McGraw-Hill, 2005, pp. 660-746.
4. Harrison's Principle of Internal Medicine. 16th ed. McGraw-Hill, 2005, pp. 2372-2392.
5. Adams HP, del Zoppo G, Alberts MJ, et al. Guideline for the Early Management of Adults With Ischemic Stroke. Stroke 2007;38:1655-1711.

제 15 장

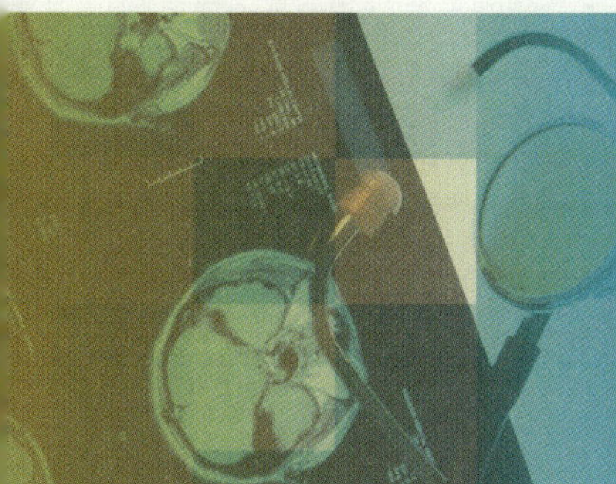

뇌혈관 질환
Cerebrovascular Disease

윤석만 · 김범태 · 윤일규

학습목적

신경외과적 치료를 요하는 뇌혈관질환의 종류와 병인을 이해하고 진단법과 치료 및 예후를 설명할 수 있도록 한다.

학습목표

1. 허혈성 뇌혈관 질환의 종류와 병인을 설명한다.
2. 허혈성 뇌혈관 질환의 임상증상을 설명한다.
3. 일과성 허혈증에 대해 설명한다.
4. 모야모야병을 정의하고 임상적 특징을 설명한다.
5. 자발성 두개강내 출혈의 종류와 병인을 설명한다.
6. 지주막하출혈의 원인과 임상적 특징을 설명한다.
7. 지주막하출혈의 진단방법을 순서에 따라 열거한다.
8. 뇌동맥류 파열시 전구증상, 임상증세 및 진단법의 종류를 숙지한다.
9. 뇌동맥류의 치료 및 예후를 설명한다.
10. 고혈압성 뇌내출혈의 호발부위를 빈도순으로 열거한다.
11. 고혈압성 뇌내출혈의 호발부위에 따른 특징적인 임상증상과 진단법을 설명한다.
12. 뇌동정맥 기형을 정의한다.
13. 뇌동정맥 기형의 발생빈도, 호발부위 및 특징적인 임상증상을 설명한다.
14. 뇌동정맥 기형의 치료방법을 설명한다.
15. 경동맥 해면정맥동루를 정의한다.

1 뇌혈관질환의 개요

1 정의

뇌의 어느 부위에 혈액 순환 장애가 발생되어 그 부위에 기능 소실이 발생된 후 그 증상이 24시간 이상 지속되는 것

2 일과성 허혈발작(transient ischemic attack, TIA)

국소적 신경학적 결손 증세가 24시간 이내에 완전히 없어지는 경우를 말함- 뇌졸중의 전단계

2 뇌혈관질환의 분류

1 폐쇄성 뇌혈관질환(occlusive cerebrovascular diseases)

- 뇌혈전증
- 뇌색전증
- 소와뇌경색 : 뇌의 심부를 관류하는 관통동맥이 막혀서 발생(직경 1cm 이하)

2 출혈성 뇌혈관질환(hemorrhagic cerebrovascular diseases)

- 뇌내출혈
- 지주막하출혈
- 혈관기형
- 모야모야병

3 뇌졸중의 위험인자

1 고혈압

연령 다음으로 가장 강력한 위험인자는 고혈압이다. 수축기/이완기혈압이 140mmHg/

90mmHg 이상으로 고혈압으로 정의하였을 때, 그 이하인 사람에 비해 약 4배 정도 뇌졸중이 다발한다.

항고혈압제의 복용으로 모든 종류의 뇌졸중의 발생빈도가 약 32% 감소되고, 특히 치사를 일으키는 중증의 뇌졸중 발생이 약 40% 감소하였다는 보고에서와 같이 고혈압치료가 뇌졸중 발생의 예방에 가장 중요하다.

2 심장질환

심방세동(atrial fibrillation)은 뇌졸중의 중요한 위험인자로 이 질환이 있는 환자에서 약 5배 정도 뇌졸중 발생율이 높으며, 관상동맥질환은 약 2배, 심부전시 약 4배정도 뇌졸중 발생율이 증가한다. 심근경색, 승모판 탈출증(mitral valve prolapse) 등에서도 뇌졸중의 발생율이 높은 것으로 보고되고 있다.

3 당뇨병

당뇨병 환자에서 당뇨병의 유형, 성별, 나이, 고혈압 등과는 무관하게 1.5배 내지 3배 정도 뇌졸중이 더 많이 발생한다.

4 흡연

담배를 많이 피우는 사람은 뇌졸중 발생의 위험이 높고 금연하면 급속하게 그 위험성이 감소한다. 또한 심혈관인자를 잘 조절하였을 때 흡연한 군에서 뇌경색이 약 1.7배 정도 더 발생한다.

5 일과성 허혈발작

일과성 허혈발작은 후속적으로 뇌졸중이 발생될 수 있는 강력한 표지로 년간 1-15%에서 뇌졸중이 발생될 위험이 있으며, 일시적 허혈발작 발생 후 1년내에 뇌졸중이 발생될 위험율이 가장 높다. 그렇지만 뇌경색의 약 20%에서만 일시적 허혈발작이 선행되어 발생한다.

4 허혈성뇌혈관질환(Ischemic cerebrovascular diseases)

1 정의

뇌에 혈액을 공급하는 혈관이 막히거나 좁아져서 뇌혈류의 장애가 나타나는 질환

2 원인질환

뇌동맥의 죽상경화증, 혈전증, 색전증, 저혈압, 적혈구증가증, 이상단백혈증, 혈소판증가증 등

3 병태생리

뇌혈류공급 부족에 의하여 뇌조직에 산소와 포도당 공급이 제한 받게 되면 뇌조직에는 에너지 결핍이 초래되고, 신경세포막의 투과성변화로 인한 세포내외의 이온들의 동적평형의 파괴, 신경조직의 산성화, 뇌부종 형성, 세포내 Ca++의 증가, 신경전달물질의 과다생산, 신경세포내 phospholipid의 대사산물, free radical들에 의하여 뇌조직이 손상받게 된다.

4 분류

(1) 일과성 뇌허혈발작(Transient ischemic attack, TIA)

① 국소적인 신경장애가 24시간이내에 완전히 회복되는 경우
② 증상 : monocular blindness(단안실명), 실어증 및 편측 운동마비 등
③ 10-20%에서 향후 일어날 뇌경색의 전조증상으로 나타남

(2) 가역성 허혈성 신경학적 결손(Reversible ischemic neurologc deficit, RIND)

① 국소적신경장애가 3주이내에 완전히 회복되는 경우를 말함

(3) 진행성 뇌졸중(Progressing Stroke)

① 국소적 뇌허혈증상이 수분에서 수시간에 걸쳐 악화되는 것
② 이미 연관된 부위의 뇌조직에 뇌허혈이 확장되기 때문임

(4) 완전뇌졸중(Completed stroke)

① 국소적 뇌허혈증상이 발병후 수일 또는 수주에 걸쳐 신경학적 변화가 없이 고정된 상태

〈표 15-1〉 미국의 NINDS Stroke Data Bank에 의한 뇌경색의 분류와 빈도

1. Large artey stenosis/occlusion : 6%
2. Tandem arterial pathology : 4%
3. Lacune : 19%
4. Cardiac source : 14%
5. Infarct undetermined cause : 28%

5 임상증상 및 징후

허혈성뇌졸중의 증상 혹은 징후는 막히거나 좁아진 혈관의 종류, 측부혈행 혹은 그 혈관이 분포하고 있는 뇌의 부분에 따라 달라질 수 있다.

〈표 15-2〉 침범된 혈관에 따른 증상

침범된 혈관	증상
• 총경동맥	▪ 무증상
• 내경동맥	▪ 동측 맹(blindness)
	▪ 반대쪽 hemiparesis, hemianesthesia, hemianopsia ▪ Aphasia, denial and hemineglect
• 중대뇌동맥	
◆ Main trunk	▪ Hemiplegia, hemiansethesia, hemianopsia ▪ Aphasia, denial and hemineglect
◆ Upper division	▪ Hemiparesis, hemisensory loss(상지가 심함) ▪ Broca's aphasia, denial, hemineglect
◆ Lower division	▪ Wernicke's aphasia
• 전대뇌동맥	▪ Hemiparesis, hemisensory loss(하지가 심함) ▪ Apraxia, tactile anomia
• 후대되동맥	▪ Cortical, unilateral : isolated hemianopsia ▪ Thalamic : pure sensory loss
• 추골기저동맥	▪ Bilateral long tract sign ▪ Crossed motor or sensory sign ▪ Dissociated sensory loss on one half of body ▪ Cerebellar sign ▪ Stupor, coma, dysconjugate eye movement ▪ Horner syndrome
• 후하소뇌동맥	▪ Dysphagia, horseness, vertigo, nystagmus ▪ Ipsilateral facial analgesia, taste loss

6 진단

(1) 병력 및 진찰

(2) 신경혈관진찰

(3) 신경방사선학적진단

① Doppler : 경동맥 및 경두개 도플러

② CT/CT-angio :

③ MRI/MRA : Diffusion MRI상 증상발현 직후 뇌경색 부위가 고신호 강도로 나타난다. 증상 발현 후 6-12시간이내에도 T1WI에서는 약간의 저신호강도와 T2WI에서는 고신호강도가 나타난다. MRA에서는 혈관의 협착이나 폐색을 볼 수 있다.

④ DSA : 혈관질환에서 가장 확실한 검사방법이다.

⑤ SPECT : 동위원소를 이용하여 뇌혈류량의 변화를 관찰할 수 있다.

⑥ PET : CBF, CBV, OEF, CMRO2 등을 알수 있다.

7 예방

위험인자인 고혈압, 흡연, 당뇨, 고지혈증, 심장질환에 대한 치료와 더불어 혈소판 응집을 저해하는 aspirin이나 Ticlopidine, Clopidogrel이 널리 쓰이고 있다.

8 치료

(1) 내과적 치료

① emergency resuscitation

② thrombolysis

③ hypervolemic hemodilution therapy

④ anticoagulation

⑤ hypothermia/ barbiturate

(2) 외과적 치료

① extracranial-intracranial bypass

② embolectomy

③ carotid endarterectomy

④ endovascular transluminal angioplasty/stent

⑤ decompressive craniectomy

5 두개강내 동맥류(Intracranial aneurysm)

1 개요

(1) 역사

1933년 Egas Moniz가 뇌혈관조영술로 뇌동맥류를 처음 진단해 냈고, 1937년 Dandy가 처음으로 뇌동맥류 경부 결찰술을 시행하였다.

(2) 정의

① 진성동맥류(true aneurysm)는 혈관 구조물을 일부라도 가지는 동맥류를 지칭하고 가성동맥류(pseudoaneurysm)는 혈관구조물을 가지지 않는 동맥류를 지칭한다.

② 가성동맥류 : 세균성(bacterial) 및 외상성(traumatic) 동맥류가 이에 속하고 전체 뇌동맥류의 5% 이하를 차지한다. 세균성 동맥류는 아급성 세균성 심내막염((subacute bacterial endocarditis) 환자에서 주로 발생한다.

〈표 15-3〉 뇌동맥류 분류

• 형태학적(morphology)	• 크기(size)
▪ 낭형(saccular)	▪ 소(small) : 직경이 10mm 미만인
▪ 방추상(Fusiform)	▪ 대(large) : 10-24mm인 경우
▪ 박리성(Dissecting)	▪ 거대(giant) : 25mm 이상

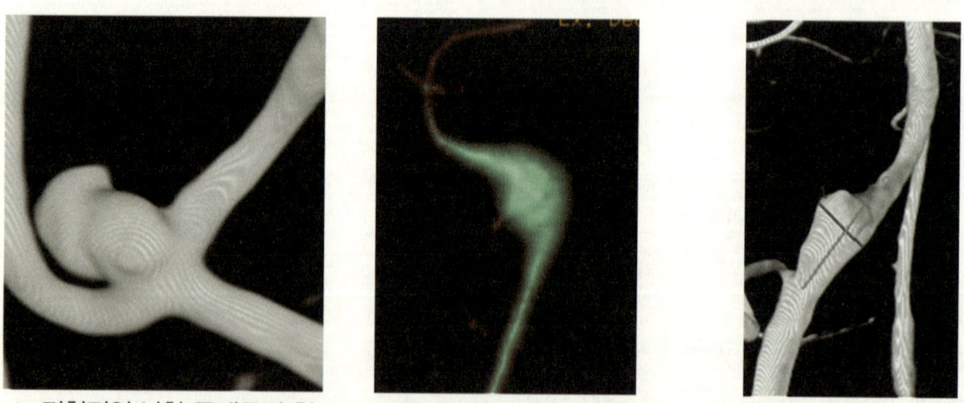

A. 전형적인 낭형 동맥류의 혈관조영술 사진. 혈관 분지부에 낭형 동맥류가 관찰된다.

B. 방추상 동맥류의 CT혈관조영술 사진. 모동맥이 방추상으로 전반적으로 확장되어 있다.

C. 추골동맥 박리성 동맥류 사진. 후하소뇌동맥 원위부에 한쪽벽이 확장되어 있다.

[그림 15-1] 뇌동맥류의 분류

(3) 발생기전

과거에는 낭형 동맥류의 발생 원인으로써 선천적 중막 간격 결손(congenital medial gap defect)으로 생각하였다. 그러나 현재는 동맥분지에 가해지는 혈역학적 부담(hemodynamic stress)과 죽상경화성 변성(atherosclerotic degeneration)에 기인한 내 탄력층(internal elastic lamina)의 손상과 중막의 결손이 뇌동맥류 발생의 주된 원인으로 여긴다

(4) 발생빈도

부검 예에서 뇌동맥류는 인구의 약 1%에서 발견되며, 뇌동맥류성 지주막하출혈은 매년 인구 10만 명당 약 10-20명에서 발생한다. 뇌동맥류는 3 : 2 정도의 비율로 여자에 많이 발생하고, 특히 내경동맥 동맥류는 여자에 호발하나, 40세 이전의 젊은 연령층과 전교통동맥 동맥류는 남자에 많이 발생한다. 중년층 이상에서 호발하나 40-60세의 연령에 가장 흔하다. 다발성 동맥류(multiple aneurysm)는 부검 예들에서는 25-31%의 빈도로 발견되나 임상적으로는 15-24%에서 발견되며, 여자에서, 그리고 내경동맥과 중 대뇌동맥에서 흔히 발견된다.

〈표 15-4〉 뇌동맥류와 관련질환

- 다낭성신(polycystic kidney)
- 대동맥축착증(coarctation of the aorta)
- 결합조직 질환(connective tissue disease)
- 고혈압 환자

(5) 발생 호발 부위

〈표 15-5〉 뇌동맥류의 호발부위

- 전순환계(anterior circulation) : 92%
  - 내경동맥 : 34%
  - 전대뇌동맥 : 36%
  - 중대뇌동맥 : 19%
- 후 순환계(posterior circulation) : 8%

(6) 증상(症狀) 및 징후(徵候)

뇌동맥류는 90% 정도가 뇌 지주막하 출혈로, 7%는 주위 뇌신경이나 뇌조직을 압박하여 증상이나 징후를 유발시킴으로써, 그리고 3% 정도는 우연히 발견된다.

뇌동맥류가 파열되어 뇌 지주막하 출혈을 야기 시키면 머리를 꽝 치는 듯 한 느낌과

함께 생애에서 가장 심한 두통을 경험하게 된다. 약 45%는 5-10분 정도 정신을 잃는데 이는 뇌동맥류가 파열되면 갑자기 뇌압이 상승되어 일시적으로 뇌혈류가 중지되기 때문이다. 뇌동맥류 파열 시 약 15% 정도에서는 출혈이 심하여 회복하지 못하고 사망한다.

의식이 돌아오면 오심과 구토를 하고 뇌막자극증(meningism)을 보여 경부강직(neck stiffness), Kernig's 징후 등을 보인다.

병력상 약 20%에서 심한 출혈이 발생하기 전 기분 나쁜 정도의 경고 두통(warning headache)을 경험한다. 이는 동맥류로부터 지주막하강으로의 미세한 출혈, 동맥류 벽 내로의 출혈, 동맥류의 갑작스러운 팽창 및 허혈 등에 기인한다. 동맥류는 기온이 찬 겨울이나 계절이 바뀌는 3월과 9월에 파열되는 예들이 많다.

특히 대소변을 볼 때, 무거운 것을 들거나 몸을 굽힐 때, 흥분 시, 성교 시 등과 같이 순간적으로 혈압을 올리는 행위를 할 때 파열되는 경우가 많다. 수면 중에도 꿈을 꿀 때와 같이 뇌 혈류가 증가하는 시기에는 뇌동맥류가 파열한다.

뇌 지주막하 출혈은 뇌동맥류 파열 이외에도 약 5%에서는 뇌동정맥기형이, 약 5%에서는 출혈성 질환이나 뇌종양이, 그리고 약 15%에서는 원인불명으로 야기되는 경우가 있으므로 이들에 대한 원인도 고려해야 한다.

〈표 15-6〉 미파열 뇌동맥류에 의해 초래될 수 있는 증상 및 징후

주위 뇌신경이나 뇌조직을 압박함으로써 나타남

- 해면정맥동내 내경동맥 동맥류 :
  - 뇌신경마비 : 동안신경(oculomotor nerve), 활차신경(trochlear nerve), 외향신경(abducens nerve), 삼차신경 제 1분지가 자극되어 안면동통
- 안동맥 동맥류 : 시신경을 압박함으로써 시력장애나 시야장애
- 후 교통동맥 동맥류 : 동안신경 마비
- 전 교통동맥 동맥류 :
  - 시신경 교차부(optic chiasm)를 압박- 시야변화
  - 뇌하수체 줄기(pituitary stalk) 압박- 뇌하수체기능 저하증(hypopituitarism)

2 뇌동맥류 진단법

(1) 뇌 전산화단층촬영(computed tomography. CT) 및 전산화단층 혈관조영술(computed tomographic angiography. CTA)

뇌내출혈은 중 대뇌동맥 동맥류, 원위부 전 대뇌동맥 동맥류 및 전 교통동맥 동맥류에서 잘 동반된다. 중 대뇌동맥 동맥류의 파열 시에는 실비안 구나 측두엽 내에, 원위부 전 대뇌동맥 동맥류의 파열 시에는 뇌량(corpus callosum)에, 전 교통동맥 동맥류 파열 시

에는 전두엽, 특히 직회(gyrus rectus) 부위에 뇌내혈종이 형성된다. 중대뇌동맥류가 파열되어 다량의 뇌내혈종을 동반할 때는 반대측 편마비가 동반되는 경우가 많다.

컴퓨터 기술의 발달과 CT 기계의 개선으로 CT 혈관조영술이 가능하게 되었고 특히 3차원 영상을 재구성함으로써 뇌동맥류의 발견은 물론 뇌동맥류 수술에 도움이 되고 있다.

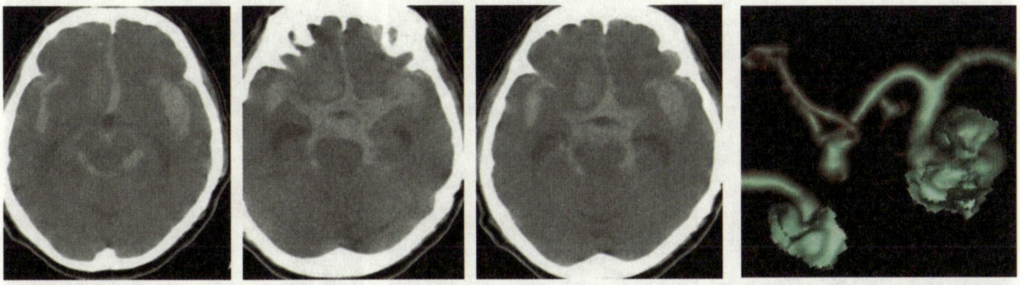

CT사진상 기저조, 실비안조, 전반구간열에 지주막하 출혈이, 직회에 뇌내혈종이 관찰된다.

전교통 동맥류의 CT혈관조영술 사진

[그림 15-2] 뇌지주막하출혈의 CT 소견

(2) 요추천자(腰椎穿刺. lumbar puncture)

임상 소견상 뇌 지주막하 출혈을 의심하는 환자에서 출혈이 CT 상 발견되지 않는 경우 시행한다. 천자 시 뇌동맥류의 재출혈 위험이 증가하므로 주의해서 시행한다.

(3) 뇌 자기공명영상(magnetic resonance image. MRI) 및 자기공명 혈관조영술(magnetic resonance angiography. MRA)

뇌 자기공명 혈관조영술은 최근에 급속히 발달하고 있으며 90% 이상의 뇌동맥류 발견율을 보인다.

(4) 디지털 감산 혈관조영술(digital subtraction angiography. DSA)

뇌동맥류의 진단에 가장 정확한 방법이다.

뇌동맥류의 위치, 형태, 크기, 돌출방향 및 동반 질환 등을 보여준다.

〈표 15-7〉 다발성 뇌동맥류에서 파열부위 진단

동맥류가 2개 이상 발견 시는 어느 동맥류가 파열되었을까 ?

- 지주막하 출혈이 많은 곳,
- 종괴효과(mass effect)를 보거나 국소적으로 뇌혈관 연축을 보이는 혈관주위의 동맥류가 파열되었을 경우가 많다.
- 동맥류경계(margin)가 불규칙한 것,

- 크기가 큰 것,
- 근위부에 위치한 것,
- 반복적인 검사시 크기가 변하는 것
- 전 교통동맥 동맥류가 파열되었을 가능성이 많다.

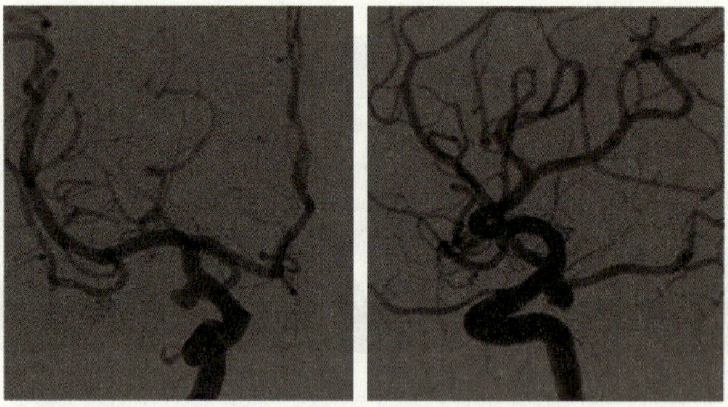

DSA전후면 및 측면상. 우측 후교통동맥 동맥류가 잘 보인다.

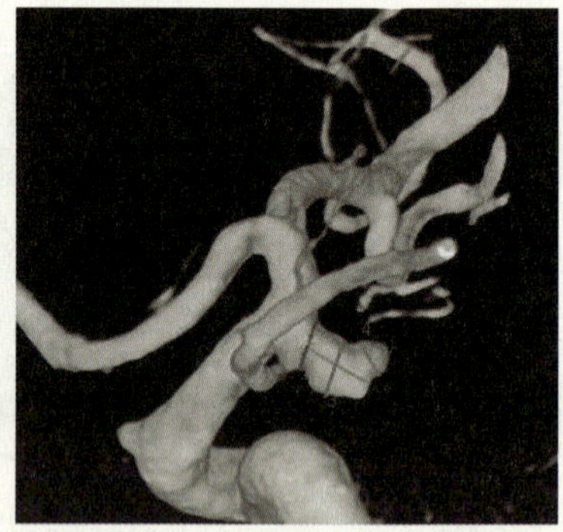

3D-DSA사진. 동맥류를 삼차원적으로 볼 수 있다.

[그림 15-3] 뇌지주막하출혈의 뇌혈관조영술 소견

3 치료

(1) 치료방침의 결정인자

① 자연력(自然曆. natural history)

비파열 동맥류의 수술치료는 비파열 동맥류의 출혈에 의한 사망률과 수술 후 사망 및 장애율을 비교하고 결정한다. 따라서 환자의 나이와 동맥류의 크기 그리고 수술에 영향을 주는 내과적 질환을 고려하여 수술을 결정한다.

〈표 15-8〉 뇌동맥류 파열에 기인한 뇌지주막하출혈 환자의 자연력

	사망률(%)	누적사망률(%)
첫 출혈 후 사망		
병원 도착 전	15	
입원 후	28	43
재 출혈 후 사망		
1개월 내	14	57
1개월-1년	7	64
1년-10년	10	74

* 10년 생존한 26% 환자에서도 8%는 장애가 남고 18%만 장애 없이 생활함.

② 수술시기(timing of surgery)

수술시기에 따라 응급, 조기 및 지연수술로 분류한다. 조기수술은 뇌지주막하출혈 후 72시간 내, 지연수술은 1-2주 경과 후 수술 시행한다. 최근에는 대부분 병원에서 발병 후 24시간이내 응급으로 치료하는 추세이다.

〈표 15-9〉 조기수술의 장단점

- 장점
  - 뇌동맥류의 재출혈 감소,
  - 지주막하혈종을 제거함으로써 속발하는 뇌혈관연축의 빈도 감소
  - 수술 후 뇌혈관연축 증상이 발생 시 유도성 고혈압이나 혈관내치료방법을 안전하게 사용할 수 있음
  - 뇌동맥류 주위의 혈종이 아직 유연하여 박리, 제거하기가 쉽다
  - 조기에 환자가 운동을 시행함으로써 장기간의 안정에 기인한 합병증을 감소
- 단점
  - 뇌의 긴장성(tightness) 때문에 수술 시 뇌의 견인이 힘들다
  - 뇌동맥류 박리 시 조기파열(premature rupture)이 많다

〈표 15-10〉 임상등급

등급 (grade)	Hunt & Hess*	WFNS	
		GCS 점수	운동결손(motor deficit)
1	무증상 혹은 경한 두통, 경한 경부강직	15	없음
2	중등도 이상의 두통과 경부강직이 있으나 뇌신경마비 이외에는 신경학적장애가 없음	13-14	없음
3	의식이 기면 혹은 착란 상태. 경한 국소결손(focal deficit) 가능	13-14	있음
4	의식이 혼미, 중등도 이상의 반신부전마비, 조기 제뇌강직(decerebrate rigidity)	7-12	있거나 없음
5	깊은 혼수, 제뇌강직, 빈사(moribund)	3-6	있거나 없음
0	비파열 동맥류	비파열 동맥류	
1a	고정된 신경학적 장애를 가진 비파열 동맥류	(-)	

③ 수술치료에 영향을 주는 인자

- 임상등급 및 CT 등급

임상등급은 가장 환자의 치료결과에 영향을 미치는 요소

<u>등급분류</u>

- Hunt & Hess

- World Federation of Neurological Surgeons(WFNS)

* 심한 전신적 질환(고혈압, 당뇨, 죽상경화증, 폐질환)이나 뇌혈관촬영영상 심한 혈관연축이 동반 시 등급을 1단계 상향 조정한다.

* WFNS : World Federation of Neurologic Surgeons; GCS : Glasgow Coma Scale

등급이 좋은 경우 치료결과도 양호하다. 뇌혈관연축의 정도-지주막하출혈 양과 상당한 관계가 있다. 뇌혈관연축은 뇌동맥류의 치료결과에 영향을 미치는 요소이다.

지주막하출혈의 정도를 등급화한 것이 Fisher의 CT등급이다.

〈표 15-11〉 CT 등급(Fisher grade)

등급(grade)	CT상 지주막하출혈 정도
1	CT상 지주막하출혈 발견 안됨
2	1mm 두께 이하의 범발성(diffuse) 지주막하출혈
3	1mm 두께 이상의 국소화(localized)된 지주막하출혈
4	범발성 지주막하출혈이 있거나 지주막하출혈이 없으면서 뇌내(intracerebral) 혹은 뇌실내(intraventricular)혈종을 동반한 경우

④ 동맥류의 위치 및 크기

- 동맥류가 후순환계에 위치 시, 그리고 크기가 클수록 비교적 수술이 어렵다.
- 거대동맥류(giant aneurysm)의 특징
  - 동맥류경부가 넓다
  - 주요동맥의 기시부가 동맥류에 포함되거나 동맥류 원개(dome)에서 천공분지(perforator)들이 직접 나오는 경우가 빈번하다
  - 동맥류 내부에 혈전을 가지는 경우가 많다
  - 동맥류 경부 결찰이 어렵다

(2) 치료방법

수술이나 혈관내수술방법으로 뇌동맥류를 뇌혈관순환에서 차단-재출혈 방지한다. 가장 효과적인 수술적 치료방법은 현미경하에서 미세수술로써 동맥류 경부(neck)를 결찰(clipping)하는 방법이다.

① 뇌동맥류 경부결찰술

가장 흔히 사용되는 pterion접근법 : 실비안 조(sylvian cistern)를 광범위하게 열고 뇌를 견인하여 뇌동맥류 경부를 결찰한다.

② 혈관내수술(Endovascular surgery)

처음 시술 시 동맥류가 완전히 전색(packing)된 경우라 하더라도 추후에 코일이 치밀화(compaction), 회전(rotation), 혈전내로의 이동, 혈류가 코일과 동맥류 벽 사이를 박리하여 뇌동맥류가 재소통(recanalization)되는 경우가 있으므로 계속적인 추적관찰이 필요하다.

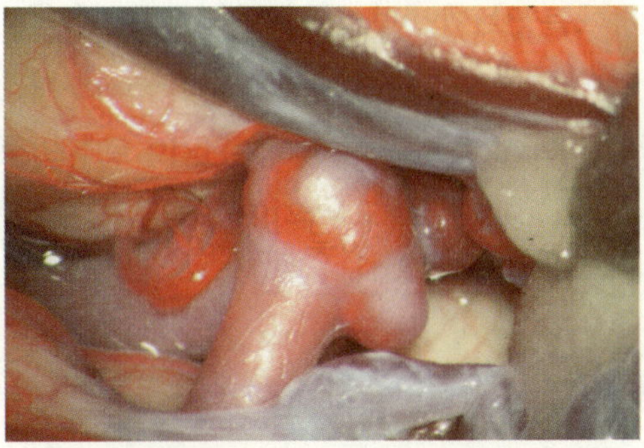

중대뇌동맥 분지부 동맥류

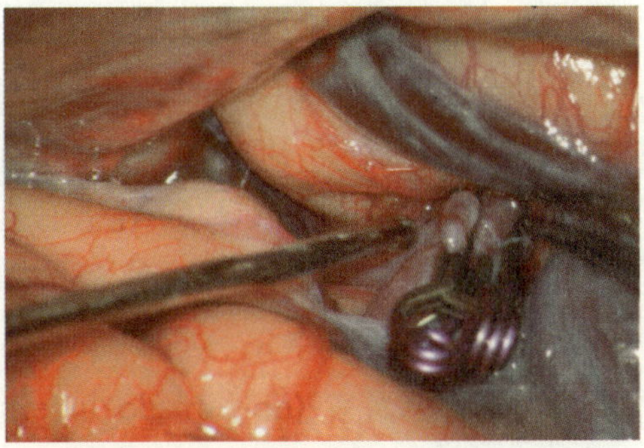

뇌동맥류을 클립으로 결찰한 후 사진

[그림 15-4] 뇌동맥류 경부결찰술

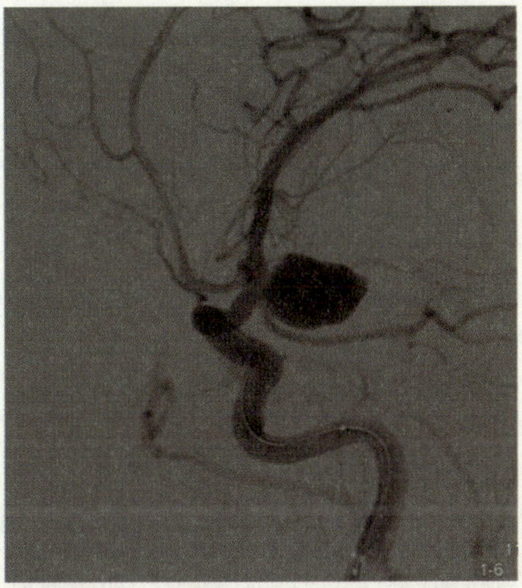

후교통동맥류 시술전 DSA사진. 내경동맥에서 후교통동맥이 분지하는 부위에서 커다란 동맥류가 관찰된다.

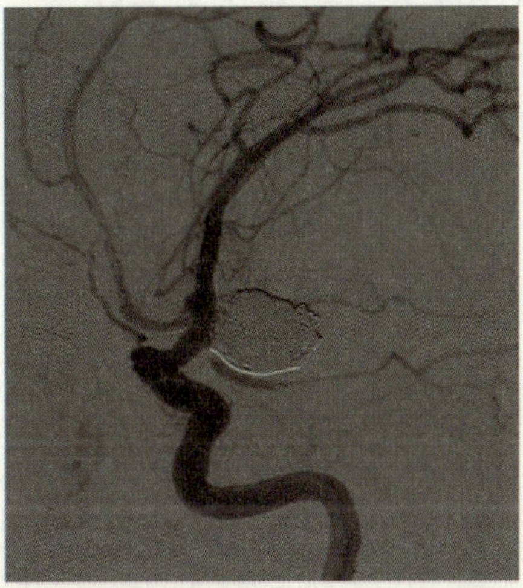

코일색전시술 후 동맥류는 더 이상 조영제로 채워지지 않는다.

[그림 15-5] 뇌동맥류 혈관내수술

4 합병증

(1) 두개강내 합병증

① 재출혈

뇌동맥류파열 환자에서 가장 무서운 합병증으로서 재출혈 시 사망률은 70-90%이다.

첫 출혈 후 24시간 내에 가장 높은 빈도를 보인다(4.1%). 그 이후에는 하루 평균 1.5%의 환자에서 재출혈이 발생한다.

② 뇌혈관연축(cerebral vasospasm)

- 발생시기 : 지주막하출혈 후 약 3일부터 시작되어 6-8일째에 최고조에 달하고 대부분 12일 이후에는 개선이 되며 17일 이후에는 잘 발생하지 않는다.
- 뇌혈관촬영상에서는 70-90%의 환자에서 발생한다. 이들 중 약 30%에서 뇌혈류 감소로 인한 지연성 신경학적 결손(delayed ischemic neurological deficit. DIND) 증상을 보이며 이러한 현상을 임상 혈관연축(clinical vasospasm)이라고 하며 이들 중 약 25%는 사망하고 생존자의 약 10%에서는 신경학적 장애가 남는다.
- 진단적 접근법
    - 혈액 검사 : 백혈구 증가 소견과 전해질 이상 여부를 조사
    - 경두개도플러초음파(transcranial Doppler ultrasonography. TCD) 검사
    - 뇌 CT
- **뇌혈관연축을 예방하는 방법**
    - 수술을 시행하여 지주막하혈종을 제거함으로써 뇌혈관연축의 발생을 예방하거나 그 정도를 감소시킨다.
    - 칼슘길항제 : 미세측부혈류(microcollateral blood flow)를 증가시키거나 뇌세포를 보호하여 뇌혈관연축에 기인한 뇌 손상을 감소
    - "triple H" 치료 :

      유도성 고혈압(induced hypertension)
      과혈량증(hypervolemia)
      혈액희석(hemodilution)

        - ◆ 인위적으로 혈압을 상승시키면 관류압(perfusion pressure)이 상승하고 연막측부순환계(leptomeningeal collateral) 혈관이 확장되어 뇌혈류가 개선된다.
        - ◆ 적혈구용적을 33% 근처로 유지시키면 미세순환(microcirculation)이 개선된다.
    - 혈관내시술 방법 : 혈관성형술(transluminal angioplasty)이나 동맥 내로 혈관확장제(papaverine, nimodipine, nicardipine, verapamil등)를 주입한다. 혈관연축에 대한 일반적인 치료에 호전이 없는 경우 시행.

③ 수두증(水頭症. hydrocephalus)

- 급성 수두증

  뇌지주막하출혈 속발하는 수두증은 출혈 후 며칠 내에 발생한다. 약 20%의 환자에 발생하며 점진적인 의식저하가 야기되지 않으면 경과를 관찰한다.

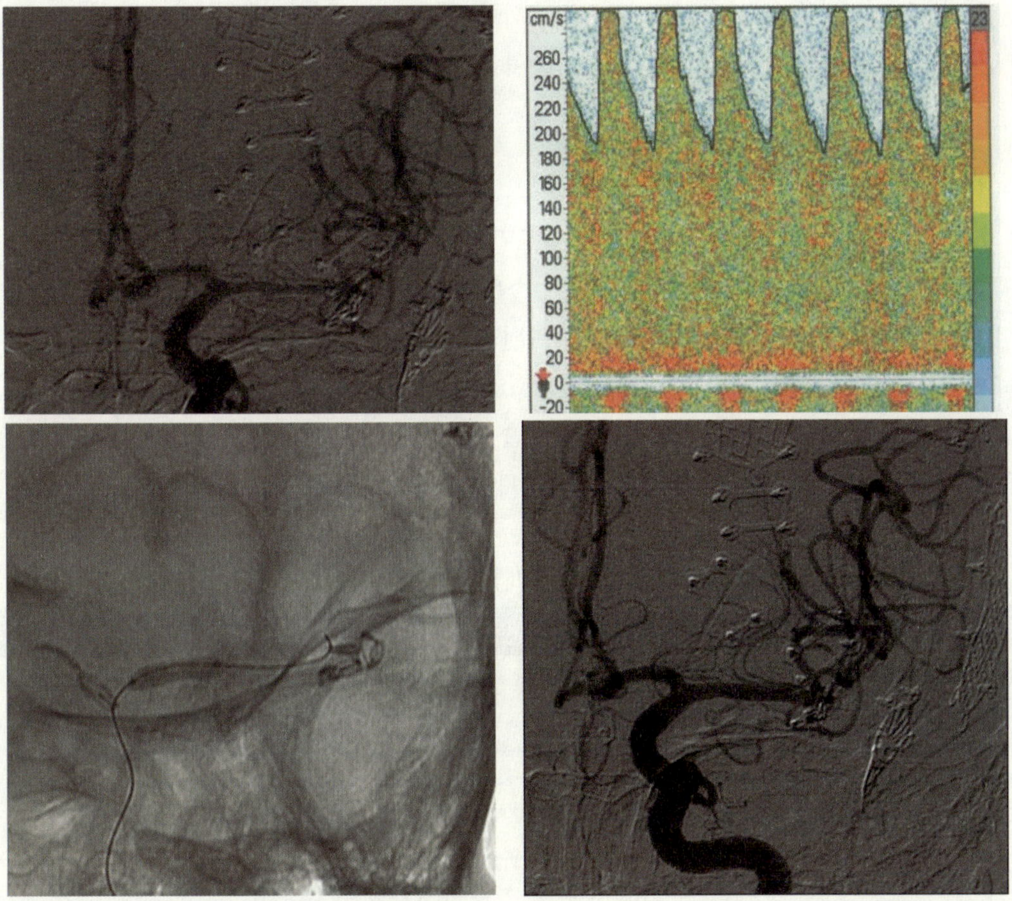

[그림 15-6] 뇌혈관연축 인터벤션 치료의 예.
뇌동맥류 수술 후 7일째 뇌혈관 연축으로 신경학적 증상 악화되어 시행한 DSA상 중대뇌동맥 심하게 좁아져 있으며, TCD상 뇌혈류속도 240cm/sec로 매우 증가됨. Triple H 치료에도 증상 호전 없어 풍선혈관성형술 및 칼슘길항제 동맥내 투여 시행하였고 시술직후 중대뇌동맥은 성공적으로 확장됨. 환자의 증상은 시술 후 호전되었음.

- 지연성 수두증

  약 10%의 환자에서 발생된다.

  치매(dementia)증상, 뇨실금(urinary incontinence) 및 조작걸음을 걷는 보행실조(gait ataxia)와 같은 증상은 뇌실-복강간 단락술에 반응이 좋아 수술 후 빠른 증상의 호전을 보인다.

④ 간질(癎疾 epilepsy)

뇌동맥류파열 환자에서 조기간질은 약 10-20%, 지연간질은 약 8%에서 발생한다.

(2) 두개강외 합병증

① 심근경색(心筋梗塞) 및 부정맥(不整脈)

② 전해질 이상(電解質 異常)

③ 폐(肺) 합병증 및 위장관(胃腸管) 출혈

5 예후(豫後. prognosis)

International Cooperative 연구에서 수술을 시행한 2,922명의 전체사망률은 14%였고 양호하게 회복된 예들이 68%이었으나, 수술을 시행 받지 못한 환자를 포함한 3,512명의 전체가료결과는 사망 26%, 양호하게 회복된 예 58%이었다.

최근에 급속히 발달한 CT 혹은 MR혈관조영술을 이용하여 뇌동맥류가 파열되기 전 발견하여 비파열 상태로 수술 혹은 혈관내수술 방법으로 치료하는 것이 동맥류 환자의 전체가료결과를 향상시키는 지름길로 생각한다.

〈표 15-12〉 뇌동맥류파열 환자에서의 수술 6개월 후 수술결과

수술 전 의식	환자수(명)	회복율(good recovery)(%)	사망률(%)
명료(alert)	1,882	79	8
기면(drowsy)	727	58	19
혼미(stupor)	202	33	35
혼수(coma)	111	14	45
전체	2,992	68	14

〈표 15-13〉 뇌동맥류 파열 환자에서 출혈 6개월 후 전체가료결과

입원 시 의식상태	환자수(명)	회복율(good recovery)(%)	사망률(%)
명료(alert)	1,722	74	13
기면(drowsy)	1,136	54	28
혼미(stupor)	348	30	44
혼수(coma)	315	11	72
전체	3,512	58	26

4 고혈압성 뇌출혈(Hypertensive intracerebral hemorrhage)

1 개요

자발성 뇌출혈(spontaneous intracerebral hemorrhage)이란 고혈압성뇌출혈을 포함하

여 뇌동맥류, 뇌동정맥기형, 모야모야병, 뇌종양출혈 이나 전신적 질환 가운데 출혈성 경향이 있는 경우를 말하며 고혈압성 뇌출혈은 자발성뇌출혈의 하나의 범주이다.

2 병리

만성고혈압은 고혈압성 뇌출혈의 가장 큰 원인이며 혈압 상승의 정도와 기간에 관련이 있다

만성 고혈압에 의한 혈관질환은 큰 직경의 혈관에서 바로 분지되어 직각 상태에서 뇌로 들어가는 100~400㎛의 관통동맥(penetrating vessels)들에 영향을 미친다. 이런 혈관들은 직접적으로 혈압의 변동에 민감하며 혈관벽에 지질과 단백질성 물질들이 축적(지방초자증)되고, 또한 반흔(초자증)을 일으키고, 다르게는 국소괴사와 Charcot-Bouchard 또는 좁쌀 모양의 동맥류를 만든다. 고혈압성 뇌출혈이 일어나는 가는 관통 혈관은 점진적으로 분지가 되지 않아 단계적인 압력의 감소가 일어나지 않으므로 굵기에 비해 혈관내압이 높은데다 혈관의 초자성변성으로 말단부의 폐쇄나 협착이 생겨서 근위부의 압력이 더 증가 된다. 따라서 미세동맥류가 있거나 없는 부위를 포함해 가장 약한 부위에서 파열이 일어난다는 학설이 고혈압성 뇌출혈의 병인에 가장 널리 인정되고 있다.

3 빈도, 임상증상 및 징후

뇌졸중 가운데 약 10%를 차지한다. 미국에서는 매년 평균 발생률이 인구 10만 명당 10-15명 정도이다. 위험인자로는 나이, 종족, 고혈압, 뇌경색의 병력, 관상동맥 질환, 당뇨 등이 있다.

〈표 15-14〉 뇌출혈부위별 증상

출혈부위	증상
피각출혈(putaminal hemorrhage)	반신 부전마비, 감각소실 시야결손, 언어장애 병소쪽을 향하여 안구편위 진행성 신경학적 결손증세가 진행 뇌척수액압 상승 혼수, 약측 Babinski sign 양성, 산동, 대광반사소실, 유두부종(papilledema), 제뇌경직(decerebrate rigidity)

시상출혈(thalamic hemorrhage)	뇌실(제3뇌실이나 측뇌실)로 파급된다 → 수두증이 발생 신경학적결손이 피각출혈보다 서서히 발생 점진적인 반대측 반신 부전마비 시상핵을 침범하여 반대측 지각소실
피질하출혈(subcortical hemorrhage) =엽성출혈(lobar hemorrhage)	측두, 두정, 후두엽내에 호발. 의식의 혼미를 초래하는 경우는 드물다. 시야결손과 지각결손이 생길 수 있다 실어증, 읽기장애(dyslexia), 기억장애 피각이나 시상출혈에 비해서 양호한 경과
뇌교출혈(pontine hemorrhage)	출혈양이 적더라도 심한 증상 두통이 갑자기 발생하고 점진적 의식 악화 교감신경 기능의 소실 : 41°C까지 체온상승 운동실조(ataxia)나 구음장애(dysarthria) 눈은 상방으로 고정되고 ocular bobbing 동공은 직경 2mm 이하의 크기로 축소 강한 빛에 대광반사는 남아 있다. 사지의 이완성 마비(flaccid paralysis) 혼수상태, 빠른호흡, 사망직전에는 느리고 불규칙한 호흡
소뇌출혈(cerebellar hemorrhage)	가장 흔히 발생하는 증상 : 후두통 및 구토 운동실조 : 병소측으로 넘어진다 구음장애, 동공은 정상이거나 축소 수평 안구진탕(horizontal nystagmus) 수두증 갑작스런 의식변화

연령분포는 20대에서 80대까지이나 대부분은 50대와 60대 사이에서 많이 발생한다. 성별의 차는 거의 없으나 남자에 약간 더 호발한다.

뇌실질내 출혈(Intracerebral hemorrhage)을 초래하여 약 40%정도의 사망률을 보인다.

4 진단

(1) 전산화단층촬영(computed tomography : CT)

뇌혈관으로부터 뇌실질내로 나온 혈액은 약 3시간 정도면 고밀도(high density)로 보이게 된다. 또한 뇌혈종이 뇌실내로 파열될 경우나 원발성 뇌실출혈의 경우에는 피와 뇌척수액의 혼합 비율에 따라 고밀도 혹은 등밀도(iso density)로 보인다. 출혈직후에는 고밀도 출혈과 뇌의 경계가 뚜렷하게 보이다가 시간경과에 따라서 혈종의 농도는 주변부위부터 중심부 쪽으로 서서히 감소하게 된다.

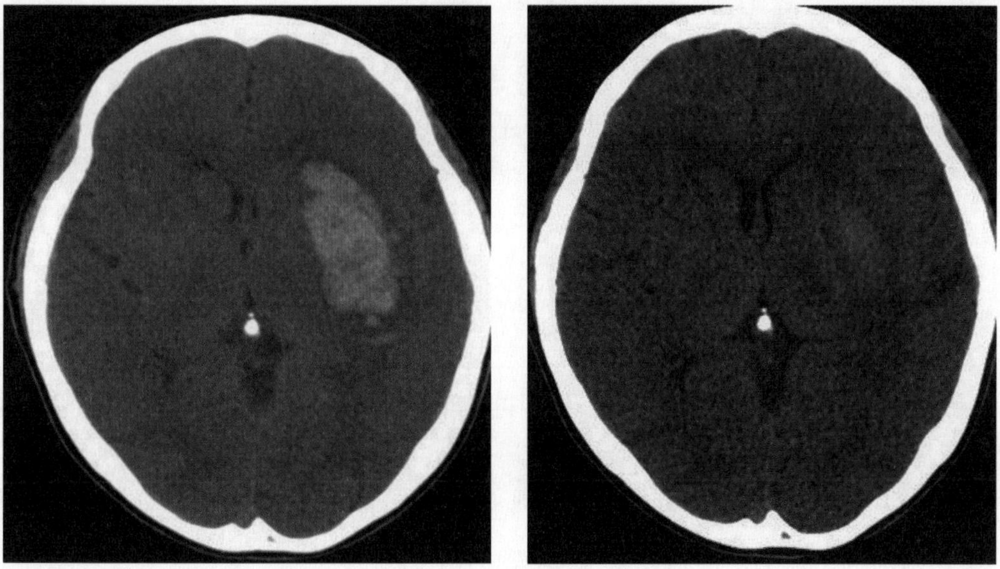

[그림 15-7] 좌측 기저핵 출혈의 CT사진.
출혈 직후(좌)에는 고밀도 음영으로 출혈 후 1개월 경과 후(우)에는 등밀도 음영으로 보인다.

(2) 자기공명영상(magnetic resonance imaging : MRI)

뇌혈종은 각 시기별로 자기공명영상에서 다른 신호강도를 보이기 때문에 각각의 병태생리학적 변화에 따른 자기공명영상의 변화를 보인다.

(3) 뇌혈관조영술(cerebral angiography)

고혈압에 의한 성인에서의 피각출혈이 의심되는 경우에서는 뇌혈관조영술이 필요 없지만, 청년층에서의 엽성출혈이나 실비우스 열(sylvian fissure) 근처의 혈종의 경우 뇌동맥류나 동정맥기형 등의 원인을 찾기 위해서 혈관조영술이 필요하다.

5 치료

(1) 보존적 치료

① 항고혈압제투여
② 두개강내압상승과 뇌관류압(cerebral perfusion pressure)의 조절
③ 전해질과 영양분 투여
④ 배설기능의 유지
⑤ 합병증 예방

(2) 수술적 치료의 목적과 적응증

① 수술 목적

- 혈종이 커서 두개강내압 항진을 초래하는 경우 혈종을 제거하여 감압
- 혈종을 조기에 제거함으로써 혈종주위의 부종과 경색들을 방지하여 신경학적 결손을 개선

(3) 수술방법

① 정위수술에 의한 혈종제거방법

- **장점** : 국소마취하에서 가능하고, 뇌피질의 손상이 적으며 정확한 혈종의 위치를 알 수 있다
- **단점** : 응고된 혈종을 효과적으로 배출시킬 수 없고 혈종 제거시 출혈이 일어날 때는 지혈할 수 없다

② 개두술에 의한 경피질접근법이나 실비우스접근법

대뇌 기저핵의 혈종 시 개두술을 시행한 후 가장 혈종에 근접한 뇌피질을 절개한 후 혈종을 제거하는 방법이다.

- **장점** : 출혈부에 대하여 식섭 지혈이 가능
- **단점** : 정상 뇌조직에 손상을 초래할 가능성

③ 뇌실외배액술(ventriculostomy)

고혈압성 뇌출혈로 인하여 발생된 뇌실출혈(intraventricular hemorrhage)의 환자에서 감압의 목적으로 이용된다. 측뇌실(lateral ventricle)에 도관을 넣어서 뇌실 밖으로 뇌척수액을 배액함으로서 뇌압을 낮추고 뇌실내의 혈종을 제거함에 수술 목적이 있다.

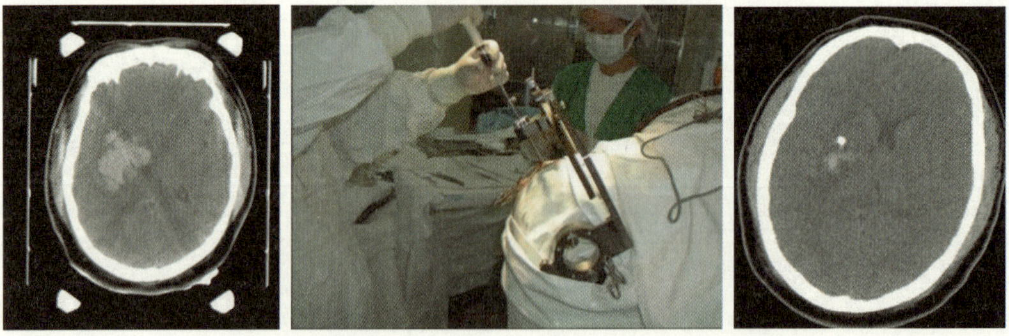

[그림 15-8] 우측 기저핵 출혈(좌)의 뇌정위적 혈종흡인수술(중앙)을 통한 혈종제거의 예. 혈종 흡인후 CT상(우) 혈종은 대부분 제거되었다.

5 뇌 동정맥 기형(arteriovenous malformation)

1 뇌동정맥기형의 분류

- 동정맥 기형(arteriovenous malformation, AVM)
- 해면혈관종(cavernous hemangioma)
- 정맥기형(venous malformation)
- 모세혈관확장증(capillary telangiectasia)

2 병태생리(pathophysiology)

뇌 발생 과정에서 동맥과 정맥 사이에 정상적으로 발생하여야 할 모세혈관이 생기지 않고, 뇌동맥에서 뇌정맥이 바로 연결되어 혈관 덩어리를 형성하는 선천성 질환이다.

뇌혈관 기형 사이사이에 정상적인 기능을 하는 뇌 조직이 없고 비정상적인 혈관이 복잡하게 얽혀있는 덩어리로 유입동맥(feeder), 동정맥 기형 핵(nidus)과 유출정맥(draining vein)으로 이루어져 있다.

정상 뇌 조직에서는 모세혈관이 말초저항을 증가시키고 혈류압력을 낮추지만, 뇌 동정맥 기형은 말초저항을 정상적으로 감소시키는 모세혈관구조가 없어서 동맥혈의 압력이 직접 정맥으로 전달되고 동시에 과도하게 혈류가 증가되어 이차적으로 혈관이 확장되고 늘어나서 구불구불한 모양(tortuosity)을 갖는다.

이런 상태에서 우회배출이 잘 되지 않거나 혈관내벽의 변성이 심해지면 혈관이 파열되어 뇌출혈이 발생할 수 있다.

- 정상 관류압 파괴현상(normal perfusion pressure breakthrough phenomenon, NPPB) : 뇌 동정맥 기형이 거대하여 혈류량이 많은 경우, 수술로 완전히 제거하더라도 수술 후 기형혈관의 갑작스런 차단으로 인하여 이차적으로 뇌동정맥 기형으로 가는 혈류가 주변 정상 뇌조직으로 유입되고, 자동조절기능이 손상된 혈관은 증가된 혈류에 반응하지 못해 뇌 조직의 부종 및 출혈이 발생하여 환자 상태를 악화시킬 수 있다.

3 빈도 및 자연경과

- 약 반수에서 뇌출혈을 초래
- 파열되지 않은 뇌 동정맥 기형이 출혈을 일으킬 확률은 매년 2~3% 정도

- 1차 파열 후 1년간은 6%로 증가
- 매 출혈마다 10~15%의 사망률(mortality)과 20~30%의 이환율(morbidity)
- 아주 드물게 자연적으로 없어지거나 완전제거 후에 재발하는 예도 있다

4 임상증상 및 징후

4대 증상

- 뇌출혈에 의한 증상
- 뇌자극에 의한 간질발작 증상
- 여러 가지 원인에 의한 두통
- 뇌혈류탈취(cerebral blood flow steal phenomenon)에 의한 신경학적 증상

대부분 연령이 증가하면서 증상이 생긴다. 가장 흔한 증상인 뇌동정맥 기형의 출혈은 대부분 뇌실질내 출혈에 의한 것이고 뇌동맥류 파열에 의한 뇌 지주막하 출혈보다 사망률이 낮고 경과는 양호한 편이다. 신생아에서는 빠른 혈류의 단락(high-flow shunt)으로 인한 심부전증이나 수두증이 나타나기도 한다.

5 진단 및 임상적 분류

(1) 진단

① 뇌전산화단층촬영(CT)

뇌 동정맥 기형의 핵이나 그 주위의 급성 출혈, 석회화(calcification) 및 허혈성 변화(ischemic change)에 따른 주변 뇌실질의 위축. 조영사진에서는 핵(nidus)과 확장된 유출정맥이 조영된다.

② 자기공명영상(magnetic resonance imaging, MRI)과 자기공명혈관조영술(magnetic resonance angiography, MRA)

오래된 출혈의 증거와 함께 좀더 자세한 해부학적 정보를 얻을 수 있다. 자기공명영상에서 핵은 유동 신호소실(flow-void)이 빽빽하게 모여 있는 벌집모양으로 보인다.

③ 뇌혈관조영술(angiography)

유입동맥, 핵과 유출정맥의 정확한 해부학적 상호관계를 파악하기 위해 필요하고, 전형적으로 동맥상(arterial phase)에서 유입동맥, 핵과 더불어 유출정맥이 모두 조영된다. 유입동맥은 정상 동맥보다 굵어져 있고 유출정맥은 훨씬 더 확장되어 있다. 핵 내에 동맥류가 발견되기도 한다.

(2) 임상적 분류

Spetzler와 Martin의 분류 : 위치에 따른 분류

- 동정맥 기형의 크기, 위치 및 심부유출정맥의 유무에 따라 병변을 분류하였다.
- 임상적으로 많이 사용하는데 수술 후의 예후를 예측하기 위해 고안되었다
- 등급이 높을수록 수술 후의 예후는 불량하다.
- 대뇌 피질이나 주위 백질에 위치한 것은 대뇌반구형(hemispheric type)
- 기저핵이나 시상, 뇌간 및 뇌실에 위치한 것은 심부형(deep-seated type)
- 후두와에 위치한 것은 후두와형(posterior fossa type)

〈표 15-15〉 Spetzler-Martin 등급

특징	점수
크기	
3cm 미만	1
3~6cm	2
6cm 초과	3
위치	
Non-eloquent	0
Eloquent*	1
유출정맥	
표재성(superficial)	0
심부(deep)	1
등급=크기+(Eloquence)+유출정맥	

* Eloquent 부위 : 지각운동영역, 언어영역, 내포(internal capsule), 시각피질, 시상, 시상하부, 뇌간, 소뇌 각(cerebellar peduncle), 소뇌 핵(cerebellar nuclei)

6 치료

(1) 뇌 동정맥 기형의 치료방법

- 미세수술적 제거(microsurgical removal),
- 혈관내 색전술(intravascular embolization),
- 감마나이프 방사선 수술(gamma-knife radiosurgery)

(2) 목적

수술 중 혹은 수술 후 합병증 없이, 주변조직에 대한 손상을 최소화하면서 동정맥 기형을 완전히 제거하는데 있다. 수술시 유입동맥을 모두 차단하기 전에 유출정맥이 차단

되는 경우 수술 중 대량 출혈 및 뇌부종이 발생하므로 최후까지 유출정맥을 보존하는 것이 중요하다.

(3) 수술

수술적 제거는 가장 확실하고 신속한 효과를 기대할 수 있는 치료방법이라 할 수 있다. 수술에 의해 출혈 또는 재출혈의 가능성을 즉시 없앨 수 있다는 장점이다.

(4) 혈관내 색전술

유입동맥을 초정밀 선택(superselection)하여 뇌 동정맥 기형으로만 가는 혈류의 일부를 막아 핵의 크기를 줄임으로써 수술적 제거와 방사선 수술을 용이하게 하는 보조적인 방법으로 대부분 이용되고 있다. 일부에서는 기형혈관으로의 혈류를 완전히 폐색시킬 수도 있다.

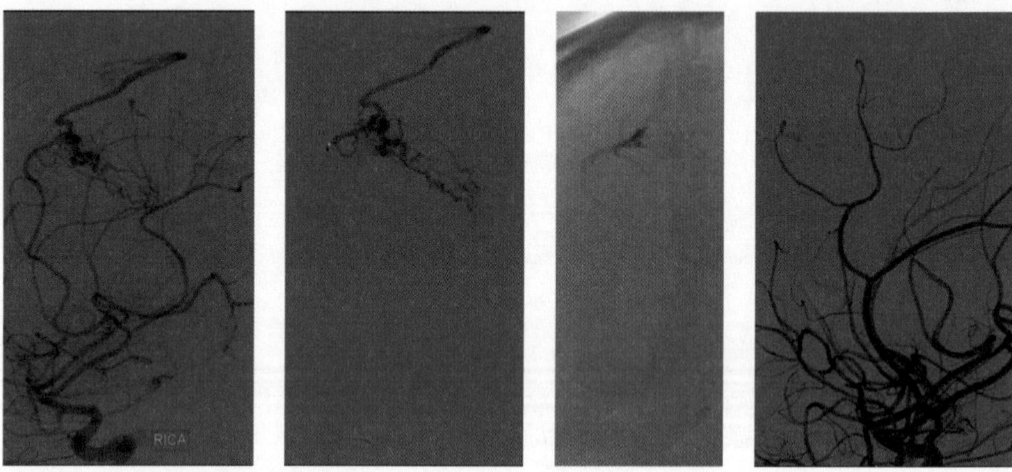

[그림 15-9] 혈관내 색전술의 예.
미세도관으로 기형혈관을 초선택하고 색전물질(ONYX)을 주입하여 기형핵을 완전히 폐색시켰다.

(5) 방사선 수술

핵의 크기가 직경 3cm 이하의 병변을 방사선 수술로 치료하였을 때 약 80%가량에서 약 2년 후 뇌 동정맥 기형이 사라진다. 방사선 수술에 의한 뇌 동정맥 기형의 폐쇄기전은 혈관 내피세포의 증식(endothelial proliferation)과 혈관 벽의 섬유화(fibrosis) 및 유리질화(hyalinization)에 따른 혈관 폐쇄이다.

7 해면상 혈관종(Cavernous angioma)

- 해면상 혈관종(cavernous angioma or hemangioma)
  = 해면상 기형(cavernous malformation, CM) 혹은 해면종(cavernoma)

(1) 정의

조직학적으로 근육층과 탄성층이 없이 단일 내피 세포층으로 이루어진 치밀한(compact) 해면체 모양(cavernous) 혹은 동모양(sinusoid)의 모세혈관으로만 구성된 벌집 모양의 종물(mass)

- 특징 : 병변 사이에 신경조직이 존재하지 않는다.

(2) 역학(epidemiology)

① 발생 빈도

미국의 부검례 분석 결과 전 인구의 0.1~0.6% 정도로 보고되었고, MRI 분석 결과는 약 0.4% 정도로 보고되어 있다. 연령층은 전 연령대에서 발생되지만 증상을 보이는 경우는 대략 20세에서 50세 사이에서 빈발하는 것으로 알려져 있고, 남녀 성비는 비슷하다.

② 발생 부위

중추 신경계의 어느 부위에나 발견될 수 있으며, 70~90%에서 천막(tentorium) 상부에 발생하며, 대뇌엽 각각의 용량에 비례한 분포를 보이고, 천막 하부에서는 뇌교(pons)와 소뇌(cerebellum)에 주로 발생한다. 대개의 경우 단일(solitary) 병변이나, 약 10~20% 정도에서 다발성(multiple)으로 발생한다. 가족력이 있는 경우는 약 6%이며, 이 때 특징적으로 다발성 병변을 가지는 경우가 아주 많은 것으로 보고된다. 병변의 크기는 3mm부터 9cm까지 보고되었으나, 평균 2~4cm 정도이다.

(3) 임상 양상과 자연 경과(clinical spectrum and natural course)

① 임상 양상

발현되는 가장 흔한 증상은 경련으로 약 40~70%로 보고되었고, 출혈이 첫 증상으로 보고된 경우는 약 10% 내외이다. 병변 내로 반복되는 미세 출혈을 일으킨 예는 증상의 유무에 상관없으나, 병변이 점점 커져 종괴 효과를 가지게 되는 경우, 이차적인 신경 교증(gliosis)과 혈철소(hemosiderin)의 침착으로 주위 뇌조직을 압박하는 경우는 경련이나 신경학적 장애를 유발할 수도 있다. 심한 출혈로 사망하게 되는 경우도 있고, 주기적으로 증상의 호전과 악화를 보이기도 하며, 급만성 신경장애를 일으키기도 한다.

국소성 신경장애(focal neurologic deficit)는 병변의 크기와 위치에 따라 다양하며, 반복 출혈이 일어나면 누적되어 심각한 장애를 보일 수 있다.

일반적으로 천막 상부 병변일 때 경련으로 많이 나타나고, 천막 하부 병변일 때 주로 신경학적 장애로 나타나며, 특히 뇌간(brain stem)에 생길 때 재출혈을 잘한다.

② 자연 경과

명확히 규명되지 않았지만, 연간 출혈율은 약 0.7% 정도로 보고되고 있다. 다른 혈관 기형과 잘 동반되어 혼합형 또는 이행형 혈관 기형(mixed or transitional form of vascular malformation) 형태로 나타날 수 있으며, 동반기형 중 가장 많은 것은 정맥 기형(venous malformation)이다.

(4) 방사선학적 진단(diagnostic imaging)

MRI의 도입과 진단 기기의 눈부신 발전으로 이전에 "혈관조영술상 잠재성 혈관기형"(*angiographically occult vascular malformation*, AOVM or *cryptic malformation*)으로 불리우던 병변 중에서 해면상 혈관종의 비율이 가장 높다는 사실이 확인되었다.

① 단순 두개골 사진(plain skull X-ray)

미세한 석회화나 큰 병변으로 인한 두개골 미란(erosion)이 보일 수 있으나 대체로 비특이적이고, 혈관 조영술(angiography)에서도 모세혈관 홍조나 조기 정맥유출이 관찰될 수 있으나 역시 비특이적 소견으로 알려져 있다.

② CT

급성 임상 증상을 보이는 환자에서 일차적인 진단 도구로서, 조영제 주입 전에 국소적인 결절성의 불균일한(heterogenous) 고밀도 음영으로 보이며, 조영제 주입 후에는 점상의 고밀도(석회화) 병변과 희미한 대조 강화를 보인다. 급성 출혈이 동반된 경우는 고밀도의 출혈 음영이 뇌실질이나 뇌실내, 지주막 하강에 관찰된다.

③ MRI는 주변 골조직에 의한 인공 음영이 없다는 점과 시기별로 다양한 출혈 양상을 판별할 수 있어 제일 정확한 진단 도구이다. 대개 T2 강조영상에서 병변 주위에 특징적으로 혈철소(hemosiderin)가 침착된 저신호강도(low signal intensity)를 보인다. 즉, 중앙부에 그물 모양의 불균일한 신호강도와 이를 둘러 싼 저신호강도의 변연부가 특징적인 소견으로서, 마치 팝콘 모양의 병변(popcorn-like lesion)으로 보일 때가 많다.

(5) 조직학적 소견(histologic features)

육안적 소견은 암적색(dark red or purplish)의 주위와 경계가 분명한(well-circumscribed) 분엽상(lobulated)의 딸기 모양 병변(berry-like lesion)이며, 유소아에서는 대뇌

의 한 엽을 모두 침범하는 거대 병변으로 보이기도 한다.

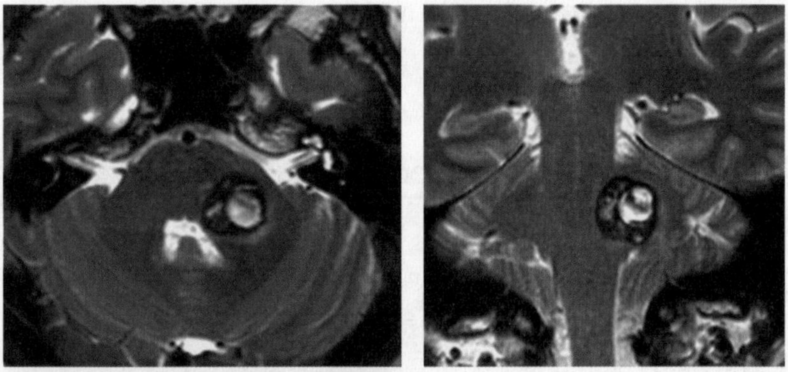

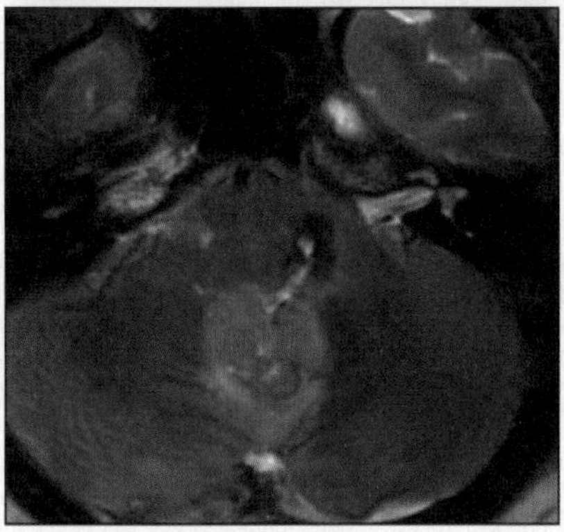

[그림 15-10] 해면상 혈관종의 MRI T2WI사진.
저신호 강도의 hemosiderin rim에 의해 둘러쌓인 팝콘 모양의 병변이 관찰된다(상단). 개두술 후 제 4 뇌실 바닥을 통해 혈관종을 제거하였다(하단).

(6) 치료(management)

해면상 혈관종은 동정맥 기형과는 달리 치명적인 출혈의 빈도가 적고 자연경과에 대해서는 아직 자세히 밝혀져 있지 않기 때문에 치료 방침에 있어서도 논란이 많다. 일단 증상이 발현된 경우에는 수술적 치료를 포함한 적극적인 치료의 대상이 된다.

① 보존적 치료(conservative management)

증상이 없이 우연히 발견되는 경우는 대부분 치료를 요하지 않으나, 6개월 내지 12개월 간격의 주기적 MRI 추적 검사와 함께 선별적인 접근을 요한다.

② 수술적 치료(surgical intervention)

수술적 절제술의 적응증(indications for surgical resection)

- 약물로 조절되지 않는 경련
- 증상을 일으키는 출혈 혹은 명백한 재출혈
- 병변의 압박으로 인한 진행성 신경 장애
- MRI 소견이 불분명하여 조직학적 진단이 필요한 경우 등

③ 방사선 치료(radiation therapy)

치료의 효과와 유용성에 대해서는 아직도 논란이 많고 방사선에 의한 합병증의 발생도 동정맥 기형(AVM) 보다 높은 편이다.

6 경동맥해면정맥동루(carotidcavernous fistulae, CCFs)

경동맥해면정맥동류는 경동맥과 해면정맥동 사이에 비정상적인 교통이 생겨 동맥혈이 직접 해면정맥동으로 유입되는 질환을 말한다.

임상증상과 치료법등에서 명확하게 다른 두 가지 형태가 있다

- 직접형경동맥해면정맥동루(direct CCFs) : 내경동맥에서 직접 해면정맥동으로 혈류가 유입하는 형태
- 경막형경동맥해면정맥동루(dural CCFs) : 내경동맥의 분지나 외경동맥의 분지를 통해서 해면정맥동으로 유입되는 형태

1 분류

경동맥해면정맥동루는 발병원인, 혈역학적(hemodynamics) 양상과 혈관조영상의 혈관구조등에 따라서 분류하고 있다. Barrow는 혈관조영상의 유입동맥 양상에 따라서 4가지(A, B, C와 D)형으로 분류하였는데, A형이 직접형이고 나머지 B, C, D형은 모두 경막형이다.

〈표 15-16〉 경동맥해면정맥동루의 분류

형태	유입동맥	혈류량	유형	병인
A	해면정맥동내 내경동맥	다량	직접형	외상, 동맥류
B	내경동맥 경막분지	저량	경막형	자발성
C	외경동맥 경막분지	저량	경막형	자발성
D	내 및 외경동맥 경막분지	저량	경막형	자발성

유입 혈류량에 따라 고혈류량(high flow)과 저혈류량(low flow)으로 구분하고 외상의 유무에 따라 외상성과 자발성으로도 나눈다. 고혈류량인 직접형은 외상이나 동맥류파열이 원인인 반면 저혈류량인 경막형은 대부분이 자발성이다

2 임상증상 및 징후

정맥 유출로가 상, 하안정맥 쪽이면 박동성안구돌출(pulsatile exphthalmos), 결막부종(chemosis) 등의 안구증상을 일으키고, 후방의 상, 하추대정맥쪽이면 주로 잡음(bruit)과 간혹 소뇌나 뇌간증상을, 상방의 대뇌피질정맥으로 역류하면 두통, 출혈 및 간질 등을 일으킬 수 있다.

증상의 빈도는 안구잡음, 박동성안구돌출, 결막부종, 안구운동장애, 두통 등의 순서로 많고 안정맥압상승과 안동맥의 steal등으로 망막의 허혈성 손상이 생기면 시력장애가 나타나며 이 때는 신속한 치료가 필요하다.

3 진단

- 임상증상
- 두개골단순촬영
- CT
- MRI와 MRA
- 뇌혈관조영술

경동맥해면정맥동을 확진하고 치료계획을 새우기 위해서는 뇌혈관조영검사는 항상 필요하다. 뇌혈관조영술은 동정맥루에 관여하는 유입동맥들의 확인, 루의 위치 및 혈류역동학적 변화와 부행혈로의 발달정도를 파악하기 위해서 좌우 내, 외경동맥과 척추동맥을 모두 검사해야 한다.

4 치료

중재적혈관내수술(仲裁的血管內手術, interventional endovascular surgery)이 일차적인 치료 방법이다. 개두술에 의한 직달수술은 혈관중재적치료가 불가능한 경우에만 사용한다.

(1) 중재적혈관내수술

해면정맥동에 접근하는 방법 : 경동맥(transarterial) 방법과 경정맥(transvenous) 방법
색전에 사용하는 물질 : 탈착식 풍선, 코일, 스텐트

(2) 직달수술법(direct surgery)

해면정맥동을 열고 근육편, glue등을 사용하여 해면정맥동을 폐쇄시키거나 루공을 막

는 수술방법으로서 해면정맥동내의 뇌신경 손상을 잘 동반하기 때문에 중재적혈관내수술이 실패하였을 때 사용할 수 있다.

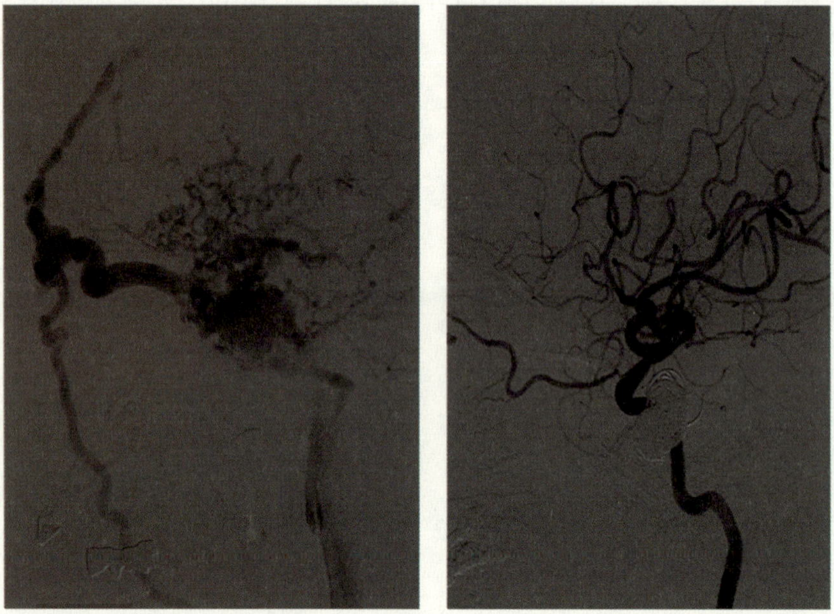

[그림 15-11] A형 경동맥-해면정맥동루의 예.
우측 안구돌출, 충혈 및 두개내 잡음을 호소하며 내원한 환자의 내경동맥조영상 손상된 내경동맥 벽을 통해 해면정맥동으로 혈액이 누출되어 상안정맥과 뇌의 실비안정맥으로 혈액이 역류하고 있다(좌). 뇌로의 역류가 심해 뇌출혈의 가능성을 없애기 위해 코일 색전술로 해면정맥동을 완전히 폐색하였다(우).

7 모야모야병

1 모야모야병의 진단 기준

① 모야모야병은 주로 대뇌에 공급하는 내경동맥이 대뇌 기저부 위치에서 양측성으로 협착 또는 폐쇄되는 만성 진행성 뇌혈관 질환이다.

② "모야모야"라는 말은 연기가 말려 올라가는 모습을 표현한 일본어이다.

③ 상기 진단적 기준에서 양측성이 아니고 일측성일 때는 불확정적 모야모야병(probable moyamoya disease)라고 정의한다.

④ 원인이 있거나 동반된 질환이 있을 때에는 모야모야 증후군(moyamoya syndrome)이라고 정의한다.

2 빈도, 병인

① 모야모야병은 극동 아시아(한국, 일본, 중국)에서 호발하며 유럽과 미 대륙에는 드물다.

② 남녀 성비는 1 : 1.6으로 여성에게 조금 많이 발생하며 10세 미만의 소아와 20, 30대의 성인에게 호발 한다.

③ 1994년 일본 후생성 발표에 의하면 유병율과 빈도는 인구 10만 명당 3.16 과 0.35명으로 발생한다고 하였으며 가족력이 있는 경우는 9%였다.

④ 모야모야 증후군의 원인은 매우 다양하다.

⑤ 병리학적으로는 동맥내피의 진행성 비후가 특징이다.

〈표 15-17〉 모야모야병을 동반하는 질환

- Neurofibromatosis
- Fibrous dysplasia
- Down's syndrome
- Radiation therapy
- Hypertension
- Collagen vascular disease
- Aneurysm, AVM
- Meningitis

3 임상증상 및 징후

① 모야모야병의 임상발현은 소아와 성인에서 큰 차이가 있다.

② 소아의 경우 주로 일과성 허혈발작의 형태로 나타나며, 이로 인한 신경학적 소견으로 상 하지의 일과성 마비가 대부분에서 나타나며 두통, 언어장애, 의식장애, 감각장애 등도 나타난다. 이러한 증상들은 특히 환아가 라면이나 국과 같이 뜨겁거나 매운 음식을 먹을 때 많이 나타나며 그밖에 울거나 심하게 야단맞고 나서, 심한 운동을 하거나 또는 피리, 풍선 등을 불고 나서 많이 발생한다.

③ 성인에서는 뇌출혈이 흔하며 대개 기저핵, 시상, 뇌실 출혈로 나타나고 증상으로 두통, 의식장애와 출혈부위에 따른 국소적 신경장애가 초래될 수 있다.

4 진단

① 임상 증상에 의한 진단이 가장 중요하다.

② 영상학적 진단으로서는 CT, MRI, MR angiography, cerebral angiography가 이용된다.

③ MRI 소견 : 뇌 기저부에서 양측의 내경동맥 또는 전대뇌동맥, 중대뇌동맥의 굵기가 차이가 있거나, 폐쇄되어 있는 모습이 관찰될 수 있고, 주행이 끊겨 있는 모습도 관찰할 수 있다. 경우에 따라서는 대뇌피질의 여러 부위에서 뇌경색이 많이 관찰되기도 하며, 뇌 기저핵 부위에서 비정상적인 모야모야 혈관의 발달로 여러 개의 작은 구멍의 저신호 강도의 병변을 관찰할 수 있는 것이 특징적인 소견이다.

〈표 15-18〉 혈관조영술에 의한 모야모야병의 분류(Suzuki & Takaku, 1969)

Stage I	Narrowing of carotid fork. Only the carotid fork stenosis is observed.
Stage II	Initiation of basal moyamoya. All the main cerebral arteries are dilated
Stage III	Intensification of moyamoya. Remarkable moyamoya vessels at the base of the brain. The defection of the MCA and ACA is observed.
Stage IV	Minimization of moyamoya. The defection of PCA is observed.
Stage V	Reduction of moyamoya. All the main cerebral arteries missing.
Stage VI	Disappearance of moyamoya. Cerebral blood flow supplied only from ECA.

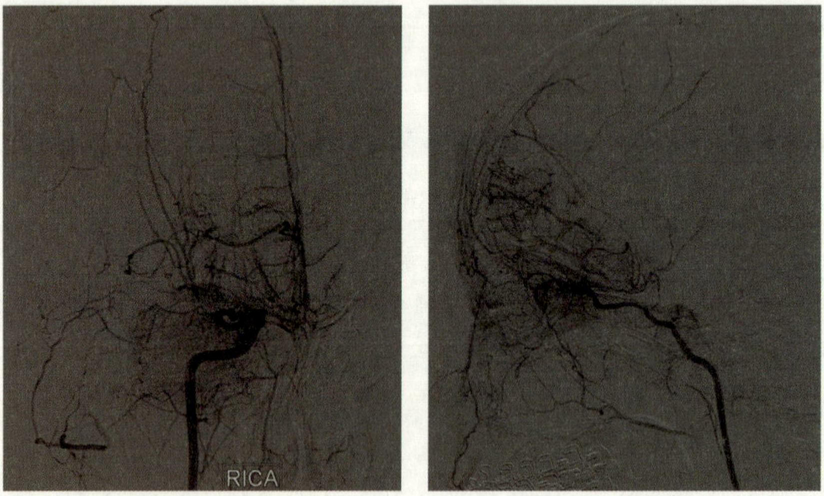

[그림 15-12] 모야모야병의 DSA사진.
우측 내경동맥의 말단부, 중대뇌동맥 및 전대뇌동맥의 근위부가 서서히 폐색되면서 매우 가는 모야모야 혈관이 뇌기저부에 발달하고 있다.

④ 최근에는 MR angiography의 개발로 비침습적인 방법으로도 진단과 추적검사에 많은 도움을 받고 있다.

⑤ 뇌혈관조영술 : 모야모야병은 뇌혈관 조영술을 통하여 확진한다.

5 치료

① 수술적 치료가 유일한 치료방법으로 크게 세 종류로 대별되는데 직접 혈관문합술(direct revascularization), 간접 혈관문합술(indirect revascularization), 그리고 병합 혈관문합술(combined revascularization)이 있다.

② 간접 혈관문합술은 수술적 조작이 간단하고 환자에게 수술로 인한 부담이 적으며, 이에 따른 치료성적도 좋게 보고되고 있다.

③ 수술 후 소아기 모야모야병의 증상 호전은 허혈성 발작에 의한 증상이 가장 두드러지며, 수술 전에 발생한 영구적 신경손상이나 심한 지능장애도 최소한 더 이상의 악화는 예방된다.

④ 성인의 경우에는 수술 후 출혈의 빈도가 훨씬 줄어든다는 보고가 많다.

〈표 15-19〉 모야모야병의 수술적 치료법

1. Direct revascularization
   STA-MCA, OA-MCA, OA-PCA
2. Indirect revascularization
   Encephalomyosynangiosis(EMS), Encephaloduroarteriosynangiosis(EDAS), Encephalomyoaretriosynangiosis(EMAS), Encephaloduroarteriomyosynangiosis(EDAMS), ribbon EDAS, burr holes, omental transposition
3. Combined revascularization
   direct + indirect, multiple indirect

8 뇌혈관내 수술(endovascular surgery)의 소개

1 개요

(1) 정의

뇌혈관내 수술은 혈관을 통해 미세도관(microcatheter)을 병변에 삽입한 뒤 치료를 목

적으로 약물이나 색전 물질을 주입하는 경피적 시술(percutaneous procedure)

(2) 대상

뇌혈관 질환 및 척수혈관 질환

2 시술 방법

- 원격수술(remote surgery)에 가깝다.
- 수술에 사용되는 도구 : 혈관조영기, 도관(catheter) 및 미세철선(microwire), 색전 물질
- 이 세 가지 요소를 얼마나 정교하고 조화롭게 사용하느냐에 달려있다.
- 수술자의 경험이 매우 중요한 요소이다.

(1) 병변으로의 접근

- 가장 흔히 사용되는 방법은 대퇴동맥(femoral artery)
- 내경동맥을 직접 천자, 수술적 방법으로 추골 동맥 등을 직접 노출
- 정맥 : 대퇴정맥이나 상안정맥(superior ophthalmic vein)

① 혈관조영기(Angiography machine)

- 혈관내 수술의 가장 기본적인 장비
- 해상도(resolution)가 뛰어나야 함.
- 길잡이(roadmap)기능이 있어야 한다.
- 복면(biplane)혈관조영기 : 다양한 각도에서 관찰하고 방사선량과 조영제 투여량을 줄임.
- 디지탈감산(Digital subtraction)기능
- 최근 3차원 혈관조영을 할 수 있는 기술이 개발되어 병변의 해부학적 구조를 입체적으로 파악하는데 도움을 주고 있다.

② 길잡이 도관(Guiding catheter) 및 미세도관(Microcatheter)

- 길잡이 도관 : 동맥 천자부위부터 경부 동맥에 걸쳐 놓이게 되며 이 도관을 통해 투시기(fluoroscopy)로 매번 확인하지 않고도 미세도관(microcatheter)을 경부까지 이동
- 수술 중간 중간에 혈관조영상 및 길잡이영상을 얻을 수 있다.
- 헤파린이 첨가된 생리식염수를 일정한 속도와 압력으로 관류-혈전색전증(thromboembolism)을 예방
- 혈관모양에 따라 선택(selection)이 용이하도록 첨단부(tip)의 모양을 적절히 변형

(shaping)시킨 길잡이철사(guidewire)를 따라 병변까지 이동.

(2) Anticoagulation

① 혈전 색전증은 가장 흔한 합병증이며 이를 예방하여야 안전한 시술이 될 수 있다.
② 도관과 철사는 혈관내막의 손상을 최소화 할 수 있도록 표면에는 친수성 막이 입혀져 있다
③ 부드럽고 정확하게 조작하는 것이 무엇보다 중요.
④ 혈전예방 : 헤파린(heparin)이 첨가된 생리 식염수를 도관을 통해 계속 관류(flushing)
⑤ 필요한 경우 헤파린이나 항혈소판제를 직접 정맥 주사하여 항응고를(anticoagulation) 유도하며 수술 후 일정 기간 혈전 용해제를 사용할 수 있다.
⑥ 동맥에 접근하기 위해 삽입된 유도관(introducer)은 특별한 이유가 없는 한 시술이 끝난 후 바로 제거한다.
⑦ 동맥천자부위에 혈종이 생기지 않게 지혈 후 일정시간 잘 관찰하여야 한다.

3 뇌혈관내수술의 대상 질환과 색전용 물질

이상적인 색전용물질은 비생체분해성(nonbiodegradable), 비독성(nontoxic), 비돌연변이성(nonmutagenic)의 성질을 갖추어야 한다.

(1) 뇌동맥류(Cerebral aneurysm)

① 분리형 백금코일(Guglielmi Detachable Coil,GDC)이 1991년 개발된 이후 주로 사용되고 있다. 전기분해를 이용하여 코일을 분리한다.
② 최근에는 나사처럼 분리시키거나 수압을 이용하여 코일을 분리시키는 방법도 사용되고 있다.
③ 코일이 동맥류에 삽입되면 혈류 정체(stasis)를 일으켜 혈전 형성을 유도하고 혈전이 기질화되면 동맥류가 치료되게 된다.
④ 동맥류의 경부가 넓거나 모혈관을 보호해야 할 경우 풍선이나 스텐트의 도움을 받아 코일을 삽입하기도 한다.

(2) 뇌동정맥 기형(Cerebral arteriovenous malformation)

① 혈관내 수술의 치료목표는 기형핵과 영양동맥에 색전물질을 주입하여 혈류를 차단하는 것이다.
② 색전물질로는 용액성과 입자성 물질이 있다.
③ 용액성 물질은 단량체(monomer) 물질이 혈액 같은 이온성 용액에 노출되면 복합

체화(polymerization)되면서 단단하게 굳은 성질을 이용하는 것으로 NBCA(N-butyl cyanoacrylate)가 대표적이며 방사선 투과성과 복합체화 도는 시간의 조절, 점도를 줄여주기 위하여 Lipiodol, Pantopaque, glacial acetic acid, tantalum, bismuth, tungsten 등을 섞어 사용한다.

④ 입자성 물질은 Polyvinyl alcohol을 주로 사용하며 45-288 micron의 다양한 입자를 기형핵 내에 주입하여 혈류를 차단한다.

⑤ 화학적 색전을 일으키는 경화제(sclerosing agent)로 ethanol과 ethalnolamine oleate, Premarin등이 있다.

⑥ 색전 물질이 정맥으로 빠져나가거나 영양 동맥의 근위부만 막아서 치료에 실패하는 일이 없도록 조절을 잘하면서 시행하여야 한다.

(3) 뇌동정맥루 및 내경동맥-해면정맥동류

① 동정맥루는 크기가 크고 혈류가 빠르므로 여러 가지 코일을 이용하여 혈류속도를 감소시킨 뒤 용액성 물질 또는 입자성 물질을 주입한다.

② 내경동맥-해면정맥동루는 분리형 풍선이나 분리형 코일을 이용하여 동정맥루를 정맥 쪽에서 막는다.

(4) 혈관협착(Arterial stenosis)

① 풍선이나 스텐트를 삽입하는 혈관성형술을 시행한다.

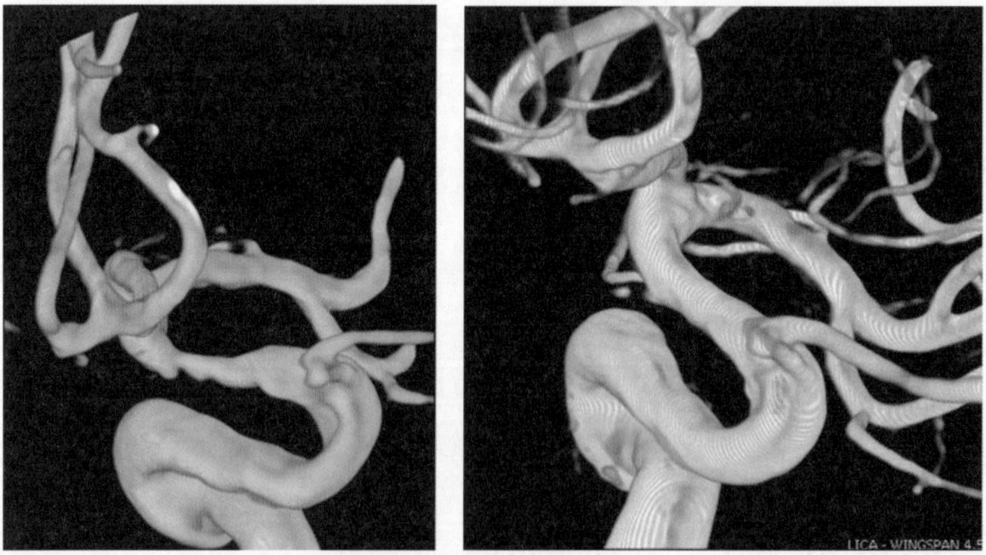

[그림 15-13] 내경동맥 협착의 스텐트 시술 전(좌), 후(우) 사진.
스텐트 시술 후 내경동맥이 성공적으로 확장되었다.

② 내경동맥협착에 많이 사용된다.

③ 두개강내 혈관의 혈관성형술에는 풍선이나 스텐트가 두개강내 혈관을 주행할 때 혈관내막을 손상시키거나 파열시킬 위험이 있다.

(5) 급성뇌경색

① urokinase 및 r-tPA를 막힌 혈관내로 직접 주입한다.

② 최근 abcoximab과 같은 항 혈소판제제도 실험적으로 사용되어 좋은 결과를 보고하고 있다.

●●● 참고문헌

1. 대한신경외과학회, 학생과 전공의를 위한 교과서 신경외과학. 제3판, 중앙문화사, 2005.
2. Adams HP, Jr., del Zoppo G, Alberts MJ, Bhatt DL, Brass L, Furlan A, et al: Guidelines for the early management of adults with ischemic stroke: a guideline from the American Heart Association/American Stroke Association Stroke Council, Clinical Cardiology Council, Cardiovascular Radiology and Intervention Council, and the Atherosclerotic Peripheral Vascular Disease and Quality of Care Outcomes in Research Interdisciplinary Working Groups: the American Academy of Neurology affirms the value of this guideline as an educational tool for neurologists. Stroke 38:1655-1711, 2007.
3. Broderick J, Connolly S, Feldmann E, Hanley D, Kase C, Krieger D, et al: Guidelines for the management of spontaneous intracerebral hemorrhage in adults: 2007 update: a guideline from the American Heart Association/American Stroke Association Stroke Council, High Blood Pressure Research Council, and the Quality of Care and Outcomes in Research Interdisciplinary Working Group. Stroke 38:2001-2023, 2007.
4. Derdeyn CP, Barr JD, Berenstein A, Connors JJ, Dion JE, Duckwiler GR, Higashida RT, Strother CM, Tomsick TA, Turski P: The International Subarachnoid Aneurysm Trial(ISAT): a position statement from the Executive Committee of the American Society of Interventional and Therapeutic Neuroradiology and the American Society of Neuroradiology AJNR Am J Neuroradiol. 24:1404-1408, 2003.
5. Guidelines for management of ischaemic stroke and transient ischaemic attack 2008. Cerebrovasc Dis 25:457-507, 2008.
6. Kanaya H KK: Development in neurosurgical approaches to hypertensive intracerebral hemorrahge in Japan., in Kaufman H(ed): Intracerebral Hematomas New York: Raven Press, 1992, pp. 197-210.

제 16 장

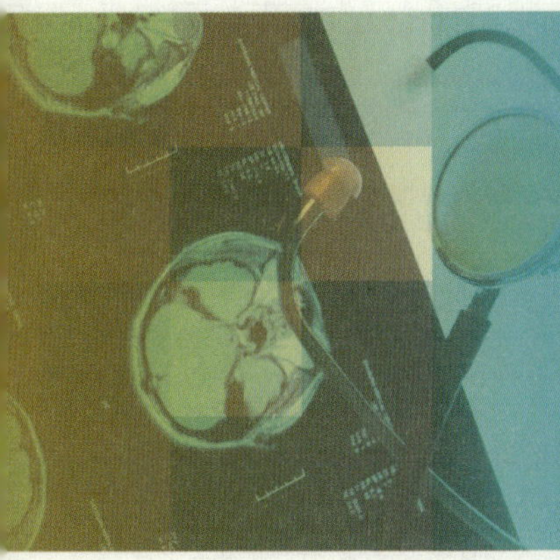

두부외상
Head Trauma

신동성 · 김범태 · 이경석

학습목적

실제 일상생활에서 자주 만나게 되는 두부외상과 척추외상 및 말초신경 손상 환자의 증상과 진찰요령을 이해하여 응급 진료를 할 수 있도록 한다.

학습목표

1. 신경계 외상의 생체역학과 병태생리를 이해한다.
2. 두부외상 후 뇌기능장애가 나타나는 기전을 설명할 수 있다.
3. 신경계 손상의 과정을 이해한다.
4. 두부외상 환자의 일반적인 관리원칙을 병태생리와 연관시켜 이해해야 한다.
5. 두부외상의 응급 진단과 처치 요령을 습득한다.

1 두부외상의 분류

1 기전에 따른 분류

두부 손상 시 머리에 가해지는 대부분의 힘은 정적인 힘(static force)과 동적인 힘(dynamic force)로 나눠지는데, 대부분의 두부 외상은 동적인 힘에 의해서 발생하게 되고, 충돌(impact)과 충동(impulse)의 두 가지 동적인 힘 중에서 충돌이 주된 기전이다. 충돌기전에 의하여 발생하는 현상은 접촉현상(contact phenomenon)과 관성효과(inertial effect)로써, 이중 접촉현상으로 인해 두피손상, 두개골손상, 두개강내 국소손상이 나타나게 되고 관성효과로 인해 가속(acceleration)이 발생하여 미만성 손상 등을 일으키게 된다.

2 손상 정도에 따른 분류

뇌 손상의 정도를 측정 및 표기하기 위한 방법은 여러 가지가 있지만 각각 장,단점이 존재한다. 가장 보편적으로 쓰이는 방법은 글라스고우 혼수계수를 이용하여 뇌 손상에 따른 환자의 의식 상태를 수치화하여 손상 정도를 측정하는 것이다. 글라스고우 혼수계수는 최고 15점에서 최저 3점으로 구성되며, 개안반응(eye opening), 언어반응(verbal response), 운동반응(motor response)으로 구성이 된다. 두부외상 환자에서 글라스고우 혼수계수가 15점일 경우에 경미한 외상으로 분류할 수 있고, 그 외에 경도 외상의 경우 13~15점, 중등도 외상의 경우 9~12점, 중증도 외상의 경우 3~8점, 치명적 외상의 경우 3점으로 구분된다.

〈표 16-1〉 글라스고우 혼수계수

	개안반응	언어반응	운동반응
1	반응없음	반응없음	반응없음
2	통증에 눈뜸	이해할 수 없는 소리	통증자극에 비정상적 신전반응
3	소리에 눈뜸	부적절한 단어를 말함	통증자극에 비정상적 굴곡반응
4	자발적으로 눈뜸	혼란된 언어	통증자극에 회피 반응
5		자연스러운 언어	통증자극에 국재성 반응
6			명령에 따름

3 형태에 따른 분류

(1) 두피손상

두피부위의 손상은 두피열상(laceration)이나 두피 염제(avulsion)등이 있으며, 열이나 전기, 화학약품, 방사능 등에 의한 물리, 화학적 손상이 있다.

(2) 두개골골절

두개골의 골절은 주로 외부의 힘이 두개골에 접촉하면서 발생하며, 접촉면의 크기나 가해지는 힘의 크기, 종류에 따라 여러 가지 형태의 골절을 형성한다. 두개골 천공(그림 16-1)은 두개골로 가해지는 힘과 접촉하는 면이 아주 작고 그 힘이 매우 큰 경우에 발생하며, 함몰골절(그림 16-2)은 두개골로 가해지는 힘과 그 접촉면이 작은 경우에 발생하며, 선상골절(그림 16-3)은 두개골에 가해지는 힘과 그 접촉면이 중간 정도인 경우에 발생하는데, 선상골절의 발생기전의 경우, 두개골은 누르는 힘에는 강하고 당기는 힘에는 약한 성질에 의해 발생하게 된다. 두개골에 힘이 가해지면 외판은 누르는 힘이 걸리고, 내판은 당기는 힘이 걸리게 되는데, 이때 내판에 걸린 당기는 힘에 의해 내판 골절이 발행하고 두개골을 가장 약한 부위를 따라 골절 선이 확장되게 된다.

두개저 골절(그림 16-4)은 주로 주로 후두골이나 유양돌기(mastoid process)에 가해진 접촉현상 또는 원격접촉현상에 의해 발생하며, 뇌척수액루의 발생으로 인한 감염이나 두개저를 지나는 뇌혈관의 손상으로 인한 가성동맥류 형성 등의 합병증을 초래할 수 있다.

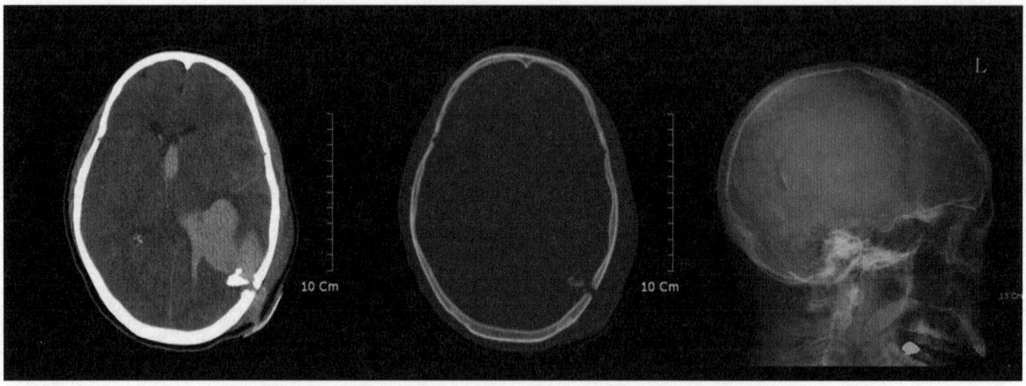

[그림 16-1] 두개골 천공 및 외상성 뇌내 출혈과 뇌실내 출혈로 내원한 환자의 사진. 사다리에서 떨어져 땅바닥에 있던 날카로운 물건에 머리를 찔려 발생한 와상이다. 단순 방사선 사진상에서 두개골의 천공이 관찰되며 이물질이 뇌실질을 지나 뇌실까지 진입되어 출혈이 야기 되었다.

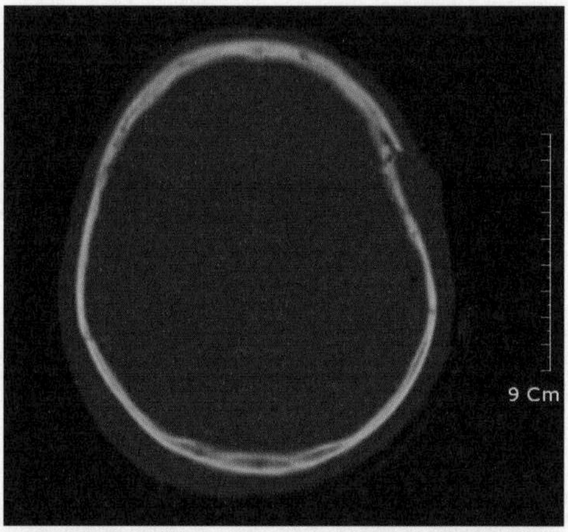

[그림 16-2] 함몰골절. 두개골이 판형으로 골절되어 함몰된 것이 관찰된다.

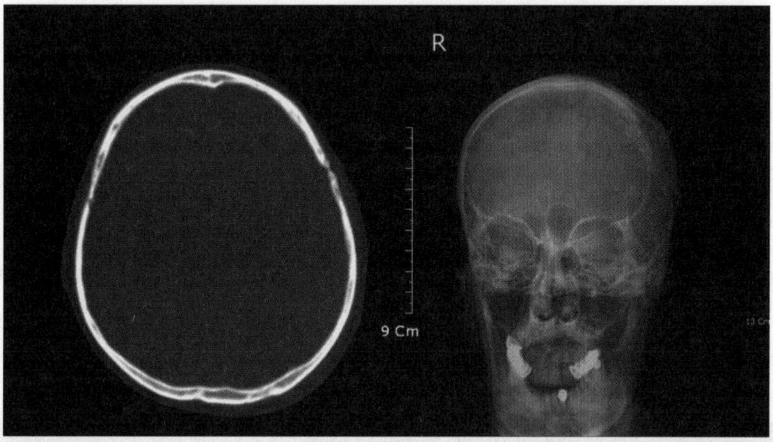

[그림 16-3] 선상골절은 단순 방사선 촬영상 두개골에 날카로운 검은색 선이 지나가는 것처럼 관찰된다. 두부 CT상에서도 골우선 영상(bone setting)으로 관찰하면 골절선을 확인할 수 있다.

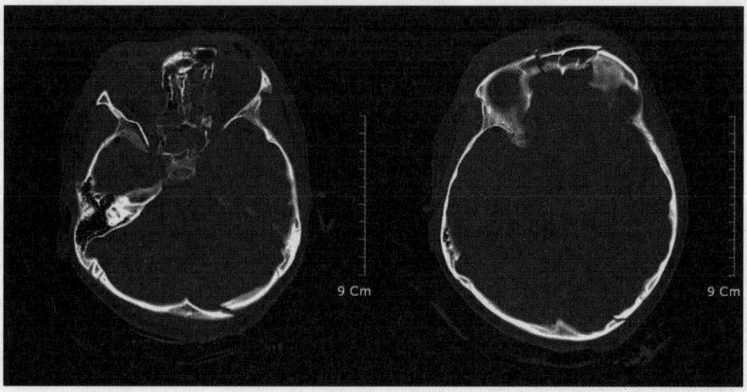

[그림 16-4] 두개저 골절은 단순 방사선 사잔으로는 관찰하기가 어려우며 두부CT에서 두개저골절이 관찰된다. 출혈이 동반된 경우 접형동이나 사골동, 전두동에 출혈이 같이 관찰되기도 한다.

(3) 두개강내 병변

두부외상으로 인하여 두개강내 발생할 수 있는 병변은 국소손상 병변과 미만성 손상 병변이 있다. 국소손상에 의하여 두개강내 혈종(intracranial hematoma)이 발생할 수 있으며, 두개강내 혈종의 경우 발생기전과 위치 등에 따라 분류가 가능하다. 경막외 혈종(epidural hematoma)의 경우 접촉현상으로 인한 골절이나 경막 혈관 손상이 원인이 되며, 주로 중경막 혈관(middle meningeal vessel)이 손상되어 발생한다(그림 16-5). 단순 경막외 혈종의 경우 적절한 치료(내과적 또는 외과적)를 시행할 경우 사망률이 낮고 회복률이 높다.

경막하 혈종(subdural hematoma)의 경우에는 감속손상으로 인한 교정맥(bridge vein), 피질혈관(cortical vessel)의 파열이나 뇌 피질의 파열이 원인이 주된 원인이며, 손상기전상 뇌내 혈종 등의 동반손상이 있는 경우가 많고, 동반손상 등으로 인하여 사망률이 높다(그림 16-6). 이 때문에 일차적인 경막하 혈종 자체보다 동반손상이나 이차손상유무 및 정도가 환자의 예후에 매우 중요하다. 경막하 혈종은 발생시기 및 내막형성시기로 급성(3일 이내)과 아급성(3주 이내), 만성(3주 이후)으로 분류한다(그림 16-7).

경막하 수종(subdural hygroma)은 경막하강에 무색이나 황색 또는 혈성의 액체가 고이는 것을 말한다. 발생기전은 확실하지는 않으나 외상으로 인한 지주막 파열 이후에 지주막강에 뇌척수액이 뇌의 박동에 따라 유입되고 파열된 지주막이 one-way valve 역할을 하여 발생하는 것으로 알려져 있다. 대부분 증상이 없지만 뇌 압박시에는 의식감소나

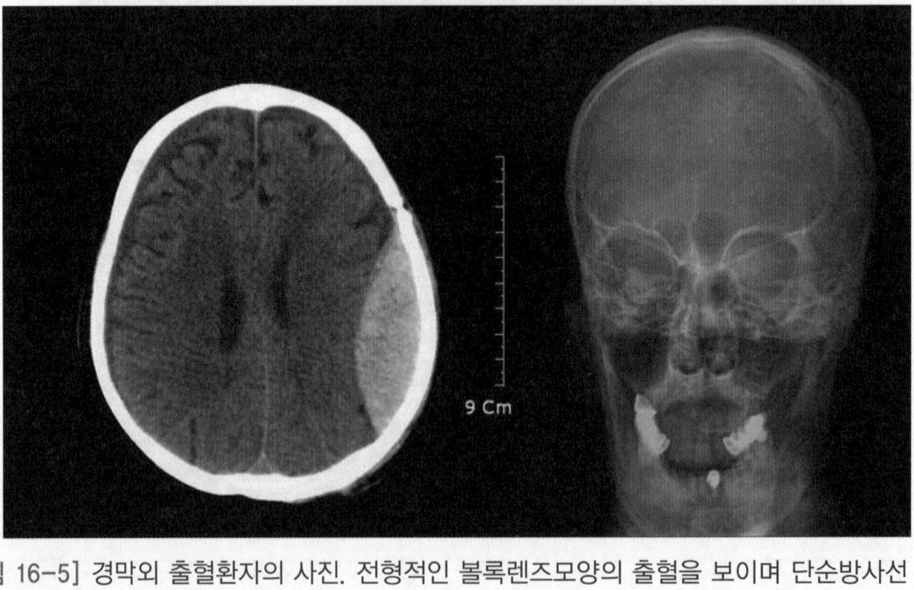

[그림 16-5] 경막외 출혈환자의 사진. 전형적인 볼록렌즈모양의 출혈을 보이며 단순방사선 사진상 두개골 골절이 동반되어 있다.

운동마비 등의 증상을 보일 수 있으며 증상이 있는 경우 수술적 치료가 필요하다. 뇌내 혈종(intracerebral hematoma)의 경우에는 심부조직의 혈관파열에 의해 발생하며 대부분 뇌 좌상(contusion)이 동반된다(그림 16-8).

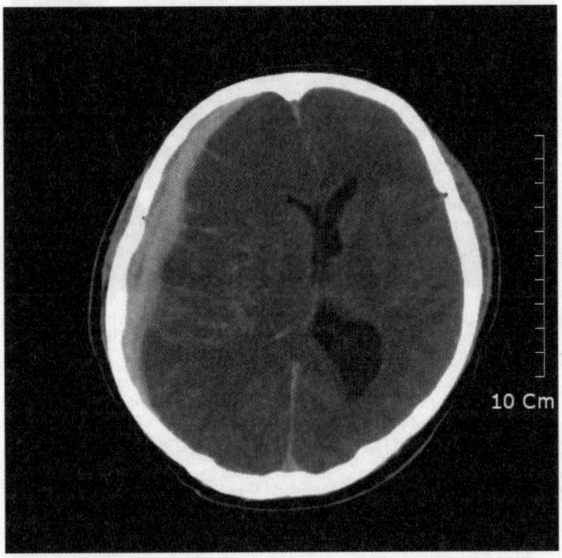

[그림 16-6] 경막하 출혈의 환자사진. 전형적인 초승달 모양의 혈종이 보이며 종괴 병소로 인하여 뇌실질이 반대편으로 이동되어 있는 것이 관찰된다.

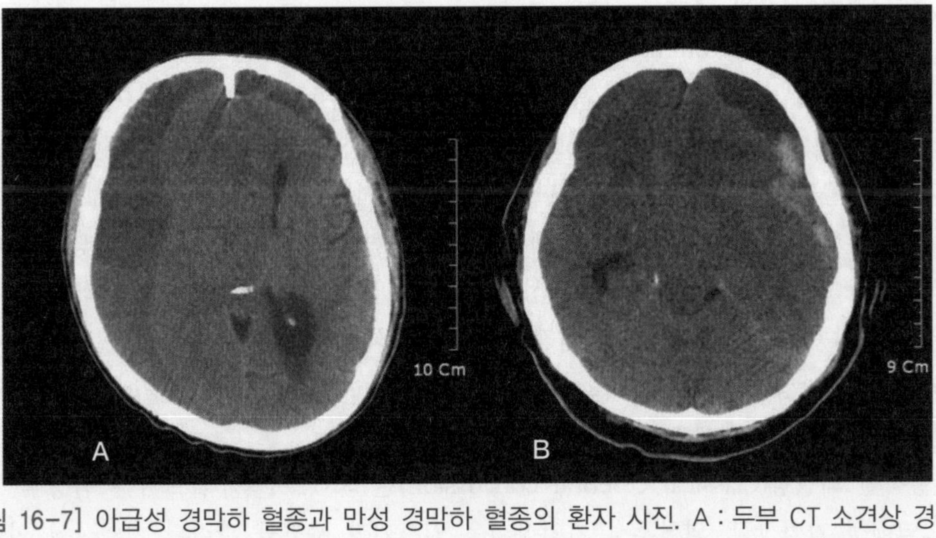

[그림 16-7] 아급성 경막하 혈종과 만성 경막하 혈종의 환자 사진. A : 두부 CT 소견상 경막하 공간에 뇌척수액보다는 강도(density)가 세고, 뇌실질과 비슷한 강도를 보이는 만성 경막하 출혈이 관찰되며, fluid–fluid level이 관찰된다. B : 만성 경막하 혈종과 함께 만성 혈종보다는 강도가 세고 급성기 혈종보다는 강도가 약한 아급성기의 경막하 출혈이 같이 존재하고 있다.

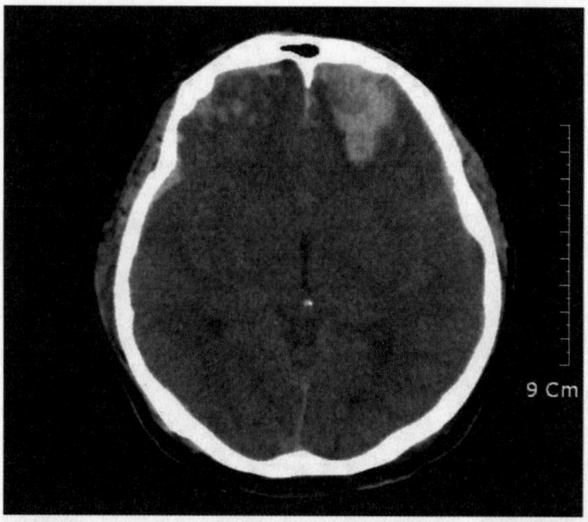

[그림 16-8] 외상성 뇌내 출혈환자의 부두CT사진 왼쪽 전두엽의 뇌내출혈과 함께 오른쪽 전두엽으로 뇌좌상(contusion)이 동반되어 있다.

외상성 뇌 지주막하출혈(traumatic subarachnoid hemorrhage)은 두부외상에 있어서 그 빈도가 높으나 출혈량이 적은 경우 임상적인 유의성은 떨어진다. 주로 뇌 피질 위의 작은 혈관파열에 의해 발생하며 두통이나 경부강직 등의 증상을 보인다. 뇌 지주막하출혈이 임상적으로 중요한 의미를 갖는 경우도 있는데 뇌 기저조(basal cistern)나 뇌내 출혈이 있을 경우에는 기존의 동맥류가 두부 외상 시 파열되었을 가능성이 있기 때문에 뇌혈관 조영술이 필요한 경우가 있다.

외상성 뇌실내 출혈(traumatic intraventicular hemorrhage)은 대부분 다른 두개강내 병변을 동반하며, 순수한 뇌실내 출혈만을 나타내는 경우는 드물다(그림 16-1). 수두증이 동반된 경우 천공술(burr hole trephination)을 시행하거나 단락술을 시행하기도 한다. 예후는 사망률이 35~76%에 이를 정도로 매우 불량하다.

미만성 손상은 주로 영상검사상 두개강내 국소병변을 보이지 않는 두부손상을 의미한다. 뇌진탕(cerebral concussion)은 관성력에 의해 발생하며 뇌의 구조적 변화가 없는 뇌의 일과성 기능 부전을 초래한다. 뇌진탕환자가 의식소실을 일으키는 것은 뇌간의 이동에 의한 상행 망상 활성계(ascending reticular activating system, ARS)의 기능소실에 의해 발생하는 것으로 의식소실은 일시적이고 가역적이다.

전형적인 뇌진탕(Classical cerebral concussion)은 의식소실을 일으키는 외상후 상태이며 역행성 기억상실, 외상후성 기억상실을 일으키고 사고와 관련된 기억상실 외에는 후유증이 없는 것이 특징이다. 미만성 축삭 손상(diffuse axonal injury : DAI)은 뇌 CT 소견상 혼수의 원인 병소가 없으나 임상적으로는 혼수상태가 6시간이상 지속되는 상태를 말하며 특징적으로 CT 소견상 뇌량이나 대뇌, 기저핵, 뇌실 주위, 상소뇌각 등의 점상 출혈이 동반되는 경우가 있다(그림 16-9).

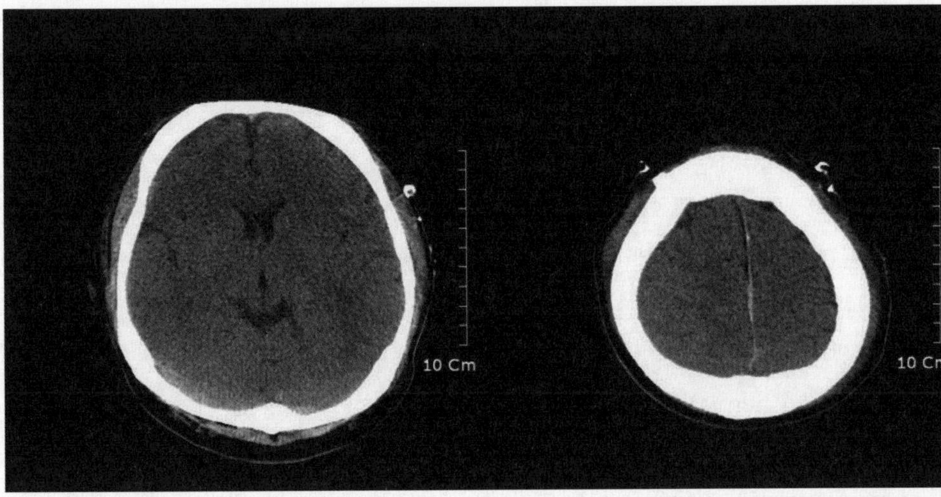

[그림 16-9] 미만성 뇌 축삭손상 환자의 두부CT 사진. 내원 당시 반혼수의 의식상태를 보였으나 두부CT 소견상 환자의 의식저하를 설명할 수 있는 두개강내 병변은 관찰되지 않으며, 뇌겸(falx cerebri) 주변에 적은 량의 경막하 출혈만이 관찰된다.

4 발생시기에 따른 분류

뇌 손상의 과정 중 외부에서 가해지는 힘에 의해 두부가 받는 충격으로 인해 두피, 두개골 및 뇌에 발생하는 일차손상과 일차손상에 이어 병태생리학적 과정의 결과로 이차손상이 발생하게 된다. 이차손상은 전신요인 및 두개강내 요인에 의해 발생하게 되며, 전신요인은 저산소증, 저혈압, 고 탄산증, 고 체온 등으로 이러한 전신 상태로 인하여 뇌 혈류감소나 뇌 허혈 상태를 악화시킬 수 있다.두개강내 요인은 여러 가지가 존재하며 두개강내압상승(increased intracranial pressure, IICP), 뇌 종창(Cerebral swelling), 뇌 탈출(cerebral hernia)등이 있다.

두개강내압상승(increased intracranial pressure, IICP)은 두부 외상으로 인해 두개강내 종괴 병소가 있을 경우 거의 대부분에서 발생하며, 특히 중증 두부손상 환자의 70%이상에서 발견이 된다. 두개강내압상승의 원인은 Monro-kelie 학설로 설명이 된다. 두개강은 단단한 뼈 조직으로 형성이 되어 있고, 그 안의 용적은 정해져 있으며, 두개강내 용적을 차지하고 있는 조직은 뇌 실질과 뇌척수액, 그리고 혈액으로 구성이 된다. 일반적으로 뇌 실질 자체의 용적은 감소될 수가 없기 때문에 두개강내압이 상승할 경우 혈액과 뇌척수액의 완충(이동)으로 초기압력증가를 보상할 수 있으나, 보상의 한계치를 넘어 보상부전의 상태가 될 경우에는 혈종이나 부종 같은 뇌의 부피를 조금만 증가시키는 상황이 와

도 두개강내압이 급격히 증가할 수 있다.

뇌 종창(Cerebral swelling)은 뇌 부종(brain swelling)과 뇌 과혈(hyperemia)가 원인이다. 뇌 부종은 뇌세포의 수분증가로 발생하며 발생기전에 따라 혈관성, 세포독성, 정수성, 삼투압성으로 구분한다. 혈관성 뇌 부종은 주로 뇌 좌상주변부에 발생하며 세포외액의 증가하는 것이 특징이다. 세포독성 뇌 부종은 대표적으로 뇌의 허혈성 손상 시 발생하며 세포내액의 증가하는 것이 특징이다. 정수성 뇌 부종은 혈종 제거 후 증가된 관류압과 손상된 자동 조절능에 의해 발생하며 세포외액이 증가하나 단백질은 낮다. 삼투압성 뇌 부종은 저 나트륨 혈증에 의한 삼투압감소에 의해 발생하며 세포내액이 증가한다. 뇌 과혈은 뇌혈관의 팽창으로 인해 혈류량 증가가 발생하고 이로 인해 뇌 대사요구량이 증가하여 발생한다.

뇌 탈출(cerebral hernia)은 두개강내압 상승을 보상하는 작용이 실패할 경우 나타나며 압력이 높은 곳에서 낮은 곳으로 뇌를 전위(brain shift)시켜 발생한다. 이는 정중탈출(midline herniation)과 천막탈출(tentorial herniation)으로 구분된다 정중탈출은 두개강내 종괴 병소가 한쪽에 발생할 때 중앙부위의 구조물이 반대쪽으로 이동되는 현상이다. 천막탈출은 다시 구회탈출(uncal herniation)과 중뇌개 탈출(tectal herniation), 중앙탈출(central herniation), 편도탈출(cerebellar tonsil herniation)으로 구분되며, 측방 구회탈출은 구회와 해마회전(hippocampus)내측이 천막과 중뇌 사이로 탈출하여 발생하여 병소쪽의 대뇌각, 동안신경, 후대뇌동맥의 압박이 일어나고 동측 동공산대와 반대측 측마비, 반맹을 보인다. 중뇌개 탈출은 전두엽, 후두엽, 양측 대뇌 반구에 병변이 있는 경우에 관찰되며 측두엽 내측 구조물이 후방이나 양측방으로 전위되어 사구판(quadrigeminal plate)을 압박하므로 상부응시마비(Parinaud 증후군)를 보인다. 중앙탈출은 가장 생명에 위협을 주는 탈출로서 혼수와 제뇌 경직자세를 보인다. 뇌간 전체가 대 후두공으로 하방이동되어 발생하며. 뇌 기저부 동맥의 내측 전공동맥들이 당겨지거나 찢어져 뇌간 허혈이나 출혈을 초래기도 한다. 편도 탈출은 소뇌편도가 대 후두공으로 탈출되어 발생하며 대조를 폐쇄하고 연수를 압박하여 급성 무호흡증 및 사망을 초래할 수 있다.

2 두부외상 환자의 진단

1 신경학적 검사

두부 외상환자의 상태를 파악하기 위해 가장 중요한 것은 신경학적 검사를 통하여 환자의 의식 상태를 확인하고 추후 검사 및 치료계획을 수립하는 것이다. 그 중에서도 의식수준의 검사는 두부외상 진단의 가장 중요한 소견으로 뇌의 손상 정도에 따라 환자의 장애 정도 및 예후가 다르므로 의식 상태는 두부 손상에 있어 가장 예민하고 중요한 검사이다.

의식의 정도는 여러 가지 방법으로 분류되나 주로 사용되는 분류 중 하나는 Dejong에 의한 분류로써 환자의 의식을 청명(alert), 기면(drowsy), 혼미(stupor), 반혼수(semicoma), 혼수(coma)의 5단계로 구분하고 각각의 의식을 정의하여 분류하였다. 각각의 의식상태에 대한 정의를 보면 의식이 깨끗하고 정상적인 상태가 청명이고, 정상적인 의식상태에 가까우며 소리를 지르면 눈을 떴다가도 가만 있으면 다시 잠드는 상태를 기면 이라 하였고, 혼미는 외부 자극에 눈을 감거나 간단한 행동을 보이는 상태를 의미하고, 반혼수는 강한 자극에 최소한의 반응만을 보이는 상태를 의미하며, 혼수는 외부 자극에 대한 반응이 전혀 없는 상태를 의미한다. Dejong의 분류는 의식상태에 따른 환자의 상태를 5단계로 간단히 분류할 수 있는 장점이 있으나, 환자를 분류하는 기준이 적용하는 사람마다 다를 수 있고, 주관적인 검사라는 단점이 있다. 그 외에 현재 신경외과 분야에서 많이 쓰이는 글라스고우 혼수 계수가 있으며, 1974년 만들어진 이후 현재까지 널리 사용되고 있다. 개안 반응(eye opening)과 언어 반응(verbal response), 운동 반응(motor response)를 측정하며 각각의 반응을 점수화 하여 총합으로 환자의 의식을 측정하도록 되어 있다. 최고점 15점부터 최저점 3점까지의 측정범위가 있고, 이는 환자의 의식을 점수화하여 객관적인 검사가 가능하고 검사의 방법이 단순하여 익히기 쉬운 장점이 있다.

초기 두부외상환자에서 동공반사를 확인하는 뇌기능 장애가 외상에 의한 구조적 이상에 의한 것인지 아니면 대사이상에 의한 것인지를 판단하는데 매우 중요하다. 보통 정상 동공의 크기는 3~5mm 사이로 동공의 부동증(anisocoria)은 양쪽 동공의 차이가 1mm이상 있는 경우를 의미한다. 동공 부동증은 천막상부의 종괴병소가 있음을 의미하며, 측두엽 뇌 탈출이나 제 3뇌신경 압박에 의해 나타나므로, 빠른 치료가 필요하다. 뇌간 반사(pupil reflex, brain stem reflex) 및 안구 운동은 뇌간 기능 파악에 매우 중요한 검사이며 뇌간 반사의 소실은 뇌간 기능부전을 의미하여 그 예후가 매우 나쁘다. 안구 두부 반사(oculocephalic reflex)는 머리를 좌우나 위 아래로 회전 시켰을 때 안구가 반대방향으로 공액 운동을 하는 것으로 정상에서는 보이지 않는다. 의식이 없는 환자에서 공액 운동이 나타나면 뇌간 기능은 정상이지만 만약 비공액성 운동을 보일 경우 제 8뇌신경과 제3 뇌신경사이의 뇌간 손상을 의심해야 한다. 안구 전정 반사(oculovestibular reflex)는 앙와위에서 두부를 30도 가량 올린 후 외이도에 찬물이나 뜨거운 물을 주입한 후에 안구운동을 관찰 하는 검사로 정상의 경우에는 찬물을 넣을 경우 동측으로 안구가 편위되고 더운물의 경우 반대편으로 편위 된다. 각막반사(corneal reflex)도 중요한 뇌간반사중 하나로 얇은 면봉 등으로 환자의 시야 밖에서부터 각막으로 접근하여 각막을 자극하는 검사로 정상에서는 각막 자극 시 눈을 깜빡이는 반응을 관찰할 수 있다.

2 신체검사

두부 외상시에 나타날 수 있는 생체 징후는 여러 가지가 있다. 쿠싱 반응(Cushing response)은 두개강내압 항진이 증이 심할 때 혈압의 상승과 함께 서맥(bradycardia)가 나타나는 것이다. 혈압상승이 발생할 수 있는데, 이는 제 4뇌실저(4th ventricle floor)에 위치한 승압 중추의 압박으로 인하여 발생하는 것이다. 환자의 뇌 손상부위에 따라 호흡변화가 관찰 될 수 있으며, Cheyne-stroke 호흡은 양측성의 피질병변, 간뇌 손상 시 발생하고 중추신경성 과호흡은 중뇌나 상부 뇌교 손상시에 발생하며 운동 실조성 호흡(ataxic repiration)은 교뇌 연수 연접부 손상 시에 발생하고 서호흡(apneustic respiration)은 교뇌 병변에서 발생할 수 있다. 또한 시상하부(hypothalamus)손상으로 체온조절중추 기능부전이 발생할 경우 체온의 항상성(homeostasis)이 손상되어 이상 고열이나 드물지만 저체온증이 발생할 수 있다.

흉부 및 복부의 동반 손상 시 늑골 골절이나 혈흉, 기흉 등이 동반될 수 있고, 이로 인한 급성 호흡 부전 시 이차적인 뇌 손상을 초래할 수 있다. 또한 복부의 장기 손상이 동반된 경우 심한 출혈을 동반하게 되므로 동반된 손상부위를 찾는 것을 게을리 해서는 안된다. 특히 중증 두부 외상의 환자의 경우 5~10%에서 척수 손상을 동반(경추부에 많이 발생한다)하므로 이에 대한 가능성을 항상 염두에 두어야 한다.

영상학적 진단은 보통 신경학적 검사와 신체검사 이후 시행되며 영상 검사를 통하여 외상부위를 진단하고 치료계획을 수립할 수 있게 된다. 단순엑스선촬영은 가장 오래된 영상검사 방법으로써 최근에 최첨단 영상장비가 개발됨으로써 그 중요도가 감소하고 있는 것처럼 보이나 단순엑스선영상 검사는 검사 접근성이 좋고, 검사에 적은 시간만이 소요되며, 간단한 검사임에도 불구하고 환자의 외상에 대한 많은 정보를 얻을 수 있으므로 단순 엑스선 검사를 시행하는 것을 게을리 해서는 안 된다. 두개골 엑스선 검사(skull X-ray)는 두개골을 여러 방향에서 촬영하는 검사로 두개골 골절을 진단하는 가장 간단하고 기본적인 검사이다. 다만 주의할 것은 위에도 언급했듯이 경추부의 외상이 동반되었을 가능성이 있으므로 반드시 경추의 적당한 고정이 이루어진 이후에 검사가 진행되어야 한다. 또한 경추부 통증을 호소하거나 의식이 없는 환자는 경추 엑스선검사(C-spine X-ray)를 통하여 경추부 손상을 확인하여야 한다.

두부 전산화 단층촬영(CT)는 신속하게 촬영할 수 있는 검사로 두부외상환자에게 있어서 기본검사라 할 수 있다. 특히 글라스고우 혼수계수가 8점이하인 환자나 양쪽 동공의 크기가 1mm 이상 차이 나는 환자, 글라스고우 혼수계수 점수가 계속 떨어지는 환자, 의식이 악화되는 환자, 두부관통상이나 함몰골절이 있는 환자 등의 경우에는 반드시 두부 CT를 시행하여야 한다.

두부 자기공명영상(MRI)는 촬영을 위한 시간이 오래 걸리고, 촬영 중 환자가 움직이지 말아야 하며, 좁은 공간에 혼자 있어야 하는 등, 집중관리 및 치료가 필요한 급성기의 환자에게는 시행하기가 어렵다. 그러나 CT에 비하여 뇌 실질을 더욱 잘 보여주며, CT 소견으로 설명할 수 없는 신경학적 증상을 보이는 경우 이를 규명하는데 도움이 되고, 미만성 축삭손상의 발견에 도움이 되며, CT소견에서 명확치 않은 두개 내판에 인접한 병소나 뇌간, 후두개의 관찰에 용이한 장점등 CT에 비해 좋은 점들이 있으므로 조건에 부합하는 경우 두부 MRI를 시행할 수 있다.

3 두부외상 환자의 치료

1 경증 두부외상(Mild Head trauma)

경증 두부외상이란 글라스고우 혼수계수 13~15점 이내의 환자로써, 심각한 후유증이 없고, 이차적 합병증이 배제되는 환자를 의미한다. 뇌 손상의 분류를 위해 여러 가지 분류가 사용되나 가장 많이 사용되는 것은 글라스고우 혼수계수를 이용한 분류법으로 이는 초기 의식수준을 반영하는 데는 좋으나 전신손상이나 쇼크 등의 여러 상황에 의해 의식이 지나치게 나쁘게 평가될 수 있는 단점이 있다. 근래에는 여러 학자에 의해 개선된 경증 두부손상의 정의가 사용되며 Rimel, Willam, Hsiang, Sevadei등의 분류가 사용되고 있다.

경증 두부외상 환자의 치료원칙은 수상 후 24~48시간까지는 자세한 관찰이 필요로 하며, 병력청취를 통하여 다른 뇌 손상을 의심할 수 있는 증상(의식소실, 구토, 간질, 외상 후 기억상실 등)을 철저히 파악해야 하고, 글라스고우 혼수계수 측정하여 현재의 의식상태를 평가하여야 한다. 환자의 증상에 따라 보존적 치료를 시행하는 것을 원칙으로 하되 복합손상에 대한 진단 및 평가를 시행해야 한다.

2 두부외상환자의 치료

두부외상 환자를 치료하는 가장 큰 목표는 결국 일차 손상 이후 병리생태학적 과정에 의해 발생하는 이차적인 뇌 손상을 예방하거나 최소화하는 것이다. 이러한 이차적 뇌 손상을 일으키는 요인은 위에서 언급하였듯이 전신요인과 두개강내 요인이 있으므로 전신상태상 이차적 뇌 손상을 악화시킬 수 있는 저산소증, 저혈압, 고 탄산증, 고열 등의 상태를 교정하는 것이 중요하며, 이를 위해 산소 공급이나 기도유지, 체온유지에 신경을 써야 한다. 또한 두개강내 요인인 두개강내압상승이나 뇌 종창, 뇌 탈출을 치료하기 위해서는 여러 방면에 걸쳐 치료를 계획하고 실행해야 한다.

일반적 지지요법으로 환자체위를 교정하여 두부를 30° 올림으로써 정맥성 울혈과 뇌 종창 줄일 수 있으며, 경련 시 두개 내압이 상승할 수 있으므로 항 경련제등을 투여하거나 진정(sedation)시켜야 한다. 또한 통증(pain), 격앙(agitation)등에 의해서 두개내압이 상승할 우려가 있으므로 이를 적절히 조절해 주는 것이 중요하다.

과 호흡을 통하여 동맥혈의 탄산가스 분압을 낮추어 뇌혈관을 축소시키고, 뇌혈량을 감소시켜 두개강내압을 감소시킬 수 있다.

뇌실외 뇌척수액 배액법(extraventricular cerebrospinal fluid drainage)을 통하여 두개강내 압력측정과 두개강내 압력 감소를 동시에 시행할 수 있다. 이때 정상 두개강내압은 7-15mmHg(성인), 3-7mmHg(소아)이며, 20mmHg 이상이면 비정상이다.

삼부성제제 및 이뇨세를 사용하여 두개내압을 낮추는네 도움을 줄 수 있다. 심투성제제중 만니톨은 가장 많이 쓰이는 약제로써 혈장확장효과를 통해 hematocrit감소, 혈액점도감소, 뇌 혈류증가, 뇌 산소공급 증가를 보이며 이로 인해 뇌혈관축소 및 뇌 혈량 감소를 초래하여 투여 후 수분 내 두개강내압감소효과를 보인다. 만니톨의 경우 bolus투여시 효과가 가장 높다. 삼투효과는 투여 후 15~30분 후에 발생하며 뇌와 혈장 사이의 삼투성 경사(osmotic gradient)에 의해 뇌조직의 수분이 혈장으로 이동되어 일시적으로 뇌가 수축되는 효과가 생긴다. 비 삼투성 이뇨제도 두개내압을 낮추는데 사용되며 Furosemide (Lasix)의 경우 만니톨과 같이 사용하여 상승작용을 하는 것으로 알려져 있다.

이외에도 바비튜레이트, 스테로이드, 고농도 식염수, 저 체온요법, 고압 산소요법등을 이용하여 두개내압을 낮추는데 도움을 받고 있으며, 이러한 내과적인 치료에도 불구하고 두개내압이 비정상적으로 높게 유지되거나 지속적으로 두개내압이 상승할 경우에는 수술적치료를 통하여 두개내압을 조절할 수 있다. 수술의 종류에는 천공(천두)술, 소천공 배혈술, 두개골 거상술, 개두술 및 혈종 제거술, 두개내압 감압을 위한 두개골 절제술, 두개골 성형술등이 있다.

3 두부 외상의 합병증

두부 외상의 합병증 중 외상성 기뇌증은 두개강 내에 공기가 유입되어 있는 상태로써 대부분 특별한 증상은 없으나 기뇌증과 함께 뇌척수액루등이 동반되기도 한다.

외상성 뇌척수액루는 두개골 골절이 동반된 경우 골절부위의 지주막과 뇌 경막이 함께 손상되어 비강이나 외이도를 통해 뇌척수액이 누출 되는 것을 말한다. 비루(CSF otorrhea)는 주로 전두동 사골동 및 접형골동을 통하여 이루어지며, 뇌척수액이루(CSF rhinorrhea)는 주로 측두골의 골절과 고막손상이 동반되면서 발생한다. 대부분의 경우 1주일 이내 자연적으로 폐쇄되지만 보전적 요법에도 폐쇄가 일어나지 않을 경우 수술적 치료가 필요할수 있으며, 보전적 요법 시행 1주일 후에도 증상이 계속 될 경우 수술적 치료를 고려할 수 있다.

감염 또한 중요한 합병증으로, 두부외상의 합병증으로 발생하는 두개골 및 두개강내의 감염은 흔하지 않으나 기관삽입, 인공 호흡기 사용, 오랜 중환자실 생활, 면역저하, 침습적 처치나 감시기계의 사용 등으로 감염의 가능성이 많이 증가하게 된다.

두부외상으로 인하여 뇌혈관에 직접 손상을 입혀 발생할 수 있는 여러 합병증이 있다. 경동맥-해면정맥동루는 외상성으로 발생하는 경우가 흔하며, 정맥동이 통과하는 부위의 경동맥이 손상을 받아 동맥혈이 직접 정맥으로 유입되어 정맥의 압력이 높아지게 되고 이로 인하여 정맥동 주변의 뇌신경(cranial nerve)의 압박이나 장애를 초래하고 안구정맥의 환류로 인하여 박동성 안구돌출 및 안구잡음(burit)이 나타나게 된다. 최근에는 혈관내수술요법(endovascular surgery)이 발달하면서 환자의 두개골을 열지 않고도 좋은 치료결과들을 보고하고 있다. 외상성 동맥 폐쇄증은 외상시의 충격이나 압박, 직접손상에 의하여 동맥의 폐색이 오는 것으로써 내경동맥 폐색증의 경우 동맥경화증이 있는 환자에게서 잘 발생하며, 주로 중대뇌동맥에 가장 호발 한다. 동맥 폐쇄증이 발생했을 경우 혈전 제거술이나 혈관 문합술을 시행할 수 있다.

외상성 동맥류는 혈관의 직접외상이나 골절 등에 의해 혈관의 손산이 발생하여 동맥류가 형성되는 것으로써 그 빈도는 매우 적으나 환자에게 치명적일 수 있으므로 주의를 기울여야 한다. 주로 중대뇌동맥에 잘 발생하며 파열될 경우 뇌졸중을 일으킬 수 있다. 진단을 위해서는 혈관 촬영술이 꼭 필요하며, 진단시에 치료를 위해 수술적으로 동맥류 결찰술이나 혈관 문합술 후 모혈관 결찰술을 시행할 수도 있으며, 최근에는 스텐트(stent)를 이용한 치료도 시도되고 있다.

4 두부외상의 후유증

두부외상 치료결과의 측정을 위해서는 여러 가지 방법이 사용되나 글라스고우 결과계수(Glasgow Outcome Scale)가 많이 사용되며 완전회복, 경증장애, 중증장애, 식물상태, 사망 등으로 환자상태를 분류하여 결과를 측정하게 된다.

두부외상의 후유장애는 여러 가지가 있으며, 뇌진탕 후 증후군(post-concussion syndrome)은 경한 두부 손상 이후 환자에게 다양한 휴유 증상이 발생하는 경우를 말한다. 외상 후 스트레스 장애(post-traumatic stress disorder : PTSD)를 호소할 수도 있는데, 이는 정신적으로 충격이 되는 외상 이후에 불안, 수면장애, 과도한 놀람, 자극과민성, 분노, 감정 마비 등의 여러 정신증상을 보이며 약물치료와 정신치료를 시행해야 한다. 신경정신과적 장애로 기억력, 주의력, 수행능력, 지적기능, 언어 등의 장애 등이 발생할 수도 있다.

두부손상은 간질 발작의 중요한 원인 중 하나이며, 전체 간질의 약 4%정도를 차지한다. 외상성 간질의 생리는 알려져 있지 않으나 뇌피질이 혈액과 접촉하는 것이나 세포내 칼슘의 농도 증가 등이 관련이 있다고 알려져 있다.

심한 두부외상의 경우 넓은 부분의 뇌실질 파괴 및 기능부전으로 지속적 식물상태를 보일 수도 있다.

●●● 참고문헌

1. 대한신경외과학회, 학생과 전공의를 위한 교과서 신경외과학, 제3판, 중앙문화사, 2005.
2. KW Lindsay and I Bone. Neurology and Neurosurgery Illustrated, 4th ed.: Elsevier, 2004.
3. HR Winn. Youman's Neurological surgery, 5th ed.: Elsevier, 2004.
4. RS Wilkins and SS Rengachary. Neurosurgery. 2nd ed. Mc Graw Hill, 1996.

제 17 장

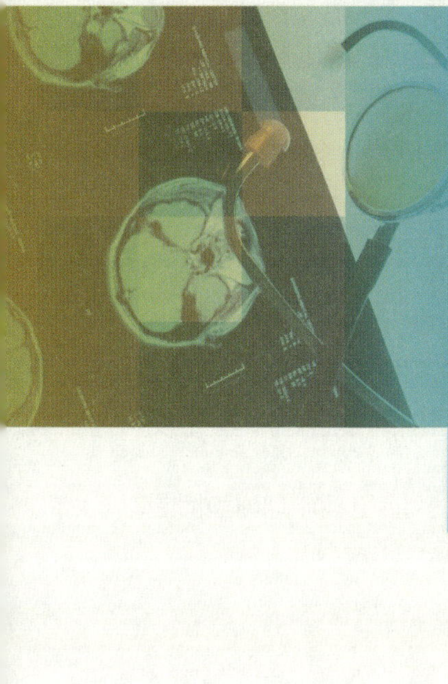

뇌종양
Brain Tumor

조성진 · 황선철 · 배학근

학습목적

중추신경계를 침범하는 종양의 분류, 병태생리, 진단 및 치료, 예후와 뇌부종 및 뇌탈출증후군에 대하여 알고 있어야 한다.

학습목표

• 총 론

1. 중추신경계 종양의 WHO 기준에 따른 분류를 숙지한다.
2. 중추신경계 종양의 일반적인 발생 원인과 유전자적 요인에 대해 숙지한다.
3. 뇌종양의 일반적인 발생빈도(frequency)에 대하여 기술한다.
4. 뇌종양의 임상증후와 일반적인 치료 원칙에 대하여 기술한다.

• 각 론(1)

1. 뇌종양의 분류와 비율에 대해 알아둔다.
2. 신경교종의 종류와 호발부위, 진단검사 소견과 치료에 대해 배운다.
3. 수막종의 임상증상과 호발부위, 치료원칙에 대해 이해한다.
4. 청신경초종의 임상과 관련된 임상 증후군, 진단방법 및 치료원칙에 대해 숙지한다.
5. 뇌하수체 선종의 병리소견과 진단검사소견, 치료원칙에 대해 이해한다.

• 각 론(2)

1. 수막종을 병리학적으로 분류한다.
2. 수막종의 호발부위를 설명한다.
3. 수막종의 예후와 재발률을 설명한다.
4. 중추신경계 림프종의 치료원칙을 설명한다.
5. 전이성 뇌종양의 원발부위를 빈도별로 기술한다.
6. 전이성 뇌종양의 치료원칙을 기술한다.

• 각 론(3)

1. 소아 뇌종양의 특징과 임상상에 대해 알아본다.
2. 대표적인 소아 뇌종양의 종류를 열거하고 각각에 대해 설명할 수 있다.

• 총론

1 정의(definition)

뇌종양이란 뇌조직이나 뇌를 싸고 있는 막으로부터 발생되는 원발성 뇌종양(primary brain tumor)과 두개골이나 그 주변 구조물 혹은 두부에서 멀리 떨어진 부위에서 뇌나 경막으로 전이된 이차성 뇌종양(secondary brain tumor)을 일컫는다. 엄밀한 의미의 뇌종양은 뇌실질이나 뇌실 내에서 발생한 축내종양(intraaxial tumor)만을 의미하며, 뇌막이나 거미막하 공간에서 발생한 종양은 축외종양(extraaxial tumor)으로 불린다. 또한 기생충이나 결핵 등의 감염에 의한 육종, 혈관성 종양과 농양도 넓은 의미에서 뇌종양에 포함된다.

2 WHO 분류(WHO classification)

1976년 세계보건기구(WHO)의 신경병리학자들이 두개강내 모든 종양에 대한 분류법을 만들었으며 이후 수 차례 개정되어 2000년에 새로 보완된 분류법이 제정 발표되었다. 이에 따르면 두개강내 종양은 세포나 조직의 기원에 따라 일곱 가지 소분류로 나뉜다(표 17-1). 최근 종양이 형태학적으로는 같으나 임상적으로 다른 경우가 있어 유전자 발현의 변화까지 생각하는 미세 분류방법을 연구 중이다.

3 발생원인(etiology)

1 유전자 발현의 변화

정상세포가 종양세포로 변환 되는 데는 유전자의 이상발현이 계속 축적되는 다단계의 변화과정이 필요하다. 유전자들은 정상세포에 있어서 생리적 기능을 유지하는데 중요하지만, 그 기능의 이상발현으로 세포를 종양 상태로 변환시키는 인자로 작동하고 있다. 이 유전자는 크게 두 가지로 나뉘며 첫째 세포를 종양 세포로 변환시키는 종양유전자(oncogene)로서 정상세포에서는 원발암유전자(protooncogene)로 존재하고 있으며, 둘째 세포의 무한 증식을 억제하는 유전자로서 항종양유전자(anti-oncogene) 혹은 종양억제유전자(tumor suppressor gene)로 기능 소실시에 종양이 발생한다.

(1) 종양억제유전자(tumor suppressor gene)

종양억제 유전자는 정상세포 내에 존재하여 세포주기, 신호전달에 관여하여 세포증식의 억제조절, 세포사 등을 유도하여 발암 억제 기능을 하고 있다. 이 유전자가 소실되거나 활성화되지 못하면, 무한 세포증식이 오고 종양이 발생하게 된다.

종양억제유전자가 기능을 잃는 네 가지 기전으로는 염색체 분리과정의 결함, 결손(deletion), 전위(translocation), 점변이(point mutation) 등이 있다.

제2형 신경섬유종(neurofibromatosis type 2) : 제22번 염색체 장완의 결손 성상세포종과 수막종 : p53(제17번 염색체의 단완부에 위치)의 점변이 Tumor suppressor gene의 기능 소실

예) Rb(13q), p53(17p13), p73(1p36), NF2(22q11,12), PTEN(10q25-26)

- Rb : 망막세포종, 골육종, 폐암, 악성신경교종(40-50%)
- p53 : bcl-2, VEGF 억제, apoptosis(세포자멸사) 악성신경교종, 인체 악성종양
- NF2 : 신경섬유종증(neurofibromatosis type 2)
- PTEN : 교모세포종(31%), 전립선암(100%), 유방암(6%)

p53 유전자는 자외선, 방사선 조사, 항암제, 기타 산화, stress 등에 의하여 발현 유도되어 p21, Fas, Bax 등의 발현을 통하여 세포자멸사(apoptosis)를 일으킨다. P53에 의하여 억제되어 있던 bcl-2나 혈관내피세포 성장인자(vascular endothelial growth factor,VEGF)의 발현이 상승된다. 따라서 변이형 p53이 발현된 세포는 세포사가 일어나지 않고 세포증식이 계속되고 혈관신생이 동반하면서 세포 내에는 다양한 유전자이상이 축적되어 세포는 높은 악성성질을 띤 종양으로 전환된다.

또 유전성 신경계 종양들로서 제2형 신경섬유종(neurofibromatosis type2)은 22번 염색체의 장완부에서 NF2 유전자의 결손을 볼 수 있는데 주로 양측청신경초종을 보이며 수막종, 상의세포종, 척추신경초종이 병발되는 우성으로 유전되는 가족질환이다. 약 43%의 수막종에서도 염색체 22번의 소실을 볼 수 있었다고 보고하고 있다.

최근에 발견된 PTEN 유전자는 염색체 10번 장완부 25-26위치에서 소실이 일어나는 종양억제 유전자로 유추되고 있다. 교모세포종 환자의 17%에서 PTEN 돌연변이가 있었으며 교모세포종에 31%, 전립선암 100% 그리고 유방암 6%에서 변이를 볼 수 있었다. 그러나 아직 작용기전과 구조 등이 정확히 알려져 있지 않을 뿐 아니라 신경교종, 전립선암, 유방암, 흑색종 외 다른 암에서는 그 발현여부가 알려져 있지 않아서 앞으로 연구가 필요한 유전자이다.

(2) 종양유전자(oncogenes)

신경세포와 신경교종의 성장에 아주 중요한 상피세포 성장인자(epidermal growth factor, EGF), 혈소판유도 상장인자(platelet-derived growth factor, PDGF), 기본 섬유모세포 성장인자(basic fibroblast growth factor, bFGF)와 각각의 tyrosine kinase 수용체가 있다.

(3) 뇌종양세포의 비정상적 성장 분열의 원인

① 신호전달체계(signal transduction system)의 이상
② 세포주기의 활성화
③ 세포자멸사(apoptosis)의 소실
④ 텔로메라제(telomerase)의 활성화
⑤ 혈관신생(angiogenesis)

예) oncogene : 증폭, 재배열, 돌연변이

- c-sis : PDGF, EGF, FGF, TGF, IGF 성장인자를 발현
- erbB-2 : EGFR 성장인자 수용체 또는 수용체효소
- ras : GTPase(guanosine triphosphatase) 세포내 신호전달체
- c-myc, fos : DNA결합 단백질 핵 전사인자(nuclear transcription factor)

〈표 17-1〉 The 2007 WHO Classification of Tumors of the Central Nervous System

Perineurioma		Haemangiopericytoma	9150/1
Perineurioma, NOS	9571/0	Anaplastic haemangiopericytoma	9150/3
Malignant perineurioma	9571/3	Angiosarcoma	9120/3
		Kaposi sarcoma	9140/3
Maignant peripheral nerve sheath tumour(MPNST)		Ewing sarcoma · PNET	9364/3
Epithelioid MPNST	9540/3	**Primary melanocytic lesions**	
MPNST with mesenchymal differentiation	9540/3	Diffuse melanocytosis	8728/0
Meanotic MPNST		Melanocytoma	8728/1
MPNST with glandular differentiation		Malignant melanoma	8720/3
		Meningeal melanomatosis	8728/3
TUMOURS OF THE MENINGES		**Other neoplasms related to the meninges**	
		Haemangioblastoma	9161/1
Tumours of meningothelial cells			
Meningioma	9530/0		
Meningothelial	9531/0	**LYMPHOMAS AND HAEMATOPOIETIC NEOPLASMS**	
Fibrous(fibroblastic)	9532/0		

Transitional(mixed)	9537/0
Psammomatous	9533/0
Angiomatous	9534/0
Microcystic	9530/0
Secretory	9530/0
Lymphoplasmacyte-rich	9530/0
Metaplastic	9530/0
Chordoid	9538/1
Clear cell	9838/1
Atypical	9539/1
Papillary	9538/3
Anaplastic(malignant)	9530/3

Mesenchymal tumours

Lipoma	8850/0
Angiolipoma	8861/0
Hibernoma	8880/0
Liposarcoma	8850/3
Solitary fibrous tumour	8815/0
Fibrosarcoma	8810/3
Malignant fibrous histiocytoma	8830/3
Leiomyoma	8890/0
Rhabdomyoma	8900/0
Rhabdomyosarcoma	8900/3
Chondroma	9220/0
Chondrosarcoma	9220/3
Osteoma	9180/0
Osteosarcoma	9180/3
Osteochondroma	9210/0
Haemangioma	9120/0
Epithelioid haemangioendothelioma	9133/1
Malignant lymphomas	9590/3
Plasmacytoma	9731/3
Granulocytic sarcoma	9930/3

GERM CELL UMOURS

Germinoma	9064/3
Embryonal carcinoma	9070/3
Yolk sac tumour	9071/3
Choriocarcinoma	9100/3
Teratoma	9080/1
Mature	9080/0
Immature	9080/3
Teratoma with malignant transformation	9084/3
Mixed erm cell tumour	9085/3

TUMOURS OF THE SELLAR REGION

Craniopharyngioma	9350/1
Adamantinomatous	9351/1
Papillary	9352/1
Granular cell tumour	9582/0
Pituicytoma	*9432/1**
Spindle cell oncocytoma of the adenohypophysis	*8291/0**

METASTATIC TUMOURS

〈표 17-2〉 WHO Grading of Tumors of the Central Nervous System

	I	II	III	IV
Astrocytic tumours				
Subependymal giat cell astrocytoma	•			
Pilocytic astrocytoma	•			
Pilomyxoid astrocytoma		•		
Diffuse astrocytoma		•		
Pleomorphic xanthoastrocytoma		•		
Anaplastic astrocytoma			•	
Glioblastoma				•
Giant cell glioblastoma				•
Gliosarcoma				•
Oligodendroglial tumours				
Oligodendroglioma		•		
Anaplastic oligodendroglioma			•	
Oligoastrocytic tumours				
Oligastrocytoma		•		
Anaplastic oligoastrocytoma			•	
Ependymal tumours				
Subependymoma	•			
Myxopapillary ependymoma	•			
Ependymoma		•		
Anaplastic ependymoma			•	
Choroid plexus tumours				
choroid plexus papilloma	•			
Atypical charoid plexus papilloma		•		
Choroid plexus carcinoma			•	
Other neuroepithelial tumours				
Angiocentric glioma	•			
Chordoid glioma of the third ventricle		•		
Neuronal and mixed neuronal-glial tumours				
Gangliocytoma	•			
Ganglioglioma	•			
Anaplastic ganglioglioma			•	
Desmoplastic intantile astrocytoma and ganglioglioma	•			
Dysembryoplastic neuroepithelial tumour	•			

	I	II	III	IV
Central neurocytoma		•		
Extraventricular neurocytoma		•		
Cerebellar liponeurocytoma		•		
Paraganglioma of the spinal cord	•			
Papillary glioneuronal tumour	•			
Rosette-forming glioneuronal tumour of the fourth ventricle	•			
Pineal tumours				
Pineocytoma	•			
Pineal parenchymal tumour of intermediate differentiation		•	•	
Pineoblastoma				•
Papillary tumour of the pineal region		•	•	
Embryonal tumours				
Medulloblastoma				•
CNS primitive neuroectodermal tumour (PNET)				•
Atypical teratoid/rhabdoid tumour				•
Tumours of the cranial and paraspinal nerves				
Schwannoma	•			
Neurofibroma	•			
Perineurioma	•	•	•	
Malignant peripheral nerve sheath tumour (MPNST)		•	•	•
Meningeal tumours				
Meningioma	•			
Atypical meningioma		•		
Anaplastic/malignant meningioma			•	
Haemangiopericytoma		•		
Anaplastic haemangiopericytoma			•	
Haemangioblastoma	•			
Tumours of the sellar region				
Craniopharyngioma	•			
Granular cell tumour of the neurohypophysis	•			
Pituicytoma	•			
Spindle cell oncocytoma of the adenohypophysis	•			

① 신호전달 체계의 이상

- 조직내 인접 세포에서 성장인자 분비로 매개(c-sis)
- 세포막에 있는 특정 성장인자 수용체에 결합(erbB-2)
- 세포질내의 여러 단계의 매개인자를 통해 증식신호가 세포핵에 전달
- 세포핵에서는 세포핵의 성장주기를 촉진시키는 유전자를 발현시켜,
- 각 전사인자(transcription factor)를 합성 : 세포의 증식 유발
- 이 신호전달 과정에 관여하는 유전자들의 일부가 변이되면 외부의 자극 없이도 지속적으로 증식신호를 보내어 세포는 과다한 증식을 하게 된다.

  ie) EGF, EGFR, PDGF, PDGFR, bFGF, FBGR, IGF-1, IGF-1R, TFG
- 세포질내 신호전달체계 암유전자 ras, NF1
- 핵전사인자 : c-fos, c-jun, c-myc

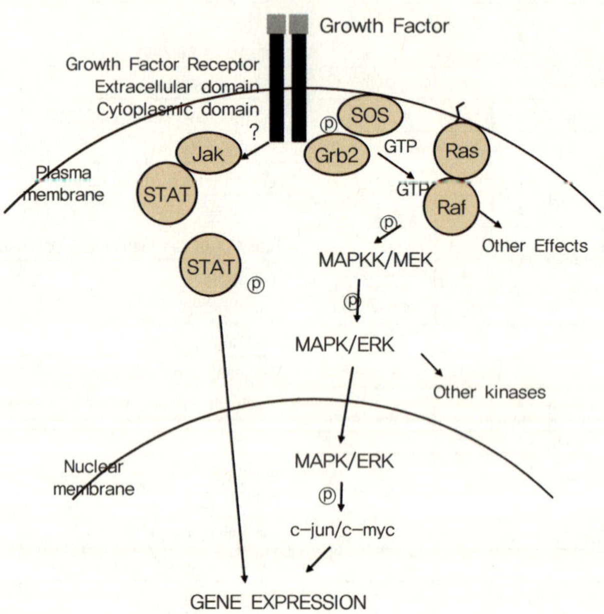

[그림 17-1] ras-MAPK체계

② 세포주기(cell cycle)와 checkpoints

- 세포주기는 G1, S, G2, M기를 지나는 동안 여러 외부 및 내부인자들에 의해 영향을 받는 checkpoint들에 의해 조절된다(G1 and G2 checkpoint).
- 세포손상을 감지하고 분열을 정지시킴으로써 세포주기를 조절한다.
- DNA 손상 혹은 DNA 복제기전의 이상 signal이 check point를 활성화시키고 p53, Rb 유전자 동원되어 checkpoint의 cycline-CDK complex 등을 조절함으로

써 세포주기를 정지시켜 DNA손상을 복구할 수 있는 시간을 주게 된다.

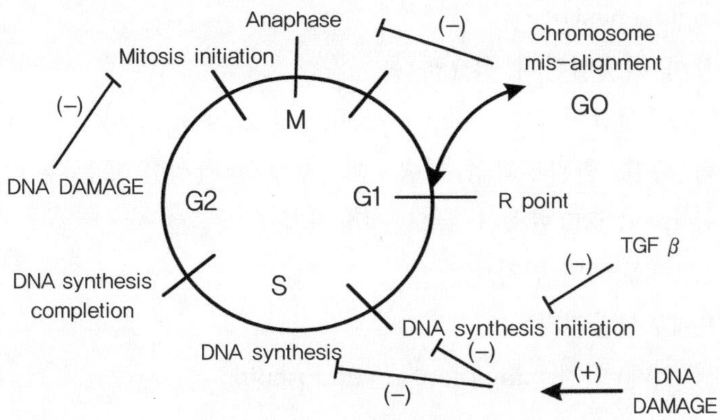

[그림 17-2] 세포 주기 조절

- Checkpoint에 돌연변이 생기면 불량 DNA를 가진 세포가 무제한으로 분열되어 암을 유발한다.

③ 세포자멸사(apoptosis, programmed cell death)

- 주어진 환경 하에 자가소화작용의 한 형태이다.
- p53 단백질은 세포분열이 S-phase로 넘어가는데 결정적 역할하며, 세포사를 유도한다.
- 정상 p53단백질이 비활성화 되었거나 결손된 세포는 세포사가 억제되므로 이상 증식을 한다.
- bcl-2, bcl-x는 다량 생산시 p53에 의한 세포사의 유발을 억제하게 되어 종양유전자로 작용한다.
- 악성종양은 세포자멸사 기전을 피함으로써 세포의 무한증식이 가능해진다.

④ Telomere와 Telomerase

- 세포노화와 세포주기의 정지에는 염색체 말단의 telomere와 관련이 있다.
- 정상세포에서는 세포분열이 계속되면 telomere가 조금씩 짧아져 세포분열의 횟수를 제한하는 역할을 하여 일정한 길이 이상으로 짧아지면 더 이상 세포분열이 일어나지 않는다.
- Telomere는 노화나 crisis(대량괴사)를 통해 세포의 증식을 조절한다.
- 간세포(stem cell)나 생식세포에는 telomerase라는 효소가 있어 세포분열을 하더라도 짧아진 telomere의 길이를 원상태로 복구시켜 지속적이고 안정적인 분열을 할 수 있다.

- 미분화 악성 종양 : Telomerase의 활성도가 높아 무한증식 가능하다.
  교모세포종(Glioblstoma multiforme)에서 활성도가 가장 높다.

⑤ 혈관신생(angiogenesis)

- 종양 성장시 신생혈관이 필요하다.
- 혈관내피세포 성장인자(vascular endothelial growth factor, VEGF)는 혈관내피세포의 증식 촉진, 혈관투과성 상승, 대식세포의 활성을 돕는다.
- Platelet derived GF(혈소판 유도 성장인자)
- FGF(섬유모세포 성장인자)
- EGF(상피세포성장인자)
- 혈관 신생 억제 인자 : angiotensin, endostatin

2 유전학적 손상의 원인

크게 네 가지 원인이 있으며 방사선, nitrous 화합물, organic chloride 등의 화학물질, 바이러스와 뇌손상 등이다. 바이러스 종양 발생 가설로는 바이러스 유전자 자체에 종양 유전자가 있어서 이것이 숙주로 침입하여 세포의 증식을 자극한다는 것이고, 또 다른 하나는 숙주의 유전자 속으로 바이러스가 침입하여 숙주의 유전자 구조나 표현의 정도를 변화시킨다는 것이다. 동물실험에서 뇌종양을 유발하는 것으로 simian sarcoma virus, SV-40, adenovirus 등이 알려져 있다. 뇌세포가 외상이나 다발성 경화증 등의 원인으로 세포 증식기에 들어가면 종양 발생의 위험도가 증가한다. 뇌수막종이 손상과 관계되어 발생한다는 보고는 흔하며 다발성 경화증에서도 뇌교종의 발생비율이 일반 집단보다 높게 보고되어 있다.

- 유전성 증후군과 가족성 발생 : 9%, 소아(4%)
- Phacomatosis : hereditary disorders with cutaneous, ocular, neurological manifestation
- Neurofibromatosis
  - ◆ Type 1 : 신경섬유종, 신경초종
  - ◆ Type 2 : 양측 신경초종
- Tuberosclerosis : 상의하거대세포종, 성상세포종
  (adenoma sebaceum and cbr.scleroses)
- von Hippel-Lindau disease : 혈관모세포종, neurocutaneous angioma
- Turcot 씨 증후군 : 신경교종 + adenomatosis polyposis coli

- MEN type 1 : 뇌하수체 종양

3 숙주요소

항암제에 의한 면역억제 환자, 이식수술 후의 면역억제 환자, 후천성 면역결핍증 환자 등에서 뇌종양을 포함한 모든 종양의 발생빈도가 높고, 최근 후천성 면역결핍증 환자가 증가함에 따라 원발성 중추신경계 악성 림프종의 발생이 증가하는 것이 그 좋은 예이다.

4 환경적 요소

- 화학적 발암물질(chemical carcinogens)
  - nitrousourea or alkylating agents : 희소돌기교종, 성상세포종, 신경섬유종
  - 방향성 혼합물, polyvinyl chloride, 합성고무, ethylene oxide, 살충제
- 방사능 : 뇌수막종(meningioma)
- 바이러스 :
  - Simian sarcoma virus : 교모세포종
  - JC human polyoma virus : 수아세포종
  - Ebstein-Barr virus : Burkitt's lymphoma, 인후암
- 뇌손상 : meningioma, glioma

4 발생빈도(frequency)

뇌종양은 전신에서 발생하는 종양 중 세 번째로 많이 발생하며, 소아에서 발생하는 전체 악성 종양의 20~40%를 차지해 소아에서는 두 번째로 많다. 부검을 통한 연구에 의하면 전체 부검 예의 약 2%를 차지하고 국제인구 통계자료에 의하면 원발성 뇌종양의 경우 인구 10만 명당 11~12명이며, 원발성 악성 뇌종양의 경우 인구 10만 명당 6~7명이다. 전이성 악성 뇌종양의 경우 원발성 뇌종양과 비슷하여 10만 명당 2~3명이다. 조직학적 발생빈도를 보면 신경교종이 58%로 제일 많고, 그 다음으로 수막종이 20%, 뇌하수체종양이 14%, 청신경초종이 7%였다. 성 별로 보면 성상세포종, 교모세포종, 수모세포종, 송과체 종양 등은 남자에서 많고, 수막종과 청신경초종은 여자에게 많은 경향을 보인다. 10세 이하의 소아에서는 수모세포종이 가장 많고, 10~20세에서는 송과체종양과 소뇌교종이 호발하는 것으로 알려져 있다. 최근에 뇌종양의 발생빈도가 점차 증가하는 것으로

보이는 데에는 진단기술의 발달, 평균수명의 연장, 병원과 환자와의 접근도 등의 인자를 작용하는 것으로 보이나 절대적 뇌종양의 발생빈도도 증가하는 것으로 생각된다.

5 임상증상 및 징후(symptoms and sign)

뇌종양에 의한 임상증상은 종양세포의 종류, 성장속도 및 종양의 위치뿐만 아니라 인체의 외압상승에 따른 면역반응 등에 의해 다양하게 나타나게 된다.

1 종양이 임상증상을 일으키는 기전

종양세포가 주변 조직을 침범하거나 압박하여 나타나는 뇌피질 자극 증상에 의한 경련, 국소적으로 신경을 압박하여 발생하는 신경마비, 종양의 크기가 증가하거나 부종 유발, 정맥 협착, 종양 출혈 등으로 나타나는 두개강내압 상승과 뇌실질의 전위 등이 있다.

2 뇌종양의 임상증상

(1) 두통

대부분의 경우 간헐적이고 비특이적이나 몇 가지 특징이 있다. 두통은 주로 종양이 위치한 쪽에 발생하며 천막상부의 경우 제5뇌신경에 의해 주로 전두부 두통으로 나타나며 후두개와의 경우 제9, 10뇌신경과 상부 경추 신경에 의해 주로 후두부 두통과 경부통으로 나타난다. 두통이 이전과 다른 양상을 보이는 경우 구역과 구토, 유두부종, 국소 신경학적 징후 등이 동반되거나 두통으로 밤에 잠에서 깰 정도지만 낮에 두통이 감소하는 경우는 뇌종양이 원인일 가능성이 높다.

(2) 경련

뇌종양 환자의 약 5%가 진단되기까지 약 10년 이상의 경련(seizure) 병력을 갖고 있으며 특히 정신 운동성 경련(psychomotor seizure), 후각 환시 현상, 미각의 변화가 있을 때 뇌종양을 의심해야 하며 종양의 발생부위가 중심구(central sulcus)에 가까운 감각운동피질에 위치한 종양에서 간질 발생률이 높으며 후두엽에서 가장 낮은 발생률을 보인다. 뇌종양 중에 핍지교종(oligodendroglioma), 성상세포종(astrocytoma), 수막종(meningioma), 교모세포종(glioblastoma) 순으로 경련 발생빈도가 높다.

(3) 두개강 내압 상승

두개강 내압 상승시 나타나는 3대 증상은 두통과 구토, 우두부종(papilledema)이며 그 밖에 현기증, 정신장애, 경련, 경부강직, 생체징후의 변화 등이 나타난다. 그 원인으로는 뇌종양 자체의 용적, 뇌종양에 합병된 뇌부종, 종양에 의한 폐색으로 인한 수액통과장애, 뇌로부터 유출되는 정맥계의 차단, 수액 내의 단백량의 증가에 의한 수액흡수기전의 장애 등이 있다.

(4) 뇌종양의 국소 증상과 징후

① 운동 장애 : 종양이 운동중추에 발생한 경우 대개는 병소 반대측 상하지에 부전마비 또는 완전마비가 나타나며 강직성인 경우가 많다. 이들 운동중추가 종양으로 전체가 침범되는 경우가 드물고 운동기능을 돕는 제2중추가 있기 때문에 대뇌피질의 병변이 운동중추를 침범해도 완전마비보다는 부전마비가 나타나는 것이 보통이다.

② 운동실조증 : 소뇌의 충부가 침범되면 체간실조증(truncal ataxia)이 나타나고, 소뇌반구의 종양은 상지의 운동실조증을 초래한다. 그러나 종양이 매우 커서 뇌간을 압박하거나 뇌간을 침범하며 강직성 마비와 건반사의 항진을 보인다.

③ 실어증(aphasia), 실행증(apraxia), 실인증(agnosia)

④ 요붕증, 다뇨증, 다음증(polydipsia)

⑤ 내분비기능장애

⑥ 뇌신경 마비 : 뇌종양 환자에서 제6뇌신경마비로 인한 외안근마비가 가장 많으며, 다음이 제3뇌신경마비와 제4뇌신경마비 순으로 나타난다.

⑦ 위국소성 징후(false localizing sign) : 뇌부종의 영향이나 뇌 일부의 탈출(herniation)에 의해 먼 부위의 조직이 압박을 받는 경우 종양이 발생하고 있는 부위보다 훨씬 떨어진 뇌조직이 침범되고 있는 것처럼 증상이 나타나는 것을 위국소성 징후라고 한다. 제6신경마비는 위국소성 징후로 가장 많이 나타나며 아마 이 신경이 두개강 내에서 가장 긴 경로를 가지고 있기 때문인 것 같다. 그 밖에 천막절흔(tentorial notch)에 의한 제3뇌신경마비나 후두와 병변 시 천막을 상방으로 압박하여 시각피질이 눌리거나 천막절흔에서 후교통동맥 또는 후대뇌동맥이 막혀 시야장애가 나타날 수 있다.

6 치료 원칙(principles of treatment)

1 수술적 제거술(surgical removal)

뇌종양 환자에서 수술의 목표는 정확한 병리조직학적 진단을 내리거나 종양에 의한 두개강내압 상승을 감소시킴으로써 증상을 호전시키거나 없애며 다른 보조치료법을 시행해 볼 수 있는 시간을 얻을 수 있고 동시에 보조치료법에 대한 종양의 세포감수성을 증가시키고자 함이다.

수술적 치료방법을 결정하는 데에는 종양의 위치, 성격, 다발성 여부, 환자상태 등이 중요한 요인이다. 종양을 절제한 후 예후에 관계되는 제일 중요한 인자는 연령이며 그 밖에 환자 상태, 적출 정도 등도 예후인자이다. 수술 전 종양의 크기는 예후와 무관하나 종양이 75% 이상 제거된 환자는 그 이하인 경우보다 예후가 좋기 때문에 수술시 종양을 완전히 제거하려는 노력이 필요하다. 그러나 종양이 정상조직 내로 침투한 경우는 완전히 제거하기 어렵다. 따라서 수술 후 종양이 다시 자라는 것을 방지하기 위해 방사선요법, 화학요법, 면역요법 등의 보조적 치료방법이 사용되고 있다. 그러나 완전제거 후 삶의 질에 중대한 영향을 줄 수 있는 후유증이 예상될 경우는 완전 제거보다는 일부를 남긴 후 방사선수술요법이나 항암요법 등을 병행하는 것이 바람직하다.

2 방사선치료(radiotherapy)

방사선치료의 목적은 수술로써 완전히 절제하지 못한 경우 남아 있는 종양을 완전히 박멸하거나 성장을 지연시키기 위한 것이다. 조사되는 방사선의 양이 증가하면 환자의 생존율이 그에 비례하여 증가하나 뇌조직에 6000cGy 이상의 방사선을 조사할 경우 정상적인 뇌조직에 심한 부작용을 일으키게 된다. 따라서 부작용을 줄이고 치료율을 향상시키기 위해 분할치료법, 원격치료와 근접치료의 병용, 정위적 방사선수술 등의 방법이 이용된다. 방사선치료에 효과가 좋은 종양으로는 배아종(germinoma), 수모세포종(medulloblastoma), 악성 림프종(malignant lymphoma) 등이 있다.

(1) 고식적 방사선치료(conventional external beam irradiation)

(2) 초다분할 방사선치료(hyperfractionated radiotherapy)

(3) 근접치료법(brachytherapy)

정상 뇌조직에 영향을 적게 주고 종양내 조사량을 2배 이상 증가시킬 수 있는 방법이다.

① 간질 근접치료법(interstitial brachytherapy) : Iodine-125, Iridium-192
② 공동내 근접치료법(intracavitary brachytherapy)
③ 수술 중 근접치료법(intraoperative radiation therapy)

(4) 정위적 방사선수술(stereotactic radiotherapy)

위치상 수술적 비적응증이 되는 종양과 방사선에 매우 민감한 뇌간 또는 시신경에 인접한 종양이나 방사선치료 후에 재발한 종양 등에서 이용된다. 선행가속기(LINAC), 사이버나이프(cyber knife) 및 감마나이프(gamma knife)가 여기에 속한다. 이 치료법은 CT나 MRI를 이용하여 종양의 크기와 위치를 3차원적 계산으로 확인하여 1회에 다량의 방사선을 정확하게 조사할 수 있어 방사선으로 인한 종양 주위의 정상 뇌조직을 보호할 수 있는 장점이 있다. 단, 사이버나이프는 3-5회에 걸친 다분할 치료를 할 수 있어 시신경이나 뇌간 등의 중요 신경세포에 방사선 조사를 최소화 하면서 병변에 다량의 방사선 조사를 할 수 있는 장점이 있다.

3 화학 요법(chemotherapy)

뇌는 혈뇌장벽(blood brain barrier, BBB)dl dlTdmamfh 이것을 통과하는 약제는 작은 분자량을 가지고 지용성(lipid soluble)이고 이온화되지 않아야(non-ionized) 한다. 이런 조건에 부합되는 약제로서 nitrosourea 계열의 BCNU, CCNU가 가장 보편적으로 사용되고 있다. 항암제가 혈뇌장벽(BBB, blood-brain barrier)를 잘 통과하기 위한 만니톨(mannitol) 같은 고삼투성(hyperosmolar) 약제를 동맥 내로 투여하여 일시적으로 혈뇌장벽을 파괴시켜서 뇌실질 내로 약제의 운반을 도와주기도 하고, 국소요법인 간질화학요법(interstial chemotherapy)을 사용하기도 한다. 이 시술은 수술로 종양을 제거한 뒤에 남은 부위에 함암제를 뿌리기도 하고 도관을 이용하여 약제를 주입하는 방법, 항암제를 중합체에 용해시켜 국소적으로 수술 시 종양조직 내에 심어 주는 방법 등이 있다. 또한 악성 종양은 생물학적, 면역학적으로 다른 이질성을 가지고 있어 항암제에 대한 감수성이 세포마다 달라 단일 항암제만으로는 치료의 어려움이 있기 때문에 여러 항암제를 병용하는 복합화학요법을 사용하기도 한다.

4 관찰(observation)

고령의 환자에서 매우 서서히 자라는 양성 종양의 경우 특별한 증상을 유발시키지 않는 한 관찰도 하나의 좋은 치료방침이다.

5 면역요법

6 유전자치료

• 각론(1)

7 뇌종양의 분류와 비율(classification and proportion of brain tumor)

뇌종양의 분류와 비율을 간단하게 살펴보면 표 17-3과 같다.

〈표 17-3〉 뇌종양의 분류와 비율

분류	비율
1. 신경교종	35%(악성)
1) 성상세포종	20%(비교적 양성의 특성)
2) 역형성 성상세포종	20%(악성)
3) 교모세포종	50%(악성)
4) 기타	10%
2. 수막종	15%(양성)
3. 뇌하수체선종	10%(양성)
4. 신경초종	8%(양성)
5. 선천성 종양(두개인두종 등)	7%(비교적 양성)
6. 전이성 뇌종양	20%(악성)
7. 기타	5%

8 신경교종(glioma)

신경교종은 신경원, 신경교세포(성상세포, 핍지교세포, 상의세포)에서 기원하며, 반 이상이 악성이며, 양성인 분화형 신경교종도 시간이 경과하면 악성화되는 경향이 있다. 신경교종의 대부분은 주위의 정상조직 내로 침투해 자라고, 세포의 성장 제어가 소실되어 빠른 성장을 보이며 수술로 완전히 제거하는 것이 힘들어 수술, 방사선치료, 항암화학치료 등의 적극적인 치료에도 불구하고 대부분의 예에서 단시간 내에 재발하여 예후가 나쁘며, 매년 신경교종으로 사망하는 예와 새로이 신경교종으로 진단되는 수가 거의 비슷하다.

신경교종은 신경교세포인 성상세포, 핍지세포, 상의세포에서 발생되는 종양으로 조직학적으로 다음과 같이 분류한다.

1 성상세포종(astrocytoma)

가장 흔한 신경교종으로 이 가운데 교모세포종이 가장 흔하며 전체 성상세포성 종양의 50~60%, 전체 원발성 종양의 12~15%를 차지한다. 교모세포종은 50대, 역형성 성상세포종은 40대, 성상세포종은 30대에서 주로 발생한다. 이들은 네 가지 병리학적 형태 기준인 핵의 비정형성, 유사분열상, 혈관내피세포의 증식, 괴사에 따라 종양의 등급이 결정되었다. 성상세포성 종양 중에 등급이 낮은 종양은 천천히 성장하므로 두개강내압의 상승이 나타나기 전에 간질, 편마비, 언어장애, 성격변화 등의 국소 신경증상이 나타난다.

(1) 성상세포종

성인에서는 주로 대뇌반구에 호발하며 병리학적 형태 기준 중에 핵의 비정형성만 관찰되는 경우로 WHO 분류에 의하면 2등급의 악성도를 가진다. 장기간의 경련의 병력을 가지고 소아에서는 뇌간부 특히 뇌교에 호발하는 경향을 보이는데, 척수에는 성인과 소아에서 비슷한 빈도로 발생한다. 진단 후 5년 생존율이 65%, 생존중앙치가 7년을 넘는다. 성인에서 대뇌반구에 발생한 종양에 대해 근치적 절제술과 방사선치료를 시행해도 반수는 재발하며 재발된 환자들의 역형성 성상세포종이나 신경교모세포종으로 변하여 2차 수술 후가 1차 수술 후보다 예후가 나빠진다.

(2) 역형성 성상세포종(anaplastic astrocytoma)

성상세포종과 신경교모세포종의 중간단계의 악성 종양으로 가장 높은 빈도를 보이며 평균 연령은 45세이며 핵의 비정형성과 유사분열상을 보인다. 부위별로는 성인에서 대뇌반구, 소아에서 뇌간부에 가장 흔히 발생한다. 수술 후 생존중앙치는 18개월에서 24개월 정도이며, 45세 이하 연령층이 65세 이상 연령층에 비해 훨씬 양호한 경과를 보인다.

(3) 교모세포종(glioblastoma)

성상세포종 중 가장 악성이며 역형성 성상세포종의 병리학적 소견에 혈관내피세포의 증식과 괴사 주위에 핵이 울타리 모양으로 배열하는 소견이 진단에 중요한 근거다. WHO 분류에 의하면 4등급으로 가장 악성도가 높은 종양이다. 역형성 성상세포종과 교모세포종의 경우 특히 예후가 나쁜 것으로 되어 있으며, 생존에 영향을 미치는 가장 중요한 예후인자로는 발병 당시의 나이가 40세 미만인 경우와 환자의 수행상태(performance scale)가 좋을수록 예후가 좋다.

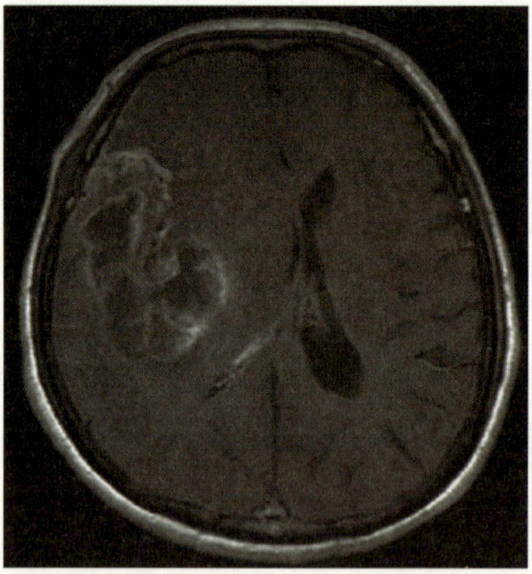

[그림 17-3] 교모세포종 : 뇌자기공명영상 촬영 T1, axial Gadolinoum 조영제 투여

(4) 외접성 성상세포종(circumscribed astrocytoma)

모양세포성 성상세포종, 다형황색성상세포종, 상의하거대성상세포종 등의 외접성 성상세포종은 비교적 비침윤성 경향을 보이고 따라서 예후도 훨씬 좋은 악성 종양이다. 육안적으로 다른 성상세포종 종양의 특징인 침윤성보다는 정상조직과 구분이 가능하며 모양세포성 성상세포종의 경우 소뇌에 생길 경우 낭종 내에 결절의 형태로 보통 존재한다. 병리소견상 세포 내에 호산성이며 구 형태를 가진 소시지 모양의 침전체인 Rosenthal fiber가 발견되면 진단에 도움이 된다.

(5) 기타 성상세포종

종양의 발생위치에 따라 나누며 이들은 종양의 형태학적 특성과 달리 종양의 발생위치가 치료 및 예후에 커다란 영향을 미치므로 임상적으로 별도로 분류한다. 이들에는 시신경의 주행을 따라서 생기는 시신경교종과 뇌간신경교종 등이 있다.

이들 종양의 치료는 종양의 특성이나 위치, 환자의 연령과 상태에 따라 주기적인 치료, 수술적 적출, 조직생검 등을 시행하며 보조요법으로 방사선치료나 화학치료를 시행한다. 종양의 완전적출과 수술 후 장애를 최소한으로 남기기 위해 최근 항법장치(navigation system)를 이용한 수술이나 국소 신경차단술을 시행한 후 환자가 의식이 있는 상태에서 종양을 제거하는 brain mapping-awake surgery를 시행하기도 한다.

2 핍지교종(oligodendroglioma)

이 종양은 전체 신경교종의 5~8%를 차지하며 주로 26~46세에 발생하나 소아의 경우 6~12세에 주로 발생하여 두 번의 절정을 이룬다. 발생하나 장기간의 병력 특히 전간 발작이 있는 환자에서는 성인이라도 소아기에 발생한 것으로 추정되기도 한다. 주로 대뇌피질과 백질부에 발생하는데 전두엽이 가장 흔하다. 주로 간질을 주소로 발견되며 방사선 소견상 석회화 현상을 보인다. 종양세포는 중심부에 유원형의 핵과 그 주위에 밝은 세포질로 인해 벌집 구조 혹은 계란 프라이 모양의 특징적인 소견을 보인다. 핍지교종 중에 악성일 경우 항암요법을 시도하는데, 가장 보편적으로 사용하는 방법은 procarbazine, CCNU, vincristine의 PCV 병합요법이며, 특히 염색체 1p. 19q의 상실이 있는 경우 없는 경우에 비해 매우 좋은 예후를 보인다.

3 상의세포종(ependymoma)

성인의 척수실질내 종양 중에는 가장 많으며 10세 전 소아의 제4뇌실종양 중 가장 흔하고 성인의 후두와 종양 중에는 드물다.

9 청신경초종(acoustic schwannoma)

제8뇌신경은 소리를 전달하는 청신경과 몸의 균형을 전달하는 전정신경으로 구분이 되는 청신경초종은 전정신경을 둘러싸고 있는 슈반세포(schwann cell)에서 기원한 양성 종양으로 전정신경초종(vestibular schwannoma)이라 부르기로 합의되었지만 오랫동안 사용되어 온 청신경초종으로도 흔히 불린다.

1 발생부위 및 발생빈도

빈도는 원발성 두개강내 종양의 6~9% 정도이고 두개강내 신경초종의 90% 이상을 차지한다. 청신경초종은 내이도 내에서 발견되는 경우가 많고 종양이 커지면서 내이도가 확장되고 청신경이 위치하는 상소뇌교조를 채우고 여러 방향으로 자라 주위 뇌신경, 뇌간, 소뇌등을 압박하고 변위시킨다. 30세 이후의 성인에서 주로 발생하며 여성이 남성에 비해 2배 정도 발생률이 높고 20세 미만의 젊은 연령층에 발생하는 경우 대부분이 양측성으로 발생하는 제 2형의 신경섬유종증이다.

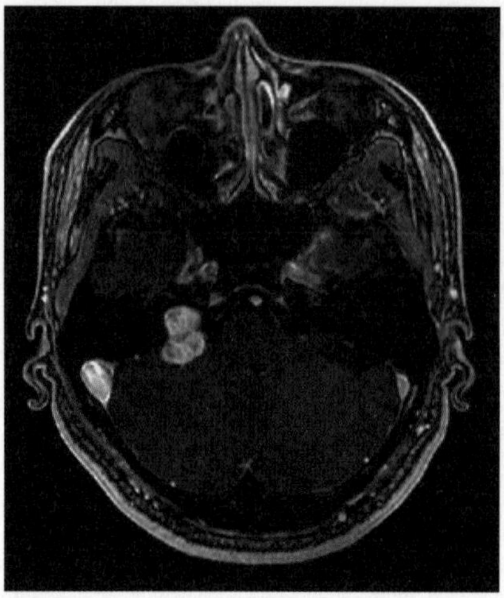

[그림 17-4] 청신경초종 : 뇌자기공명영상 촬영 T1, axial Gadolinium 조영제 투여

2 증상 및 증후

청력감퇴, 이명, 현훈 등의 청신경 압박에 의한 증상을 병원을 찾는 경우가 대부분이다. 반수 이상의 환자에서 초기의 현훈이나 이명을 호소하며 청력감퇴는 어음 판별능(말소리 구분 능력)이 많이 떨어지는데, 증상이 서서히 진행하여 이러한 청력저하를 노화현상으로 생각하고 초기에 병원을 찾지 않는 경우도 많다. 종양이 점점 자라게 되면 청신경의 위쪽에 위치한 삼차신경근을 압박하게 되고 이로 인한 안면부 동통이나 이상감각을 호소하며 청신경의 아래쪽에 있는 제9,10,11 뇌신경을 압박해 연하장애, 애성(목소리변화) 등의 증상을 보일 수 있다. 종양이 매우 커져서 뇌간 압박에 의한 마비나 보행장애로 오는 경우도 있다.

3 치료

청신경초종은 완전 적출하면 근치가 가능한 양성 종양이고 뇌간 및 소뇌의 손상 없이 완전 적출이 가능하지만 환자의 나이나 전신상태, 증상의 정도, 종양의 크기와 위치, 수술에 따르는 위험성과 합병증을 고려하여 수술적 적출술 외에 방사선 치료나 보존적인 경과 관찰 등의 방법을 택할 수 있다. 특히 크기가 3cm 이하면서 낭성 변화가 없는 경우는 방사선 수술이 수술을 대체할 수 있는 좋은 치료법으로 각광을 받고 있다.

10 뇌하수체 선종(Pituitary adenoma)

뇌하수체선종은 전체 두개강내 종양의 10~15%를 차지하는 뇌종양으로 최근 고해상도 CT, MRI, 혈중호르몬검사를 포함한 진단 방법 등이 용이해져 직경 1cm 이하인 미세선종에 대해서도 정확히 진단할 수 있게 되었다. 또한 치료부분에서도 약물요법, 수술요법, 방사선요법의 발달로 치료성적이 괄목할 만큼 향상되었으며, 특히 대부분의 선종이 현미경을 이용한 경접형동 접근법으로 안전하게 제거될 수 있다.

1 분류

뇌하수체는 우리 몸을 성장하고 유지시키는 데 중요한 호르몬을 분비하는 역할을 하는데 종류는 다음과 같다. 유즙을 분비시키는 역할을 하는 유즙분비호르몬(prolactin), 신체성장에 관여하고 혈당을 조절하는 성장호르몬(growth hormone), 갑상선 기능을 조절하는 갑상선 자극호르몬(thyroid-stimulating hormone), 멜리닌자극호르몬(melanin-stimulating hormone), 부신피질자극호르몬(adrenal cortical-stimulating hormone), 소변 형성을 억제하는 항이뇨호르몬(antidiuretic hormone), 자궁수축에 관여하는 옥시토신(oxytocin) 등이 있으며 뇌하수체에 생기는 종양은 이런 호르몬들을 과분비 시키는 기능성 과분비선종과 호르몬 분비가 없는 조직에서 발생한 비기능성 선종으로 크게 구분할 수 있다.

2 임상 증상

뇌하수체선종의 임상증상은 선종이 기능성 과분비 선종인지 비기능성 선종인지에 따라 다르다. 일반적으로 기능성 과분비선종인 경우는 초기부터 과분비호르몬에 의한 증상이 나타나므로 대부분 종양의 크기가 작아 종괴 효과는 거의 없다.

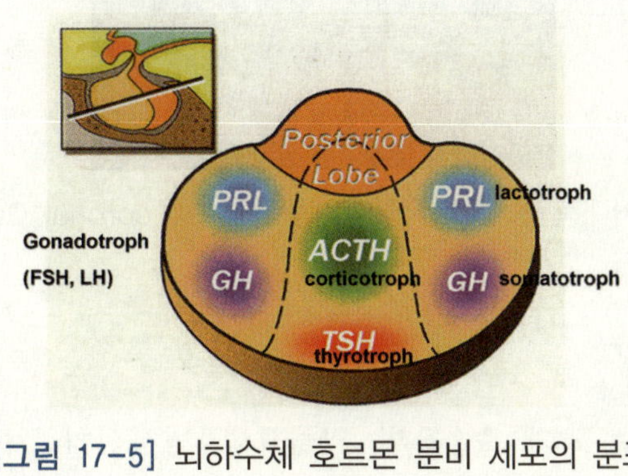

[그림 17-5] 뇌하수체 호르몬 분비 세포의 분포

즉 과분비성 선종 중 가장 흔한 것으로서 전체 뇌하수체 종양의 약 30%를 차지하는 유즙분비호르몬 분비선종(prolactinoma)은 여성에서 무월경과 유루증(galactorrhea, 젖에서 유즙이 분비되는 증상)이 주 증상이다. 남성에서는 무월경이 있을 수 없고 유루증도 그 정도가 덜하여 여성보다도 늦게 발견되어 종양 증대에 의한 종괴 효과를 주 증상으로 나타내는 경향이 있다.

성장호르몬 분비 선종 환자에서는 말단비대증, 고혈압, 당뇨, 죽상경화성 심혈관질환 등의 임상증상이 나타나며, 장골의 골단이 폐쇄되기 전의 어린이에서는 성장에 따라 체구가 커지게 된다.

부신피질자극호르몬 분비 선종에서는 비만, 고혈압, 당뇨, 조모증(남성처럼 털이 나는 증상)들이 나타나며 피부가 엷어지면서 자색선이 생기는 특징적인 신체모양을 보인다. 또한 쉽게 감염되고 창상치유가 어려워지면 근육의 소모와 이완이 생기고 피로감과 쇠약감이 생길 수 있다.

반면 비기능성 선종인 경우는 초기에 호르몬에 의한 증상은 거의 없으므로 종양이 점차 자라 대선종이 되었을 때 시신경 압박으로 인한 시야결손과 시력저하, 정상 뇌하수체에 압박으로 인한 뇌하수체 기능저하, 요붕증(소변을 자주 많이 보는 증상), 성기능장애 등이 있을 수 있고 양측두성반맹(양측 시야의 바깥쪽이 보이지 않는 증상)은 뇌하수체종양의 가장전형적인 증상으로 종괴가 시신경교차부위를 압박하거나 허혈에 의해 발생하며 시력저하를 동반한다.

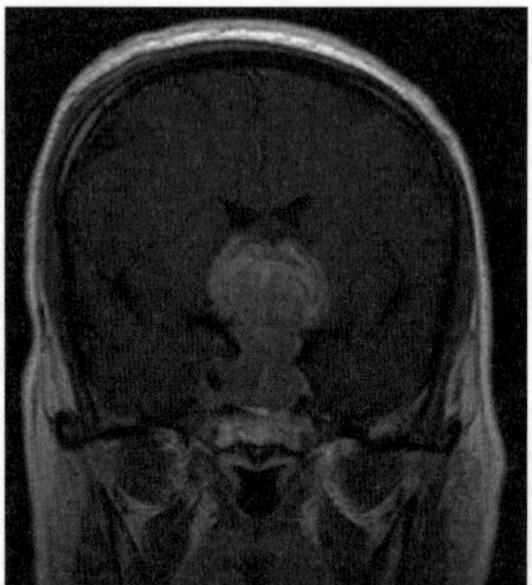

[그림 17-6] 뇌하수체 거대종양 : 뇌자기공명영상촬영 T1, coronal Gadolinium 조영제 투여

3 치료

뇌하수체선종의 치료는 크게 수술요법, 약물요법, 방사선치료로 나눌 수 있는데 환자

의 연령 및 일반상태, 종양의 크기와 위치, 혈중 호르몬 수치 등 여러 가지 요소를 고려해 치료계획을 세우게 된다. 치료의 목표는 종양을 제거해 종괴 효과 제거를 통한 신경학적 결손의 회복, 비정상적인 내분비기능의 정상화를 통한 뇌하수체 기능의 회복, 종양 재발의 최소화와 정확한 조직학적 진단이다.

(1) 수술요법

경접형동 접근법과 경두개 접근법이 있다.

(2) 약물요법

일부 기능성 선종에 대해 일차적 혹은 수술 후 보조적 치료로 사용되고 있다. 특히 프로락틴분비선종의 경우 도파민 작용제인 브로모크립틴(bromocriptine) 투여가 일차 치료다. GH 분비선종에서 사용되는 약제로는 브로모크립틴과 성장억제호르몬 유사물질(somatostatin analogue)을 들수 있다. 브로모크립틴 사용시 혈청 GH수치가 저하되나 종괴축소효과는 프로락틴 분비선종에 비해 미미하며 투약 중지시 GH 수치가 다시 상승하게 된다.

(3) 방사선치료

수술로 완전히 제거하지 못하거나 재발한 경우 등에 있어서 약물요법과 함께 고려해 볼 수 있다. 고식적인 치료방법의 경우 뇌하수체기능저하증, 시신경손상, 시상하부기능 감퇴 등의 부작용이 있어 최근에는 감마나이프, 사이버나이프 등의 방사선수술방법이 우선 고려된다.

• 각론(2)

11 수막종(meningioma)

1 발생비율

주로 40~50대의 성인에서 발생하며 2 : 1의 비율로 여자가 많다. 두개강내 종양의 약 30%를 차지하며 척수의 경우 약 25% 정도를 차지한다. 소아의 경우 성인보다 빈도가 낮아 1~4% 정도로 발생된다. 다발성으로 발생하는 경우는 1~9%로 드물며, 보통 신경섬유종증과 연관되어서 나타난다.

2 발생원인

거미막세포(arachnoid cap cell)에서 기원하며 발생원인은 뇌막에 외상으로 인한 만성 염증성 반응, simian virus 40 같은 DNA 바이러스 감영, 방사선에 의한 유전자손상 등이다. 22번 염색체 장완부의 소실이 가장 흔히 관찰되는 소견으로 이곳에 위치한 종양억제 유전자의 소실이 수막종의 발생과 관련이 있을 것으로 생각된다. 악성 수막종의 경우 10번 염색체의 소실이 특징적이다.

3 육안적 소견

① 수막종은 보통 경막(dura mater)에 공고히 부착되어 있으며 악성을 제외하고는 보통 주위의 뇌조직과는 뚜렷한 경계를 가진다.
② 종양의 표면은 결절성(nodular)이고 조직탄력은 고무와 비슷하거나 골과 같이 단단한 경우도 있다.
③ 드물게 낭변성(cystic degeneration)이 종양 내에 생기기도 한다.
④ 종양 내의 혈관분포는 풍부하며, 종양주위에 뇌부종이 동반되기도 한다.
⑤ 골화과잉증(hyperostosis)은 약 5%에서 동반되며, 이 소견은 종양의 크기보다는 종양의 위치, 즉 시상동 인접부나 접형골연(sphenoid ridge)에서 잘 생긴다.
⑥ 반상형(en plaque) 형태로 성장하는 수막종은 경막 및 두개골을 잘 침윤하는 특징을 가지며 신경섬유종증 환자에서 자주 보인다.

4 조직학적 분류 및 소견

(1) WHO 분류법에 의한 조직학적 분류

① Grade 1 : meningothelial, fibrous, transitional, psammomatous, angiomatous, secretory, microcystic, lymphoplasmacyte-rich, metaplastic, clear cell
② Grade 2 : chordoid, atypical
③ Grade 3 : anaplastic, papillary, rhabdoid.

(2) 조직학적 소견

다음에 나열된 다섯 가지 소견 중에서 세 가지 이상이거나 광학현미경의 10 high power field에서 4개 이상의 유사분열(mitosis)이 관찰될 경우를 비정형(atypical) 수막종으로 분류하며 역형성(anaplastic), 즉 과거의 악성 수막종의 경우는 20개 이상의 mitosis

가 관찰되거나 비정형 수막종에서 보이는 소견이 매우 심해 마치 육종(sarcoma), 암종(carcinoma), 흑색종(melanoma)처럼 보일 경우 진단된다. 과거 뇌실질 침윤 단독소견만으로도 악성으로 진단되었으나 현재의 분류법에서는 임상적으로 비정형과 유사한 특징을 보이므로 이 하나만으로는 비정형이나 악성 등으로 분류하지 않고 별도로 표기하여 그 의미를 강조했다.

- Graded histological feature of atypical meningioma
  - Increased cellularity
  - Prominent nucleoli
  - Sheet-like growth
  - Small cell with high N/C ratio
  - Geographic necrosis

5 호발부위

① Parasagittal region : most common

② Sphenoid ridge : medial 1/3(40%), middle 1/3(20%), lateral 1/3(40%)

③ Cerebral convexity

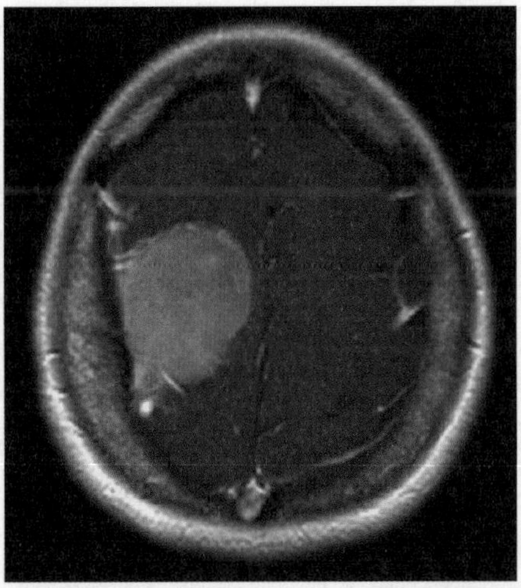

[그림 17-7] 뇌수막종(convexity meningioma) : 뇌자기공명영상촬영, T1 axial Gadolinium 조영제 투여

6 임상증상

① 위시상정동맥동(superior sagittal sinus)을 중심으로 양측으로 성장하면 강직성 하지마비가 초래되므로 이때는 척수병변에 의한 하지마비와 감별해야 한다.
② 후신경구수막종(olfactory groove meningioma) : 정신기능장애, 두통, 경련, 후각소실등이 있다. 종양이 성장함에 따라 특징적인 Foster-Kennedy syndrome, 즉 동측의 일차성 시신경위축, 반대측의 유두부종 소견이 나타난다.
③ 안장결절(tuberculum sellae meningioma) : 시력감퇴, 양귀쪽반맹(bitemporal hemianopsia), 종양이 전후방으로 성장하면 후각장애, 제3뇌신경마비, 뇌하수체 결핍의 소견과 두통, 정신장애가 나타난다.
④ CPA meningioma : 제8뇌신경장애가 가장 흔한 증상이고 삼차신경, 안면신경의 장애가 동반된다. 삼차신경통이나 반얼굴연축(hemifacial spasm)이 초기 증상으로 나타나기도 한다.

7 진단

(1) 단순 X-선촬영

① 골화과잉증
② 경막 동맥 주행로의 확장
③ 종양 석회 침착 : 약 10%에서 보이나 수막종에서만 나타나는 특징적인 소견은 아니므로 다른 종양과 감별이 요구된다.

(2) 전산화단층촬영(CT)

① 조영제 주입 전에는 주위 뇌조직보다도 약간 고농도의 종양이 균질하게 보이며 종양주위에는 저농도의 뇌부종이 동반되며 간혹 종양 내에 석회화 침착이 보이기도 한다.
② 조영제를 주입하면 종양이 균일하게 고농도로 착색된다.
③ 종양 주변 경막에 종양의 침윤이나 종양으로 인한 혈류의 증가로 경막꼬리(dural tail)소견이 관찰된다.
④ 골화과잉증이나 골파괴 소견이 나타난다.

(3) 자기공명영상(MRI)

종양의 발생부위나 종양과 혈관, 뇌실질 및 뇌신경과의 관계를 CT보다 비교적 자세히 알 수 있어 치료방침의 결정에 도움이 된다.

(4) 뇌혈관조영술(Cerebral angiography)

① MRI에 추가해서 진단의 재평가와 수술계획을 수립하는 데 중요한 의의를 가지며 종양의 부위, 혈관분포 정도, 종양과 정상뇌혈관의 관계 등의 정보를 얻을 수 있다.
② 수막종의 전형적인 소견은 외경동맥의 분지가 전반적으로 확장 비대해지지만 근위부보다 종양에 가까운 원위부에서 더욱 뚜렷하다.
③ 종양이 경막에 부착되어 있는 곳은 마치 불꽃(sunburst) 모양을 나타내며 종양 착색(tumor stain)은 정맥상(venous phase)에서 균일의 농도로 둥글고 진하게 보인다. 일부 종양에서는 동정맥 단락 현상이 보이기도 한다.
④ 수술적 색전술로 수술 도중 발생할 수 있는 출혈의 위험 등을 감소시킬 수도 있다.

8 치료

수막종을 완치할 수 있는 유일한 방법은 종양을 외과적으로 완전히 제거하는 것이다.

(1) 관찰

뇌부종을 동반하지 않는 무증상의 환자, 비교적 빈 병력을 가진 증상이 경미한 환자, 경련이나 거의 증상이 없는 고령의 환자, 수술에 대한 위험도가 높은 환자 등에서는 그냥 관찰하는 것도 하나의 방법이 될 수 있다.

(2) 수술

수술의 목적은 가능하면 침범된 뼈나 경막을 포함하여 종양을 완전히 제거하는 것이지만 항상 환자의 뇌 기능을 보존하거나 향상시키는 것이 우선임을 기억해야 한다. 환자에 따라서 종양의 완전제거가 높은 위험도를 가질 경우 종양을 남기고, 혹은 수술하지 않고 일정 기간 마다 경과를 관찰하거나, 방사선 치료나 방사선수술을 하는 것이 더 좋은 치료법이 될 수 있다. 과혈관성 종양힌 경우 수술 전에 색전술을 할 수도 있다.

(3) 방사선 치료

악성 뇌수막종, 수술적 제거가 불가능한 경우 수술하기에 부적절한 다발성 종양이나 재발성 종양, 완전절제가 어려운 경우에 방사선치료를 적용한다.

(4) 방사선수술

감마나이프, 사이버나이프, LINAC 등을 이용한 치료가 있으며 수술 후 남은 종양이나 재발한 경우, 크기가 작은 경우 선택 가능한 좋은 치료법이다.

(5) 화학요법

효과가 불확실한 것으로 알려져 있다.

12 중추신경계 림프종(central nervous system lymphoma)

원발성 중추신경계 림프종(primary central nervous system lymphoma, PCNSL)은 비호지킨 림프종의 1%, 원발성 뇌종양의 2~6%를 차지하며 뇌, 척수, 연수막, 안구에 발생하는 비호지킨 림프종으로 예후가 매우 불량하다. 최근 빈도가 증가하고 있는 PCNSL은 AIDS, 장기 이식과 화학요법에 따른 후천성 면역 결핍과 관련이 있고 최근 들어 정상면역 환자 사이에서도 그 빈도가 증가하고 있으나 아직 그 원인은 밝혀지지 않았다. 특히 AIDS환자에서 발생하는 경우 발생빈도, 발생기전, 임상양상, 치료법에서 정상면역 환자와 차이를 보인다.

병리학적으로 97% 이상이 high grade diffuse large B-cell type이다. PCNSL은 천막상부에 80% 정도 발생하며 60% 정도가 뇌실 주변에 발생한다. 정상면역 환자의 경우 40~50%에서 다발성이나 면역결핍 환자의 경우 90% 이상 다발성으로 나타난다.

MRI는 진단과 치료계획의 수립에 있어서 필수적인 검사로 T1강조영상에서는 등신호 혹은 저신호강도를 보이며 T2강조 영상에서는 등신호 혹은 고신호강도를 보이고 조영증강은 균일하게 잘된다. 진단을 위해서는 종양의 조직학적 검사뿐만 아니라 속발성 또는 이차성 림프종을 배제하기 위해 흉부 및 복부 CT, 안과검사, 뇌척수액검사, AIDS 검사

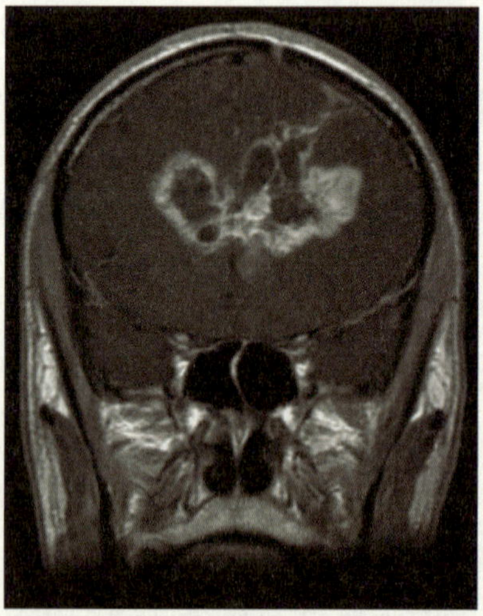

[그림 17-8] 중추신경계 림프종 : 뇌자기공명영상촬영, T1 coronal Gadolinium 조영제 투여

등이 필요하다.

전통적인 치료방법은 PCNSL이 의심이 되고 종괴 효과가 심해 신경학적 증상이 급박한 경우가 아니면 개두술에 의학 적출보다는 생검을 시행한 후에 메토트렉세이트(methotrexate)를 기본으로 하는 고용량 화학요법을 우선 시행하고 재발하거나 진행하면 방사선치료를 시행한다. 주의할 점은 생검 전에 스테로이드를 사용하면 종양이 감소되거나 변형되어 생검 및 조직학적 진단이 어려워진다.

예후에 있어서 나이가 가장 중요하며 화학요법으로 장기 관해가 가능하고 5년 생존율은 22~28%이다.

1.3 전이성 뇌종양

두개강내 종양 중 가장 흔한 종양중의 하나로 최근 발생빈도가 증가하고 있다. 전이성 뇌종양의 원발성 암으로는 폐암이 가장 흔하여 50% 이상을 차지하며 남자의 경우 폐, 소화기계, 신장암이 80% 이상을 차지하나 여자의 경우는 유방암, 폐암, 소화기계 및 흑색종이 80%이상을 차지하는 것으로 되어 있다. 뇌전이를 흔히 일으키는 종양으로는 융모상피암과 흑색종이며(40~90%) 폐암, 유방암, 신장암 등이 그 뒤를 따른다. 주로 전이되는 부위는 회백질의 경계부인데 그 이유는 종양세포의 덩어리(100~200μm)들이 이곳에 잘 멈추기 때문이다. 증상은 다른 두개강내 점거성 병변과 동일한 증상을 유발한다. 일부 종양의 경우 출혈로 발현될 수 있으며 특히 융모상피암과 흑색종에서 출혈이 많이

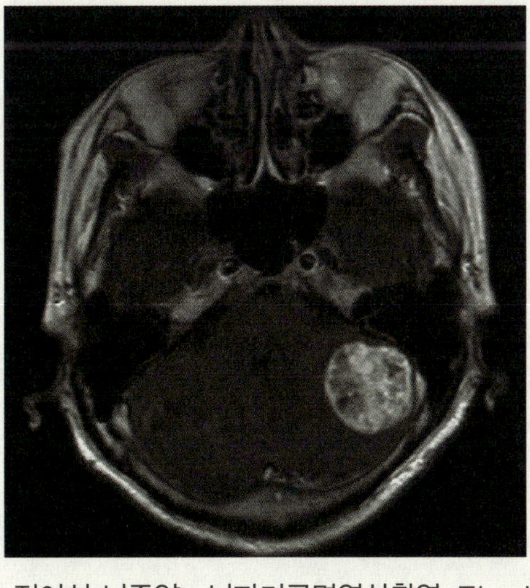

[그림 17-9] 소뇌에 발생한 전이성 뇌종양 : 뇌자기공명영상촬영, T1 axial Gadolinium 조영제 투여

발생한다. 종양성 수막염(meningeal carcinomatosis)의 경우 원인이 되는 원발 종양으로는 백혈병, 비호지킨 림프종, 유방암 등이다. 전이성 뇌종양과 감별해야 할 질환으로는 교모세포종, 림프종, 수모세포종, 뇌농양, 뇌경색, 뇌출혈 등이다. 진단에 있어서 MRI가 가장 적절한 검사며 다발성이면서 현저한 혈관 부종과 종괴 효과 그리고 회백질의 경계부에 위치하는 것이 전이성 뇌종양의 특징이다.

치료는 여러 가지 방법이 복합적으로 사용되고 있다. 스테로이드는 전이성 뇌종양에 대한 보조치료제이며 여러 가지 부작용이 있으나 신경증상을 현저히 완화시켜 중요한 보조치료제로 자리 잡고 있다. 그러나 이의 단독투여만으로는 생존기간을 연장 시키지는 못한다. 방사선 치료의 경우 그동안 중요한 치료법으로 자리 잡아 왔으나 다른 여러 가지 치료법의 발달로 생존율이 증가하면서 방사선치료와 동반되는 신경독성과 치매 등 장기적인 이환율이 문제로 대두되고 있다. 감마나이프나 사이버나이프 등의 정위적 방사선수술이 뇌전이 뇌종양의 치료에 좋은 결과를 보이고 있다. 전이성 뇌종양이 정위적 방사선수술에 적합한 이유는 병소가 둥글며 크기가 작고(주로 3cm 이하), 정상 뇌는 종양에 의해 전위되어 정상 뇌에 대한 손상 가능성이 적으며, 경계가 뚜렷하고 주위 조직으로의 침습이 적기 때문이다. 방사선수술에 의한 국소 조절률은 85~95%로 이는 수술로 기대할 수 있는 80%보다 높다. 수술의 경우 최근 여러 기술의 발달로 수술에 따른 합병증의 감소로 일부 전이성 뇌종양 환자에게 중요한 치료법이다. 화학요법은 혈뇌 장벽과 항암제에 대한 암의 저항성, 부적절한 약제의 사용으로 매우 제한적이나 폐소세포암, 유방암, 생식 세포암에서는 비교적 효과가 있다.

• 각론(3)

14 소아 뇌종양(pediatric brain tumor)

1 역학

암은 15세 이하 소아의 사망원인 중 두 번째로 많은 질환이며 소아 뇌종양은 백혈병 다음으로 흔한 원인이다. 원발성 뇌종양은 모든 소아 종양 중 15-20%를 차지하며 암이 원인인 소아 사망의 20%를 차지한다. 뇌종양의 연간 발생률은 나이에 따라 차이가 있어 1세 이하의 영아에서는 100만 명당 156명이고, 소아기 전체에서는 100만 명당 24.5명이다.

2 특징

(1) 신경상피종양(neuroepithelial tumor)이 성인에 비해 많다(70-80%).

(2) 신경원성(neuronal) 및 신경원-신경교 혼합종양(mixed neuronoglial tumor)이 상대적으로 많다.

(3) 배세포종(germ cell tumor)의 빈도가 높다.

(4) 성인에 비해 천막하부종양의 빈도가 높아 전체적으로 천막상부와 천막하부의 종양 빈도가 비슷하다.

3 임상증상 및 징후

대표적인 소아 뇌종양에는 천막상부종양과 천막하부종양이 있다. 천막상부종양에서는 성상세포종(astrocytoma), 원시 신겨외배엽성 종양(primitive neuroectodermal tumor, PNET), 두개 인두종, 시각로교종, 배세포종 등이 속하고 천막하부종양에는 수모세포종(medulloblastoma), 상의세포종(ependymoma), 유년기 모양세포 성상세포종(juvenile pilocytic astrocytoma), 뇌간교종(brainstem glioma) 등이 있다.

(1) 천막상부종양

① 두개강내압 상승징후 : 대천문의 팽륭, 흥분, 두통, 구토, 유두부종, 제6번뇌신경마비, 기면, 의식변화

② 국소징후 : 경련성 발작(35-65%), 반신부전마비, 반신마비, 운동실조증, 실어증, 시아 결손, 반신감각장애

③ 터키안 상부 종양

- 시각로교종(optic pathway glioma), 두개인두종(craniopharyngioma), 배세포종
- 시각로장애 : 시력감퇴, 시야장애
- 시상하부장애 : 내분비장애, 요붕증, 식욕, 체온, 수면주기장애
- 제3뇌실 차단 : 수두증
- 뇌하수체 및 뇌하수체 줄기 장애 : 요붕증, 뇌하수체 기능저하증
- 해면정맥동 침범 : 복시, 안면감각마비, 안구통, 결막울혈
- 간뇌 증후군(diencephalic syndrome) : 95%가 2세 이하의 소아에서 발생한다. 시상하부 앞쪽을 침범하는 교종(glioma)에서 흔히 관찰되며, 성장호르몬이 증가해 있다. 전신쇠약, 과잉행동, 과각성, 전신의 체지방 감소로 결국 사망에 이른다.

④ 파리노드 증후군(parinaud syndrome)

- 실비우스 수도 주변, 송과체 부위 종양 : 배세포종, 송과체종(pineocytoma), 송과체모세포종(pinealoblastoma)
- 상방주시장애, 대광-근접 동공반사 분리(light-near reflex dissociation), 안구진탕(nystagmus)

(2) 천막하부종양

① 소뇌장애 : 겨냥이상(dysmetria), 길항운동 반복불능증(dysdiadochokinesia), 체간운동 실조증(truncal ataxia), 안구진탕, 구음장애(dysarthria)
② 뇌신경마비 : 안면신경마비, 안구외전마비, 연하장애, 청각장애
③ 뇌간마비 : 반신마비, 사지마비, 감각이상, 안구운동장애, 의식장애
④ 제4뇌실 차단 : 수두증
⑤ 편도 뇌탈출(tonsilar herniation) : 경부강직, 경부통증

15 대뇌반구 성상세포종(astrocytoma)

1 병리학적 분류

① 원섬유형(fibrillary type) : 주로 뇌간, 소뇌, 시상하부 등에 나타나는 흔한 형태다.
② 원형질형(protoplasmic type) : 아주 드물고, 주로 대뇌에 국한된다.
③ 털모양세포형(pilocytic type) : 대부분이 소뇌, 시신경, 시상하부 등에 나타나고, 드물게 대뇌반구에도 있다. 소뇌와 시상하부에 잘 나타나는 털모양세포 성상세포종 특히 유년기 소아에 호발하여 유년기 털모양세포 성상세포종이란 별칭이 붙어 있고, 예후가 가장 좋은 성상세포종이다.
④ 팽대성(gemistocytic type) : 비교적 드물지만 대뇌에 주로 국한되어 나타나고 이들의 약 80%는 교모세포종(glioblastoma)으로 진행한다.
⑤ 역형성형(anaplastic type) : 유년기 모양세포형 성상세포종을 어떤 평태나 어떤 장소의 성상세포종에서도 일어날 수 있으나, 특히 대뇌에 광범위하게 발생한 성상세포종에서 변형을 잘 일으켜 교모세포종으로 진행한다.

2 진단

병력, 신경학적 검사, CT, MRI 등을 통해 진단하며, 양성일수록 종양의 밀도가 낮고

석회화가 흔하다. 조영제 주입 후 조영 증강이 잘 되지 않으며, 비괴사성 낭종 형성이 흔하고 종양 주위 부종이 덜하다.

3 치료

① 제1급(WHO grade 1) 성상세포종 : 근치적 절제술
② 제2급 성상세포종 : 근치적 절제술, 불충분하게 제거되었거나 시상하부나 시신경로에 위치하여 시력 및 신경증상이 진행될 경우 방사선 치료
③ 제 3급 또는 교모세포종 : 근치적 절제술+방사선치료+화학요법
④ 잔존 또는 재발 종양 : 정위적 방사선수술(stereotactic radiosurgery) 고려

4 예후

① 제 1급 : 수술전 적출로 완치에 이르고, 10년 이상 생존율은 80-90%이다.
② 제 2급 : 5년 생존율은 30-50%, 방사선치료는 부분적출 환자의 5년 생존율을 상당히 향상시킨다.
③ 제 3급 : 5년 생존율은 20%이고, 재발은 원발종양의 위치에서 발생하며 동일조직소견 혹은 진행된 악성 조직 소견을 보인다.

16 대뇌 반구 교모세포종(glioblastoma)

가장 악성도가 높은 신경 교종으로 75-80%는 대뇌반구에, 20-25%는 뇌간에 발생하고, 소뇌에서는 아주 드물다. 조영증강한 MRI에서 불규칙한 고리형의 조영 증강, 괴사성 낭종, 종양주변의 심한 뇌부종 등이 특징적이다. 대체로 조직학적 진단 후 10-20% 정도만 2년 이상 생존한다. 영아기의 교모세포종은 예후가 더 안 좋다. 수술과 방사선치료 후 생존율 중앙치는 9개월 정도이고 항암화학요법을 추가해도 크게 달라지지 않는 것으로 알려져 있다.

17 원시 신경외배엽성 종양(primitive neuroectodermal tumor)

Hart와 Earle(1973)은 뇌에서 원발하는 미분화 종양군 중에서 소아 대뇌반구에서 발생

하고, 이미 알려진 미분화 종양군 중 수모세포종, 신경모세포종(neuroblastoma), 송과체 모세포종 등의 어디에도 속하지 않는 종양군을 정리하여 원시 신경외배엽종이라 했다.

4 진단

주변과의 경계가 좋으며, 주변뇌조직을 심하게 압박하는 천막상부의 크기가 큰 종양으로 CT와 MRI에서 석회화, 종양내출혈 등에 의해 여러 가지 밀도를 보이며, 고형부분은 조영증강이 잘 되며, 비교적 주위의 뇌부종이 심하지 않은 것이 특징이다.

4 치료 및 예후

수술로써 종양을 가능하면 많이 제거하고 방사선치료와 화학요법을 적용한다. 예후인자로는 수술적 제거정도, 종양내 괴사 유무 등이 있으며, 5년 생존율이 50-60%로 알려져 있다.

18 두개인두종(craniopharyngioma)

양성 선천적 종양으로 태생기 구강외배엽에서 떨어져 나온 라트케 주머니(Rathke's pouch)로부터 발생한다. 15세 이하 소아 뇌종양의 약 6-9%로, 연령분포는 5-10세, 55-65세 두번의 정점을 보인다. 소아에서는 성인에 비해 종양이 자라는 속도도 빠르고 재발을 잘 한다.

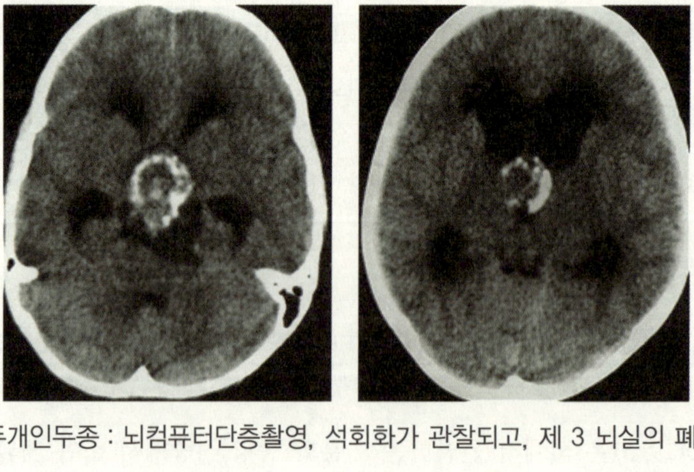

[그림 17-10] 두개인두종 : 뇌컴퓨터단층촬영, 석회화가 관찰되고, 제 3 뇌실의 폐쇄로 인한 수두증이 관찰

1 진단

CT와 MRI가 진단에 중요하다. 종양의 낭종성 부위는 CT에서 저음영으로 나타나며, 충실성 부위는 조영증강이 잘 되고, 석회화가 특징적이다. MRI는 낭종성 부위가 그 성분에 따라 다른 신호는 나타내고 석회화된 부분이 불분명한 점은 있지만 주위의 혈관, 신경구조물과의 관계를 잘 알 수 있다.

2 치료

① 수술적 치료 : 가능하면 첫 수술에서 종양을 완전 제거하는 것으로 완치가 가능하나, 부분적출술 후 보조요법으로 방사선치료를 병행하기도 한다.
② 방사선 치료 : 종양의 성장을 억제한다. 정위적 방사선수술 등으로 휴유증을 최소화할 수 있다.
③ 낭종내 치료 : 낭종 내로 방사선 동위원소나 항암제를 주입하여 종양을 줄인다.

19 시각로교종(optic tract glioma)

전체 소아 뇌종양의 3-6%를 차지하며, 정중선에서 발생하는 가장 흔한 신경교종이다. 시신경로의 어느 부위에서나 발생 가능하나 시신경교차부위에서 호발한다. 병리학적으로는 주로 모양세포 성상세포종으로 분류되고, 생물학적 악성도는 1급 성상세포종으로 저등급의 성상세포종이다. 임상양상은 급격히 자라는 것에서부터 변화가 없는 것까지 다양하나, 나이가 어릴수록 성장속도가 빠르다. 유전성 종양질환인 신경섬유종증과 연관이 깊다. 치료는 발생부위, 양측 시력의 정도, 수두증 동반 여부, 환자의 연령에 따라 수술적 제거술, 방사선치료, 화학요법 등이 이용된다.

20 배아세포종(germ cell tumor)

소아 뇌종양의 3-8%를 차지하며, 터키안 상부, 송과체 부위와 같이 중추신경계의 정중선 근처에 생기며, 송과체 부위에서는 남자에, 터키안 상부에서는 남녀의 비율이 비슷하다. 배아성 암종(embryonal carcinoma), 내배영동종양(endodermal sinus tumor), 융모막암종(choriocarcinoma), 미성숙기형종(immature teretoma), 성숙기형종(mature teratoma), 배아종(germinoma)으로 분류되며 이 가운데 성숙기형종을 제외하고는 악성 종양이며, 뇌척수액을 통한 전이가 잘 일어난다. 약 12%에서는 폐, 림프절, 간, 골수 등의 전신전이가 보고되기도 한다.

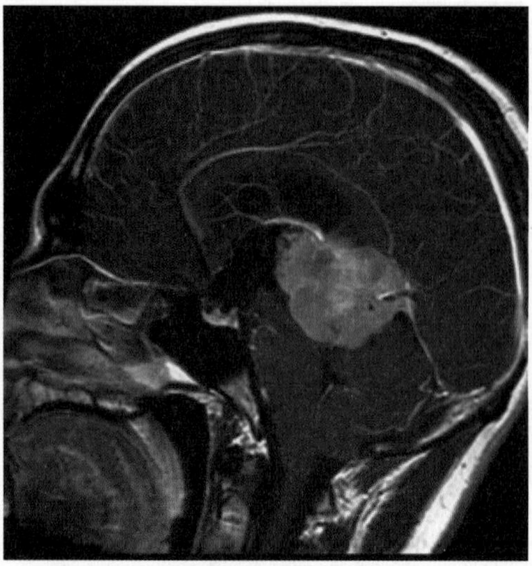

[그림 17-11] 배아종 : 뇌 자기공명영상촬영 T1, sagittal, Gadolinium 조영제 투여

1 진단

10세 이전 소아에서 송과체 부위의 석회화 또는 석회화의 크기가 10cm 이상일 때 의심해 볼수 있다. 배아종은 CT,MRI에서 균일한 조영증강을 보이며, 비배아종성 배세포종은 비균질성, 혼합성 및 낭종 형성의 경향이 크며, 융모막암종의 경우에서는 종양내 출혈 소견을 보일 수 있다. 혈정 및 뇌척수액에서 특징적인 종양표지자를 나타내어, 배아성 암종의 경우 α-FP(alpha fetoprotein)와 β-hCG(human chorionic gonadotrpin)가, 내배엽동종양에서는 α-FP가, 융모막암종의 경우는 β-hCG가 증가된 소견을 보인다.

2 치료

① 기형종 : 수술에 의한 전적출
② 배아종 : 조직검사 후 항암요법 및 방사선치료
③ 비배아종성 배세포종 : 조직검사 후 항암요법 및 방사선치료
④ 조직검사방법 : 정위적 뇌생검, 내시경을 통한 생검, 개두술을 통한 생검

3 예후

① 배아종 : 10년 생존율 92.7%

② 기형종 : 10년 생존율 성숙기형종 92.9%, 미성숙기형종 70.7%

③ 배아성 암종, 내배엽동 종양, 융모막암종 비 혼합형 : 3년 생존율 27.3%

④ 혼합형 배세포종

ⓐ 배아종과 기형종 : 3년 생존율 94.1%

ⓑ 배아종 또는 기형종이 대부분인 혼합형 : 3년 생존율 70%

ⓒ 배아성 암종, 내배엽동종양, 융모막암종이 대부분인 혼합형 : 3년 생존율 9.3%

21 수모세포종/상의세포종(medulloblastoma/ependymoma)

1 빈도, 호발 연령 및 부위

수모세포종은 소아 뇌종양의 18%, 천막하 종양의 30%를 차지하며, 호발연령은 3-8세이며, 16세 이하에서 전체의 80%가 발생하고, 남자에 더 흔하다. 호발부위는 주로 소뇌의 충부에서 발생하여 전체적으로는 제 4뇌실을 채우며 자라는 경우가 80%, 소뇌반구에 위치하는 경우가 20%이고, 소아에서 발생한 경우는 7%가 소뇌반구에 위치하는 반면 성인에서는 30-49%가 소뇌반구에서 발생한다. 상의세포종은 주로 5세 미만의 소아에서 호발하며, 제 4뇌실벽, 측뇌실, 제 3뇌실, 척수 및 종사의 순으로 발생빈도가 높다.

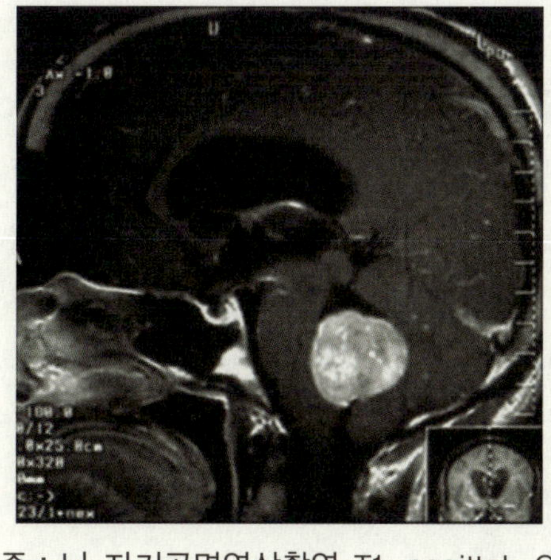

[그림 17-12] 수모세포종 : 뇌 자기공명영상촬영 T1, sagittal, Gadolinium 조영제 투여

2 진단

① CT와 MRI가 도움이 되며, 수모세포종의 경우 대개 CT에서는 강한 조영증강을 보이는 고밀도로, MRI에서는 역시 강한 조영증강을 보이는 T1강조영상에서 저신호강도로 관찰된다. 상의세포종의 경우 수모세포종과 비슷한 소견을 보이나 수모세포종에 비해 조영증강이 균일하지 못하고, 석회화와 낭종형성, 소뇌교각 등 거미막하공간으로의 진출이 흔히 관찰된다.

② 소아에서 천막하부 제 4뇌실 주변의 뇌종양의 감별진단 : 수모세포종, 상의세포종, 모양세포 성상세포종

3 치료

① 수두증의 치료 : 내시경 제 3뇌실 천공술, 뇌실 - 복강간 단락술

② 수술적 치료 : 가능한 한 완전전출을 시도한다.

③ 방사선 치료 : 수모세포종의 경우 두개척추축(craniospinal axis)에 대해, 상의세포종의 경우는 국소적으로 시행한다.

④ 항암치료

4 예후

5년 무병생존율

① 수모세포종 : 50-80%

② 상의세포종 : 40-60%

22 유년기 모양세포 성상세포종(pilocytic astrocytoma)

소아의 소뇌종양 중 수모세포종 다음으로 흔하고 후두와 종양의 약 1/3을 차지한다. 이 중 70-85%가 구성세포가 털 모양형태(pilocytic)를 띠어 유년기 모양세포 성상세포종이라고 불리며, 매우 천천히 자라고 경계가 분명하며, 주변조직을 침범하거나 전이되는 경우가 적다. 흔히 낭종을 형성하며, 저등급의 신경교종으로 수술적 전적출이 된 경우 수술 후 방사선치료나 항암치료 없이 완치될 수 있다.

23 뇌간 교종(brainstem glioma)

병리학적으로는 양성 성상교종, 역행성 성상세포종, 교모세포종 등으로 구분할 수 있으나, 양성 신경교종도 60-70%에서 교모세포종의 세포증식을 보여 제 1급 성상세포종은 아니다.

대부분(70-80%)가 내재성으로 미만성 교비대(potine hypertrophy)를 일으키는 경우가 많고, 국소형인 경우는 중뇌형, 뇌교 외장성장형(pontine dorsally exophytic), 경수-연수 이행부형의 세 가지 형태로 나뉘며 교뇌, 연수, 중뇌의 순으로 호발한다. 주로 양성 성상세포종은 교 상부나 중뇌에서 흔하고, 악성교모세포종은 교 하부나 연수에서 흔하다.

1 증상

병력이 짧아 평균 1-5개월이고, 장경로징후(long tract sign, 38-80%), 소뇌증(70%), 다발성 뇌신경장애(25% 등의 특징적인 증상을 보인다.

2 감별진단

① 감염 : 결핵종, 바이러스성 뇌염
② 혈관질환 : 해면상 혈관종(cavernous angioma), 동정맥기형

3 치료

① 수술적 치료 : 외장성장형, 표재성 국소종괴 또는 낭종, 경수-연수 이행부위형 등으로 매우 제한적이다.
② 방사선치료
③ 화학요법 : 비관적이다.

4 예후

비교적 좋지 않으며, 중뇌 종양이 뇌교 종양과 연수 종양에 비해 예후가 좋고, 치료하지 않았을 때 평균 생존율이 15.5개월, 방사선치료를 한 경우 47.2개월이고, 전체적으로 5년 생존율은 20-30%이다

●●● 참고문헌

1. 대한신경외과학회, 학생과 전공의를 위한 교과서 신경외과학, 제3판, 중앙문화사, 2005.
2. Winn HR(ed), Youmans Neurological Surgery, Vol. 1, 5th ed, Philadelphia, WB Saunders Co, 2004.
3. WHO classification of tumors of the nervous system, in; Kleihues K, Cavenee WK(ed), Pathology and Genetics of Tumors of the Nervous System, Lyon, IARC Press, 2000.
4. Bernstein M, Berger MS, Neuro-oncology, The Essentials, New York, Thieme, 2000.

제 18 장

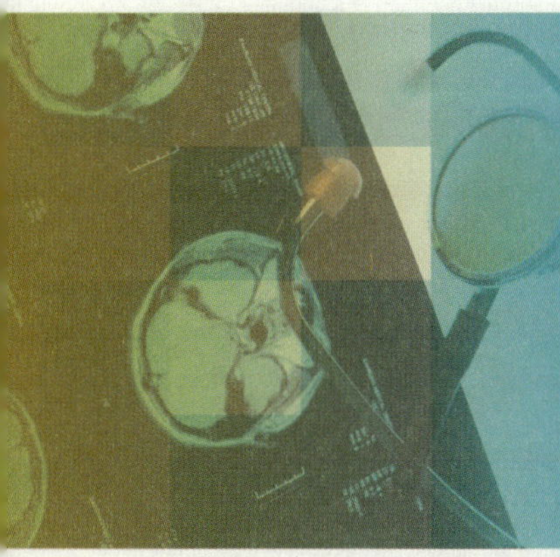

정위, 기능 및 방사선수술의 이해

Stereotactic, Functional Neurosurgery & Radiosurgery

박형기 · 배학근 · 최순관

학습목적

정위, 기능수술 및 정위적 방사선수술에 대한 개념을 이해하고, 적응증이 되는 각각의 질환과 치료법에 대해 이해한다.

학습목표

1. 정위수술의 기본원리를 이해한다.
2. 정위수술의 종류를 열거할 수 있다.
3. 기능수술의 종류와 질환을 이해한다.
4. 정위적 방사선수술을 원리와 적응증을 이해한다.

1 서론(Introduction)

먼저 본 단원에서 다루게 되는 정위, 기능, 방사선수술은 신경외과 영역에서 과학의 발전과 함께 급속히 변화를 보이는 분야로 의학을 배우는 학생에게 자세한 내용을 습득하기는 어려울지라도 향후 이 영역이 크게 발달되고 확대될 것을 생각한다면 정위, 기능, 방사선수술의 기본원리와 기본적인 적응증을 이해하는 것은 의학의 입문에 반드시 필요할 것으로 생각된다.

정위수술의 정위(stereotactic)은 삼차원적 구조를 의미하는 'stereo'의 그리스어와 접근한다 하는 의미의 'tangere'라는 라틴어를 합친 용어로 이를 이용한 정위수술 이란 둥근구의 구조를 가진 뇌에 대하여 삼차원적으로 접근하여 수술하는 방법을 의미한다. 이런 수술 방법의 가장 큰 장점은 미세하고 정밀한 구조를 가진 뇌조직에 최소한의 접근로만으로 수술이 시행되므로 손상을 최소로 하면서 수술이 가능한 것이다. 이는 1973년 세계 정위 및 기능신경외과학회에서 정식으로 채택되면서 본격적으로 시작되고 현재 과학적 발전을 통하여 그 영역이 확대되고 있다.

기능수술은 신경기능이 비정상적으로 항진되거나 감소된 질환에 대하여 정상적으로 신경기능을 되돌리도록 뇌의 특정 부위를 파괴하거나 자극함으로써 손상된 신경기능의 회복을 돕는 수술을 의미하며 이 수술의 많은 부분이 정위적 방법으로 이루어지므로 기능수술을 정위기능수술이라 하기도 한다.

방사선수술(radiosurgery)은 이온화 방사선(ionizing radiation)으로 목표부위에 손상을 줌으로서 치료효과를 얻는 방법으로 일종의 방사선 치료이지만 종래의 분할 방사선치료와 다른 점은 정위적(stereotiactic) 방법으로 병변의 위치와 3차원적인 분포를 정확히 설정하여 일회, 고용량, 집중된 방사선조사를 시행한다는 점에서 수술과 유사한 특징이 있어 방사선수술이라 한다.

결국 정리하면 이곳에서 다루게 되는 정위, 기능, 방사선수술의 신경외과적 치료 방법은 여러 과학적 원리와 기기를 이용하여 뇌조직의 삼차원적인 접근 원리를 이용한 수술이 정위수술이며 이런 정위적 방법으로 뇌심부의 뇌조직에 변화를 유발하여 기능을 정상화 시키는 수술이 정위기능수술, 그리고 정위적 방법으로 뇌조직에 고용량의 방사선을 투여하여 치료하는 정위적 방사선수술로 이해할 수 있으며 이는 모두 정위수술에서 기원된 것으로 이번 장에서 함께 다루어진다(그림 18-1).

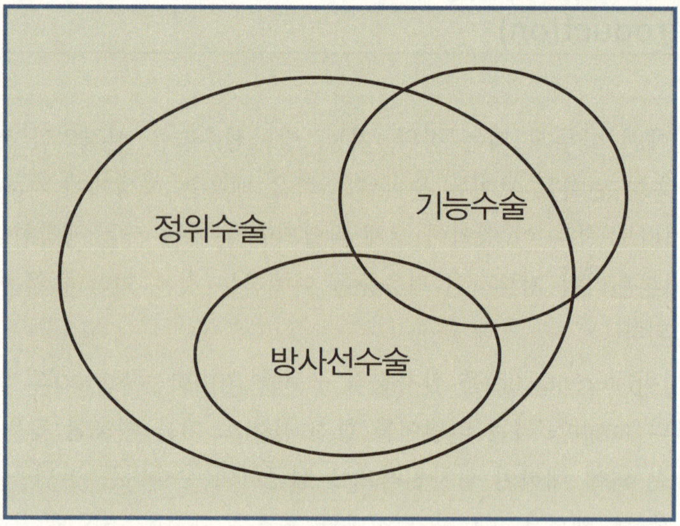

[그림 18-1] 정위, 기능, 방사선수술의 이해를 위한 도표

2 정위수술

정위수술의 가장 큰 장점은 개두술 없이 두개골에 작은 동전 크기의 구멍을 뚫고 수술이 가능하고 수술이 필요한 부위까지 최소한의 손상만으로 접근할 수 있다는 점이다. 이를 통하여 혈종, 농양, 낭종의 배액이 가능하고 기구를 표적까지 삽입하여 기능수술 또한 가능하다. 국소마취만으로 수술 가능하고 환자의 기능을 실시간으로 확인하면서 수술할 수 있어 전신마취가 곤란한 환자에서도 수술 가능하다.

1 기본원리 및 방법

정위적으로 접근하는 정위장치는 그 원리와 방법이 다양지고 있다. 정통적인 방법은 고정장치를 이용하는 방법으로 CRW(Cosman-Robert-wells) system과 Leksell system이 대표적이다. 이는 먼저 두개골에 정위기구인 고정장치(frame)를 고정시키고 컴퓨터단층촬영(CT)나 자기공명영상촬영(MRI)을 찍어 수술을 위한 표적(target)의 삼차원적인 X, Y, Z 좌표를 구한 다음 정위장치에 그 좌표를 입력하고 정확히 표적에 도달하는 수술 방법이다(그림 18-2). 최근에는 이런 정위장치(고정틀 : frame)가 필요 없는 네비게이션을 이용한 수술이 시행되기도 한다. 먼저 환자의 수술부위에 컴퓨터단층촬영(CT)이나 자기공명영상촬영(MRI)을 통해 영상정보를 컴퓨터에 입력시킨 후 환자 몸에 붙인 센서와 탐침기(센서감지기)를 이용해 현재 수술위치나 병소(病巢)를 3차원 영상으로 확인할 수 있는 방법이다(그림 18-3).

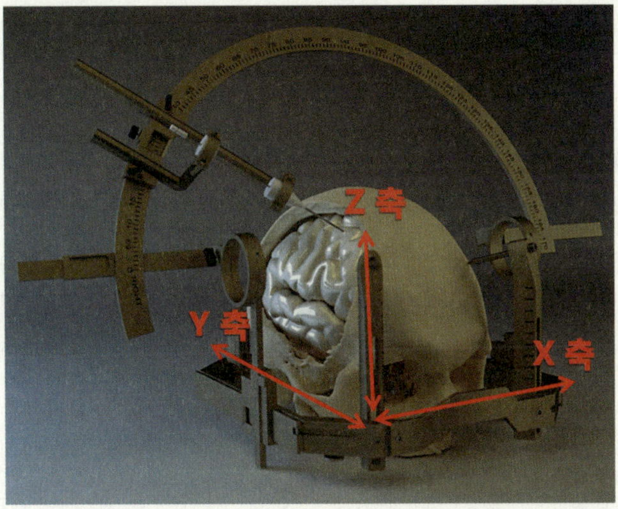

[그림 18-2] Leksell System과 X, Y, Z좌표의 의미

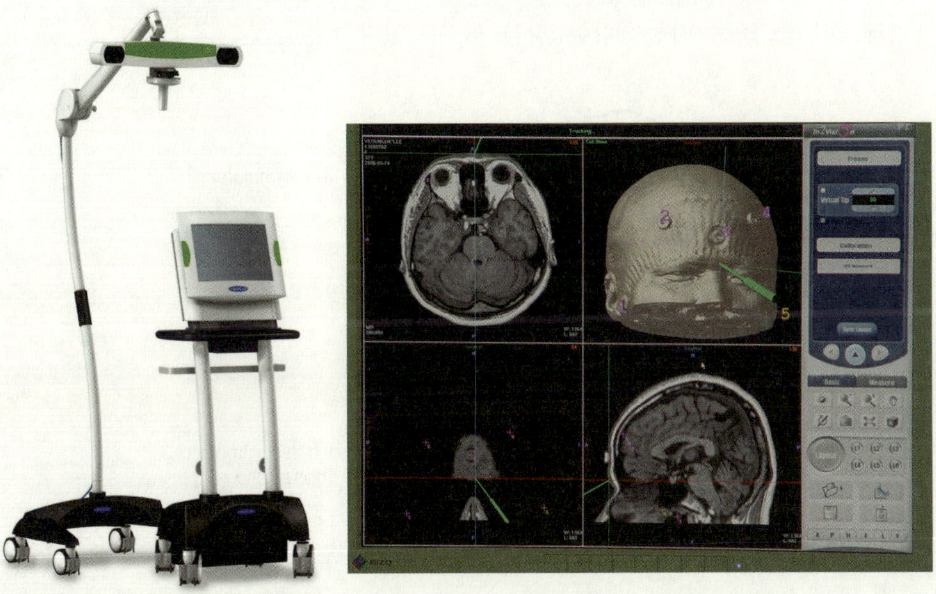

[그림 18-3] 네비게시션을 이용한 뇌수술

2 정위수술의 종류

정위수술은 그 목적에 따라 크게 기능적 정위수술과 비기능적 정위수술로 분류되고

여기에 방사선을 이용한 정위적 방사선수술이 추가된다. 정위수술은 특수한 방사선치료 장비가 필요하고 방사선을 이용한다는 점에서 일반 수술과 다소 차이가 있어 정위수술에서 다른 분야로 분류되기도 한다.

(1) 기능적 정위수술

기능수술의 자세한 내용은 뒤에서 다시 알아보도록 하고 여기서는 정위수술에서 기능적 수술이 어떤 것이 있는지 알아보자.

① 파괴수술(lesion making) : 기능적 정위수술 초기에 많이 사용한 방법으로 신경계에 이상 기능을 보인다고 생각되는 부위를 파괴하여 뇌 기능 변화를 유도하는 방법이다. 하지만 이 방법은 병소의 완성이 균등하지 않고 합병증도 많아 최근에는 고주파를 이용하여 그 병소를 만들어 그 합병증으로 줄이도록 노력하고 있다.

② 뇌심부자극술(deep brain stimulation)

이 수술의 기전은 명확하게 밝혀져 있니 않지만 고주파을 발생하는 침을 삽입하여 자극하면 심부핵의 기능이 억제되어 기능을 변화시킬 수 있다는 원리로 시행되는 수술방법으로 이 수술의 큰 장점은 가역적인 방법으로 복원성, 안전성, 양측을 동시에 조자할 수 있는 점, 그리고 시술 후 외부 장치를 통하여 고주파를 조절하여 억제 정도를 조절 가능하다는 것을 들 수 있다.

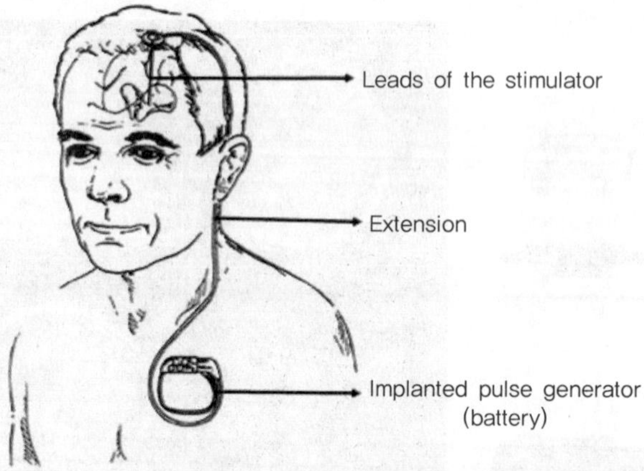

[그림 18-4] 뇌심부자극술의 모식도

(2) 비기능적 정위수술

정위수술이 비기능적 수술에 이용되는 목적은 일반적 수술에 의하여 병변의 확인과 도달이 어려운 경우 수술의 정확도를 높이고 침습성을 줄이기 위하여 본 정위기법을 이용하게 되며 그 외에도 최소 침습성과 국소마취를 통하여 수술이 가능하다는 장점은 수술의 방법을 결정하는데 매우 중요한 요소이다.

① 조직생검

조직생검은 치료방침을 결정하고 예후를 예측하기 위해서는 정확한 진단이 필수적이다. 정위적 조직생검은 병변의 위치가 뇌의 깊은 곳에 있어서 개두술을 통한 접근이 어려운 경우와 예상되는 진단의 치료에 있어서 수술로 병변을 제거함이 불필요하거나 최종 예후에 큰 영향을 주지 않는 종류의 것일 가능성이 있을 때 시행한다. 이 방법은 기술적으로 쉽고 저침습적인 방법이지만 작은 조직표본만을 얻을 수 있어서 정확한 진단이 불가능하거나 균일하지 않는 병변인 경우 전체적인 양상을 대변하지 못 하는 단점이 있다.

② 배액술 및 약물주입

정위수술은 두개강내의 혈종, 농양 및 각종 낭성 병변의 배액술이 가능하고 이중 가장 많이 이용되는 경우는 자발성 뇌실질내출혈이다. 장점은 수술이 쉽고 전신마취가 불필요하며 수술에 따른 추가적인 뇌손상이나 전신적인 합병증을 피할 수 있다는 점이고 단점으로는 급성기에는 혈종을 제거할 수 없고 재출혈 위험이 있다는 것이다(그림 18-5).

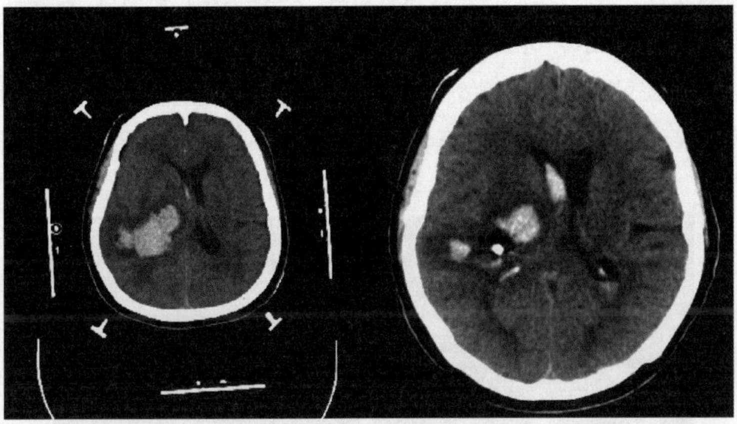

[그림 18-5] 혈종 배액술 전 후 뇌전산화단층촬영

③ 정위적 개두술

정위적 개두술의 원리는 영상에서 관찰되는 병변의 위치를 정위좌표로 변환하여 이를 기준으로 수술 장에서 실제 수술 시에 수술범위, 접근방향 등을 설정하는 데에 적용하는 것으로 최근에는 머리를 고정하는 정위기구 대신 네비게이션이 보급으로 대부분 뇌종양 수술에 이용되고 있다.

3 기능수술(Functional Neurosurger)

기능수술(functional neurosurgery)에서 기능이란 1873년 Hughling Jackson이 처음으로 인용한 용어로서 뇌 등 신경계통의 병변 혹은 퇴행성 변화(degenerative change)에 의하여 정상적이었던 신경계통이 기능항진(hyperfunction) 또는 감퇴(hypofunction)됨으로서 나타나는 각종 신경학적 증상을 총칭하는 의미를 가진 용어이다. 따라서 기능수술이란 이러한 신경계의 기능 이상에 의하여 나타나는 증상을 신경계의 일부를 파괴하거나 절제하거나 전기자극을 가하거나 혹은 약물 등을 투입하여 신경계통의 기능을 정상화함으로서 환자의 신경학적 증상을 치료하는 신경외과의 학문 분야를 말한다. 이런 수술을 시행하기 위해서는 수술의 표적이 뇌심부에 해당하는 경우 정위적 수술방법이 사용되는 경우가 많으며 기능수술의 대표적인 질환은 통증질환과 운동질환이고 그외 삼차신경통과 안면신경통도 주위에서 흔히 접할 수 있는 질환이다.

1 통증질환의 수술적 치료

통증의 수술치료를 이해하기 위해서는 기전과 병리기전의 이해가 필수적이다. 통증의 기전은 교과서를 참조하도록 하고 여기서는 수술 방법에 대해 알아보도록 하자 먼저 **신경차단술**은 대개 국소마취제를 이용하여 통증 부위나 통증 전달 신경을 차단하는 방법으로 진단 및 치료 목적으로 이용된다. 국소마취제를 사용하는 경우는 일반적으로 수시간

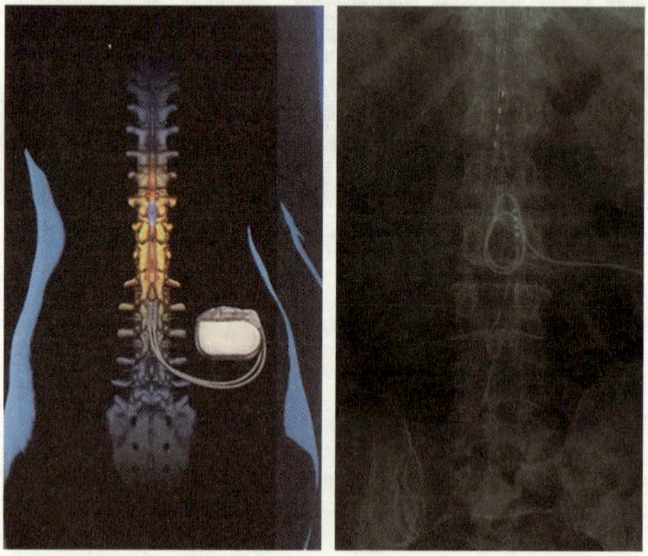

[그림 18-6] 척수자극기의 모식도와 설치 후 요추 X선 소견

후에 사라지게 되는데, 만약 통증을 더 확실하게 지속적으로 치료하가 필요한 경우는 경피적 고주차 신경차단술을 사용할 수 있다. **말초신경자극술**은 신경병증성 통증이 발생되는 말초신경을 자극하여 통증을 경감시키는 시술로 최근 불인성 후두통에 사용이 증가되고 있다. **척수자극술**은 척수자극기를 척수의 후방에 설치하여 이를 자극하는 방법으로 유수신경섬유를 자극하여 통증을 조절하고 뇌간에 있는 세포가 자극되어 하행성 억제기전으로 통증을 경감시키는 방법이다(그림 18-6). **뇌심부자극술**은 통증이 유입되는 관문인 복미핵시상자극술(ventrocaudal thalamic stimulation)과 내인성 opioid의 양을 증가시키는 뇌수도관주위회색질자극술이나 뇌실주위회색질자극술을 이용한다. **대뇌운동피질자극술**은 기전은 명확하지 않으나 변연계와 아울러 뇌간에서 척수로 하행하는 통증 조절기전에도 관여하는 것으로 생각되며 잘 치료되지 않는 만성통증에 대한 마지막으로 사용되는 치료로 이용된다. **약물 주입술**은 척추관 혹은 뇌실 내로 기구를 사용하여 모르핀을 직접 주입하는 방법으로 이는 정맥 주사를 통한 주입보다 매우 적은 양으로 통증을 조절할 수 있는 장점을 가지고 있어 암성 통증 환자에서 사용된다.

그 외 통증이 전달되는 신경통로를 손상시켜 통증을 감소시키는 방법으로 척수시상절단술(cordotomy), 중뇌파괴술(mesencephalotomy), 후주절개술(dorsal column myelot-

〈표 18-1〉 통증질환의 수술적 치료방법

신경조직	통증전달시역할	수술방법	적응증
말초신경	통각 수용기에서 얻은 신호를 척수 후각부로 전달.	신경종 제거술 교감신경절차단술 말초신경자극술	신경손상후 통증 교감신경성 통증, 복강내 암성통증 불인성 후두통
척수	척수후각으로 진입한 통증 신호가 진입부에서 시냅스를 이루고 척수를 따라 뇌로 이동함.	약물주입술 척수자극술 후주 절제술 후각진입부 수술	암성통증 척수수술실패증후군, 말초신경손상 복강내 암성통증 신경총 손상 후 통증
시상핵	뇌로 이동한 통증신호는 시상에서 다시 시냅스를 이루고 변연계 및 대뇌피질로 이동함.	뇌정위적 파괴술 뇌정위적 자극술	신경병증성 통증 신경병증성 통증
변연계 및 대뇌피질	전달된 통증신호가 다른 신호와 연관되어 해석됨	뇌정위적 파괴술 뇌정위적 자극술	난치성 만성통증 난치성 만성통증
뇌수도관주위 회색질 뇌실주위 회색질	이곳의 자극은 척수후각부에서 통증이 억제된다.	뇌정위적 자극술	난치성 통각수용성 통증

omy), 후근진입부수술(dorsal root entry zone operation), 대상회절제술(cingulotomy) 등이 있으나 이는 불가역적이고 후유증이 발생되는 경우 이에 대한 치료방법이 없어 여명이 얼마남지 않은 암환자에서 주로 이용되며 최근에는 많은 부분이 의료기기의 발달로 가역적인 자극술로 대치되고 있는 추세이다(표 18-1).

2 삼치신경통의 수술적 치료

삼차 신경통은 얼굴에 발작적으로 전기가 쏘는 듯한 심한 통증이 수초간 지속되는 질환으로 초기에는 약물치료를 시도하지만 약물에 내성을 보이거나 부작용이 동반되는 경우 그리고 조절에 실패하는 경우 수술적 치료가 이용된다. 수술적 치료 방법에는 삼차신경 진입부를 압박하는 혈관을 분리하는 미세혈관감압술(microvascular decompression), 삼차신경절을 차단하는 경피적 고주파 응고술이 이용되고 있으며 최근에는 방사선수술기기를 통한 치료도 시도되고 있다.

3 운동질환

운동질환은 추제외로계(extrapyramidal system)의 장애로 인하여 불수의 운동이 생기는 질환을 총칭하며 운동이 감소되는 질환인 피킨슨병과 운동이 과잉되는 본태성 진전, 이긴장증, 사경, 경직, 등이 있다. 이 중 파킨스병에 의한 진전, 경직, 운동 완서 증상에 대하여 수술적 치료가 가장 잘 알려진 것으로 수술적 방법으로는 시상파괴술(thalamotomy), 담창수 파괴술(pallidotomy), 뇌심부자극술이 시행되고 있으며 자극술에 대한 위치는 시상핵(VIM, thalamus), 내측 담낭구(globus pallidus interna), 시상하핵(subthalamus)이 있으며 이중 시상하핵이 가장 널리 이용되고 있다.

4 간질

일단 간질로 진단되었다면 약물 치료가 효과적이다. 하지만 약 20%의 환자는 약물 치료 만으로 간질이 조절되지 않으며 계속적인 발작은 장기적으로 환자의 지적 능력에 영향을 미치며 환자의 직업 및 사회 적응력에 문제를 유발하고 갑작스럽게 사망할 확률이 간질이 없는 경우에 비해 높은 것으로 알려져 있다.

수술이 가능한 경우는 약물 치료에도 불구하고 발작이 지속되는 난치성일 경우, 발작의 시작 부위를 잘 알 수 있을 때, 그리고 절제할 부분이 기능적으로 안전한 부위일 때 수술을 시행한다.

대표적인 방법으로는 측두엽절제술, 대뇌피질절제술, 뇌량절제술, 대뇌반구절제술, 병소절제술, 미주신경자극술 등이 있다.

5 반측성 안면 경련증

안면 신경이 분포하는 편측안면 근육에 불수의적인 돌발적 수축을 일으키는 안면의 운동기능 항진으로 정서적 스트레스, 피곤 및 안면 운동에 의해 악화될 수 있다.

발생원인은 대부분 정상 혈관이 뇌간의 안면 신경근 진입부를 압박하여 신경 손상이 발생한다고 생각하고 있다. 진단은 병력과 임상증상이 매우 중요하며 근전도 검사와 MRI를 통하여 확진한다. 치료는 약물치료, 보툴리늄 독소 주사요법과 수술이 있으나 수술적 치료가 필요한 경우가 많다. 수술은 안면신경과 원인 혈관사이에 teflon felt 등을 끼워 미세혈관감압술을 시행한다(그림 18-7).

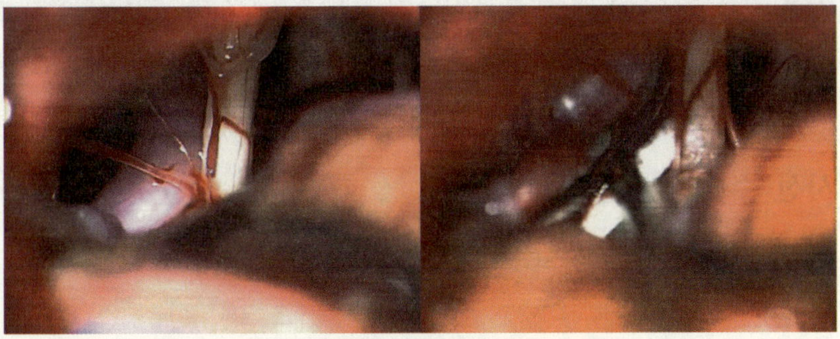

[그림 18-7] 미세혈관감압술의 수술소견

4 방사선수술(Radiosurgery)

정위적 방사선수술(stereotacitc radiosurgery)은 이온화 방사선(ionizing radiation)에 의하여 목표부위에 손상을 줌으로서 치료효과를 얻는 방법으로 일종의 방사선 치료이지만 종래의 분활 방사선치료와 다른 점은 정위적 방법으로 병변의 위치와 3차원적인 분포를 정확히 설정하여 표적에 집중적으로 방사선을 조사하여 일회에 고용량으로 조사하는 방법으로 이는 수술적 치료를 대치할 수 있을 만큼 효과가 커서 방사선수술로 명칭되어졌다.

이런 정위적 방사선수술은 어떤 정위적 방법을 사용하느냐와 어떤 방사선을 사용하는가에 따라 많은 치료방법이 존재하며 가장 대표적인 방법은 방사선 동위원소인 코발트 60에서 발생되는 감마선을 이용하는 감마나이프(GammaKnife)와 선형가속기에서 발생되는 photon beam을 발생하는 사이버나이프(Cyberknife)와 노발리스(Novalis)가 있다.

1 기본원리 및 방법

다양한 정위적 방법으로 표적을 정하고 그 표적에 약 백 개 이상의 다양한 방향에서 방사선을 조사하여 한 지점에 모아 고용량의 방사선 효과를 유도하여 종양세포를 죽이거나 신경조직을 파괴하여 치료 한다(그림 18-8).

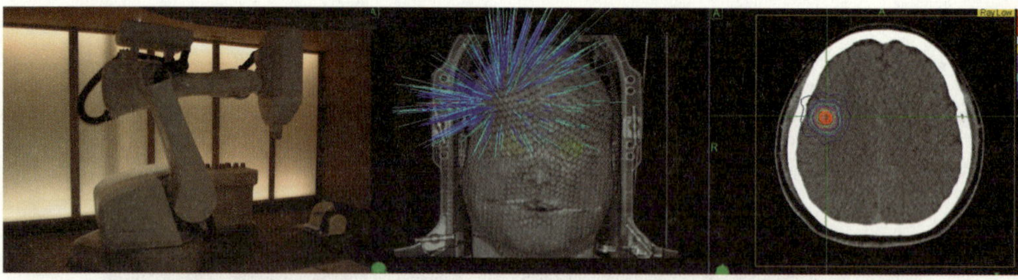

[그림 18-8] 방사선수술 기기인 사이버나이프, 정위적 방법에 의한 방사선조사 사진 및 종양 주위로 형성된 방사선 선량 분포도.

2 방사선 수술의 흔한 적응증

뇌동정맥기형, 수술적 접근이 어려운 각종 양성종양, 전이성 뇌종양, 삼차신경통 등이 있다(그림 18-9).

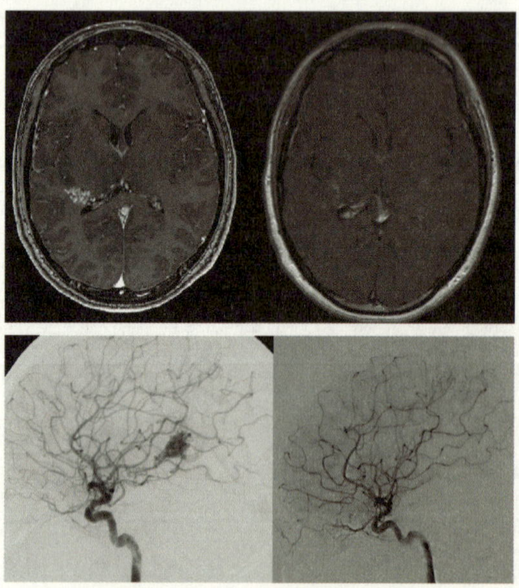

[그림 18-9] 뇌동정맥기형에 대한 방사선수술 후 영상소견

●●● 참고문헌

1. 대한신경외과학회, 학생과 전공의를 위한 교과서, 제3판. 중앙문화사, 2005.
2. Rengachary S, Ellenbogen R. Principle of neurosurgery : Mosby; 2 edition 2004.
3. Winn HR, Youmans JR. Youmans Neurological Surger : W.B. Saunders Company; 5th edition: 2004.

제 19 장

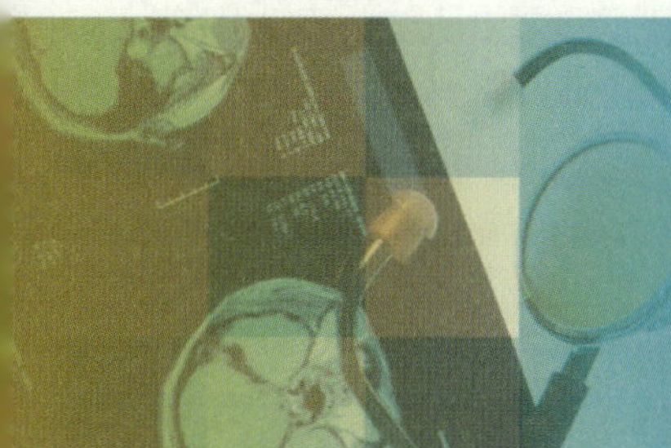

감염성 질환

Infectious Disease

오 형 근

학습목적

감염성 질환의 병태생리, 진단, 치료, 예후에 대하여 알고 있어야 한다.

학습목표

1. 뇌 유구낭미충증의 주요 임상증상을 기술한다.
2. 바이러스 수막염과 세균성 수막염을 감별한다.
3. 수막염균(Neisseria meningitidis) 감염에 의한 임상 양상을 열거한다.
4. 결핵성 수막염의 진단 방법을 열거한다.
5. 무균성 수막염의 임상 증상을 설명한다.
6. 급성 뇌염의 증상을 설명한다.
7. 헤르페스 뇌염(herpetic encephalitis)의 증상과 증세를 설명한다.
8. 수막염 감염 경로를 세균의 종류에 따라 분류한다.
9. 나이에 따라 급성 수막염을 잘 일으키는 원인 균을 열거한다.
10. 급성 수막염의 증상과 증세를 설명한다.
11. 급성 수막염에서 뇌척수액 소견으로 원인균을 감별한다.
12. 급성 수막염의 치료에서 혈액-뇌 장벽(blood-brain barrier)을 잘 통과하는 항생제를 열거한다.
13. 원인균을 알기 전의 급성 수막염에서 연령에 따라 사용할 항생제를 선택한다.
14. 화농성, 결핵성, 비세균성 수막염을 감별한다.
15. 합병증으로 뇌농양을 일으키는 질환을 열거한다.
16. 뇌 농양의 감염 경로를 기술한다.
17. 뇌 농양의 증상을 설명한다.

1 세균성 감염 및 신경매독

1 급성 세균성 수막염(Acute bacterial meningitis)

- **원인** : 급성 화농성 수막염은 세균이 지주막하 공간을 뚫고 연수막에 염증을 일으켜 발생하며, 이차적으로 뇌실질과 혈액공급에도 영향을 미쳐 증상을 유발한다. 모든 연령에서 발생하지만, 신생아, 유아, 그리고 노령에서 좀 더 심각한 경과를 밟으며, 연령에 따른 원인균의 차이를 보인다. 생후 한 달까지는 *Escherichia coli, Group B streptococcus*, 석 달까지는 *E coli, Group B streptococcus, Streptococcus pneumonias, Listeria monocytogenes, Salmonella sp., Hemophilus influenzae type b*가 주 원인균이다. 그 이후부터 3년 까지는 *H influenza, S pneumoniae, Neisseria meningitidis*에 의한 것이 많으며, 3년 이후와 성인에서는 *S pneumoniae, Neisseria meningitidis* 가 주 원인균이다. 병인과 관련된 주요한 선행요인들로는 뇌외상, 뇌수술, 뇌척수 배액, 뇌실단락을 비롯한 이물질, 비장절제, 면역억제상태, 보체결핍(C5-C9) 등이 있다.
- **임상양상** : 고열, 두통, 경부강직과 점진적인 의식저하가 주요한 증상이다. 증상은 연령에 따라 다르게 나타나며 어릴수록 구토, 흥분성 등 비특이적인 증상을 보이며, *Neisseria meningitidis*에 의한 경우에는 피부에 점상출혈이 발생하기도 한다. 자연경과는 다양하지만, 적절한 항생제 치료를 받지 않았을 경우, 의식의 저하가 점점 심해져 혼미 및 혼수가 나타나고 사망에 이르기도 한다.
- **진단** : 뇌수막염이 의심될 때에는 뇌척수액 검사를 실시한다. 혼탁 또는 화농성의 뇌척수액, 당의 감소, 그람염색 양성반응을 보이면 세균성 수막염을 강력히 시사한다. 뇌척수액 검사에서 다형핵백혈구가 우세하나, 원인균이나 세포수에 따라 단핵구나 림프구가 우세할 경우도 있다. 항생제 투여 2일 후부터 뇌척수액의 변화가 일어난다. 급성 수막염과 함께 급성 화농성 부비동염과 국소성 신경학적 증상을 보인다면, 경막하 또는 뇌실질의 뇌 농양이 의심되며, 이러한 경우에는, 요추천자에 앞서 뇌영상촬영이 반드시 선행되어야 한다.
- **치료** : 정주 항생제 투여가 검사 결과를 기다리면서 시행이 되어야 하며, 혈액 배양검사는 항생제 투여 전에 시행한다. 기도유지와 수액공급, 경련 조절 등이 함께 요구된다. 원인균이 밝혀질 때까지 적절한 항생제를 선택하기 위해서는 경험적 항생제 요법이 필요하다(표 19-1). 소아에서 항생제 치료시작과 함께 dexamethasone(처음 3-4일 동안, 매 6시간 마다 정주로 투여하여, 하루 총량이 0.6mg/kg/day 되게 한다)

병합요법이 추천되고 있다. 급성기에 세균으로부터 나온 물질(lipopolysaccarides, teichoic acid) 등이 숙주에 염증반응을 일으키고 이것들에 의해 대식세포와 단핵구로부터 시토카인(interleukin I, tumor necrosis factor)이 생산되고 시토카인(cytokines)이 뇌혈관에 손상을 주며, 뇌관류를 저해하여, 뇌부종을 일으킨다. 이러한 변화는 dexamethasone을 초기에 투여함으로써, 감소시킬 수 있지만, 이러한 효과는 신생아나 성인에 있어서는 아직 확립되어 있지 않다. 스테로이드는 결핵이나 진균에 의한 수막염에서는 악영향을 끼칠 수 있으므로 주의를 요한다.

〈표 19-1〉 경험적 항생제

연령	항생제
0-4 주	cefotaxime + ampicillin
4-12 주	3rd cephalosporin +ampicillin(+dexamethasone)
3개월- 18년	3rd cephalosporin +vancomycin(±ampicillin)
18-50년	3rd cephalosporin +vancomycin(±ampicillin)
〉 50년	3rd cephalosporin +vancomycin +ampicillin
면역억제상태	vancomycin + ampicillin and ceftazidime
기저두개골 골절	3rd cephalosporin + vancomycin
외과수술, 외상	vancomycin +ceftazidime
뇌척수액 단락	vancomycin +ceftazidime

〈표 19-2〉 원인균에 따른 항생제

organism	antimicrobial therapy
Hemophilus influenzae	ampicillin(beta-lactamase), 3rd cephalosporin chloramphenicol
Neisseria meningitidis	penicillin G,ampicillin 3rd cephalosporin, chloramphenicole
Streptococcus pneumoniae	penicillin G,ampicillin, 3rd cephalosporin chloramphenicole, vancomycin
Gram-negative bacilli E.coli, Klebsiella, Pseudomonas Enterobacter, Acinetobacter, Citrobacter, Serratia, Salmonella, Proteus, Bacteroides	3rd cephalosporin, ampicillin+aminoglycoside (Pseudomonas, indole-positive Proteus : ceftazidime+aminoglycoside)

Group B streptococcus	peniclin G, ampicillin 3rd cephalosporin, vancomycin
Listeria monocytogenes	ampicillin(±aminoglycoside) trimethoprim-sulfamethoxazole(bactrim)
Staphyococcus aureus	nafcillin(±rifampin) vancomycin±rifampin(methicillin-resistant) bactrim(±rifampin or ciprofloxacin)

2 세균성 감염과 관련된 뇌염

(1) Mycoplasma pneumoniae

호흡기 감염과 함께 다양한 신경과적 증상이 나타난다. 다발신경염, 뇌신경염, 급성 근육염, 무균성 수막염, 횡단척수염, 뇌염, 경련, 소뇌염, 급성 파종뇌척수염, 출혈백색질뇌염등이 마이코플라즈마 감염과 연관되어 보고되어 있다. 상기 증상들은 마이코플라즈마 감염의 0.1% 정도로 보고되지만, 이보다는 더 높은 것으로 생각된다. 신경학적 증상이 나타날 시기에 폐렴이 없을 수도 있고 단순한 상기도 감염만 있을 수도 있다. 정확한 병인은 아직 확립되지 않았으나, 아마도 급성질환때 균이 중추신경계를 침범하였거나 2차적인 면역현상이 관여하였을 것으로 생각되고 있다. 호흡기배양에서 균이 검출되거나, 혈청에서 보체결합항체 혹은 저온응집소 항체역가가의 증가를 보이거나 뇌척수액에서 보체결합항체가 발견되면 진단할 수 있다. Erythromycin과 tetracycline을 사용하며, 경구로 매 6시간마다 0.25-0.5g 복용한다.

(2) Listeria

면역이 약화된 경우 잘 나타나며, 신생아에서 뇌막염이 발생하면 치명적일 수 있다. 일반적으로 뇌막염의 형태로 나타나며, 드물게 정상 뇌척수액소견을 보이는 국소 뇌염의 형태로 나타나기도 한다. 뇌간뇌염(rhombencephalitis)의 형태로 감염이 발생할 수 있고, 전형적인 증상으로, 수일간의 두통, 발열, 오심, 구토 후에 비대칭적인 두개신경마비, 소뇌기능이상, 편마비, 사지마비, 감각소실 등의 형태로 나타난다. 호흡부전도 보고되어 있다. 혈액배양에서는 대부분이 정상소견을 나타내며, 뇌척수액 배양에서는 40% 정도에서만 균이 검출된다. 치료는 ampicillin(매 4시간마다 1g 정주)과 tobramycin(5mg/kg를 하루에 3번 나누어 정주)을 함께 사용한다. 숙주의 면역이 떨어진 경우에는 치명적이나, 심한 동반 질환이 없는 경우에는 대부분 잘 치료된다.

(3) Legionella

그람음성간균인 Legionella pneumophilia 에 의한 감염으로 치명적인 호흡기 질환이다. 호흡기 이외에도 중추신경계나 다른 장기를 침범하여, 두통, 고열을 동반한 혼돈, 섬망, 호흡기 증상이 나타나기도 하며, 일부에서는 진전, 안구진탕, 소뇌실조, 동안근 마비, 구음장애등이 나타난다. 뇌척수액은 정상소견을 보이며, 소변에서 항체가 진단되기고 하나, 일단 의심이 되면, 균주에 대한 혈청항체를 측정하여야 한다. 보통 1주일에서 10일 사이에 증가되어 있다. 대부분의 경우 중추신경계 증상은 완전히 회복되나, 기억장애나 소뇌실조가 남기도 한다. 치료는 erythromycin을 매 6시간마다 0.5-1.0g을 3주간 정주한다.

3 화농성 뇌농양(Brain Abscess)

뇌농양은 세균에 의하여 뇌조직이 국소적 또는 다초점성으로 감염되는 질환이다. 감염된 조직은 염증성 괴사에 빠지고 주변에 부종을 동반한다. 섬유모세포성 증식으로 인해 시간이 지나면서 피막을 형성하게 된다. 농양은 정상 뇌조직에서도 발생할 수 있으며, 뇌경색으로 손상된 뇌조직은 패혈증이 발생할 경우, 혈액뇌장벽이 손상되어 있으므로, 화농성 변화가 오기 쉽다.

- **원인** : 뇌농양은 어느 연령에서도 올 수 있으나, 신생아에서는 드문 경우로 이때의 원인균은 그람염색음성인 *Citrobacter sp.*가 대부분이다. 소아에서는 대개 선행요인이 있은 후에 뇌농양이 생기며, 성인에서도 그러하지만 어느 경우에는 선행요인이 없이 발생하기도 한다. 뇌농양은 단일 또는 다발성으로 생기며, 단일성일 경우 다방성(multilocular)을 지니며, 이런 경우, 원인균은 *Nocardia asteroides* 일 경우가 많다. 뇌농양은 어느 위치에서나 발생할 수 있지만, 선행요인에 따라 특정위치에 호발한다. 대부분의 뇌농양은 단일 혹은 여러 세균들에 의해 발생하지만, 후천성 면역결핍증(AIDS) 환자에게서는 *Toxoplasma gondii* 가 주 원인균이다. 외상이나 수술 후 발생하는 이차적인 감염은 *Staphylococci, Streptococci, gram-negative bacilli* 가 대부분이며, 전체 뇌농양의 10%를 차지한다. 40% 정도는 부비동이나 중이, 꼭지(mastoid cell) 등에서 기인하며, 30% 정도는 혈액을 타고 전이되고, 20%는 원인을 모르는 경우이다. 뇌농양은 세균성 수막염의 결과로 발생하는 것은 아니며, 반복적인 세균성 수막염으로, 드물게 뇌하수체 농양이 발생하기도 하지만, 이때에는 농양이 형성되기 쉬운 질환과 겹쳐져 있는 경우가 대부분이다. 만성 치아 농양, 복강내 감염, 만성 중이염, 부비동염, 꼭지염(mastoiditis)에서 유발된 농양은 무산소성균(*Bacteroides fragilis, Fusobacterium sp., Actinomyces sp., Peptococcus sp., Peptostretococcus* *sp.*)이 원인균이고, 성인에서 발생하는 뇌농양의 70%정도에서는 무산소성균에 의해 발생한다. 선천성 심장질환에 의해 생기는 뇌농양은 다양한 원인균에 의해 발생하는데, viridans streptococci, 무산소성균, microaerophillic streptococci 가 대표적인 경우이다.

- **임상양상** : 잘 모양지워진(well-formed) 뇌농양의 임상양상은 위치와 두개내압의 정도에 따라 결정된다. 고열, 백혈구증가증 등의 염증소견은 다양하게 나타난다. 신생아의 뇌농양의 임상증상은 머리둘레가 증가하고, 경련, 흥분성 등이 주로 나타나나, 신경학적 증상은 위치와 정도에 따라서 여러 가지 형태로 나타난다. 비특이적인 두통으로부터, 덩이효과(mass effect)에 의한 내뇌이탈(internal herniation)과 인접한 뇌실로의 자연파열(spontaneous rupture into an adjacent ventricle)로 인한 급성 뇌실염과 수막염까지 다양한 임상양상을 보인다.
- **진단** : 뇌촬영이 기본이며, 뇌척수액에서 이상소견이 발견되지만, 많은 환자에서 요추천자는 금기사항이다.
- **치료** : 적절한 항생제투여와 부종의 감소, 가능하다면 외과적 배농이다. 원인균이 밝혀지기 까지는 nafcillin 또는 vancomycin, ceftriaxone 그리고 metronidazole 이 포함되어야 하며 그와 동시에 선행요인에 대한 치료도 병행되어야 한다. 항생제투여는 대개 4주에서 6주 정도 사용한다. 뇌촬영상 심각한 덩이효과와 이로 인한 뇌실의 비틀림, 수두증 등을 보인다면 정주로 dexamethasone을 투여하여 일시적인 호전을 기대할 수 있고, 외과적 흡인도 고려할 수 있다. 반복적인 흡인으로 효과가 없을 때에는 외과적 적출도 고려해야 한다. 내과적인 질환 등이 있어, 외과적 치료가 어렵거나, 다발성 뇌농양을 가진 경우에는 항생제 치료를 하면서 주기적으로 뇌촬영을 하여, 치료의 효과를 확인한다.

4 결핵(Tuberculosis)

전체 결핵환자 중 0.7%에서 결핵성 뇌막염이 발생하며, 어린이에서 결핵이 감소하고 있기 때문에 결핵성 뇌막염은 노인에서 증가하고 있는 추세다. 결핵성 뇌막염은 급속히 진행하여 거미막염을 만들며, 뇌기저를 따라 삼출물을 분비한다. 이 삼출물들은 뇌신경들을 포착하거나 수두증을 유발한다. 혈관염을 일으켜 혈전을 만들고 뇌경색(특히 중뇌동맥)을 유발하기도 한다. 10-20%에서는 결핵종(tuberculoma)을 형성한다.

- **임상양상** : 대부분의 환자는 1-2주에 걸쳐 증상이 발현하는 데, 지속적인 의식혼탁, 기면, 미열, 두통, 구토, 수막자극증, 경련 등을 경험하게 된다. 어떤 환자들은 급성 세균성 뇌막염처럼 전격적인 경과를 가지기도 하지만, 대부분은 수개월에 걸쳐 서서

히 진행하게 된다.

- **진단** : 아급성 뇌막염인 결핵성 뇌막염에서는 50% 정도만이 중증도의 투베르쿨린검사 양성을 보이며, 흉부 X-ray 촬영에서는 75%에서 이상소견을 보이지만, 활동성 폐결핵은 30% 정도이다. 10%에서 소변검사 시 결핵균이 관찰되므로, 뇌막염이 있고, 소변검사에서 설명되지 않는 백혈구가 관찰된다면 소변 배양은 반드시 실시하여야 한다. 뇌척수액 검사에는 압력은 상승되어 있으며, 백혈구가 100-500/cc 정도 관찰되며, 대개 림프구 증가 소견이 두드러진다. 단백은 증가되어 있으며, 당은 감소되어 있다. 도말 검사에서는 10-30%, 배양검사에서는 50-70%에서 양성을 보인다. 결핵균은 배양 검사기간이 3-8주 정도 걸리기 때문에 치료는 결과가 나오기 전이라도 의심이 되면 항결핵약을 치료를 바로 시작해야 한다. Tb-PCR 결핵진단을 위해 사용되고 있다.
- **치료** : 결핵치료의 원칙은 약제에 대한 내성이 생길 수 있으므로 복합처방을 사용하고, 분할복용보다는 일회복용이 선호된다. 6개월에서 12개월 이상 장기복용하고, 약 순응도를 확인하기 위하여 추적 관찰을 하여야 한다. 모든 약제는 혈뇌장벽을 뚫고 중추신경계로 들어가며, 그 중 다른 약제보다도 INH, ETA, PZA 가 그 역가가 높다. Isoniazid 의 부작용인 신경병증을 예방하기 위해서는 50mg의 pyridoxine을 매일 복용해야한다. 거미막하 차단이 의심될 때는 스테로이드를 같이 투여한다.

〈표 19-3〉 항결핵약

항결핵약	용량	부작용
isoniazid	10mg/kg	neuropathy, hepatitis
rifampin	600mg	hepatitis
ethambutol	15mg/kg	optic neuropathy
pyrazinamide	30-50mg/kg	rash, GI trouble, hepatitis

- Pott's disease : 결핵성 척추염은 결핵균이 척추뼈를 침범하였을 때 발생한다. 감염은 아래 흉추와 요추뼈의 추간판과 인접한 척추뼈몸통의 연골밑부위에서 호발한다. 척추뼈가 허탈되어 척주후만증이 생기며, 고름이 앞세로인대 밑에 고이게 되면 경막외농양을 형성한다. 감염된 척추뼈의 통증과 미열, 체중감소, 피곤감 등을 보인다. 증상은 수주에서 수년에 걸쳐 서서히 나타나며, 척수 증상은 4-38%에서 나타난다. 진단은 바늘생검으로 하며, 치료는 INH, RFP, PZA와 가능하다면, streptomycin을 같이 사용한다. streptomycin은 다른 약과 비교해서 뼈부위를 잘 침투하는 것으로 알려져 있다. 4-6주 정도의 치료에도 불구하고, 증상호전이 없다면 외과적인 치료를

고려해야 한다.

5 신경매독

매독은 *Treponema pallidum* 에 의해 발생하는 성병이다. 매독균은 접종 후 3-18개월 후에 중추신경계를 침범한다. 2년 후까지 뇌척수액 검사에서 이상소견이 없다면 신경매독으로 진행 할 가능성은 5%정도이고, 5년까지 뇌척수액 검사에서 이상이 없으면, 신경매독으로 진행할 가능성은 1%정도로 낮아진다. 첫 번째 임상양상은 전체 매독환자의 25%에서 발생하는 수막염이다. 뇌척수액 검사에서 이상소견을 보이지만 수막염은 대개 증상이 없고(asymtomatic meningitis), 드물게 뇌신경장애, 경련, 일과성 허혈 등의 증상이 나타나는 수막염(symtomatic menigitis)이 발생한다. 무증상 수막염은 일정기간 무증상으로 가다가 결국은 뇌실질 손상으로 이어진다. 어떤 경우는 무증상 수막염에서 뇌실질 손상으로 가지 않고 저절로 회복되기도 한다. 무증상 신경매독은 치료관점에서 보면 상당히 중요한데, 이시기에 적절한 치료를 받으면 증상을 보이는 신경매독으로 진행하지 않을 수 있다.

(1) 무증상 신경매독(asymptomatic neurosyphilis)

무증상 신경매독(asymptomatic neurosyphilis)은 증상이 없으면서 뇌척수액 검사상 이상소견을 보이거나 뇌척수액에서 매독균이 검출되는 경우이다. 치료받지 않으면 약 9%에서 증상을 보이는 신경매독(symptomatic neurosyphilis)으로 진행한다.

(2) 증상을 보이는 신경매독(symptomatic neurosyphilis) :

① 수막혈관신경매독(meningovascular syphilis) : 염증성

가. 수막염(meningitis) : 수막염은 감염된지 1-2년 안에 발생하며, 두통, 경부강직, 뇌신경 장애(특히 뇌신경2, 7, 8), 경련, 의식혼탁 등의 증상이 나타난다. 때때로 증가된 두개내압 증후를 보이기도 한다. 적절한 치료는 받는 경우에, 수막염의 예후는 좋다. 수막염증상들은 수일에서 수주사이에 사라지지만 뇌척수액 검사상 이상소견이 남아있다면 다른 신경매독으로 진행할 수 있다. 유착성 거미막염은 수두증을 일으킨다.

나. 뇌혈관(cerebrovascular) : 매독성 혈관염은 감염된 지 1개월에서부터 수 년 사이(특히, 4-7년)에 젊은 연령에서 뇌졸중을 일으킨다. 어느 부위의 혈관에서도 발생 할 수 있지만, 중뇌동맥이 50% 정도 차지한다. 혈관염은 국소적 또는 광범위하기도 하여, 뇌졸중이 아급성 뇌증증후군가 겹쳐져 나타나기도 한다.

다. 척수증후군(spinal cord syndrome) : 매독은 척수경질막, 연수막 또는 혈관등을 침범하여 목(cervical) 경수막염(mimicking cervical spondylosis)나 횡단척수염, Brown-Sequard syndrome, 앞척수동맥증후군과 같은 척수 중풍(spinal stroke)을 일으킨다.

② 뇌실질(Parenchymal) : 파괴적(destructive)

가. 진행마비(general paresis) : 남자에게서 흔하며, 매독균이 조직을 침범하여 파괴시킨다. 신경학, 정신과적 증상과 함께 진행마비(general paresis) 가 감염 후 10-20년 사이에서 발생한다. 행동과 성격의 변화가 두드러진 잠행성의 진행적인 치매와 경련, 일시적인 신경학적 결손등이 발생한다. 전형적인 증상으로 가면얼굴, 혀떨림, 구음장애, 과다반사, Argyll Robertson 동공 이다.

나. 척수매독(Tabes dorsalis) : 감염 후 10-50년 후에 발생한다. 염증세포들이 후척수신경근, 후기둥(dorsal columns), 흉추와 요추 척수의 수막에 침범하여, 탈수초화와 퇴행성변화를 유발한다. 전형적인 증상은 난자통과 감각성조화운동불능, 방광 및 장의 장애이다. 피부감각 소실이 Hitzig's zone 이라는 드문 장소에서 생기기도 한다.(코, 자쪽, 흉골, 항문주위, 다리와 발의 바깥부분). 장기를 담당하는 자율신경계의 동증발작이 일어나는 경우, Tabetic crises라고 불리우며 이때는 급성 외과적 문제처럼 보이기도 한다. 그밖에 Romberg 양성, 보행장애, 후기둥 감각소실, 다리반사의 소실 등이 나타난다. Argyll Robertson 동공, 안검하수, 외안근마비, 시각신경위축, Charcot's joint, 압력부위와 발, 발바닥의 천공궤양 등의 증상을 보인다. 어떤 환자들에 있어서는 척수매독과 진행마비의 증상들이 함께 있다.

- **진단** : 진단은 크게 혈청학적 검사와 뇌척수액 검사로 나뉘어진다
- **뇌척수액소견** : 백혈구는 100-300/cc이며 림프구가 두드러진다. 단백은 40-200mg/dL로 증가되어 있으며, 감마글로불린(IgG) 가 증가되어 있으며, 올리고클론띠가 관찰된다. 당의 양은 대부분 정상이며, 혈청학적 검사는 양성이다. 초기 변화는 백혈구증가증이며 이어서 단백이 상승한다. 이런 변화는 처음 수 주 동안에 보이며, 혈청학적 검사보다 앞선다. 그 이후의 뇌척수액변화는 다양하여 자연관해나 치료에 의한 관해가 오면, 세포가 제일먼저 사라지며, 이어서 단백과 감마글로불린이 감소하며, 혈청학적 이상이 가장 늦게 교정된다. 종종 반복되는 치료와 염증소견이 사라졌음에도 불구하고 혈청학적 검사에서 양성소견이 지속되는 경우가 있는 데, 이런 경우는 중추신경계에서 매독 염증은 사라졌으며, 더 이상 병이 진행할 가능성은 희박하다. 뇌척수액 소견이 정상으로 돌아오면, 병의 증상은 멈춘 것으로 사료되며, 다시 백혈

구나 단백이 상승 시에는 재발을 염두해 두어야 한다.

- **혈청학적 검사** : 특이적인 treponema와 비특이적인 nontreponema 항체를 증명하는 것으로 나뉜다. 특이검사에는 형광매독항체검사(FTA-ABS), microhemagglutination assay for T pallidum(MHA-TP), treponemal hemagglutination test(TPHA)가 있으며, 비특이적인 검사는 cardiolipin, lecithin, or cholesterol-lipid mixture에 대한 항체를 측정하는 것으로써, rapid plasma reagin(RPR)과 venereal disease reserch laboratory(VDRL) 검사가 있다. 비특이적인 검사는 선별검사로 우수하며 성공적인 치료 후에는 역가가 떨어진다. 반면 특이적인 항체 검사는 치료 후에도 지속적으로 양성을 나타낸다. 후기 매독과 신경매독에서는 VDRL 검사가 음성인 경우가 있는데(seronegative syphilis), 이런 환자에서는 위양성이 의심되는 경우에서와 같이 특이적인 검사(FTA-ABS) 검사를 시행하여야 한다. 뇌척수액 검사에서 형광매독항체검사가 양성이라고 하더라도 뇌척수액에 소량의 혈액누출이 있을 수 있다는 가능성을 염두해 두어야 한다. 물론, 뇌척수액 형광매독항체검사가 음성이라면 신경매독은 배제 할 수 있다. 자기공명영상촬영에서 수막의 염증이나 고무종, 혈관염과 연관된 뇌졸중, 수두증이 보인다면 신경매독을 진단하는 데 도움을 준다.
- **치료** : 증상을 나타내는 뇌매독에는 정주로 penicillin G 12-24백만 unit를 매일 10-14일에 걸쳐 투여한다. Jarisch-Herxheimer 반응은 항염증약과 스테로이드(usually prednisone 60mg)로 치료한다. 무증상 뇌매독은 10-14일 동안 penicillin G 2-4백만 units를 매일 근주하고 probenecid 500mg를 같이 복용한다. 뇌매독 환자는 적어도 3년 동안 반복적인 뇌척수액 검사를 받아야 하며, 1년 동안 정상치를 보일 때까지 시행하여야 한다.

2 신경계의 바이러스 감염

체내에 바이러스가 들어오면 국소적으로 증식하여 바이러스혈증(viremia)를 일으키게 되지만 대부분의 바이러스는 혈액뇌장벽(blood-brain barrier)에 막혀 중추신경계로 들어오지 못한다. 또한 대부분의 항체와 면역세포 역시 혈액뇌장벽 때문에 중추신경계로 들어오지 못하므로 혈액뇌장벽은 바이러스의 침입을 막는 동시에 바이러스를 중추신경계에서 제거할 수 있는 항체와 면역세포의 유입을 억제하는 이중적 역할을 하게된다. 하지만 바이러스혈증이 심하거나 또는 어떠한 조건이 되는 경우 바이러스는 뇌의 모세혈관이나 맥락얼기(choroid plexus)를 통하여 중추신경계를 침범한다. 바이러스는 말초신경을 따라서 중추신경계를 침범하기도 하는데, 역행성 축삭형질성 전달계(retrograde axoplasmic transport system)를 통하여 바이러스가 중추신경계로 이동하는 것이 가능하다. 단순헤르페스바이러스, 수두바이러스 및 광견병바이러스가 말초신경을 통하여 중추신경계를 침범한다.

수많은 바이러스가 중추신경계나 말초신경계를 침범하여 감염을 일으키지만 임상양상은 대부분 바이러스가 신경계의 어느 부분을 침입했는가에 따라 결정된다. 즉, 침범하는 부위에 따라 수막염(meningitis), 뇌염, 척수염, 신경뿌리염(radiculitis)이 될 수 있으며 어떤 경우는 수막과 뇌실질을 동시에 침범하여 수막뇌염(meningoencephalitis)이 되거나 척수와 신경뿌리를 동시에 침범하여 척수신경근염(myeloradiculitis)이 되기도 한다.

1 바이러스성 수막염

- **임상양상** : 바이러스성 수막염의 증상은 열, 두통, 및 수막자극 징후이다. 열과 함께 권태감(malaise), 근육통, 식욕부진(anorexia), 구역, 구토, 복통, 및 설사가 동반될 수도 있다. 약한 정도의 졸음증(lethargy) 또는 기면(drowsiness)이 있을 수 있으나 심한 혼돈(confusion), 혼미(stupor), 혼수(coma) 등의 심한 의식장애가 있는 경우 다른 진단을 고려해야 한다. 발작(seizure), 뇌신경마비, 또는 다른 국소 신경학적 증상은 뇌실질의 침범을 의미하며 합병증을 동반하지 않은 바이러스성 수막염과는 잘 맞지 않는 증상이다. 바이러스성 수막염과 동반되는 두통은 대개 머리의 앞부분이나 눈 뒷부분(retroorbital area)이 아프며 종종 눈부심(photophobia)과 안구운동 시 통증이 동반된다. 목경직(nuchal rigidity)이 대부분 환자에게서 관찰되나 정도는 약한 경우가 많다. 커닉징후(Kernig's sign)나 브루진스키징후(Brudzinski's sign)와 같은 심한 수막자극징후는 없는 것이 보통이다.
- **원인** : 대부분의 바이러스성 수막염의 원인은 엔테로바이러스로 이 중 콕사키바이러스와 에코바이러스가 특정한 원인 바이러스가 규명된 수막염의 80%에서 원인균으로 밝혀졌다. 이 보다 빈도는 떨어지는 원인균으로는 볼거리 바이러스, 단순헤르페스바이러스-2(herpes simplex virus-2), 림프구 맥락뇌막염(lymphocytic choriomeningitis)바이러스, 아데노 바이러스 등이 있다.

  바이러스성 수막염의 원인 바이러스를 임상적으로 정확하게 구분하는 것은 가능하지 않지만 병력을 잘 청취하고, 자세한 이학적 검사를 하면 원인균과 관련된 유용한 정보를 얻을 수 있다. 특히 근래에 발생한 호흡기나 위장관계 증상, 예방접종 시행 여부, 감염성 질환의 과거력, 수막염이 가족성으로 발병했는지 여부, 벌레에 물린 적이 있는지, 동물과의 접촉여부, 근래의 여행력 등을 묻는 것이 도움이 된다.

가장 흔한 원인인 엔테로바이러스는 장에서 자라고, 대변을 통하여 입으로 전파되므로 엔테로바이러스에 의한 수막염은 가족적으로 발생하기 쉬우며 특히 어린이에게서 잘 발생한다. 에코바이러스와 콕사키바이러스(특히 A형)감염 시에는 많은 경우 발진이 동반되며 회색의 수포성 병변인 헤르페스목구멍염(herpangina)이 수반될 수도 있다.

- **검사소견** : 수막염의 진단에서 가장 중요한 검사는 뇌척수액검사이다. 바이러스성 수막염의 전형적인 뇌척수액검사 소견은 임파구성 백혈구증가증(25-500개/μL), 단백질은 정상이거나 약간 증가(20-80mg/dL), 뇌척수액 당은 정상치, 뇌압은 정상이거나 약간 상승(100-350 mmH_2O)한 것이다. 드물게 발병 후 48시간 이내에 다핵형 중성구(polymorphonuclear neutrophil)가 뇌척수액에서 더 많이 발견되는 경우도 있는데, 특히 에코 9 바이러스 등에 감염된 경우에 이럴 수 있다. 그러나 다핵형 중성구증가증이 48시간 이후까지도 지속된다면 박테리아성 수막염이나 수막주변부의 감염을 반드시 고려해야 한다. 바이러스성 수막염 환자의 뇌척수액에서 대개 25-500개/μL의 백혈구가 관찰되나 간혹 수천에 이를 수도 있으며, 특히 림프구 맥락뇌막염 바이러스나 볼거리 바이러스의 감염시에 이런 소견이 관찰될 수 있다. 바이러스성 수막염에서 뇌척수액 당수치는 정상이나 림프구 맥락뇌막염 바이러스나 볼거리 바이러스의 감염 시에는 10-30%의 환자에서 감소되어 있다. 뇌척수액검사 소견에서 임파구성 백혈구증가증과 뇌척수액 당수치 감소를 보이는 경우는 일반적으로 진균성 수막염, 결핵성수막염, 리스테리아 감염, 사르코이드증, 종양성 수막염(neoplastic meningitis) 등의 경우이므로 감별에 주의가 필요하다.

  원인 바이러스를 규명하기 위한 검사로는 바이러스의 직접검출, 혈청학적 검사, 중합효소 연쇄반응(polymerase chain reaction) 등이 제한적으로 이용된다.
- **감별진단** : 감별진단이 반드시 필요한 주요한 질환은 1)박테리아성 수막염 및 부분적으로 치료된 박테리아성 수막염 2) 수막주변부위의 감염(parameningeal infection) 3) 진균성 수막염 4) 결핵성 수막염 5) 종양의 수막전이(neoplastic meningitis) 6) 비감염성 염증성 질환에 의한 수막염(사코이드증, 베쳇씨병, 육아종성 혈관염 등) 7) 기타 감염성 수막염(미코플라스마, 리스테리아, 리켓차 등)이다.
- **치료** : 대증적 요법을 시행하면 되며 예후는 아주 좋다. 환자는 조용하고, 약간 어두운 곳에서 쉬기를 선호하며, 바이러스성 수막염이 확실하다고 판단되면 두통을 완화하기 위해 진통제를 사용할 수 있다. 수 일이 지나도 열과 다른 수막염의 증상이 지속되는 경우나 경과 중에 바이러스성 수막염이 아닐 가능성이 제기되면 뇌척수액 검사를 다시 시행할 수 있다.

2 바이러스성 뇌염

감염과 이에 수반되는 염증성 반응이 거의 수막에 국한되는 수막염과는 달리 뇌염(encephalitis)은 뇌실질(brain parenchyme)에서 염증성 변화가 일어나는 것이다. 물론 많은 뇌염환자에서 수막염 또한 동반되어 수막뇌염(meningoencephalitis) 양상을 띠며 어떤 경우는 척수나 신경뿌리(nerve roots)가 동시에 침범하여 뇌척수염(encephalomyelitis), 뇌척수신경뿌리염(encephalomyeloradiculitis)의 형태가 되기도 한다.

수막염의 증상인 열, 두통, 수막자극 징후 이외에 뇌염환자에서는 흔히 의식수준이 저하(an altered level of consciousness)되고, 비정상적인 의식상태(an abnormal mental state)가 되며, 국소적이거나 전반적인 신경학적 징후와 증상이 나타난다. 경미한 졸음증에서 깊은 혼수까지 다양한 단계의 의식수준의 저하가 관찰될 수 있다. 또한 혼돈(confusion), 섬망(delirium), 지남력장애(disorientation)가 빈번하다. 환각(hallucination), 초조(agitation), 성격변화, 행동장애(behavioral disorder)가 나타날 수도 있으며 때때로는 정신병적인 상태(psychotic state)가 되기도 한다. 발작이 심한 뇌염환자의 50% 이상에서 발생한다. 바이러스가 어느 부분을 침입하여 염증을 일으켰는가에 따라 사실상 모든 국소성 신경학적 결손(focal neurologic deficit)이 나타날 수 있다. 가장 흔하게 관찰되는 국소성 신경학적 결손으로는 실어증, 운동실조, 반신마비, 간대성근경련증과 같은 불수의적인 운동장애, 뇌신경(cranial nerve)마비 등이다. 시상하부-뇌하수체 축이 침범되어 체온조절이상, 요붕증(diabetes insipidus), SIADH 등도 나타날 수 있다. 임상양상으로 뇌염의 원인이 되는 바이러스를 알아내는 것이 불가능한 경우가 많다.

뇌염을 일으킬 수 있는 바이러스의 종류는 매우 많으나 진단할 때 고려해야할 정도로 자주 뇌염을 일으키는 것은 드물다. 단순헤르페스바이러스는 정상적인 면역력을 갖고 있는 사람에게서 발생하는 산발성(sporadic) 뇌염의 가장 흔한 원이다. 이 외에 수두바이러스, 엔테로바이러스도 뇌염을 일으킨다.

아르보바이러스(arbovirus)에 의한 뇌염은 특정한 지역에서 계절적으로 발생한다. 우리나라에서 자주 발생하는 일본뇌염은 플라비바이러스(flavivirus)가 원인이며 플라비바이러스에 감염된 모기를 통해 전파된다. 돼지나 조류는 모기를 감염시킬 수 있을 정도의 바이러스혈증을 일으키는 증폭숙주(amplifier host)이고, 사람은 종말숙주(dead-end)이다.

(1) 단순헤르페스바이러스 뇌염

가장 흔하면서 가장 심각한 예후를 보이는 급성뇌염이다. 단순헤르페스바이러스 뇌염은 어느 계절, 어느 지역에서나 발생하며 5세에서 30세 사이의 연령층과 50세 이상의 연령층에서 빈도가 높다.

1형의 단순헤르페스바이러스가 원인이며, 2형의 단순헤르페스바이러스는 성기주위에 헤르페스 감염이 있는 어머니에게서 태어난 신생아에서 급성 뇌염을 일으킬 수 있다.

- **임상양상** : 다른 뇌염과 마찬가지로 며칠에 걸쳐 발열, 두통, 발작, 혼돈, 혼미, 혼수 등이 발생한다. 측두엽과 전두엽의 하내측부분(inferomedial portion) 침범의 증상과 징후인 냄새환각, 미각환각, 후각없음증(anosmia), 측두엽발작, 성격변화, 기이한 정신증적 행동이나 섬망(delirium), 실어증(aphasia), 반신마비 등이 선행할 수 있다. 질병의 초기에 흔히 몇 번의 발작이 발생하나 간질중첩층(status epilepticus)은 드물다. 기억장애가 발견될 수 있는데 특히 환자가 혼미나 혼수에서 깨어나는 회복기에 뚜렷하게 발견된다. 측두엽에 부종이 발생하여 천막뇌이탈(tentorial herniation)이 발생할 수 있다.

  뇌압은 증가되며 뇌척수액 검사상 입방밀리미터당 10개에서 500개 정도(대개는 200개 이하)의 임파구성 백혈구증가증(pleocytosis)이 관찰되고 단백질은 증가된다. 경우에 따라서는 상당수의 호중구가 관찰되기도 한다. 질병의 초기 며칠 동안에는 뇌척수액검사가 정상일 수 있다.
- **병리소견** : 측두엽의 아래와 안쪽과 전두엽의 아래-안쪽 부분에 심한 출혈성 괴사가 관찰된다. 병변은 위쪽으로는 띠이랑(cingulate gyrus)를 따라 확장될 수 있고, 때로는 뇌섬염(insular lobe)이나 측두엽의 외측 또는 중뇌도 침범할 수 있다. 측두엽의 병변은 대개 양측성이나 대칭적이지는 않다. 병변의 분포가 아주 특징적이어서 뇌촬영에서 병변의 위치와 모습을 보고서 진단을 내릴 수 있다. 병변의 특징적인 위치는 단순헤르페스 바이러스가 중추신경계를 침범하는 경로를 고려하여 설명할 수 있는데, 단순헤르페스 바이러스가 삼차신경절(trigeminal ganglia)에 잠복하고 있다가 활성화하여 앞머리뼈우묵(anterior cranial fossa)과 중간머리뼈우묵(posterior cranial fossa)의 수막을 지배하는 신경섬유를 따라 침입하여 이러한 병변분포가 발생할 것이라고 생각하고 있다.
- **진단** : 뇌파상에 측두엽에서 주기적으로 나타나는 편측화된 고전위의 예파 또는 서파복합체(lateralized periodic high-voltage sharp- or slow-wave complexes)가 1초당 2-3회 나타나면 적절한 임상양상이 있는 경우 단순헤르페스바이러스성 뇌염을 강하게 시사하는 것이다. 하지만 이런 뇌파소견은 이 질환에 특이적인 것은 아니다. 컴퓨터 단층촬영에서 환자의 50-60%에서 침범된 부분에 저음영이 관찰된다. 자기공명영상에서는 거의 모든 환자에서 이상을 관찰할 수 있는데 T2강조영상에서 침범된 부분이 고신호 강도로 보인다. T1강조영상에서는 병변이 저신호강도로 보이고 주변에 부종이 관찰되며 때로는 출혈이 관찰된다(그림 19-1).

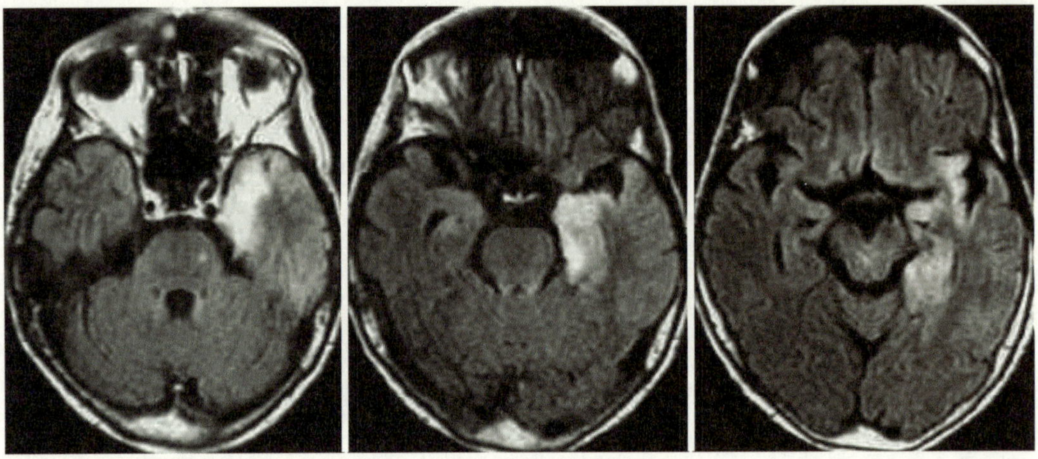

[그림 19-1] 헤르페스바이러스 뇌염. FLAIR MRI 상 좌측 측두엽 및 uncus에서 고신호강도를 보이는 병변이 관찰된다.(출처 : Allan Ropper and Martin Samuels, Viral Infections of the Nervous system, Chronic Meningitis, and Prion Diseases, In : Adams and Victor's Principles of Neurology, 9th ed.).

급성기에서 회복기로 진행함에 따라 중화항체(neutralizing antibody) 역가가 상승하는 것을 입증할 수 있으나 당장 급성기 환자의 진단에 도움이 되지 않고 단순 구강포진의 병력이 있는 환자에서는 의미가 없다. 발병 수일 이내에 바이러스가 복제되는 동안 뇌척수액에서 연쇄효소중합반응을 통하여 단순헤르페스바이러스 항원을 검출하는 방법이 근래에 개발되었다. 이 방법은 해외의 연구에서 민감도가 높고, 위양성이 많지 않음이 입증되었다. 다른 확진법으로는 뇌생검을 시행하여 바이러스를 배양하거나 형광항체법으로 조직에 바이러스가 존재함을 입증하는 것이다.

- **치료** : 항바이러스 제제인 아시클로버를 투여하면 단순헤르페스바이러스성 뇌염에 의한 사망률과 이환율이 의미 있게 낮아진다. 아시클로버는 매일 30mg/kg를 정주하며 재발을 막기 위해 10일 내지 14일간 투여한다. 아시클로버는 위험성이 거의 없으므로 질환이 의심되면 투여를 시작하고 이후에 진행된 임상양상이나 검사결과에서 다른 진단의 가능성이 높은 경우 중단할 수 있다.

  이 질환의 예후는 대부분 환자의 나이와 아시클로버를 투여할 때의 의식상태에 의해 좌우된다.

(2) 일본뇌염

늦여름에서 초가을(8월말에서 10월)까지 주로 발병하며, 어린이에서 흔하나 성인에서도 많은 증례가 보고되고 있다. 일본뇌염 바이러스에 감염되면 1-2주의 잠복기를 거친 후 전구증상으로 며칠 동안 발열, 두통, 오심, 구토 등이 나타난다. 이후 진전, 근육긴장이상(dystonia), 경축(rigidity), 무표정한 얼굴, 의식장애 등이 나타난다. 발작은 어린이

환자의 85% 정도, 성인 환자의 15% 정도에서 관찰된다. 전산화단층촬영술에서 시상, 중뇌, 기저핵, 속섬유막(internal capsule) 등에서 저음영이 보인다. 뇌압이 중등도로 올라가며, 뇌척수액에서 단백질이 50-100mg/dL정도로 증가하고 임파구성 백혈구증가증이 관찰된다. 정확한 진단은 발병 4-5일째에 바이러스를 분리배양하거나 뇌조직에서 형광항체법으로 바이러스 항원을 확인하는 것이나 현실적으로 쉽지 않아서 혈청학적 진단에 의존한다. 뇌척수액에서 IgM항체를 검출하거나 급성기와 회복기 혈청에서 IgG 항체가가 4배 이상 증가하면 진단할 수 있다. 보존적인 치료 외에 특별한 치료법이 없으며, 특히 지속적인 고열, 발작, 및 뇌부종에 대한 적절한 치료가 중요하다. 일본뇌염에 의한 사망률은 약 30% 정도이며, 생존자의 50% 정도가 마비, 지능저하, 간질 등의 심각한 신경학적 후유증을 갖게 된다. 불활성화된 사백신이 일본뇌염 예방에 효과적이다.

(3) 대상포진

수두바이러스에 의한 흔한 신경계의 감염으로 한 해에 천명당 3-5명꼴로 발생하며 고령층에서 더 빈도가 높다. 수두감염 후에 감각신경절에 잠복되어 있던 수두바이러스가 면역력이 떨어진 경우에 자발적으로 재활성화되어 질환이 발생하는 것으로 생각하고 있다. 대상포진은 림프종환자의 약 10%, 호지킨림프종 환자의 25%에서 발생하며 역으로 대상포진이 발생한 환자의 약 5%에서 악성종양이 발견되는데 이는 일반인의 약 두 배에 해당한다.

병리학적으로 척수의 감각 신경절이나 뇌신경의 감각신경절에 급성의 염증성 반응이 관찰되며 앞신경뿌리(anterior root), 뒤신경뿌리(posterior root), 척수의 뒤쪽 회백질 및 인접한 수막에도 감각신경절에서보다는 덜하지만 염증성 반응이 보인다.

임상적으로 뿌리성 통증(radicular pain), 수포성 피부발진(vesicular cutaneous eruption)이 특징이며 드물게는 구역성 감각손실 및 운동마비(segmental sensory and motor loss)가 발생한다. 침범된 피부분절(dermatome)에 가려움, 저림, 작열감이 며칠간 있은 다음에 수포성 발진이 나타난다. 때로는 발진이 있기 전 면칠 동안 권태감을 느끼고 열이 있을 수 있다. 국소적으로 발생하는 심한 뿌리성 통증 때문에 수포성 발진이 있기 전에는 흉막염, 충수돌기염, 추간판탈출증, 담낭염 등으로 오인될 수 있다. 발진은 홍반위의 깨끗한 수포로 구성되는데 이런 수포가 군집을 이룬다. 이 깨끗한 수포는 염증세포가 축적됨에 따라 며칠이 지나면 혼탁해지며 약 5일에서 10일이 지나면 말라서 딱지가 되어 비늘처럼 벗겨진다. 대부분의 환자에서 통증과 이상감각(dysesthesia)은 1주에서 4주 정도 지속된다. 하지만 7%에서 33%의 환자는 통증이 수개월 또는 수년간 지속되어 통증의 조절이 큰 문제가 되기도 한다.

어느 피부분절도 다 침범될 수 있으나 흉부 피부분절 특히 T5에서 T10까지의 분절이 가장 잘 침범되어 환자의 약 2/3에 해당한다. 흉부의 피부분절 다음에는 머리목 분절(craniocervical dermatome)에서 호발한다. 머리목분절에 발생하는 대상포진 중에 눈대상포진과 무릎신경절(geniculate ganglion)의 대상포진이 특징적이다. 눈대상포진은 삼차신경의 첫 번째 분지에 발생하는 대상포진으로 각막과 결막이 침범되어 후유증으로 각막에 감각이 없어지고 흉터가 만들어질 수 있다. 무릎신경절 대상포진은 안면마비, 안면부의 심한 통증, 바깥귀길(external auditory meatus)에 발생하는 수포성 발진이 특징이며 때로는 이명, 현훈, 및 청력소실이 동반되기도 한다.

피부생검에서 수두바이러스에 대한 항체를 이용하여 직접 면역형광법을 이용하거나 초기의 수포 기저부를 긁어서 얻은 조직에서 다핵 거대세포를 관찰함으로써 확진을 할 수 있다.

머리목분절에 발생하는 대상포진 이후에 뇌염이나 지연성 뇌혈관염이 드물지만 발생할 수 있고, 흉부의 대상포진 후에 국소성 척수염이 드물게 발생할 수 있다.

급성기에는 진통제와 바르는 연고 등을 사용하면 통증을 완화시킬 수 있다. 아시클로버(800mg을 하루에 다섯 번씩 7일간 투여)를 수포가 생긴 다음 48시간 내에 사용하면 아픈 기간을 단축시킬 수 있고 수포도 빨리 없어진다. 면역력이 약한 환자나 세 피부분절 이상에 병변이 있는 파종 대상포진(disseminated zoster)의 경우에는 아시클로버를 10일간 정주해야 한다. 하지만 아시클로버나 비다라빈 등을 사용하여도 대상포진 후에 발생하는 신경통(postherpetic neuralgia)의 빈도는 줄지 않는다.

(4) 후천성 면역결핍 증후군

사람면역결핍바이러스에 감염되면 대개 심각한 세포매개면역력(cell-mediated immunity)의 저하가 나타나, 피부 무반응(cutaneous anergy), 림프구감소증, T-helper/T- suppressor 세포 비율의 역전(정확히는 CD4+/CD8+림프구 비율의 역전), 다양한 항원과 미토겐(mitogen)에 대한 시험관내 림프증식반응(lymphoproliferative response)의 저하 등이 관찰된다. 이러한 면역기능의 저하로 인하여 다양한 기회감염과 특이한 종양이 발생하게 된다. 중추신경계의 모든 부분, 말초신경 및 신경뿌리, 근육이 모두 취약한데, 신경계는 특히 면역기능저하에 의해서 손상 받을 뿐만 아니라 사람면역결핍바이러스 자체의 침범에 의해서도 손상을 받는다.

- **임상양상** : 사람면역결핍바이러스에 감염되면 다양한 스펙트럼의 증상이 나타난다. 임상적으로 증상이 없는 혈청전환(seroconversion) 환자에서부터 광범위한 림프절병증과 설사, 권태감, 몸무게 감소 등 비교적 양성의 전신 증상을 보이는 AIDS-related complex(ARC), 여러 종류의 감염과 종양 및 사람면역결핍바이러스가 여러 장기에 침입하여 생기는 증상이 모두 나타나는 매우 심한 후천성면역결핍증까지 매우 다양하다.

부검에서 보면 거의 모든 환자에서 신경계가 침범되지만 임상적으로 신경계의 이상은 후천성면역결핍증 환자의 약 1/3에서 나타난다. 사람면역결핍바이러스에 감염되면 급성기 증상으로 무증상성 수막염, 뇌수막염, 척수염 또는 말초신경병증이 나타날 수 있다. 대부분의 환자는 이러한 급성기의 신경학적 증상에서 회복되며 이런 증상은 비특이적이고 혈청전환이전에 나타날 수도 있으므로 후천성면역결핍증과의 관련성을 알지 못한 상태로 지나치게 된다. 일단 혈청전환이 이루어지면 환자는 사람면역결핍바이러스 감염의 모든 합병증에 노출되게 된다. 성인에서 사람면역결핍바이러스 감염과 후천성 면역결핍증의 임상적인 발현사이에는 수개월에서 15년 또는 그 이상이 걸린다.

① **후천성면역결핍증후군 치매복합체(AIDS-dementia complex)** : 사람면역결핍바이러스 감염의 후기에 가장 흔한 신경계 합병증은 치매의 형태로 발현되는 아급성 또는 만성의 사람면역결핍바이러스 뇌염이다. 후천성면역결핍증후군 치매복합체로 불리는데, 발생빈도가 아주 높아서 후천성면역결핍증의 전신증상(constitutional symptom)과 기회감염이 발생한 이후에는 약 2/3 정도의 환자에서 나타난다.

천천히 또는 급격하게 진행하는 치매가 운동장애와 동반되어 나타난다. 환자는 대화를 따라가지 못하겠다고 불평하며 일상 일을 수행하는데 더 많은 시간이 걸리고, 잘 잊게 된다. 초기의 운동장애 증상으로 사지의 부조(incoordination), 보행의 조화운동불능(ataxia), 안구운동장애가 나타난다. 바빈스키 징후, 움켜잡기반사(grasp reflex)와 빨기반사(suck reflex), 하지위약, 대변실금과 요실금, 무언증(mutism)이 질병의 말기에는 두드러지게 된다.

사람면역결핍바이러스를 뇌척수액에서 검출할 수 있으며, 뇌전산화단층촬영상 고랑이 넓고 뇌실이 크다. 자기공명영상에서는 경계가 불분명한 미만성 또는 반점형(patchy) 백질 변화가 관찰될 수 있다.

치매를 일으키는 병리학적 변화는 광범위하게 여기저기에 존재하는 백질의 희박화(rarefaction)인데, 혈관주위로 소량의 림프구와 몇 개의 포말큰포식세포(foamy macrophages)무리의 침윤, 미세아교세포(microglia) 결절, 및 뭇핵거대세포(multinucleated giant cell)가 동반된다.

현재까지의 바이러스학적 증거에 의하면 후천성면역결핍증후군 치매복합체는 중추신경계가 사람면역결핍바이러스에 의해 직접적으로 감염이 되어 발생하는 것이다.

② **후천성면역결핍증후군 척수병증, 말초신경병증, 및 근육병증** : 척수병증은 척수의 공포변성(vacuolar degeneration)을 일으키는데 후천성면역결핍증후군 치매복합체와 잘 동반되나 단독으로 발생할 수도 있다. 하지의 위약이나 상하지의 위약이 수주에 걸쳐서 발생하는데, 종종 비대칭적이며 감각장애와 항문이나 방광의 조임근(sphincter) 장애가 동반된다. 흉부 척수에서 가장 심하고 후섬유단과 측섬유단(posterior and lateral funiculi)이 미만성으로 침범된다.

후천성면역결핍증후군에서는 몇 가지 형태의 말초신경병증이 합병될 수 있다. 우선 가장 흔한 형태로 주로 감각신경이 침범되는 원위성 말초신경병증이 있는데, 대칭적이며 축삭이 주로 손상된다. 사람면역결핍바이러스가 말초신경에서 분리되는데 후천성면역결핍증후군에서의 말초신경병증은 최초로 증명된 바이러스성 말초신경염이다. 다른 형태로는 국소적 혈관염과 연관되어 발생하는 동통성 다발홑신경병증(mononeuropathy multiplex)과 후천성면역결핍증에 합병되는 거대세포바이러스 감염에 의해 발생하는 아급성 염증성 말총증후군(cauda equina syndrome)이 있다. 또한 무증상의 사람면역결핍바이러스 감염에서 염증성 탈수초성 말초신경병증의 급성(길랑-바레 증후군)형태와 만성형태가 알려져 있다. 후천성면역결핍증후군에서 인면마비의 빈도가 증가하는데 안면마비와 후천성면역결핍증후군의 전신적인 말초신경염과의 관계는 확실하지 않다.

염증성 다발근육병증 형태의 일차성 근육병증이 후천성면역결핍증후군의 어떤 시기에서든지 발생할 수 있으며 이 중 일부는 부신피질호르몬 치료에 의해서 호전된다.

③ **후천성면역결핍증후군에서 중추신경계의 기회감염과 종양** : 후천성면역결핍증후군의 중추신경계 국소성 합병증 중에 톡소포자충증(toxoplasmosis)은 가장 흔하며 치료가 가능하다. 척수액검사, 조영증강을 포함하는 뇌전산화단층촬영, 뇌자기공명영상이 진단에 유용하다. 후천성면역결핍증후군의 비국소성 신경계 합병증으로는 거대세포바이러스(cytomegalovirus)감염과 크립토콕쿠스 감염이 가장 흔하다. 후천성면역결핍증후군 환자에서 결핵 또한 호발한다.

존스 홉킨스 병원의 연구에 의하면 후천성면역결핍증후군 환자의 약 11%에서 원발성 중추신경계 림프종이 발생한다. 톡소포자충증과 임상적으로나 방사선학적으로 감별이 쉽지 않아 뇌척수액 세포검사가 음성이고, 항생제에 반응하지 않는 경우에는 진단을 위해 정위적(stereotaxic) 뇌생검이 필요할 수 있다. 후천성면역결핍증후군 환자에서 원발성 중추신경계 림프종은 일반인에서 발생한 림프종에 비해 예후가 좋지 않아서 방사선조사, 항암제치료, 부신피질호르몬제 치료에 대한 반응도 단기간에만 있으며 대개 몇 개월 정도만 생존할 수 있다.

- **진단을 위한 검사** : 사람면역결핍바이러스에 대한 항체를 검출하는 많은 선별검사가 있는데, 모두 효소면역측정법을 이용하며 민감도가 아주 높다. 하지만 약간의 위양성 반응이 있으며, 특히 사람면역결핍바이러스 감염의 위험성이 낮은 환자에서 선별검사를 시행하는 경우에 특히 더 그렇다. 따라서 효소면역측정법에서 양성을 보인 모든 환자를 재검해야 하며 사람면역결핍바이러스의 특정한 단백질에 대한 항체를 검출하는 특이도가 높은 웨스턴블롯검사를 시행하여 확진한다.
- **치료** : 복잡한 약물 치료이외에도 환자와 환자가족에 대한 상담 및 심리적 지지용법이 필요하다. 사람면역결핍바이러스 감염에 대한 약물치료는 급속도로 변하고 있는데 역전사효소 억제제(AZT와 3-TC 또는 라미부딘, 서로 상승효과가 있으며 혈액뇌장벽을 통과한다.)와 새로운 단백분해효소 억제제인 indinavir같은 것을 세 가지 조합하여 사용하면 90% 환자에서 1년 이상 바이러스가 검출되지 않는다. 이러한 치료로 인해 생존기간이 늘어남에 따라 후천성면역결핍증후군의 신경계 합병증의 유병율은 증가할 것이다.

(5) 프리온 질환

해면상뇌병증(spongiform encephalopathy)로 불리는 프리온질환들은 포유동물에서 발생하는 치명적인 퇴행성 신경질환의 하나로 매우 드물게 발생한다. 특히 사람에서 발생하는 대표적인 프리온 질환인 크로이츠펠트 야콥병은 전 세계적으로 매년마다 평균 백만명 당 1명 정도로 발생한다. 크로이츠펠트 야콥병은 치매와 간대성근경련증(myoclonus)이 특징이며 혹독하게 진행하여 대개 발병후 1년 내에 사망한다. 대부분의 크로이츠펠트 야콥병은 50세에서 75세에 발병한다. 크로이츠펠트 야콥병은 4가지 형태 중 한가지로 발생하는데 산발성 크로이츠펠트 야콥병이 가장 흔하며 85% 정도를 차지한다. 가족성 크로이츠펠트 야콥병은 약 10-15%이며 프리온 단백을 코딩하는 유전자(prion protein gcnc)에 특이적인 돌연변이가 원인이다. 의원성(iatrogenic) 크로이츠펠트 야콥병은 1-2% 정도를 차지하며 과거에는 환자의 뇌하수체에서 유래된 각종 성장호르몬제제를 주사로 맞을 경우 발생하였으나, 최근에는 크로이츠펠트 야콥병에 걸린 사람을 수술한 수술도구 등의 재사용, 또는 환자로부터 유래된 조직이나 장기이식 등으로 발병한다. 마지막으로 최근 새로 분류된 새로운 변종 크로이츠펠트 야콥병(new variant Creutzfeldt-Jakob Disease)은 우해면상 뇌병증(bovine spongiform encephalopathy), 일명 광우병(mad cow disease)에 걸린 쇠고기 등을 섭취함으로써 발생되는 새로운 형태의 크로이츠펠트 야콥병으로 보고되고 있다. 2004년 2월 현재 전 세계적으로 새로운 변종 크로이츠펠트 야콥병에 걸린 환자 수는 모두 156명이다.

- **프리온 생물학** : 정상 프리온 단백(PrP^c)은 세포막과 연관되고 단백질 가수분해에 민감하고 세포안에서 짧은 반감기를 가진다. 정상 프리온 단백은 다양한 조직에서 발현되고, 중추신경계의 뉴우런에서 가장 높은 발현을 보인다. 정상 프리온 단백의 정확한 기능은 아직 밝혀지지 않았지만, 신체 내에서 항산화 물질 기능, 신경전달 물질의 기능, 자기상승작용(long-term potentiation)에서의 중요기능, 생체리듬 조절 등 다양한 기능을 수행한다고 보고되고 있다.

  크로이츠펠트 야콥병을 일으키는 비정상 프리온 단백(PrP^{Sc})은 중추신경계에 축적되어 있으며 정상 프리온 단백(PrP^c)과 같은 아미노산 서열과 분자량을 갖지만, 반감기가 더 길고 부분적으로 단백질 분해효소에 저항성을 갖는다. 구조적으로 비정상 프리온 단백(PrP^{Sc})은 정상 프리온 단백(PrP^c)에 존재하는 알파 헬릭스 구조가 변화되어 주로 베타주름구조(beta-sheet)로 이루어져 있다(그림 19-2). 이런 구조적 차이로 인해 비정상 프리온 단백(PrP^{Sc})은 단백질 분해효소에 저항성을 갖으며 중추신경계 내에 축적되어 신경세포를 손상시키게 된다. 정상 프리온 단백(PrP^c)이 비정상 프리온 단백(PrP^{Sc})으로 전환되는 기전은 아직도 밝혀지지 않고 있다. 프리온 질환에서 중추신경계 외의 다른 조직이나 기관에서는 어떤 병리학적 변화가 발견되지 않는다.

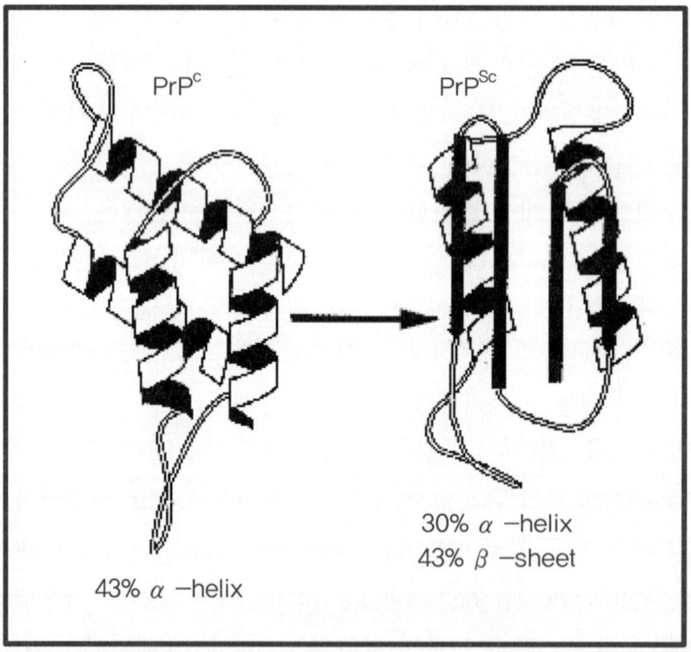

[그림 19-2] 프리온 단백질 구조. 정상 프리온 단백(PrP^c)의 알파 헬릭스 구조가 베타 주름 구조로 변환되어 비정상 프리온 단백질(PrP^{Sc})이 만들어 진다. (출처 : Allan Ropper and Martin Samuels. Viral Infections of the Nervous system, Chronic Meningitis, and Prion Diseases. In : Adams and Victor's Principles of Neurology. 9th ed.).

- **산발성(sporadic) 크로이츠펠트 야콥병** : 산발성 크로이츠펠트 야콥병은 지금까지 대부분의 나라에서 일년에 100만명당 한 명으로 비교적 일정하게 발병된다. 발병연령은 대개 60-70세이며, 운동실조, 간대성근경련증, 시각장애, 추체로(pyramidal tract) 및 추체외로(extrapyramidal tract) 징후와 함께 급속히 진행되는 치매가 특징이다. 임상적으로 병이 발생한 후 사망하기까지 평균 4개월이며, 경우에 따라 더 길어지기도 하고 더 짧아지기도 한다. 약 70-80% 환자에서 주기적으로 발생하는 삼상 복합체(periodic triphasic complex)가 뇌파에서 관찰되며 T2 강조 뇌자기공명영상에서 대뇌피질부위에서 다양한 형태의 신호강도를 동반하면서 특히 기저핵(basal ganglia) 부위에서 대칭성의 고신호 강도가 관찰된다. 산발성 크로이츠펠트 야콥병 환자의 90%에서 뇌척수액에 14-3-3 단백질이 증가된다.
- **가족성 프리온 질환** : 가족성 프리온 질환은 다양한 임상병리학적 특징이 나타나며 상염색체 우성으로 유전된다. 가족성 프리온 질환은 특징에 따라 가족성 크로이츠펠트 야콥병, Gerstmann-Straussler Scheinker Disease(GSS), 치사성 가족 불면증(fatal familial insomnia)으로 분류된다. 가족성 크로이츠펠트 야콥병은 가족력을 제외하면 임상적으로나 병리학적으로 산발성 크로이츠펠트 야콥병과 매우 유사하다. GSS는 진행성 기억력저하, 추체로 증상, 및 소뇌증상이 나타나며 최종적으로 치매로 된다. 치사성 가족 불면증은 수면장애, 자율신경기능이상, 운동장애, 및 비정상적인 인지기능을 특징으로 보이는 질환이다.
- **새로운 변종 크로이츠펠트 야콥병(new variant Creutzfeldt-Jakob Disease)** : 임상적으로 매우 젊은 나이에 발병하여 평균발병연령이 27세이며, 12세에서 74세까지 분포한다. 병의 진행이 산발성 크로이츠펠트 야콥병에 비하여 길어서 병의 지속기간이 평균 13개월 정도이며, 임상증세도 차이가 있다. 뇌파에 이상은 있으나 산발성 크로이츠펠트 야콥병에서처럼 특징적이지는 않다. T2 강조 뇌자기공명영상에서는 뒤쪽 시상에 고신호강도가 특징적으로 나타난다.
- **진단** : 크로이츠펠트 야콥병의 진단은 임상증상과 뇌파소견, 뇌자기공명영상소견, 및 뇌척수액 검사에서 14-3-3 단백질을 확인함으로써 진단할 수 있다. 정확한 진단을 위해서는 뇌조직 생검을 통하여 해면상 뇌병증을 관찰하면 된다.

3 진균 감염(Fungal infections)

일반적으로 진균감염은 후천성 면역 결핍증(AIDS)이나 장기이식, 면역억제치료 혹은 장기간의 코르티코스테로이드 치료 및 만성질환 등에 의하여 면역기능이 저하된 경우에 주로 발생한다. 예외적으로 크립토콕쿠스 뇌막염(cryptococcal meningitis)은 건강한 사람에도 발병할 수 있다. 후천성 면역 결핍증 환자의 경우 크립토콕쿠스 네오포르만스(*Cryptococcus neoformans*)와 히스토플라즈마 캡슐라툼(*Histoplasma capsulatum*) 에 의한 감염이 많으며, 장기이식을 받은 환자는 크립토콕쿠스 네오포르만스와 아스페르길루스 푸미가투스(*Aspergillus fumigatus*)에 의한 감염이 많고, 장기적인 코르티코스테로이드 치료를 받는 환자나 골수이식을 한 환자는 칸디다증(candidiasis)의 위험이 높다.

1 크립토콕쿠스 네오포르만스(Cryptococcus neoformans)

크립토콕쿠스 네오포르만스는 피막으로 싸인 효모와 유사한 곰팡이로서, 인체 감염은 주로 조류의 배설물에 노출된 후 호흡기를 통한 폐렴 발생으로 이루어지며, 전신으로 퍼질 때 중추신경계로의 파종(dissemination)이 잘 일어나는데 이는 뇌척수액이 이 곰팡이의 좋은 배지 역할을 하기 때문이다. 크립토콕쿠스 뇌막염의 흔한 증상으로는 두통, 발열, 무기력증, 오심, 구토 및 의식의 변화 등이 나타날 수 있다. 진단은 뇌척수액 검사를 시행하여 임파구가 주가되는 세포증가 소견(일반적으로 100세포/mm3), 단백질 농도 증가 및 당 농도 감소의 소견을 보이면서 크립토콕쿠스 항원의 양성 반응, 그람염색 혹은 인디아 잉크 검사법을 통하여 두꺼운 피막에 둘러싸인 크립토콕쿠스 네오포르만스 균을 확인하여 이루어진다. 치료는 면역기능이 저하되지 않은 환자인 경우 amphotericin B(0.5mg/kg/day) 정맥주사와 경구 flucytosine(25mg/kg 4 times daily) 투여를 6주 동안 실시한다. 후천성 면역 결핍증 환자의 경우 amphotericin B(0.5mg/kg/day) 정맥주사 치료를 적어도 2주간 시행한 후 fluconazole(400mg/day) 경구 투여를 10주에서 12주 동안 시행한 뒤 뇌척수액 배양 검사를 시행하여 음성이 나오게 되면 억제요법으로서 fluconazole 200mg/day 경구 투여로 바꾸어 평생 시행한다.

2 히스토플라즈마 캡슐라툼(Histoplasma capsulatum)

히스토플라즈마 캡슐라툼 감염은 오하이오 및 미시시피 강 유역의 미국 중부지역 및 남미지역에 토착적인 질환으로 호흡기를 통해 감염되며, 파종은 드물지만 면역기능이 저하된 후천성 면역 결핍증 환자나 장기이식 환자에서 주로 발생한다. 중추신경계를 침범하는 경우 뇌막염의 형태가 가장 흔하며 발열, 발한, 체중감소, 두통, 의식수준의 저하, 뇌신경 마비, 뇌졸중 혹은 경련의 증상을 보인다. 흉부 X선 상에서 미만적이거나 국소적인 폐 침윤을 관찰할 수 있으며, 뇌 촬영상에서는 뇌막 조영증강, 수두증, 하나 혹은 여러 곳의 조영증강 병변 등을 볼 수 있다. 소변, 혈액, 및 뇌척수액에서 히스토플라즈마 다당체 항원(*Histoplasma* polysaccharide antigen) 을 검출하여 빠른 진단을 할 수 있다. 또한 히스토플라즈마 캡슐라툼에 대한 항체를 확인하여 진단에 도움을 받을 수 있으나, 간혹 과거 감염되었던 환자에서 수년간 양성으로 나타나는 경우도 있어 임상적 해석에 주의를 요한다. 뇌척수액 배양검사를 여러 차례 시행하여 원인이 되는 진균을 확인하는 것이 필수적이다. 치료는 amphotericin B(0.75 to 1.0mg/kg/day)를 총 30mg/kg까지 사용하며, 재발되는 경우나 AIDS 환자와 같이 지속적인 억제요법을 필요로 하는 경우 itraconazole(200mg twice daily for several weeks)을 사용할 수 있다.

3 콕시디오이데스 임미티스(Coccidioides immitis)

콕시디오이데스 임미티스 감염은 미국의 남서부 사막지대에서 호발하며, 호흡기를 통해 감염되어 증상을 유발하지 않거나 폐렴의 증상을 보이는데, 이들 중 1% 미만의 소수의 환자에서 중추신경계를 침범한다. 임산부, 혈액투석 환자, 면역억제제를 사용하는 환자, 고령의 환자, AIDS 환자, 및 장기이식 환자에서 주로 파종성 질환이 발생한다. 뇌척수액 도움체결합(complement fixation) 항체를 확인하여 진단을 할 수 있으며, 뇌척수액 배양검사에서 양성결과는 약 1/3에서 얻을 수 있다. 치료는 amphotericin B(0.5 to 0.75mg/kg/day) 정맥투여와 amphotericin B(0.25 to 0.75mg/day three times weekly) 뇌척수액내(intrathecal) 투여를 함께 시행하는데 정맥투여는 뇌척수액검사가 정상을 보인 이후 적어도 1년간 시행해야 하며, 뇌척수액내 투여는 3개월간 실시 후 점차 용량을 줄여 중단한다.

4 아스페르길루스 푸미가투스(Aspergillus fumigatus)

아스페르길루스에 의한 중추신경계 감염은 부비동으로부터 직접 전파되거나, 두부외상 혹은 두부수술로 직접 유입되거나, 면역력이 저하된 환자에서 혈행성으로 이루어진다. 특징적인 임상양상은 뇌동맥을 침범하여 혈전을 형성하므로 뇌경색이 발생할 수 있다는 점이다. 진단은 객담 배양검사 혹은 폐 조직 검사를 통해 가능하며, 뇌막염을 일으키지 않기 때문에 뇌척수액검사는 대부분의 경우 도움이 되지 않는다. 치료는 amphotericin B(0.8 to 1.0mg/kg/day) 정맥투여와 flucytosine(100mg/kg/day in four divided doses)를 병합하여 시행한다.

5 칸디다(Candida)

중추신경계 칸디다 감염은 장기이식 환자, 장기간 코르티코스테로이드 치료를 받는 환자, 장기간 항생제 치료를 받는 환자 혹은 오랫동안 중환자실에서 치료를 받는 환자에서 호발하며, 뇌막염의 형태 혹은 다발성 뇌농양에 의한 뇌염의 형태로 나타난다. 대다수의 경우 혈액 배양검사에서 양성을 보이며, 뇌영상촬영에서 병변 주위로 부종을 동반한 원형조영증강(ring-enhancing)을 보이는 병변이 여러 부위에 흩어져 관찰된다. 치료는 amphotericin B(0.5 to 0.7mg/kg/day) 정맥투여와 flucytosine(100mg/kg/day in four divided doses)을 병합하여 시행한다.

6 뮤코르진균증(Mucormycosis, Zygomycetes)

뮤코르진균증은 급격하게 진행하는 양상의 중추신경계 감염을 보이는 질환으로서 당뇨병성 산증, 면역억제제를 사용하는 환자에서 주로 발생한다. 감염은 구개(palate) 혹은 부비동으로부터 기원하여 안와와 부비동을 거쳐 뇌로 전파되는데, 구개와 비강 내 점막에서 검은색 괴사딱지(eschar)를 관찰할 수 있다. 치료는 괴사된 조직을 수술적으로 제거하고, 고용량의 amphotericin B(1.0mg/kg/day) 정맥주사를 시행한다.

4 기생충감염(Parasite infections)

중추신경계의 감염을 일으키는 기생충은 원충류(Protozoa)에서 말라리아(malaria), 톡소플라즈마(toxoplasma) 등이 있으며, 윤충류(Helminths)에서 조충질환(Cestodes)에 속하는 신경유구낭미충증(neurocysticercosis), 흡충질환(Cestodes)에 속하는 뇌폐흡충증(neuroparagonimiasis), 중추신경계 고충증(cerebral sparganosis) 등이 있다.

1 뇌말라리아(cerebral malaria)

뇌 말라리아는 열대열원충(*Plasmodium falciparum*) 감염된 환자 중 0.5-1%에서 나타나며, 사망률은 20-50%를 보이는 매우 치명적인 질환이다. 학질모기(*Anopheles*)에 의해서 매개된다. 주로 아프리카, 동남아시아, 남아메리카, 오세아니아 지역에서 발생하며, 한국에서의 발병은 보고되지 않았다. 한국에서는 1994년부터 파주, 연천 등 휴전선 부근 지역에서 말라리아 감염이 다시 확인되고 있으나 이는 삼일열원충(*Plasmodium vivax*)에 기인하며 뇌 말라리아를 일으키지는 않는다. 뇌 말라리아의 임상양상은 발열, 빈혈, 조직의 저산소증, 급성 신부전, 폐부종과 함께 경련, 의식수준의 저하, 혼돈, 국소 신경학적 징후 등을 보이게 된다. 진단은 말초혈액 도말검사 상에서 기생충이 들어 있는 적혈구를 관찰하거나, 혈청학적 검사를 통해 이루어지며, 뇌촬영상 뇌부종이 관찰될 수 있다. 뇌척수액검사 상 뇌압의 상승과 소수의 백혈구 증가가 관찰되며 단백질 농도는 증가하지만 당은 정상소견을 보인다. Quinidine 정맥투여가 1차적인 치료인데, quinidine gluconate 10mg/kg을 1시간에서 2시간에 걸쳐 부하용량(loading dose)으로 투여 후 0.02mg/kg/min으로 지속적인 정맥투여를 실시한다. 경구투약이 가능해지면 경구약물로 바꾸어 정맥투여로부터 총 7일 동안 약물치료를 시행한다.

2 뇌톡소플라즈마증(cerebral toxoplasmosis)

톡소플라즈마 곤디(*Toxoplasma gondii*)에 의한 감염은 면역기능이 정상인 경우나 저하된 경우 모두에서 발생할 수 있으며, 무증상의 경우와 증상을 보이는 경우가 존재하며, 선천적 감염 및 후천적 감염의 형태가 있다. 선천적 감염의 경우 무증상으로 임산부가 톡소플라즈마에 감염되어 태아에게 전파되어 발생하는데, 특히 임신 후반부에 감염될수록 태아로의 전파가 쉽게 일어난다. 임상양상은 무증상이거나 주로 양측을 침범하는 맥락망막염(chorioretinitis), 사시(strabismus), 실명(blindness), 간질, 정신지체(mental retardation), 빈혈, 황달, 피부발진, 뇌염, 수두증, 두개 내 석회화(intracranial calcification) 등을 보일 수 있다. 후천적 감염은 무증상인 경우가 대부분이며, 30대에 항톡소플라즈마 항체를 갖는 비율이 90% 에 달한다는 보고 있다. 현재 문제가 되는 경우는 AIDS 환자에서의 감염인데 대부분 재활성화(reactivation)에 의해 발생한다. 뇌 국소병변(mass lesion)을 가지는 AIDS 환자에서 가장 많은 원인이 톡소플라즈마증이다. 대뇌반구의 여러 곳에 흩어진 농양을 형성하여 다양한 증상을 유발한다. 진단은 혈액에서 혹은 체액에서 톡소플라즈마 곤디를 발견하거나, 혈청학적 검사로서 Sabin-Feldman dye test로 IgG 항체의 역가를 측정하거나 간접 형광 면역 방법으로 항체를 측정하는 방법으로 가능하다. 하지만 면역기능이 저하된 AIDS 환자의 경우 항체가 발견되지 않는 경우가 있을 수 있다. 뇌영상촬영에서 톡소플라즈마증에 부합되는 소견을 보이는 AIDS 환자의 경우 경험적인 톡소플라즈마에 대한 치료가 권장되고 있다. 치료약제는 pyrimethamine과 sulfadiazine이 추천된다. Pyrimethamine은 부하용량으로 100mg/day를 하루 두 번에 나누어 2일간 투여한 후 25-50mg/day의 용량으로 매일 혹은 2일에 한 번씩 투여한다. 골수억제의 부작용을 예방하기 위하여 folinic acid 10mg/day를 함께 투여한다. Sulfadiazine은 부하용량으로 75mg/kg(최대용량 4g)를 투여한 뒤 100mg/kg/day(최대용량 8g) 용량으로 유지한다. 면역기능이 정상인 환자는 2-4개월 동안 치료를 시행하며, 면역기능이 저하된 환자의 경우 모든 증상과 징후가 사라진 뒤에도 4-6주 동안 더 치료를 지속해야 한다. AIDS 환자의 경우 평생 동안 톡소플라즈마에 대한 억제적 치료가 필요하다.

3 신경유구낭미충증(neurocysticercosis)

신경유구낭미충증은 중추신경계 기생충 감염 중 가장 흔한 질환이다. 이 질환은 유구조충(*Taenia solium*)의 유충(larva)인 유구낭미충(cysticercus)이 중추신경계를 침범하여 발생하며, 유행하는 지역은 멕시코, 중남미 지역, 아프리카, 인디아, 중국, 태국, 한국, 필리핀 및 인도네시아 등이다. 신경유구낭미충증은 이 질환이 토착화된 지역에서 성인 발병 간질의 가장 흔한 원인이 되고 있다. 사람의 감염은 유구조충의 알이 오염된 음식이나 덜 익혀진 돼지고기, 인분에 오염된 물이나 채소를 먹음으로써 이루어진다. 돼지고기는 유구조충의 중간 숙주이기 때문에 돼지고기를 많이 생산하는 지역에서 발병률이 높다. 뇌를 침범한 유구낭미충은 심한 염증반응을 유발하거나, 혹은 약한 염증반응 만을 일으키며 수 년간 뇌 안에서 생존할 수도 있다. 유구낭미충의 구조는 두절(scolex) 부분과 소포 벽(vesicular wall)으로 구성되어 있다. 유구낭미충이 군을 이루어 마치 포도송이처럼 뭉쳐 있는 경우를 포도낭미충증(racemose form of neurocysticercosis)이라고 한다. 뇌를 침범한 직후의 유구낭미충을 소포 단계(vesicular stage)라 하며, 이 단계에서 유구낭미충은 살아있는 상태이고 주위에 약한 염증반응을 유발한다. 숙주의 면역체계로부터 공격을 받아 점차 퇴행성 변화를 거치게 되는데, 그 첫 단계가 콜로이드 단계(colloidal stage)이다. 이 단계에서는 소포액(vesicular fluid)이 점도가 높고 탁한 상태로 변하며, 유구낭미충은 두꺼운 아교질 피막(collagen capsule)로 둘러 쌓이게 된다. 주위 뇌조직에는 미세아교세포의 증식(microglial proliferation)과 광범위한 뇌부종이 나타난다. 다음 단계는 과립 단계(granular stage)로 피막이 두터워지고 두절부분의 석회화가 점차 시작되는 시기인데, 이 시기의 유구낭미충은 죽은 상태가 된다. 최종적으로 석회화 단계(calcified stage)가 되면 석회화된 결절로 변하게 된다. 임상양상은 간질, 국소 신경학적 결손증상, 지능 저하, 뇌압상승, 두통, 구토, 뇌졸중 등으로 나타난다. 뇌영상촬영으로 병변을 확인할 수 있으며, ELISA 및 보체 고정 방법을 이용하여 뇌척수액에서 항체를 검출하여 진단할 수 있다. 살아있는 경우 충체를 죽일 수 있는 약물 투여를 시행하는 것이 향후 뇌영상촬영상에서 병변의 수를 줄이고 경련의 발생도 낮추어 임상경과를 호전시키는 것으로 최근의 임상시험에서 확인되었다. Albendazole이 1차 약물로 추천되며 15mg/kg/day의 용량으로 8일에서 30일까지 사용할 수 있다. 그 외에 praziquantel을 50mg/kg/day의 용량으로 15일간 사용할 수도 있다. 약물 투여를 시작한 첫 수 일 동안에는 염증반응을 줄이기 위하여 dexamethasone을 함께 사용할 수 있다. 그 외에 외과적 치료와 항경련제의 사용을 병행할 수 있다.

4 뇌폐흡충증(neuroparagonimiasis)

폐흡충(Paragonimus westermani)의 유충에 의한 중추신경계 감염으로 폐흡충 감염자의 약 1%에서 동반된다. 민물게장, 가재 및 다슬기 등을 통해 사람에게 전파되며 한국을 비롯하여 일본, 중국, 동남아시아 지역에서 호발한다. 임상 양상은 간질, 두통, 편측반맹(hemianopsia), 정신지체(mental retardation) 및 국소 신경학적 결손 증상 등을 보일 수 있다. 뇌영상촬영상 특징적인 비누거품(soap bubble) 혹은 포도알이 모여있는(cluster of grapes) 모양의 석회화(calcification) 소견을 보인다. 치료는 외과적 제거와 praziquantel 투여의 병합요법이 추천된다.

5 중추신경계 고충증(cerebral sparganosis)

만손열두조충(Spirometra mansoni)의 유충인 충미충(plerocercoid)에 의한 중추신경계

〈표 19-4〉 각종 질환에서의 뇌척수액 소견

질환	압력(mmH2O)	세포수(mm^3)	단백질(mg/dl)	포도당(mg/dl)
정상	50-180	〈5	〈45	〉45
세균성 수막염	대체로 증가	수백-수천; 초기 또는 meningococcal에서 〈100 가능; 다형핵백혈구	100-500; 가끔1000〈	〈40
결핵성 수막염	대체로 증가, 차단시는 감소도 가능	25-100; 드물게 〉500; 림프구, 초기는 다형핵백혈구가능	100-200; 차단시는 더욱 증가	〈45; 75%에서 감소
효모균성수막염 (cryptococcosis	대체로 증가	0-800(평균 50) 림프구	20-500(평균 100)	〈45(평균 30)
바이러스성 수막염	정상 혹은 약간 증가	5-수백개; 림프구, 초기는 다형핵백혈구	정상 또는 약간 증가; 〈100	정상(mumps and herpes에서 감소)
매독	대체로 증가	500; 림프구	100	정상
낭미충증 (cysticercosis)	대개 증가, 차단시 감소	증가; 단핵구, 다형핵백혈구, 호산구(2-7%)	50-200	20%에서감소
유육종증 (Sarcoidosis)	정상 또는 증가	0-100	약간 증가	50%에서 감소
종양	정상 또는 증가	0-수백개; 단핵구와 암세포	증가	정상 또는 75%에서 감소
지주막하출혈	정상 또는 증가	증가; 적혈구	정상 또는 증가	정상 또는 드물게 감소

의 감염으로, 흰색 혹은 황색의 리본모양으로 길이는 1-수십 cm에 이른다. 뱀, 개구리, 돼지고기, 닭고기 혹은 식수 속에 포함된 물벼룩을 통해 감염된다. 임상양상은 이동하는 피하결절을 관찰할 수 있으며, 뇌를 침범할 경우 두통, 간질, 편마비를 보일 수 있다. 뇌 영상촬영에서 이동하는 조영증강을 보이는 결절의 병변을 관찰할 수 있다. 외과적 제거를 통해 치료한다.

●●● 참고문헌

1. Allan Ropper and Martin Samuels. Infections of the Nervous System(Bacterial, Fungal, Spirochetal, Parasitic) and Sarcoidosis. Viral Infections of the Nervous system, Chronic Meningitis, and Prion Diseases. In : Adams and Victor's Principles of Neurology. 9th ed. 2009;592-659.
2. Lewis P. Rowland and Timothy A. Pedley. Infections of the Nervous System. In : Merritt's Neurology. 12th ed. 2009;125-249.
3. Stephen Hauser, Dennis Kasper, Eugene Braunwald, and Anthony Fauci. Meningitis, Encephalitis, Brain Abscess and Empyema. Chronic and Recurrent Meningitis. HIV Neurology. Prion Diseases. In: Harrison's Neurology in Clinical Medicine. 1st ed. 2006; 423-488.
4. W. Michael Scheld, Richard J. Whitley, and Christina M. Marra. Infections of the Central Nervous System. 3rd ed. 2004;1-920.

N·E·U·R·O·S·C·I·E·N·C·E

제 20 장

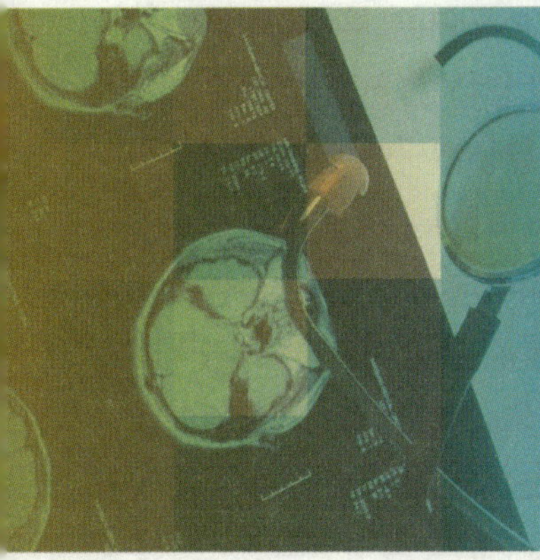

신경외과 영역의 감염질환

Infection on Neurosurgical Disease

박관웅 · 김라선 · 임수빈

N·E·U·R·O·S·C·I·E·N·C·E

학습목적

1. 뇌 및 척추 수술 후 감염의 빈도 및 흔한 원인균, 진단 및 치료를 이해하여야 한다.
2. 뇌농양의 발생 원인, 병태생리, 영상진단 소견을 이해하고 치료에 대하여 알아야 한다.

학습목표

1. 중추신경계의 세균성 감염의 종류를 열거한다.
2. 뇌농양의 원인, 증상 및 치료방법을 설명한다.
3. 중추신경계에 발생하는 기생충 감염의 종류를 열거하고 치료방법을 설명한다.
4. 척추 및 척수 감염 질환의 종류와 치료방법을 열거한다.

1 뇌농양(Brain abscess)

뇌농양은 뇌염(cerebritis)으로 시작하여 피막으로 둘러싸인 고름을 가지는 뇌내 국소 부위의 감염이다. 뇌농양은 풍부한 혈액순환과 혈뇌관문(blood-brain barrier)으로 인해 흔하게 발생하지 않는다.

1 뇌농양의 감염경로

(1) 인접부위 감염

부비동(paranasal sinus), 중이(otogenic), 치주(teeth)의 감염의 균주가 직접 뇌에 접종되어 발생한다. 주로 정맥혈류(emissary vein)를 따라 균주가 유입된다.

(2) 혈행성 감염

균혈증(bacteremia)을 일으킨 원발성 감염 균주가 혈류를 따라 뇌로 유입되어 발생한다. 주요 감염은 심내막염(endocarditis), 요로감염, 폐농양, 복강내 감염 등이다.

(3) 외상후 감염

관통 손상(penetrating trauma), 두개기저골 골절로 인한 뇌척수액 유출 후에 균주의 직접적인 뇌내 오염으로 인해 발생한다.

(4) 수술후 감염

(5) 원인미상(cryptic brain abscess)

약 25-30%를 차지하며 분명한 원인을 발견하지 못한 경우이다.

2 임상증상

뇌농양의 발생위치와 크기, 균주의 독력(virulence), 환자의 기존질환과 전신상태 등에 영향을 받는다. 두통(대부분 dull headache)이 가장 흔하다. 두개강내압의 상승에 따라서 구토, 의식의 변화를 초래한다. 병변의 발생위치에 따라서 국소신경학적 징후(반신마비, 실어증, 조화운동불능(ataxia), 반맹(hemianopsia) 등)가 발생할 수 있다. 발열은 드물어서 50% 미만에서 발생한다. 간질발작이 동반할 수 있다.

혈액학적 검사(백혈구, ESR, 혈액배양검사)는 대부분 정상으로 진단에 도움이 되지 않는다. 요추천자를 통한 검사는 뇌이탈(herniation)를 초래할 수 있으므로 매우 위험하여 금기이다.

3 영상검사

뇌농양은 early cerebritis stage, late cerebritis stage, early capsule stage, late capsule stage를 거쳐 시기에 따라서 CT, MRI의 소견이 다르다.

CT에서 전형적인 뇌농양은 중앙부에 저음영을 가지고 이를 둘러싼 피막이 뚜렷하고, 피막은 균일하게 조영증강된다. MRI에서는 피막이 균일하게 조영증강이 되며 중심부는 T1WI에서는 저강도, T2WI에서는 고강도로 보이며 농양주변에 뇌부종을 관찰할 수 있다 (그림 20-1).

영상검사에서 악성신경교종, 전이성 뇌종양, 만성혈종, 방사선 괴사 등과 감별이 필요하다.

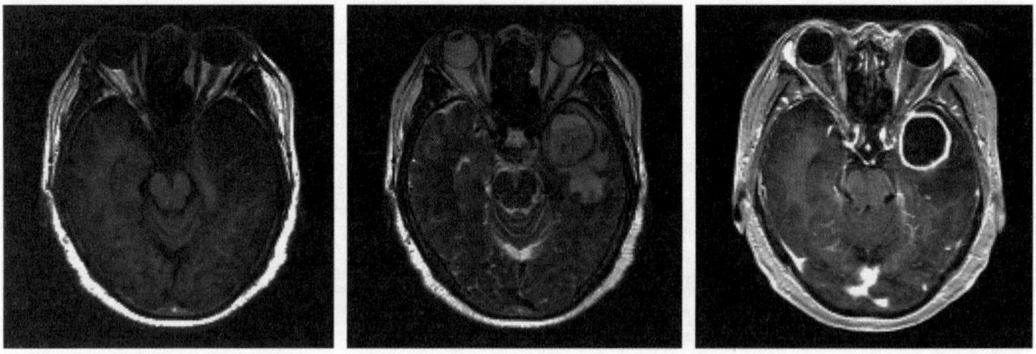

[그림 20-1] 뇌농양 환자의 MRI. 중심부는 T1WI에서는 저강도, T2WI에서는 고강도로 보이며 농양 주변에 뇌부종을 관찰할 수 있다. 피막이 균일하게 조영증강이 된다.

4 치료

수술로 고름 채취, 배양하여 균주를 확인하는 가장 확실한 방법이며, 동정된 균을 바탕으로 항생제를 사용하는 것이 원칙이다.

항생제 투여와 수술이 치료 방침이다. 항생제는 균주가 동정이 되기 전에는 원발 감염원에 준하여 경험적 항생제를 투여한다. 일반적으로 추천되는 항생제 요법은 penicillin+metronidazole+3세대 cephalosporin 이다. 항생제 투여기간은 6-8주간 정맥투여이다.

수술은 개두술을 통한 고름의 배액과 피막의 절제 방법과 뇌정위 수술을 이용한 고름만을 배액하는 방법이 있다. 대부분의 경우는 뇌정위 수술을 통해 배농(pus aspiration/

drainage)을 하지만, 외상후 뇌농양, 뇌척수액누출 후에 발생한 뇌농양, 진균농양, 소뇌 농양, 여러 방의 농양(multiloculated abscess)은 개두술과 피막의 절제가 유리하다.

뇌부종의 조절을 위해 스테로이드, 간질 발작의 예방과 치료를 위해 항경련제를 투여 한다.

2 신경유구낭미충증(Neurocysticercosis)

유구조충, 갈고리촌충(Taenia solium) 유추의 중추신경계 감염으로 최종숙주인 사람이 중간숙주가 되었을 때 중추신경계 감염이 발생한다.

1 인체 감염경로

유구조충의 충난(egg)의 섭취, fecal-oral route(autoinfection : 장내 촌충이 감염되어 있은 사람에게서 항문-구강으로 유입)로 인해 육구자충(oncosphere)가 장벽을 통과하여 혈액을 통해 뇌내로 유입되어 유충(larvae, cysticerci)으로 성장하여 병변을 형성한다.

낭미충증(cysticercosis)와 촌충증(taeniasis)를 구별할 줄 알아야 한다.

2 임상증상

4가지의 단계별 경과를 가진다. vesicular stage, colloidal stage, granular nodular stage, calcified stage이다. vesicualr stage는 활동성으로 맑은 액체과 유충을 가지고 있으며 숙주의 면역활동으로 인해 점차 퇴행이 되어 colloidal stage가 되며 액체는 진해지고 혼탁해지며 막이 두꺼워진다. granular nodular stage에서는 유충은 생명력을 잃어 석회화가 진행되며, 최종단계는 석회화만 남는 calcified stage가 된다.

낭미충증은 뇌(parenchyma), 뇌조(cisternal), 뇌실(ventricular)에 주로 발생하지만, 경막하, 눈, 척수 등에도 발생할 수 있다. 중년에 호발하며, 특징적인 증상은 간질발작(약 70% 정도)이 호발한다. 두통, 수두증, 치매 등이 발생할 수 있으며, 발생위치에 따라서 국소신경학적 증후가 나타난다.

3 진단

유병율이 높은 지역에 증상을 가진 경우 의심을 해야 하며, serum ELISA, CSF ELISA,

CT, MRI 등으로 진단할 수 있다. ELISA는 위음성율이 뇌척수액에서보다 혈청에서 높으며, 뇌척수액으로 검사한 경우가 민감도와 특이도가 혈청에서 보다 높아진다.

CT, MRI에서는 각 stage별로 다르나, 특징적인 'hole-white-dot' image를 보인다.

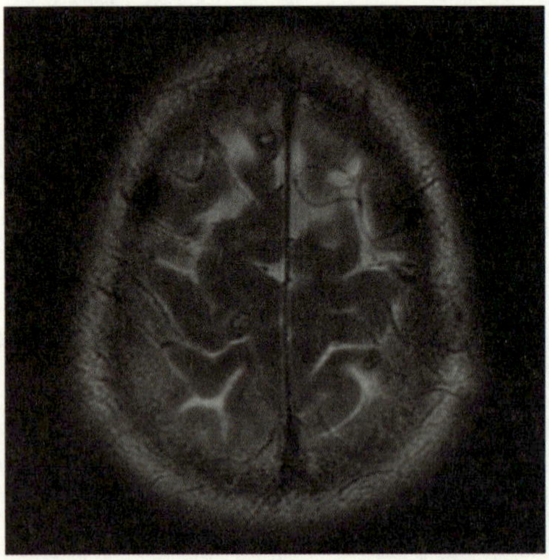

[그림 20-2] Vesicular stage의 신경유구낭미충증(neurocysticercosis)

4 치료

약물치료와 수술치료로 나눌 수 있고, 약물치료는 구충제(praziquantel, albendazole)의 투약과 스테로이드, 항경련제의 처방을 들 수 있다. 수술은 낭미충증에 대해서는 약물치료에 실패한 경우나 낭종이 거대하여 신경학적 증상이 있는 경우, 뇌실내 존재하는 경우에 직접적인 제거를 실시하고, 수두증에 대해서는 뇌척수액 단락술을 시행한다. 구충제의 투약에 대해서는 논란이 있다.

3 뇌 폐흡충증(Cerebral Paragonimiasis)

1 원인

폐흡충(Paragonimus westermani)에 의한 감염이며, 주로 측두엽, 후두엽에 많이 발생한다.

2 임상 증상

초기인 수막 뇌염기에는 주로 수막염 증상을 일으켜 국소 발작, 구토, 수막 자극 증상, 두통이 나타나며, 제2기인 육아종기에는 괴사성 물질과 충난을 둘러싸는 육아종이 형성되어 시야 결손, 시력 감퇴 및 시신경 위축, 감각 장애, 반신 마비 등이 나타난다. 제3기인 기질화 및 석회화기에는 육아종의 중심부가 괴사되어 국소적인 농양을 형성하면서, 수개의 병소가 합쳐져 수 cm 크기의 병소를 형성하고, 석회 침착이 일어나기도 한다.

3 진단

단순 두개골 영상에서 만성인 경우 비누 거품 모양의 석회 침착이 다발성으로 나타난다. CT소견은 다발성으로 석회화된 둥근 결절, 특히 저음영의 테로 둘러싸인 것을 볼 수 있으며, 뇌실의 변화가 관찰된다. MRI에서는 감염된 피질구(cortex sulci)의 확장(widening)과 신경교증(gliosis)이 관찰되어 CT보다 더 도움이 된다(그림 20-3).

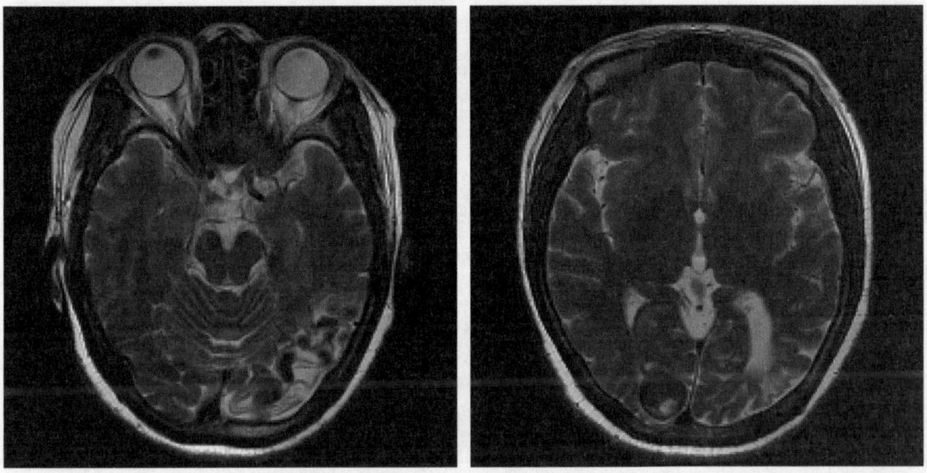

[그림 20-3] 양측 후두엽에 발생한 뇌 폐흡충증(Cerebral paragonimiasis)

4 치료

화학요법제[Bithionol, 2, 2-thiobis(4, 6-dichlorophenol)로 좋은 효과를 볼 수 있으나, 만성인 경우에는 비효과적이어서 육아종이나 낭종의 병변을 제거하는 것이 바람직하다.

4 스파르가눔증(Cerebral Sparganosis)

1 원인

열두조충(Diphyllobothrium, 또는 spirometre)의 유충인 고충(spargana)에 의해 감염된다. 중간 숙주가 뱀, 쥐, 개구리로 덜익은 고기를 먹었을 때 발생한다. 주로 전두엽과 시상동 인접부의 두정엽(parasagittal parietal lobe)에 잘 발생한다.

2 증상

급성기에는 열, 오열, 홍반(erythema), 부종, 백혈구 증가증(leukocytosis), 호산구 증가증(eosinophilia) 등이 나타나고, 뇌 증상은 두통 및 발작 증세를 보인다.

3 진단

혈청학적 검사는 비특이적이며, 효소결합 면역흡착 검사(ELISA)가 효과적이다. CT에서는 일측에 나타나고, 회백질을 따라 저음영의 디발성 영역, 일측성 뇌실 확장과 뇌 위축증, 산재하는 석회화 결절 등을 관찰할 수 있다.

4 치료

어떤 내과적 치료에도 효과적인 약이 없다. 이에 비해 수술적 치료가 비교적 효과적이다.

5 화농성 척추 골수염(Pyogenic Vertebral Osteomyelitis)

1 원인

직접적인 척추 외상, 주위 조직으로부터의 감염, 혈행성 감염 등이다(원인균으로는 황색포도알균이 가장 많다).

2 증상

진단이 쉽지 않지만, 수주 내지 수개월 전부터 경부, 흉부통 또는 요통과 발열이 발생하며(약 50%), 해당 부위에 압통(tenderness)을 호소한다.

3 진단

혈액 검사 소견에서 백혈구 증가와 ESR 상승을 보이며 단순 척추 촬영, CT, MRI, bone scan 등으로 진단 가능하다(그림 20-4).

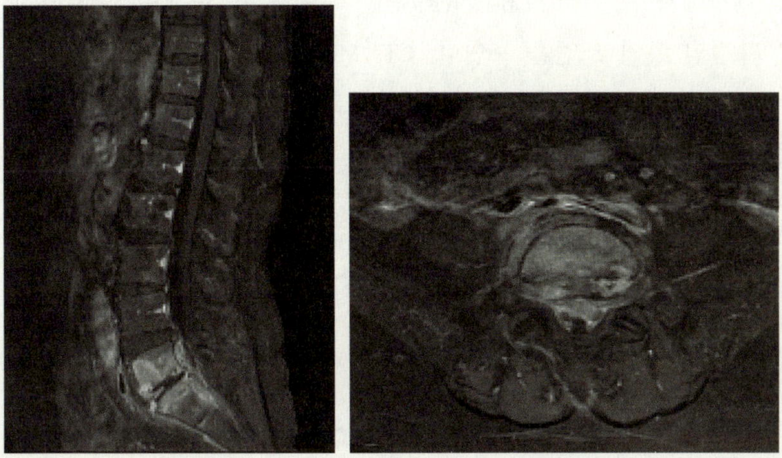

[그림 20-4] 화농성 척추 골수염의 T1조영증강 시상면 및 축상면 사진으로, 요추5-천추1번의 조영증강과 함께 척수 경막외 농양이 동반된 소견이다.

4 치료

환자의 개인적인 의료 환경에 따라 치료가 다양할 수 있지만, 75%의 혈행성 원인은 적절한 항생제 투여로 치료 가능하다.

6 척수 경막외 농양(Spinal Epidural abscess)

1 원인균

포도알균(Staphylococcus, 54~80%)가 대부분이며, 사슬알균(Streptococcus, 8~15%)도 있다.

2 증상

병소 부위에 배부통(back pain)과 발열이 있고, 농양의 압박 정도에 따라 척수 허혈이 오면서 척수 압박 증상으로 감각 저하나 마비 증상이 나타나기도 한다.

3 진단

단순 척추 영상에서 골 침식(bone erosion), 척추 함입(vertebral collapse), 추간판 변화, 척추 주위 감염 등의 소견을 보인다. CT, MRI 등으로 대부분 진단 가능하다.

4 치료

항생제 치료(골수염이 없는 경우 3~4주, 골수염이 있는 경우 6~8주)가 필요하며, 외과적 감압술로 척추 후궁 절제술과 배농술을 시행한다.

7 척수 경막하 농양(Spinal Subdural Abscess)

1 원인

절종증(furunculosis) 등에 의한 혈행성 감염으로 원거리 감염에 의하며, 그 외에 요추 환자, 마취제 투여, 디스크 조영술 후에 발생하기도 한다.

2 원인균

황색포도알균이 많으며, 발생 빈도는 매우 낮다.

3 증상

발열, 배부통, 척수 압박 증상 등이 있다.

4 진단

말초 혈액 백혈구 증가, ESR 증가가 보이며 척수 조영술과 MRI로 정확하게 진단 가능하다.

5 치료

수술적 배농과 항생제 투여를 시행한다.

8 수술 후 추간반염(Post-Operative Discitis)

1 발생 비율

요추 추간반 탈출증 수술 후 0.1~0.4% 정도의 비율로 발생한다.

2 증상

배부통, 주위 근육의 경련, 압통, 고열이 나타나며, 임상 병리 소견에서 백혈구 증가, ESR 상승을 보인다.

3 진단

단순 척추 촬영 및 CT, MRI 등으로 진단한다.

4 치료

절대 안정이 필요하며, 항생제 투여를 CRP가 정상이 될 때까지 시행한다.

참고문헌

1. 대한신경외과학회, 학생과 전공의를 위한 교과서 신경외과학, 제3판, 중앙문화사, 2005.
2. Mathisen GE, Johnson JP : Brain abscess, Clin Infect Dis 25:763-781, 1997.
3. Lu CH, Chang WN, Lui CC : Strategies for the management of bacterial brain abscess, J Clin Neurosci 13:979-985, 2006.
4. Sotelo J, Brutto OH : Review of neurocysticercosis, Neurosurg Focus 12(6), 2002.

제 21 장

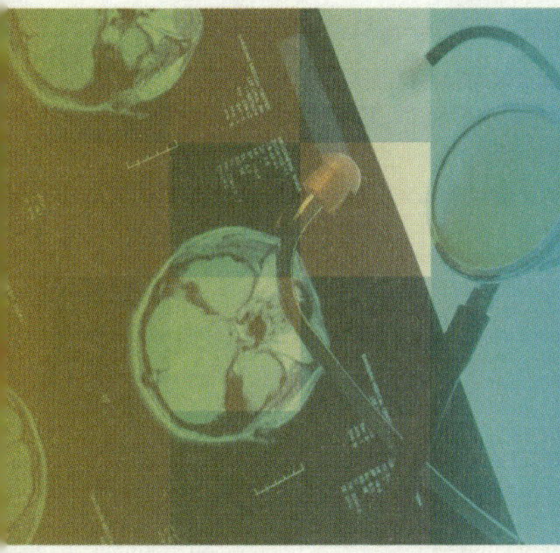

독성 대사성 질환

Toxic and Metabolic Disease

오 형 근

학습목적

독성대사성 질환의 병태생리, 진단, 치료, 예후에 대하여 알고 있어야 한다.

학습목표

1. 미토콘드리아 유전의 특징을 설명한다.
2. 알코올 금단상태의 치료 및 예방법을 설명한다.
3. 베르니케 뇌증(Wernicke encephalopathy)을 진단법을 설명한다.
4. 베르니케 뇌증(Wernicke encephalopathy)의 치료원칙을 설명한다.
5. 알코올의 대사 및 약리 작용을 설명한다.
6. 알코올 중독 치료의 일반 원칙을 열거하고 설명한다.
7. 저산소성 뇌증의 원인을 분류한다.
8. 윌슨병의 병인, 임상 증상 및 진단에 필수적인 검사 방법과 치료를 설명한다.

1 대사장애

다양한 내과적인 질환이 신경계에 영향을 줄 수 있으며, 신경계의 증상이 내과적인 질환을 진단하는 단서를 제공해 줄 수도 있다. 또한 내과적인 질환의 이해가 신경계의 증상을 치료하는데도 필요하다. 대사장애는 다양한 신경계 증상을 일으키며 의식장애를 일으킬 수도 있다. 의식장애를 보이는 환자의 감별진단을 위해서는 대사장애에 대한 이해가 필요하다.

1 저산소-저혈압성 뇌병증(Hypoxic-hypotensive encephalopathy)

뇌에 공급되는 산소의 부족은 의식장애를 일으키며 그 원인으로는 질식, 일산화탄소 중독, 심폐질환 등이 있다.

- 항상성의 기전(Homeostatic mechanism)

  저산소나 저혈압에 의해서 뇌의 관류압(perfusion pressure)이 감소하는 초기에는 뇌혈관의 확장이 일어나서 뇌혈류를 유지하며 관류압이 60-70mmHg로 감소하면 산소분출율이 증가하여 에너지 대사를 유지하지만 관류압이 40mmHg 이하로 감소하면 허혈성 뇌손상이 수 분 이내에 발생한다. 먼저 손상을 받는 부위는 경계부위(border zone), 해마(hippocampus), 소뇌 심부(cerebellar deep folia)이다. 완전한 허혈시에 조직에서 에너지 대사가 유지될 수 있는 시간은 약 5분 정도이다. Krebs cycle을 유지시키는 호기성대사가 중지될 경우 혐기성대사에 의해서 에너지를 생산하게 되는데 이 과정에서 락트산(lactic acid)이 축적되어 조직손상을 초래한다. 또한 허혈상태에서 증가하는 글루탐산염(glutamate)도 조직 손상을 일으킨다.

- 임상양상

  경미한 저산소증은 주의력 감소, 판단력 저하, 운동 부조화를 일으킨다. 심한 저산소증인 경우 의식 혼수, 뇌간반사의 소실 및 무반응을 보이며 자발호흡은 유지되지 않지만 심장의 박동 및 혈압은 유지될 수 있다. 뇌파 검사상 아무런 뇌파도 관찰되지 않는다. 이러한 상태를 뇌사상태라고 하는데 저산소-저혈압에 의한 경우는 대부분 회복이 불가능하다. 마취제, 약물중독, 저체온증도 이러한 상태를 일으킬 수 있는데 이런 경우는 회복이 가능하다. 저산소증에 의한 의식 혼수에서 계속 살아남는 경우 식물인간 상태가 될 수 있다. 식물인간 상태란 대뇌와 소뇌는 심한 손상을 받았으나 뇌간기능은 유지되는 상태로 자신 및 외부환경을 인지하지 못하고, 외부자극에 반응이 없고, 말을 하지 못하며, 사고능력이 없는 상태이다. 저산소성 손상 후 약 24시간에서 48시간 동안 동공이 확대되어 있고, 동공반사가 없으며, 안구운동이 관찰되지 않고, 통증자극에 반응이 없는 경우 회복 불능의 손상을 받은 것으로 생각할 수 있다.

저산소증 이후에 의식은 돌아오지만 영구적인 신경학적 장애가 남는 경우가 있는데 치매, 파킨슨증후군, 무도성 무정위운동(choreoathetosis), 소뇌실조, 의도성 또는 행위성 간대성근경련(intention or action myoclonus), 코르사코프 기억상실증(Korsakoff amnesic state) 등이 나타날 수 있다.

2 저혈당성 뇌병증

혈당이 30mg/dL에서는 의식혼란, 경련이 발생할수 있고 혈당이 10mg/dL 이하로 떨어지면 의식혼수 및 회복불능의 뇌손상을 받을 수 있다. 뇌에서는 글리코겐의 형태로 포도당을 저장하고 있는데 포도당의 공급이 외부에서 차단될 경우 90분 동안 유지할 수 있는 양을 저장하고 있다. 포도당이 고갈된 후에는 케토산, 젖산, 피루브산염, 과당, 육탄당 등을 이용하지만 이것도 부족해지면 ATP 생산에 장애를 가져온다.

저혈당을 일으키는 원인으로는 혈당강하제, 인슐린분비종양, 간질환에 의한 간 글리코겐의 고갈, 글리코겐축적질환 등이 있다.

- 임상양상

  저혈당 증세는 혈당이 30mg/dL 이하로 되면서 불안, 배고픔, 안면홍조, 발한, 두통, 심계항진, 떠는 증상이 생기며 의식변화가 올 수 있다. 이러한 증상은 저혈당으로 인한 부신 과활동에 의한 증상이다. 더 진행하면 강제 빨기(forced sucking), 움켜잡기(grasping), 안절부절증(restlessness), 연축(spasm), 제뇌경직(decerebrate rigidity)이 나타난다. 혈당이 10mg/dL 이하로 낮아지면 혼수, 동공확장, 창백한 피부, 얕은 호흡, 심박동 저하, 근 긴장도 감소가 나타난다. 이러한 시기를 연수시기(medullary phase)라고 하며, 일단 연수시기가 되면 회복하는데 며칠에서 몇주 정도 걸리며 완전한 회복이 안되는 경우도 있다.

  병리학적 이상소견은 주로 대뇌피질부위에서 보이며 신경원의 변성과 신경교증(gliosis)이 관찰된다.

3 고혈당

고혈당에 의해서 의식변화를 일으키는 경우로는 당뇨병성 케토아시도시스(diabetic ketoacidosis)와 비케토성 고오스몰혼수(non-ketotic hyperosmolar coma)가 있다. 당뇨병성 케토아시도시스는 탈수, 위약, 두통, 복통, Kussmal 호흡, 혼수를 일으키며 하루 정도에 걸쳐서 증상이 발생한다. 혈당은 대개 400mg/dL 이상이며, pH는 7.20 이하이고, PCO_2는 10mq/L 이하이다. keton body와 B-hydroxybutyric acid가 소변과 혈중에서 증가되어있다. 인슐린으로 혈당을 조절하고, 산증을 교정하며, 수액을 보충해 줌으로써 몇 시간 이내로 호전될 수 있다.

비케토성 고삼투압혼수에서는 혈당이 1000mg/dL 이상이지만 케토아시도시스는 발생하지 않는다. 오스몰농도는 350 mosm 이상이고 혈액농축과 고질소혈증이 있다. 환자가 쇼크상태에 빠지면 사망율은 40%에 이른다. 수액 투여는 등장성 식염수로 해주며 인슐린으로 혈당을 조절한다.

4 간성혼수

간질환 환자에서 급성 또는 아급성의 의식혼란과 함께 손의 퍼덕이기 진전(flapping tremor)이 나타난다. 뇌파상 이상소견이 의식이 저하되는 초기부터 관찰될 수 있는데, 양측 대뇌의 동기성 서파나 삼상파(triphasic wave)가 특징적인 소견이다. 일부 환자에서는 경미한 감정, 성격, 지력의 변화가 몇 달 또는 몇 년에 걸쳐서 서서히 일어난다. 이러한 만성적인 형태의 환자들에서 문맥전신순환션트(portal-systemic shunt)가 흔히 관찰되며 대개는 회복이 가능하다. 그러나 경미한치매와 이상운동증(진전, 무도성 무정위운동, 구음장애, 보행실조, 안면연축)이 서서히 진행한 후 회복이 안 되는 경우도 있다.

혈중 NH_3 농도가 200μg/dL 이상으로 증가되어 있으며 치료를 하면 떨어진다. 진단이 애매할 경우 NH_3Cl 6g을 경구투여하면 혈중 NH_3 농도가 증가하며 경미한 간성 뇌병증(hepatic encephalopathy) 증상이 나타나는 것을 관찰할 수 있는데 정상인에서는 이 정도의 용량으로는 혈중 NH_3 농도를 증가시키지 않는다.

- 병리학적 소견

  대뇌의 심층, 렌즈핵(lenticular nucleus), 시상(thalamus), 흑색질(substantia nigra), 소뇌, 치아핵(dentate nucleus), 교뇌핵(pontine nucleus)에 원형질성 성상교세포(protoplasmic astrocyte)의 크기와 수가 증가된 소견을 보이며 PAS(periodic acld schiff) 염색상 글리코겐 봉입체를 함유하고 있다.

- 발병기전

  간성혼수의 원인은 음식물의 단백질이 장의 요소분해효소를 내포하는 세균에 의해 NH_3로 변환된 후 문맥전신순환션트나 간병변에 의해 요소로 대사되지 못하고 전신순환에 들어가는 것이다. 다른 가설로는 간경화 환자에서 생성되는 페놀이나 짧은연쇄지방산에 의해서 뇌의 기능장애를 일으킨다는 가설이 있고, 장에서 생성된 생체아민이 간에서 대사되지 못하고 뇌로 들어가 가성 신경전달물질로 작용한다는 가설도 있다. 간성혼수의 유발인자로는 저산소증, 저칼륨혈증, 대사성 염기증, 전해질 부족, 과도한 이뇨, 수면제, 단백질의 과다섭취, 위장관계 출혈, 변비 등이 있다.

치료로는 단백질의 섭취를 제한하고, 대장 관장, neomycin이나 kanamycin의 투여로 요소분해효소를 내포한 세균의 활동을 억제시키고, lactulose로 대장의 내용물을 산성화시킨다.

5 요독성 뇌병증(Uremic encephalopathy)

심한 신 질환 환자에서 급성 또는 만성으로 의식의 변화, 환각, 망상 등과 함께 연축(twitch), 단수축(jerk), 경련이 나타날 수 있다. 연축은 전신 또는 일부 근육에서 불규칙적이고 비동기성으로 나타나며 수면 중에도 지속될 수 있다. 신기능의 저하에 의한 요소의 축적이 요독성 뇌병증의 원인으로 추정되고 있다.

신기능의 회복으로 증상의 호전을 보일 수 있으며 경련이 발생할 경우에는 항간질제를 투여한다.

6 전해질 불균형

저나트륨혈증은 의식저하와 경련을 일으킬 수 있다. 저나트륨혈증를 일으키는 원인중의 하나인 SIADH(Syndrome of Inappropriate Secretion of Antidiuretic Hormone) 는 두부외상, 뇌수막염, 지주막하출혈 등의 신경계질환에서 나타날 수 있다. SIADH가 의심되는 경우 물을 제한하여야 하지만 신장에서 나트륨이 빠져나가는 원인도 있으므로 이를 먼저 감별해야하며, 급격한 저나트륨혈증의 교정은 뇌교수초용해(central pontine myelinolysis)를 발생시킬 수 있으므로 주의해야한다.

고나트륨혈증은 요붕증(diabetes insipidus), 비케토성 고오스몰혼수, 뇌병변에 의해서 갈증을 느끼지 못하는 경우에 생길 수 있다. 뇌의 부피가 감소하여 뇌경막으로부터 대뇌피질이 떨어지면서 연결정맥(bridging vein)의 파열로 뇌경막하출혈(subdural hematoma)이 발생할 수 있다. 환자의 증상은 절대적인 혈중나트륨 농도보다는 변화하는 속도와 관련이 있다.

저칼륨혈증(K, 2.0meq/L이하)은 전반적인 위약과 의식혼란을 일으킬 수 있고 고칼륨혈증(K, 7.0meq/L 이상)은 전반적인 위약과 심정지를 일으킬 수 있다.

7 뇌교수초용해(Central pontine myelinolysis)

뇌교수초용해는 주로 만성 알코올 중독자에게서 발생하지만 만성 간질환, 신질환, 암, 세균 감염, 탈수, 전해질 불균형인 경우에도 발생할 수 있다. 증상은 며칠에 걸쳐서 사지마비, 연하장애, 구음장애가 진행하여 감금상태(locked-in)가 되지만 동반된 질환에 의해 의식이 저하될 경우 이러한 증상을 발견하지 못할 수도 있다. MRI검사상 뇌교기저부(basis pontis)를 침범하는 양측의 대칭적인 '박쥐날개 모양'의 병변(bat wing lesion)이 관찰되는 것이 특징적이나 대개는 뇌교의 일부분을 침범하는 작은 병변으로 관찰되는 경우가 많다.

- 원인

  영양결핍상태와 관련하여 뇌교수초용해가 흔히 발생하지만 그 원인이 되는 영양인자는 밝혀지지 않았으며, 최근 들어서는 저나트륨혈증의 급격한 교정을 그 원인으로 추정하고 있다. 대부분의 환자가 130meq/L 이하의 낮은 혈중 나트륨 농도를 보이고 있다가 이를 빨리 교정하거나 과교정하는 과정에서 증상이 발생하기 때문이다. 저나트륨혈증 자체나, 서서히 교정한 저나트륨혈증에서는 뇌교수초용해가 발생하지 않는다. 다른 가설로는 고오스몰혈증을 들 수 있는데 화상 환자에서 저나트륨혈증 없이 고오스몰혈증만 있어도 뇌교수초용해를 일으킬 수 있기 때문이다. 저나트륨혈증의 교정 시 처음 24시간 이내에 12mmol/L 이상을 교정해서는 안되며 48시간 이내에 20mmol/L 이상을 교정해서는 안된다.

8 쿠싱병(Cushing disease), 스테로이드 정신증(corticosteroid psychosis)

ACTH나 steroid의 투여, 쿠싱병에서 정신증(psychosis)이 나타날 수 있다. ACTH 80 units/day나 prednisone 60-100mg/day를 복용 시 약 10-15%의 환자가 활동적으로 변하고 감정이 불안정해지며 불면증이 생긴다. 더 진행하면 다행감(euphoria), 경조증(hypomania)이 생기거나 우울증(depression)이 생기고 주의력 및 인지력이 저하되며 의식혼란이 올 수 있다. 소수의 환자들에서는 환각이나 망상이 발생한다. 약물의 중단으로 증상의 회복을 가져오지만 회복하는데 몇 주까지 걸릴 수 있다.

9 갑상선뇌병증(Thyroid encephalopathy)

갑상선중독증 환자에서 의식혼란, 경련, 조울증, 망상, 진전, 무도증, 근무력, 위축, 주기성 마비, 근무력증 등이 나타날 수 있다. 갑상선기능저하증 환자는 반응이 느리고 사고능력이 감소되며 기면, 주의력 감소, 무감정이 나타날 수 있다. 또한 근병증, 실조증, 말초신경병증이 발생할 수 있다.

10 고체온증과 저체온증

고체온증에 의한 병변은 주로 소뇌를 침범한다. 급성기에는 의식혼수, 경련이 나타나며 쇽, 신부전이 합병증으로 발생할 수 있다. 급성기 이후 의식혼란, 치매, 가성구마비(pseudobulbar palsy), 강직성 마비로 진행하는데 이러한 증상들은 점차 회복되지만 소뇌기능의 장애는 남게되는 경우가 많다.

저체온증은 알코올, 약물중독, 추위에 장기간 폭로시 발생할 수 있다. 체온이 32°c이하가 되면 무반응, 동공확장, 사지경직, 박동 및 호흡저하가 일어난다. 합병증으로는 심부정맥, 탈수, 락트산 산증(lactic acidosis)이 있다.

2 영양결핍질환

영양결핍질환이란 영양소의 부족이나 영양소가 더욱 요구되는 상황에서 발생하는 질환을 의미한다. 운동, 성장, 임신, 감염과 같이 영양소를 많이 필요로 하는 상태나 간질환, 소화기계질환에 의해 영양소의 생성 및 흡수에 장애를 받는 경우에 영양결핍질환이 발생할 수 있다. 신경계 영양결핍질환과 관련된 중요한 영양소로는 비타민 B 계열(thiaminne, nicotoinic acid, pyridoxine, pantothenic acid, cobalamin)이 있다. 또한 알코올은 신경계 영양질환을 일으키는 중요한 위험인자이다. 알코올은 음식물을 대체하여 탄수화물로 대사 되어서 칼로리를 생산하게 되는데, 음식물을 섭취하지 못하게 되어서 영양소 결핍을 초래 할 뿐 아니라 탄수화물의 대사에 티아민(thiamin)의 요구를 증가시켜서 영양결핍을 악화시킨다.

1 베르니케-코르사코프증후군(Wernicke-Korsakoff syndrome)

• 정의

베르니케병은 티아민 결핍으로 인해 안구진탕, 안구운동 장애, 실조증, 의식혼란을 일으키는 질환으로 주로 알코올 중독자들에서 발생한다. 코르사코프 정신병(Korsakoff psychosis)이란 다른 인지기능에 비해 기억력 장애가 현저히 감소된 상태를 의미하며 다양한 질환에서 나타날 수 있다. 베르니케병에서 흔히 이러한 기억력 장애을 동반하게 되는데 이런 경우를 베르니케-코르사코프증후군이라고 불린다.

- 임상양상

 베르니케-코르사코프증후군은 남자에서 더 많이 발생되고 호발연령은 30세에서 70세 사이이다.

 안구 장애는 수평과 수직성 안구진탕, 외안근 마비, 동향 주시마비 등의 증상으로 나타난다. 실조증은 주로 보행실조로 혼자서 걷거나 서있기가 힘들게 된다. 의식은 전반적인 혼란상태로 무감동, 무관심해지며 지남력과 주의력이 감소하고 기면 상태가 되기도 하지만 환각과 격앙상태를 보이기도 한다. 기억력은 새로운 기억의 장애뿐만 아니라 과거의 기억도 장애를 받는데 최근의 기억이 먼 과거의 기억보다 더 심한 장애를 보이며 작화증(confabulation)을 보이기도 하는데 작화증은 베르니케-코르사코프증후군의 특징적인 증상이다.

- 병리학적 소견

 시상, 유두체(mammillary body), 뇌수도관주위(periaqueductal region), 제4뇌실 바닥(미주신경과 전정신경핵), 소뇌상충부(superior cerebellar vermis)부위의 신경세포의 괴사와 신경교증(gliosis)이 관찰된다. 안구운동장애는 제3뇌신경 및 제6뇌신경핵부위의 병변에 의하며 안구진탕은 전정신경핵의 침범에 의해서 생긴다. 보행실조는 소뇌의 상충부 병변에 의한다.

- 치료

 베르니케병은 응급상황으로 빨리 티아민을 투여하면 병의 진행을 막고 회복을 가져올 수 있다. 티아민을 포함하는 비타민B 군의 투여와 함께 균형 맞는 식사를 해야한다.

- 예후

 급성기에 감염이나 간질환에 의해서 사망할 수 있다. 티아민의 투여로 증상호전을 가져오는데 특히, 안구장애는 빠른 회복을 보이며 보행장애는 대개 1주 이내에 회복을 보이기 시작한다. 코르사코프 기억력 장애가 있는 경우 완전한 회복은 약 20% 정도에서만 가능하다.

2 영양성 다발신경병증

주로 알코올중독자에서 비타민B 결핍에 의해서 발생하는 것으로 알려져 있으나 정확한 발병기전은 아직 밝혀지지 않았다.

• 임상양상

사지의 위약과 감각저하, 이상감각, 통증이 서서히 진행한다. 대개 하지에서부터 시작하여 상지로 진행하고 원위부를 주로 침범하며 건반사 소실이 관찰된다. 교감신경도 침범할 경우 기립성 저혈압이 나타날 수 있다. 심한 신경병증에서는 하지의 저류부종, 얇은 피부, 색소침착이 흔히 동반된다. 근전도 검사상 원위부의 운동신경과 감각신경의 신경전도속도가 중등도로 감소하고, 근활동전위는 현저히 감소한다.

• 병리학적 소견

신경의 축삭변성에 의하여 축삭과 수초의 파손이 관찰된다. 앞뿔(anterior horn)과 후근절(dorsal root ganglion)의 염색질 융해가 일어난다.

• 치료 및 예후

비타민B를 보충해주며 균형된 식사를 한다. 통증이 심할 경우 aspirin이나 acetaminophen등의 진통제를 투여한다. 구축(contracture)을 막기 위하여 발판이나 부목을 사용하고 발꿈치나 팔꿈치에 압력이 가는 것을 피해야한다. 물리치료는 구축의 예방 및 운동능력의 회복에 도움이 된다. 신경의 재생에는 여러 달이 걸리며 회복은 몇 주에서 몇 달에 걸쳐서 서서히 일어난다.

3 아급성 연합성 변성(Subacute combined degeneration)

아급성 연합성 변성은 비타민B 12 결핍에 의해서 척수의 후각과 측각(posterior and lateral column)을 침범하는 질환이다. 비타민B 12 결핍에 의해서 발생하는 다른 질환과 동반될 수 있는데 특히, 악성빈혈(pernicious anemia)이 흔히 동반된다.

• 임상양상

사지의 감각저하 및 저린증상이 서서히 진행하며 하지위약과 보행장애가 발생한다. 감각저하는 주로 하지의 위치감각과 진동감각이 저하되고, 하지위약과 함께 강직, 건반사의 변화, 바빈스키 사인, 보행실조가 관찰된다. 의식의 변화가 흔히 발생하여서 과민, 무감동, 기면이 나타날 수 있다. 악성빈혈로 인해서 시신경을 침범하면 시력저하가 생긴다.

• 병리학적 소견

척수의 후각(posterior column), 측각(lateral column), 전각(anterior column)을 포함하는 백질의 수초 및 축의 변성과 신경교증(gliosis)을 보인다. 하지의 감각저하와 실조증은 후각병변에 의하며 하지위약, 강직, 바빈스키 사인은 피질척수로(corticospinal tract)의 병변으로 생긴다. 사지의 원위부에 대칭적인 표재성 감각저하가 발생할 수 있는데 이는 말초신경이 침범되었음을 시사한다.

• 발병기전

Methylmalonyl CoA는 Methylmalonyl CoA mutase에 의해서 succinyl CoA로 변환되는데 이 과정에 비타민B 12가 조효소로 작용한다. 비타민B 12 결핍이 있으면 succinyl CoA가 형성되지 못하고 propionyl CoA 가 축적되어서, propionyl CoA가 succinyl CoA를 대체하여 세포막의 지방질 형성에 이용된다. 세포막의 지방질은 정상적으로 짝수연쇄 지방산을 필요로 하는데 propionyl CoA는 홀수연쇄 지방산으로 propionyl CoA에 의한 비정상적인 수초 세포막의 지방질 형성은 수초의 기능이상을 일으킨다. 다른 가설로는 homocyteine이 methionine synthetase에 의해서 methionine으로 대사되는 과정에 비타민B 12가 조효소로 작용하는데 이 과정의 장애가 병인이라는 가설이 있다.

• 진단

비타민B 12(cobalamine)결핍에 의한 대사장애로 methylmalonic acid와 homocystein의 혈장농도가 상승한다. 혈중 비타민 B 12 농도, shilling test, 거대적아구성 빈혈(megaloblastic anemia)도 진단에 도움을 줄 수 있지만 이러한 검사들은 비타민B 12 결핍을 직접적으로 반영하지는 못한다.

• 치료

비타민B 12의 투여로 증상회복을 가져올 수 있다. 환자의 예후를 결정하는 가장 중요한 요소는 치료 전까지 증상이 있었던 기간이다.

4 피리독신(Pyridoxine, 비타민B6) 결핍

피리독신의 결핍으로 인해서 신경병증이 발생할 수 있으며 주로 결핵약제인 isoniazid나 혈압강하제인 hydralazine를 복용하는 환자에서 하지의 통증과 저림, 위약, 건반사 소실로 나타난다. Isoniazid는 피리독신의 배설을 증가시켜서 피리독신결핍을 유발하고 hydralazine은 isoniazid와 구조적으로 연관된 약물로서 isoniazid-pyridoxal 복합체를 형성하여서 pyridoxal을 조직에서 이용하지 못하게 한다. 피리독신 자체도 과량을 장기간 투여하면 신경병증를 일으킬 수 있는데 이는 피리독신이 후근절(dorsal root ganglion)에 직접적인 독성을 가지고 있기 때문이다.

3 알코올과 연관된 신경계 질환

알코올이 신경계의 기능에 영향을 준다는 사실은 분명하나, 알코올과 연관된 신경계 질환이 발생하는 기전은 복잡하다. 알코올의 남용은 대뇌, 말초신경, 근육에 이르기까지 다양한 신경계질환을 일으키는데, 특정한 해부학적 구조나 세포군을 침범하는 것으로 볼 때, 다양하면서도 일정한 병태 생리를 지니는 것으로 생각된다.

알코올중독은 알코올의 급성기 약리 작용과 GABA계 신경 전달의 항진에서 나타난다. 이러한 급성기 효과에 대해 세포 단위에서 적응이 일어나게 된 후에는, 알코올의 섭취가 감소할 경우 금단 증상이 나타나게 되는데, 이때에는 칼슘 채널과 글루타메이트 수용체의 항진이 관여하는 것으로 알려져 있다. 알코올성 근육병증과 태아 알코올 증후군의 경우에는 알코올의 직접적인 세포 독성이 관여하는 것으로 알려져 있으나, 그 외 대부분의 알코올과 연관된 신경계 질환들은 알코올의 섭취양과 직접적인 관련은 없는 것으로 되어 있다. 상당 부분의 신경계 질환은 알코올의 전신에 걸친 영향과 밀접한 관련이 있다. 알코올의 섭취로 인해 영양결핍, 간경변, 전해질 불균형 등이 나타날 수 있는데, 이들은 펠라그라, 간뇌변성(acquired hepatocerebellar degeneration), 베르니케뇌증(Wernicke's encephalopathy), 코르사코프기억상실증(Korsakoff's amnesic syndrome), 소뇌변성, 중심성교뇌수초용해(central pontine myelinolysis), 말초신경병증 등의 원인 인자로 작용한다.

이 장에서는 알코올의 약리학적 특성을 검토하고 이에 연관된 신경계 질환에 대한 임상 양상에 대해 살펴보도록 한다.

1 알코올의 약리학 및 대사

(1) 알코올의 흡수, 분포 및 배설

알코올은 위에서 25%, 상부 소장에서 75%가 그대로 흡수되어 5분 내에 혈중에 나타나고 30-90분 사이에 최대 농도에 도달한다. 우유나 지방질 음식은 알코올의 흡수를 늦추지만 물은 흡수를 촉진시킨다. 위절제술을 받은 사람은 흡수 속도가 빠르고 알코올중독자 역시 보통 사람보다 혈중 농도의 상승이 빠르고 정상인보다 더 고농도까지 도달하는 것이 보통이다. 알코올은 혈장 속에서 운반되어 신체의 모든 장기에 골고루 침투하므로 혈중 농도와 뇌척수액의 농도는 동일한 것으로 알려져 있다. 알코올의 90%는 산화작용에 의해 대사되며 10%는 변하지 않은 채 소변, 땀 및 호흡으로 배출된다. 1 gm 당 7 kcal의 에너지가 방출되지만 이것은 단백질, 비타민 등이 결여되어 있으면 유용하게 쓰이지 못하고 완전 연소되므로 만성 음주자가 적당량의 단백질을 섭취하지 않으면 근육

용적이 감소하고 다른 기관의 손상도 초래될 수 있다.

(2) 알코올과 아세트알데하이드의 대사

흡수된 알코올은 간세포의 세 가지 대사경로 중(표 21-1) 알코올 탈수소효소(Alcohol dehydrogenase : ADH) 경로에 의해 80-90%가 대사된다(그림 21-1).

〈표 21-1〉 간에서 에탈올을 분해하는 주된 기전들

1. Alcohol dehydrogenase pathway of cytosol
2. Microsomal ethanol-oxidizing system(MEOS) in ER
3. Peroxidase-catalase system in peroxisomes

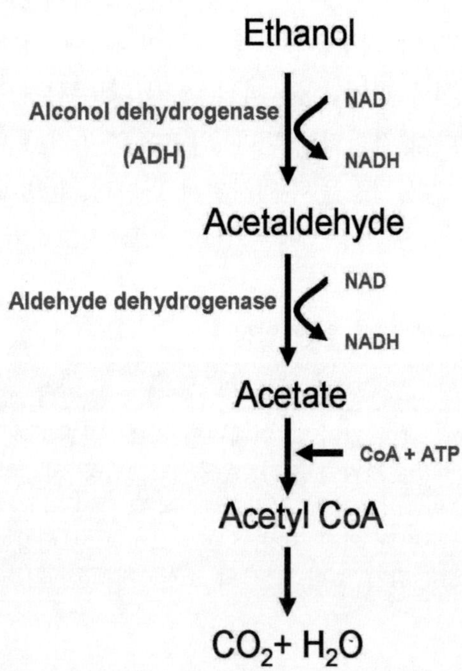

[그림 21-1] 에탄올의 분해 과정(출처 : Allan Ropper and Martin Samuels. Alcohol and Alcoholism. In : Adams and Victor's Principles of Neurology. 9th ed.).

그림 21-1에서 보는 바와 같이 알코올 탈수소효소와 알데하이드 탈수소효소는 NAD (nicotineamide adenine dinucleotide)를 보조 요소로 사용하므로 만성 알코올 중독자에서는 NADH/NAD의 비율이 증가하며 탄수화물 및 지질의 대사에 막대한 지장을 초래하게 된다. 따라서 당신생(gluconeogensis)이 감소하여 저혈당을 일으킬 수 있고 NADH가

NAD를 재산화 시키면서 유산산증(lactic acidosis)이 발생할 수 있다. 알코올은 혈중 농도와 관계없이 150mg/kg/hr의 일정한 속도로 산화되는데 혈중 농도로 환산하면 0.02%/hr의 속도로 줄어든다. 반복되는 음주, 인슐린, 아미노산 및 과당(fructose) 등이 알콜올 대사를 촉진시키는 것으로 알려져 있다.

(3) 신경계에 대한 알코올의 약리학 및 생리학적 효과

알코올은 전신 마취제와 같은 방법으로 신경세포막의 리포단백질(lipoprotein)과 상호작용하여 지질용해도와 비례하여 세포막에 용해되어 효과를 나타낸다. 음주 초기에 수다스럽고, 호전적이며, 과활동성인 증상이 나타나 알코올이 중추신경계 흥분제로 작용하는 것 같지만 알코올은 항상 중추신경계 억제제이며, 상기 증상들은 뇌피질을 조절하는 고위 뇌간 망상체형성(high brainstem reticular formation)을 억제함으로써 뇌피질이 억제되어 나타나는 것이므로 오해하지 말아야 한다. 또한 초기에 건반사가 항진되는 것도 상위 뇌피질의 억제 중추로부터 척수운동신경원이 일시적인 억제 탈출에 의해 나타나며, 혈중 알코올 농도가 상승함에 따라 대뇌 피질, 뇌간, 척수신경 등이 알코올의 억제 작용을 받음으로써 건반사가 다시 감소되게 된다. 알코올은 지각 능력, 정신 과정 및 학습 과정 등의 속도를 방해하여 정신기능을 후퇴시켜서 판단력, 분별력 및 시고력 등의 장애를 초래한다. 알코올 농도에 따른 기능장애는 Table 2를 참고하기 바란다.

〈표 21-2〉 혈중 에탄올 농도에 따른 임상 양상

혈중 농도(mg/dL)	임상 양상
30-100	기분좋음, 말이 많아짐, 억제력의 감소, 판단력과 집중력의 감소, 안진
100-200	감정의 불안, 기억력 저하, 운동실조, 반응 시간의 연장, 구음장애
200-300	혼돈, 혼란, 어지러움, 감각장애, 복시, 동공의 산대, 운동실조의 심화.
300-400	무감각, 뚜렷한 의식 저하, 구토, 요실금, 보행장애
400 이상	의식 소실, 감각 소실, 반사의 소실, 저체온, 저호흡, 저혈압, 사망(호흡부전)

2 알코올과 연관된 신경과 질환

〈표 21-3〉 기전에 따른 질병 분류

1. Alcohol intoxication : drunkenness, coma, excitement(pathologic intoxication), "blackouts"
2. The abstinence or withdrawal syndrome : tremulousness, hallucinosis, seizures, delirium tremens
3. Nutritional diseases of the nervous system secondary to alcoholism
   A. Wernicke-Korsakoff syndrome(Wernicke encephalopathy, WE)

B. Polyneuropathy
C. Optic neuropathy("tobacco-alcohol amblyopia")
D. Pellagra
4. Diseases of uncertain pathogenesis associated with alcoholism
A. Cerebellar degeneration
B. Marchiafava-Bignami disease(MBD)
C. Central pontine myelinolysis(CPM)
D. "Alcoholic" cardiomyopathy and myopathy
E. Alcoholic dementia
F. Cerebral atrophy
5. Fetal alcohol syndrome
6. Neurologic disorders consequent upon cirrhosis and portal-systemic shunts
A. Hepatic stupor and coma
B. Chronic hepatocerebral degeneration

(1) 알코올 중독(Alcohol intoxication)

혈중 알코올 농도에 따라 다양한 정도의 유쾌함, 흥분, 속박에서의 해방감, 행동의 불규칙성, 수다, 구음장애, 보행장애, 성급함, 가면 상태 등을 보이지만 심하면 혼수 상태까지 나타날 수 있다.

① 병적인 중독(Pathologic intoxication, atypical intoxication, idiosyncratic alcohol intoxication)

급작스러운 극도의 흥분 상태로서 비합리적이며 격렬한 행동을 보이는데 취할 정도의 양보다 훨씬 적은 양의 알코올 섭취에 의해 야기된다. 보통 수분-수시간 지속되고 수면에 들면서 그치게 되며 깨어난 이후 당시 상황에 대한 기억은 전혀 없고 망상, 환각 및 살인 등이 나타나기도 한다. 일부는 심리적 해리 반응이며 일부는 역설적 흥분에 기인하는 것으로 알려져 있다.

② 알코올성 기억 상실(Alcoholic blackouts)

목격자에 의하면 의식 상태가 정상이었다고 생각되지만 환자는 일정 기간에 대한 기억이 전혀 없는 경우를 말하는데 단기기억의 장애이며 이것은 마치 일과성포괄성기억장애(transient global amnesia)를 연상시킨다. 알코올 중독의 중요한 척도라고 생각할 수 있지만 반드시 그렇지는 않다. 기전은 잘 알려져 있지는 않으나 혈중 알코올 농도가 간뇌(diencephalon)의 기능을 억제할 정도로 올라갈 경우 간뇌와 관련된 기억 회로의 일시적인 장애로 인하여 새 기억의 입력이 되지 않기 때문이라는 설명도 있다.

③ **알코올성 혼수**

알코올은 전신마취제와 마찬가지로 뇌 및 척수신경의 억제제로 작용하지만 전신마취제와는 달리 마취 상태와 호흡억제작용 사이의 농도 차이가 아주 작으므로 진단 및 치료에 굉장한 주의를 요하는 부분이 있는데, 특히 barbiturate나 진정·수면제가 알코올의 억제 효과를 증강시킬 수 있다는 사실을 상기할 필요가 있다. 알코올 중독의 진단은 대부분 어렵지 않으나 알코올성 혼수의 경우는 혼수를 일으킬 수 있는 여러 가지 질병과의 감별 진단에 상당한 주의를 기울일 필요가 있을 것으로 생각된다.

④ **알코올 중독의 치료**

경증의 경우는 특별한 치료가 필요 없고 찬물 목욕, 진한 커피, 강제적인 활동, 인위적인 구토가 도움이 되나 이들이 혈중 알코올의 소멸에 도움 되지는 않는다. 다만 병적중독 상태는 속박 및 diazepam(5-10mg)이나 haloperidol(2-5mg)의 정맥주사를 요하며 필요하면 30-40분 후 재주사할 수 있다. 알코올성 혼수는 내과적 응급 상태로서 치료 목적은 호흡 억제 및 그로부터 야기되는 합병증을 예방하는 데 있다. 혈중 알코올 농도를 낮추기 위하여 과당, 인슐린, 포도당을 투여하는 것은 실제로 효과가 없으며 amphetamine, caffeine, picrotoxin 등의 뇌피질 흥분제가 알코올 길항제로 사용할 수 있으나 알코올의 산화를 촉진시키지는 못한다. 특히, 산증(acidisos)을 동반한 혈중 알코올 농도 500mg/dL 이상인 환자에서는 혈액투석을 해야 한다.

(2) 알코올 금단 증후군

① **진전(Tremulousness)**

금단 증상 중 가장 흔한 증상으로서 대개 수일 연속 음주 후 다음날 아침에 나타나고 알코올에 의해 호전되고 알콜 섭취를 못하면 강도는 심해지는 것이 보통이다. 대개 불면, 안절부절못하고, 얼굴이 달아오르고, 땀, 오심, 구토, 쇄약함, 빈맥 등이 동반된다. 증상은 수일 내에 사라지지만 2주까지 지속될 수 있다.

② **환각증(hallucinosis)**

환시, 환청, 환촉 등이 나타나며 환시에서는 대개 곤충이 보인다고 하는데 동물, 사람 등도 보일 수도 있다. 수일 동안 한 번에 수분 정도 지속되나 드물게 정신분열증과 유사하게 지속적인 환청이 있기도 하며 이런 환청이 반복되면 만성형으로 넘어가기 쉽다.

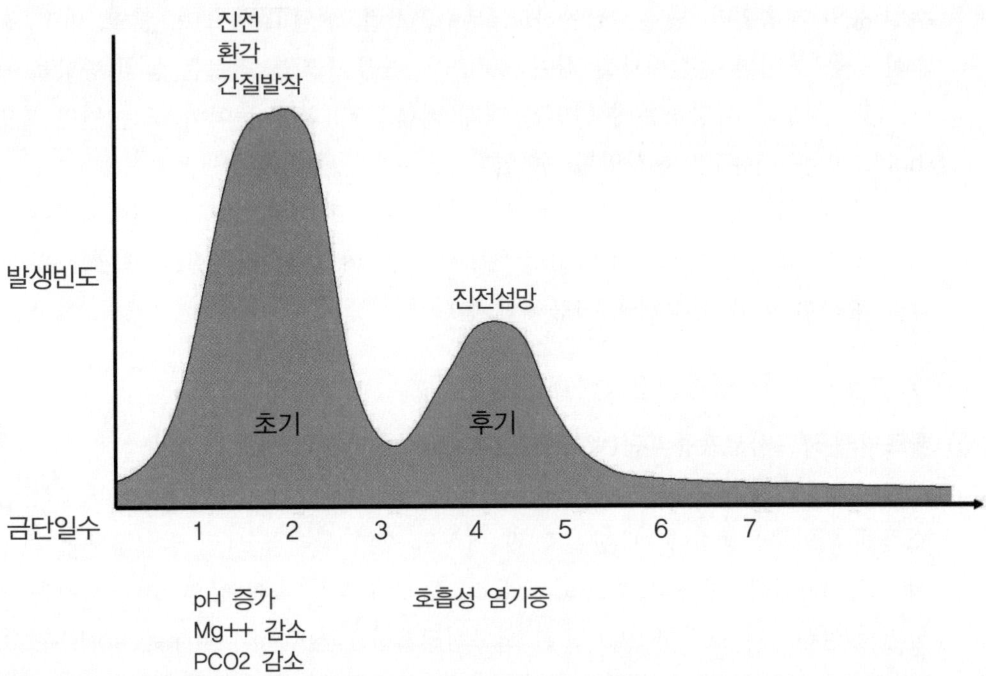

[그림 21-2] 알코올 금단 증후군의 발생 경향.(출처 : Allan Ropper and Martin Samuels. Alcohol and Alcoholism. In : Adams and Victor's Principles of Neurology. 9th ed.).

③ 알코올 금단 경련(rum fits, alcohol withdrawal seizure)

90% 이상의 경련이 금단 후 7-48시간 내에 나타나고 대개 13-24시간 내에 가장 많이 발생한다. 경련 중에는 뇌파검사상 이상 소견이 관찰되나 수일 내에 정상화된다. 약 40%에서는 경련이 1번 나타나고 대개는 2-6회의 다발성 경련이 있으며 약 2%에서는 간질중첩증으로 발전될 수 있다. 대개 전신성 발작이고 30%에서 전전섬망으로 이행한다. 원인 불명 또는 외상 후 간질도 알코올에 의해 영향을 받는데 단 한 번의 다량 음주에 의해서도 경련이 발생할 수 있으며 이 경우도 취했을 때 나타나는 것이 아니고 그 다음날 숙취에서 깨어나는 도중에 발생하는 것이 주의해야 할 점이다. 대부분의 경우 치료는 필요하지 않으나 경련의 과거력이 있는 환자의 경우 금단 초기에 phenobarbital을 정주하면 금단 경련을 예방할 수 있으며 장기간의 항경련제 사용은 고려하지 않는 것이 좋다.

④ 진전섬망(Delirium tremens)

대개 금단 후 48-72시간 내에 발생하는데 금단 경련 후 증상이 나타나는 것이 보통이며 진전섬망의 증상 도중에 경련이 나타난다면 경련의 다른 원인을 조사해 보아야 한다. 전형적으로 증상은 갑자기 시작해서 갑자기 소멸하는데 대개 수시간에서 수일 동안 지속된다. 안절부절못하고, 부주의스럽고, 떨고 있으며, 발열, 빈맥, 심한 발한 등을 보이면서 침대보를 집어 올리거나 가끔 소리를 지르는 등의 증상을 보인다. 15% 정도가 사망하는데 원인은 대개 폐렴, 간경화증 등이며 또는 원인 불명의 shock, 또는 이유 없이 사망할 수 있다.

감염, 두부 외상에 의한 합병증, 췌장염, 간질환 등에 대한 조사가 선행되어야 하고 30분 간격으로 혈압, 열, 맥박 등을 재보아야 하며 특히 전해질을 포함한 수액 공급을 충분히 하고 진정제를 사용해야 한다.

(3) 알코올에 의한 영양결핍성 신경계질환

① 베르니케-코르사코프증후군(Wernicke-Korsakoff syndrome)

베르니케뇌증(Wernicke Encephalopathy)은 1881년 Carl Wernicke가 비교적 급작스럽게 외안구운동장애, 보행실조 및 의식의 혼미 상태를 보인 알코올중독 환자에서 제3, 제4뇌실 주위와 맥관(aqueduct) 주위에 점상 출혈 등의 병리 소견을 보고하면서 알려지기 시작하였다. 또한 코르사코프증후군(Korsakoff psychosis)은 1887년 S.S. Korsakoff가 특징적인 기억장애가 알코올중독자에게서 관찰할 수 있음을 보고하였다

베르니케뇌증의 세 가지 징후는 외안구운동장애, 운동실조 및 의식장애이다. 외안구운동장애는 안구진탕, 외전마비가 가장 많고 안검하수 및 전 외안근마비(total external ophthalmoplegia)까지 생길 수 있으며 이 경우는 처음에 안구진탕이 없다가 치료 후 전 외안근마비가 호전되어 안구운동이 가능해지면서 안구진탕이 관찰될 수 있다. 운동실조는 소뇌장애와 전정기능 마비가 동반되어 나타나고 의식장애는 혼미한 상태부터 혼수까지 나타날 수 있으며 약 15%는 알코올 금단 증세를 보이고 또 일부에서는 작화증(confabulation)도 나타낸다. 기억장애는 선행성(anterograde) 및 후생성 기억상실증이 나타날 수 있으며 심한 정도는 다양하다. 즉각적인 기억은 정상이나 단기 후행성(short- term retrograde) 기억은 매우 심한 장애를 보인다.

베르니케뇌증은 티아민(thiamine) 결핍이 원인이고 80% 정도에서 알코올성 말초신경병증이 동반되며 기립성저혈압, 후각기능장애 등도 관찰된다. 검사 소견은 혈중 피루비산(pyruvate)이 상승하며 티아민 결핍의 척도는 혈중 transketolase의 활성도를 측정하는 것이 정확하다. Transketolase는 hexose monophosphate shunt 경로의 효소로서 thiamine pyrophosphate(TPP)를 보조 인자로 사용하는데 베르니케뇌증 환자에서는 transketolase 활성도가 정상인의 1/3 정도로 감소하고 TPP의 효과는 정상인의 5-10배 정도로 상승되어 있으며 티아민으로 치료할 경우 수 시간에서 24시간 내에 완전히 정상치로 돌아온다.

MRI상 급성기 환자의 내측시상 및 맥관(aqueduct) 주변부의 고신호 강도는 만성기에 접어 들면서 사라지며 유두체 위축이 70%에서 관찰되고 초기에 정상 유두체

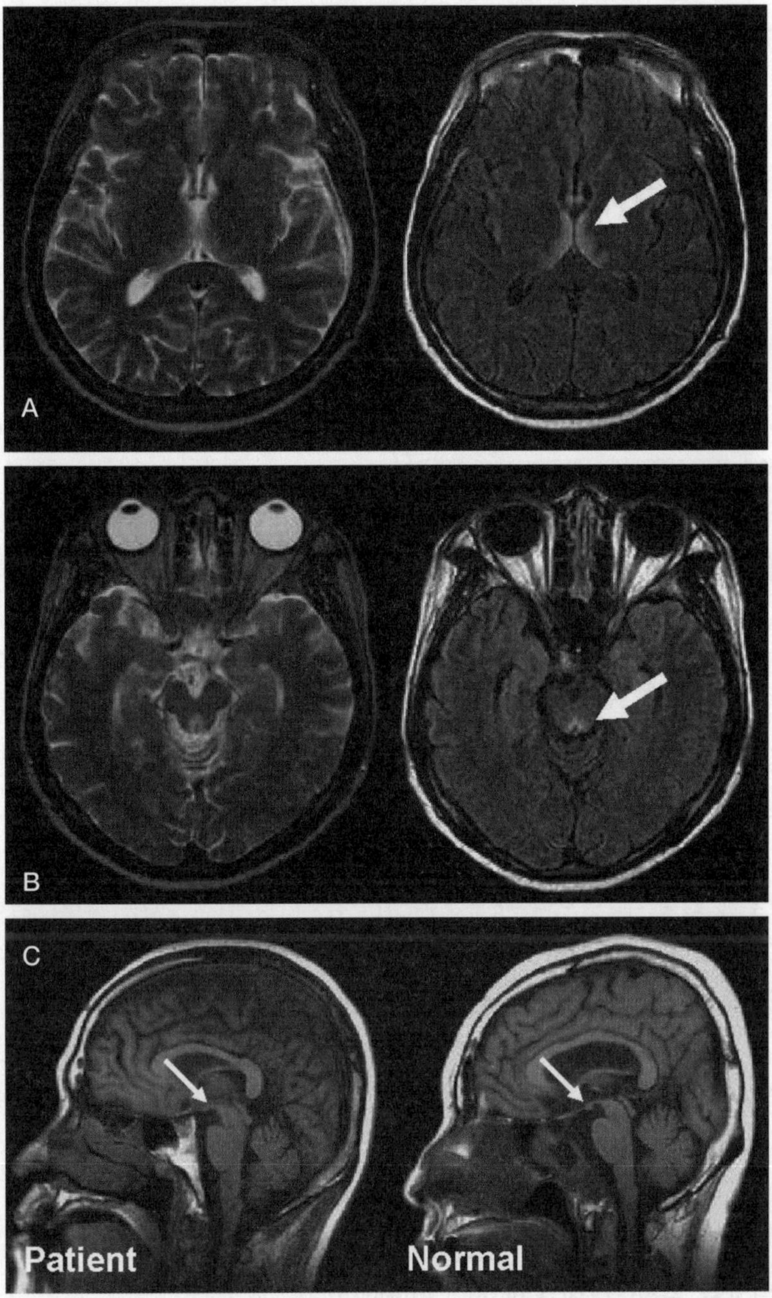

[그림 21-3] 베르니케뇌증 환자의 MRI 소견. A : 후내측 시상의 병변(dorsome0ƙal thalmus). B : 맥관 주변부 병변(periaqueductal gray matter). C : 유두체 위축(mammillary body atrophy). (출처 : Allan Ropper and Martin Samuels. Diseases of the Nervous System due to Nutritional Deficiency. Alcohol and Alcoholism. In : Adams and Victor' s Principles of Neurology. 9th ed.).

를 보였던 환자들도 약 4주 후 추적 MRI상 유두체의 위축을 보인다(그림 21-3). 약 10-17%는 간부전, 폐렴, 패혈증 등으로 사망하지만 대부분의 환자는 티아민 투여 후 수 시간 내에 안구운동 및 의식 수준의 현저한 호전을 보이기 시작하여 대개 2주 이내에 완전히 회복될 수 있다. 그러나 운동실조의 회복은 비교적 느리며 40% 정도는 완전히 회복되지만 60% 정도는 다양한 정도의 소뇌장애가 남는다. 의식장애는 20%는 완전히 회복되지만 80% 정도는 코르사코프정신병(Korsakoff psychosis)의 증상이 남는 것으로 알려져 있다.

병리 소견은 시상, 시상하부, 유두체, 맥관(aqueduct) 주변부 등에 대칭적으로 나타나는데 괴사된 조직 내에 신경세포가 감소되어 있으나 그보다 수초섬유가 더 심하게 손상을 받으며 혈관 증식 소견이 있고 20%에서는 점상 출혈이 관찰된다. 이 소견들은 만성기로 넘어가면 대부분 교세포화(gliosis)의 형태로 변하게 된다. 만성기에 코르사코프 기억상실증을 보이는 환자는 시상의 배내핵(dorsomedial nuclei)의 병변에 의한 것으로 확인되었다.

치료는 내과적 응급 상태로 취급하고 즉각적인 티아민 투여로써 진행을 방지하고 회복을 촉진시킬 수 있다. 50-100mg 정도를 glucose와 함께 정맥주사하며 반드시 다른 비타민 B를 같이 투여하는 것이 좋다.

② 알코올성 말초신경병증

티아민(Thiamine), 피리독신(pyridoxine) 및 판토텐산(pantothenic acid)의 결핍에 의해 발생할 수 있고 일부 알코올 자체의 독성에 의한 손상도 배제할 수 없다. 병리 소견은 축색의 변성이며 축색과 수초 모두 손상되어 있다.

임상 양상은 다양하다. 즉, 증상이 없으면서 근전도검사에서만 이상 소견이 나타나는 경우가 있을 수 있으나 대부분은 위약감, 이상 감각, 동통, 감각 저하를 호소하는데 대개 서서히 진행하지만 갑자기 악화되는 경우도 드물지 않다. 원위부에서 먼저 시작하고 더 심하며 근위부로 진행하게 되는데 심하면 수근하수 및 족하수까지 발생된다. 감각 증상은 "발끝이 차다", "화끈거린다", "바늘로 찌른다", "조이고 쥐가 난다" 등을 호소하며 신경학적검사상 다양한 정도의 위약, 감각 저하 및 심부건반사의 소실 등을 관찰할 수 있다. 치료는 균형있는 식사와 비타민 B 투여가 필수적이며 통증이 심할 경우 아세트아미노펜(acetaminophen), 코데인(codein), 카바마제핀(carbamazepine) 등을 사용할 수 있다.

③ 담배-알코올 약시(Tobaco-alcohol amblyopia)

특징적으로 '침침하다', '흐릿하다' 등의 증상을 수일-수주간 호소하고 검사상 중심암점 등에 의해 시력 저하가 관찰되고 시신경 유두가 창백하게 보이는데 치료하지 않으면 불가역적인 시신경위축으로 진행할 수 있다. 비타민 B_{12} 의 결핍이 원인으로 알려져 있다.

④ 펠라그라(Pellagra)

펠라그라는 니코틴산(niacin)의 결핍에 의하여 발생되고 피부, 소화기관, 조혈기관 및 신경계를 침범하여 소위 '3D'(dermatitis, diarrhea, dementia)를 일으킨다. 펠라그라뇌증(Pellagre encephalopathy)은 1940년 Jolliffe 등이 사지의 추체외로성 근강직, 진전, 의식장애 및 쥐기(grasping)반사, 빨기(sucking)반사 등을 보이는 환자를 보고하였으며, 1988년에 Sedaru 등이 22명의 알코올중독 환자에서 펠라그라뇌증의 임상 양상과 병리 소견을 자세히 기술하였다. 특징적 병리 소견은 베츠(Betz)세포, 기저핵의 대세포, 전각세포 및 뇌신경운동핵 등이 팽창되고 중심성염색질융해(central chromatolysis)를 보이는 것이다.

(4) 알코올중독과 연관된 병리기전 미상의 질환

① 알코올성 소뇌변성

보행실조, 안구진탕, 구음장애 및 진전 등의 증상이 대개 수주-수개월 동안 서서히 진행하는 양상을 보이지만 간혹 비교적 급작스럽게 나타나는 경우도 있다. 병리 소견은 소뇌 피질에 특히 퍼킨지(Purkinje)세포의 변성이 관찰되며 소뇌 Vermis의 전상부에 국한되어 있다. 이 질환은 아마도 베르니케뇌증의 소뇌실조와 같은 것으로 생각되는데 초기 베르니케뇌증이 치료된 후 소뇌 증상이 남아 있는 경우라고 할 수 있으며 따라서 대부분의 경우 티아민 결핍에 의한 것으로 생각된다.

② 마키아파바 비그나미병(Marchiafava-Bignami disease, MBD)

MBD는 뇌량 중심부의 탈수초에 의해 발생되는데 만성기에는 공동이 생긴다. 급성기에는 부종에 의하여 뇌량의 두께가 두꺼워지고 MRI상 T_2 강조영상에서 미만성 고신호 강도가 보이나 시간이 흐름에 따라 그 두께가 얇아지고 중앙부에 저신호 강도가 보이기 시작하면서 만성기에는 얇은 뇌량의 중앙부에 공동이 관찰된다(그림 21-4). 급성기의 증상은 의식장애, 경련, 편마비 등이 있고 두 개의 뇌반구 기능을 연결하는 뇌량의 고유 기능이 없어짐에 따라 이른바 '두 개의 뇌를 가진 인간'의 증상을 나타내는데 수행갈등(intermanual conflict), 외계손(alien hand) 등의 증상을 볼수 있으나 만성기가 되면 상기 모든 증상은 호전되고 다양한 정도의 치매 현상을 볼 수 있다. 과거에는 대부분이 사망하는 것으로 알려져 있었으나 저자가 경험한 5예는 모두 회복되었다.

③ 중심성 교뇌수초용해(central pontine myelinolysis, CPM)

CPM은 만성 알코올중독, 만성 신부전, 간부전, 임파종, 암종, 심한 세균감염, 탈수증, 전해질 이상, 급성출혈성 췌장염 및 펠라그라 등의 여러 가지 병에 동반되어 나타나는데 대부분은 병변의 크기가 너무 작아서 또는 상기 질병들에 의해 혼수 상태로 발병되어 임상적으로 발견하기가 어렵다. 따라서 극히 일부에서 CPM의 증상 발현을 관찰할 수 있는데 그 증상은 사지마비, 가성구근장애(pseudobulbar palsy), 갇힘증후군(locked-in syndrome) 등으로 나타나며 사망 전에 CT 또는 MRI에 의해 진단할 수 있다. MRI상 박쥐날개 모양의 고신호 강도가 교뇌저(basis pontis)의 중앙에 양측 대칭으로 나타난다.

병리 소견은 수초의 선택적 손상이 특징적이고 MBD와 비슷한 양상이며 교뇌외수초용해를 동반하는 경우가 많고 베르니케뇌증, 알코올성 말초신경병증 및 MBD와 동반되어 나타나기도 한다. 영양 결핍이 원인으로 생각되고 있으나 확실한 기전은 잘 알려져 있지 않다. 대부분은 알코올중독 환자가 심한 저나트륨혈증이 있을 때 너무 빨리 교정함으로써 발생하는 것으로 보고되어 있으나 그렇지 않은 경우도 있다.

④ **알코올성 근육병증**

근육병증에는 두 가지 형태가 있는데 지속적 음주 중에 통증 없이 근위부 위약이 수일-수주 동안 나타나며 저칼륨혈증을 보이고 CK, LDH, GOT, GPT치가 현저히 증가하는 만성형이 있고, 급성형은 지속적인 음주 도중에 심한 근육통, 압통 및 근육의 부종을 동반하는데 심하면 신손상, 고칼륨혈증이 관찰될 수도 있다. CK, 알돌라아제(aldolase)치가 현저히 증가되어 있고 소변에 미오글로빈(myoglobin)이 검출되며 심할 경우 급성신부전의 소견을 보일 수 있다. 대개 3-4주 후 회복이 되나 수개월이 걸릴 수도 있다.

⑤ **알코올성 치매(Alcoholic dementias)**

알코올중독 환자에서 특별한 원인 없이 지적 기능이 서서히 감퇴하여 치매에 이르는 질병을 말하는데 아직 정확한 진단 기준이나 잘 알려진 병리 소견은 없다. 알코올성 치매에는 베르니케뇌증, MBD, 펠라그라뇌증, 코르사코프정신병이 포함되고 순수한 알코올성치매는 상기 네 가지 병을 배제함으로써 진단할 수 있다..

⑥ **알코올 중독환자에서의 뇌위축**

알코올성 치매와 마찬가지로 임상적-병리학적 실체가 밝혀져 있지 않다. 이 질환은 알코올의 만성적인 섭취가 뇌조직의 비가역적인 소실을 초래한 것으로 정의할 수 있는데 CT나 MRI상 뇌위축이 발견되지만 뇌위축의 원인이 알코올 섭취에 의한 것으로 단정지을 수가 있는지는 의문의 여지가 많다고 할 수 있다.

●●● 참고문헌

1. Allan Ropper and Martin Samuels. The Acquired Metabolic Disorders of the Nervous System. Diseases of the Nervous System due to Nutritional Deficiency. Alcohol and Alcoholism. Diseases of the Nervous System due to Drugs, Toxins, and other Chemical Agents. In : Adams and Victor's Principles of Neurology. 9th ed. 2009;959-1046.
2. Lewis P. Rowland and Timothy A. Pedley. Systemic Diseases and General Medicine. In: Merritt's Neurology. 12th ed. 2009;983-1052.
3. Stephen Hauser, Dennis Kasper, Eugene Braunwald, and Anthony Fauci. Alcoholism and Drug Dependance. In : Harrison's Neurology in Clinical Medicine. 1st ed. 2006;617-632.
4. Michael J. Aminoff MD DSc FRCP. Neurology and General Medicine. 4rd ed. 2007.

제 22 장

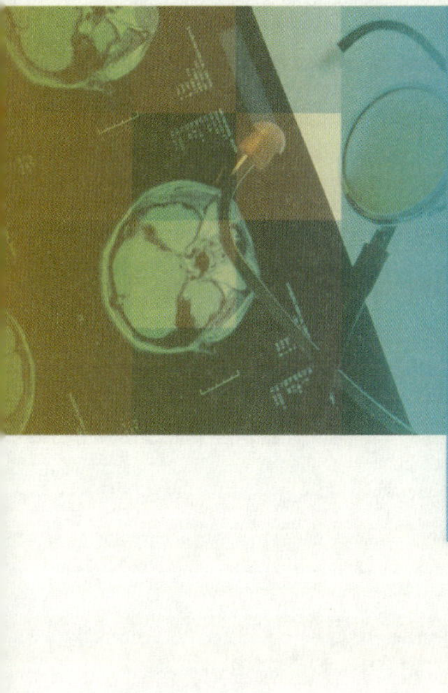

소아 신경학 I
Pediatric Neurology I

김 영 창

N·E·U·R·O·S·C·I·E·N·C·E

학습목적

신경계 발달을 이해하여 각 연령별로 생길 수 있는 질환을 이해하고, 신경학적 진단법을 이해하며, 이를 이용하여 각 질환에 대한 치료를 습득한다.

학습목표

1. 소아의 연령에 따른 신경학적 검사를 설명한다
2. 동공 반사를 시행하고 그 의의를 설명한다.
3. 영아기에 나타나는 여러가지 반사들을 이해하고 그 의의를 설명한다.
4. 혼수 환아의 신경학적 검사를 통해서 혼수의 단계와 병변의 부위를 결정한다.
5. 피부신경 증후군에 속하는 대표적 질환 및 각 질환의 특징적인 증상에 대해 설명한다.
6. 뇌회질과 백질의 변성 질환들을 열거하고, 각 질환의 생화학적 및 병리적 소견을 기술한다.
7. 화농성 뇌막염의 연령별로 흔한 원인균과 치료제를 열거한다.
8. 소아기 화농성 뇌막염의 임상 증상의 특징을 설명한다.
9. 척수 천자의 부위를 선택하고 그 이유를 설명한다.
10. 척수 천자의 금기를 이해한다.
11. 화농성, 결핵성, 비세균성 뇌막염을 감별한다.
12. 화농성 뇌막염의 합병증을 열거한다.
13. 뇌농양의 진단방법, 검사 방법 및 치료 원칙을 설명한다.
14. 열성 경련과 열 유발성 간질성 경련과의 감별 및 열성 경련의 응급처치법 설명
15. 열성 경련이 간질로 이행될 위험인자(risk factor)를 기술한다.
16. 간질의 정의와 간질 발작의 국제분류를 설명한다.
17. 소아기 간질의 특징에 대해서 설명한다
18. 소아기에 흔한 간질 증후군 증상과 특징에 대해서 설명한다
19. 정상 뇌파와 이상 뇌파를 이해하고 간질 진단에 유용한 특징적인 뇌파소견을 설명한다.
20. 항경련제 투여원칙과 간질유형에 따른 1차 선택약제를 열거하고 부작용을 설명한다.
21. 간질지속 상태의 정의와 응급처치 원칙을 설명한다.

1 신경적 진찰 방법

신경학(Neurology)에서는 다른 분야에 비해 임상 증상과 신경해부학적 관계가 밀접해서 마치 수학의 공식과 같이 어느 부분에 병이 생기면 그에 해당하는 증상이 나타난다. 그러므로, 신경 질환의 진단에서 제일 중요한 것은 병이 일어난 부위(location)와 어떤 종류(nature)의 병인가를 알아내는 것이다.

① 자세한 병력 청취

가장 중요하며 병력 청취 시 주된 증상이 언제, 어떻게 시작 됐는지를 보통 묻는데 이는 병의 시작 양상에 따라 원인 질환을 잠정적으로 파악할 수 있기 때문이다. 만약 급성으로 시작된 경우는 뇌혈관성 질환을 의심해야 하고, 수일에서 수주에 걸쳐 아급성으로 발생됐다면 감염, 중독, 뇌종양 등의 질환일 가능성이 많고 수개월에서 수년에 걸쳐 만성적 경과를 취하고 이미 습득했었던 기능이 시간이 지나감에 따라 없어지는 경우 퇴행성 질환을 먼저 의심해야 한다. 그 외 임신 및 분만 시 합병증, 발달 양상, 학업 성취도 및 유전적 질환의 가족력 여부를 파악해야 한다.

② 일반 진찰 : 신체 계측치, 전신 모습 관찰

③ 신경적 진찰

④ 검사 : 뇌척수액 검사,

신경 방사선학적 검사-초음파 검사, CT, MRI, SPECT, PET

뇌파 검사, 유발 전위 검사

이러한 진단은 정확하고 신속해야 하는데 이는 앞으로 치료지침을 정하고 예후를 판단하는데 매우 중요하기 때문이다.

신경적 진찰이란 환아가 호소하는 증상이나 징후가 어느 부위의 장애 때문에 일어나는 것인가를 알아내는 과정으로 진찰 항목은 다음과 같이 머리부터 발끝까지 라고 생각하면 된다. 일반적으로 성인과 같으나 소아의 특성상 협조가 잘 안되고 언어 소통에 문제가 있으므로 여유를 갖고 편한 자세에서 진찰을 하는 것이 좋다.

① 대뇌 : 의식 및 고위 대뇌 기능(higher cortical function)

② 뇌신경

③ 소뇌

④ 운동계

⑤ 감각계

⑥ 반사계 : 심부 및 표재 반사 와 병적 반사 유무

1 대뇌 : 의식 장애 및 고위 대뇌 기능 평가

의식 혼탁은 외부 자극에 대한 반응에 따라 다음과 같이 구분한다.

첫째, 가면 상태(drowsiness) : 각성시에는 거의 정상 상태이거나 약간의 장애를 보이는 상태로 자발적 운동이 있다.

둘째, 혼미(stupor) : 가면 상태에 비해 자극을 주면 깨어나 질문에 대답도 하고 동작을 하지만 자극이 없어지면 다시 잔다. 자발성 운동이 약간 있다.

셋째, 반혼수(semicoma) : 강한 자극을 주어도 깨지 않으나 뿌리치는 듯한 도피적 반응(withdrawal response)을 보이는 상태로 자발 운동이 거의 없다.

넷째, 혼수(coma) : 강한 자극에도 전혀 반응이 없고 자발 운동이 전혀 없는 상태로 각막 반사와 심부건 반사도 소실되면 깊은 혼수(deep coma)상태이다.

의식 수준을 평가하는 또 하나의 방법으로 glasgow coma scale이 있는데 주로 성인 외상 환자를 대상으로 많이 사용하는데, 이것을 영, 유아 연령 환자에 적용할 수 있도록 개정했으나 아직 세계적으로 널리 사용되지 않는 실정이다.

고위 대뇌 기능 평가를 하는 방법은 여러 가지로 소아의 연령에 따라 다르다. 우선 지적 수준를 보는 방법은 간단한 산수 문제를 물어 보고 기억력은 다니는 학교 이름이나 친구 이름을 물어 봐서 알 수 있고 그 외 날짜, 시각, 장소를 물어 봄으로서 가능하다.

2 뇌신경 평가

뇌신경은 12개로 이중 제 3, 4, 뇌신경의 핵(nucleus)은 중뇌에 있고, 제 5, 6, 7 뇌신경의 핵은 뇌교에, 제 8 뇌신경은 뇌교와 연수사이에, 제 9, 10, 11, 12 뇌신경의 핵은 연수에 위치하기 때문에 뇌신경 장애 유무는 병변의 위치 진단에 도움이 된다.

(1) 후각(I) 신경 : 박하를 이용하여 코에 대서 반응을 본다.

(2) 시 신경(II), 동안 신경(III), 활차 신경(IV) 및 외선 신경(VI)

① 시력 검사- 영유아인 경우는 장난감등을 이용하여 물체를 쫒아 보는 지를 확인하거나 일정한 간격으로 무늬나 모양이 있는 줄자를 이용해서 소아로 하여금 응시하게 한 뒤 줄자를 움직일 때 시운동성 안진(optokinetic nystagmus)이 보이면 시력은 정상인 것을 의미한다.

② 시야 검사- 반드시 해야 하는데 소아로 하여금 검사자의 코나 눈에 시선을 고정시키게 한 뒤 검사자는 양 팔을 옆으로 펴서 좌 또는 우측 손가락을 움직이면서 어느 쪽 손가락이 움직이는가를 물어봄으로서 확인 가능하다.

③ 안저 검사- 어두운 방에서 시선을 멀리하게 한 뒤에 검사한다.

④ 동공 반사 검사

⑤ 안구 운동 검사- 물체을 여러 방향으로 움직일 때 안구가 적절히 움직이는가를 관찰한다.

(3) 삼차신경(V)

① 운동 기능 검사- 소아로 하여금 어금니를 꽉 물게 한 뒤에 양측 측두근을 만져 수축이 되 있나 확인한다.

② 감각 기능- 안면 감각을 검사한다.

③ 각막 검사- 중요한 검사로 각막 반응의 중추는 뇌교에 있고 구심로는 삼차 신경이고, 원심로는 안면 신경으로 장애시는 뇌교를 비롯해서 해당 뇌신경 장애를 의미한다.

(4) 안면신경(VII)

① 운동 기능- 눈을 꼭 감게 한 뒤 검사자가 힘을 주어 눈뜨게 할 때 떠지지 않는 것이 정상이며, 입을 벌려 이를 보이게 시킨 후 안면이 대칭인가 확인한다. 특히, 이마에 주름 짓게 해서 주름이 없으면 말초성 안면신경 마비를 의미한다.
영유아인 경우는 자극을 주어 우는 모양을 보면 확인할 수 있다. Asymmetric crying 영유아는 보통 모습은 정상이나 울 때 입 모서리 한 쪽이 하방으로 땡겨 내려가 마치 안면신경 마비 때의 비슷한 소견을 보이는데 이것은 구륜 근육의 결함으로 발생하기 때문에 labial folder의 주름은 정상적으로 있어 감별이 가능하다.

② 감각 기능- 혀의 앞부분에 설탕이나 소금 등을 묻쳐서 기능을 검사하는데 소아에서는 용이하지 않다.

(5) 청각전정 신경(VIII)

① 청각 기능 검사 방법으로 여러 가지가 있지만 외래에서 쉽게 할 수 있는 것으로는 소리나는 방향으로 고개를 돌리거나 하는 반응을 보면 된다.

② 장애가 의심되는 경우는 청력 검사 또는 청성 전위 유발(auditory evoked potential) 검사를 이용하여 확인한다.

③ Caloric 검사로 전정 신경을 검사한다.

(6) 설인 신경(IX) 및 미주 신경(X)

① 목소리 이상 또는 연하 장애가 있는 먼저 확인한다.

② 입을 벌려 "아" 소리를 내게 해서 연구개 및 목젖(uvula)의 움직임을 관찰한다.

③ 인후부를 설압자로 자극해서 구역 반사 확인.

(7) 부 신경(XI)

흉쇄유돌근 운동에 관여하므로 소아의 한 쪽 얼굴에 손을 대고 그 방향으로 머리를 돌리게 하면 검사자의 손에 저항을 느끼게 된다. 저항이 미약하면 장애를 의미한다.

(8) 설하 신경(XII)

위축이 있는가를 보고 혀를 앞으로 쭉 내밀게 해서 치우침이 있는가를 관찰한다.

3 소뇌

① 손가락-코 검사(finger to nose test) : 소아가 손가락 끝을 정확하게 검사자의 손끝과 자신의 코끝에 대는지를 관찰하며 진전이 있는 지를 아울러 볼 수 있다.
영유아인 경우 동전이나 건포도같이 작은 물건을 잡게 해서 운동 모양을 관찰한다.
② 보행 검사 : 걷게 하면 장애 시는 중심을 잡기 위해 발을 크게 벌리고 술 취한 사람같이 똑바로 걷지 못한다.
③ Romberg 검사 : 양다리를 모으고 양팔을 펴서 서 있게 하면 장애 시 평형을 잃고 병변 쪽으로 쓰러진다. 이것을 Romberg 징후 양성이라고 한다.

4 운동계

① 육안적으로 근육 위축, 비대, 또는 근연축이 있는가를 관찰한다.
② 근력 평가 : 양팔을 위로하게 한 후 검사자가 상박을 눌러 저항정도를 봐서 상지의 근력을 알 수 있고, 하지는 한 발 뛰기, 발뒤꿈치 또는 앞꿈치로 걷기, 앉았다 일어나기를 하면 알 수 있다. 영유아인 경우 얼굴에 수건 같은 것을 올려 놓았을 때 손으로 치우는 가를 봄으로서 가능하다.
③ 근긴장도 검사 : 편안한 상태에서 소아의 상지나 하지를 굽혔다 폈다 함으로서 긴장도의 증가 또는 감소를 평가한다. 이때 처음에는 저항이 있다 갑자기 푹 꺽기는 경우 강직(spasticity)이 있다고 하며 상부 운동신경 장애를 의미하고 톱니바퀴가 걸리는 모양으로 처음부터 끝까지 저항이 있는 경우는 추체외로 장애을 의미한다.

5 감각계

① 표재성 감각

통각, 온도 감각, 촉각 등을 검사하는 방법으로 부드러운 털, 차거운 물체나 핀 등을 이용해서 자극을 가해 소아가 얼굴을 찡그리거나 몸을 피하는 반응을 관찰한다.

② 심부 감각

관절 위치 감각 또는 진동 감각을 검사한다.

③ 그 외 검사 방법으로는 두 점간 분별(two point discrimination), 서화 감각(graphaethesia), 입체 인지(stereognosis) 등이 있다.

6 반사계

진단 시 중요한 반사는 심부 반사, 표재 반사와 병적 반사로 편안한 위치에서 시행하며 심부 건반사의 중추는 다음 표과 같다.

〈표 22-1〉 심부 건반사 중추

이두박근 반사	C5	슬 반사	L2-4
삼두박근 반사	C7	족관절 반사	S1-2

표재 반사로는 복부 반사(중추 : T5-12)와 거고 반사(cremasteric reflex, 중추 : L1-2)를 주로 검사하는데 추체로 장애를 진단시 보조적 도움을 준다.

병적 반사 유무로는 바빈스키 현상의 관찰이 주로 이용되며 추체로 장애 진단에 가장 신뢰할 수 있는 징후이다. 진찰상 심부 건반사가 항진되어 있고, 바빈스키 징후가 있고 표재 반사가 소실 또는 감소된 경우 추체로 장애로 진단한다.

〈표 22-2〉 원시 반사의 소실 시기

소실 연령(개월)	원시 반사
1	보행(stepping)
1~2	체간 만곡(trunk incurvation), 교차 폄(cross extension) 반사
3	흡철(sucking), 먹이 찾기(rooting) 반사, 모로, 파악
3~4	긴장 목(tonic neck) 반사, 위치(placing) 반사
1~2년	란다우(Landau) 반사

2 흔한 임상적 증상

1 혼수(Coma)

혼수란 외부 자극에 대해 반응이 없는 상태로 대뇌 피질 또는 뇌간의 병변이 있을 때 발생하고 그 원인은 다음과 같이 다양하다.

1. 뇌손상에 의한 뇌좌상 또는 진탕, 뇌내 출혈, 경막하 및 지주막하 출혈
2. 뇌혈관 질환 : 동정맥 혈관 기형, 영아기 출혈성 질환, 뇌경색
3. 감염 : 뇌막염, 뇌염, 뇌농양
4. 종양
5. 경련
6. 대사성 질환 : 저혈당증, 저나트륨혈증, 저칼슘혈증등
7. 저산소성 뇌증
8. 독물 중독

병력 청취와 신경적 진찰에 의해 두 부위 중 어디인가를 감별하는데 검사 방법으로는 활력 징후(vital sign)의 변화, 동공 반사, 호흡 양상, 통각에 대한 운동반응, 인형안 검사를 통해 가능하여 도움이 되는 소견은 다음과 같다.

	대뇌(cerebral hemisphere)	중간뇌 (midbrain)	교뇌 (pons)	수질 (medulla)
호흡 양상	체인-스토크스	중추 신경성	지속성 흡식	실조성
동공 크기 및 대광 반사	작고, 반응	중간 크기, 무반응	점상크기, 무반응	산대, 무반응
인형안 검사	양성	느리나 존재	음성	음성
자극에 대한 운동 반응	박피 자세	제뇌 자세	제뇌 자세	이완성 마비

환아가 보이는 소견들을 종합하면 잠정적으로 병소를 알 수 있다.
이것을 확인하기 위해 다음과 같이 필요한 검사를 선정하여 실시한다.

뇌 CT검사 : 외상이 있었거나, 국소성 신경증상이 있는 경우
뇌척수액 검사 : 열이 있거나, 뇌막 자극 증상이 있는 경우
혈청생화학 검사 : 뇌막 자극 증상이나 국소적 신경증상이 없는 경우
기타 : 뇌파 검사

2 불수의 운동(Involuntary movement)

운동 기능 장애는 추체로(pyramidal tract) 및 추체외로(extrapyramidal tract)에 이상이 있을 때 나타나는데, 불수의 운동은 주로 기저핵(basal ganglia) 병변에 의해 일어나고 그 외 소뇌(cerebellum) 병변에 의해서도 발생한다.

〈표 22-3〉 불수의 운동의 종류

떨림(tremor)	근육 긴장이상(dystonia)
무도병(chorea)	발리스므스(ballismus)
간대성 근경련(myoclonus)	정좌 불능증(akathisia)
아세토이드양 운동(athetoid movement)	

진전은 상지를 앞으로 뻗고 손가락을 앞으로 핌으로서 확인할 수 있다. 특히, 운동시에 진전이 심한 것을 기도 진전(intention tremor)이라고 하며 소뇌 질환을 의미한다. 이 긴장증이 있는 경우는 추체외로 병변외에도 metoclopramide같은 약물에 의해 야기될 수 있다.

3 운동 마비(Motor paralysis)

운동장애는 대뇌 피질에서 근육까지의 운동계 중 어느 부분이라도 손상을 받으면 생긴다.

운동 마비는 위 운동신경원성(upper motor neuron)과 아래 운동신경원성(lower motor neuron)으로 구분하는 것이 병소를 결정하는데 도움이 되고 감별점은 다음과 같다.

	위 운동신경원성 마비	아래 운동신경원성 마비
장애 부위	대뇌 운동 피질에서 척수 앞뿔전까지의 추체로	척수 앞뿔에서 말초 근섬유에 이르는 경로
분포	광범위	국소성
마비	경직(spasticity)	이완(flaccidity)
근긴장도	항진	저하
근 위축	없다	있다
근육 부분수축 (fasciculation)	없다	존재
건반사	증가	저하 , 소실
바빈스키 반사	양성	소실

4 보행(Gait) 이상

보행 장애의 원인은 여러 가지이나 특이한 보행 양상을 보이는 경우 장애 부위를 알 수 있다. 보행 기능 진찰법은 첫째, 자유롭게 걷는 것을 관찰하고, 둘째, 발 앞끝이나 뒤꿈치로 걷게 한다, 셋째, 한 발 뛰기(hopping)를 시킨다, 넷째, 직선 보행(tandem gait)을 시행해서 이상 여부를 관찰한다. 비교적 흔한 특징적인 보행과 원인을 살펴보면 첫째, 실조보행(ataxic gait)은 양발을 벌리고 술 취한 듯 불안정하게 걷는 것을 말하며 소뇌 또는 전정신경 장애를 의심해야 하며, 간혹 Guillain-Bárre 증후군의 초기 증상으로 나타날 수 있다.

둘째는 동요성(waddling) 보행으로 허리와 상체를 좌우로 흔들며 걷는데 오리가 걷는 모양과 비슷하며, 근이양증을 의심해야 한다.

셋째는 steppage 보행으로 drop foot이 있을 때 이것을 보상하려는 듯이 평지 뿐 만 아니라 계단을 내려갈 때도 발을 위로 높이 들어 올린 다음 발을 내던지듯이 걷는 모양으로 회백수염, 비골 신경 마비를 의심해야 한다.

넷째는 파킨스(parkinsonian) 보행은 상체를 앞으로 약간 구부리고 보폭이 좁게 종종걸음으로 걷는 모양으로 파킨스병때 특징적이다.

3 피부신경 증후군(Neurocutaneous syndrome)

중추신경계와 피부의 이상을 특징으로 하는 이질적(heterogenous) 질병군이다.

원인은 잘 모르며 Sturge-weber 증후군을 제외하고는 가족적으로 발생하고, 여기에 해당되는 임상 질환은 다음과 같다.

- 신경섬유종증(neurofibromatosis)
- 결절성 경화증(tuberous sclerosis)
- Sturge-Weber 증후군
- von Hippel-Lindau 증후군
- ataxia telangiectasia
- linear nevus syndrome
- hypomelanosis of Ito
- incontinentia pigmenti

임상에서는 신경섬유종증, 결절성 경화증, Sturge-Weber 증후군, von Hippel-Lindau 증후군, ataxia telangiectasia의 순으로 흔하다.

1 제 1형 신경섬유종증 (Neurofibromatosis 1 : NF 1)

상염색체 우성으로 유전되며 피부 색소 침착, 종양, 골격계와 혈관의 이형성증(dysplasia)이 특징으로 빈도는 인구 3,000-4,000명 중 한 명으로 신경섬유종증 중 가장 흔하다.

(1) 임상 증상

① 피부

가. cafe-au-lait 반점 : 다양한 크기의 균일한 갈색 반점으로 경계가 뚜렷하다. 가장 흔한 소견이다.

나. 주근깨(freckling) : 크기가 5 mm 이하로 액와부에 흔하고 피부가 접히는 부위에 많다.

② 종양

가. 신경섬유종(neurofibroma) : 피부와 피하에 각각 발생할 수 있는데 피부에 생긴 경우는 종양을 만지면 움직이며 발견되는 나이는 빠르면 4, 5세 경이지만 보통 8-12세에 호발한다. 피하 종양인 경우는 만졌을 때 밀리질 않으며 신경 상부에 발생한 경우 통증을 동반하며 10 대에 호발한다. 총상 신경종(plexiform neuroma)는 악성으로 변하기도 한다.

나. 신경섬유육종(neurofibrosarcoma)

통증이 있고 국소적 저림(local numbness), foot drop, 이감각증(dysesthesia)와 같은 신경 증상을 동반한다. 진단은 조직 검사로 가능하며 주변 조직으로 침투하기도 하며 악성이다. 호발 부위는 하지이다.

다. 시신경 교종(optic glioma)

시신경의 경로에 따라 어느 부분에서도 종양이 발생할 수 있다. NF-1 환자의 10%에서 발생하는 가장 흔한 중추 신경계 종양이다. 증상은 시력 감소, 시야 장애와 사시가 나타나며, 그밖에도 안구 돌출, 시신경 위축, 안구 진탕, 두통 및 구토 증상이 나타난다.

진단은 MRI나 CT로 하며 조기 발견을 위해서는 1년에 한번 씩 MRI 검사가 필요하다.

라. 기타 종양 : 성상세포종, 수아세포종, ependymoma, 척추 및 척추주변(paraspinal) 종양, 갈색세포종(pheochromocytoma), 만성 골수성 백혈병(chroinc myeloid leukemia) 등이 생길 수 있다.

③ 골격계 이형성(skeletal dysplasia)

접형골 이형성증(sphenoid wing dysplasia)이 가장 흔하고 이로 인해 두부안면(craniofacial)부에 결손(deformity)이 발생한다.

장골(long bone), 특히 비골(tibia)에 생기는 bowing 소견을 위관절(pseudoarthrosis)이라고 한다.

④ 기타 신경계 이상으로 정신 지체, 학습 장애, 간질, 내분비계 이상으로는 사춘기 장애가 나타날 수 있다.

(2) 진단

진단은 임상 증상에 의존하므로 정확성과 객관성을 높이기 위해 1987년 신경섬유종증에 대한 National Institute of Health(NIH) Consensus Development Conference에서 진단 기준을 정했다.

〈표 22-4〉 신경성 섬유종증의 진단 기준

다음 소견 중 2개 이상 존재해야 한다.

1. 사춘기 이전에는 최대 직경 5 mm 이상, 사춘기 이후에는 15 mm 이상인 6개 이상의 cafe-au-laıt 반점
2. 두개 이상의 신경 섬유종 또는 1개의 총상 신경종(plexiform neurofibroma)
3. 액와부 또는 서혜부 주근깨
4. 시신경 교종(optic glioma)
5. 두 개 이상의 Lisch 결절
6. 접형골 이형성증(sphenoid dysplasia) 또는 위관절(pseudarthrosis)과 같은 골격계 이상
7. 제 1형 신경섬유종증의 가족력

Obringer(1989) 등은 이러한 진단 기준을 이용했을 때 6세 이하의 소아 초진 시 94%에서 진단되어 어린 나이에서도 진단에 유용하다고 했다.

그러나 NIH가 진단 기준을 발표한 후 지난 10년 동안 분자생물학적 진단법과 MR 영상법이 개발됨으로서 병인(pathogenesis)을 이해하고 효과작인 치료법을 개발하는데 도움이 될 뿐 아니라 유전 인자를 검사함으로서 산전(prenatal)과 증상이 나타나기 전에 진단이 가능하다. 영아와 같이 어린 나이에 가족력이 없으면서 cafe-au-lait 반점만이 있는 경우 지금까지는 진단 기준을 충족시키지 않더라도 일반적인 경우 의사들은 보호자들에게 신경섬유종증에 대해 설명을 해 주는데 이 경우 유전 인자 검사가 진단에 도움이 된다.

비교적 흔한 MRI 소견은 다음 표와 같은데 고강도 신호 병변 소견이 T2 강조 영상에서 환자의 60%에서 발견된다고 한다.

〈표 22-5〉 신경성 섬유종증의 MRI 소견

사행성(tortuous)의 시신경, 시신경 교종
Arnold-Chiari 기형,
대뇌수도 협착증(aqueductal stenosis)
뇌저신경절(basal ganglia), 대뇌, 소뇌 및 뇌간의 T2 고강도 신호(T2 high-intensity signal)

초진 시에는 일반적 신체 검사를 하고 두개골과 척추에 대한 방사선 검사와 시각전위 유발검사(VEP)를 하고, MRI 또는 CT 검사는 일률적으로 시행하는 것보다는 NF의 합병증 증상(예 : 시력 저하, 내분비 질환, 신경 증상 등)이 발생했을 때 하는 것을 여러 연구 결과들은 권하고 있다.

(3) 추후 관리 항목(follow-up recommandation)

NF-1으로 진단이 된 후 특별한 동반 합병증이 없는 경우 시간이 지남에 따라서 나타날 수도 있으므로 의사는 발병 여부에 대한 세밀한 관찰이 필요하다.

환자 진찰 시 합병증의 조기 발견을 위한 진찰 및 검사는 다음과 같다.

정기적 진찰은 1년마다 해야 하며 필요시에는 더 자주 할 수 있으며 다음 사항 발현 유무를 확인한다.

1. 병력 - 발달 또는 지능 장애, 두통, 경련
   시력 장애, 신경 장애의 진행, 대,소변의 변화
2. 진찰 - 혈압, 저신장(short stature)
   척추측만증 및 골격계 이상
   거대두개(macrocephaly)
   안검하수, 시신경 위축, 안돌출(proptosis), lisch 결절
   조발성 사춘기(precocious puberty) 또는 성기능 부전(hypogonadism)
   신경섬유종
3. 검사 - 무증상인 경우 별 의미가 없고 증상이 있는 경우 확인하는데 도움이 된다.
   CT, MRI, 뇌파 검사, 유발 전위 검사(evoked potential)

2 제 2형 신경섬유종증(Neurofibromatosis type 2 : NF2)

이 질환은 5만 명 당 한 명 빈도로 제 1형에 비해 드물며 상염색체 우성 유전을 한다.

(1) 진단

NIH의 진단 기준은 다음과 같다

① MRI 소견상 양측 제 8 뇌신경 종양

② NF2의 가족력이 있으며 일측성 제 8 뇌신경 종양 또는 다음 중 2개가 있는 경우; 신경섬유종(neurofibroma), 수막종(meningioma), 신경초종(schwannoma), 교종(glioma), 연소형 후방 피막하 렌즈 혼탁(juvenile posterior subcapsular lenticular opacity)

일단 진단이 되면 다음 증상들이 있는지 진찰해야 한다.

- 증상 : 청력 저하, 이명(tinnitus), 어지럼, 두통, 불균형
- 가족력 유무
- 일반적 진찰(백내장) 외에 특히, 뇌신경, 균형 유지 및 협조(coordination) 기능에 관한 신경 진찰
- 검사 : 뇌간 청성 유발 검사(BAEP), MRI, 전정 기능 검사
- 유전 상담

---

3 결절성 경화증(Tuberous sclerosis)

뇌, 신장, 심장, 눈 등 여러 장기를 침범하여 다양한 임상 증상을 나타내는 세포 분화(differentiation)과 증식(proliferation) 장애 질환으로 상염색체 우성 유전되며 유전자는 9번 염색체에 있다는 것이 밝혀졌다. 돌연변이율도 높다.

대부분의 임상 증상은 침범된 장기의 과오종성 기형(hamartomatous malformation)에 의해 발생하고 흔한 신경 증상으로는 지능 박약, 간질 및 행동 장애가 있다.

(1) 임상 증상

연령에 따라 나타나는 소견이 다양하다

① 피부 소견

가. 혈관선종(angiofibroma) : 출생 시에는 없으나 4-6 세 가 되면 나타나기 시작한다. 주로 코, 턱과 뺨 부위에 붉은 구진(papule)이 반점(patch) 또는 나비(butterfly) 모양으로 존재한다. 과거에는 adenoma sebaceum이라고 했으나 조직학적 소견상 혈관선종으로 밝혀졌다.

나. ash-leaf 점(spot) : 저색소성 반점으로 출생 시에도 존재하며 2세 전에 50% 환아에서 존재한다. 반점의 흑혈구(melanocyte)는 정상이나 멜라닌 양이 적고 멜라노좀(melanosome)의 수가 적기 때문이다. wood 램프로 진단이 가능하며 사지와 체간에 분포한다.

다. shagreen 반점(patch) : 가죽(leathery) 같은 감촉의 두터워진 반점(plaque)으로

혈관 선종이나 ash-leaf 점보다는 흔하지 않고 궁둥이 부분에 존재한다.

라. 기타 : 손톱 주변 섬유종(periungal fibroma), cafe-au-lait 반점

② 신경 증상

가. 간질 : 가장 흔한 증상으로 유병률은 80- 90%이다.

영아 연축, 전신성 강직 발작이 가장 흔한 형이다.

나. 정신 지체 : 빈도는 45-60%이다.

다. 행동 장애 : 자폐증, 과행동증, 공격적 성격을 보인다.

라. 학습 장애

마. 뇌 병변 : 상의하 결절(subependymal nodule)이측뇌실의 앞부분에서 흔히 보인다. 거대 세포 성상세포종(giant cell astrocytoma)의 빈도는 6-14%로 측 뇌실(lateral ventricle) 앞 부분의 상의하 결절에서 발생하는데 조직학적으로는 양성 종양이나 주변 조직으로 침습(invasion)하기도 하여 뇌압 증가 증상, 행동 이상, 경련 악화 및 국소 신경 증상을 유발하기도 한다. 5-10 세 사이에 대부분 발생한다. 또한 피질 결절(cortical tubercle) 을 보인다.

③ 심장

횡문근종(rhabdomyoma)가 환아의 2/3에서 단독 또는 여러 개가 발생하는데 이로 인한 증상이 나타나는 경우는 드물나 간혹 출생 초기에 심부전이나, 연장아인 경우는 부정맥이 나타나는 경우도 있다. 나이가 들면서 자연히 소실된다.

④ 눈

상실종양(mulberry tumor), 과오종(hamartoma) 발생한다.

⑤ 신장

맥관근지방종(angiomyolipoma)은 조직학적으로 맥관(vascular) 조직, 지방과 평활근으로 구성되있는 양성 과오종으로 환아의 2/3에서 발생한다. 나이가 들면서 빈도가 증가한다.

낭종(cyst)은 흔하지는 않으나 어린 나이에도 발생한다. 맥관근지방종과 동시에 존재하기도 한다.

(2) 진단

경련, 발달 지연, 안면 혈관섬유종과 석회화된 상의하 결절 등 특징적인 소견이 있는 경우는 진단이 쉬우나 그렇지 않은 경우는 쉽지 않을 수 있어 1992년 진단 기준을 National Tuberous Sclerosis Association Professional Advisory Board 위원회에서 다음과 같이 제시했다.

〈표 22-6〉 결절성 경화증의 진단 기준

Primary features
- facial angiofibroma*
- multiple ungual fibroma*
- cortical tuber(histological confirmed)
- subependymal nodule or giant cell astrocytoma(histological confirmed)
- multiple calcified subependymal nodules producing into the ventricle (radiographic evidence)
- multiple retinal astrocytoma*

Secondary features
- affected first-degree relative
- cardiac rhabdomyoma(histologic or radiologic confirmation)
- other retinal hamartoma or achronic patch*
- cerebral nodules(radiologic confirmation)
- noncalcified subependymal nodules (radiologic confirmation)
- shagreen patch*
- forehead plaque*
- pulmonary lymphangiomyomatosis(histologic confirmation)
- renal angiomyolipoma(histologic or radiologic confirmation)
- renal cysts(histologic confirmation)

Tertiary features
- hypomelanotic macules*
- confetti skin lesion
- renal cysts(radiographic evidence)
- randomly distributed enamel pits in deciduous and/or permanent teeth
- hamartomatous rectal polyps(histologic confirmation)
- bone cysts(radiographic evidence)
- pulmonary lymphangiomyomatosis(histologic confirmation)
- cerebral white-matter migration tracts or heterotopias (radiographic evidence)
- gingival fibroma*
- hamartoma of other organs(histologic confirmation)
- infantile spasms

* histologic confirmation is not required if the lesion is clinically obvious.

Definite TS : Either one primary features, two secondary features, or one secondary plus two tertiary features

Probable TS : Either one secondary plus one tertiary feature, or three tertiary features.

Suspect TS : Either one secondary feature or two tertiary features.

① 이학적 진찰 및 진단 검사

상염색체 우성 유전양식을 취하므로 가족 중에 이환된 환자가 있는지 확인해야 한다. 또한 피부와 신경계 증상을 특징으로 하면서 심장, 신장 및 눈 등 여러 장기를 침범하므로 이환 유무를 알기 위해서는 자세한 병력과 더불어 신체 진찰도 피부 병변 유무뿐만 아니라 각 장기에 대해 자세히 살펴보아야 한다.

② 초진 환자의 평가

진단적 검사는 경련이나 심장 증상을 조사하거나 피부 증상을 확인하기 위해서 시행되는데 초기 검사에서 특정한 부위의 증상이 없더라도 향 후 문제가 발생할지도 모르기 때문에 특정한 부분에 대한 추적 검사가 필요하다.

〈표 22-7〉 진단적 검사 항목

뇌 CT 또는 MRI	뇌파	신장 초음파 검사
심전도 및 심장 초음파 검사		안과 및 피부과 진찰
신경발달 검사		분자생물학적 진단

③ 진단 받은 환자

치료 가능한 합병증의 조기 발견을 위한 추적 관찰이 필요하다.

4 Sturge-Weber 증후군(SWS)

이 질환은 삼차 뇌신경이 분포하는 얼굴 부위의 포도주(port-wine) 색깔 모반(nevus), 연수막(leptomeninges) 혈관종증(angiomatosis), 녹내장, 편마비, 경련 및 발달 장애등의 증상을 보이는 피부신경 증후군이다.

병인(pathogenesis)은 아직 정확히는 모르나 태아 초기 개체 발생 과정 이상 때문인데 안면의 상부 피부를 형성하는 외배엽(ectoderm)이 뇌의 후두부가 될 예정인 신경관(neural tube)부위 위에 있는 발달 시기에 발생한다고 추정한다.

빈도는 1/40,000-1/400.000 명이다.

(1) 임상 증상 및 징후

① 피부 소견

안면부 모반(facial nevus)이 특징으로 편평하고 붉은 포도주 색깔이고 출생 시부터 존재하며, 양측성으로 오기도 하나 주로 일측성으로 존재한다. 원인은 피부의 작은 혈관의 이상에 의해 발생된다고 하며 이마에 흔하고 간혹 몸통에서도 보인다.

크기는 커지지 않는다.

② 신경 소견

후두부의 혈관 이상 때문에 혈액 순환 장애가 초래되어 후두부 뇌조직이 손상을 받아 시간이 지남에 따라서 위축되고 석회화(calcification)되어 일반 방사선 검사 상 석회화 때문에 railroad track 양상이 보이는데 이 질환의 특징적(pathognomonic) 소견이다. 이러한 뇌의 기능 장애로 인해 경련, 발달 장애, 편 마비 및 반맹증(hemianopsia)등이 초래된다. 편 마비(hemiparesis)의 빈도는 환자의 1/4-1/2로 주로 모반 위치와는 반대측에 발생하며 추체로 징후와 강직(spasticity)이 동반된다. 발달 및 학습 장애도 발생하는데 심한 정도는 간질 발작의 정도와 비례한다고 한다.

③ 안(eye) 소견

녹내장(glaucoma)이 선천적 또는 후천적으로 발생한다.

④ 방사선 소견

두개골 X-선 사진	CT/MRI
두 개내 석회화 (intracranial calcification : 10대 후반기에 잘 나타나고 영아기에는 드물다)	연수막 혈관종증 (leptomeningeal angiomatosis) 대뇌 피질의 위축 및 석회화

(2) 치료 및 예후

예후는 뇌의 손상 정도에 따라 다르다. 경련이 심할 경우는 예후가 불량하여 학습 장애, 편마비등이 심할 수 있다. 녹내장은 나이가 들면서 발생할 수 있으므로 초 진단 시에는 없더라도 6개월 간격으로 정기적인 안과 진찰이 필요하다. 간질 발작이 심해서 치료 불응성인 경우도 있는데 수술적인 치료를 해서 효과를 보는 경우도 있다. 안면 모반은 레이저 치료가 효과적이다.

4 퇴행성 뇌질환

임상적 특징은 진행성이며 이미 습득하였던 지능이나 운동 기능을 상실한다.

회질 변성 질환인 경우는 치매, 경련 등이 주 증상이고, 백질 변성 질환인 경우는 강직성 근긴장, 긴장 저하, 운동 실조 등을 주로 보인다.

종류는 다음 표와 같다.

〈표 22-8〉 퇴행성 질환

뇌회질 변성 질환 :	Neuronal ceroid lipofuscinosis GM2 gangliosidosis Infantile Gaucher disease Mucopolysaccharidosis
뇌백질 변성 질환 :	Adrenoleukodystrophy Metachromatic leukodystrophy Krabbe disease Pelizaeus Merzbacher disease Multiple sclerosis

1 부신 백질 위축증(Adrenoleukodystrophy)

X-연관 열성 유전 양식을 취하며 중추 신경 변성 및 부신 피질 기능 부전을 초래하는 peroxisome 질환이다. 4-8세에 호발하고 very-long-fatty acid가 축적되어 발생한다.

증상으로는 보행, 시력, 청력 장애, 경련, 경직성 마비, 지능 장애, 피부의 색소 침착, 부신 피질 기능 부전 증상을 보인다. 치료로는 very-long-fatty acid 섭취 제한 및 Lorenzo oil이 있다.

2 이염성 백질 이영양증(Metachromatic leukodystrophy)

상염색체 열성 유전으로 arylsulfatase A 감소에 의해서 cerebroside sulfate 증가(toluidine blue 염색상 적색)되어 발생한다. 임상양상은 발병시기에 따라서 영아 후기형(1-2세 발병), 연소형(5-10세), 성인형으로 구분된다. 증상으로는 보행 장애로 시작하여 경직성 마비, 심해지면 앉지도 서지도 못하게 되고 침대에 누워 있기만 한다. 지능 장애가 있어 말을 못한다. 발병 후 대개 3-4년 내에 사망한다. 진단은 요 침전물에서 toluidine blue염색으로 metachromatic material을 증명하는 것이다. 그 외 arylsulfatase 감소(혈청, 백혈구, 소변), 말초 신경 생검(metachromatic granule)으로 가능하다.

5 세균성 수막염(Bacterial meningitis)

1 신생아 수막염

빈도는 생존아 1,000 명당 0.2-0.4 명으로 대부분 패혈증과 합병된다.

흔한 원인균은 B군 Streptococcus, *E.coli, Klebsiella, Listeria* 등이다.

혈행성으로 발병하며, 농양 형성, 뇌실염, 수두증 및 경막하 삼출액 빈도가 높다.

초기 증상으로는 식욕 부진, 무호흡, 패혈증, 구토, 발열, 과민, 경련, 반궁 긴장, 저체온, 황달, 과도 긴장 또는 저긴장 등 비특이적이어서 진단이 어렵다. 신경적 징후는 안 나타날 수 있으나 기면, 국소성, 전신성 또는 비특이적 경련, 대천문 팽륜, 경부 강직 등을 보인다

진단은 뇌척수액 검사(백혈구 증가, 단백 상승, 당 감소, 뇌척수액/혈액 당 비율 감소)로 가능하며 혈액 배양에서 70-85%의 균 양성을 보인다.

치료제는 ampicillin과 3세대 cefotaxime, 또는 ampicillin과 gentamicin을 투여한다.

2 신생아기 이후의 급성 화농성 수막염

원인으로 생 후 첫 2개월에는 B군 Streptococcosis, 그람 음성 장균, *L. monocytogenes*, 2개월-12세에서는- *H. influenza type b, Streptococcus pneumoniae, N. meningitidis*가 흔하다. 나이가 어릴수록 *H. influenza* 빈도가 높으나 최근 예방 접종의 결과로 감소되는 추세이고 연장아와 성인의 경우 *S. pneumoniae*와 *N. menigitids*가 많다.

증상은 비특이적으로 발열, 식욕 부진, 상기도 감염 증상, 근육통, 관절통, 빈맥, 저혈압 등이 나타나고 신경계 소견및 합병증으로는 다음 표 22-9, 22-10와 같다

〈표 22-9〉 신경 증상 및 징후

경부 강직, Kernig 및 Brudzinski 징후 : 18개월 이하에서는 안 나타날 수 있다
뇌압 상승 증상 : 두통, 구토, 천문 팽창, 외선 신경 마비, 무호흡 또는 과호흡, 박피 또는 제뇌 자세, 유두 부종
경련 : 20-30%
의식 상태 변화 : 기면, 혼수

〈표 22-10〉 신경계 합병증

경련	경막하 삼출액 저류(10-30%, 85-90%에서 무증상)	뇌경색	뇌농양
경막하 농양	수두증	난청	뇌신경 손상

진단은 뇌척수액 검사으로 하며 요추 천자 금기 사항은 뇌압 상승 시, 심한 심폐 위험, 천자 부위의 피부 감염. 혈수판 감소증(상대적 금기) 등이다. 검사소견은 백혈구 증가(호중성구 증가, 초기에는 임파구 우세), 양성 그람 염색(70-90%)을 보이며 혈액 배양 검사

의 80-90%에서 양성을 보인다.

감별 진단해야 할 것으로는 바이러스성, 결핵성, 진균성 수막염, 뇌농양, 열성 경련, Reye 증후군, 경막하 혈종, 악성 종양 등이 있다.

치료는 다음과 같다.

① 항생제 치료

뇌압 상승이 없는 경우 요추 천자 후 항생제 투여한다. 뇌압 상승 징후 또는 국소적 신경적 소견이 있는 경우 요추 천자를 하지 않고 CT 검사하기 전에 항생제 투여한다. 초기 선택 항생제는 ceftriaxone(100 mg/kg/일) 또는 cefotaxime(200 mg/kg/일)이며, 2개월 미만 영아 에서는 ampicillin과 상기 약제중 하나를 선택 투여 한다.

치료 기간은 : 7-10일이다. 신생아, 그람 음성 간균 환아, 48-72시간 내에 반응이 없는 경우 등은 뇌척수액 반복 검사의 적응증이 된다.

② 보조 요법

정맥 수액 투여하면서 뇌압 상승 및 경련이 있는 경우 치료한다.

Dexamethasone은 4일간 투여하며, 특히 *H. influenza*에 의한 경우 신경적 합병증 감소시킨다. 예후는 1-8%의 사망률은 보이며, 신경학적 후유증 빈도는 10-20%이며, 기타 청각 손실, 경련, 정신 지체, 언어 발달 지연, 시각 장애 등의 후유증이 나타날 수 있다. 따라서 정기적인 청력 검사가 필요하다.

6 소아간질(Epilepsies of childhood)

간질은 특별한 원인이나 발열 없는 발작(unprovoked seizure)이 반복적으로 일어나는 것을 말하며 소아에서 반복적으로 갑자기 발생하는 중추신경계 기능이상의 흔한 원인중의 하나다.

소아 간질은 성인과는 생태병리 및 간질 발생 기전이 다르고, 연령에 따라 발작 양상. 치료 반응 및 부작용 빈도 등이 차이를 보이는 특징이 있다.

이러한 간질은 하나의 병이라기보다 뇌기능 장애라고 생각 할 수 있는데, 정확한 진단을 해서 치료함으로써 소아는 도움을 받을 수 있다.

그러나, 진단이 좀 늦게 되어 생긴 결과보다는 잘못 진단되어 치료했을 때 결과가 더욱 문제가 될 수 있고, 또한 간질로 진단이 되면 부모들이 심리적으로 우선 많은 영향을 받고, 소아도 점점 크면서 여러 면에서 제한을 받을 수 있기 때문에 진단에 특히 신중해야 된다.

소아기 간질의 특징은 표 22-11과 같다.

〈표 22-11〉 소아 간질의 특징

1. 연령 의존성(age-related) 간질 증후군 2. 원인 : 유전적 또는 특발성 및 선천성 CNS 기형 3. 예후 : 양호 vs 불량 4. 정신 지체, 행동 장애, 신경적 이상을 동반 5. Brain plasticity 6. 다양한 항경련제에 대한 치료 반응 7. 연령에 따른 임상적 증상

1 발생빈도 및 유병율

간질의 발생빈도는 연령에 따라 매우 다양하다. 일반적으로 20-70명/10만명/년으로 생후 첫 1년 동안과 50세 이후에 가장 높다.

유병율은 약 5-8명/1,000명이다.

2 진단

자세한 병력 청취와 면밀한 이학적 및 신경적 진찰을 해야 한다. 우선, 선신석으로 이상하게 생긴 모양새가 없는지 살펴보아야 하며, 소아의 발달과 발육 정도를 확인하며, 두위를 반드시 측정한다. 피부에서 피부신경 증후군(neurocutaneous syndrome) 소견 유무를 보고, 눈 및 복부 소견상 이상의 유무를 확인하고, 신경학적으로 이상반사나 편마비 증상이 있는지 확인해야 한다.

〈표 22-12〉 발작을 일으키는 원인

두개내 원인(intracranial causes)	두 개외 원인(extracranial causes)
a. 감염(infection) b. 출혈(hemorrhage) c. 종양(space-occupying lesion) d. 혈관 질환(vascular diseases) e. 기형(malformation)	a. 대사성 질환(metabolic disorder) b. 독성 물질(toxin) c. 감염(infection)

그러므로 모든 발작을 간질이라고 먼저 생각해서는 안 된다. 일반적으로 간질이란 특별한 원인이 없이 뇌파소견의 이상을 동반한 반복적인 발작을 의미하며, 이를 특발성(idiopathic) 간질, 원인이 되는 선행 신경질환이 있었던 경우 이차성(secondary) 또는 증상성(symptomatic)간질로 분류(주산기 손상, 뇌발달 이상, 심한 뇌손상, 뇌감염, 뇌종양 등)

3 감별 진단해야 할 질환은 다음과 같다.

(1) 실신(syncope)
(2) 호흡정지 발작(breath-holding spell)
(3) 야경증(night terror)
(4) 운동 장애(movement disorder) : tic, spasmus nutans
(5) 편두통(migraine)
(6) 가성 발작(pseudoseizure)
(7) 분노 발작(rage attack)
(8) 발작 수면(narcolespy)
(9) 발작무도무정위운동(paroxysmal kineisigenic choreoathetosis)

4 분류

발작의 양상을 ILAE의 기준에 따라 정확히 분류하는 것이 중요하다. 왜냐하면, 자세한 발작양상 및 발작간 뇌파(interictal EEG)소견으로 분류함으로서 발작 원인, 초기 약제선택, 치료반응 예측 및 예후에 관해 도움을 받을 수 있기 때문이다. 발작이 전신 또는 부분발작인지 감별해야 한다.

① 부모들은 그들의 자녀가 처음 발작을 일으킨 경우 당황해서 잘 모르는 수도 있으나, 차근차근 질문을 하면 알아 낼 수 있다.

② 발작의 분류에서 제일 중요한 소견은 초기 증상이다. 즉, 발작이 시작될 때 의식 소실이 있는지, 있다면 의식이 갑자기 소실되는지, 또는 서서히 소실되면서 점차 전신적으로 진행이 되는지 여부를 확실히 알아야 한다.

③ 발작이 퍼지는 상태와 발작이 끝난 후 잠을 자는지 또는 국소마비 증세유무를 확인해야 하며, 그 외 발작경과 시간 등을 알이야 한다.
갑자기 의식 소실이 되면서 발작이 시작되면 전신 발작으로, 의식이 있으면서 운동증상이 있거나 의식이 점차 없어지면서 점진적인 운동증상을 보이면 부분발작으로 분류한다.

④ 동반되는 운동 증상에 의해 국제적 분류법에 따라 분류한다.

⑤ 간질 분류는 1964년 ILAE에서 초음으로 국제적 분류를 제시한 이래 여러 차례 보완 수정되어, 현재는 1989년 개정된 ILAE 의 간질 및 간질 증후군 분류법이 널리 사용되고 있다.

5 진단 방법

(1) 뇌파 검사

① 발작 분류 및 간질 진단에 꼭 필요한 검사로 다른 유사 질환과 감별 및 기질적 뇌 병변 진단에 도움이 된다.
② 간질성 이상 소견의 발견율은 1회 검사시 50%이나 반복 검사를 하면 90% 이상 된다.
③ 발작에 따라 부활법(activation procedure)을 이용하면 이상 소견의 발견율이 높다.

(2) 뇌 자기 영상 촬영법(MRI)

① 뇌의 병변을 확인하기 위해 실시한다.
② 가장 흔한 병변은 mesial temporal sclerosis이고, 그 외에 뇌종양, 뇌혈관 기형, 뇌조직의 발달장애등이 있다.

(3) 장기 비디오-뇌파 감시(Long-term video-EEG monitoring)

난치성 간질을 재평가하고 간질 발생 부위를 알아내기 위해서는 꼭 필요한 검사이다. 적응증은 간질과 이와 유사한 발작과의 감별 및 진단, 간질의 임상적 특징과 분류, 수술 전 평가 방법이다.

6 소아기에 흔한 간질 증후군(Epileptic syndrome)

간질 증후군이란 발병연령, 발작양상, 뇌파소견, 유발요인, 간질병소 및 예후 등에서 특징적 증상 및 징후의 집합이 일정하게 관련되어 함께 나타나는 간질성 질병(epileptic disorder)이라고 정의할 수 있다. 최근 간질의 용어는 대한간질학회에서 뇌전증으로 개정하였으며, 의학협회가 이를 인정하여 뇌전증으로 부르기도 하였다.

(1) 소아기 결신 발작(Childhood absence seizure)

여아에 많다. 호발 연령은 3-10세, 2세 이전 또는 사춘기 이후에 발생하는 경우는 드물다. 지능 및 신경학적 진찰 정상이다. 임상적 특징은 전구 증상없이 갑자기 의식 장애가 수 초간 있다 없어져 확인하는 데 쉽지 않다. 갑자기 하던 일을 중단하던지 또는 순간적으로 동작이 정지되며, 하루에도 여러 번 나타난다.

눈을 깜박이거나, clonic movement of arms, 또는 myoclonic 운동, 근력 tone의 저하와 머리 또는 몸통이 약간 앞으로 숙임, 자동증(chewing, grimacing, scratching, fumbling) 등이 동반 증상으로 나타난다. 빛자극 또는 피로에 의해 발작빈도가 증가된다. 즉 3Hz spike-wave가 특징적인 뇌파 소견이며(그림 22-1), 과호흡에 의해 잘 유발된다. 사춘기가 되면 50% 정도에서 강직-간대 발작(tonic-clonic seizure)이 발생하나, 성인이 되면 발작이 소실된다. Valproic acid 및 ethosuximide가 효과적 치료제이다.

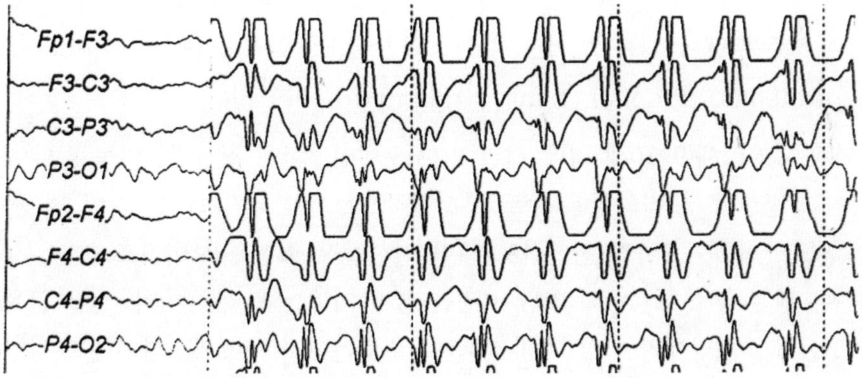

[그림 22-1] 소아 결신 발작의 전형적인 3 Hz spik-wave complex 소견

(2) 사춘기 결신발작(Juvenile absence seizure)

사춘기에 나타나고 성별 차이가 없다. 유전적 요인이 있다. 소아기 결신발작보다 발작 횟수가 적다. 80%에서 강직-간대 발작이 나타난다. 뇌파소견은 전반적 극서파(generalized spike-wave)를 보이며, 치료에 반응이 좋다.

(3) 사춘기 근간대성 간질(Juvenile myoclonic epilepsies, JME)

전신 발작의 가장 흔한 형태이다. 발병연령은 12-16세로 40%에서 간질 가족력이 있다. 결함 유전자위치는 염색체 6p21로 밝혀졌다.

잠에서 깰 때 주로 상지의 근간대성 경련이 특징이다. 15-30%에서 결신발작이 있고, 50-80%에서 강직 간대성 경련이 동반되어 간혹, 대발작으로 분류되기도 한다. 유발인자로는 수면 부족 및 음주이다.

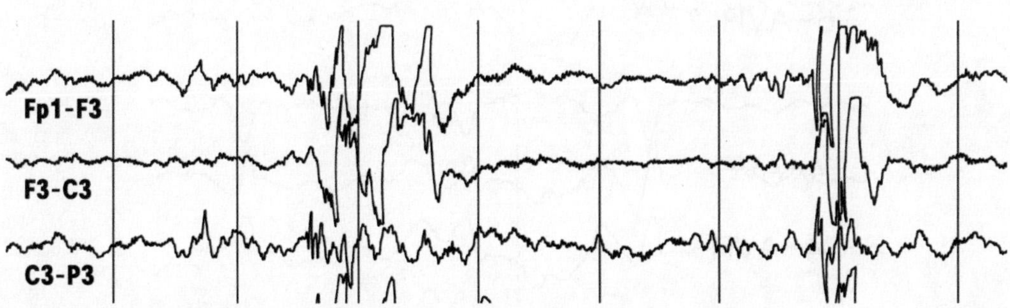

[그림 22-2] 사춘기 근간대성 간질의 전신 극파 소견

뇌파 소견으로는 4-6 Hz 다극서파가 특징으로 광 감수성(photosensitivity)이 있다(그림 22-2).

Valproic acid가 효과적인 치료제이나, 치료를 중단하면 90%에서 재발되어 평생 투약해야하는 경우가 많다.

(4) 중심 측두부에 극파를 보이는 양성소아간질(Benign childhood epilepsy with centrotemporal spike, benign rolandic epilepsy)

호발 연령은 2-12세(9~10세 경에 제일 많다)로 신경학적 진찰 및 지능 발달이 정상이며, 남아에 호발한다. 발작양상은 주로 부분발작으로 상, 하지보다는 안면 및 구강에 운동증상이 많고, 심하면 2차적 전신화로 되어 전신발작 소견을 보이기도 한다. 가장 특징적인 소견은 잠든 후 1, 2시간이 지나서 침을 꿀떡 거리는 소리를 내며, 얼굴 근육에 경련이 생기고 이때 의식장애가 있고 약 1-3분간 지속되는데 심하면 팔, 다리에도 경련이 생긴다. 야경증(night terror)과 감별이 필요하다. 뇌파는 정상 배경파를 보이며 중심-측두부 부위에 극파를 보인다(그림 22-3). 드물게는 전신성 극파-서파 양상이 동반된다.

일차 선택 항경련제는 carbamazepine이며, 대개는 발작이 두 번 이상 반복될 때 시작 효과가 없는 경우는 valproate를 사용한다. 예후는 좋아 15, 16세가 되면 자연 소실이 된다.

(5) 영아 연축(Infantile spasm)

생후 4-6개월 사이에 가장 많이 발생하며, 약 90%가 12개월 내 발병하는 소아기에만 유일하게 나타난다.

영아연축, 뇌파 소견상 고부정뇌파(hypsarrhythmia), 정신 지체의 세 가지가 있는 경우 West 증후군이라고도 한다. 잠재성(cryptogenic)과 증상성(symptomatic)으로 분류하

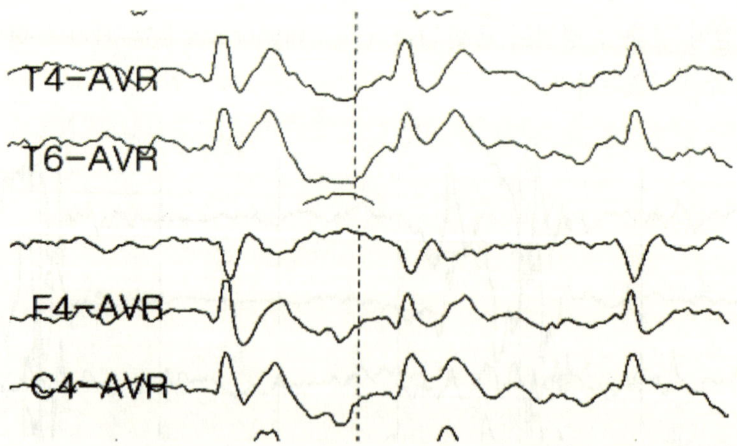

[그림 22-3] 양성 롤란도 간질의 중심 측두부 극파(centrotemporal spikes)

는데, 잠재성은 약 10-15%를 차지하며, 발작 발생 시까지 신경 발달, 이학적 소견 및 검사상 정상이고 특별한 원인이 없다. 증상성인 경우는 85-90%이며, 이미 신경손상 증상이 있고 원인을 알 수 있으며, 특히 출생 전후기 원인이 대부분이다.

원인을 확인하기위한 광범위한 검사가 필요하다.

〈표 22-13〉 원인

prenatal - hypoxic-ischemia, congenital infection, brain malformation, neurocutaneous syndrome
perinatal - birth trauma, hypoxia-ischemia
postnatal - degenerative disease, infection

특징적인 증상은 굴근, 신전근, 또는 몸통이 짧게, 대칭적으로 긴장성 수축이 한 번에 연속적으로 수십 번씩 일어나기도 한다. 수축양상은 굴근 연축(giexor spasm)과 신전근 연축(extensor spasm), 두 가지가 함께 있는 혼합 연축(mixed spasm)이 있으며, 이중 두 가지가 함께 있는 연축이 흔하다. 정신 지체가 진단 시 약 60-70%에서 동반된다.

뇌파 소견으로는 고부정 뇌파(hypsarrhythmia), 고전위 극서파((high amplitude, slow waves, sharp) 또는 극파 방전(spike discharge)들이 혼재하며, 비정상적인 배경파, burst suppression pattern도 보인다(그림 22-4). ACTH 또는 steroid가 효과적인 치료약이나 원인에 따라 치료약을 선택하며, 결절성 경화증의 경우 vigabatrin이 가장 효과적이다. 대사성 원인 경우 steroid나 valproic acid는 피하고, benzodiazepine이 효과적이다.

예후는 ACTH 치료 2-3주 후부터 발작이 소실되며, 뇌파 소견도 호전되나 치료 종료 후 2개월내 20-65%에서 연축이 재발되기도 한다. 완전 회복률은 잠재성인 경우 68%, 증상성인 경우 15%이다. 증상성인 경우의 약 30%에서 Lennox-Gastaut 증후군으로 이행한다.

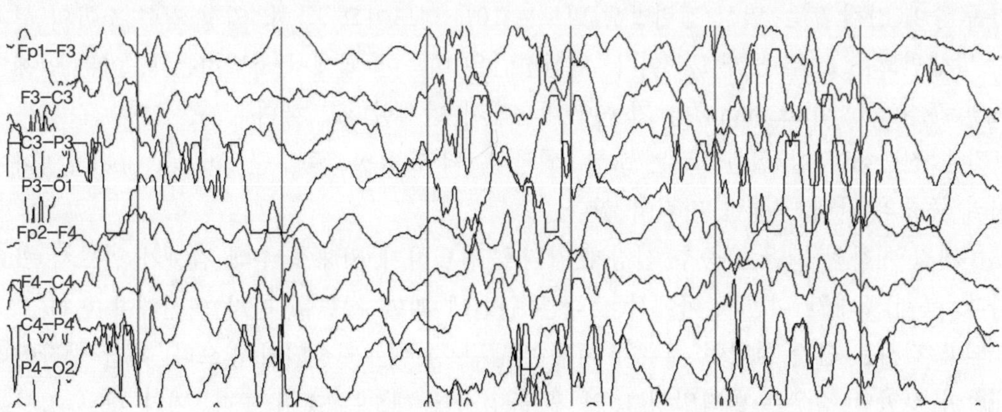

[그림 22-4] 영아 연축에서 Hypsarrythmia

(6) Lennox-Gastaut 증후군

정신 지체, 조절되지 않는 다양한 형태의 난치성 간질 발작, 뇌파상 느린 극서파 소견(그림 22-5)을 특징으로 한다. 호발 연령은 18개월-3세이며, 발작 형태는 다양하나, 긴장 발작, 탈력 발작, 근간대경련 발작, 비정형 결신 발작 및 전신 긴장 간대 발작이 흔하다. 발작 빈도는 거의 매일 수십 번씩하며, 간혹 주기적 빈도를 보여 수 주 간격으로 나타나기도 한다. 정신 지체는 발작 후 수년이 지나면 모든 소아에서 나타난다.

치료는 carbamazepine, valproate, benzodiazepine이 비교적 효과가 있으나 반응이 좋지 않으며, 발작 형태에 따라 대개 두 가지 이상의 약을 사용한다.

예후는 매우 나쁘며, 발병초기에 정신지체가 없었던 소아도 수년이 지나면 정신 지체 소견을 보인다.

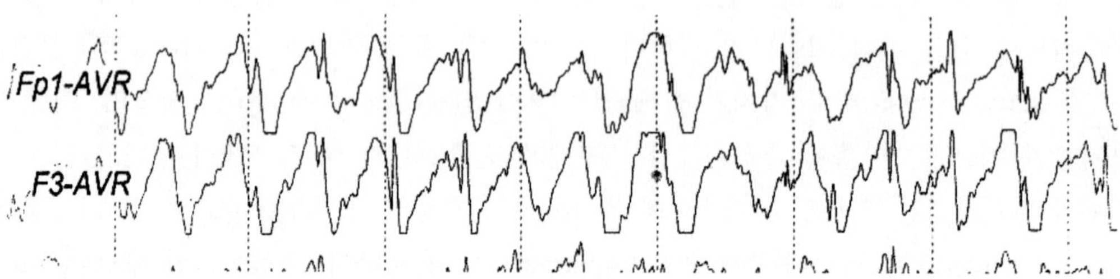

[그림 22-5] Lennox-Gastaut 증후군에서 slow spike-wave complex

(7) 열성 경련(Febrile seizure)

5세 이하 소아의 2-6%에서 발생하며. 호발 나이는 1-2세 사이로 5, 6세 이후에는 드물다. 1980년 Consensus Development Panel에서 정한 정의는 3개월에서 5세 사이 소아에서 중추 신경계 감염소견이 없고, 뚜렷한 원인이 없는 발열과 동반되어 일어나는 발작을 말한다. 발열의 원인으로는 90%가 바이러스감염이고 유전적 요인은 확실하지는 않지만, 가족 중에 간질 또는 열성 경련발생 빈도는 10% 정도이고 ,특히, 열성 경련 소아의 형제간 발생빈도는 조금 높아 17%이다. 열성경련은 미숙한 뇌에서 호발하는데, 이는 억제기능의 흑질(substantia nigra)의 기능이 미숙해서 발생한다고 했다.

감별 진단해야 할 질환들로는 오한, 뇌막염, 뇌염, Reye 증후군, anoxic spell, 영아에서의 중증의 간대 근경련 간질이 있다.

18개월 이하의 소아는 중추 신경계 감염을 감별하기 위해 척수액 검사가 반드시 필요하다. 특히, 6개월 미만 영아에서는 다른 원인에 의한 경련을 먼저 의심해야 한다.

뇌파 검사는 단순 발작인 경우나 처음 발생된 경우는 권장되지 않으나, 복잡 발작이나 재발이 잦았던 경우는 발작발생 10일 후에 검사를 해보는 것이 좋다. 기타 다른 검사는 진찰한 의사의 판단으로 실시한다.

열성경련은 다음과 같이 분류한다.

〈표 22-14〉 열성경련의 분류

	단순 발작	복잡 발작
경련 시간	〈15분	〉15-20분
양상	전신	부분
24 시간내 재발	무	유
신경적 후유증	무	유

재발 빈도는 25%-50%(평균 33%)이며, 추후 간질의 발생 빈도 및 이행 위험 인자 는 2-10%와 위험 인자로는 복합 열성 경련, 선행 신경학적 이상 존재, 간질 가족력이 있는 경우이다.

치료는 다음과 같다.

첫째, 발작에 대한 처치이다. 우선, 기도유지를 위해 편안한 자세로 해 주고 몸통이나 머리를 옆으로 해서 이물질이 기도를 막는 것을 방지하며, 발열을 치료하기 위해 가능하면 옷을 벗기고 미지근한 물로 닦아주어 해열을 돕고 필요한 경우 해열제를 투여하고 발작이 계속되면 속효성 benzodiazepine이나 chloral hydrate를 투여한 후, 원인에 대한 검사 및 필요한 치료를 추가로 행한다.

둘째, 중요한 것은 우선 부모를 안심시키고 병에 대한 이해를 할 수 있도록 자세한 설명과 상담이다. 즉, 갑자기 발작이 일어났을 때 응급처치에 대해 알려 주어야 하며, 발열에 대한 응급 치료 등에 대해 알려 주어야 한다. 그리고, 10여분 이상 계속해서 발작이 있는 경우는 빨리 병원으로 가도록 권고해야 한다.

경련이 짧게 끝난 경우도 발열이 계속되면 재차 발작이 일어 날 가능성이 있으므로 발열의 원인 파악 및 치료를 위해 진찰을 받도록 해야 한다.

열성경련에서 장기적인 항경련제의 사용에 대해 논란이 많았으나, 항경련제의 사용으로 인한 장점보다는 IQ치 저하등 단점이 많고 열성경련이 양성경과를 보이므로, 최근의 추세는 사용하지 않는 것이 원칙. 대신 발작의 재발도 방지할 수 있고, 부작용도 최소화할 수 있는 방법으로 diazepam(0.6-0.8 mg/kg/일)을 발열이 있는 동안 하루에 3번 또는 4번으로 나누어 항문이나 경구투여해서 효과가 좋다.

(8) 경련 중첩증(Status epilepticus : SE)

발작이 30분 이상 지속되거나, 발작 후 의식이 돌아오지 않은 상태에서 반복적으로 발

작이 일어나는 경우로 정의된다. 원인은 다음 표와 같다

〈표 22-15〉 경련 중첩증의 원인

Idiopathic : first unprovoked seizure, abrupt AED withdrawal
Remote symptomatic : previous meningitis, head trauma
Febrile;
Acute symptomatic : menigitis, head trauma, hypoxia
Progressive encephalopathy : progressive neurological disease.

5세 이하의 소아에서는 열성 경련 중첩증이 가장 흔하지만, 원인이 다양하고 원인들에 따라 예후 및 치료가 다르므로 환자를 진찰함에 있어 병력을 자세히 파악하고 이학적 진찰을 세밀히 한 후 혈청학적 검사 및 방사선과적 진단 검사를 시행해야 한다.

치료는 첫째 기도 확보와 혈압유지, 및 전신적 합병증을 방지하는 전반적 치료, 둘째 경련에 대한 치료와 재발 방지, 및 원인파악이다.

일반적 치료로는 우선, 환아를 편안한 자세로 한 후 심. 폐기능을 먼저 파악해서 산소를 투여하고, 호흡장애가 있으면 기관지 삽관을 고려한다. 혈청학적 검사와 혈액 가스검사를 위해 채혈을 하고 수액주시를 하고, 50% 포도당을 주사한다(1-2 mg/kg).

항경련제 치료로는 초기에 사용하는 약제들은 diazepam 또는 lorazepam 과 phenobarbital 및 phenytoin이다. 작용시간이 빠른 diazepam 또는 lorazapam, 둘 중 하나를 사용한다. 이때는 호흡곤란 및 혈압저하 등의 부작용유무를 잘 관찰해야 한다.

Lorazepam은 diazepam에 비해 부작용 빈도가 낮고, 빨리 작용을 하며 diazepam과 비교해서 별 차이가 없고 도리어 작용 지속 시간이 길어서(반감기 : 15.7시간) 최근에 많이 사용하고 있다. 일단 경련이 소실된 후라도 재발을 방지하기 위해서는 작용 지속시간이 오래 지속되는 항경련제인 phenobarbital 또는 phenytoin 추가로 투여한다. 경련이 계속되는 경우 기관지 삽관 등의 적극적인 치료가 필요하다. 지금까지는 paraldehyde를 투여하고 효과가 없을 때는 barbiturate 혼수요법 또는 전신 마취를 한다. 치사율은 3.5%-11%로 특히, 원인에 따라 차이가 있어 특발성이거나 열성인 경우는 사망 예가 없었다.

장기적인 항경련제 치료가 필요한 경우는 다음과 같다.

① 진행성 신경질환 또는 뇌의 구조적 이상이 있는 경우

② 이미 병력상 여러 번의 경련이 있었던 경우

③ 특발성(idiopathic)으로 발열이 원인이었던 경우는 3개월간 치료를 한 뒤 뇌파 검사를 한 후 결과 및 환아 상태에 따라 결정한다.

(9) 신생아 경련(Neonatal seizure)

신생아기에 발생하는 경련은 뇌의 발달 측면에서 볼 때 뇌손상을 유발하여 발달에 이상을 초래할 가능성이 있는데 이러한 증상은 중추 신경계 병의 초기에 종종 나타나기 때문에 그 원인에 대한 철저하고 광범위한 검사가 필요한 중요한 질환이다.

최근에 진단 기술 및 기초적 병리생리 기전에 대한 이해가 발달함에 따라서 지금까지 알고 있었던 진단 및 치료를 비롯한 신생아 경련에 대한 지식과는 다른 임상 증상, 원인 요소, 뇌파 및 뇌파-비디오 감시법의 유용성, 및 예후에 대한 새로운 연구 결과가 많이 발표되고 있다. 빈도는 다양하나, 만삭아와 미숙아 모두가 포함된 경우 0.5%(1982)였으나 특히 저 출생체중아 일수록 높다. 진단은 주로 임상적 증상에 의존, 미성숙 뇌의 특성상 큰 소아에서 볼 수 있는 양상은 드물어 비간질성 행동들과의 감별이 중요한데 비디오-뇌파 감시법에 의해 비교적 용이해 졌다. 간질성 행동인인 경우는 외부 자극과 무관하고, 붙잡아도 계속되고, 자율신경증상을 흔히 동반하는 특징이 있다.

신생아 경련은 뇌의 기능이상을 의미하므로 원인이 대부분 존재하고 예후 판정에도 관련이 되므로 광범위하게 원인에 대한 신속한 검사가 필요하다.

① 원인

가. 저산소성 허혈성 뇌증(hyoxic-ischemic encephalopathy) : 가장 흔한 원인이다. 신경적 증상은 저산소증에 의한 이차적 증상으로 출생 후 24시간내 subtle 형태의 경련이 발생하고, 미숙아인 경우 전신적 강직-간대 경련도 보인다.

나. 두개내 출혈(intracranial hemorrhage) : 저산소성 뇌손상과 동반되어 나타난다.

- 경막하 출혈(subdural hemorrhage) : 분만시 손상에 의해 잘 일어나며 반수에서 생후 48시간내 경련을 보인다.
- 뇌실 주변 및 뇌실내 출혈(peri-& intra-ventricular hemorrhage) : 미숙아에 흔하다. 전신적 강대성 경련 양상을 보이며 종종 수시간 내 혼수 상태로 되면서 호흡 마비를 유발하기도 한다.
- 지주막하강 출혈(subarachnoid hemorrhage) : 두 개내 출혈중 가장 흔하며 경련이 생 후 2-3일에 나타나고 경련이 없을 때는 정상적인 모습을 보여 일명 well baby seizure 라고 한다.

다. 감염 : B군 연세상 구균, 대장균이 흔하다.

라. 선천성 대사 증후군을 포함한 대사성 질환

- 저혈당증(hypoglycemia)-SGA 신생아에 많고 중요한 것은 치료 시작까지 저혈당증이 얼마나 오래 됐는 가이다. 경련이외에도 저긴장증(hypotonia), 의식

변화, jitteriness, 무호흡등 증상을 보인다.

- 저칼슘 또는 저마그네슘혈증
- 저 또는 고나트륨혈증
- 아미노산 대사이상, 유기산 대사이상, 고암모니아혈증
- Pyridoxine 저하 또는 의존증

마. 선천성 뇌기형 : 환택뇌증(lissencephaly), 큰뇌이란증(pachygyria), 다뇌회증(polygyria), 대뇌겉질형성이상(cortical dysgenesis)

바. 가족력 : 생후 2-3일경에 경련이 시작되고 가족력이 있으며 생 후 1달에서 6개월 사이에 경련이 없어진다. 유전 양식은 상염색체 우성이다.

〈표 22-16〉 신생아 경련의 진단적 검사 항목

혈당 검사 전해질 검사(Na, K, Ca, P, Mg) 대사 이상 검사	CT 또는 MRI 뇌파(비디오-뇌파 감시법)

경련의 발생 시기에 따른 원인을 보면 생 후 첫 3일 내 발병한 경우는 심한 질식, 중추신경계 기형, 뇌출혈, 저혈당증, 조기 저칼슘 혈증, 약물 금단에 의해, 그리고 생 후 2-3주경에는 감염, 선천성 대사 이상에 의한 경우가 많다.

② 경련 형태

가. 비정형적 형(subtle type)

가장 흔한 형태로 증상을 발견하기가 쉽지 않고 미숙아에서 훨씬 흔함. EEG seizure activity와의 관련이 적다. 증상으로는 씹기, 빨기, 울기, 무호흡(대개 안구증상을 동반하며 서맥(bradycardia)이 동반되는 경우는 드물다), 안구 증상(가장 흔하다. 안구 회전, 눈 깜빡임, 수영 동작, 자전거 타는 모양)등이 흔하다.

나. 간대형(clonic type)

국소성과 다국소성으로 분류한다.

- 국소성 : 국소성 뇌손상, 또는 국소 허혈성 질환에 의해 얼굴, 상지, 또는 하지 등과 같이 신체 일부분에 국한되어 나타나며 비교적 규칙적인 운동을 보임. 대사성 뇌증 때 잘 나타난다.
- 다국소성 : 신체 한 부위에서 시작되어 다른 부위로 전이되는 양상으로 나타남. 만삭아에서 흔하다.

다. 강직형(tonic type)

국소적 또는 전신적으로 나누는데, 전신형이 훨씬 흔하다.

전신형은 상, 하지가 마치 제뇌 경직(decerebrated rigidity)과 같이 뻣뻣해 지

고 무호흡, 안구 증상이 동반된다. 뇌실 내 출혈이 있는 경우 잘 나타난다.

라. 근간대성(myoclonic type)

국소성, 다국소성, 전신성으로 구분하는데, 간대형과의 감별은 빠른 myoclonic jerk가 주로 flexor muscle에 나타나는 것이 다르다.

Jitteriness와의 감별 진단이 중요한데 jitteriness는 이상한 안구운동을 동반하지 않으며, 소리 같은 외부 자극에 민감하며, 진전(tremor)양상으로 손으로 잡으면 멈춘다.

③ 치료

병력과 신경학적 진찰을 통해 필요한 검사들을 해서 원인을 파악한 후 각각의 원인에 합당한 치료 계획을 세운다. 원인에 따라서 저혈당증이 있으면 10% 포도당 2cc/kg를 정맥 투여하고 기타 전해질 이상이 있으면 Ca이나 Mg을 투여한다.

경련에 대한 항경련제의 치료시작 여부와 대상 및 치료 기간에 대해서는 아직 여러 의견이 많으나, 치료의 목적은 생리적 대사 장애를 최소로 줄여 중추신경계에 대한 나쁜 영향을 예방하는 것이므로 대부분의 경우 항경련제 치료를 한다. 대사성 장애, 저산소성 뇌증, 또는 패혈증과 같은 경우는 경련이 일시적 증상일 수 있으므로 지속시간이 짧은 diazepam을 우선 사용하고, 경련이 반복적으로 나타나거나, 뇌의 구조적 이상이 있거나, 뇌파상 이상이 있는 경우는 장시간 지속적인 항경련제의 치료대상이 된다.

일차 선택 항경련제는 phenobarbital 또는 phenytoin이다.

〈표 22-17〉 신생아 경련의 항경련제 용량

	phenobarbital	phenytoin
부하량(mg/kg)	15-20	15-20
유지량(mg/kg/일)	3-5	5

④ 예후

사망률은 15-40%로 과거에 비해 감소되는 경향이다. 신경적 예후는 경련 원인에 따라 좌우된다. 뇌기형에 의한 경우는 거의 정상 발달을 못해 가장 나쁘고, 반대로 지연형 저칼슘혈증과 지주막하강 출혈인 경우는 90% 이상에서 정상 발달하는 경향을 보여 예후가 가장 좋다. 그 외 원인들의 경우 정상 발달 빈도는 다양하나 약 반수 미만이다. 2-26%에서 간질로 이행된다.

7 간질 치료

약물 치료 시작 시기, 항경련제 선택 및 단독 또는 다 약물 치료 여부 등에 관한 일반적인 원칙은 성인과 동일하다. 최근에 개발된 항경련제는 기존 약물에 비해서 더 효과적이고 부작용이 적다고 하나 대부분 성인 환자를 대상으로 임상 시험해서 효과와 안정성이 확인된 뒤에 소아에 적용되었다.

(1) 약물 요법

발작 및 간질 증후군 분류에 따른 일차 및 이차 항경련제 및 최근에 새로 개발된 항경련제는 다음과 같다.

발작 및 간질 증후군	일차 선택제	이차 선택제	신약
부분발작 (이차적 전신화포함)	carbamazepine	valproate phenytoin phenobarbital	vigabatrin lamotrigine
일차성 전신성 강직-간대발작	valproate	carbamazepine phenytoin phenobarbital	lamotrigine, zonisamide
근간대성 발작	valproate	phenobarbital, clonazepam	lamotrigine zonisamide
결신 발작	ethosuximide	valproate clonazepam	
탈력 발작 (atonic seizure)	valproate	clonazepam phenytoin	lamotrigine
Lennox-Gastaut 증후군	valproate	clonazepam	lamotrigine,
영아 연축	ACTH	prednisolone valproate	vigabatrin

일반적으로 발작 소실이 적어도 2 년 동안 유지된 후 서서히 감량을 해서 치료를 끝내도록 권하나 개개인에 따라 결정하는 것이 바람직하다.

(2) 수술적 치료

환아가 수술 치료의 대상이 될 수 있는가를 결정하기 위해서는 개개인에 따라 차이가 있지만 다음 사항을 반드시 확인해야 한다.

첫째, 간질과 혼동 될 수 있는 간질 유사 증상이 아니어야 한다.

둘째, 발작 양상과 간질 증후군의 분류를 분명하게 해야 한다.

적응이 되는 발작 양상은 복잡 부분발작, 전신 발작, 탈력발작, 강작 발작, 근간대성 발작 및 편마비를 동반하는 부분 발작이 포함된다.

셋째, 난치성 간질이어야 한다.

넷째, 간질의 원인이 진행성 신경성 퇴행성 질환이나 대사성 질환이 아니어야 한다.

다섯째, 부모나 환자 자신이 수술을 한 후에 생길 수 있는 부작용, 발작의 호전 또는 악화 여부 및 장기적인 치료 방법에 관한 자세한 설명을 듣고 이해해야 한다.

수술 전 검사법(presurgical evaluation)의 목적은 첫째, 간질 발작의 원인이 되는 뇌부위를 찾는다. 둘째, 병소 부위를 제거한 후 발생할 수 있는 뇌기능 장애를 피하기 위함이다. 방법으로는 수술의 성공률을 높이기 위해 여러 가지 정밀 검사가 필요한데 모든 검사를 모두 시행하는 것은 아니고 환아에 따라 다를 수 있다.

- 제 1단계 검사 :
  - 가. 자세한 병력 청취 및 신경적 진찰
  - 나. 뇌파 검사
  - 다. 지속적 비디오-뇌파 감시(continuous Video-EEG monitoring) 검사
  - 라. CT, MRI 검사
  - 마. SPECT, PET 검사
  - 바. 신경정신학적 검사(neuropsychological assessment)
  - 사. 뇌혈관 촬영 및 와다(Wada) 검사
- 제 2단계 검사 :
  - 가. 두개 내 전극(intracranial electrode)을 이용한 장기간 비디오-뇌파 감시 검사

이와같은 여러 가지 검사를 시행한 후에 소아신경과, 신경과, 신경외과, 방사선과, 정신과 전문의 및 심리학자등이 모여서 검사 결과에 대한 자세한 분식과 토의를 한 후 수술 방법 및 부위를 결정하게 된다.

수술 방법은 병소 부분 절제술(focal resection), 뇌량체 절단술(corpus callosotomy), 대뇌반구 절제술(hemispherectomy) 등이 있다.

(3) 기타 치료법(alternative therapy)으로는 immunoglobulin, ketognic diet, vagus nerve stimulation 등이 있다.

참고문헌

1. 대한소아신경학회, 소아신경학, 2007, 군자출판사.
2. 안의섭 편, 홍창의 소아과학, 제 9판, 2007, 대한교과서.
3. 김영창, 소아 신경 질환의 진단과 치료, 제2판, 2005, 고려의학.
4. Nelson's Textbook of Pediatrics, 17th Ed., 2004.
5. Menkes JH., Child Neurology, 7th Ed., 2006.

제 23 장

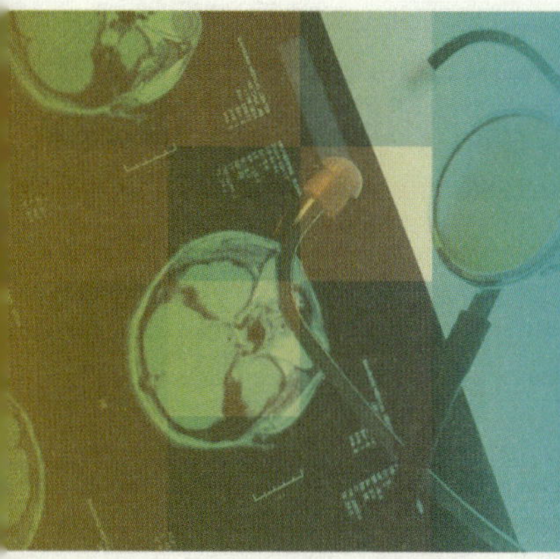

소아 신경학 II

Pediatric Neurology II

서 은 숙

학습목적

소아의 뇌성마비, 두통 및 말초신경근육질환 질환을 이해하고, 신경학적 진단법을 이해하며, 이를 이용하여 각 질환에 대한 치료를 습득한다.

학습목표

1. 뇌성마비의 정의와 원인을 알아야 한다.
2. 뇌성마비의 종류와 임상 및 진단을 설명할 수 있어야 한다.
3. 소아 두통의 원인과 분류를 설명할 수 있어야 한다.
4. 소아 편두통의 종류를 알아야 한다.
5. 말초신경 근육 질환과 Floppy infant 증후군을 이해할 수 있어야 한다.

1 뇌성마비(Cerebral Palsy)

1 서론

뇌성마비는 조기 뇌 발달의 장애로 인하여 발생하는 여러 가지 운동이나 자세 이상에 대한 진단적 용어이다. 뇌성마비는 발달 이상, 유전, 대사이상이나, 허혈성 또는 감염과 기타 후천적 요인에 의해 발생할 수 있다. 정신 지체나 간질 발작, 언어, 시력 장애와 학습장애 등의 다양한 증상이 동반되기도 한다. 그러나 뇌성마비를 가진 많은 성인과 소아에서 인지 능력의 저하 없이 정상적인 학교 교육을 받고 사회생활을 유지하고 있어 최근에는 뇌증(encephalopathy)으로 인식되고 있다.

뇌성마비는 만성 운동 장애 중 가장 흔하여 생존아 1,000명당 1.9~2.6명의 빈도로 발생한다.

뇌성마비는 출생 전 후부터 약 3세 사이의 원인에 의해 발생하는데, 그 원인은 매우 다양하다. 저산소성 허혈성 뇌증이나, 교통사고, 영아 학대, 낙상 등으로 발생하는 두부 손상이나 뇌출혈 등이나 생후 수개월에 발생한 수막염이나 뇌졸중 등이 뇌성마비의 원인이 될 수 있지만 아직 그 원인은 명확하지 않다. 또한 모체의 자궁 내 감염(융모막염, 태반막의 감염, 탯줄의 염증, 악취가 나는 양수, 산모의 패혈증, 출산 시 38℃ 이상의 체온, 요로 감염)은 정상 체중으로 출생한 영아들에서 뇌성마비의 위험성을 현저히 증가시키는 것으로 알려져 있다.

뇌성마비가 저 출생 체중아 특히 출생체중 1,000 gm 미만에서 증가하고 있는데, 신생아학의 발달로 미숙아와 저 출생 체중아의 생존이 증가하면서 뇌실 주위 백질 연화증 등이 문제가 되기 때문인 것으로 보인다(표 23-1).

2 임상 증상

뇌성마비는 운동이나 자세의 이상이 특징적인데, 어린 영유아에서는 자신의 연령에 적당한 발달 지표(milestone)를 볼 수 없으며, 신체의 강직이 증가하거나 또는 근육의 강도가 저하하거나 비대칭적이 특징이다. 일부 환자에서는 자발적 운동 시 운동 실조(ataxia)가 발생하거나, 뒤꿈치를 들고 걷거나, 일측 상지 또는 하지 혹은 상하지가 뻣뻣하여 사지가 뒤틀리는 가위 걸음(scissored gait)을 보이거나, 근 긴장도가 심하게 증가하거나 저하되어 사지가 강직 되어있거나 헝겊인형 같은 floppy 양상을 보이게 된다.

뇌성마비는 일반적으로 신경학적으로 침범된 범위와 신경 병리적인 면과 그 원인에

〈표 23-1〉 뇌성마비의 분류와 주요 원인

중요 증후군	신경병리	중요 원인
강직 양측마비	뇌실 주위 백질 연화증	미숙아 허혈 감염 내분비/ 대사(예 : 갑상샘)
강직 사지마비	뇌실 주위 백질 연화증 다낭종 뇌 연화증 기형	허혈 감염 내분비/대사 유전/발달
편마비	뇌중풍	혈전장애 감염 유전/발달 뇌실 주위 출혈 경색증
추체외로 (이상운동증, 불수의적)	기저핵	핵황달 사립체 유전/대사

출처 : Nelson textbook of Pediatrics 18th ed.

따라 여러 주요 운동 증후군으로 분류한다.

- **강직 뇌성마비(Spastic cerebral palsy)**

  가장 흔한 형태로 뇌성마비의 약 80%를 차지하며, 추체로를 침범하여 발생한다. 근 긴장도가 항진되어 관절의 수동적 굴곡, 신전에 대한 저항이 나타나며, 심부 건반사가 증가하고 바빈스키 징후를 볼 수 있다. 근육은 강직 되어 있고, 자세의 이상을 초래하며, 미세운동의 침범을 동반하기도 한다.

- **불수의적 혹은 이상운동증 Dyskinetic CP(athetoid CP, dystonic CP, choreathetoid CP)**

  추체외로의 침범으로 발생하며, 움직이려고 할 때 몸을 뒤틀거나, jerking, rigid 자세 등의 무의식적인 운동(involuntary movement)를 볼 수 있다. 근 긴장도가 간혹 증가되기도 한다. 신생아기의 핵황달이 원인이기도 하다

- **운동 실조증(Ataxic CP)**

  소뇌의 손상으로 인한 협조 운동(coordination)의 장애를 보이며, 진전이나 불안정한 보행, 조화의 소실 등의 특징을 보인다.

- **혼합형(Mixed CP)**

  근 긴장 증가 또는 저하가 동시에 존재하여 강직성 뇌성마비와 실조성 뇌성마비가 함께 나타나기도 한다.

뇌성마비는 마비된 신체의 부위에 따라 다음과 같이 나누기도 한다.

- **반신마비, 편마비(Hemiplegia)**

신체의 한쪽 부분을 침범하며, 하지 보다 상지가 침범되는 경우가 더 많다. 강직 편마비의 경우 보행이 18~24개월까지 지연되며, 걸을 때 회전 보행을 하고, 마비된 손과 엄지 손톱의 성장 장애가 발견되기도 한다. 진찰상 강직성 뇌성마비를 보이며, 약 1/3은 경련 질환을 가지며, 보통 2세 이내에 증상을 나타내며, 약 25%에서는 정신 지체를 포함한 인지 기증 장애를 보인다.

- 양하지 마비(Diplegia)

  양하지 마비를 보이는 경우로 상지가 일부 손상되는 경우도 있다. 강직 하지 마비의 경우 생후 6개월이 지난 영아의 앉는 자세가 불안정하거나, 7개월이 지나 배밀이를 할 때나 기기 시작할 때 양손은 정상적으로 사용하지만 다리를 끌고 다는 것으로 볼 수 있으며, 강직이 심해지는 경우 기저귀를 갈기 어려울 수도 있다. 영아를 겨드랑이를 들고 들어 올렸을 때 하지가 뻣뻣하고 가위처럼 교차되는 증상(scissoring)을 볼 수 있다.가장 흔한 강직성 하지 마비의 신경병리 소견은 뇌실 주위 백질연화증(periventricular leukoencephalomalacia)이다.

- 사지마비(Quadriplegia)

  전신마비를 보이는 가장 심한 형태로 심한 운동 장애와 함께 정신 지체 및 경련이 동반되는 경우가 흔하다.

3 진단

뇌성마비를 가진 소아는 대개 조기 정상 발달 지표(milestone)에 도달하는 것이 늦다. 뇌성마비의 진단은 이러한 운동발달의 지연과 긴장도의 이상, 근육의 약화와 소실되어야 할 신생아 반사의 지속적인 존재나 비대칭 또는 비정상적인 자세 등으로 의심할 수 있다. 면밀한 신체검사 및 신경검사를 통해 강직이나 발달 지연을 보일 수 있는 다른 질환과 감별하여야 한다.

진단을 위한 특별한 검사는 없다. 뇌 자기 공명영상으로 구조적인 위치와 병변 또는 동반된 선천 기형 등을 확인할 수 있으나, 정상 소견이라 하여 뇌성마비를 배제할 수는 없다. 대사 이상 검사와 유전적 검사를 시행하여 뇌성마비와 유사한 증상을 보이는 대사성 질환을 감별할 수 있다.

퇴행성 신경질환, 유전성 대사질환, 뇌나 척수의 발달 이상이나 사고로 인한 병소, 신경근 빌환 또는 운동 장애, 신생물, Rett 증후군 등과 감별하여야 한다.

2 소아의 두통

두통은 소아에서 매우 흔하며, 남아는 평균 7세 여아는 평균 11세에 발생한다. 두통은 유치원 연령에 1/3 이상이 초등학교 시기에는 약 반수 이상에서 두통을 경험하는 것으로 알려져 있다.

〈표 23-2〉 두통 환자에서 신경 영상 검사의 적응증

두통의 빈도와 강도가 점차 증가할 때
뇌 신경 및 신경계의 이상
두통 발작 시 시력 장애가 발생할 때
비정상적인 신경학적 징후
두통 발작 시 신경학적 이상 징후가 발생하는 경우 : 합병 편두통
소아 일차 두통과 다른 양상
자다가 두통 때문에 깨거나 깨어나자 마자 발생하는 두통
소아에서 발생하는 군발성 두통
뇌막 자극 증상
뇌 실질 이상
산실 발작이 동빈되는 재발 두통
학습장애, 성격 변화 등이 동반되는 경우
내분비 이상
성장 지연이 동반되는 경우

(출처 : 홍창의 소아과학 제 9판)

1 소아 두통의 진단적 접근

두통 환자에서 자세한 병력과 함께 세밀하고 정확한 신경학적 검사를 통해 원인을 찾는 노력을 하여야 한다. 두통의 형태는 급성, 급성 반복성, 만성 진행형, 만성 비 진행성, 혼합성 등의 5가지로 구분하여 접근하면 편리하다. 소아의 재발성 두통의 흔한 원인은 긴장성 두통, 뇌염, 수막염, 부비동염, 뇌농양 등의 감염성 질환, 뇌종양 및 뇌 혈관 질환, 편두통, 외상, 뇌수종 등이 있으며, 눈의 굴절 장애, 음식물 알레르기, 고혈압이나 치과질환 등의 신경학적 이외의 질환 등이 있다. 두통 환자에서 표 와 같은 증상이 있는 경우 신경계 영상 검사를 하는 것이 좋다.

2 두통의 분류

2004년 개정된 국제 두통학회의 분류에 의하면 전조를 동반하거나 혹은 무전조 편두

통, 긴장성 두통과 군발성 두통 등의 1차성 두통과 두경부 외상, 뇌 혈관 또는 비혈관 질환이나 감염성 질환 등으로 인한 2차성 두통으로 구분할 수 있다(그림 23-1, 23-2).

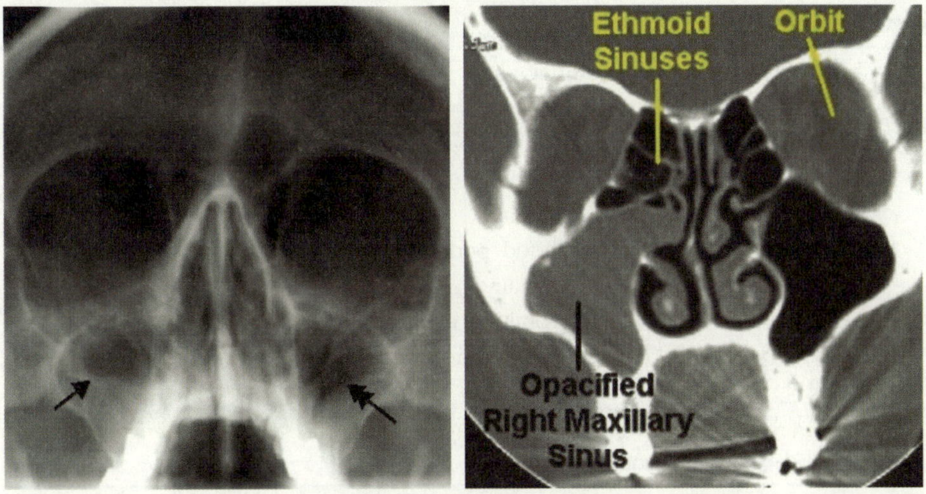

[그림 23-1] 상악동의 부비동염

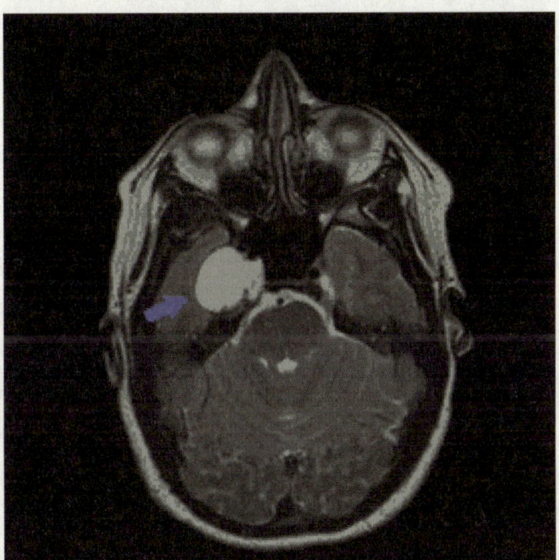

[그림 23-2] 우측 전두부의 종양

3 편두통(Migraine)

편두통은 무증상의 간기가 있는 돌발적이고 반복성 두통으로 정의되며, 복통이나 오심 구토 증상, 박동성 두통이 다양하게 나타나며, 빛 공포증(photophobia), 소리 공포증

(phonophobia) 또는 전조 증상 등이 동반되어 나타나는 특징을 보인다.

편두통은 2004년 개정된 국제 두통학회(ICHD-II)의 분류는 아래 표와 같다.

〈표 23-3〉 편두통의 분류

1.1 무전조 편두통(migraine without aura)
1.2 전조 편두통(migraine with aura)
  전형적 전조 편두통(typical migraine with aura)
  편마비 편두통(hemiplegic migraine)
  기저형 편두통(basilar-type migraine)
  1.3 소아기 주기 증후군(childhood periodic syndrome)
    복부 편두통(abdominal migraine)
    주기 구토 증후군(cyclic vomiting syndrome)
    소아기 양성 돌발 현훈(benign paroxysmal vertigo syndrome)
  1,4 망막 편두통(retinal migraine)
  1.5 편두통 합병증(complications of migraine)
  1.6 개연적 편두통(probable migraine)

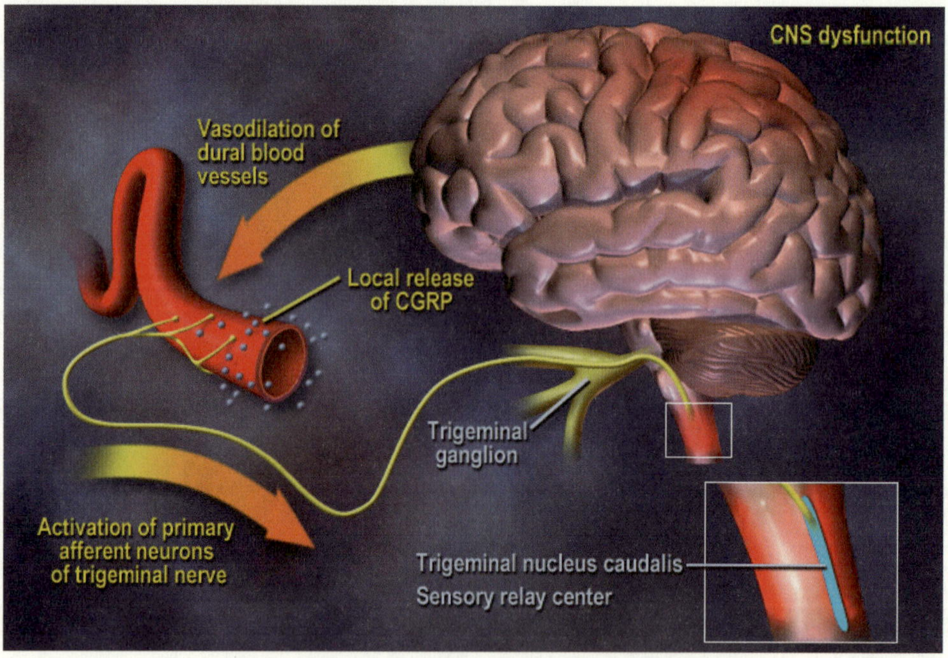

[그림 23-3] 편두통의 발생 기전

편두통의 발생 기전은 두부에 분포되어 있는 삼차 신경 말단에서 두통을 유발할 수 있는 여러 가지 물질이 분비되면 주위에 있는 뇌혈관이나 경막 혈관의 세로토닌 수용체

(5HT-1B receptor)에 작용하여 혈관을 확장시키고 그 내용물이 혈관 밖으로 나온다. 이런 신경(CGRP나 substance P 등) 펩타이드들은 다시 삼차 신경 수용체에 작용하여 이 신호가 뇌간의 삼차 신경 말단 핵에 전달되어 시상을 거쳐서 두뇌에 전달되어 통증을 느끼게 된다, 이런 혈관확장, 신경성염증은 삼차신경을 더욱 활성화시켜 CGRP분비 더욱 촉진하여, 계속 혈관확장 시키고 통증전달을 유도한다. 편두통이 진행됨에 따라 삼차신경으로부터 처음 pain impulse를 받는 뇌간과 척수 중추가 차츰 자극 되어 작은 자극에도 반응하는 등 점점 민감도가 증가하게 된다.

이런 두통 발생 기전은 뇌간 주변에 있는 구토 유발 센터가 자극되고, 감각 기관의 과민 상태를 초래하여 구역, 구토, 밝은 빛이나 시끄러운 소리를 싫어하는 동반 증상들을 나타나게 된다.

(1) 무전조 편두통

전조가 동반되지 않는 편두통으로 소아 편두통의 가장 흔한 형태이다. 두통은 박동성 혹은 동요성이고, 발작 시 혹은 전 기간을 통하여 일측성의 경향이 있으며, 양측의 전두부 또는 측두부의 통증을 호소한다. 그러나 소아에서는 일측성이 아닌 경우가 흔하고, 성인 두통에 비해 덜 심하다.

진단은 다른 질환과 관련이 없고 아래 ①-③ 항목에 적합한 두통이 적어도 5번 이상 발작이 있을 때 할 수 있다.

① 1-72시간 지속되는 두통이면서

② i) 편측(소아에서는 양측도 가능)

ii) 중등도 또는 심한 정도의 두통

iii) 박동성

iv) 일상생활 움직임에서 더 악화되는 두통

중 2가지 이상의 특징이 있고

③ i) 구역 또는 구토,

ii) 빛 공포증과 소리 공포증

중 한 가지 이상의 동반 증상이 있는 두통

특히 소아에서는 성인에 비해 오심과 구토 복통을 동반하는 경우가 매우 많으며, 복통과 구토 발열을 동반하는 경우도 있어 급성 충수염이나 전신 감염과 감별이 필요하기도 한다.

편두통의 70~80%가 가족력(특히 어머니)을 보이고 있어 자세한 병력 청취가 필요하다. 이러한 편두통은 생리 또는 배란 전 후, 심한 스트레스 후 지속적인 운동 전후 점진적으로 발생하며, 수면 후 완화되는 특징을 보인다.

(2) 전조 편두통

편두통의 약 14~30%를 차지하며, 완전히 회복되는 시가 및 감각 전조 증상 또는 언어 장애 중 한 가지 이상의 전조 증상이 발생하는데 이 중 시각 전조 증상이 가장 흔하다. 흐린 시야, 암점, 빛이 번쩍이는 양상 혹은 물체의 불규칙한 비틀림 등이 흔히 나타난다. 찌르는 듯한 느낌이나 따끔거림, 무감각 등의 감각 전조도 볼 수 있다.

어지럼증과 조화 운동불능, 이명 또는 복시 등이 동반되는 기저형 편두통과 운동 약화가 동반되는 편마비 편두통도 전조 편두통에 속한다.

(3) 소아 주기성 증후군(childhood periodic syndrome)

소아기에서만 나타나며, 일반적으로 편두통의 선행증으로 알려져 있으며, 최근 국제두통학회의 두통 분류에서 편두통의 하나로 분류되고 있다. 소아 주기성 증후군에는 주기 구토 증후군(cyclic vomiting syndrome), 복부 편두통(abdominal migraine), 소아기 양성 돌발 현훈(benign paroxysmal vertigo syndrome)의 3종류가 있다.

주기성 구토는 반복적으로 때때로 매달 심한 구토를 유발하여 특히 영유아에서는 심한 탈수와 전해질의 이상을 초래하기도 한다. 구토 증상은 수일 간 지속될 수 있으며, 창백하고 심한 경우 기면 상태를 보이기도 하지만 깊은 수면 후 발병 이전 상태로 완벽하게 회복되는 것이 특징이다.

주기성 구토를 가진 많은 환자에서 편두통의 가족력을 가지고 있다. 주기성 구토 증후군은 구토를 유발할 수 있는 장 질환이나 대사 이상 질환들과 감별이 필요하다.

복부 편두통은 발작과 발작 사이에 정상을 보이며, 발작 시 복부 중앙의 1~72시간 동안 지속되는 복통이 특징이며, 중등도 이상의 통증으로 호소하고, 오심과 구토 등을 동반하기도 한다. 철저한 진찰과 검사로 위장관 질환을 배제하여야 진단할 수 있다.

양성 돌발 현훈은 학동기 소아에서 잘 나타나며. 창백해지고 오심이 있으며, 드물게 구토를 보이는 경우도 있다.

(4) 치료

약물을 사용하기 이전에 두통을 유발하는 자극이나 스트레스를 줄이거나 피하고 규칙적인 생활 습관을 가지도록 노력하며, 진통제의 용량이나 사용 횟수가 점차 증가하는 것을 주의해야 한다.

급성기에 통증의 완화를 위해서 ibuprofen, acetaminophen, naproxen sodium 등의 NSAIDs를 사용하며, 최근에는 5HT 수용체에 작용하는 triptan 제제를 사용한다. 주 2회 이상의 잦은 두통이 있는 경우 진통제의 남용으로 인한 두통을 막기 위해 예방 요법을 시행하는 것이 권장되고 있다. 예방요법에는 amitriptyline(항우울제), propranonol(베타차단제), cycloheptadine(세로토닌 길항제)와 항경련제인 valproate와 topiramate 등이 사용되고 있다.

4 긴장형 두통(Tension type headache)

스트레스나 긴장에 의한 두통은 소아기에 매우 흔하다. 두통은 누르거나 조이는 중등도 이상의 두통이 5~30분 지속되고, 머리 양측이 아프지만, 편두통에서 볼 수 있는 오심, 구토와 복통이나, 소리나 빛에 민감한 증상은 동반하지 않는다.

3 말초 신경-근육 질환(Neuromuscular diseases)

1 말초 신경-근육질환과 늘어지는 영아(floppy infant)의 평가

말초 신경 근육질환은 신경 자극을 전달하는 척수 및 말초 신경과 신경근 접합부의 하위 운동신경(low motor neuron) 장애와 근육 자체에 발생하는 질환을 모두 말한다. 하위 운동장애 시 임상 특징은 원인과 장애 부위와 관계없이 근력저하와 근 긴장도 저하와 심부 건반사의 소실 또는 감소, 감각 장애, 이완성 마비와 근 위축 등이 동반하게 된다.

근 긴장 저하는 뇌에 의해 조절되는 운동 신경 질환이나 근력에 문제가 있는 수 많은 질환에서 볼 수 있다. 특히 성인과 달리 영유아에서 근긴장도 저하로 헝겊 인형처럼 나긋나긋하고 움직임이 없는 증상을 보이는 경우를 모두 늘어지는 영아(floppy infant)라고 부른다. 늘어지는 영아의 원인은 대부분이 마비성 질환이며, 일부는 신경-근질환이 분명하지 않은 경우도 있다.

저 긴장아의 임상적인 진단은 자발적인 움직임이 없거나 감소하면서 흔히 볼 수 없는 이상한 자세나 수동적 운동에 대한 관절 저항의 감소, 관절 운동 범위의 확대 등이 있다(그림 23-4).

(1) 분류와 원인

말초 신경-근육 질환의 분류는 해부학적으로 척수 앞뿔 세포(spine anterior horn cell) 및 운동 신경세포 질환(예 : 척수 근위축증), 운동 신경 뿌리의 질환, 말초신경 질환(예 : Guillain-Barre 증후군), 신경 접합부 질환, 근육 질환 등으로 나눈다.

Dubowitz는 비 마비성과 마비성으로 구분하였다(표 23-2).

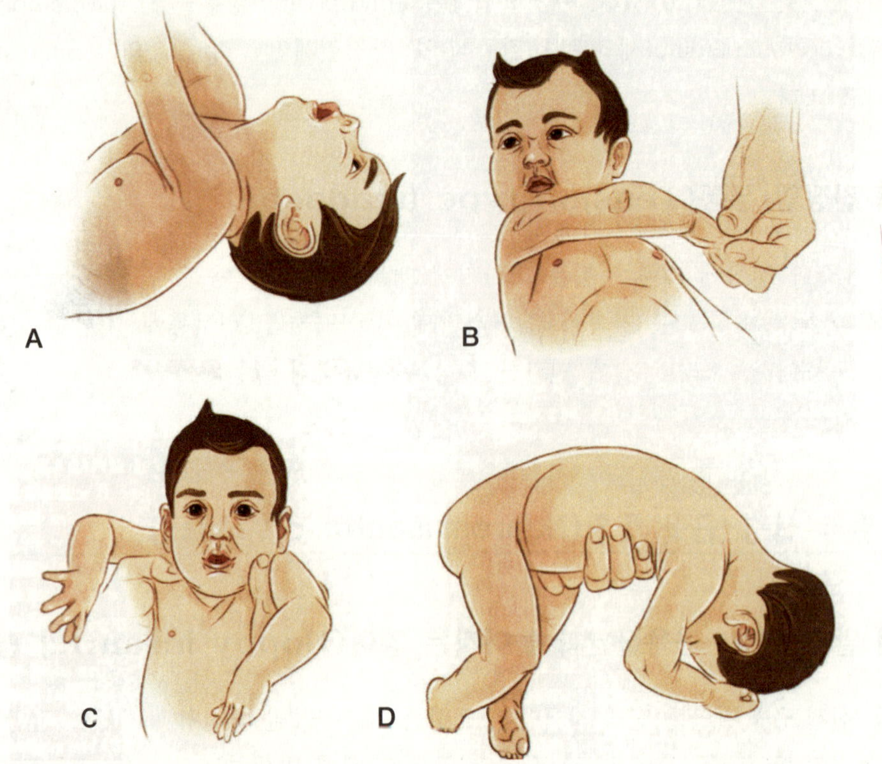

[그림 23-4] 근 긴장저하의 평가. (A) pull to sit. (B) scarf sign. (C) shoulder suspension. (D) ventral suspension. (출처 Carney et al. The floppy infant syndrome. In Paul R et al. editors. Pediatric practice : Neurology McGrow-Hill co. 2009;405~8.)

〈표 23-2〉 Floppy infant의 분류

I. 마비 상태(근력저하와 동반된 저 긴장증)

1) 척수 근위축증(spinal muscular atrophy)
2) 선천 근육 퇴행증(congenital muscular dysdtrophy)
3) 선천 근육 긴장 퇴행위축(congenital myotonic dystrophy)
4) 신생아 선천 근무력증(neonatal myasthenia gravis/congenital myasthenia gravis)
5) 선천 근병증(congenital myopathy)
   central core disease
   nemaline myopathy
   centronuclear myopathy/myotubular
   congenital fiber type disproportion
6) 대사 근병증(metabolic myopathy)
   Glycogen 축적증
   지질 축적 근병증
   사립체 근병증(mitochondrial myopathy

주기 마비(periodic paralysis)
7) 말초 신경방증(peripheral neuropathies)
8) 기타

II. 비마비 상태(근력 저하가 현저하지 않은 근긴장 저하증)
1) 중추 신경계 질환
정신 지체
근긴장 저하성 뇌성마비
대사 이상 질환
염색체 이상
2) 결합 조직 질환
선천 인대 이완증
Ehlers-Danlos 또는 Marfan 증후군
불완전 골형성증
3) Prader-Willi 증후군
4) 대사, 영양, 내분비 장애
갑상샘 저하증, 구루병, 고 칼슘혈증, 신세뇨관 산증

Modified from Dubowitz V : Muscle disorders in childhood. 2nd ed. Philadelphia : Saunders, 1995;467-72.

(2) 평가

① 주소 및 병력

영유아기에서 목 가누기를 못하거나 하는 등의 발달 지연이 주 증상이며, 학동기 및 청소년기에는 장시간 걷지 못하거나. 배를 내밀고 걷는 오리걸음을 하거나 계단 오르기가 어려운 등의 증상을 보인다.

질환에 따라 증상이 발현하는 연령이 다르므로 증상을 처음 나타나는 시기에 따라 원인 질환을 의심할 수 있다, Werdnig-Hoffman 병, 선천 근육 퇴행위축 등은 출생 직후나 영아기에, SMA II, Duchenne 형 근육퇴행 위축은 유아기에 주기 사지 마비 등은 학동기 및 사춘기에 주로 발생한다.

② 근긴장의 평가

근 긴장도의 평가 방법에는 크게 수동적 평가와 능동적 평가 방법이 있다. 수동적 평가에는 근육의 경도(consistence), 관절의 신전성, 피동성을 보는 방법 등이 있다. 근육의 경도는 손으로 근육을 좌우, 상하로 움직이면 근 긴장도가 저하된 경우 흐느적 거리는 느낌을 받는다. 관절의 신전성은 근육을 수동적으로 신전시키거나, 각 관절을 굴절-신전을 반복하면 저 긴장증의 경우 신전의 정도가 항진된다.

능동적 근 긴장도의 평가는 자세, 반사(reflex), 근육의 반동(recoil) 등을 평가하는데, 이들 평가 방법에는 아래와 같은 것들이 있다.

- 개구리 다리 자세(frog-leg posture)
- scarf 징후
- 2중절 징후(double folding sign)i
- 뒤꿈치-귀 징후(heel-to-ear sign)
- 손목 굴림(wrist flexion), 발목 굴림(ankle dorsiflexion)
- 다리 오금각(popliteal angle)
- 당김 반응(traction response)
- 수직 걸기(vertical suspension)
- 수평 걸기(horizontal suspension) 등

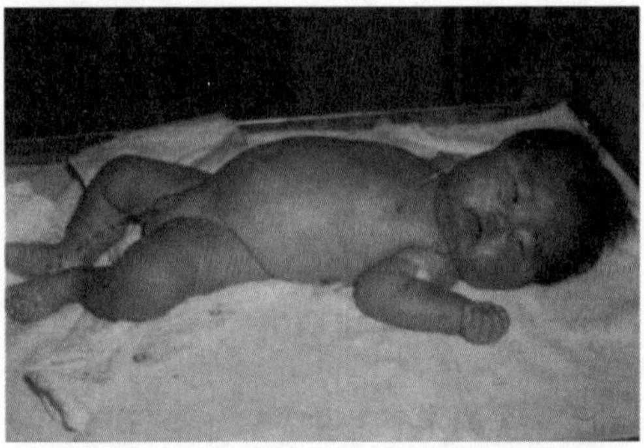

[그림 23-5] Frog-leg 자세

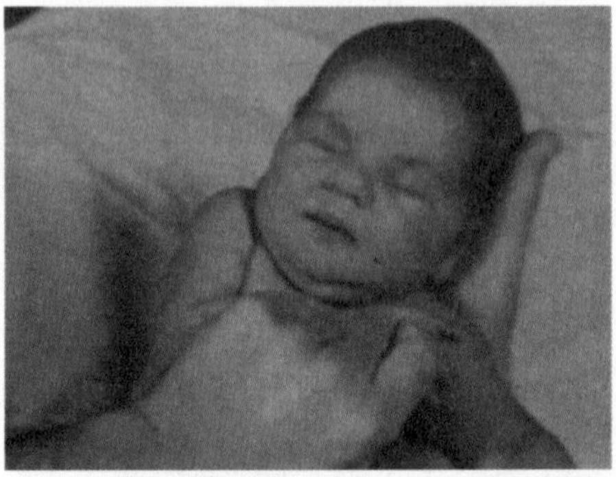

[그림 23-6] Scarf 징후

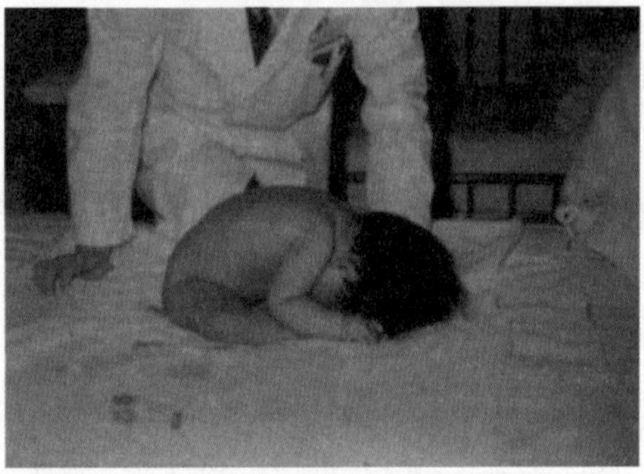

[그림 23-7] 2중절 징후(double folding sign)

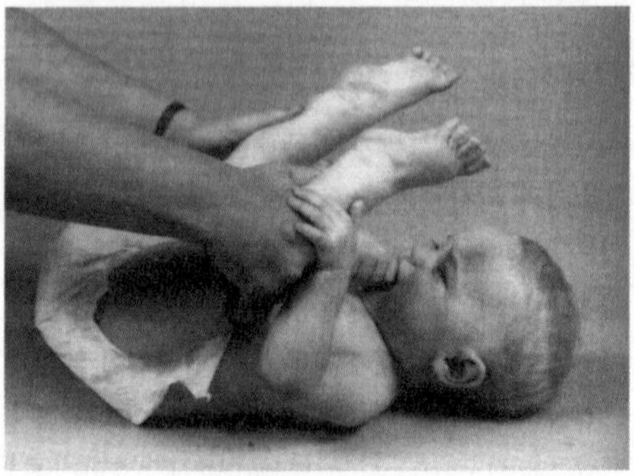

[그림 23-8] 종-이 징후(heel-to-ear sign)

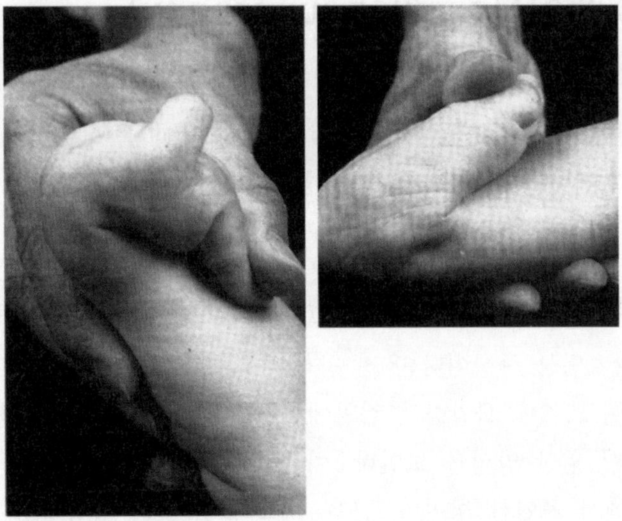

[그림 23-9] 수관절장 굴도(wrist flexion), 족관절배굴도(ankle dorsiflexion)

③ 기타 신경 진찰

근 위축의 유무와 섬유 근육 부분 수축(fasciculation) 유무를 평가하여야 한다. Fasciculaiton은 주로 운동 신경 세포에서 기원된 질환에서 보이며, 말초 신경에서 기원하는 근 위축에서도 볼 수 있다.

심부 건반사는 근육 질환에서는 대부분 유지되지만, SMA I을 비롯한 신경 질환에서는 대부분 소실되거나 감소된다. Guillain -Barre 증후군에서는 증상이 경미하여도 대부분 소실된다.

지각장애는 말초 신경 질환의 특징이며, 감각 장애를 동반하는 근 위축은 신경 기원 질환이다.

그 밖에 관절의 구축이나 자세와 보행은 매우 중요한 단서를 제공하여 준다.

④ 검사

신경-근 질환의 감별 진단을 위한 검사는 CK와 isoenzyme, aldolase, GOT, GPT, LDH 등의 혈청 효소와 전기 생리학적 검사와 근 생검의 3가지가 가장 중요하다.

중추 신경질환을 감별하기 위해 뇌 CT 또는 MRI를 시행하고, 2차적으로 TORCH, 염색체 검사, 혈청 아미노산 검사, 소변 내 유기산 분석 검사 등을 시행하여 대사성 질환을 구분한다.

2 근육 퇴행 위축(Muscular dystrophy)

소아기의 일차 근육 질환은 매우 다양하지만 진행 근육 퇴행위축(progressive muscular dystropjy : 이하 PMD), 선천 근육 퇴행위축(congenital muscular dystrophy : 이하 CMD)과 선천 근병증, 대사성 근병증, ion channel 이상과 기타 염증 근병증 및 내분비 근병증 등이 있다.

(1) 진행 근육 퇴행 위축(Progressive muscular dystrophy)

근육 퇴행 위축은 임상 증상이나 유전 양식이 다른 여러 가지 질환이 있는데, 빠르고 급속한 진행을 보여 조기에 사망하는 질환에서부터 발병이 늦고 점진적이어서 성인기까지 생존하는 다양한 임상 양상을 보인다. 이들의 공통적 특징은 유전적 소인을 가지며, 진행성이고, 근육에서 기인한 병이며, 근육 효소 활성 치가 상승하고, 근본적인 치료가 없다는 공통점을 가지고 있다.

진행 근육 퇴행위축은 Duchenne형, Becker형, 지대형(limb-girdle) Emery-Dreifuss형, 원위형(distal muscular dystrophy), 안면 견갑상완형(fascioscapulohumeral) 등이 있다.

근육 퇴행위축의 분자 유전학

디스트로핀(Dystrophin)과 디스트로핀-당단백 복합체(Dystrophin-glycoprotein complex : DGC)가 중요한 역할을 한다. 디스트로핀은 79개 이상의 exon을 가지고 있으며, 3,685개의 아미노산으로 구성된 거대한 유전자이다. 이 중 C 말단 영역으로 근세포막에 있는 여러 개의 세포막 당단백(glycoprotein)과 결합하여 3개의 디스트로핀-당단백 복합체를 형성한다.

즉 ① α-,β-dystroglycan(DG)으로 구성된 DG 복합체 : α-DG는 β-DG에 의하여 근세포막에 고정되는 표재성 당 단백이며, 근 세포 외에 기저막의 구성 요소인 laminine -2와 결합한다(즉 laminine 수용체이다.)

② 4개의 α-,β-, r-, δ- sacroglycan(SG)으로 구성된 SG 복합체

③ 세포 단백의 syntrophin family이며, 기능은 불분명하다.

DGC는 근세포막을 매개로 세포 내의 골격과 세포 외의 기질을 연계하는 매우 복잡한 구조체로 근세포막의 안정성에 기여하는 것으로 추정된다. DGC 구성 요소들의 선천성 결핍에 의하여 발생하는 근육 퇴행위축 중 Duchenne형 근육 퇴행위축은 근세포 내 골격 이상으로 발생하며, 근세포막의 이상은 SCARMD(severe childhood autosomal recessive muscular dyastrophy), 근세포 외 기저막에 이상이 있는 경우 laminine-2의 결핍으로 인한 선천성 근육 퇴행위축(CMD)이(그림 23-10).

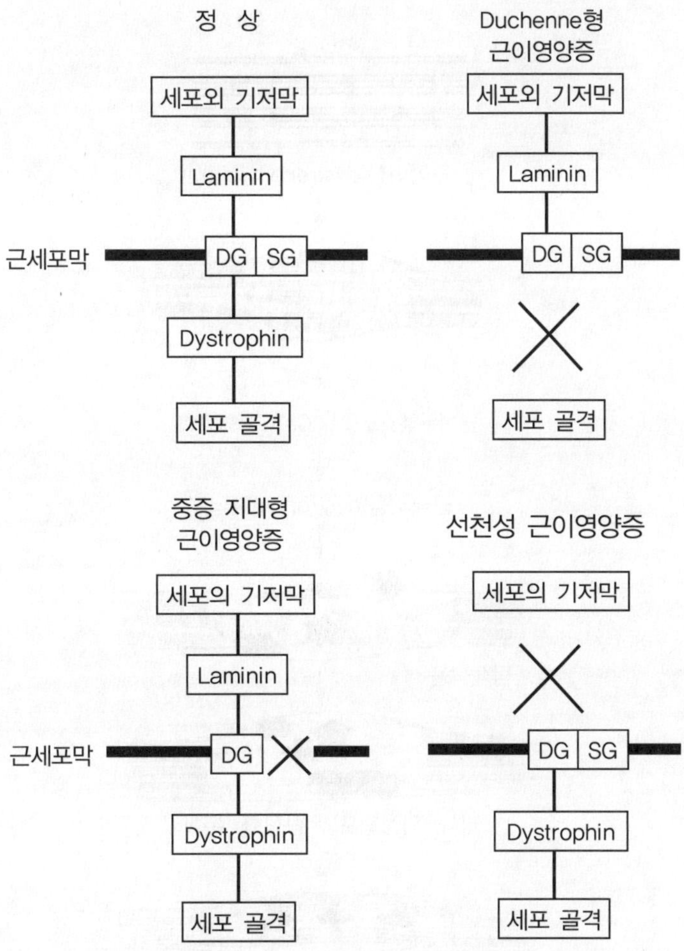

[그림 23-10] 근 이영양증의 DGC의 이상

(2) Duchenne 형 근육 퇴행위축(Duchenne type muscular dystrophy : DMD)

① 유전과 역학

디스트로핀의 결핍에 의해 발생하며, X-연관 열성 유전으로 유전되며, Xp21.2에 유전자좌가 위치하고 있으나, 1/3에서는 돌연변이로 발생한다. 유병률은 신생아 10만 명당 약 30으로 발생하며, 남아 3,500 명당 1명이다.

② 발생 병리

골격 근육의 진행성 변성이 일어나 근육 자체가 결합조직이나 지방으로 대치됨으로써, 근육의 가성 비대(pseudohypertrophy)가 나타나고 근력이 저하된다(그림 23-11).

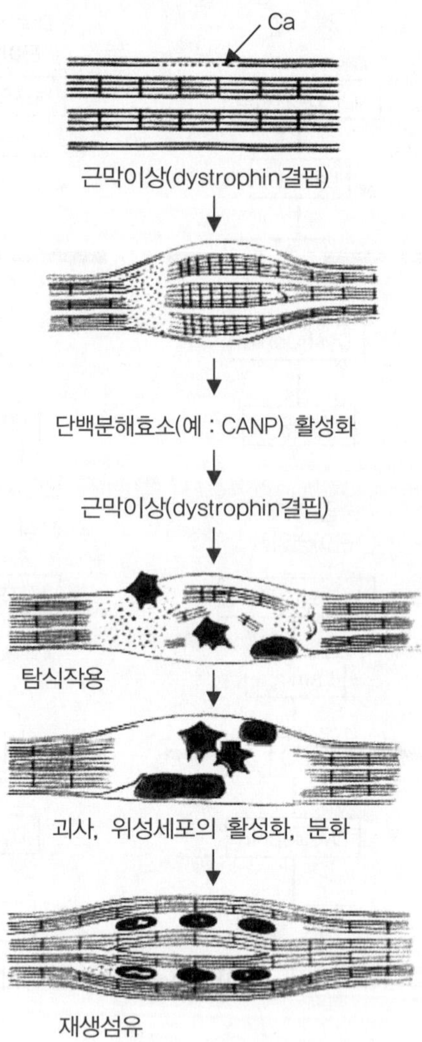

[그림 23-11] Duchenne형 근 디스트로피의 병인의 가설(출처 대한소아신경학회 소아신경학)

③ 증상

발병 시기는 신생아기 또는 태생기에서부터 근육의 이상이 시작되어 혈청 효소(CK)가 상승되나. 증상의 발현 시기는 개인에 따라 차이가 있다. 대개 증상의 시작은 보행이 시작하는 시기 이후에 발견되는 경우가 많으며, 언제 시작되었는지 정확하게 인지하는 경우는 드물다. 그러나 잘 관찰하면 생후 1~1년반 사이에 진단이 가능하고, 대개 2~4세경에 진단된다.

이 질환의 특징은 장단지 근육이 딱딱하고 비대해지는 특징이 있다(그림 23-12). 이러한 거짓 비대는 모든 예에서 볼 수 있다.

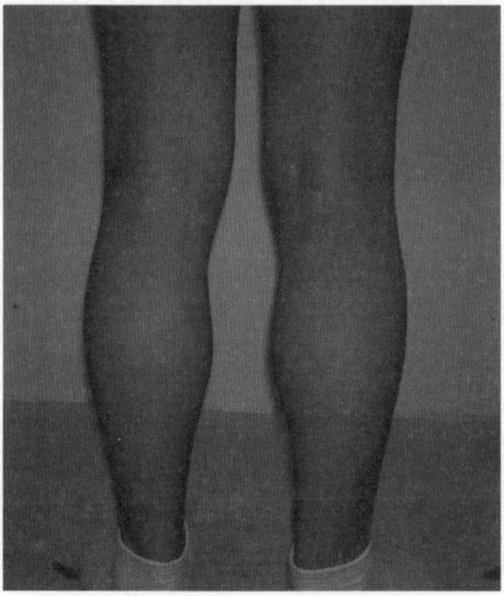

[그림 23-12] 하지 근육의 거짓 비대

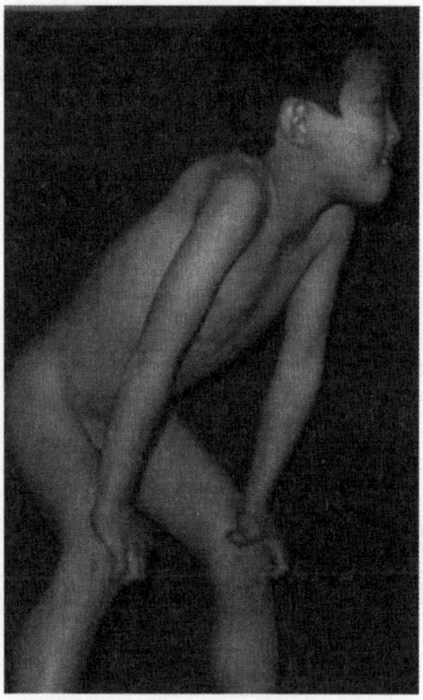

[그림 23-13] Duchenne형 근 이영양증의 Gower 징후

병의 초기에는 비복근의 근력이 강하므로 뒤꿈치를 들고 걷는 모양(toe walking)을 보이며, 점차 근위부의 근력 저하로 다리를 넓게 벌리고 허리를 흔들며 걷는 오리 걸음(waddling gait)과 배를 앞으로 내밀고 걷는다. 점차 계단을 오르내리는 것이 불가능하며, 누운 상태에서 일어날 때 손을 사용하여 옆으로 누운 후 다시 손을 사용하여 일어나 앉은 다음, 무릎에 손을 대고 손을 대퇴부로 서서히 옮기면서 힘을 주고 서게 되는 등반성 기립(climbing up on himself)을 보이며, 이를 Gower 징후라고 하며(그림 23-13), 지대형 근육 퇴행위축, 다발성 근염 등의 다른 근질환에서도 볼 수 있다.

팔과 요대근의 근력 저하와 위축으로 어깨근이 불안정하여 겨드랑이를 양 손으로 잡아 올리면 어깨가 빠져나가는 sliding-through 현상을 볼 수 있다. 9~13세경이 되면 보행이 불가능해지며, 고관절과 슬관절의 구축이 심해지며, 척추 측만이 나타난다. 심장 근육의 변화로 인하여 약 90%의 환자에서 심전도의 이상을 볼 수 있다. 동성 빈맥(sinus arrhythmia)과 V1, V2에서 높은 R파와 낮은 S파, V5, V6에서 깊은 Q파가 나타난다.

심근 장애는 골격근의 장애와 비슷한 수준이며, 몸통 근육의 위축과 근력 저하로 척추의 흉곽의 변형이 초래되어 호흡장애를 일으키고, 말기에는 환기 부전으로 이산화탄소 narcosis에 빠진다.

일반적으로 전체 환자의 약 20~30%에서 진행하지 않는 경한 지능 장애를 보인다.

확장성 심근염과 호흡부전 등으로 15~25세 사이에 사망하지만 최근 보전적 치료의 발달로 조기 사망이 감소하고 평균 수명도 점차 증가하고 있다.

④ **검사 소견**

가장 유용한 검사는 혈청 creatine kinase(CK), 근전도, 근 생검 등이다. CK, GOT, GPT, LDH 등의 혈청 효소가 상승하지만 그 중 CK가 가장 고도로 상승하여 보조 진단으로 가장 많이 이용된다. 여성 보인자에서도 상승되어 있어 보인자 발견에 선별 검사로 사용되기도 한다. 근 생검은 근 섬유의 직경이 다양해지며, 괴사와 재생 근 섬유가 특징적이다. 말기에는 근 섬유가 지방 조직으로 대치된 소견을 보이게 된다. 면역 조직 검사(immunohistochemistry)로 디스트로핀 결핍 유무를 파악할 수 있어 널리 이용되고 있으며, 유전자적 진단이 가능하다.

⑤ **치료**

특별한 치료는 없으며, 환아의 상태에 따라 보존적인 치료를 시행한다. 최근 prednisone이 2~5년간 보행을 유지한다고 알려지고 있으며, 부작용을 최소화한 합성 스테로이드인 deflazacort의 사용으로 척추 측만을 비수술적으로 유지할 수 있는 것으로 보고되고 있다. 또한 유전자 치료와 근 아세포 이전(myoblast transfer) 등의 치료가 시도 및 연구되고 있다.

Becker 근육 퇴행위축(Becker muscular dystrophy)

유전 양식과 임상 양상은 Duchenne 형과 유사하지만, 발병 연령이 늦고 병의 경과가 서서히 진행되는 것이 특징이다. 증상은 대개 5~10세 시작되며, 보행 불능은 증상 시작 후 25년 정도 경과 후에 나타나고, 관절의 구축이나 변형도 드물고 심근장애의 합병증은 매우 드물다. 결혼도 가능하며, 자녀는 모두 보인자가 되며 23~63세 경에 사망하는 양성 경과를 보인다.

3 선천 근육 퇴행위축(Congenital muscular dystrophy : CMD)

선천 근육 퇴행위축은 유전적인 질환으로 출생 시부터 근력 저하를 보이고, 근 새검상 근육 퇴행위축의 소견을 보이는 질환으로 정신 지체의 유무에 따라 Fukuyama 형과 비 Fukuyama 형으로 나눈다. 선천 근육 퇴행위축 진단의 기본 조건은 ① 만 1세 이전에 발병, ② 운동 발달의 지연, ③ 전신 좌우 대칭의 근력 저하, ④ 건반사의 소실 또는 저하, ⑤ 혈청 CK치의 상승, ⑥ 근 생검상 근육 퇴행위축 소견 등이다.

(1) Fukuyama 형 근육 퇴행위축(Fukuyama type muscular dystrophy : FCMD)

상염색체 열성 유전으로 발병하며, 유전자좌는 9p31-33에 위치하며, 원인 단백은 fukutin이다. 전체 환아의 약 25%에서 근친 결혼으로 인하여 발생한다.

증상은 신생아 또는 영아기 대부분 9개월 이전에 시작하며, 근 긴장의 저하로 시작된다. 유아 초기부터 근력 저하 및 발달지연을 보이고, 안면, 몸통, 상하지근 등의 근 원위근을 모두 대칭적으로 침범하는 것이 특징이다. 얼굴 근육의 침범으로 얼굴 표정이 없고, 중추 신경계 장애로 정신 지체를 보이고, 열성 또는 비 열성 경련을 보인다.

(2) 중증 근무력증(Myasthenia gravis)

중증 근무력증은 골격근의 신경 접합부(neuromuscular junction)를 침범하는 질환으로 근육의 약화와 피로가 초래되는 질환이다. 반복적인 운동으로 근육의 피로가 쉽게 초래되어 아침에는 증상이 없거나 경미하고 저녁에 심해지는 일과성 변동이 특징이다. 유병률은 인구 10만 명당 2명 정도이며, 40세 이전에는 여자에서 3배 더 흔하며, 전 연령에서 발병할 수 있지만 10세 이전이나 60~70세 이후에는 드물며, 11~24%가 소아나 장년기에 발병한다.

환자의 부모나 형제에서 전신성 홍반성 루푸스, 류마티스성 관절염, 갑상선염이나, Grave 병 이나 갑상선 기능 항진증 등의 다른 자가면역질환을 동반하는 경우가 많다. 중증 근무력증을 가진 소아 환자에서는 경련성 질환이 발생할 확률이 높으며, 환자의 약 3~12%에서 경련을 보인다.

① 병태 생리

중증 근무력증은 아세틸콜린 수용체(AchR) 대한 자가 항체의 비정상적인 생산으로 발생한다. 80~90%의 환자가 AchR 항체에 양성을 보이는데, 소아에서는 성인에 비하여 항체 양성률이 낮다. 전신성 중증 근무력증 소아는 약 58%에서 양성을 보이는데 비하여 성인의 경우 80~90%에서 양성을 보인다. AchR 항체는 흉선의 B 세포에서 만들어지며, 75%의 환자에서 흉선의 과형성을 보이며, 15%의 환자에서는 흉선종(thymoma)이 발견된다.

② 임상 양상

근육의 약화가 변동적이며, 매일매일 또는 경과 중에도 약화의 정도가 매우 다양하며, 운동으로 쉽게 피곤해지는 임상 특징을 가진다. 주로 침범되는 근육이 안근(ocular muscle)인 경우 안근형(ocular form), 전신을 침범하여 전신 위약을 동반하는 경우 전신형(generalized form)으로 분류한다.

안검 하수, 안구 운동의 장애 또는 복시 등이 안근형에서 가장 흔한 증상이며, 50% 환자에서 AchR 항체를 보이며, 3년 이상 전신형으로 진행하지 않으면 안검형으로 국한된다는 보고도 있다.

전신형은 전신의 골격근의 침범으로 주로 사지 근육의 근력 저하를 보이지만 심한 경우 호흡곤란이 초래되기도 한다, 이러한 증상들은 하루 중 변동을 보이며, 증상의 발현은 급성 또는 아급성으로 시작되고 완해와 악화를 반복한다.

숨뇌(bulbar)를 침범하는 경우 연하곤란이나 발음의 이상 또는 안면 근육의 약화를 초래한다.

소아기에 발생하는 중증 근무력증은 성인과 다른 양상으로 나타나는 경우가 있는데 일과성 신생아 중증 근무력증(transient neonatal MG)과 선천 중증 근무력증(congenital MG), 유년형 중증 근무력증(juvenile MG)로 나눌 수 있다. 이 중 일과성 신생아 중증 근무력증은 중증 근무력증 산산모 부터 태반을 통해 항 AchR 항체나 면역 새포가 신생아에게 이동하여 출생한 신생아의 약 15%가 출생 후 수 시간 이내에 숨뇌근(bulbar muscle) 마비로 인해 울음 소리가 약하거나 젖빨기 약화와 연하장애, 호흡장애 등을 초래하는 경우이다. 증상은 대개 4주 이내에 호전되며, 중증 근무력증으로 이완될 위험이 증가하지는 않는다. 이에 반하여 선천 중증 근무력증은 산모는 이 질환에 이환되어 있지 않으며, 항 AchR 항체도 존재하지 않아 자가 면역질환은 아니다. 상염색체 열성으로 유전되며, 임상 증상은 다양하고 환자의 1/2에서 2세 이전에 증상이 시작된다. 저절로 호전되는 경우는 없으며, 평생 증상이 지속된다.

③ 진단

중증 근무력증의 특징적인 임상 양상을 보이는 경우 정확한 진단을 위하여 약물 검사, 전기 생리적 검사와 항체 검사를 시행한다.

항 cholinesterase 제에 대한 반응 검사는 edrophonium(tensilon)이나 neostigmine을 이용하여 시행한다. Tensilon 은 0.1~0.2 mg/kg을 정맥 주사한 후 10~15초 내에 효과를 나타내며, 2~3분 후 소실된다. 너무 빠른 시간에 효과가 나타나고 소실되며, 신생아에서 부정맥이 유발될 수 있는 단점이 있다. Neostigmine(prodtigmine)은 0.04 mg/kg(통상적으로 0.5~1.5 mg 사용) 근육 주사 후 10~15분 후 효과를 나타내기 시작하며, 30분에 최대치에 달하므로 반응을 평가하기 쉽다(그림 23-14).

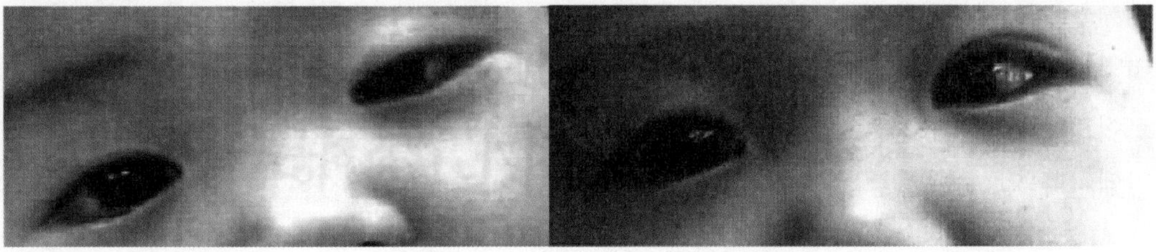

[그림 23-14] Neostigmine 근육 주사 전 양 안검하수 → neostigmine 근육 30분 후

④ 치료

대부분의 중증 근무력증 환자의 경우 항 cholinesterase 제제 단독 또는 다른 면역 억제제와 복합 요법을 하지만, 유년형 중증 근무력증은 항 cholinesterase 제제만으로도 유지할 수 있다.

가. 항 cholinesterase 제 : Neostigmine methylsulfate을 정주하거나, neostigmine bromide 경구 투여하는 방법이 있는데 대부분 경구 투여에 잘 반응한다.

나. 부신 피질 호르몬제 : prednisolone 1 mg/kg/일을 매일 투여하여 호전을 보일 때 감량하거나, 2 mg/kg의 용량을 격일로 투여하면 2주 경부터 호전을 보여 약 3개월에 최고로 호전된다.

다. 기타 약물 요법 : azathioprine, cyclophosphamide, cyclosporine 등의 면역 억제제를 사용하기도 한다. 갑자기 악화되는 숨뇌형은 혈정 교환술과 함께 면역글로블린 정주 요법을 사용하기도 한다.

약물 요법 이외에 가슴샘 절제술을 시행하기도 하며, 혈장 교환술을 고려할 수도 있다.

(3) Bell 마비

중추 신경병증이나 뇌간 기능 이상을 동반하지 않는 급성 일측성 말초 안면 신경마비를 말한다, 영아기부터 성인에 이르기 까지 전 연령층에서 흔하게 발생한다.

대개 전신적 바이러스 감염 후 2주 이내에 발생하는데, 환아의 약 20%에서 Epsterin - Barr 바이러스가 원인이며, 그 밖에 Lyme 병, 헤르페스 바이러스, mumps 바이러스 등도 원인으로 알려져 있다. 이 질환은 신경핵이나 신경 기시부에 직접 감염되어 발생하는 것이 아니라 바이러스에 대한 알레르기 반응 또는 면역 반응으로 인한 탈수초 뇌신경병증으로 생각된다.

얼굴 신경이 분포되어 있는 얼굴 상 하부가 모두 마비되는데, 동측의 이통이 전구 증상으로 올 수 있으며, 마비된 쪽의 구각이 쳐지고, 눈물이 감소되어 눈을 감을 수 없기도 하며, 이로 인한 노출로 각막이 손상되기도 한다(그림 23-15). 환자의 반수에서 혀의 전방 2/3의 마비가 관찰된다.

경구용 prednisolone(1 mg/kg/day 1주일, 다음 1주일 동안 감량)을 사용하여 치료하며, 첫 3~4일에 호전을 볼 수 있다. 단순 포진 바이러스가 원인인 경우에는 경구용 스테로이드와 함께 acyclovir를 사용하면 호전을 볼 수 있다. 각막 손상을 예방하기 위해 점안액이나 안 윤활제를 사용하는 것이 중요하다.

4 Guillain-Barre 증후군(Guillain-Barre syndrome : GBS) (Acute inflammatory demyelinating polyneuropathy)

Guillain-Barre 증후군은 감염 후 주로 운동 신경을 침범하는 말초 신경염으로 간혹 지각 신경을 침범하기도 하며, 전 연령에서 발생할 수 있으나 4~9세 소아에 흔하다.

(1) 임상 양상

마비는 대개 *Campylobacter jejuni, Helicobater pylori* 등에 의한 장관염이나 mycoplasm감염 B형 간염, EBV, CMV 또는 공수병, 인플루엔자, 소아마비 경구 등의 예방 접종 후 평균 10일 전후에 발생한다.

마비는 주로 하지부터 시작하며, 몸통, 상지 등으로 상행성으로 진행하여 심한 경우 숨뇌갈 까지 침범하여 Landry 상행마비라고도 한다. 이러한 마비는 대개 대칭적이지만 약 9%에서는 비대칭적이다. 진행 속도는 1일~1주일로 다양하며. 특히 급성으로 진행되는 경우 마비 이전에 근육통이 있거나 진찰시 압통이 있기도 한다. 일반적으로 발병 후 1~2주에 가장 심해져 최고치에 달하면 걷지 못하고, 사지마비, 숨뇌 마비를 초래한다. 급

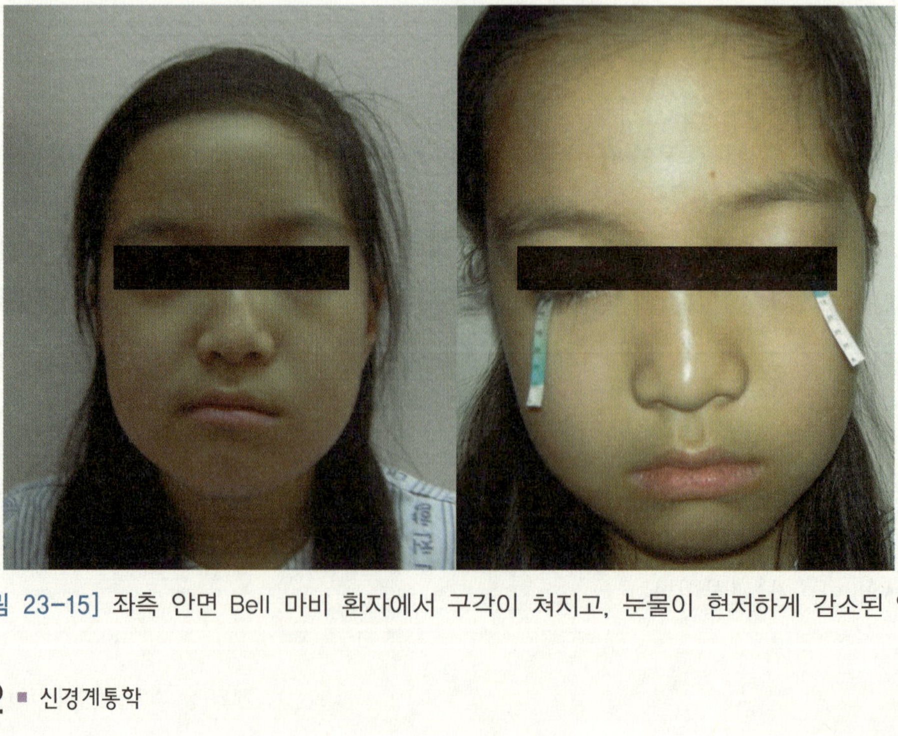

[그림 23-15] 좌측 안면 Bell 마비 환자에서 구각이 쳐지고, 눈물이 현저하게 감소된 양상

격하게 진행되는 경우 24시간 내에 숨뇌마비를 초래할 수 있다. 숨뇌 마비가 초래하는 경우연하 곤란, 얼굴 근육 마비, 삼두박 심부 건반사 소실 등은 호흡근 마비가 임박함을 의미하는 징후들이다.

Guillain-Barre 증후군은 운동성 신경병증이지만 감각 장애도 흔히 동반한다. 지각 기능 중에는 위치 감각 장애가 가장 흔하며, 진동, 통증, 촉각 장애 순의 빈도를 보인다. 뇌신경을 침범하기도 하는데 안면 신경이 가장 흔하게 침범된다.

급성 외안근 마비, 조화운동 불능, 심부 건반사 소실 등을 특징으로 하는 변형된 징후로 Miller-Fisher 증후군이 있다.

심부 건반사는 대개 초기에 소실되며, 순환 이상 증상인 부정맥, 고혈압, 체위 저혈압, 배뇨 방애 등의 교감 신경 장애도 볼 수 있다.

발병 후 2~3주부터 증상이 차차 호전되어 발병의 역 순위로 회복되기 시작하여, 심부 건반사가가 가장 나중에 정상화된다. 2개월~18개월 이내에 대부분 회복되지만 18~24개월이 경과하면 회복을 기대할 수 없다.

(2) 검사 소견

뇌척수액 검사상 세포 수의 증가는 많지 않고(〈10/uL), 단백만 정상치의 약 2배 가량 상승하는 단백-세포 해리(albuminocytologic dissociation)가 가장 진단에 중요하지만 초기에 잘 나타나지 않을 수 있어 연속적인 검사가 요구되기도 한다.

운동 신경 전도 속도가 현저히 저하되고, 감각 신경 전도 속도는 정상이거나 약간 저하를 보인다. 신경 생검은 반드시 필요하지는 않다.

(3) 치료

24시간 이내에 급속하게 진행되어 호흡부전이 초래될 수 있으므로 입원하여 경과 관찰을 하는 것이 필수적이다.

면역글로불린 정맥 주사(IV immunoglobulin : IVIG)를 2 gm/kg를 5일에 걸쳐서 사용하는 방법이 널리 이용되고 있다. IVIG는 알레르기 반응, 신부전, 무균성 수막염, 혈청의 viscosity 증가로 인하여 혈전이 발생할 수 있고 두통 등의 부작용이 있을 수 있다. 면역글로불린 정맥 주사 후에도 효과가 없는 경우 혈장 교환술을 시행해 볼 수 있으나 성인에서 보다는 효과가 적은 것으로 알려져 있다.

그밖에 호흡의 유지, 욕창 방지, 감염의 예방과 배뇨장애 등에 대한 대증 치료가 중요하다.

●●● 참고문헌

1. 홍창의 소아과학 제9판 대한교과서㈜, 2007.
2. Carney PL and Geyer JD. Pediatric practice Neurology Mc Graw Hill 2009.
3. Killegman RM et al Nelson Textbook of Pediatrics 18th ed. Saunders, 2007.
4. 대한소아신경학회 소아신경학. 군자출판사, 2007.
5. Olesen et al The headache 3rd ed. Philadelphia LWW. 2005.

제 24 장

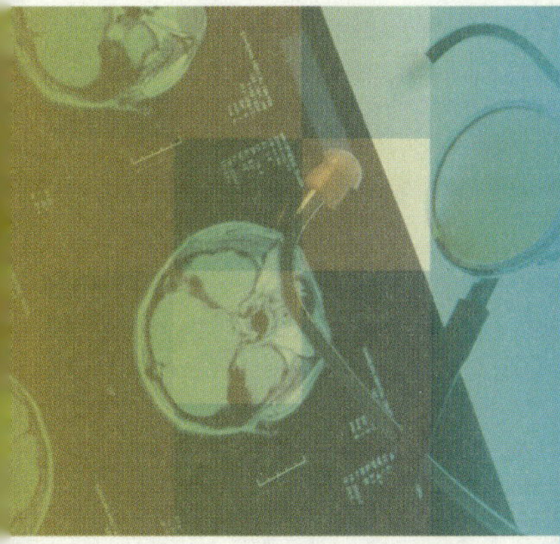

신경계기형 및 수두증

Congenital Anomaly and Hydrocephalus

김라선 · 박석규 · 최순관

학습목적

1. 뇌척수액 순환에 대한 역학적인 이해를 필요로 하며, 수두증의 원인 및 치료에 대해 알아야 한다.
2. 선천성 및 후천성 기형에 대한 정의 및 특징적 임상소견을 설명할 수 있어야 한다.

학습목표

1. 수두증(hydrocephalus)의 정의를 이해한다.
2. 뇌척수액의 생성, 순환 및 흡수과정을 숙지한다.
3. 수두증의 원인 및 분류를 설명한다.
4. 수두증의 연령에 따른 임상적 특징을 숙지한다.
5. 수두증의 방사선학적 진단 및 치료 방법을 설명한다.
6. 뇌척수액 단락술의 방법과 합병증을 이해한다.
7. 정상압 수두증의 원인과 특징적인 임상증상을 설명한다.
8. 척수수막류(myelomeningocele)의 호발 부위, 증상을 기술한다.
9. 두개골조기유합증(craniosynostosis)을 정의한다.
10. 두개골조기유합증(craniosynostosis)의 분류 및 종류를 열거한다.

1 수두증(Hydrocephalus)

1 개요

수두증이란 '뇌척수액(cerebrospinal fluid, CSF)의 생성과 흡수간의 불균형에 의해 뇌척수액이 축적되어 뇌실이 확장되고 두개강내압(intracranial pressure, ICP)의 상승을 초래하는 병적 상태'를 의미한다.

2 뇌척수액의 생성, 순환 및 흡수과정

뇌척수액의 대부분(50~80%)은 맥락총(choroid plexus)에서 만들어지며, 일부 뇌실질, 척수 연수막 등에서 생성된다. 생산량은 약 450ml/day(20ml/hour)이며, 하루 4~6회 정도 순환한다. 체내에 존재하는 뇌척수액의 양은 약 140cc 정도이며, 그 중 25cc는 뇌실내에 존재한다.

주로 lateral ventricle에서 생성되어 → foramen of Monro → 제 3 뇌실 → 수도관(aqueduct of Sylvius) → 제 4 뇌실 → foramen of Magendie(cisterna magna), foramen of Luschka(lateral recess)로 배출 → 뇌간주위 지주막하강 → 뇌기저조(basal cistern) → 뇌피질의 지주막하강 → 지주막융모(arachnoid villi) → 시상정맥동(sagittal sinus)을 통해 정맥내로 흡수되는 과정을 거친다.

뇌척수액은 지주막융모에서 뇌척수액압력과 시상정맥동의 압력차에 의해 수동적 이동과정에 의하여 흡수되며, 지주막하의 압력과 시상정맥동의 압력차가 약 68mmH_2O 이상이 되어야만 밸브가 열려서 흡수가 시작된다. 비정상적인 뇌압상승시에는 뇌척수액이 뇌실주변의 백질을 통해 간질로 이동된다.

3 원인 및 분류

수두증의 발생기전은 세가지로 나눌 수 있는데, 그 중 뇌척수액의 통로폐쇄가 가장 흔하다. 맥락총에서 뇌척수액이 과잉생성되어 발생하는 경우는 맥락총 유두종(choroid plexus papilloma) 혹은 비타민A 과잉 등이 원인이며 매우 드물다. 뇌척수액의 통로폐쇄에 의해 발생하는 경우는 종양, 혈종, 수도관협착 등이 원인이다. 또한, 뇌척수액의 흡수장애에 의해 발생하는 수두증은 지주막융모 혹은 지주막과립의 섬유화, 정맥동의 압력증가 등에 기인한다.

(1) 폐쇄성 수두증(Obstructive hydrocephalus)

뇌척수액 흐름의 장애가 뇌실계(ventricular system) 내에 있는 경우를 의미한다. 선천적인 원인으로는 도수관의 협착 또는 폐쇄(aqueductal stenosis or obstruction) 댄디-워커기형(Dandy-Walker malformation), 척수수막류, 갈렌정맥류(vein of Galen aneurysm) 등이 있으며, 후천적인 원인으로는 뇌실내혈종, 뇌실염, 종양 혹은 농양 등의 종괴성 병변, 지주막낭종 등을 들 수 있다.

(2) 교통성 수두증(Communicating hydrocephalus)

뇌척수액 흐름의 장애가 뇌실계 밖에 있는 경우로서, 뇌실의 뇌척수액은 지주막하 공간의 뇌척수액과 비교적 잘 교통되며 지주막과립이 폐쇄된 경우를 의미한다. 선천적으로는 키아리기형(Chiari malformation), 연수막염증(leptomeningeal inflammation) 등이 있는 경우에 발생하며, 후천적으로는 지주막하출혈 또는 수막염 등의 후에 나타나는 연수막의 섬유화나 지주막하강의 폐쇄에 의한 경우가 많다.

수두증을 시간적 경과에 따라 급성과 만성으로 분류하기도 한다. 급성수두증이란 두개강내압이 빠르게 상승하여 두통, 구토, 유두부종, 의식저하 등의 증상과 징후가 나타나는 것을 일컫는다. 수두증이 발생한지 3시간이 경과하면 측뇌실의 전두각이 부풀어 오르며, 6시간이 경과하면 뇌실주변의 백질에 부종이 발생하고, 이후 악순환에 의해 두개강내압이 상승하게 된다. 만성수두증이란 여러가지 보상기전에 의하여 두개강내압 상승이 서서히 사라지면서 정상압이 되지만 뇌실확장은 그대로 남아있는 상태를 말하며, 정지된 수두증(arrested hydrocephalus)이라고 하기도 한다.

4 육안소견 및 신경학적 증상

(1) 영유아

머리의 크기 증가가 비정상적으로 빠르거나, 정상 두위의 2표준편차 범위 보다 큰 경우, 대천문이 팽륜되어 있고, 이마의 정맥이 확장된 경우도 있다. 안구의 낙조현상(setting sun sign)이나 외전신경마비에 의한 내사시가 나타날 수도 있다. 그 밖에 시신경위축, 하지의 강직성 마비가 나타나며, 두부를 타진하면 깨진 냄비를 두드리는 소리(cracked pot sound)가 들린다(Macewen's sign). 따라서 생후 초기에 머리가 커지면 선천성기형, 주산기 출혈, 척수수막류, 임신중 감염, 뇌막염 등의 원인을 찾기 위한 신경방사선 검사가 필요하다.

(2) 소아(2세 이상)

대두증, 두통, 구토, 시력장애, 행동이상, 기억력장애, 지능발육저하, 뇌신경마비 및 하지의 강직성마비로 인한 보행장애가 나타날 수 있다. 드물게 왜소증, 비만증 혹은 성조숙증, 사춘기 지연 등의 내분비 증상이 나타나기도 한다. 영유아와는 달리 뇌종양, 뇌막염, 외상, 뇌출혈 등이 주된 원인이다.

(3) 성인

두개골 성장이 마무리 되었으므로 대두증은 없으며, 일반적으로 두개강내압 상승에 의한 두통, 오심, 구토, 보행장애, 체간성 운동실조, 시력장애 등이 나타난다. 안증상으로는 시력의 소실, 복시 그리고 상향주시 장애가 나타나며 안저검사에서 유두부종을 관찰할 수 있다.

5 방사선학적 진단

(1) 단순 방사선 사진

대두증, 대천문의 확대, 봉합선 분리, 두개골 궁륭부(convexity)의 얇아짐, 두개기저부의 평탄화(plasybasia)가 나타난다. 만성 수두증의 경우 두드린 놋쇠 모양 혹은 지압흔(digital marking), 측면 촬영상 안장의 침식증(sella turcica erosion)을 보이는 경우가 있다.

(2) 신경초음파

태아 및 영유아에서 뇌실의 확장을 보여주는 간단한 검사이며, 방사선조사가 없어 반복적으로 검사가 가능하다. 뇌실내 출혈 등 수두증을 유발하는 질환도 동시에 확인할 수 있다.

(3) CT 검사

뇌실확장 및 뇌실질의 변화를 관찰할 수 있으며, 각 뇌실의 확대 양상에 따라서 뇌척수액의 폐색 부위를 알 수도 있다. 측뇌실의 전두각과 후두각의 부위에서 뇌실 주위에 저음영이 나타나는 것은 단락술 후 좋은 결과가 예측되는 소견이다.

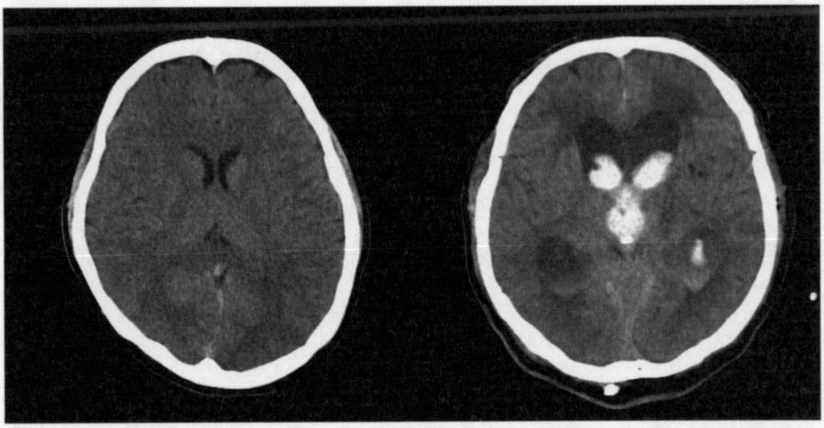

[그림 24-1] 정상 성인의 CT사진(좌측)과 급성 수두증환자의 CT사진(우측), 자발성 뇌실내 출혈에 의한 측뇌실 및 제 3 뇌실의 확장과 뇌실주변 백질의 부종(저음영)을 관찰할 수 있다.

(4) MRI

CT에 비해 뇌실 확장의 원인병변을 보다 정확하게 진단할 수 있으며, 특히 수도관협착, 종양, Dandy-Walker malformation, Chiari malformation 등의 진단에 많은 도움을 준다.

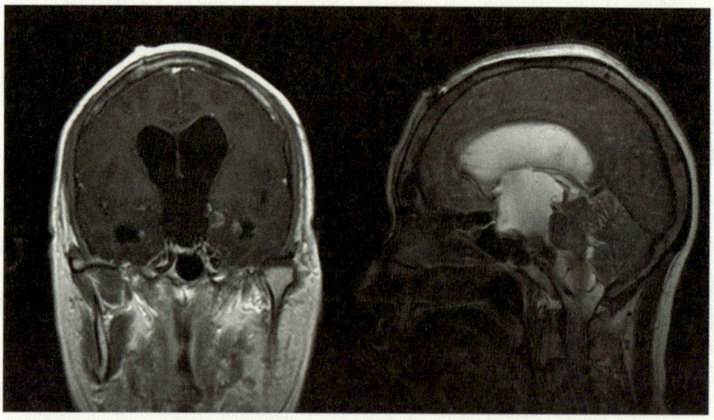

[그림 24-2] 뇌실주변의 종양 제거술후 촬영한 MRI 사진, 수도관 협착에 의해 발생된 측뇌실과 제 3 뇌실의 심한 확장이 확인된다.

(5) 방사성 동위원소 뇌조조영술(radioisotope cisternography)

In-DTPA 또는 Tc99m-DTPA 등의 방사성 동위원소를 요추의 지주막하강으로 주입하여 뇌척수액의 흐름을 조사하는 방법이다. 교통성수두증의 경우 뇌척수액이 뇌실내로 역류하여 24시간까지 정체되어 있으며, 대뇌 표면으로는 이동하지 않는다.

6 치료

(1) 일시적 치료

acetazolamide(Diamox) 또는 furosemide를 사용하여 맥락총의 뇌척수액 생성을 저하시키거나 뇌척수액 흡수를 증가시키는 방법을 고려할 수 있다. 하지만 일시적 효과에 불과하며 대사장애 및 탈수현상을 유발할 수 있으므로 수두증에 대한 장기적 치료로는 적합하지 않다. 뇌출혈후 발생한 수두증에 대해서 뇌실외 뇌척수액배액술(extraventricular drainage, EVD)이나 주기적인 요추천자가 도움이 되지만 감염의 위험성이 있어 단기적으로만 사용할 수 있다.

(2) 단락술(shunt operation)

뇌척수액강에서 흡수되지 못한 뇌척수액을 뇌실에서 신체의 다른 공간으로 배액하여 흡수되도록 우회로를 만드는 수술이다. 뇌실-복강간 단락술(Ventriculo-Peritoneal shunt)

이 가장 많이 사용되는 방법이며, 요추-복강간 단락술(Lumbo-Peritoneal shunt)은 교통성 수두증에서만 사용할 수 있고 소아에서 소뇌편도탈출(tonsillar herniation)이나 뇌경막하 혈종을 일으킬 수 있어 잘 사용하지 않는다. 복막염과 같은 복강내 질환으로인해 뇌실-복강간 단락술이 어려운 경우에는 경정맥을 통해 우심방에 도관을 삽입하여 뇌척수액을 배액하는 뇌실-심방간 단락술(Ventriculo-Atrial shunt)을 하기도 한다.

(3) 내시경적 제 3 뇌실 조루술(endoscopic third ventriculostomy)

수도관 협착시에는 제 3 뇌실의 바닥을 기저조의 지주막하강으로 뚫어주는 내시경적 제 3 뇌실 조루술을 사용할 수 있다. 측뇌실을 통해 내시경을 삽입하고 몬로공을 통해 제 3 뇌실로 들어가는 방법이므로 비교적 간편한 수술이며, 단락술과 비교할 때 단락감염과 밸브로 인한 문제가 없다는 장점이 있다.

7 단락술의 합병증

단락술후 발생하는 단락감염은 대부분 수술후 2개월 이내에 발병하며, 포도상구균(Sta. aureus)이 가장 흔한 원인이다. 수막염, 뇌실염, 복막염을 일으킬 수 있으며, 특히 뇌실-심방 단락술의 경우는 균혈증이나 치명적인 패혈증, 심내막염을 일으킬 수 있다. 단락의 폐쇄, 단락관의 분리 혹은 절단 등의 기계적 합병증이 발생하는 경우 대부분 재수술을 요한다. 정상적으로 기능하는 단락장치에서도 뇌척수액이 필요이상 과대하게 배액되어 문제를 일으킬 수 있는데, 이를 과다배액(overdrainage)현상이라고 한다. 두통, 오심, 경막하혈종, 좁은 뇌실증후군(slit ventricle syndrome), 소아에서의 두개골 조기유합증, 뇌

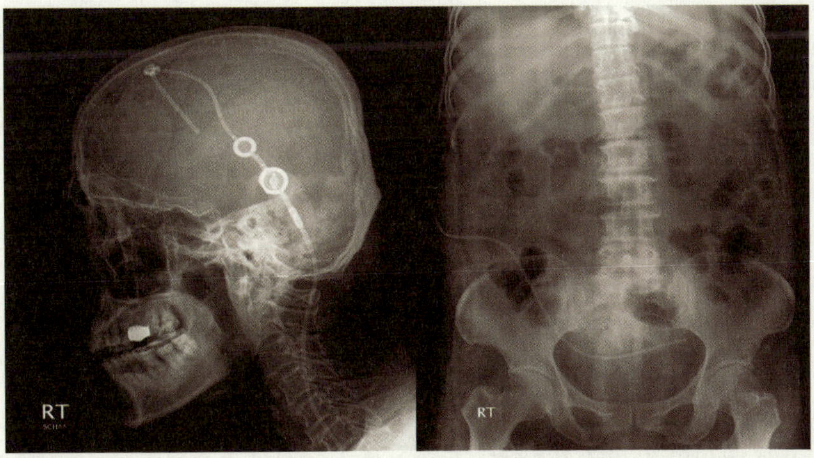

[그림 24-3] 뇌실-복강간 단락술(Ventriculo-Peritoneal shunt)을 받은 환자의 두개골 측면 및 복부 엑스레이 사진

실의 소방형성(loculation), 발작이나 뇌출혈이 나타나기도 한다.

2 정상압 수두증(Normal Pressure Hydrocephalus)

1 개요

정상압 수두증이란 뇌실확장이 있으나 두개강내압은 정상인 수두증으로 정의된다. 뇌동맥류 파열, 두부손상, 뇌종양, 뇌수술, 수도관협착, 뇌막염 등의 선행질환이 뇌실이나 뇌기저부, 궁륭부의 지주막하강에 경미한 반흔이나 폐쇄를 일으킨 후 뇌실 및 지주막하강내 뇌척수액 흐름의 저항이 증가되면 뇌실이 확장되는 기전으로 설명된다. 하지만 원인질환이 없이 특발성으로 발생하는 경우도 있다.

2 임상양상

증상은 진행성으로 대개 수개월에 걸쳐 발생한다. 일반적인 수두증과는 달리 두통이 없고, 보행장애, 기억력장애, 요실금, 사고력 및 행동능력의 저하를 보인다. 간혹 공격적인 행동, 경련, 파킨슨병 같은 증상이 나타나기도 하나 근력약화나 감각상실 같은 국재적 증상은 보이지 않는다. 보행장애가 첫 증상으로 나타나는데 보폭이 좁고 양발 간격이 넓은 특징을 보인다. 직선보행이 어려운 반면 소뇌성 보행실조는 없다. 최근 사건에 대한 기억력의 상실과 자발성, 시도성, 흥미의 감소가 보이며 그 외에도 무관심, 무기력, 주의력감소 등이 보인다. 언어 능력에 비해 비언어 능력의 감쇠가 심하다. 배뇨장애는 대부분 전두엽성 요실금으로 배뇨의 필요성에 대한 인식이 저하되거나 소실되는 양상을 보인다. 특징적인 3대증상(보행장애, 정신장애, 요실금)이 진단에 매우 중요하며, 알쯔하이머병, 파킨슨병, 우울증, 혈관성 치매 등과의 감별이 필요하다.

3 진단

CT상 뇌실이 커지고, 뇌실 주변의 저음영이 관찰된다. 뇌실질 위축의 정도가 심하지 않으며 국재적인 병변이 관찰되지 않는다. MRI상 지주막하강의 뇌척수액은 정상이나 뇌실내 뇌척수액은 증가한다. 알쯔하이머에서는 뇌실과 지주막하강의 뇌척수액이 같이 증가한다. 방사성 동위원소 뇌조조영술상 동위원소가 뇌실내로 역류하여 12시간 이상 저류된 소견을 보인다.

요추천자시 뇌척수액의 압력은 180mmH_2O 이하이며, 일반화학 및 세포검사는 정상이다. 단락술이 도움되는지를 미리 알아보기 위해서 약 20-50ml 정도의 뇌척수액을 배액하여 임상증상이 호전되는지 관찰하는 것이 유용한 진단방법이다.

4 치료 및 예후

전형적인 증상이 있는 정상압 수두증에 대한 치료는 단락술이다. 특발성 정상압 수두증 환자들의 약 절반 정도에서 단락술후 증상이 호전되며, 원인질환이 있는 경우에는 대부분의 환자들이 호전되어 특발성보다 예후가 좋다.

3 척추유합부전(Spinal dysraphism)

1 개요

척추유합부전은 발생과정중 신경관의 정중선 폐쇄가 불완전하거나, 결손이 있는 유합부전이 발생하여 신경조직 또는 그 부속 구조물에 기형이 발생하는 현상을 일컫는다. 위치에 따라 머리유합부전과 척추유합부전으로, 피부결손 동반여부에 따라 개방성과 잠재

〈표 24-1〉 머리유합부전과 척추유합부전의 분류

부위	피부결손여부	예	
머리	개방성	무뇌증(anencephaly)	
		뇌류(encephalocele)	수막뇌류(meningoencephalocele)
			뇌낭류(encephalocystocele)
	잠재성	두부 선천성 피부동(cranial congenital dermal sinus)	
척추	개방성	척수수막류(myelomeningocele)	
	잠재성	요천추부 지방종, 지방척수수막류(lipomyelomeningocele)	
		척수낭류(myelocystocele)	
		종사비후(thick filum terminale)	
		이분척수(diastematomyelia)	
		척추부 선천성 피부동(spinal congenital dermal sinus)	
		신경장낭(neurenteric cyst)	
		전방부수막류(anterior meningocele)	
		미부형성부전 증후군(caudal regression syndrome)	

성으로 구분한다(표 24-1). 개방성 기형은 즉각적인 수술적 치료를 통하여 감염을 예방하여야 하나, 잠재성 기형의 경우는 생후 수개월까지 기다린다. 개방성 척추유합부전은 다른 중추신경계 기형과 동반되는 경우가 많으나, 잠재성의 경우 신경계보다는 근골격계 또는 소화기계, 비뇨기계의 이상으로 보이는 증상들이 나타나 진단이 늦어지는 경우가 있으므로 주의를 요한다.

2 척수수막류 혹은 개방성 척추유합부전(open spinal dysraphism)

임신 2기초에 산모의 혈청 AFP가 상승시 의심하나 위양성이 많으므로 정확한 진단은 양수천자와 초음파 검사를 시행해야 가능하다. 양수에서 AFP 혹은 acetylcholine esterase 상승시 진단되나 이 역시 다른 질환에서도 상승될 수 있으므로 유의해야 한다.

출산 후 진단은 요천추부의 정중선 부위에 피부결손을 보이며, 지주막에 의해 덮인 척수 조직이 노출되어 있고, 뇌척수액 유출을 동반하기도 하며, 낭을 형성하기도 하는 병변이 관찰되는 경우에 가능하다. 노출된 척수는 기능장애를 동반하며 병변의 위치에 따라 신경학적 결손의 정도가 다르다. 흔히 배뇨, 배변장애가 있으며, 병변의 위치가 높아짐에 따라 하지의 운동장애와 변형 및 감각이상, 척추곡선의 이상이 동반되기도 한다. 수두증, 키아리기형, 척수공동증, 이분척수, 뇌량형성부전, 대뇌피질 이형성증, 두개골 골화지연 등의 기형과 동반되는 경우가 흔하다. 출산 시 산도를 통한 감염으로 뇌수막염, 심한 경우 뇌실염까지 발생한다. 수술은 출생후 1-2일 이내에, 늦어도 3일 이내에 시행한다.

3 요천추부 지방종(lumbosacral lipoma), 지방척수수막류(lipomyelomeningocele)

잠재성 척추유합부전 중에서 가장 흔하며, 피하지방이 척수와 연결성을 갖는 질환이다. 흔히 요천추부 피부에 종괴, 함몰, 혈관종 등의 피부병변을 동반하는데 MRI상 피하지방조직이 척수와 연결되어 있고 척수원추의 위치가 비정상적으로 낮은 것을 관찰할 수 있다. 지방척수수막류는 임상적으로 요천추부 지방종과 거의 같은 의미로 사용한다.

환자의 키가 크면서 증상이 진행하는데 배뇨 및 배변 이상, 발 변형과 위약 등으로 나타나고, 성인에서는 동통으로 발현되기도 한다. 일단 증상이 진행되면 수술을 하여도 증상 호전이 기대되지 않으므로, 예방적 수술을 시행하여 척수결박을 해소하고, 척추관내 지방조직의 상당부분을 절제한다.

4 두개골조기유합증(Craniosynostosis)

1 개요

두개골조기유합증이란 두개봉합(cranial suture)이 비정상적으로 조기에 유합되어 두개골의 성장과 발육에 이상을 초래하는 병이다. 대부분 하나의 두개봉합이 유합되지만, 여러 개의 봉합이 유합되는 경우 안면골의 기형을 동반하기도 한다. 정상인에서 두개골은 봉합선과 수직방향으로 성장하므로 두개봉합이 조기에 유합되면 봉합에 대해 직각방향으로 골 성장이 감소한다(Virchow 법칙).

2 종류

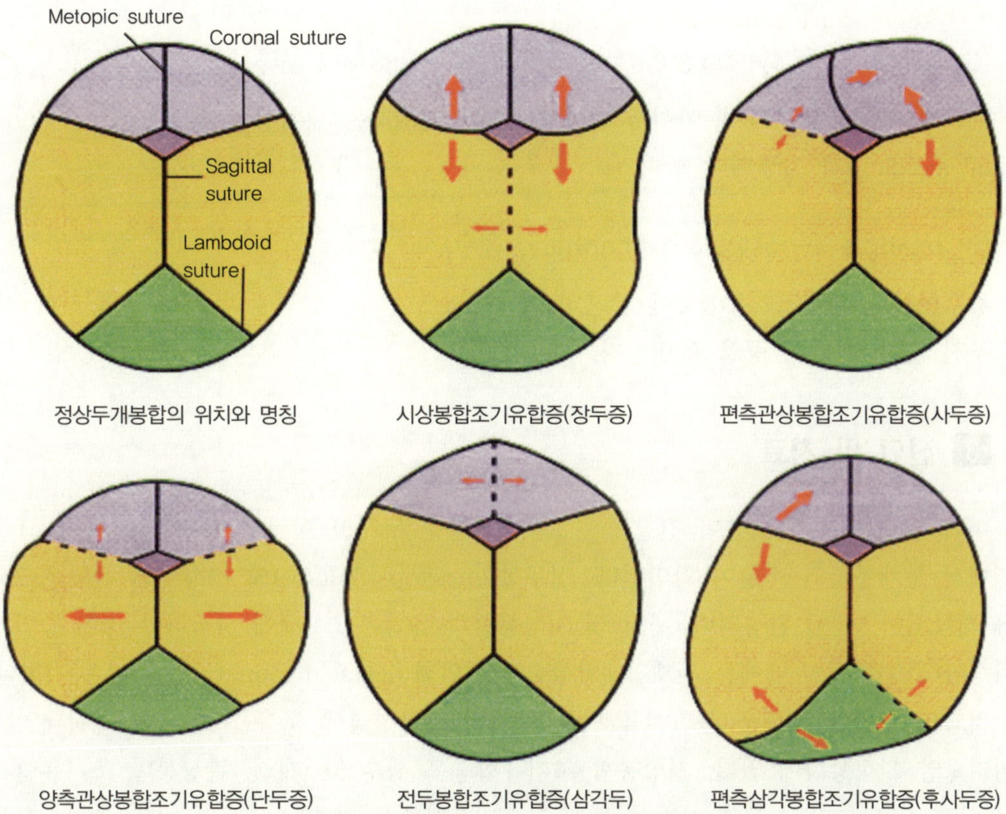

[그림 24-4] 두개골조기유합증의 종류

(1) sagittal synostosis(scaphocephaly, 장두증)

가장 흔한(50%) 형태의 두개골조기유합증이며, 남자에 많다.

(2) unilateral coronal synostosis(plagiocephaly, 사두증)

전두와가 짧아지며 안와연의 변형과 안면골의 비대칭도 나타나 두개골 X-선 촬영에서 가면 모양의 harlequin eye를 관찰할 수 있다.

(3) bilateral coronal synostosis(brachycephaly, 단두증)

두 번째로 흔한(25%) 형태이며, 여자에 많다. 안와상부 융기가 뒤로 물러나면 외안증(exorbitism)을 보이고, 전두와가 짧아진다. 다른 증후군성 두개골조기유합증이 잘 동반되므로 유전적 상담을 받아보는 것이 좋다.

(4) metopic synostosis(trigonocephaly, 삼각두)

양쪽 관자놀이의 거리가 짧아지고 전두골의 높이가 낮아져서 전두엽의 부피가 줄어들고, 두개강내압항진이 나타나기도 한다. 남자에서 많고 유전적 결함이 발견되는 경우도 있다.

(5) lambdoidal synostosis(posterior plagiocephaly, 후사두)

비교적 드물게 발생하며, 아이를 눕혀 키우면서 발생하는 체위성 두개골 변형(positional skull molding)과 감별해야 한다.

(6) multiple synostosis(oxycephaly, 첨두)

증후군성 두개골조기유합증에서 흔히 볼 수 있으며 두개안면골의 기형, 지능저하, 발육부전, 선천성 기형 등을 동반한다.

3 진단 및 치료

머리 및 안면부의 모양이 진찰에 중요하며, 단순 두개골 방사선 촬영과 삼차원 CT촬영에서 두개봉합의 소실이 확인된다. 전두봉합(metopic suture)의 정상적인 유합은 2세에 시작되어 3세에 완성되며, 관상 및 시상봉합의 유합은 7~8세에 시작하여 10대 중반에 완성된다. 다발성일 때에는 두개강내압상승으로 인해 digital marking(지압흔)이 증가한다.

치료의 목적은 새로운 봉합선을 만들어 뇌의 정상성장에 도움을 주며, 두개강내압과 머리모양의 정상화에 있다. 시상봉합 조기유합증은 생후 3~6개월, 관상봉합 조기유합증은 생후 6~12 개월, 심한 다발성 두개골 조기유합증은 생후 1~3개월 내에 조기수술을 시행한다.

●●● 참고문헌

1. 대한신경외과학회, 학생과 전공의를 위한 교과서 신경외과학, 제3판, 중앙문화사, 2005.
2. KW Lindsay and I Bone. Neurology and Neurosurgery Illustrated, 4th ed. : Elsevier, 2004.
3. HR Winn. Youman's Neurological surgery, 5th ed.: Elsevier, 2004.
4. RS Wilkins and SS Rengachary. Neurosurgery. 2nd ed. Mc Graw Hill, 1996;3625-43.

제 25 장

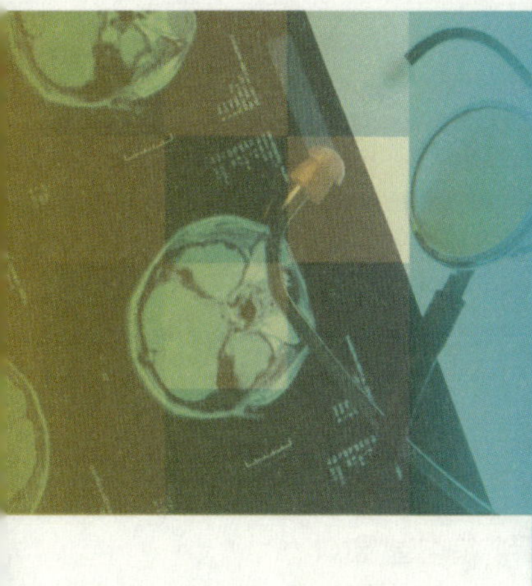

신경계 퇴행성 질환 및 치매

Neurodegenerative Disease and Dementia

박 선 아

학습목적

퇴행성 질환의 정의 및 임상양상을 숙지한다. 기억력과 관련된 구조물과 기억의 분류 및 그 중추를 숙지한다. 알츠하이머 치매의 진단, 병리기전 및 치료법에 대해 숙지한다. 또한 동양인에서 흔한 다발경색치매와의 차이점을 숙지한다.

학습목표

1. 신경계 퇴행성 질환의 공통적 특징을 안다.
2. 대표적 신경계 퇴행성 질환의 임상적, 병리적 특징을 안다.
3. 퇴행성 질환과 비슷한 임상양상을 보일 수 있는 비퇴행성 질환을 감별할 수 있다.
4. 치매의 특징을 이해하고, 섬망 및 치료 가능한 인지장애와의 감별 진단을 할 수 있다.
5. 치매를 일으킬 수 있는 원인 질환들을 안다.
6. 치매 원인질환의 발병기전, 임상적 특징 및 치료를 안다.

1 서 론

퇴행성 뇌질환의 유병율은 노인인구의 증가와 더불어 계속 증가하고 있다. 대표적인 퇴행성 뇌질환인 알츠하이머병의 경우 우리나라 65세 이상 노인의 9.5-13%에서 앓고 있다고 알려져 있다. 65세 이상이 되면 5년마다 유병율은 2배씩 증가하기에, 세계에서 유래를 찾아볼 수 없이 빠르게 초고령 사회로 진입하고 있는 우리나라에서 퇴행성 뇌질환의 증가는 피할 수 없는 현실이다. 본 강의를 통해 의과대학생들이 퇴행성 뇌질환의 공통적 특성을 이해하고, 다양한 퇴행성 뇌질환 및 이와 유사한 비퇴행성 질환의 감별점을 알아, 퇴행성 뇌질환을 진단해 낼 수 있는 능력을 가질 수 있게 하는 것이 본 강의의 목표이다.

2 신경계 퇴행성 질환

1 신경계 퇴행(degeneration)의 정의 및 공통적 특징

신경계 퇴행이란 정상적으로 신경계가 발달했던 사람이 점진적인 신경세포의 구조 및 기능 저하로 이전에 잘 수행했던 일을 제대로 수행하지 못하는 것을 의미한다.

다양한 질환이 신경계 퇴행으로 인해 발생하지만, 다음과 같은 공통된 임상적 특징을 가진다. 첫째, 질환에 따라 손상되는 신경계의 부위가 선택적이다(선택성). 둘째, 발병이 서서히 일어나 수년간에 걸쳐 진행한다(점진적 진행). 셋째, 가족력을 가지는 경우가 많다(유전적 경향). 그리고 넷째, 발병을 하면 멈추거나, 호전 없이 지속적으로 진행한다(지속적 진행).

신경계 퇴행성 질환은 공통적으로 다음과 같은 병리학적 혹은 병인적 특징을 보인다. 첫째, 각 질환에 따라 손상되는 해부학적 구조 및 생리학적 기능 부위가 정해져 있다(표 25-1). 둘째, 신경세포 소실이 서서히 증가한다. 이 때 심한 염증반응은 동반하지 않는다. 셋째, 세포 내 존재하는 단백질의 이상 침착이 공통적으로 보이는 경우가 많다(표 25-2). 이는 정상적으로 만들어져서 기능을 수행한 후 없어져야 하는 특정 단백질이 과잉 생산되거나, 정상적으로 제거 되는데 이상이 생겨 세포 내 특정 단백질의 농도가 증가한 후 서로 엉겨 붙어 세포 내 집합체(aggregates)를 형성한다. 알츠하이머병의 경우에는 베타아밀로이드 단백질은 세포밖에, 타우 단백질은 세포내 침착되고, 전측두엽치매(frontotemporal dementia, FTM), 진행성 핵상 마비(progressive supranuclear palsy, PSP), 피질기저핵변성(corticobasal ganglionic degeneration, CBGD) 등은 타우 단백질이, 파킨슨병과 루이체 치매(diffuse lewy body dementia, DLBD)는 α-synuclein이 침착되는 "lewy body"가 관찰되고, CAG trinucleotide의 반복이 과도하게 많아져 발생하는 polyglutamine disease인 헌팅턴 병, 치아적핵담창구루이체위축증(dentatorubropallidoluysian atrophy, DRPLA), 그리고 척수소뇌성실조증(spinocerebellar ataxia, SCA)의 경우는 polyglutamine을 포함한 특정 단백질이 세포내 집합체를 형성한다. 이들 집합체의 역할은 각질환 마다 차이는 있지만, 대부분의 경우는 퇴행성 뇌질환을 진행하게 하는 병적 역할을 할 것으로 생각된다.

〈표 25-1〉 질환에 따른 특정 침범 부위

질환	침범 부위
Alzheimer's disease Diffuse lewy body dementia	Diffuse cerebral cortex(association cortex)
Frontotemporal dementia	Frontal and temporal cortex
Parkinson's disease	Dopaminergic neurons in substantia nigra of midbrain
Amyotrophic lateral sclerosis	Motor neurons of the cerebral cortex, brainstem and spinal cord
Progressive ataxia	Purkinje cells of the cerebellum
Huntington's disease	Caudate nucleus

〈표 25-2〉 신경계 퇴행성 질환에 따른 이상 축적 단백질의 종류

Disease	Protein	Toxic protein	Disease genes	Risk factor
Alzheimer's disease	Extracellular plaques	Abeta	APP Presenilin1 Presenilin2	apoE4alle
	Intracellular	tau		
Tauopathy*	Cytoplasmic tangles	tau	tau	tau linkage
Prion disease	Prion plaque	PrPsc	PRNP	Homozygosity at prion codon 129
Pakinson's disease	Lewy bodies	alpha-Synuclein	alpha-Synuclein Parkin UCHL 1	tau linkage
Polyglutamine disease	Nuclear and cytoplasmic inclusion	Polyglutamine-containing proteins	9 different genes with CAG repeat expansion	

* FTD, PSP, CBD, ALS/Parkinsonism-Demntia complex

2 신경계 퇴행성 질환의 종류

임상양상에 따라 분류해 볼 수 있는 다음과 같은 신경계 퇴행성 질환이 있다(표3).

① 서서히 진행하는 치매를 특징적으로 보이는 : 알츠하이머병, 전측두엽 치매(FTD), 그리고 루이체 치매(DLBD)가 있다.

② 서서히 진행하는 치매와 함께 이상운동을 특징적으로 보이는 : 피질기저핵변성(corticobasal ganglionic degeneration, CBGD), 파킨슨을 동반한 전측두엽 치매(FTD with parkinsonism), 헌팅턴 병

③ 이상운동을 특징적으로 보이고 초기에는 정상인지기능을 보이는 : 파킨슨병, striatonigral degeneration(SND), multisystem atrophy(MSA), supranuclear palsy(PSP)

④ 진행하는 운동실조(ataxia)를 보이는 : 척수소뇌성실조증(spinocerebellar ataxia, SCA)

⑤ 진행성 운동능력 소실과 근육위축을 보이는 : 근위축성측색경화증(amyotrophic lateral sclerosis, ALS)을 위시한 운동신경원 질환(motor neuron disease)

〈표 25-3〉 임상적 특징에 따라 분류된 신경계 퇴행성 질환의 종류

I. Syndrome of progressive dementia	
	Diffuse 1. Alzheimer's disease, 2. Diffuse cerebral atrophy of non-Alzheimer type 3. Some cases of Lewy body dementia
	Circumscribed cerebral atrophies 1. Pick disease 2. Frontotemporal dementia
II. Syndrome of progressive dementia in combination with other neurologic abnormalities	
	1. Huntington's disease, 2. Lewy body disease, 3. Some cases of Parkinson disease, 4. Corticobasal ganglionic degeneration(CBGD) 5. Frontotemporal dementia with parkinsonism or ALS 6. Primary progressive aphasia
III. Syndrome of disordered posture and movement	
	1. Parkinson's disease 2. Striatonigral degeneration(SND), Multiple system atrophy(MSA), Shy-Drager syndrome 3. Progressive supranuclear palsy(PSP) 4. Dystonia musculorum deformans

	5. Hallervorden-Spatz disease 6. Huntington's disease 7. Corticobasal gaglionic degeneration(CBGD) 8. Lewy body disease 9. Dentatorubropallidoluysian degeneration(DRPLA) 10. Restricted dystonia(such as Meige syndrome) 11. Multiple tic disease(Gilles de la Tourette syndrome) 12. Acanthocytic chorea
IV. Syndrome of progressive ataxia	
	A. Spinocerebellar ataxias(early onset) Friedreich ataxia Non-Friedreich, early-onset ataxia B. Cerebellar cortical ataxias C. Complicated cerebellar ataxias(late-onset ataxia with brainstem and other neurologic disorders) Olivopontocerebellar degenerations(OPCA) a. Clinically pure(Dejerine-Thomas type) b. With extrapyramidal and autonomic degeneration(MSA) c. Conjoined with spinocerebellar degeneration(Menzel type) Dentatorubral degeneration(Ramsay Hunt type) Dentatorubropallidoluysian atrophy(DRPLA) Other complicated late-onset ADCA
V. Syndrome of slowly developing muscular weakness and atrophy	
	A. Motor disorders with amyotrophy : motor system disease 1. Amyotrophic lateral sclerosis(ALS) 2. Progressive spinal muscular atrophy(SMA) 3. Progressive bulbar palsy 4. Hereditary forms of progressive muscular atrophy and spastic paraplegia 5. Motor neuron disease with FTD B. Spastic paraplegeia without amyotrophy 1. Primary lateral sclerosis 2. Hereditary spastic paraplegia
VI. Sensory and sensorimotor disorders	
	A. Hereditary sensorimotor neuropathies
VII. Syndrome of progressive blindness or ophthalmoplegia with or without other neurologic disorders	
	A. Pigmentary degeneration of retina(retinitis pigmentosa) B. Stargardt disease C. Mitochodrial disorders sometimes classified as degenerative

	1. Progressive external ophthalmoplegia with or without deafness or other system atrophies(Kearns-Sayre syndrome, CPEO) 2. Leber hereditary optic neuropathy
VIII. Syndrome characterized by neurosensory deafness	
	A. Pure neurosensory deafness B. Hereditary hearing loss with retinal diseases C. Hereditary hearing loss with system atrophies of the nervous system

3 신경계 퇴행성 질환과 비슷한 양상을 보일 수 있는 비퇴행성 질환을 감별하는 것은 매우 중요하다. 왜냐하면, 특별한 치료 방법이 없는 경우가 많은 신경계 퇴행성 질환에 비해 비퇴행성 질환은 정확한 진단 후에 완쾌 가능한 치료법이 있는 경우가 많기 때문이다. 이들은 주로 대사성, 독성, 영양소 부족에 의한 뇌병증이다. 이에 대한 상세한 내용은 치매 부분에서 설명하겠다.

3 치매

1 치매의 정의

치매는 점진적인 인지기능이 감퇴되어 정상적인 사회생활과 직업생활을 수행하지 못하는 임상증후군이다. 인지기능 장애는 기억력, 지남력, 추상력, 학습능력, 시공간능력, 언어능력, 실행능력, 집행(수행)능력 같은 인지기능 중 두 가지 이상의 장애를 동반한다. 정신과적 질환이나 전신적 질환에 의한 것이 아니어야 하고, 섬망이 없을 때 진단한다. DSM-IIIR 에서는 전반적 치매에 대한 이 같은 정의를 하고 있지만, DSM-IV에서는 치매를 일으키는 각각 질환에 대한 기준을 명시하고 있다.

2 섬망과의 감별

(1) 섬망의 정의

일시적인 혼동 상태인 섬망과의 감별은 매우 중요하다. 섬망은 특징적으로 의식 장애 및 인지기능 장애가 수 시간에서 하루 이내에 갑작스럽게 발생한다. 동반증상으로 수면주기의 변화, 의식감퇴, 안절부절증, 지리멸렬(incoherence), 쉽게 화냄, 감정의 심한 기복, 지각장애로 망각이나 환각증상이 나타난다. 이 같은 증상은 밤에 심해지고 하루 중에도 기복이 있다(표 25-4).

〈표 25-4〉 치매와 섬망의 감별

	섬망	치매
의식상태	손상	정상
발생	Acute to subacute	Chronic
경과	Fluctuating	Steadily progressive
자율신경계증상	있음	없음
예후	가역적(회복가능)	비가역적(진행)

(2) 섬망의 원인규명

이를 위해서는 원인이 될 수 있는 신체 이상(신체감염, 심혈관질환, 내분비 이상, 전해질 불균형, 간병증, 요독증 등), 복용약물 확인 그리고 뇌질환 자체에(뇌출혈, 뇌경색, 뇌압상승, 뇌염 및 뇌수막염, 간질 등 경련성 질환 등) 대한 정확한 평가가 있어야 한다. 원인 감별은 적절한 치료에 있어 가장 중요한 단계이다.

(3) 섬망 환자의 치료

원칙은 원인 규명 후 이에 대한 치료, 섬망 중 이상행동 조절, 그리고 합병증 예방이다.

3 치매의 진단적 접근법(그림 25-1)

(1) 병력청취

환자 및 가족을 통해 일상생활정도, 증상발병시기, 진행양상, 동반증상(두통, 보행 및 운동장애, 요실금), 가족력, 동반질환, 음주력, 약물복용력을 확인한다.

(2) 이학적 검사를 통한 전신상태 점검

동반된 신체 이상이 있는지 확인한다.

(3) 인지기능 검사

인지장애가 있는지, 있다면 전반적인지 뇌의 일정 부위에 국한되었는지 확인한다. 인지기능 검사는 기억력, 지남력, 추상력, 학습능력, 시공간능력, 언어능력, 실행능력, 집행(수행)능력 등을 측정할 수 있는 항목을 포함한다. 그러나, 실제 환자 진료 당시에 이 같은 상세한 인지 평가를 하는 것은 실질적으로 어렵기에 진료실에서는 자세한 인지기능

검사 이전에 "mini-mental state examination(K-MMSE 혹은 MMSE-K)"으로, 짧은 시간 내에 환자의 인지기능 장애 동반 여부를 확인할 수 있다.

(4) 신경학적 진찰

이를 통해 인지기능 장애 외에 국소 신경장애 증상 동반 여부를 확인한다.

(5) 혈액검사 및 영상검사

인지장애를 일으킬 수 있는 신체 질환이나 비퇴행성 뇌병변이 있는지 감별하기 위하여 다음과 같은 혈액 검사 및 구조적 영상 검사를 실시하는 것을 필요하다. 추가로, 뇌파검사 및 뇌척수액 검사를 시행할 수 있는데 이들은 감별진단으로 필요한 경우에 하는 것으로 권하고 있다(표 25-5).

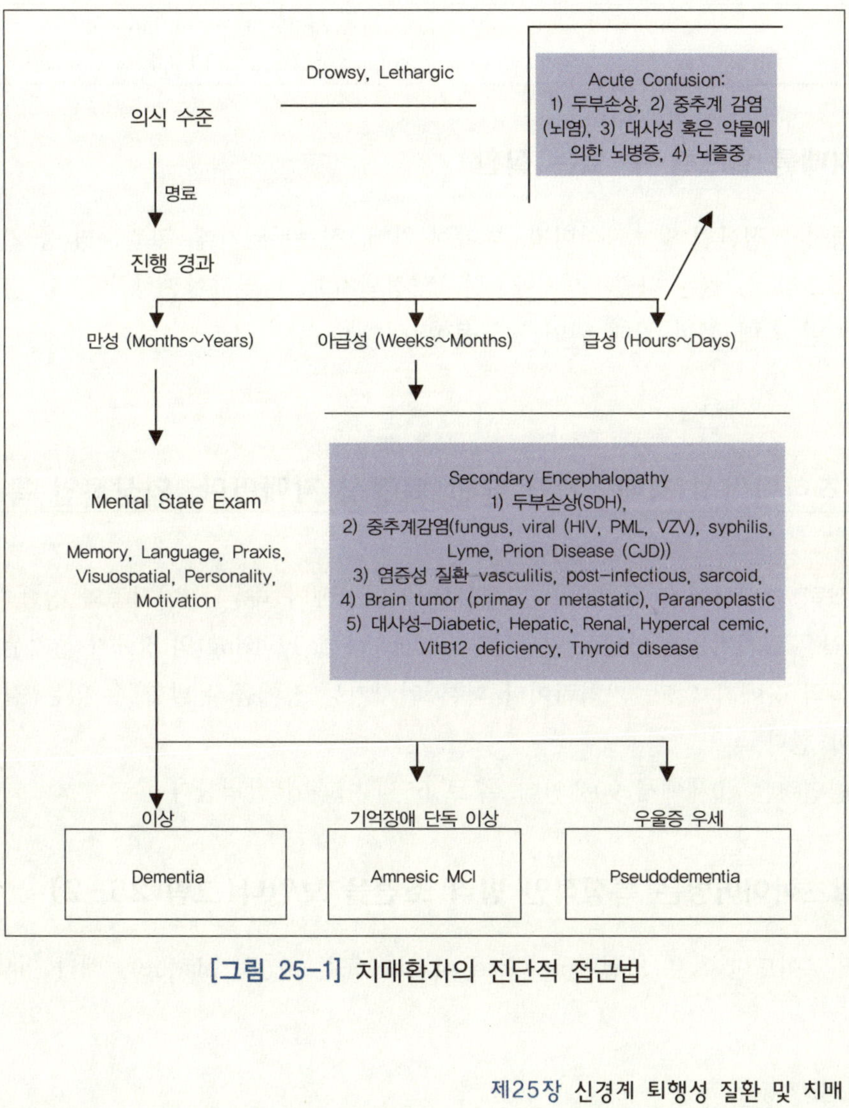

[그림 25-1] 치매환자의 진단적 접근법

〈표 25-5〉 치매의 진단 및 감별진단을 위해 필요한 검사실 검사

검사	검사가 도움되는 진단명
필수검사	
Hct, MCV, PBsmear, VitB12 level	Vitamin B12 deficiency
Thyroid function tests Liver function tests	Hypothyroidism Acquired hepatocerebral degeneration, Wilson disease
VDRL, FTA	Neurosyphilis
HIV antibody titer	AIDS dementia complex
MRI or CT	Brain tumor, Chronic SDH, NPH, Vascular dementia
필요시 추가 검사	
EEG	Creutzfeldt-Jakob disease
CSF	Neurosyphilis, Leptomeningeal metastases,Creutzfeldt-Jakob disease

4 치매를 일으킬 수 있는 질환

1) 퇴행성 뇌질환인 알츠아이머병, 루이체 치매, 전측두엽치매, 파킨슨병 등 2) 혈관성 치매를 일으킬 수 있는 다발경색치매, 전략뇌경색치매, 피질하혈관성치매, 3) 기타 다른 원인에 의한 치매 들이 치매 원인 질환들이다.

4 알츠하이머성 치매 : 가장 흔한 퇴행성 치매이다. 임상적인 특징은 »

① 서서히 발병하여 점차적으로 진행하는 기억장애와 다른 인지기능의 장애가 있다.

② 이 같은 인지기능의 장애로 일상생활(activity of daily living)의 장애가 생기는 것이다.

③ 의식의 장애가 없고, 기억력이나 다른 인지기능 장애를 유발할 수 있는 질환이 없어야 한다.

④ 발병연령은 40세에서 90세인데, 주로 65세 이후에 발병한다.

1 알츠하이머병은 특징적인 병리 소견을 보인다(그림 25-2)

① 아밀로이드반 혹은 노인반(amyloid plaque 또는 senile plaque) : 베타 아밀로이드

단백질이 세포밖에 침착되어 반을 형성한다.

② 신경섬유농축체(neurofibrillary tangle) : 과인산화된 타우 단백으로 이루어진 신경세포 내 축적물

③ 미만성 신경세포 소실

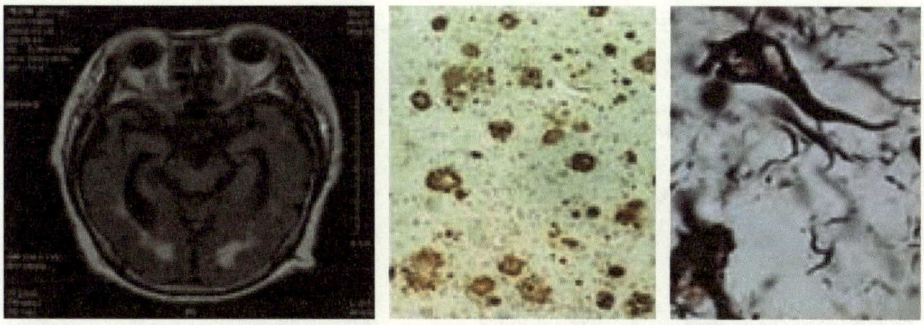

[그림 25-2] (좌로부터) 뇌위축을 보이는 MRI, 아밀로이드 반, 신경섬유농축체

2 알츠하이머병은 발병연령에 따라서 65세 미만의 조기발병 형과 65세 이상의 후기발병형으로 나뉜다. 조기발병형은 전체 알츠하이머 환자의 10% 후기발병형은 90%로 나이가 많은 사람에서의 발병이 현저히 많다. 조기발병형의 10%는 amyloid precursor protein(APP), presenilin 1(PS-1), 혹은 presenilin 2(PS-2)를 만드는 유전자의 돌연변이에 의한 체염색체 우성 유전에 의한다. 후기발병형은 특정유전자의 돌연변이에 의한 것은 매우 드물어 체염색체 우성 유전이 아니라, "취약 유전자(susceptibility gene)"를 갖느냐 가지지 않느냐에 따른 "유전적 경향"에 추가로 "환경적 영향"이 복합되어 발병하는 것으로 생각되고 있다(표 25-6).

〈표 25-6〉 알츠하이머병의 유전자

Chromosome	Gene	% of Alzheimer Disease
21	APP	〈 1
14	PS-1	1-5
1	PS-2	〈 1
19	APOE(ε4 allele)	50

3 알츠하이머병의 발병기전

"아밀로이드 가설" : Amyloid precursor protein(APP) 으로부터 유리되는 베타 아밀로

이드 생성이 증가하거나, 파괴가 덜되어 독성을 가지는 베타 아밀로이드 양이 증가하고 이들이 응집하여 신경세포 독성을 유발하여 알츠하이머병이 발병한다는 가설이 "아밀로이드 가설"인데, 현재 가장 널리 받아들여지고 있는 알츠하이머병의 발병기전이다. APP는 β-secreatase와 γ-secretase 에 의해 분리되어야 베타 아밀로이드가 형성되게 된다(그림 25-4). 따라서 β-secreatase와 γ-secretase를 공략하여 베타 아밀로이드 생성을 억제하는 약물이 알츠하이머병 치료제로 많이 연구가 되고 있다.

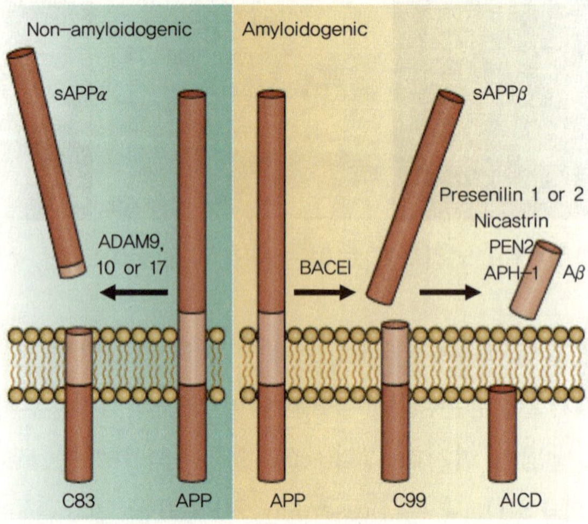

[그림 25-3] APP로 부터 베타아밀로이드 단백질의 유리

4 알츠하이머병의 임상증상

기억장애가 가장 흔한 첫 증상이고, 이를 포함하여 다양한 인지기능 장애가 발생하여 점진적으로 진행한다. 후반기가 되면서 다양한 정신과적 증상이 나오고, 간질발작, 운동장애 등이 발생하게 된다.

5 알츠하이머병 진단을 위한 검사로는 뇌영상검사, 인지기능 검사, PET 검사 등이 있다.

6 알츠하이머병의 치료

현재 효과가 있는 것으로 알려져 치료에 이용되고 있는 약물은 1) cholinesterase inhibitor : may have slight, transient effect-tacrine(cognex), rivastigmine(exelon), donepezil(aricept), galantamine(reminyl), 2) NMDA receptor antagonist : memantine 이다.

알츠하이머병의 분자생물학적 기전이 밝혀지면서 이를 공략한 다양한 치료제가 연구 중이지만, 아직 대규모 임상 연구 통해 공인받은 약물은 1), 2) 뿐이다.

5 루이체 치매

α-synuclein 단백질이 침착되는 루이체가 대뇌피질에 증가하면서 발생하는 치매로, 퇴행성 치매 중 2번째로 많다.

1 임상증상

핵심증상으로 정상생활기능을 방해할 정도의 지속적인 인지기능 장애가 있어야 한다. 특징적으로 인지기능 장애는 변동이 심하고, 환시를 보는 경우가 많고, 파킨슨병의 운동장애 증상을 동반하는 경우가 많다.

2 치료

알츠하이머성 치매와 같은 치료제를 사용한다. 동반된 운동장애에 대해서는 파킨슨 병 약물을 사용한다. 흔히 동반되는 이상행동에 대해서 항정신병약을 사용하게 되는 경우는 매우 주의를 하여야 한다. 전형적 항정신병 약물은 감수성이 심한 경우가 많아 가급적 사용해서는 안된다. 대신 비전형적 항정신병 약물을 환자의 경우에 따라 부작용 없이 정신과적 망상 등을 줄이는데 효과적인 것으로 보고되고 있다.

6 전측두엽 치매

전측두엽 치매는 과인산화된 타우 단백질이 침착하면서 전두엽과 측두엽에 국소적 위축이 심하게 진행하면서 발병하는 치매이다.

임상증상 : 성격변화와 언어장애가 특징적으로 나타난다.

치료 : 알츠하이머병 치료제를 사용할 수 있다.

7 혈관성 치매

뇌혈관 질환에 의해 발병하는 치매로 앞서 설명한 퇴행성 치매와는 구별되는 치매이다. 뇌혈관 질환의 예방으로 충분히 발병이 억제 될 수 있는 치매이다. 혈관병변에 따라 1) 다발경색치매(multi-infarct dementia) 2) 전략뇌경색치매, 3) 피질하혈관성치매로 나뉜다.

1 다발경색치매

치매증상의 발생이 뇌졸중의 발병과 뚜렷한 시간적 연관성을 가지고 발생하며, 편마비, 언어장애 등의 국소 신경학적 결손 소견이 동반된다. 인지기능 장애의 증상은 병변의 위치에 따라 다양한 양상으로 나타난다.

2 전략적뇌경색치매

병변의 위치가 인지기능에 중요한 부위라 한번의 혈관병변으로 치매 증상이 발생하게 되는 혈관성 치매이다. 전략적뇌경색 치매를 일으킬 수 있는 뇌병변 부위는 좌측 모이랑(angular gyrus), 내측하부 측두엽(inferomedial temporal lobe), 내측 전두엽(medial frontal lobe), 시상(thalamus), 좌측 속섬유막 무릅(genu of internal capsule) 그리고 꼬리핵(caudate nucleus)이다.

3 피질하뇌경색치매

소동맥질환이 증가하여 발생하는 혈관성 치매로 증상이 서서히 악화되기에 뇌병변 발생시기가 인지되지 않는 경우가 많다. 국소 신경학적 결손이나 좌-우측 인지기능 차이가

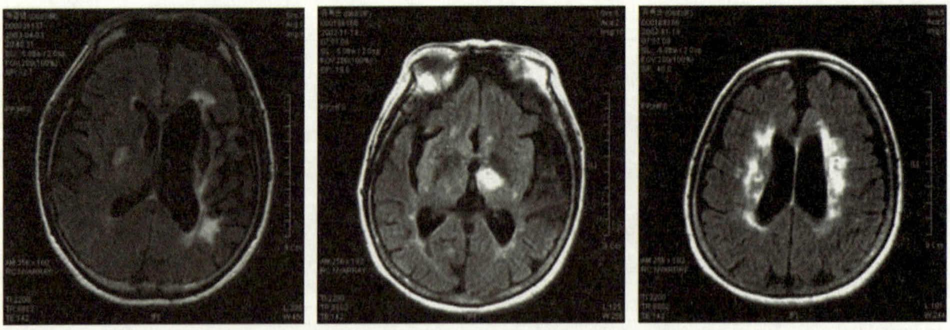

[그림 25-4] 혈관성 치매의 종류에 따른 뇌영상검사 소견. (좌) 다발경색치매, (중) 전략뇌경색치매, (우) 피질하혈관성치매

뚜렷하지 않을 수도 있다. 따라서 퇴행성 치매와 유사하여 뇌영상 검사 없이는 정확한 진단이 어렵다.

4 혈관성 치매의 치료

뇌혈관질환의 위험인자 치료 및 항혈소판제 투여 등 일반적인 뇌혈관 질환에 대한 치료가 우선시 된다. 이와 더불어 손상된 인지기능에 대해서는 알츠하이머병의 치료제인 cholinesterase inhibitor나 memantine등이 도움이 된다.

●●● 참고문헌

1. 대한치매학회 지음, 치매- 임상적 접근 1st ed. 아카데미아 출판사.
2. Adams and Victor's Principles of Neurology, 9th ed., McGraw-Hill company.
3. Dartigues JF, Letenneur L. Genetic epidemiology of Alzheimer's disease. Curr Opin Neurol 2000;13:385-9.
4. Querfurth HW, LaFerla FM. Alzheimer's disease. N Engl J Med 2010;362:329-344.
5. Mayeux R. Clinical practice. Early Alzheimer's disease. N Engl J Med 2010;362:2194-2201.

제 26 장

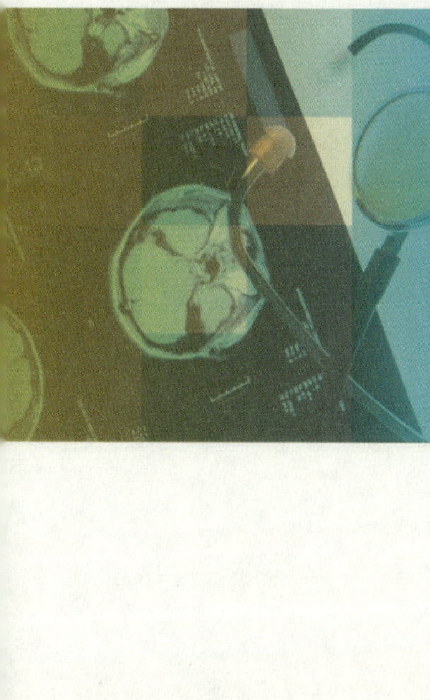

이상운동질환
Movement Disorder

박 정 호

학습목적

운동신경계를 이해하고 다양한 이상운동질환을 구별할 수 있게 한다.

학습목표

1. 추체로와 추체외로의 전달 경로를 도식화 한다.
2. 추체외로의 이상시 나타나는 증상을 추체로 이상시 나타나는 증상과 비교하여 설명한다.
3. 이상운동증상을 각각 설명하고 표현 할 수 있다.

1 서 론

다양한 형태의 이상운동은 바닥핵과 이와 연관된 시상 및 뇌간의 특정 신경핵을 의미하는 피라미드외로계(extrapyramidal motor system)에 의해 나타나게 되므로 이들 해부학적 구조물에 대한 이해가 매우 중요하다. 피라미드외로계는 바닥핵과 소뇌를 포함하며 기능은 크게 겉질척수계와 겉질뇌간척수계의 기능을 조율하는 역할을 한다. 이처럼 피라미드외로계와 겉질척수로는 상호 연관성을 가지고 있으므로 겉질척수로를 침범하는 뇌병변에 의해 반대쪽 수의 운동 마비 이외에도 상지 굴곡 및 하지 신전과 같은 자세의 변화가 경과 중 동반될 수도 있다.

1 피라미드로와 피라미드외로

겉질척수로를 이루는 축돌기들은 일차운동겉질(primary motor cortex), 대뇌부챗살(corona radiata), 속섬유막(internal capsule), 중간뇌다리(crus cerebri), 다리뇌바닥(basis pontis)을 지나 숨뇌에서 피라미드(pyramid)라는 구조를 통과하기 때문에 겉질척수로를 피라미드로(pyramidal tract)라고 부른다. 반면에, 숨뇌의 피라미드를 거치지 않고 척수로 내려가는 신경 경로를 피라미드외로라고 부르며 겉질그물척수로, 겉질덮개척수로, 겉질적색척수로, 겉질안뜰척수로 등이 이에 해당된다.

2 바닥핵의 구조와 기능

바닥핵은 꼬리핵(caudate nucleus), 조가비핵(putamen), 창백핵(globus pallidus), 시상밑핵(subthalamic nucleus), 흑색질(substantia nigra)로 구성되어 있으며 꼬리핵과 조가비핵을 합쳐서 줄무늬체(striatum)라고 부르기도 하며 조가비핵과 창백핵을 합쳐서 렌즈핵(lentiform nucleus or lenticular nucleus)이라고도 부르기도 한다. 또한, 줄무늬체와 렌즈핵를 합쳐서 몸통줄무늬체(corpus striatum)라고 한다. 바닥핵의 기능적 신경연결은 크게 직접경로와 간접경로로 나뉘게 되며 직접경로에 의한 겉질활동의 증가와 시상밑핵이 포함된 간접경로를 통한 겉질활동의 기능 억제에 의하여 다양한 이상운동증이 나타나는 것으로 설명되고 있다. 바닥핵의 개략적인 해부학적 구조는 아래와 같다(그림 26-1).

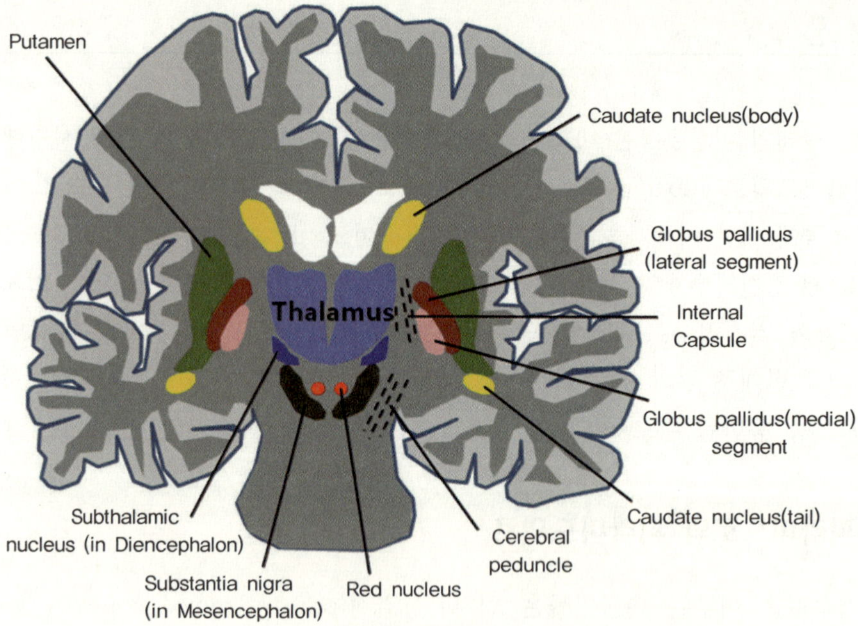

[그림 26-1] 바닥핵 모식도

3 소뇌의 구조와 기능

소뇌는 말초에서 들어온 감각정보를 통합하여 운동 중 관절의 위치, 속도, 가속도 등을 결정함으로써 운동에 관여하는 여러 근육들이 효율적이고 조화롭게 수축하고 이완(motor coordination)하도록 한다. 소뇌는 해부학적으로 anterior lobe, posterior lobe, flocculonodular lobe으로 나눌 수 있으며 기능적으로는 vestibulocerebellum, cortico-ponto cerebellum, spinocerebellum으로도 나눌 수 있는데 이에 대한 자세한 내용은 다른 기초 신경해부학 책을 참고하여야 한다.

2 이상운동의 종류

이상운동증에 대한 임상적 접근은 크게 운동증가질환과 운동감소질환으로 나누어 볼 수 있으며 이들에 대한 자세한 내용은 다음과 같다.

1 떨림(Tremor)

떨림은 임상에서 가장 흔하게 접하는 이상운동질환 중 하나로, 몸의 일부분 혹은 여러 부분에서 작용근(agonist)과 대항근(antagonist)이 교대로 혹은 동시에 수축하여 규칙적으로 일정한 빈도를 가지는 굴모양(sinusoidal) 양상의 진동성 불수의운동이다. 떨림과 비슷해 보일수 있어 감별이 필요한 다른 불수의 운동들로는 무도병, 틱, 근육간대경련이 해당된다. 떨림의 진단은 병력 조사와 신경학적 진찰로 이루어지는데 ㄱ) 떨림의 빈도, ㄴ) 침범된 부위, ㄷ) 악화 또는 완화 조건, ㄹ) 안정시(resting), 활동(action)중 또는 자세 유지(postural)시, 의도시(intention) 각각에 대해 증상 여부를 확인하고, ㅁ) 다른 운동신경계 이상 증상 또는 말초신경병증, 다발경화증과 같은 다른 신경계 질환의 동반 여부를 확인 하여야 한다 : 즉, 본태떨림은 동반된 신경학적 이상이 없고 파킨슨병떨림은 근육경직, 운동완만, 보행장애와 같은 증상이 동반되며, 의도떨림은 안구운동이상, 눈떨림, 둔한사지운동, 보행실조가 동반된다. 떨림은 원인에 따라 진동수에 차이를 보이지만 대역폭이 서로 겹치는 부분이 많으므로 절대적인 기준은 될 수 없다. 그러나 일반적으로 의도떨림은 2-4Hz, 파킨슨병은 4-6Hz, 본태 떨림은 4-12Hz, 기립떨림은 14-16Hz 정도인데 표면 근전도(surface EMG)는 진동수 측정에 도움이 되는 검사이다. 원인 파악을 위해 혈액검사, 뇌영상검사 등이 필요할 수 있으며 특히, 일측성 떨림이나 소뇌성 떨림인 경우 뇌영상 검사가 도움이 된다. 자세-활동 떨림이 있는 환자는 갑상샘기능항진증을 감별하기 위해 갑상샘 기능검사가 필요하며 50세 이하의 명확한 원인이 없는 떨림 환자에서는 Wilson병 감별을 위해 24시간 소변 구리양, 혈중 ceruloplasmin 농도와 틈새등검사(slit lamp examination) 가 필요하다.

2 무도증/도리깨운동(Chorea/ballism)

무도증(chorea)은 그리스어로 "춤을 추다"라는 뜻으로 불규칙한 움찔거리는(jerky) 불수의 운동이 신체의 여러 부분에서 불규칙(random)하고 순서로 나타나거나 한 부분에서 다른 부분으로 물 흐르듯이(flowing) 이동하는 이상운동을 말한다. 무도증에서 보이는 이상운동 현상은 정형화되어 있지 않으며(non-stereotyped, 틱과 차이점), 주로 사지의 원위부는 물론 몸통과 얼굴, 목을 침범한다. 특히, 이러한 무도운동이 사지 원위부에서 느리게 나타나는 경우 무도곰지락운동(choreoathetosis)이라고 하며, 사지 근위부에서 크고 격렬하게 나타나는 경우를 도리깨운동(ballism)이라고 한다. 일측 도리깨 운동은 반대쪽 시상하핵 병변의 측향화와 국재화에 매우 도움이 되는 임상 소견이다. 무도증은 ㄱ) 유전성, ㄴ) 감염후/감염/면역성, ㄷ) 대사성, ㄹ) 약물유발성, ㅁ) 혈관성, ㅂ) 신생물/신생물딸림 에 의해 발생할 수 있다(표 26-1). 이처럼 무도증의 원인이 매우 다양하므로 먼저 유전성인지 산발성인지를 구분하고 각 범주에 속하는 원인질환들을 임상양상, 혈액검사 및 유전자 검사를 고려하여 감별해 나가는 것이 좋다.

〈표 26-1〉 무도증의 흔한 원인들

유전성	감염후/감염/면역성	대사성	약물유발성	혈관성	기타
Huntington병	Sydenham무도증	갑상샘항진증	Levodopa	뇌졸중	신생물
신경가시세포증가증	전신홍반루푸스	임신무도병	CNS stimulants	진성적혈구증가증	신생물 떨림
치아적핵창백핵루이체위축증	후천면역결핍증후군		Anticonvulsants		
양성유전무도증			Antidepressants		
돌발무도증 Wilson병			Neuroleptics Oral pill		

3 근육간대경련(Myoclonus)

근육간대경련(myoclonus)은 정상 수의운동에 필요한 운동조절기능을 침범하기 때문에 일상생활에 지장을 초래하는 운동질환이다. 근육간대경련은 돌발적이며 짧고 전기 충격과 같은 형태의, 양성근육간대경련(positive myoclonus)이나 음성근육간대경련(negative myoclonus)에 의해 발생하는 불수의운동으로 정의된다.

4 근육긴장이상(Dystonia)

근육긴장이상은 지속적인 근육 수축에 의하여 신체의 일부가 꼬이거나, 반복적인 운동 혹은 비정상적인 자세를 보이는 증상군을 말한다. 다양한 임상양상을 보이지만 근육긴장이상은 대항근과 작용근들의 동시수축에 의하여 나타난다. 특발성으로 발생하기도 하며 특정 원인질환이나 상태에 의해 이차적으로 발생하기도 한다. 특발성의 경우에는 발병 연령, 침범 부위, 임상양상, 유전적 배경에 따라 다양한 병명으로 분류된다.

5 Tic

틱은 간결하고 빠른 불수의 운동(운동 틱)이나 소리(음성 틱)가 반복하여 나타나는 것으로 임상적으로 단순 틱과 복합 틱으로 나눈다. 단순 틱은 한 근육군에서만 나타나며 눈을 깜박이거나, 어깨를 으쓱대거나, 얼굴을 찡그린다든지 머리를 흔드는 등의 동작을 보인다. 복합 틱은 상동적 얼굴 표정, 특정한 양상을 보이는 조화동작, 즉 몸의 냄새를 맡는다든지, 손을 흔들거나 발로 차는 등의 동작을 보이므로 자발적인 동작과 구분이 어려울 때가 많다. 틱의 임상적 특징은 ㄱ) 충동, ㄴ) 자발적 억제 이다. 틱은 정상인에서도 나타날 수 있으며(habit spasm) 정상 어린이의 약 15%에서 성장 과정 중에 단순 틱이 나타날 수 있다.

3 이상운동 질환 및 증후군

1 본태떨림(Essential tremor)

본태 떨림은 가장 흔한 떨림 중 하나로 가족력이 있는 경우가 흔하여 가족성떨림, 또는 유전성 떨림으로 불리기도 한다. 그러나 정확한 원인 유전자는 아직 밝혀지지 않았으나 많은 대규모 가계 연구에서 염색체 2p, 3q, 6p 와의 연관성이 제시되고 있다. 유전방식은 상염색체우성 형태를 취하며 산발성(또는 특발성, sporadic) 본태떨림과 임상 양상 및 약물반응에 차이가 없어 동일 질환으로 추정되고 있다. 본태떨림은 어떤 연령에서나 생길수 있으며 인구집단내 연구로 알려진 유병율은 4% 정도이며 연령 증가에 따라 유병율도 증가하여 60대 이상에서 6% 까지 최대 유병율을 보인다. 유년기에 시작된 경우 남자가 많으며 가족력이 있는 경우가 흔하다. 떨림 증상은 생리적 떨림에 비해 진동수가 느리며(4-8Hz) 자세를 유지하거나 활동을 할 때 심해진다(postural-action tremor). 주로 양측성이며 95%에서 상지에 발생한다. 표면근전도 소견은 규칙적이며 주기적인 길항근과 작용근의 동시운동활동(simultaneous burst of activity)이 관찰된다.중추신경계에 원인이 있는 것으로 생각되지만 명확한 신경병리적 이상소견을 밝혀지지 않았다. 치료는 베타아드레날린 대항제나 primidone이 일차적으로 사용되나 최근에는 gabapentin, topiramate 등이 효과적이라는 보고도 있다. 약물치료에 실패한 경우, 상황에 따라 수술적 치료를 고려해 볼수 있으며 기능적시상절제술, 뇌심부자극술이 효과적으로 알려져 있다.

2 파킨슨병

파킨슨병이란 도파민 신경세포 소실로 인한 바닥핵의 도파민성 신경 전달의 감소가 원인이 되어 나타나며 임상적으로는 안정떨림(rest tremor), 경직(rigidity), 운동완만(bradykinesia), 종종걸음(fastinating gait), 구부정한 자세(stooped posture) 를 특징적으로 하는 만성 진행성 신경계 퇴행성 질환이다. 유병률은 일반적으로 구미 지역에서는 0.3% 정도이고, 55~60세 이상 노인 인구 집단에서는 약 1% 정도에 이른다. 발병 연령은 35세부터 85세까지 다양하지만 60대 초반에 발병되는 경우가 가장 많다. 파킨슨증의 75% 가 파킨슨병이 원인이나 그 밖에도 뇌혈관질환, 약물, 기타 신경계 퇴행성 질환에서도 유사한 증상이 나타날 수 있다. 드물지만 상염색체 우성 및 열성 유전에 의한 가족형 파킨슨병은 전체의 5% 정도를 차지하며 45세 이전에 발병되어 긴 경과를 보인다. 파킨슨병이 유전적 원인에 의한 질환은 아니지만 역학 연구에 의하면 유전적 취약성과 환경 요인 사이의 복잡한 상호작용에 의해 발생되는 것으로 추측되고 있다. 알려진 위험 요인으로는 가족력, 남자, 두부 외상, 살충제 중독, 시골 생활 등이 있으며 커피, 흡연, NSAID, estrogen 등은 발생 빈도 감소와 연관이 있다.

(1) 병리소견

파킨슨 뇌의 육안적 병리소견은 경도의 전두엽 위축과 중뇌의 어두운 멜라닌 색소 침착의 소실이다. 현미경적 병리소견은 흑색질 치밀부의 도파민성 신경세포의 소실과 세포내의 루이체(Lewy body) 침착이며 이러한 소견이 다른 뇌간부 신경핵, 내측 측두엽, 변연계, 그리고 전두엽에서도 관찰된다. 루이체는 병리적 확진 소견으로서 고농도alpha-synuclein을 포함하고 있다. 참고로 가족형 파킨슨 병에서 발견된 Alpha-synuclein 유전자 돌연변이에 의한 병리과정은 alpha-synuclein에 의한 신경세포 소멸 기전을 이해하는데 도움이 되므로 자세한 기전은 다른 서적을 참고하는 것이 좋다. 파킨슨 병에서의 루이체는 전후각신경핵(anterior olfactory nuclei)과 하부 뇌간부(glossopharyngeal and vagal nerve nuclei)에서 가장 먼저 발견되며 이후 점차 상행성으로 퍼져나가 흑색질 치밀부(substantia nigra, pars compacta)와 편도핵(amygdala nucleus), 바닥앞뇌신경핵(nuclei of basal forebrain)에 도달하고 이후 이러한 병리 소견은 더욱 진행하여 시상부와 뇌피질에까지 도달하게 된다. 흑색질 치밀부의 신경세포가 사멸됨에 따라 줄무늬체(striatum), the intralaminar and parafascicular nuclei of thalamus, the globus pallidus, subthalamic nucleus 에서 점차 탈신경화가 일어나게 된다. 특히, 조가비핵에서 나타나는 도파민 탈신경화는 다양한 파킨슨병의 운동증상과 연관되어 있다. 파킨슨병의 임상증상은 줄무늬체의 도파민 감소가 50-70%까지 감소된 이후에 비로소 나타나게 된다. 그러므로 파킨슨병의 약물치료는 이처럼 손상된 도파민성 신경 전달의 복구가 기본이 되는 것이다.

(2) 발병기전

파킨슨병에서의 흑색질 도파민 신경세포 사멸은 다양한 요인의 복합적인 작용에 의해 발생한다(multifactorial hypothesis) : ㄱ) 유전적 취약성, ㄴ) 산화과정에 의한 손상, ㄷ) 프로테오솜 기능 이상(proteosomal dysfunction), ㄹ) 비정상적 효소 활성도(abnormal kinase activity), ㅁ) 환경적 요인. 산발성 파킨슨병의 발병에 이들 요인 중 도파민 또는 멜라닌의 대사 과정에서 발생하는 산화자유라디칼에 의한 손상이 중요한 역할을 하게 되며 사립체의 산화인산화 체인의 복합체(I)의 결함은 이러한 손상을 더욱 가중시킨다. 그 밖에도 동물 실험을 통해 알려진 산화 독성 물질로는 meperidine 유도체인 MPTP 와 살충제로 사용되는 rotenone 이 있다.

(3) 임상증상

① 운동증상(Motor features)

파킨슨병의 임상 증상 중 환자에게 가장 불편한 증상은 운동완만(bradykinesia)이다. 이로 인해 대부분의 일상생활에 어려움을 겪게 되며 작은글씨증(micrographia)와 같은 정교한 손 움직임 또한 방해받게 된다. 목소리가 작아지거나(hypophonia), 침흘림(sialorrhea)과 같은 연수성 운동완만 증상 또한 큰 불편을 주게 된다. 4-6Hz의 안정시떨림(resting tremor)은 먼저 손가락, 손목과 같은 원위부에서 일측성으로 나타나며 경우에 따라 특징적인 환약말이떨림(pill-rolling tremor)이 있을 수 있다. 떨림은 1년 이후 차차 반대측 손이나 동측 다리로 진행하며 나중에는 입술, 혀, 턱까지 침범하지만 두경부는 침범되지 않는다. 경직은 관절 부위의 전범위 수동 운동을 시켜 보았을 때 일정한 저항을 느낄 수 있으며 때로는 내재된 떨림에 의해 규칙적인 저항 소실이 느껴지기도 하는데 이를 cogwheel rigidity 라고 한다. 항파킨슨 약물 치료에 의해 상하지 원위부에서 근긴장이상증이 나타날 수도 있는데 젊은 환자에서는 약물 치료와 상관없이 나타날 수도 있다. 보행시 보폭이 좁고 돌아설 때 특징적인 모습(en bloc turn)을 볼 수 있다. 특징적인 종종걸음(festinating gait)은 구부정한 자세와 자세 반사의 저하로 인해 신체의 무게 중심을 따라 잡으려는 환자의 노력에 의해 나타나게 된다. 병이 더욱 진행하면 보행 시작 시, 돌아설 때, 좁은 곳을 통과할 때, 사람이 밀집된 곳으로 들어갈 때, 발바닥이 지면에 붙어 떨어지지 않으려는 현상(보행동결, freezing of gait)이 나타나게 되어 큰 불편을 겪게 된다. 이러한 자세 불균형과 보행 장애는 병이 진행함에 따라 더욱 악화되어 낙상으로 인한 골절 손상의 확률도 높아지게 된다.

② 비운동성 증상(Non-motor features)

파킨슨병의 비운동성 증상으로는 우울증, 불안증, 인지기능저하, 수면장애, 감각이상, 통증, 후각기능저하, 그리고 자율신경계 이상증상이 포함된다. 이러한 비운동성 증상들은 운동 증상과 더불어 환자들에게 더욱 고통을 주게 되므로 이러한 부분에 대한 세밀한 관찰과 치료가 함께 이루어져야 한다.

(4) 감별진단

일차성 파킨슨증에는 유전성 파킨슨병, 특발성 파킨슨병, 다른 신경계 퇴행성 질환들

(다계통 위축증, 루이체 치매, 진행성 핵상 마비, 피질바닥핵변성, 전두측두엽 치매, 파킨슨증을 동반한 알츠하이머병 등이 포함되며 이차성 파킨슨증에는 반복된 뇌외상, 감염성 질환(뇌염후성 파킨슨병, 신경매독), 대사성 질환(부갑상선 기능저하, 가성부갑상선 기능저하), 약물(신경이완제, 비전형 항정신병 약물, 구토억제제, reserpine, alpha methyldopa, lithium carbonate, valproic acid, fluoxetine), 독성 물질(MPTP, manganese, cyanide, methanol, carbon monoxide, carbon disulfide, hexane) 등이 포함된다.

(5) 내과적 치료

파킨슨병 치료의 목표는 환자의 일상 생활과 삶의 질을 최대한 유지하게 하는 것과 약물 치료로 인한 합병증을 최소화 하는 것이다. 질병 초기에는 운동완만, 떨림, 근경직, 비정상 자세와 같은 증상은 약물 치료에 매우 좋은 반응을 보인다. 그러나 인지기능 저하, 발성부전, 자율신경기능 이상증, 균형이상과 같은 증상은 약물에 대한 반응이 좋지 않다. 파킨슨병에 의한 운동이상 증상은 일차적 장애를 만들며 이로 인해 신체 운동량이 감소되며 주로 앉아서 생활하게 되므로 이차적 장애를 초래한다. 따라서 이러한 이차적 장애를 예방하기 위해서는 지속적인 신체 운동이 필요하다. 일반적인 치료의 원칙은 증상이 일상 생활을 방해하는 경우 치료가 시작되어야 한다. 최근에는 증상 치료를 시작하기 이전, coenzyme Q10, 크레아틴 경구투여, 바이러스 벡터를 이용한 신경보호약물의 줄무늬체내 투여, monoamine oxidase B inhibitor와 같은 신경보호 치료(neuroprotective therapy)가 더욱 관심을 끌고 있으나 불행하게도 아직까지 명확한 근거를 가진 약물은 개발되지 못하고 있다. 실제 파킨슨병의 치료는 질병 진행 단계에 따라 치료 전략을 바꾸어야 하는데 도파민성 약물 치료 개시는 증상이 일상생활에 방해가 되는 경우 시작되며 환자의 나이, 인지기능 정도를 먼저 고려하고 이후 임상 증상과 경제적인 면을 고려하여 약제를 선택하여야 한다. 파킨슨병 치료 약물은 먼저 도파민성 약물(levodopa/carbidopa, levodopa/benserazide, dopamine agonists)과 비도파민성 약물(anticholinergics, MAO-B inhibitor, amantadine)로 나뉘며 도파민성 약물은 다시 levodopa 제제와 도파민 효현제(ropinirole, pramipexole)로 나뉜다. 처음 치료 시작 시 도파민 효현제 단일요법을 선택하는 경우 초기 이상반응이 적어 순응도가 좋으며 도파민 제제에 비해 이상운동 합병증 발현율이 50% 감소되며 운동동요 현상 발현율이 25% 감소되는 장점이 있다. 그러나 환자들의 2/3 이상에서 운동 기능의 유지를 위해 도파민 효현제 치료 시작 5년 이내 도파민 제제가 필요하게 된다. 도파민 제제의 장기 사용시 가장 문제가 되는 합병증은 운동 동요(motor fluctuation) 와 무도증 양상의 이상운동(dyskinesia)이다. 이들 현상의 자세한 기술은 본 강의록에서는 다루지 않으나 포괄적 치료를 위해서는 다른 서적을 참고하여 확인해 두어야 한다. 처음 진단된 파킨슨병 환자의 전체적인 치료의 흐름은 아래와 같다(그림 26-2).

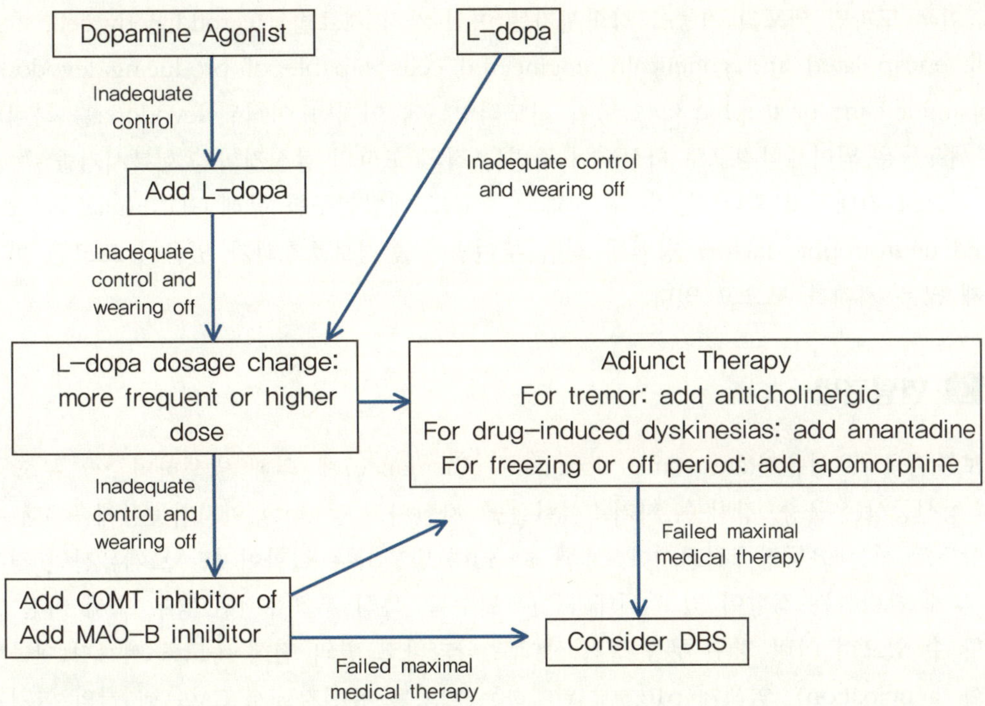

[그림 26-2] A schematic pathway for the treatment of Parkinson's disease

(6) 외과적 치료

지난 10여 년 동안 파킨슨병을 포함한 다른 이상운동질환들에 대한 외과적 치료법에 괄목할 만한 발달이 있었다. 비록 시상절제술(thalamotomy)이나 담창구절제술(pallidotomy)은 1950년대부터 시작되었으나 1960년대 levodopa가 치료에 사용된 이후 거의 시행되지 못하던 중 최근 심부뇌자극술이 개발되어 큰 호응을 얻고 있다. 그러나 파킨슨병의 수술적 치료의 일반적인 적응증은 분명한 도파민 반응성 파킨슨증으로 치매나 기타 정신질환이 없는 경우에 제한되며 비전형 파킨슨병이나 치매가 있는 경우 수술 치료에 대한 효과는 없거나 미미한 정도이다. 심부뇌자극술의 목표물로는 subthalamic nucleus 또는 medial globus pallidus 가 흔히 이용되는데 파킨슨병의 운동증상 호전에 효과적이고, 도파민 약물 투여에 의한 이상운동과 운동 동요 현상을 감소시켜 주는 효과가 있다. 그러나 levodopa 치료에 효과를 보이지 않는 자세불안정, 낙상, 발성감소, 침흘림, 자율신경 이상증상에는 효과가 없다.

(7) 신경세포이식술

태아 세포 이식술은 개방적 예비연구(open-label pilot study)에서는 큰 기대를 갖게 하였으나 이후 두 차례 시행된 대규모 임상 연구에서는 매우 실망적인 결과가 발표되었다. 이후 도파민 세포의 기능을 강화시키는 여러 가지 치료법들(carotid body cell, stem cell, encapulated and genetically engineered cells capable of producing levodopa, dopamine, and/or trophic factors)이 시도되었는데 이처럼 이식된 levodopa를 분비하는 세포들은 뇌미세환경으로 확산되어 주변 조직의 도파민 탈신경화를 회복시켜줄 수 있을 것으로 기대되고 있다. 한편, 두 차례의 소규모 개방연구를 통해 GDNF(glial cell-derived neurotrophic factor) 창백핵 직접 투여법이 신경보호효과가 있음이 보고된 이후 현재 많은 기대를 모으고 있다.

3 헌팅턴병

보통염색체우성유전(autosomal dominant inheritance)에 의해 발생하며 ㄱ) 무도증, ㄴ) 정신증상(우울증, 강박증, 자기조절력결핍, 자살사고 등), ㄷ) 인지기능장애를 3대 주증상으로 하는 운동장애질환이다. 보통 30~40대 발병하는 질환이지만 모계유전인 경우 더 늦게 발병하는 경향이 있고 세대가 반복될수록, 특히 부계유전인 경우 20세 이전 발생할 수 있으며 이런 경우 무동-경직 상태로 나타나고 병의 진행 속도도 빠르다(대물림악화, anticipation). 염색체4p16.3에 위치하는 헌팅턴 유전자에서 CAG 세 개의 염기가 반복되면서 비정상적으로 증가되는 삼염기반복(triple nucleotide repeat disease)이 원인이며(정상인 평균 19회, 헌팅턴병 40회 이상 반복) 반복횟수는 발병나이와 반비례 관계를 보이는 경향이 있다. 병의 초기 단계에서는 무도증이 주로 국소적으로 나타나며 질병이 진행함에 따라 전신을 침범하게 된다. 장기간의 경과 후 말기 단계에 이르게 되면 과다근육긴장증과 심한 경직상태가 된다. 진단에서 사망에 이르기까지 15-20년이 소요되며 주된 사인은 흡인성 폐렴이다. 뇌MRI 또는 CT 소견상 특징적인 꼬리핵이나 조가비핵의 위축이 관찰되는 경우 진단에 도움이 된다. 대증적 치료가 원칙이며 유전자 검사는 사회적, 법적 문제가 수반될 수 있으므로 이러한 점을 신중하게 고려하여 시행되어야 한다.

참고문헌

1. Deuschl G et al. A randomized trial of deep-brain stimulation for Parkinson's disease. N Engl J Med 355:896, 2006.
2. DeLong MR. Juncos JL. Parkinson's disease and other extrapyramidal movement disorders. In : Fauci, Braunwald, Kasper, Hauser, Longo, Jameson, Loscalzo. Principle of internal medicine. 17th ed. New York : McGraw-Hill, 2008:2549-2559.
3. Watt RL, Koller WC. Movement disorders : neurologic principles and practice. 2nd ed. New York : McGraw-Hill, 2004.
4. 김재우. 이상운동질환. In : 대한신경과학회, 신경과학. 1st ed. 군자출판사, 2007.

제 27 장

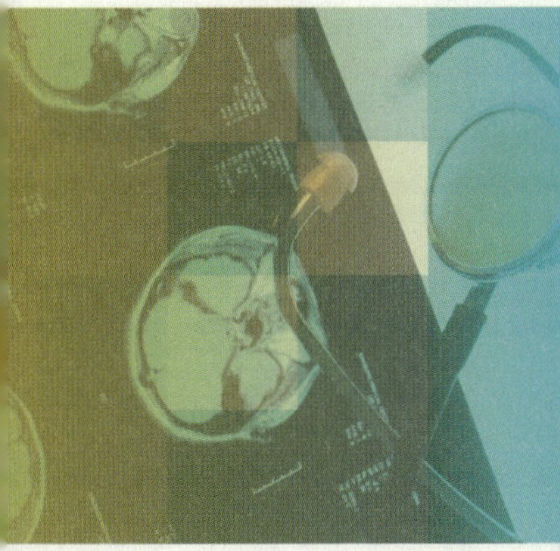

척추 및 척수 질환

Disorder of Spine and Spinal Cord

임수빈 · 심재준 · 신원한

학습목적

척추의 정상적인 해부학적 구조를 알아보고, 척추나 추간판의 병변에서 나타나는 신경학적 증상과 증후를 숙지하며, 척추질환의 치료방법에 대해 이해한다. 척추종양과 척수종양의 분류에 대해 알아보고 각각의 임상증상, 호발부위, 진단방법, 치료방법 등을 이해한다.

학습목표

• **양성 척추질환**

1. 추간판의 구조를 이해한다
2. 추간판 탈출증의 병태생리를 설명한다.
3. 부위별 경추간판 탈출증의 증상과 증후를 이해한다.
4. 요추간판 탈출증에서 요추신경근의 지각, 운동 지배근의 분포 및 건반사를 이해한다.
5. 요추간판 탈출증의 부위별 이학적 소견과 임상증세의 특징을 구별한다.
6. 요추간판 탈출증 환자에서 방사통을 객관적으로 평가하는 방법을 설명 한다.
7. 요추 척추관 협착증의 임상 증상을 이해한다.
8. 척추분리증과 척추전방전위증을 정의한다.
9. 척추분리증과 척추전방전위증의 방사선 소견을 설명한다.

• **척수 및 척추 종양**

1. 성인에서 발생하는 척수종양의 종류와 특성을 설명한다.
2. 소아에서 발생하는 척수 종양의 종류와 특징을 설명한다.
3. 척수종양을 경막을 중심으로 분류하고, 발생빈도를 설명한다.
4. 경막외 척수종양의 종류를 열거한다.
5. 전이성 척추 종양의 원발부위를 열거한다.
6. 아령 모양의 척수 종양을 설명한다.
7. 척수종양의 치료방법과 예후를 설명한다.
8. 척수종양과 감별진단이 필요한 병변에 대하여 열거한다.

• **척수 혈관질환**

1. 척수에 분포하는 동맥을 설명한다.
2. 척수 혈관기형의 분류를 설명한다.

1 양성 척추질환 : 총론

1 척추 퇴행성 변화(degenerative change)

척추는 머리와 골반 사이를 연결하는 구조로, 뇌와 전신을 연결하는 척수와 척수신경을 보호하면서, 동시에 우리 몸을 지탱하면서 활동하도록 만들어진 구조물이다. 직립보행을 하면서 다양한 활동을 하는 인간의 척추에 나이가 들어감에 따라서 노화 현상이 발생한다. 이를 퇴행성 변화라고 하며 이로 인하여 양성 척추질환이 발생한다.

2 추간판의 해부학

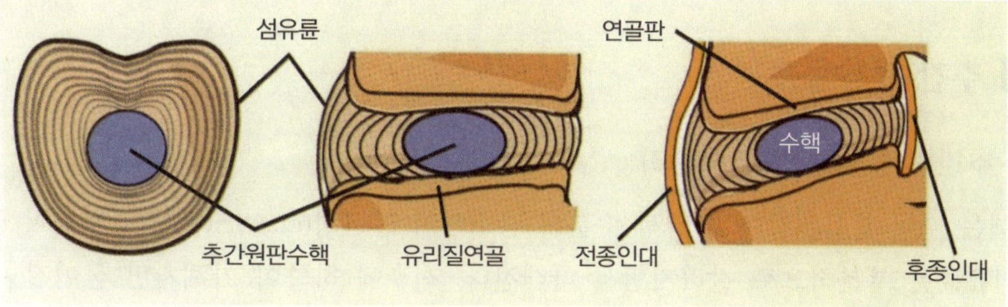

(1) 추간판의 구조

① 수핵(nucleus pulposus); 점액다당류 겔(mucopolysaccharide gel)과 연골성 섬유(cartilaginous fibrils)로 구성된 반고체성(semisolid) 겔 형태로 되어 있다.

② 섬유륜(annulus fibrosus) : 동심성(concentric) 섬유성 층판으로 구성되 고 추간판의 외층을 형성한다. 섬유륜 앞쪽에는 전종인대와 뒤쪽으로는 후종인대와 붙어 있다.

③ 연골성 종판(cartilaginous end plate) : 유리질 연골(hyaline cartilarge)로 구성되며 척추뼈와 추간판의 이행부가 된다.

(2) 기능

① 충격흡수

② 각 방향의 척추운동 가능

③ 과다한 운동 제한

(3) 척주(vertebral column)

33개의 척추로 구성되며, 경추 7, 흉추 12, 요추5, 천추 5, 미추 4개이다.

이중에서 경추에서 요추까지를 "true vertebrae"라고하고, 천추와 미추는 서로 융합되어있어서 "Pseudovertebrae"라고 한다. True vertebrae의 추체 사이는 제 1, 2번 경추 사이를 제외하고는 총 23개의 추간판이 존재한다.

(4) 척추 커브(Spinal curves)

① Primary curves--- 태생기부터 있어온 앞쪽으로 concave한 thoracic curve와 pelvic curve를 말한다.

② Compensatory or Secondary curves--- 앞쪽으로 convex한 cervical curve와 lumbar curve를 말하며 이를 전만(前彎, lordosis)라고 한다. 경추에는 생후 목을 가누는 4개월경에 cervical curve가 생기고, 요추에는 걷기 시작하는 12 개월경에 lumbar curve가 발생한다.

3 추간판 탈출증

(1) 추간판 탈출증의 병태생리

수핵은 나이가 들어감에 따라서 수분이 감소하여 탄력성(elasticity)이 상실되어 굳어지고, 섬유륜은 부분적으로 갈라지면서 약해진다. 척추에 하중이 가해지면 굳어진 수핵이 약해진 섬유륜을 밀고 돌출하거나 섬유륜을 뚫고 밖으로 빠져나와서 척수 또는 신경근을 압박하게 된다.

섬유륜의 후방에 위치한 후종인대(posterior longitudinal ligament)는 중 앙부에만 싸고 있기 때문에 섬유륜의 후측방으로 수핵이 주로 탈출한다.

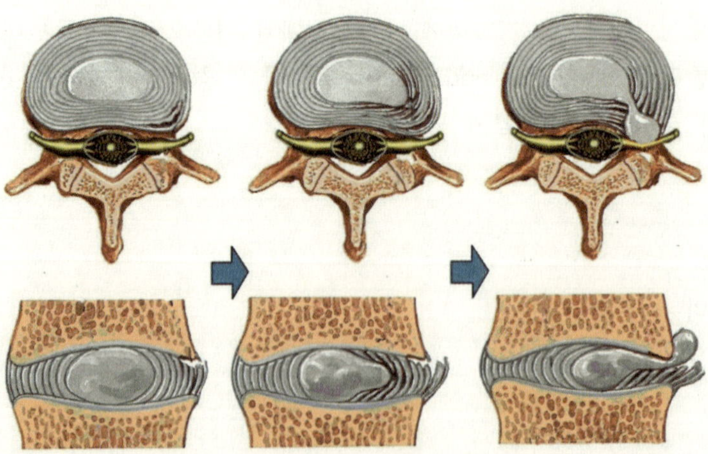

(2) 추간판 탈출의 정도

① 미만성 탈출(diffuse bulging)

② 돌출형(protrusion)

③ 탈출형(extrusion)

④ 유리형(sequestration : free fragment)

(3) 추간판 탈출의 방향

① 후측방(posterolateral)

② 중앙(central)

③ 측방(foraminal & far lateral)

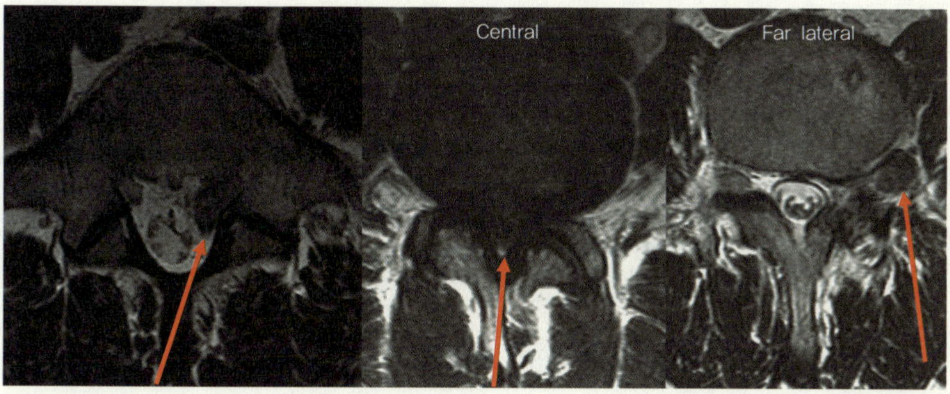

(4) 추간판 탈출증으로 인한 통증의 발생기전

① 섬유륜 팽창으로 인한 섬유륜 외측에 존재하는 신경자극(distension of annulus)

② 탈출된 수핵이 직접 신경근 또는 경막낭을 압박(mass of herniation of nucleus pulposus)

③ 신경근 주변의 생체내 화학적 변화(inflammatory interface)

(5) Recurrent sinuvertebral nerve

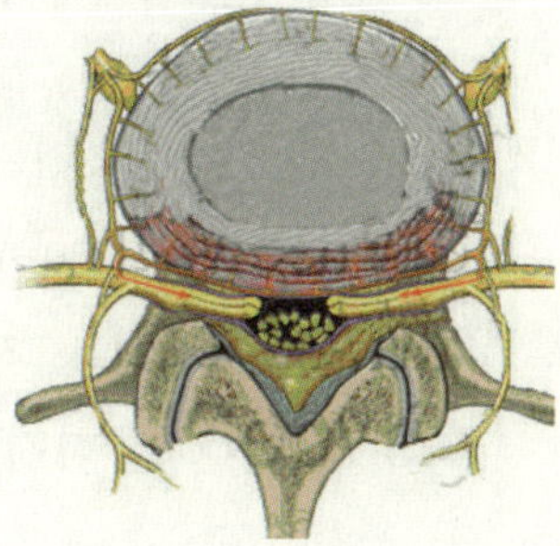

low back pain을 일으키는 원인이 될 수 있는 신경으로서 dorsal root ganglia of the posterior primary division of the root을 지나서 기시하여서 intervertebral foramen을 통하여 다시 척추강내로 들어간다.

이 신경은 추간판 아래 위로 뻗어가서 후종속인대, periosteum, epidural blood vessel, 경막 등에 분포한다. 이 신경은 요통을 일으키는데 관여한다.

2 양성 척추질환 : 각론

1 요추간판 탈출증(Lumbar disc herniation)

(1) 요추간판 탈출증의 특징

① 탈출 부위 : L4-5 & L5-S1(80%), L3/4, L2/3, L1/2

② 탈출 연령 : 30-50대 호발, 최근 10-20대에서도 발생

③ 탈출 원인 : no trauma history(70%), trauma history(30%)

(2) 요추간판 탈출증의 증상

① 요통(Lumbago)

② 하지 방사통(radiating pain) : 둔부와 다리

③ 척추주위 근육 연축(paraspinal muscle spasm) : loss of lordotic curvature

④ 압통(tender point)

⑤ 좌골신경성 측만(sciatic scoliosis)

⑥ 근력 저하(motor weakness)

⑦ 감각 이상(sensory change)

⑧ 심부 건반사 변화(reflexes change)

(3) 요추간판 탈출증의 부위별 증상(symptom)과 징후(sign)

① L4-5(보통 L5 root가 압박됨) :

- 하지 방사통-대퇴부와 하퇴부 측방에서 엄지발가락쪽
- 운동기능-엄지발가락의 신전(dorsiflexion of great toe) 기능저하
  (증상) 족하수(foot drop)

② L5-S1(S1 root) : 하지 방사통- 대퇴부와 하퇴부 후측방에서 새끼발가락쪽

- 운동기능 - 엄지발가락의 족저굴곡 (plantar flexion of great toe) 기능저하
- 반사-ankle jerk 감소

③ L3-4(L4 root) : 하지방사통- 대퇴부 전방

• 운동기능 -슬관절 신전(extension of knee) 기능저하
• 반사 - knee jerk 감소

④ 추간판의 탈출편이 상방으로 전위 되는 경우는 하나 위쪽의 신경근이 눌린다. 예) L4-5상방향 탈출시 L4 root 증상이 나타남.

〈표 27-1〉 요추간판탈출증의 임상양상

	제 3/4 요추 간	제4/5 요추 간	제5요추/제1천추 간
일반적인 압박 신경근	제4 요추 신경근	제 5 요추 신경근	제1 천추 신경근
운동 저하 부위	대퇴 사두군 (슬관절 신전)	제 1 족지 신전근 족 하수(foot drop)	장단지근 (족저굴곡)
감각 저하 부위	내측족관절 및 족부	제1 족지 및 배부	족관절 외부
반사 저하 부위	슬 반사	내슬 외건 반사	아킬레스 건 반사
통층 부위	전 대퇴부	후 하지부	후 하지부(족관절부)

(4) 마미총 증후군(cauda equina syndrome)

추간판이 척추관 중앙부로 심하게 탈출되어서 마미총(cauda equina)이 압박되어서 나타나는 증후군이며, 증상으로 양측 하지에서 운동과 감각 마비, 배뇨장애 등이 발생한다. 대부분 증상이 급격하게 진행되고 응급으로 수술적 치료를 필요로 하는 경우가 많다.

(5) 요추간판 탈출증의 진단법

① 병력
② 신체검사와 신경학적 검사
③ 방사선검사(MRI, CT, X-ray, Myelography, Discography)
④ 근전도 검사(EMG)
⑤ 체열 검사(thermogram)

(6) 요추간판 탈출증 환자에서 방사통을 객관적으로 평가하는 방법

① 하지 직거상 검사(Straight Leg Raising test : SLRT)
② 반측 하지 직거상 검사(Crossed SLR : Well leg raising test)
③ 대퇴 신장 검사(Femoral stretch test)
④ Patrick sign(Patrick-fabere test) : 고관절과 천장관절 병변시에 양성반응
⑤ 활시위 검사(bowstring test)
⑥ 젖힘 검사(flip test)

⑦ Naffziger test

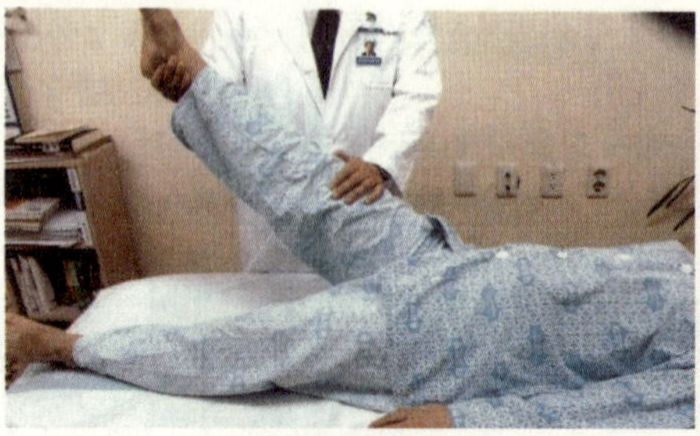

하지 직거상 검사

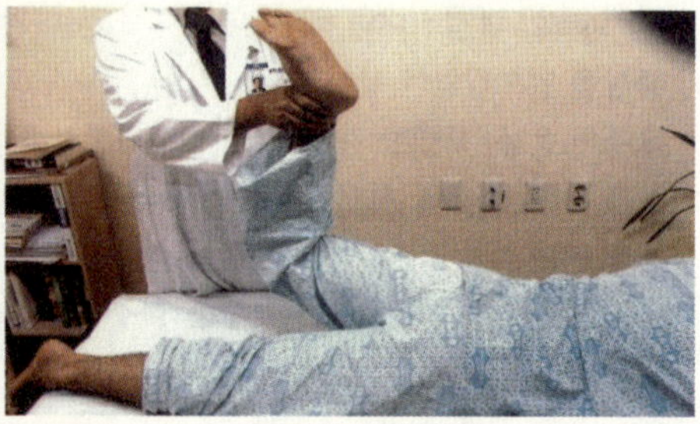

대퇴 신장 검사

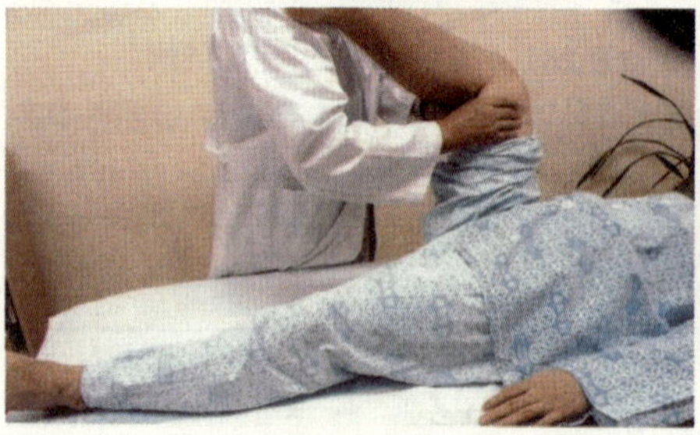

활시위 징후

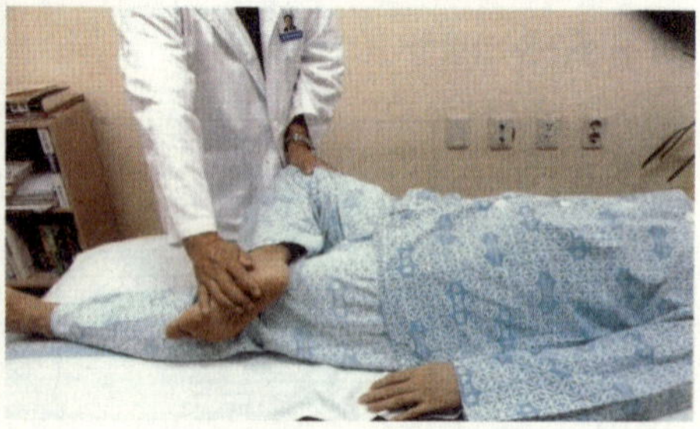

Patrick-fabere test

(7) 요추간판 탈출증의 보존적 치료법

① 침상안정(bed rest) : 2-3주간

② 물리치료, 약물치료

(8) 요추간판 탈출증에서 수술적 치료의 적응증

① 배뇨장애를 동반하는 급성 마미총 증후군(cauda equina syndrome)

② 운동마비 증상(foot drop 등)이 발생한 경우

③ 보존적 치료에 효과가 없는 경우(6-12 주간)

④ 견딜 수 없는 통증으로 정상생활이 불가능한 경우

(9) 요추간판 탈출증에서 수술방법

① 추궁절제술, 추간판제거술(Laminectomy & Discectomy)

: 수술현미경을 이용한 추간판제거술(microsurgical discectomy)

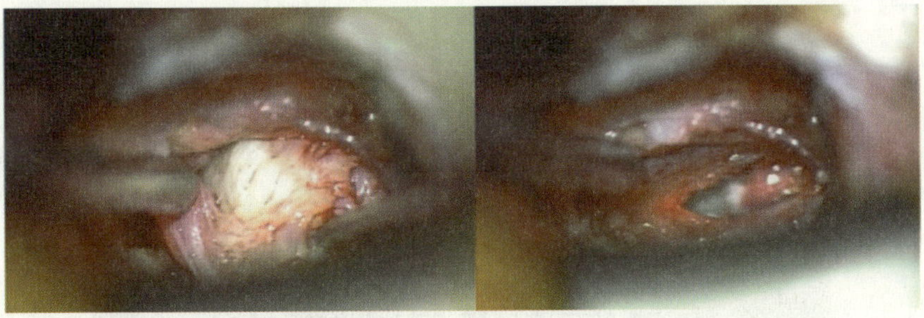

② 경피적 내시경 수핵제거술

: Percutaneous endoscopic discectomy, Nucleotome, Laser disc decompression

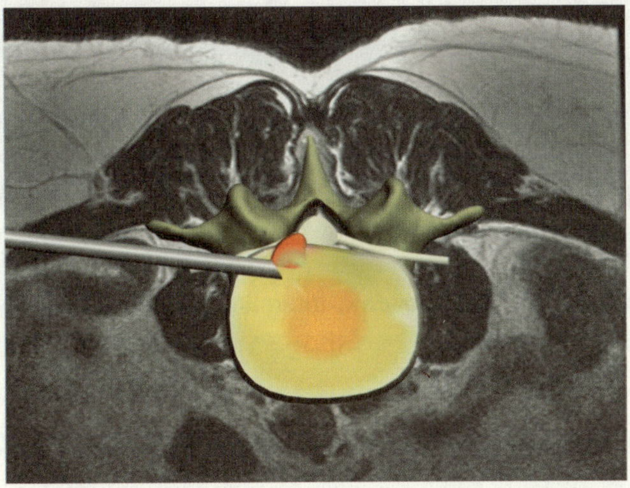

2 요추(척추관)협착증(Lumbar Spinal Stenosis)

(1) 요추 협착증의 정의

척추관의 단면적이 좁아져서 척추관내의 척수, 혈관 또는 신경근이 압박되어서 신경인성 간헐적 파행증(neurogenic intermittent claudication)과 하지 방사통이 발생하는 질환이다. 척추관의 방사선 촬영에서 전후직경이 10mm 이하는 절대적 협착증이고, 10-13mm 사이는 상대적 협착증이다.

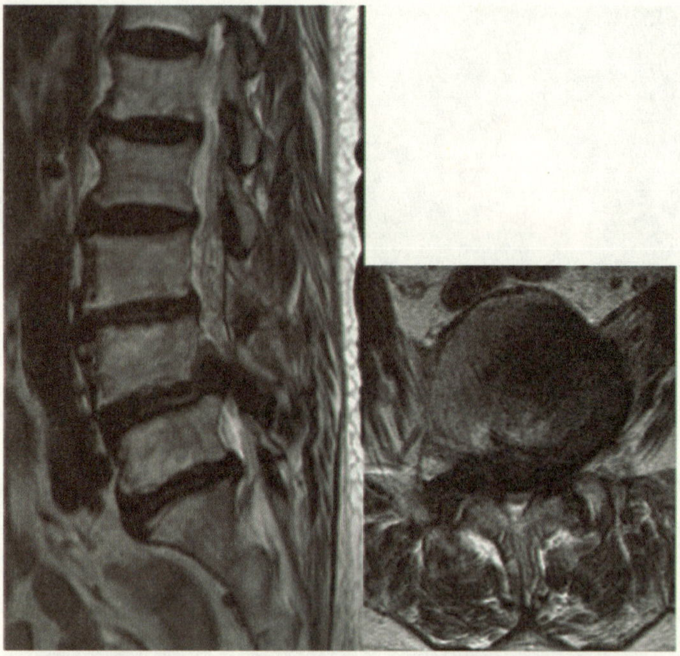

(2) 요추 협착증의 임상증상

① 신경인성 간헐적 파행증(neurogenic intermittent claudication : NIC)

: 하지 동통과 근력저하 등의 증상이 보행시에 악화되고 쉬면 사라진다.

증상은 허리를 앞으로 구부리면(굴곡) 호전되고, 뒤로 구부리면(신전) 악화된다. 통증은 엉덩이(둔부)에서 발쪽으로 내려가고 허리자세에 따라서 통증이 유발된다.

② NIC는 혈관성 파행증(vascular claudication)과 구별해야 한다.

- 자세와 관련 없음
- 원위부에서 근위부
- 하지 운동과 관련

③ 요통 및 둔부통

(3) 요추 협착증의 치료

① 보존적 치료

② 수술적 치료 : 후궁절제술, 후궁절제술 및 유합술

3 척추분리증(Spondylolysis)

(1) 척추분리증의 정의 및 특징적 방사선 소견

① 척추 후궁의 협부(pars interarticularis 또는 isthmus)에 편측 또는 양측에 결손(defect)

이 있는 경우이다.

① 요추 x-선 사위상(oblique view)에서 협부의 결손부분이 "terrier dog sign"(테리어 개목걸이처럼 보이는 골결손 음영)을 보인다.

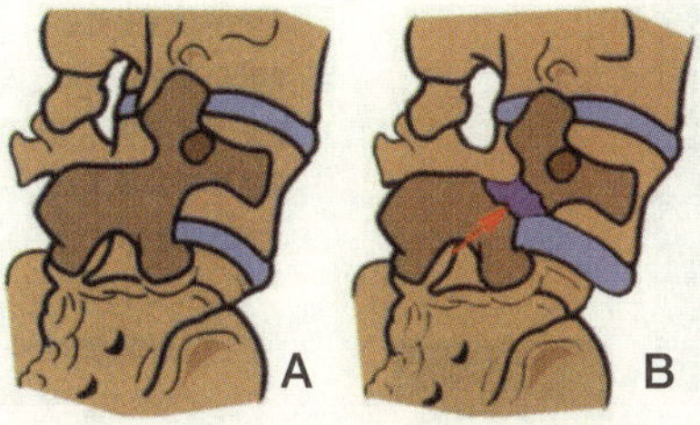

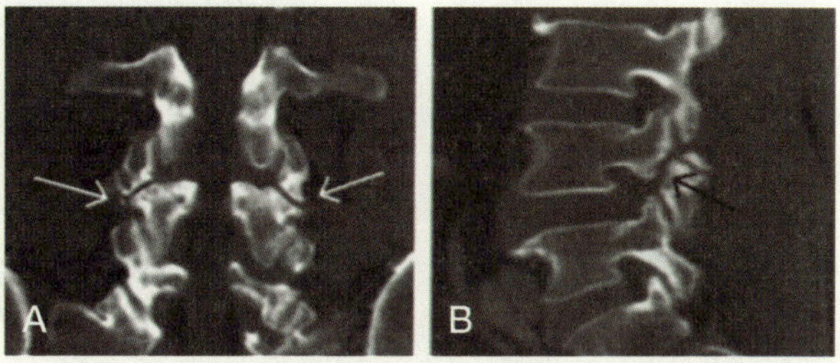

4 척추전방전위증(spondylolisthesis)

(1) 정의

척추체가 아래 척추체에 대해 전방으로 전위된 경우이다.

L5에서 L4보다 많다. 인구의 4-5%에서 발생한다.

(2) 척추전방전위증의 분류

① 제 I 형 선천형(comgenital) 또는 이형성형(dysplastic)

② 제 II 형 협부 결손형(Isthmic, spondylolytic)

- 50세 이하에서 호발한다.
- stress fracture가 관계한다.

③ 제 III 형 퇴행성(Degenerative spondylolisthesis)

- 여자에서 4배로 호발.
- 호발 부위는 L4-5, 연령은 50세 이상이다.
- 전위의 정도는 30% 이하이다.

④ 제 IV 형 외상성(traumatic)

⑤ 제 V 형 병적형(pathologic)

⑥ 제 VI 형 수술후형(postsurgical)

(3) 척추전방전위증의 전위 정도

① 척추체를 4등분하여 전위 정도를 4 단계로 분류한다 :

② grade I(25% 이하), grade II(26-50%), grade III(51-75%), grade IV(75% 이상)

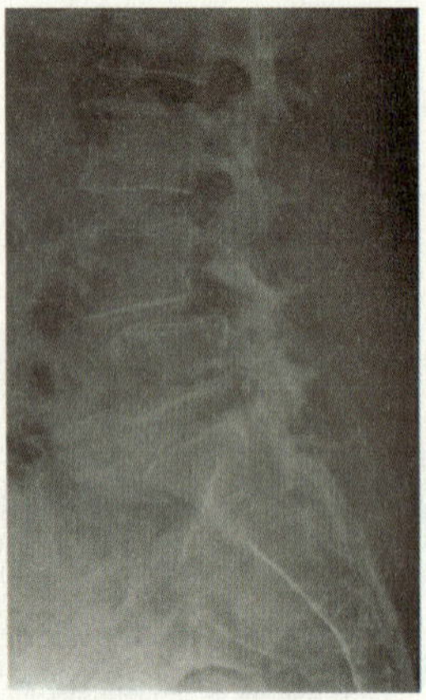

5 흉추간판 탈출증(thoracic disc herniation)

① 발생빈도는 전체 추간판 탈출증의 1% 이하이다

② T8 이하에서 75% 정도 발생한다.

③ 수핵이 중앙부로 탈출되어 척수 압박으로 감각이상과 운동마비 등이 나타남.

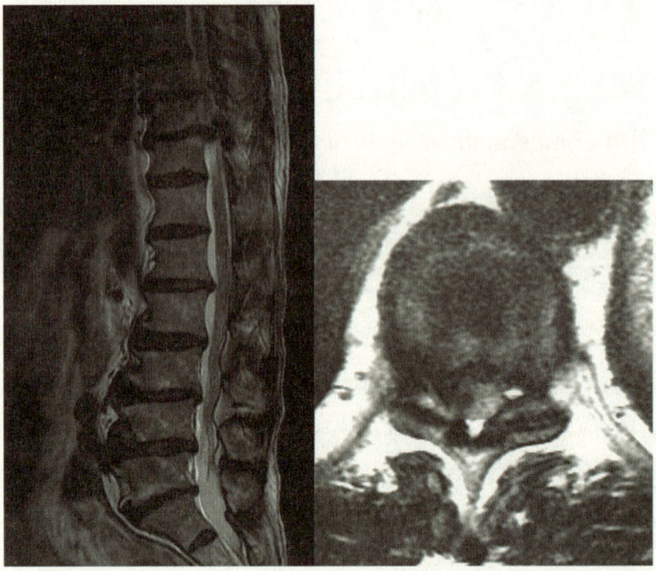

6 경추간판 탈출증(cervical disc herniation)

(1) 경추간 추판탈출증의 특징

① 연성 추간판 탈출증(soft disc herniation) : 급성(acute), 외상(trauma),

- 연성 추간판이 후중앙부(posterior central)로 탈출한다. 척수(spinal cord)를 압박

하면 척수병증(myelopathy)을 유발한다.

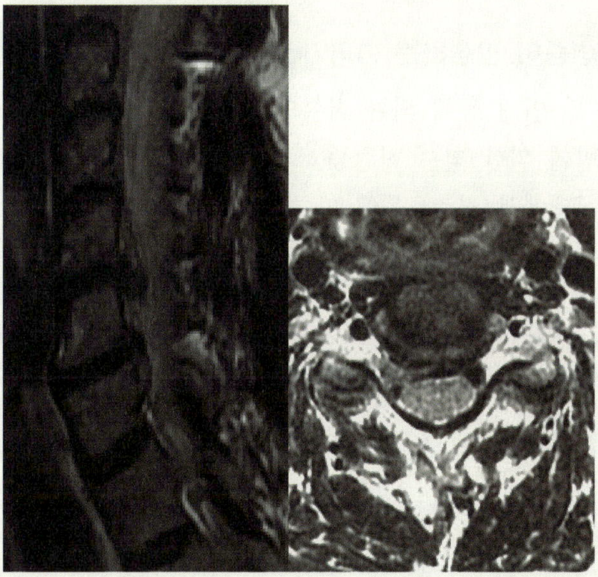

② 경성 추간판 탈출증(hard disc herniation) : 만성(chronic), 퇴행성 변화(degeneration),

- 구상척추관절(uncovertebral joint : Luschka's joint)비대, 골극(osteophyte)이 후측방(posterolateral)으로 돌출되어 주로 신경근을 압박하여 신경근병증(radiculopathy)을 유발한다.
- 호발 부위 : C5-6 & C6-7

(2) 경추증(cervical spondylosis)

경추의 노화 과정(aging process)에 따른 척추와 추간판의 생화학적 변성(퇴행성 변화)으로 추간판 간격의 감소, 골극형성, 황색인대 비후, 추간공의 협소, 척추관의 협착 등이 유발되어서 임상증상이 동반되는 경우이다.

(3) 경추간판 탈출증의 증상

① 신경근병증(radiculopathy) : 신경근 압박으로 인한 증상.

② 척수병증(myelopathy) : 척수를 압박하여 나타나는 증상.

③ 신경근척수병증(radiculomyelopathy) : 신경근과 척수 압박으로 인한 증상.

(4) 경추성 척수병증(cervical myelopathy)

추간판 또는 골극 등이 전방부로 돌출되어 척수가 압박되어서 강직성 마비, 지각장애, 배뇨와 배변장애 등이 발생한다. 압박형태에 따라서 anterior cord syndrome, Brown-Sequard syndrome 등을 초래한다.

(5) 경추성 척수병증이 발생하는 병리기전

① 골극이나 비후된 인대 등에 의한 척수의 직접 압박(static compression)
② 척수 혈관 압박에 의한 척수 허혈증(cord ischemia)
③ 척추관 협착 상태에서 경추운동에 따른 반복적 척수손상(dynamic compression)

(6) 경추성 척수병증과 감별해야하는 질환

상부 신경원질환(UMND)과 DDx가 필요하다
① 근위축성 축삭 경화증(ALS : amyotropic lateral sclerosis)
② 다발성 경화증(MS)
③ 뇌혈관질환(CVD)
④ 수두증(hydrocephalus)
⑤ 척수종양(spinal cord tumor)

(7) 부위별 경추간판 탈출증의 증상(symptom)과 징후(sign)

① C4-5(C5 root) : 통증과 감각이상 부위 : 어깨
i : 근력약화 : 삼각근(deltoid muscle)
ii : 건반사 저하 : biceps reflex↓
② C5-6(C6 root) : 통증 감각이상 부위 : 상박부 & 전박요골측부, 제 1손가락(무지)
i : 근력약화 : 이두박근(biceps m)
ii : 건반사 저하 : biceps reflex↓ brachioradialis reflex↓
③ C6-7(C7 root) : 통증 감각이상 부위 : 제 2, 3 손가락
i : 근력약화 : 삼두박근(triceps m)
ii : 건반사저하 : triceps reflex↓
① C7-Th1(C8) : 통증 감각이상 부위 : 제 4, 5 손가락
i : 근력약화 : 손 고유근(intrinsic muscle of hand)

(8) 경추간판 탈출증의 신체검사법

① Spurling sign(head compression test) : 머리를 신전 시킨 후 통증이 있는 쪽으로 고개를 돌리면서 머리를 검사자가 손으로 누르면 상지 방사통이 유발되는 검사.
② Lhermitte's sign : 고개를 앞으로 숙이거나 뒤로 젖힐 때 찌릿찌릿한 통증이 몸통으

로 나타나는 증상 : 심한 후종인대골화증, 척수염, 다발성경화증등에서 양성이다.

③ Shoulder abduction test : 상지 방사통이 있는 환자에서 통증이 있는 상지를 들어 올리면(abduction) 하면 통증이 완화되거나 소실되는지를 보는 검사이다.

(9) 경추간판 탈출증의 영상진단 검사

① MRI : sagittal & axial section, protrusion & degeneration 정도, 척수의 변화 등을 파악

② CT

③ Plain X-ray

(10) 경추간판 탈출증에서 근전도(EMG)

① radiculopathy(3 weeks from onset 이후에 진단가능)

② carpal tunnel syndrome, polyneuropathy 등과 감별위해 필요함.

(11) 경추간판 탈출증의 감별진단

① 척수종양(spinal cord tumor : 신경섬유종, 수막종)

② 척수공동증(syringomyelia) : motor weakness & muscle atrophy of arms

③ 상완신경총의 신경섬유종(neurofibroma of brachial plexus),

④ thoracic outlet syndrome

⑤ tardy ulnar nerve palsy

⑥ carpal tunnel syndrome

⑦ demyelinating disease

(12) 경추간판 탈출증의 보존적 및 수술적 치료법

① 보존적 치료 : 3-6 weeks

i : cervical traction, neck collar(Thomas, Philadelphia)

ii : muscle relaxants & analgesics

② 수술적 치료 방법 :

i : 전방 경유법(Anterior approach)

A. discectomy & interbody fusion

B. artificial disc

ii : 후방 경유법(Posterior approach)

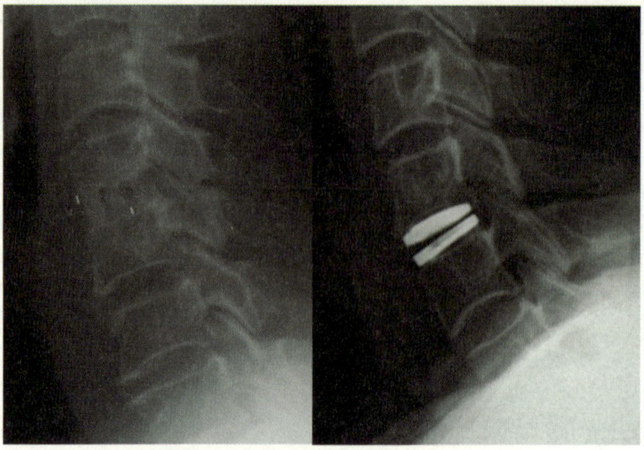

(13) 경추간판 탈출증의 수술적 치료의 적응증

① 척수(spinal cord)압박으로 인한 myelopathy signs & symptoms 있을 때.
② 신경(nerve root) 압박으로 인한 심한 radiculopathy signs & symptoms 있을 때.
③ 보존적 요법(3-6주간)에 실패한 radiculopathic symptoms의 경우.
④ spondylosis, instability, mass 등으로 척추강에서 척수가 압박 되는 경우(증상이 없더라도).

7 척추인대골화증(ossification of the spinal ligament)

(1) 후종인대 골화증(ossification of posterior longitudinal ligamnet : OPLL)

① 경추에서 호발(90%이상), 호발부위 : C5 〉 C4 〉 C6
② 40대 이후, 남녀 비 4 : 1

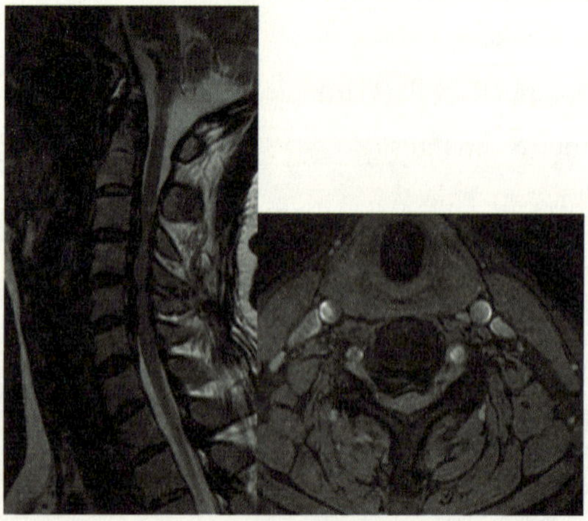

③ 경추관 협착증과 비슷한 증상 : 척수압박으로 인한 증상

④ 수술요법 : 골화병소 제거와 추체소파술(corpectomy), 추궁절제술(laminectomy), 척추관 확대술(laminoplasty)

(2) 황색인대 골화증(ossification of yellow ligament : OYL)

① 하부 흉추와 상부 요추에서 호발

② 40대 이후 남자

③ CT, MRI로 진단

④ OPLL과 동반

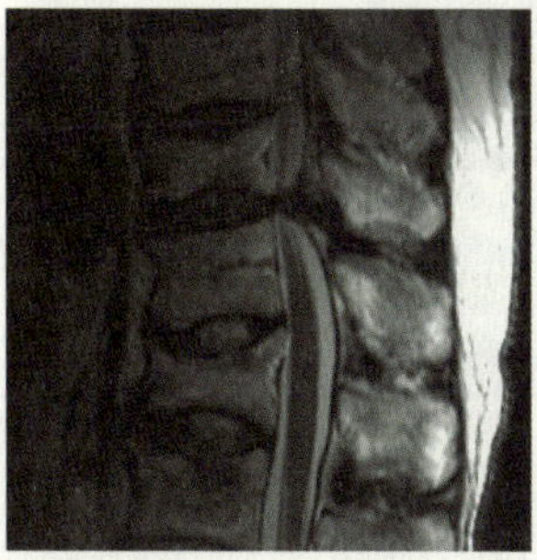

8 골다공증(osteoporosis)

① 골다공증시에 척추체에 병적 압박골절(pathologic compression fracture)이 발생한다.

② 폐경 후 여성과 고령에서 남녀 모두 발생한다.

③ 경피적 척추성형술(percutaneous vertebroplasty) : 국소마취하에 경피적으로 골절 부위에 bone cement 주입.

④ Kyphoplasty

3 척수 및 척추 종양 : 총론

1 척수종양(spinal cord tumor)

중추신경계 종양의 10~20%

(1) 분류와 호발 부위

<table>
<tr><td rowspan="2">경막외
종양
(60%)</td><td rowspan="2">전이성
종양
기타</td><td rowspan="2">경막내
종양
(40%)</td><td>경막내 수외
(30%)</td><td>신경초종(40%)
수막종(40%)
상의세포종(15%)
기타(5%)</td></tr>
<tr><td>수내
(10%)</td><td>상의세포종(45%)
성상세포종(40%)
혈관모세포종(5%)
기타(10%)</td></tr>
</table>

① 경막외(extradural : ED)
  전이성 종양(metastatic tumor : m/c)

② 경막내(Intradural : ID)
  i. 수외(extramedullary : IDEM)
    신경초종(schwannoma : m/c), 수막종(meningioma)
  ii. 수내(Intramedullary) : IDIM
    상의세포종(ependymoma : m/c), 성상세포종(astrocytoma),
    혈관모세포종(hemangioblastoma)

(2) 증상

① 신경근 또는 척수의 자극, 압박, 파괴 정도에 따른 신경학적 증상
② 동통, 근력저하, 감각이상, 배뇨와 배변 장애

(3) 영상 진단

MRI, CT, 척수 조영술, 척수 혈관 조영술, 단순 X-선 촬영

(4) 척수 종양의 치료방법과 예후

① 원발성 양성종양은 수술적 완전제거가 최선의 방법 : 90%이상 완치가능.
② 신경교종과 전이성 종양은 수술후 방사선치료 : 예후가 좋지 않다.

(5) 척수 종양과 감별진단이 필요한 병변 :

① 퇴행성 척추질환(추간판탈출증, 척추협착증 등)

② 척추염

③ 척수 공동증

④ 척수의 다발성 경화증

2 척추 종양(spinal tumor)

원발성 척추종양과 전이성 척추 종양으로 구분할 수 있다.

4 양성 척추질환 : 각론

1 경막내 척수내(IDIM) 종양

① ependymoma(m/c), astrocytoma. hemangioblastoma

② 그 외 : 지방종(lipoma), 전이성 종양(metastatic cancer), 유피낭종(dermoid cyst), 표피양 낭종(epidermoid cyst)

③ 빈도 CNS 종양의 2~4%, 성인- 상의세포종, 소아-성상세포종

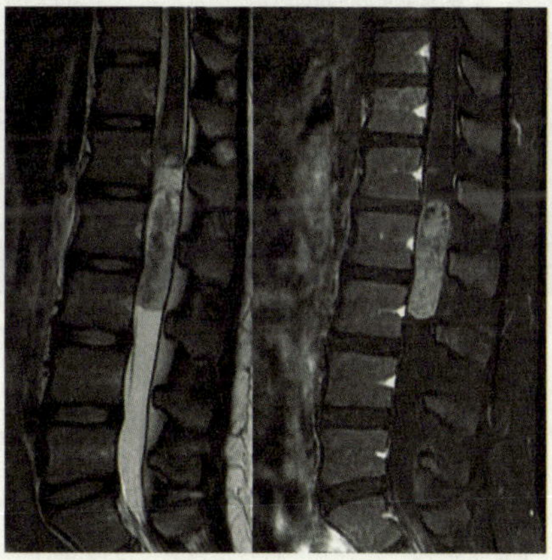

(1) 상의세포종(ependymoma)

① 성인의 IDIM 종양의 40%

② 40세 전후의 남자

③ 척수원추(conus medullaris)와 마미(cauda equina) 부위에 호발

(2) 성상세포종(astrocytoma)

① 30세 이전 : 10세 이전 IDIM의 90%(청소년기의 60%)

② 흉수〉경수

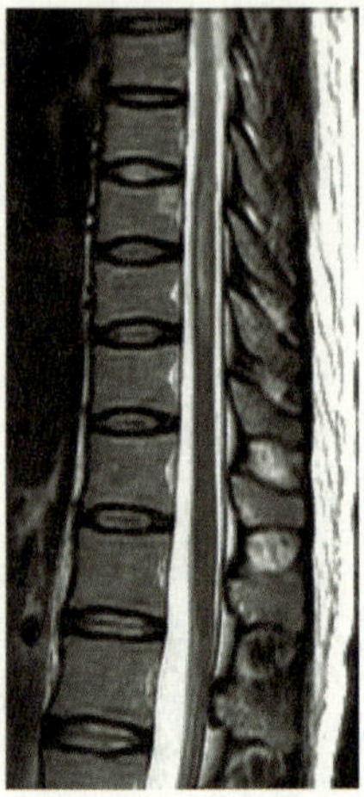

2 경막내 척수외(IDEM) 종양

* 신경초종, 수막종이 70% 차지

(1) 신경초종(schwannoma)

① 원발성 척수종양에서 m/c(25~37%)

② 대부분 IDEM, 10%(ED), IDIM 흉추〉경추〉요추

③ 아령 모양(dumbbell shape) : 종양이 추간공(intervertebral foramen) 따라서 척수강 밖으로 자라나가게 되면 아령모양으로 보이게 된다.

④ 30~40대 남여 비슷.

⑤ 척추신경근의 후근(posterior root)에서 대부분 발생.

A. von Recklinghausen 병(neurofibromatosis)에서는 다발성으로 발생.

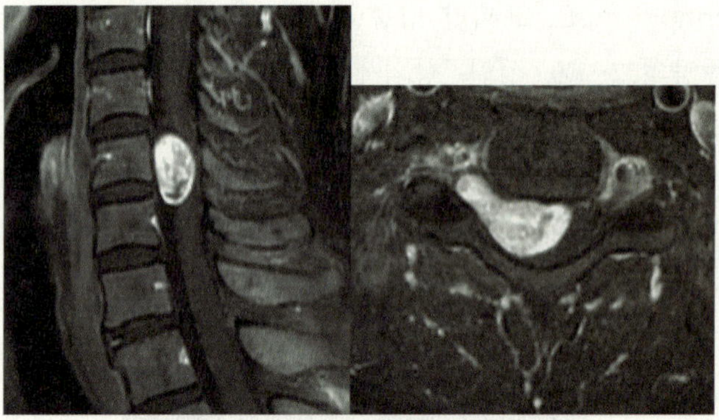

(2) 수막종(meningioma)

① 흉추〉요추〉경추

② 여성(80%), 40~60대

③ dentate ligament 근처의 지주막 세포(arachnoid cap cell)에서 발생.

④ 거의 모두 IDEM, 간혹 ED

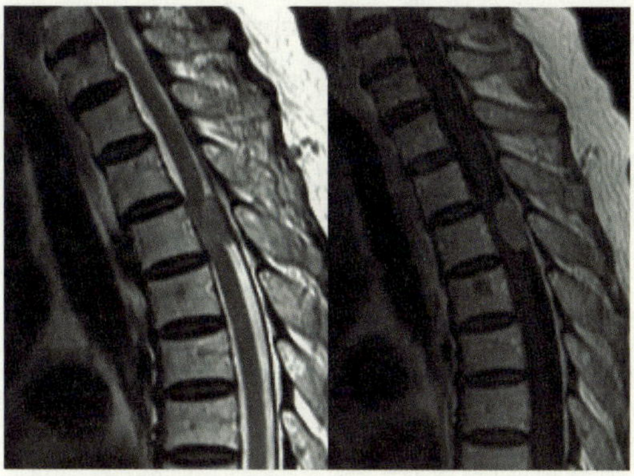

(3) 지방종(lipoma)

① 배아형성기 이상으로 인한 병변(dysembryogenic lesion)로서 진성 종양은 아님.
② 척수내 종양의 1%
③ Intradural lipoma 4%, Lipomyelomeningocele 84%,
④ Fibrolipoma of filum terminale 12%

(4) 유피종(dermoid) / 유표피종(epidermoid)

① 태생기에 신경관에 외배엽 조직의 일부가 함몰되어서 발생하는 기형의 일종으로서 진성 종양이 아님.
② 요천추부(lumbosacral region)에 호발
③ Dermoid는 소아, Epidermoid는 전 연령층에서 발생
④ 편평상피 세포(squamous epithelial cell)와 갤라틴(gelatin)으로 구성
⑤ Epidermoid에서는 모낭과 피지선을 가지고 있다는 차이점
⑥ 만성 수막염(meningitis)을 일으킬 수 있음

3 척추 종양(spinal tumor)

(1) 원발성 척추종양(primary tumor of spine)

① 양성종양 : 골아세포종(osteoblastoma), 유골골종(osteoid osteoma), 동맥류성 골낭종(aneurysmal bone cyst), 혈관종(hemangioma), 거대세포종(giant cell tumor), 호산성 육아종(eosinophilic granuloma)
② 악성종양 : 다발성 골수종(multiple myeloma), 단발성 형질세포종(solitary plasmacytoma), 원발성/속발성 골육종(primary/secondary osteosarcoma),

유잉 육종(Ewing sarcoma), 연골 육종(chondrosarcoma),
척삭종(chordoma)

(2) 전이성 척추종양(metastatic spine tumor)

① 척추종양중에서 가장 많음.
② 성인에서 원발성에 비하여 40배 많다.
③ 전이성 척추종양의 원발부위(원발성 암)
: 유방암, 폐암, 전립선암, 신장암
④ 남자-폐암, 전립선암 : 여자-유방암
cf : 국내에서는 자궁경부암, 간암, 위장관암의 전이가 외국에 비하여 상대적으로 많다.
⑤ 영상 진단 :
i. 척추 X-선 촬영
ii. 척추 MRI : 가장 필수적 검사법
iii. 골주사(bone scan)
iv. 전신 PET(positron emission tomography)

(3) 수술적 치료 적응증 : 신중히 결정해야 한다.

① 척추의 병적 골절로 심한 불안정성이 발생된 경우
② 신경학적 결손이 급격히 진행되는 경우.
③ 여명이 3개월에서 6개월 이상이라고 판단되는 경우

(4) 성인에서 발생하는 척수종양의 종류와 특징

경막내 척수내 종양중에서는 상의세포종이 가장 많다
: (상의세포종〉성상세포종〉혈관모세포종)

(5) 소아에서 발생하는 척수종양의 종류와 특징

① 경막내 척수내 종양의 빈도가 높다(그중 성상세포종이 가장 많다).
: (성상세포종〉 신경절교종〉상의세포종)
② 신경학적 이상에 따른 증상(대.소변 장해나 운동장해등)을 발견하기 어렵다.
③ 종양이 선천설 기형과 동반되는 경우가 흔하다.

5 척수 혈관질환 : 총론

1 척수 혈관 분포

(1) 척수에 분포하는 동맥

① 전척수 동맥(anterior spinal artery) : 1개-척수 2/3에 혈류공급

② 후척수 동맥(posterior spinal artery) : 2개-척수 1/3에 혈류공급

③ 근동맥(radicular artery) ; 신경근과 경막에 혈류공급

(2) 척수에 분포하는 정맥

① 수내 정맥(intramedullary vein)

② 수외 정맥(perimedullary vein, venous vasocorona)

③ 근 정맥(radicular vein)

④ 경막외 정맥(extradural vein system : internal vertebral venous plexus)

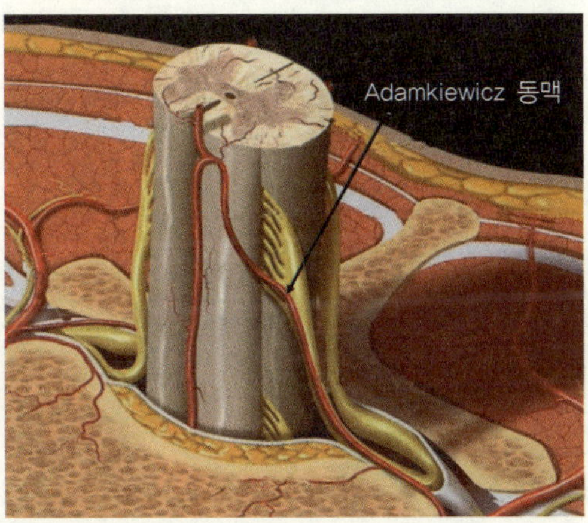

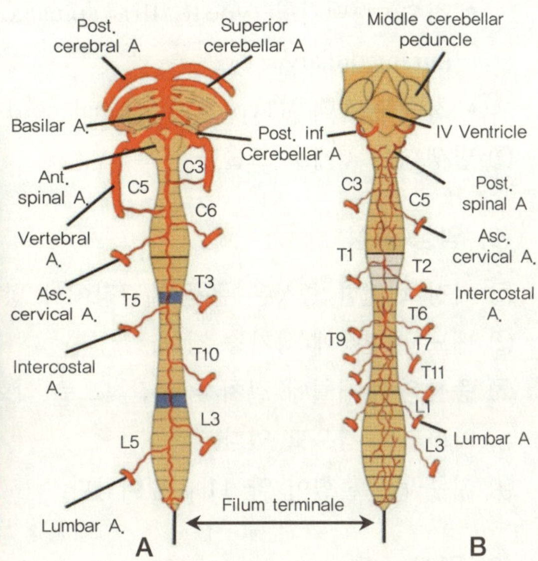

(3) 혈액역학적(hemodynamic)으로 허혈(ischemia)에 민감한 척수부위

① **제 4-8 흉수 사이**(중부 흉수 영역) : 늑간동맥에서 나오는 불과 2-3개의 전근동맥(anterior radicular artery)만이 있어 척수혈액공급이 적은데다 전근동맥간에 문합(anastomosis)이 없어 척수 허혈이 잘 일어나는 부분이다.

② **하부 흉추와 요추부** : 1개의 특별히 큰 전근동맥이 주로 좌측에서 나오며 이를

Adamkiewicz **동맥**이라 한다. 이는 대개 제 9흉수에서 제2요수 사이의 신경근을 따라 척수에 도달한다. 수술시에 이 동맥이 손상되지 않도록 주의해야한다.

③ **상부 흉수 제 1-4와 요수 L1** : 각 부분에 분포하는 근동맥(radicular artery)가 서로 문합하는 경계 영역으로서 척수의 혈액 순환이 분수령(watershed zone)을 이루는 지역으로 혈액공급이 충분치 않다. 이 부위가 혈압하강시에 척수경색등이 올수 있다.

6 척수 혈관질환 : 각론

1 척수 혈관질환(Vascular Disease of Spinal Cord)

(1) 척수혈관기형의 분류 및 빈도

① 혈류학적인 분류에 따라서

- 척수 경막 동정맥루(Type I) : spinal dural arteriovnoeus fistula
- 척수동정맥기형(Type II, III) : spinalcord arteriovenous malformation, intramedullary
- 척수 동정맥루(Type IV) : spinal cord perimedullary arteriovenous fistula

② 발생 빈도 : 매우 드물다.

(2) 임상 증상

① 가장 빈번한 증상은 운동/지각장애와 방사통, 늑간통, 좌골신경통,

② 배뇨 배변장애/성기능 장애,

③ 증상은 수개월에 걸쳐서 점진적으로 악화되나 출혈 또는 경색을 일으키면 갑자기 악화되는 경우도 있다.

④ 지주막하 출혈이 약 11% 일어난다.

(3) 영상 진단

① 척추 MRI : 공신호(signal void)가 비정상적으로 나타난다.

② 척수조영술(spinal myelogram) : 사행성 충만결손(serpentine filling defect)

③ 선택적 척수혈관조영술(superselective spinal angiogram) : 유입동맥의 형태, 혈관기형의 부피와 주위신경조직과의 관계 등을 파악한다.

(4) 치료

① 치료목적 : 척수혈관 치료는 근본적으로 척수에 손상 없이 척수 혈관기형을 완전적출 하는 것이다.

② 치료방법 :

i. 수술현미경을 이용한 완전 적출, 유입동맥 결찰.

ii. 중재적 방사선학적 시술(interventional endovascular procedure)

●●● 참고문헌

1. 대한신경외과학회, 학생과 전공의를 위한 교과서 신경외과학, 제3판, 중앙문화사, 2005.
2. 대한척추신경외과학회, 척추학, 군자출판사, 2008.

N·E·U·R·O·S·C·I·E·N·C·E

제 28 장

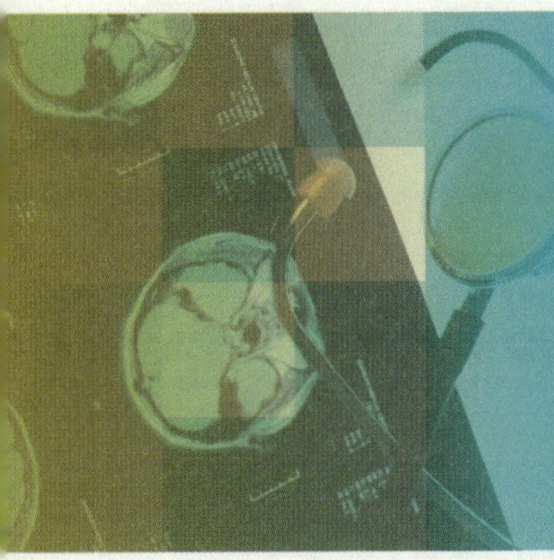

척추외상

Spine Trauma

장재칠 · 박형기 · 도재원

N·E·U·R·O·S·C·I·E·N·C·E

학습목적

척수손상을 이해하고 척추골절 및 척수손상을 진단할 수 있다.

학습목표

1. 척추손상과 척수손상의 원인과 빈도 및 기전을 설명한다.
2. 척수손상을 분류한다.
3. 척수쇼크의 정의 및 처치를 기술한다.
4. 척추와 척수손상의 진찰과 진단방법을 설명한다.
5. 척추와 척수손상의 초기 진료를 설명한다.
6. 척수손상의 합병증을 열거한다.

1 서론(introduction)

1 발생빈도 및 호발부위

미국의 경우 외상성 척수손상은 인구 10만 명당 5.3~9.3명꼴로(국내 통계 2.05명)발생하며, 매년 1만 명의 새로운 환자가 생기고 있다. 연령별로는 젊은 층에서 많이 발생하고, 평균 연령은 32세 정도이며 국내에서는 40대, 30대, 20대의 순이며 외국에서는 20대, 30대, 40대의 순으로 빈발하고 있다. 남녀의 비는 4 : 1로서 남자에게 월등히 많은데 이는 남자에게서 자동차 사고율이 높기 때문이다. 척수손상은 하루 중에 저녁 무렵에 많이 발생하고 또한 여름철에 많다. 특히 주말에 모든 척수손상의 53.1% 정도가 발생된다.

부위별 발생빈도를 보면 경추부 손상이 약 55%로 가장 많고, 그 다음이 흉추부(약 35%), 요천추부(약 10%)의 순이다. 특히 흉추부 가운데 반 이상은 흉-요추부 경계부인 제12흉추 및 제1요추손상인데 이 부위는 운동성과 굴곡변화에 따른 압박골절이 많이 발생한다.

2 발병원인 및 예후

선진산업사회일수록 교통사고 및 레저와 관련된 사고가 많으며, 저개발 국가일수록 추락사고가 가장 많은 원인이 된다. 발병원인은 미국의 경우 교통사고, 폭력사고, 추락사고, 스포츠와 연관된 손상 순이며, 우리나라의 경우는 교통사고, 추락사고, 미끄러짐, 직접손상, 기타(다이빙, 총창, 자상)의 순이다.

예후에 영향을 미치는 가장 중요한 인자는 외상 당시의 신경학적인 결손 정도다. 외상성 경수손상 환자의 외상 후 3개월간 사망률은 20~21%에 이르며 사망의 주요 원인은 호흡기, 심혈관계 합병증이다. 척수손상 후 40년간 생존율은 사지 완전마비 경우 70%, 하반신 완전마비는 84%, 그리고 불완전 마비인 경우는 92%로 보고되고 있다.

3 발생기전

척추손상과 척수손상은 힘의 방향에 따라 굴곡손상(flexion injury), 신전손상(extension injury), 회전손상(rotation injury), 압박손상(compression injury), 복합손상(combined injury)등으로 나뉜다. 보통 굴곡손상이 가장 많으나 회전손상이 거의 대부분 다른 기전에 복합적으로 작용하고 있다. 실제로 가장 많은 손상의 기전은 굴곡-회전손상이며 그 다음으로는 신전-회전손상이다.

(1) 굴곡손상

자동차의 정면충돌이나 추락사고에서 가장 흔히 발생되며 대개 상위 경추의 전방 전위와 하위 경추의 압박골절을 동반함으로써 탈구와 골절편에 의해 척수에 심각한 손상을 유발하는 경우가 많다.

(2) 신전손상

주로 40~50대 이후의 환자에서 주로 문제가 되는데 이들은 경추골에 퇴행성 척추증(degenerative spondylosis)이 있어 골극(osteophyte, spur)이 척추강 내로 돌출되어 있는 상태에서 갑자기 경추부에 과신전(hyperextension)손상을 당하면 척수가 전방에 형성된 골극과 후방에서 척추강 내로 접혀진 황색인대 사이에 끼여 순각적으로 심한 압박을 받게 된다.

(3) 회전손상

회전손상의 유무를 보기 위해서는 전후상에서 극돌기가 정중선에 있는지 보아야 하며, 사위상(oblique view)에서 탈구상태도 살펴야 한다.

2 병태생리(pathomechanism)

일차적인 손상은 외상에 의한 척수의 직접 손상을 말한다. 이는 추후의 치료에 의해 그 손상의 정도를 변화시킬 수가 없다. 이에 반해 이차적인 손상은 일차적인 손상 후에 발생되는 것으로,

치료에 따라 예후가 호전될 수 있기 때문에 임상적으로 중요한 의미를 갖는다.

이차적인 손상은 손상 후 수 시간에서 수일에 거쳐 진행된다. 이차손상의 주요 기전은 다음과 같다.

① 혈역학적 변화 : 출혈, 혈관연축, 혈전형성 등으로 생기는 허혈성 변화나 괴사를 말한다.

② 생화학적 변화 : ATP고갈에 따른 membrane failure로 세포의 괴사가 촉진된다.

③ 염증성 변화 : Cytokine의 분비와 백혈구의 침범에 의해 이루어진다.

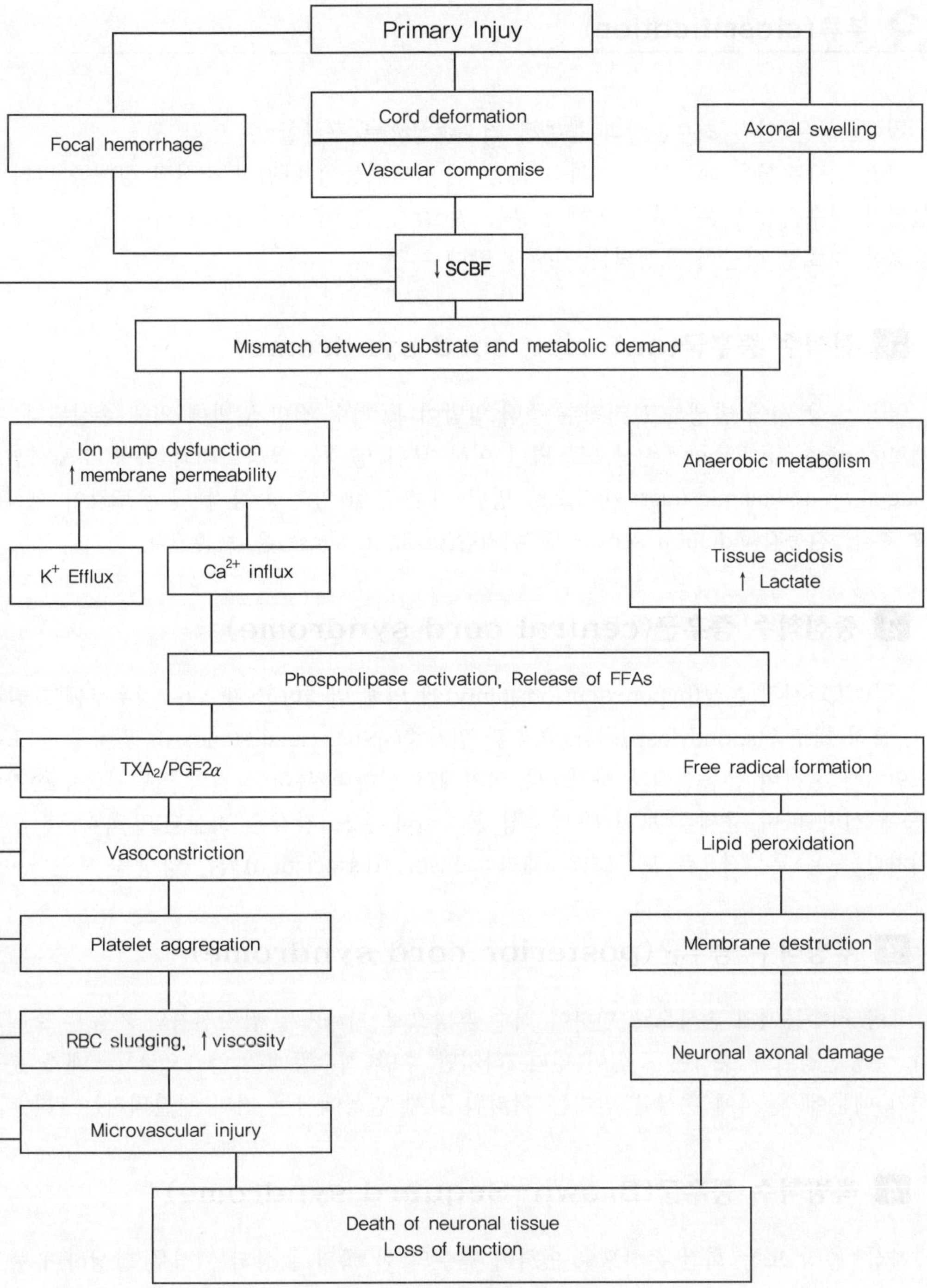

[그림 28-1] 척수손상의 기전

3 분류(classification)

척수손상은 완전 척수손상과 불완전 척수손상으로 구분할 수 있다.

완전 척수손상은 손상부위 이하의 운동 및 감각기능이 완전히 소실된 상태를 말하며, 불완전 척수손상은 손상부위 이하의 운동 및 감각기능이 약간이라도 남아 있는 상태로, 적절한 치료로 상당히 호전되는 경우가 많다.

1 전척수 증후군(anterior cord syndrome)

굴곡 손상 시에 발생하고 전척추 동맥 압박이나, 척수 전방 압박에 의해 손상된다. 추체로(corticospinal tract) 손상으로 병변 이하 부위 양측성 운동마비와 측방 추체시상로(lateral spinothalamic tract) 손상으로 병변 이하 부위 양측성 통각 및 온도각이 소실되고 촉감, 진동감(vidration sense) 및 위치감(position sense)은 보존된다.

2 중심척수 증후군(central cord syndrome)

경추부 과신전 손상(hyperextension iniury)에 의해 발생하고 제 5-6-7경추부에 호발한다. 특히 척추증(spondylosis)이나, 척추관 협착증(spinal canal stenosis) 있는 중년 또는 노인에서 흔하며 운동장애가 하지보다 상지에서 심하며 특히 상지의 말단부(손, 손가락 등)에 심한 마비 증세를 보인다. 양측성 통각이나 온도 감각은 소실되고 촉각, 진동감, 위치감 등은 부분적으로 보존(지각 해리 : sensory dissociation)되는 양상을 보인다.

3 후방척수 증후군(posterior cord syndrome)

후방 척수동맥의 손상으로 인하여 척수 후방으로 지나가는 감각신경의 기능은 소실되나, 운동신경이나 통각은 소실이 없다. 하지만 후방 척수동맥은 양측으로 두 개가 분포하기 때문에, 동시에 손상을 받기는 어려워 실제 임상에서는 거의 관찰되지는 않는다.

4 측방척수 증후군(Brown-Sequard syndrome)

자상, 총상 또는 회전 손상으로 인하여 척수의 한 쪽만 손상되는 경우 발생하며 동측 손상 이하 부위 운동마비와 동측 손상 이하 부위 촉감, 위치감, 진동감 소실, 그리고 반대측 이하 부위에는 통각과 온도 감각의 소실을 관찰 할 수 있다.

이러한 증상은 대개 외상의 경우보다는 척수 종양 환자에서 주로 관찰되는 소견으로, 척수손상에서는 드물게 관찰된다.

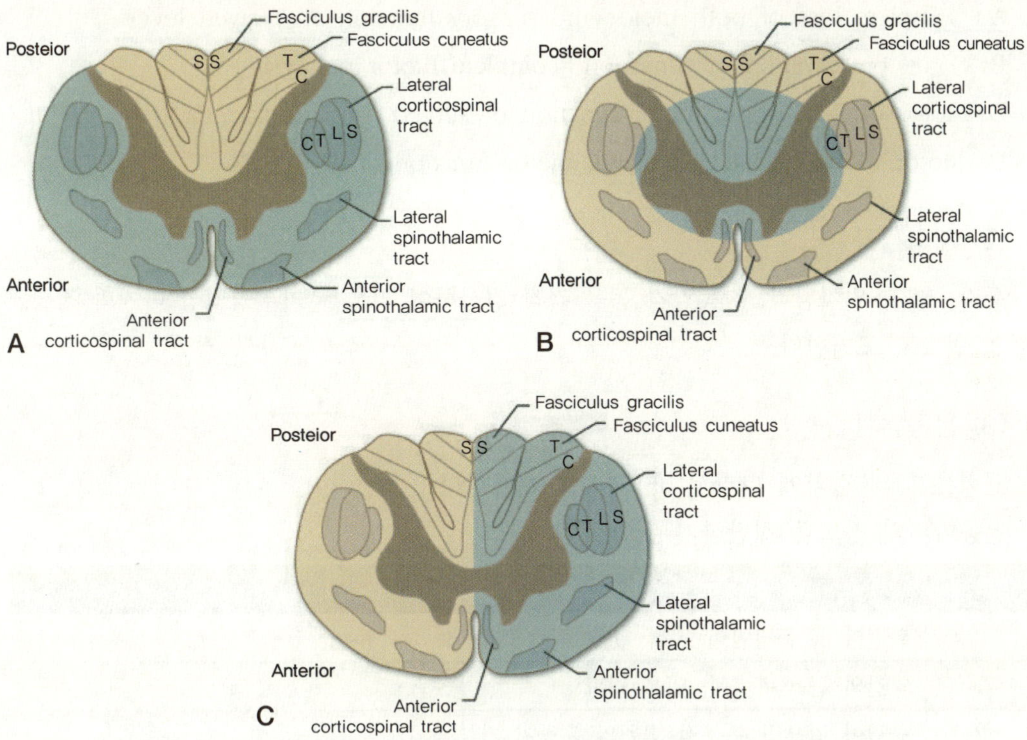

[그림 28-2] A. 전척수 증후군, B. 중심척수 증후군, C.측방척수 증후군

4 진단(diagnosis)

1 병력

누가, 언제, 어디서, 어떻게, 왜, 어떤 사고가 일어났는가를 자세히 알아내는 것이 중요하다. 특히 손상 시 외상의 힘의 방향이 어떻게 척추에 가해졌는지를 알아내야 한다.

2 신경학적 검사

손상 직후의 신경학적 검사는 향후 예후를 판정하는 가장 중요한 요소인 만큼 자세히 기록해 두는 것이 중요하다.

(1) 임상상태

널리 사용되는 척수손상의 임상상태 평가법으로는 Frankel의 분류가 있다.

A : Complete loss of both motor and sensory function at a given level

B : Some preservation of sensation : complete motor paralysis

C : Motor useless : some motor function preserved, but insufficient to be useful

D : Motor useful : weak but useful motor function

(2) 지각검사

통각, 촉각, 위치감각, 진동감각 등을 각각 검사하여 기록은 피부영역상 마지막 정상분절의 번호로 표기한다.

(3) 운동검사

근력은 힘의 강약에 따라서 0~5까지로 분류한다.

운동마비의 정도를 진단하기 위한 근력 등급

등 급	정 의
0	완전마비, 움직임이 전혀 없음
1	약간의 근육 수축이 있을 정도
2	중력이 없으면 부분적 범위의 운동이 가능
3	중력에 반해서 팔, 다리를 들어 올릴 수 있으나, 저항을 가했을 때는 움직일 수 없을 때
4	저항에 반해서 팔, 다리를 움직일 수 있음
5	정상 근력

(4) 항문검사

완전마비라 하더라도 극히 일부에서는 항문 주위에 감각이 약간 남아 있을 수 있는데, 이것을 엉치지각보존(sacral sparing)이라 하며 이 경우에는 비록 다른 소견이 완전 마비에 해당하더라도 불완전손상으로 분류되며, 향후 회복될 가능성이 있다.

구해면체 반사(bulbocavernous reflex)는 장갑을 낀 손가락을 항문에 넣고 다른 손으로 남자는 음경의 귀두(여자의 경우 음핵)를 건드릴 때 항문괄약근이 수축하는지를 검사하는 것이다. 수축하면 양성 반응으로 반사작용이 소실되지 않았거나 회복되었다는 뜻이다.

(5)척수쇼크

척수쇼크란 이론적으로 완전 척수손상을 당해도 뇌의 통제를 받지 않는 하지의 반사기능은 유지되어야 함에도 불구하고, 이러한 반사작용도 전혀 나타나지 않는 상태를 말한다.

초기에는 하위운동뉴런의 완전이완성 마비를 나타내다가 쇼크가 끝나는 3~12주 후부터는 강직성 마비로 변하고 반사작용도 항진되는 경우가 많다.

척수쇼크로부터 회복되는 지표는 바빈스키 징후, 항문반사, 구해면체반사의 회복이다.

3 영상진단검사

척수손상 환자의 95% 이상이 척추의 골절이나 탈구를 동반한다.

(1) 단순 X-선촬영

어느 부위에 척수손상이 있더라도 반드시 척추 전체의 전후, 측면 및 사위상을 촬영해야 한다. 경수손상이 있을 경우 측면상에서는 반드시 제7경추까지 나오도록 어깨를 아래로 잡아 당기고 찍어야 하며 그래도 잘 안 나오면 수영자세상(swimmer's view)으로 촬영하도록 한다.

경추 1~2번 손상이 의심되면 개구상(open mouth view)을 반드시 찍어야 한다.

척추의 불안정성이 의심이 되나 일반 사진상 불확실한 경우 dynamic view를 시행할 수 있으나 이 경우 추가적인 손상의 가능성이 있으므로 반드시 의사가 환자를 서서히 움직이면서 신경학적 소견이 악화되는지를 관찰하면서 시행해야 한다.

검사의 핵심은 다음과 같다.

① Alignment

② Integrity of bone

③ Intervertebral disc

④ Facet

⑤ Soft tissue(indirect evidence)

(2) CT

골절에 대한 명확한 진단을 내릴 수 있으며, 척수강 내로 돌출된 골편 등의 진단에 있어서 MRI보다 우수하다.

(3) MRI

가장 중요한 검사로 척수 내의 혈종 유무, 부종의 정도나 추간판의 파열, 골편 돌출에 의한 척수의 압박이나 손상의 정도 및 인대손상 등을 가장 정확히 알려준다.

5 초기 처치법(initial management)

척수손상 환자는 사고현장에서의 응급 처치가 가장 중요하며 그 내용은 다음과 같다.

① 고정(immobilization)

② 저혈압 교정(hypotension, spinal shock) : 수축기혈압 90mmHg 이상 유지

③ 기도유지(oxygenation)

④ 위장관 삽입(NG tube)

⑤ 도뇨관 삽입(Foley catheterization)

⑥ 체온, 전해질(temperature/electrolyte)유지

1 현장에서의 처치

사고현장에서 척수손상이 의심되면 척추고정용 부목 위에 환자를 반듯이 눕히고 경추 칼라 또는 모래 주머니를 양 옆에 놓아 척추가 더 이상 움직이지 않도록 고정한 후 환자를 이송해야 한다.

특히 불완전 마비가 있고 환자를 급히 병원으로 이송한다고 함부로 목을 움직이면 손상부위의 척수를 더욱 다치게 하여 손상을 오히려 악화시킬 수 있으므로 주의를 요한다.

2 쇼크상태 유무

경수손상 또는 상위흉수손상으로 일시적으로 혈압이 떨어져 척수쇼크 상태로 되는 경우도 있지만 그 밖에 전신손상, 흉곽손상, 복부장기파열 또는 골반이나 대퇴골 골절 등으로 출혈성 쇼크가 있는지를 확인해야 한다. 일반적으로 출혈성 쇼크의 경우는 혈압이 하강하면서 맥박이 올라가지만 척수쇼크의 경우는 혈압과 맥박이 동반 하락한다.

척수쇼크일 경우에는 하지를 들어올리고 하지에 탄력 스타킹을 입히며 혈관수축제(dopamine)를 정맥수사하면 호전된다. 특히 경수손상의 환자의 경우 혈압, 맥박, 체온, 호흡수가 모두 떨어지는 특징적인 활성 징후를 보이는데, 저혈압의 원인은 교감신경마비 및 척수쇼크에서 유래하는 것이며 서맥의 원인은 부교감신경의 상대적인 항진에서 기인하므로 atropine 등의 응급처치를 요한다.

3 호흡에 대한 처치

경수 또는 상위 흉수가 손상되면 늑간 신경이 마비되어 흉곽 팽창이 안 되고 C3-5에서

시작되는 횡격신경(phrenic nerve)에 의한 복식호흡만 남게 되어 호흡곤란증이 발생할 수 있다. 호흡곤란은 이미 손상된 척수신경에 이차적인 악영향을 미치므로 산소호흡을 시키고 아주 심하면 기관삽입술 또는 기관절개술을 시행하고 가래도 자주 뽑아 준다. 또한 초기부터 흉부 물리치료(chest physical therapy)를 해야 한다.

4 배뇨

척수손상 환자는 배뇨기능도 마비되어 이완성 방광(flaccid bladder)이 발생하므로 가급적 빨리 Foley catheter를 삽입해야 하며 상태에 따라 조기에 간헐적 도뇨관 삽입법(intermittent catheterization)으로 방광훈련을 실시하여 점차적으로 관을 뽑고 자연 배뇨하게 한다.

6 치료(treatment)

척수손상 환자의 치료에는 다음과 같은 주요 단계를 주지해야 한다.

① Immobilization
② Medical stabilization
③ Spinal alignment
④ Decompression of spinal canal
⑤ Spinal stability

1 척추의 불안정성

척추의 불안정성에 대한 정의는 다음과 같다.

> Instability: the loss of the ability of the spine under physiologic loads to maintain relationship between vertebrae in such a way that there is neither damage nor subsequent irritation to the spinal cord or nerve roots, and in addition, there is no development of incapacitating deformity or pain due to structural damage
>
> –White and Panjabi

특히 경추하부와 흉추부 손상시 불안정성에 대해서는 Denis의 삼주론(three column theory)을 인용하여 설명한다

① Anterior column : ALL, ant. Half of body, annulus

② Middle column : PLL, post. Half of body ,disc, pedicle, costovertebral, transverse process

③ Posterior column : lig. flavum, facet,spinous process, interspinous ligament

삼주론은 외상 시 척추에 작용하는 기본적인 힘의 방향은 굴곡, 신전 및 회전으로 전주, 중주, 후주에 대해서 각각 압박 또는 견인력으로 작용하고, 이때 각 부분에서 골 및 추간판은 압박력에 저항하고 섬유륜 및 인대는 견인력에 저항한다는 이론이다. 다른 분류법과 가장 큰 차이점은 척추 불안정성을 후방 인대군의 단독 손상에 기인한 것으로 보지 않고, 중주의 손상 유무의 중요성을 강조했다는 점에 있다.

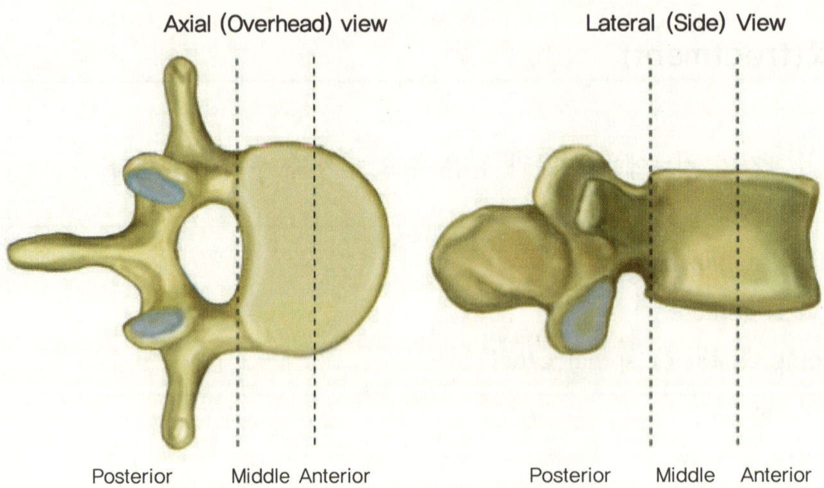

[그림 28-3] Denis의 삼주론 모델

1 정복 및 고정

척추의 탈구나 골절에 의한 신경의 압박이 의심되면 곧바로 정복술을 실시해야 한다.

(1) 경추골절을 위한 두개골 견인(skull traction)

경추골절 또는 골절-전위가 있으면 우선 두개골에 견인장치를 부착시켜 경추를 잡아당겨 어긋난 경추를 반듯이 제 위치에 맞추어 놓아야 한다. 견인장치로는 과거에는 Gardner-Wells tong 등을 사용했으나 요즘은 MRI 촬영을 위해 Graphyte-tong이 많이

사용된다.

Halo vest가 필요할 것으로 생각되는 환자는 Halo ring을 이용하여 견인할 수도 있다.

굴곡손상인 경우 둥근 목받침(neck roll)을 목 밑에 넣고 경추가 신전되도록 하며 신전손상의 경우 반대로 베개를 받쳐 놓아 경추가 굴곡상태로 견인한다.

(2) 흉요추골절을 위한 체위 정복술(positional reduction)

흉요추골절의 경우 상기와 같은 견인으로는 효과적인 정복이 불가능하다. 흉요추골절의 대부분은 전방 척추체의 압박골절이므로, 이 경우 골절부위 등쪽에 베개를 위치하고 과신전 체위 정복술을 시행한다. 척추관절이 완전히 어긋난 경우(locked fascet)에는 견인방법으로는 정복이 잘 안되는 경우가 많으며 이 경우 무리하지 말고 바로 수술을 시행하는 것이 좋다.

3 약물치료

다소 논란이 있지만, 현재까지는 고용량 스테로이드 치료(mega dose steroid therapy)가 이차적 신경손상을 예방하는 효과가 있는 것으로 알려져 사용되고 있다. 스테로이드는 염증성 반응과 부종을 줄이며 lipid peroxidation, excitotoxicity에 대한 억제작용이 있는 것으로 보고되고 있다. 이 경우 불완전마비 환자에는 일부 효과가 있는 것으로 보고되고 있으나 완전 마비에 대한 효과는 아직 입증되지 못하고 있는 실정이다.

고용량 스테로이드 치료는 다음과 같은 방법으로 실시한다.

① As soon as possible after injury(within 3 to 8 hours after injury)

② Methylprednisolone 30mg/kg for 1st hour followed by 5.4mg/kg/hr for next 24 hours

4 수술적 치료

견인술로 정복이 안 되거나 정복이 되어도 척수강 내의 압박이 존재하거나 불안정성이 남아있으면 수술적인 고정술을 시행할 것인지 Halo vest apparatus 등의 외고정장치(external orthosis)를 이용할 것인지를 결정해야 한다. 과거에는 견인술의 상태로 8~12주간 유지했지만 이는 욕창 등의 합병증의 빈도가 높아 최근에는 가능한 조기 고정술, 특히 수술적인 요법을 선택하는 경향이 있다.

척추손상의 수술적 치료의 적응증

1. 척추의 전위가 정복이 안 되어 척수의 압박이 계속되는 경우
2. 비록 정복은 되었으나 골편이나 파열된 추간판탈출증 등으로 척수의 압박이 계속 남아 있을 경우
3. 척수가 불안정하여 추가적인 척수손상의 가능성이 있는 경우

7 합병증(complication)

1 호흡기치료

대개의 경수손상 환자는 흉곽 호흡뿐 아니라 가래를 뱉을 수 있는 근육 등도 모두 마비되어 폐렴 및 무기폐(atelectasis) 등의 합병증 등으로 사망하게 된다. 스스로 가래를 뱉을 수 있게 복부를 눌러 주고, 가능한 한 초기부터 흉곽 물리치료를 시행해야 한다.

2 욕창방지 및 치료

오랜 기간 동안 마비상태로 누워 있어야 하므로 환자의 체위를 자유롭게 변동시킬 수 있는 물침대를 이용해 욕창을 방지하도록 한다. 욕창 방지를 위해 2~3시간마다 환자의 체위를 변경시켜 주며 일단 욕창이 발생되면 그 부위가 눌리는 것을 최대한 방지하면서 이차적인 염증을 방지하며 심한 경우엔 피부이식을 시행한다.

3 방광처치

배뇨기능이 마비되었을 때 초기에는 Foley catheterization으로 배뇨를 하다가 상태가 안정되면 간헐적 도뇨법(intermittent cathererization)으로 방광을 훈련시킨다. 처음에는 4시간 마다 도뇨하다가 잔뇨량에 따라 6시간, 8시간, 12시간, 1일 1회로 줄여 가면서 자동방광(automatic bladder)을 만들어, 소변이 차면 자동적으로 배뇨가 되게끔 조절한다. 자동적으로 배뇨되면서 잔료량이 100cc 이하가 되면 자동 방광이 형성된 것으로 보고 도뇨법을 중지한다.

4 대장처치

초기에 마비성 장폐쇄(paralytic ileus)가 흔히 발생되는데, Levin tube나 항문 튜브를 삽입해 놓는다. 변비가 심하므로 매일 배변이 되도록 변비약을 투여하고 좌욕이나 관장을 시킨다.

5 물리치료 및 재활치료

완전마비의 경우 시간이 경과함에 따라 강직성 마비가 오는 경우가 많아 이를 적절히 풀어 주어야 하며, 일부 상지에 기능이 남아 있는 근육을 최대한 강화시켜서 가능한 살아 있는 모든 근육을 최대한 활용할 수 있도록 도와주어야 한다.

6 지연성 합병증(late complications)

척수손상의 지연성 합병증으로는 i) 동통이나 기형을 동반하는 불안정성, ii) 지속적인 신경압박, iii) 진행성 신경기능 소실, iv) 감염, v) 다른 부위의 불안전성, 불유합 및 부전유합 등이 있으며 이러한 지연성 합병증이 발생되는 경우 그 원인을 파악하여 적절한 시술을 시행해야 한다.

8 결 론

최근까지 척추손상의 치료에 있어 많은 진보가 있었고 특히 수술 및 내고정의 다양한 방법들이 제시되고 있지만 조속한 발견, 신속한 고정 및 치료 개시, 정확한 판단, 숙련된 시술 등이 치료 결과를 향상시키고 합병증의 발생을 줄일 수 있다.

참고문헌

1. 대한신경외과학회, 학생과 전공의를 위한 교과서 신경외과학, 제3판, 중앙문화사, 2005.
2. 신경손상학회, 신경손상학, 중앙문화사, 2002.
3. 순천향대학교 의과대학 신경외과학교실, 척추외상과 재해성 척추질환, 고려의학, 2001.
4. 대한척추신경외과학회, 척추학, 군자출판사, 2008
5. Bracken MB, shepherd MJ, Holford TR, et al: "Methylprednisolone or trilazad mesylate ad-

ministration after acute spinal cord injury: 1-year follow up, Results of the third National Acute Spinal Cord Injury randomized controlled trial" J Neurosurg 89:699-706,1998.

6. Daniel H. Kim, Steven C. Ludwig, Alexander R. Vaccaro, Jae-Chil Chang: Atlas of Spine Trauma, Philadelphia: WB saunders Co, 2008.
7. Denis F. "The three column spine and its significance in the classification of acute thoracolumbar spinal injuries," Spine 8:817-831,1993.
8. Panjabi MM and White AA 3rd: "Basic biomechanics of the spine," Neurosurgery 7:76-93, 1980.
9. Winn RH. Youmans Neurological Surgery, 5th ed, Philadelphia : WB saunders Co, 2004, pp. 4869-4986.

N·E·U·R·O·S·C·I·E·N·C·E

제 29 장

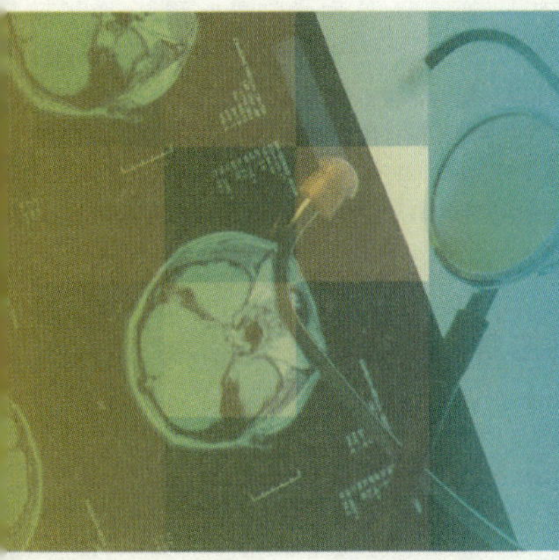

다발성경화증과 그와 유사한 탈수초성 질환

Multiple Sclerosis and Other Demyelinating Disease

이 태 경

학습목적

탈수초 질환의 분류, 원인, 임상증상, 병태생리, 치료 및 예후를 이해한다.

학습목표

1. 탈수초성 질환의 병리학적 진단범주를 설명하고 탈수초성 질환을 분류한다.
2. 다발성 경화증의 임상적 특징을 설명한다.
3. 다발성 경화증의 진단에 도움이 되는 검사를 나열한다.
4. 다발성 경화증의 감별질환을 나열한다.
5. 횡단성 척수염의 임상증상을 이해한다.
6. 후감염성 뇌척수병증을 이해한다.

1 탈수초성 질환(수초탈락병)의 정의 및 분류

1 발생빈도 및 호발부위

축삭(axon)보다는 수초(myelin)를 주로 침범하는 질환은 탈수초성(demyelinating)과 수초형성장애(dysmyelinating) 질환으로 나눌 수 있는데, 전자는 정상분화 후 후천적으로 수초가 손상되는 경우를, 후자는 수초의 형성자체가 완전치 못한 경우를 지칭한다. 수초형성장애에 의한 질환은 선천성 또는 유전적 대사이상으로 수초가 형성되지 않는 질환을 의미하며, 탈수초성 질환은 병리학적 분류로는 뇌와 척수 그리고 말초신경계를 포함하여 어느 곳에든 발생하는, 자가면역성 염증에 의해 수초가 손상되는 모든 질환을 총칭하지만, 신경과에서는 다발성경화증과 그와 유사한 질환, 즉, 급성파종성뇌척수염(acute disseminated encephalomyelitis) 등 주로 뇌와 척수에 발생하는 질환을 지칭한다. 이는 말초신경병에서 발생하는 길랑바레증후군 등과는 다른 임상 양상과 병리 기전 때문이다. 이 단원에서는 탈수초성 질환의 대표격인 다발성 경화증과 그 아형 들과 유사 질환인 급성파종성뇌척수염, 감염후뇌척수염 등에 대해 기술하고자 한다. multifocal leukoencehalopathy)등도 관련지어 알고 있어야 한다.

Acute and subacute necrotizing hemorrhagic encephalitis

Acute encephalopathic form(Hurst hemorrhagic leukoencephalitis)

Subacute necrotic myelopathy

2 다발성 경화증

다발경화증(multiple sclerosis, MS)은 중추신경계의 수초탈락병(demyelinative disease) 중 가장 흔하고, 주로 젊은 연령에 발생하는 만성염증질환이다. 병리학적으로 중추신경계의 백색질(white matter)에 다발염증(multiple inflammation)으로 인한 수초탈락, 아교세포흉터형성(glial scarring)을 특징으로 하지만 최근에는, 발병 초기부터 수초탈락과 더불어 축삭의 손상이 시작되어 병이 진행할수록 비가역적 손상을 초래하는 것으로 밝혀졌다. 임상적으로 재발과 완화가 반복되는 질환인데, 초기에는 재발 후 장애 없이 호전되지만 시간이 지나고 재발이 반복되면서 완전히 호전되지 않고 장애가 남는다. 원인은 밝혀지지 않았지만, 유전적 소인이 있는 환자에게서 주위 환경에 의하여 유발되는 자가면역반응이 중요한 기전일 것으로 추정하고 있다.

1 임상적 특징

(1) 발생빈도 및 역학

MS의 역학적 분포는 이 질환의 발생 기전을 추론 할 수 있는 단서를 제공해 줄 수 있으므로 여러 연구가 있어 왔다. 특히, 지역에 따른 분포와 인종 간의 발생률 차이, 그리고 같은 인종이라도 다른 지역으로 이주할 경우에 발생률이 차이가 난다는 점은 유전학적 소인과 환경적 소인이 함께 작용할 것이라는 점을 뒷받침해 준다.

MS의 호발연령은 20대에서 40대 사이이며, 10세 이전이나 60세 이후에는 드물다. 여자가 남자보다 2배(1.4~3.1배) 정도 발생률이 높다. 인종적으로는 유럽계 백인의 발병률이 높고, 동양인과 흑인은 낮은 발병률을 보인다. 지역적 발생률은 위도 45~60도에서 가장 높아서 북유럽, 북미 지역, 호주 남부 등 발생률이 가장 높은 지역에서는 인구 10만명 당 100~200명의 높은 유병률을 보이지만, 적도나 극지에 가까워질수록 발생률이 낮아져서 아시아나 아프리카 지역은 10만 명 당 5명 이하로 낮은 유병률을 보인다. 인종에 따른 발생률의 차이는 유전소인이 질병의 발생에 관여함을 뜻하나, 위도에 따른 발생률의 차이는 환경 요인이 질병의 발생에 관여함을 시사한다. MS 발병에 있어 환경적 요인이 관여한다는 점을 뒷받침할 수 있는 또 다른 연구로 이주민들에 대한 발병률 연구가 있다. MS 발병률이 높은 지역에서 낮은 지역으로 이주한 사람 들 중 같은 인종이라도 어린 나이에 이주한 사람 들은 MS의 발생률이 낮다는 것으로, 이 때 이주한 시기가 중요한데, 15세 이전에 이주한 경우는 새로 이주한 지역의 위험도를 따르게 되고, 15세 이후에 이주한 경우에는 원래 살던 지역의 위험도를 따른다는 연구이다. 이것은 일정한 잠복기를 가진 어떤 환경 요인(예, 바이러스 감염)이 발병에 영향을 끼친다는 점을 알게 해준다. 또한, 2차 세계대전 당시 고립된 Faroe섬에 영국군이 주둔한 후, 원주민에게서 전염병양상으로 MS가 발생했다는 것은 환경 요인의 중요성을 시사하는 또 다른 증거이다. 유전적 소인에 대한 연구로는 쌍둥이들에 대한 발생률 연구가 있다. 일란성 쌍둥이에게서 일치율이 25%이나, 같은 성의 이란성 쌍둥이에게서는 2.4% 밖에 되지 않았다는 연구는 MS 발병에 대한 감수성을 결정짓는 데는 하나의 우성유전자가 아닌 여러 개의 유전자가 관여한다는 것을 의미하며, 이는 MS가 발병할 수 있는 유전적 소인을 가지고 있는 사람이 어린 나이에 어떤 환경에 노출됨으로써 MS가 발병한다는 기전을 추론할 수 있게 한다.

(2) 병태생리(pathophysiology)

MS의 병터는 뇌와 척수 등 중추신경계 어디에서나 발생할 수 있지만, 특히 뇌실주위 백색질(periventricular white matter), 시각신경과 시각신경교차(optic chiasm), 척수, 뇌줄기(brainstem), 소뇌다리(cerebellar peduncle), 뇌들보(corpus callosum) 등에 호발한다. 병리학적 특징은 세정맥 주위(perivenular)의 국소염증, 수초탈락, 그리고 신경아교증(gliosis)이다. 이러한 중추 신경계의 염증세포 침윤은 자가면역체계의 이상에 의해 유발되는 것으로 생각된다. 어떠한 기전에 의해 면역체계의 이상이 촉발되어 자기 자신의 조직을 공격하게 되는지에 대해서는 아직까지 완전히 밝혀지지는 않았다. MS의 면역반응이 시작되는 기전으로 자가반응T세포(autoreactive T cell)가 가장 중요한 역할을 하는 것으로 알려졌는데, 자가반응T세포는 중추 신경계 밖에서 어떤 원인에 의해 활성화되고, 일련의 과정을 거쳐 뇌-혈관 장벽(blood-brain barrier, BBB)을 통과하여 중추 신경계로 들어오게 된다. 중추 신경계로 들어온 자가반응T세포는 미세아교세포(microglia)가 생산한 여러 항원과 반응하여 재활성화(reactivation) 되고, 그 결과 더 많은 염증세포가 유입되는 면역연쇄증폭반응(immune cascade reaction)이 일어나면서 수초가 파괴된다. 수초탈락병터에서는 축돌기(axon)가 비교적 보존된다고 알려져 왔지만, 수초탈락이 일어난 신경섬유의 축삭 상호작용(axonal transaction) 현상 등으로 보아 MS는 신경수초뿐만 아니라 축삭에도 손상을 일으킨다는 것이 알려졌다. 이러한 축삭의 손상은 병이 진행된 경우에만 보일 것으로 예상되었으나 실제로는 초기 염증병터에서도 관찰되었다. 그리고 병터가 있는 부위뿐만 아니라 염증과 수초탈락이 뚜렷하지 않은 백색질에서도 관찰되어 면역기전과 다른 기전에 의하여 축삭손상이 생길 가능성을 시사한다. 이는 일차진행형(primary progressive) 또는 이차진행형(secondary progressive) MS 환자에서 면역조절치료(immunomodulation therapy)의 효과가 뚜렷하지 않은 이유일 수 있다. 또한, 병터의 조직병리 소견도 다양해서, 염증반응을 주로 보이는 전형적인 형태 외에, 주로 수초형성세포인 희소돌기아교세포(oligodendrocyte)의 손상을 특징으로 하는 형태도 있다.

(3) 임상양상(clinical course)

MS의 가장 특징적인 임상 양상은 중추신경계를 침범하는 병터들이 시간적, 공간적으로 산재된다는 것이다(lesions disseminated in time and space) . 이는 병터가 중추신경계의 어느 곳에나 재발하여 발생할 수 있다는 뜻이다. 따라서 병터의 위치에 따라 증상과 징후가 다양하게 나타나고, 흔히 급성 혹은 아급성으로 발현했다가 서서히 호전되는 경과를 보인다. 가장 흔한 증상은 감각과 운동장애이다. 감각증상은 무감각, 얼얼한 느낌, 화끈거림 등의 이상감각의 형태로 나타나고, 가장 흔한 초기 증상이다. 특히, 목척수의 척수뒤기둥(posterior column)이나 뇌줄기의 섬유띠계(lemniscal system)의 병터로 인한 한쪽 상지의 진동감, 위치감 등의 고유감각 또는 판별감각의 선택적 소실로 인하여, 상지의 기능이 소실되는 증상을 손무용증후군(useless hand syndrome)이라고 하며, MS에 특징적인 것으로 알려져 있다. 또한 턱을 가슴에 댈 때 등을 타고 아래로 뻗치는 이상

감각도 특징적인데 이를 Lhermitte징후라고 한다. 이 증상은 수초탈락이 일어난 신경섬유가 자극이 되어 생긴다. 운동장애는 반신마비, 하반신마비 또는 사지마비 등 병터의 위치에 따라 다양한 형태로 올 수 있다. 우리나라를 비롯한 아시아에서는 척수침범으로 인한 하지마비가 가장 흔하고 이로 인한 배뇨, 배변, 성기능장애도 상대적으로 흔하다.

한쪽 시각신경염이 MS의 초기 증상으로 흔히 발생하고, 질환의 경과에 동반되는 경우도 매우 흔하다. 복시, 얼굴감각 장애, 현훈 등의 뇌줄기 침범증상과 운동실조, 평형장애 등을 보이는 소뇌 침범증상도 생기나, 우리나라를 비롯한 아시아에서는 상대적으로 드물다. 대뇌는 병터가 가장 잘 생기는 부위이나, 초기에는 대부분 이로 인한 증상이 뚜렷하지 않다. 하지만 우울증, 기억력장애 등이 나타날 수 있고, 진행되면 인지기능장애가 나타난다. 그리고 많은 환자가 피로를 호소한다. 일반적으로 발병 초기에는 재발 후 장애 없이 호전되지만 시간이 지나고 재발이 반복되면서 완전히 호전되지 않고 장애가 남는다.

전형적 MS의 흔한 증상으로는 (1) 통증을 동반한 한쪽 시각신경염(optic neuritis), (2) 불완전한 횡단척수염, (3) 뇌줄기와 소뇌의 단독증후군(isolated syndrome), 핵사이눈근육마비, 삼차신경통 등, (4) 다초점 중추신경계 백색질 증후군, (5) Lhermitte징후, (6)고온에 의해 유도되는 신경학적 증상(Uhthoff 현상), (7) 과도한 피로 등을 들 수 있다. 발병 당시 다초점의 병터를 뜻하는 여러 증상(즉, 시각신경염과 소뇌실조증이 동시에 발생, 또는, 척수병증과 시각신경염 등이 동시에 발병)이 함께 나타나면 MS를 의심한다. 그러나 환자의 50% 이상에서는 발병 당시 중추신경계에 하나의 병터를 시사하는 증상만 보이는데, 이를 임상단독증후군(clinically isolated syndrome)이라고 부른다. 일반적으로 한쪽 시각신경염, 뇌 줄기병터의 증상, 척수염과 같은 전형적인 MS증상 중 하나가 처음 발생한 경우를 말하며, 이 때 증상은 없었지만 뇌자기공명영상에서 MS의 진단기준에 맞는 병터 들이 보인다면 후에 MS로 발전할 가능성이 많다. MS는 재발과 완화를 반복함에 따라 후에 장애를 남기는 경우가 많아 조기진단과 치료가 강조되고 있다. 따라서 최근에는 임상단독증후군을 정확히 진단하여 후에 재발을 방지하고 후유증을 예방하는 방향으로 치료가 강조되고 있다. MS는 동양과 서양 환자들의 임상양상이 달라서 동양과 우리나라에서는 병이 시작될 때, 대뇌나 뇌줄기, 소뇌를 침범하기보다는 시각신경이나 척수의 침범이 많고, 시각신경과 척수를 침범하고 증상이 더 심한 시각신경척수형(optico-spinal) MS 환자가 서양보다 많다.

(4) 경과와 유형

MS의 가장 일반적인 형태는 재발완화형(relapsing-remitting)MS으로서 위에 열거한 전형적인 증상이 재발과 완화를 반복하는 임상경과를 보이며 가장 흔한 형태이다. 약 10%

정도의 환자에서는 1~2회의 재발에서 회복 후, 악화되지 않고 경미한 장애 혹은 전혀 장애를 보이지 않는 경우가 있는데, 이를 양성MS라고 한다. 그러나 처음에는 재발완화형으로 시작했던 환자들도 일정 기간 불규칙한 재발과 완화를 반복하면서 신경계의 손상이 점차 축적되어 장애를 남기는 경우가 많다. 재발 후 회복의 정도가 훨씬 줄어들면서 악화되거나 혹은 뚜렷한 재발없이 마치 만성퇴행질환과 같은 양상으로 계속해서 악화만을 보이게 되는 형태는 이차진행형(secondary progressive)MS라고 한다. 일반적으로 재발완화형 환자 중, 10년 이내에 이차진행형MS로 진행되는 경우가 약 50%이고, 25년 이상 지나면 90%에 이르는 환자가 이차진행형으로 전환된다. 뚜렷한 재발없이 처음부터 점진적으로 진행하는 경우가 있는데 이를 일차진행형(primary progressive)MS라고 한다. 이러한 일차진행형MS는 재발완화형과는 달리 발병 연령이 전반적으로 높을 뿐 아니라 남녀 비율이 거의 같고 치료에 대한 반응도 달라 과연 일차진행형MS와 재발완화형MS가 하나의 질환인지에 대한 논란이 있다.

2 다발경화증의 변형

다발성 경화증과 유사하게 중추신경계의 염증성 병변이 재발하는 질환들이 있어 신경과에서는 이들을 같은 범주로 포함시키는데, 이러한 변형 중에 가장 대표적인 것으로 Devic증후군 혹은 시각신경척수염(neuromyelitis optica)이 있다. Devic증후군은 급성 양측성 시각 신경염과 횡단척수염이 동시에 또는 수주 간격을 두고 발생하는 것을 특징으로 하는 단상성(monophasic)질환으로 알려져 있었지만 약 85%에서 시각신경증상과 척수증상이 재발한다는 것이 밝혀지면서, 아시아에서 흔하다고 알려진 시각신경-척수형MS와 같은 질환인지에 대한 논란이 있었다. 시각신경-척수형MS는 일본에서 주장한 개념으로 아시아에서 흔하며, 특징적으로 시각신경과 척수를 침범하는 병터가 재발되고, 뇌에 발생한 병터 까지도 포함하는 형태로 아시아형 MS라고 주장하였으나 여기에는 재발완화형MS가 포함된 개념으로 그 병인 및 치료 등 임상양상이 다른 점이 있으므로 최근에는 Devic 증후군 또는 시각신경척수염(neuromyelitis optica, NMO)을 따로 떼어서 분류하려고 한다.

Devic증후군은 유럽이나 미주에 비해 아시아에서 흔하고, 전형적인 MS와 비교하여 평균 연령이 높으며, 여자의 비율이 더 높다. 척수MRI에서 척추마디 3개 이상, 그리고 척수 횡단면의 대부분을 침범하는 광범위한 척수병터를 보이고(그림 29-1), 뇌영상은 정상인 경우가 많다. CSF 소견도 차이를 보여 호중구 증가가 흔하나, 올리고클론띠가 양성인 경우는 드물다. 병리학적으로는 수초탈락과 함께 혈관벽의 비후 및 유리질화, 척수의 괴사 및 공동화가 특징이다. 최근 환자의 혈청에서 시각신경척수염의 특이 항체(NMO-IgG)를 발견하여 이를 진단에 이용하고 있다. 이전에는 시각신경척수염에서는 시각신경과 척수만을 선택적으로 침범해 뇌침범 소견은 드물고 발병 시 뇌MRI가 정상이라고 생각하였다. 하지만 NMO-IgG가 양성인 시각신경 척수염 환자에게서, 뇌MRI를 조사한 결과 60%에서 뇌(대뇌, 뇌줄기, 소뇌)에 병터가 있음이 밝혀졌다. 이 때 뇌병터는 NMO-IgG가 많이 분포하는 연수를 포함하는 상부경수(upper cervical spinal cord), 뇌수도관주위회백질(periaqueductal gray matter), 시상하부, 뇌실주위백질(periventricular white matter) 등에 광범위한 부위를 차지하며, 혈관성부종(vasogenic edema)를 초래하는 것으로 알려졌다. 이와 같이 Devic증후군의 개념이 크게 변하면서 Devic증후군과 시각신경-척수MS가 상당히 유사하여 구별이 어렵고, Devic증후군에서도 뇌의 병터가 발생하며 때로는 전형적인 MS 병터와 구별이 어려운 경우도 있어 진단에 어려움을 겪을 때가 많다. 또한, 세포매개성 자가면역질환인 전형적인 MS와 달리 체액성 자가면역이 원인으로 생각되고, 임상양상도 Devic 증후군과는 다른 형태도 있어 이를 시각신경척수염범주질환(neuromyelitis optica spectrum disorder, NMOSD)라는 또 다른 형태로 분류하기도 한다. Devic증후군에서 아직까지 확립된 치료는 없고, 주로 체액면역을 표적으로 한 면역 요법을 하며, 중증 환자에서는 혈장교환도 시도하고 있다. 그 밖의 변형으로는 광범위뇌경화증(diffuse cerebralsclerosis, Schilder disease)과 Balo동심경화증(Balo's concentric sclerosis) 등이 있다.

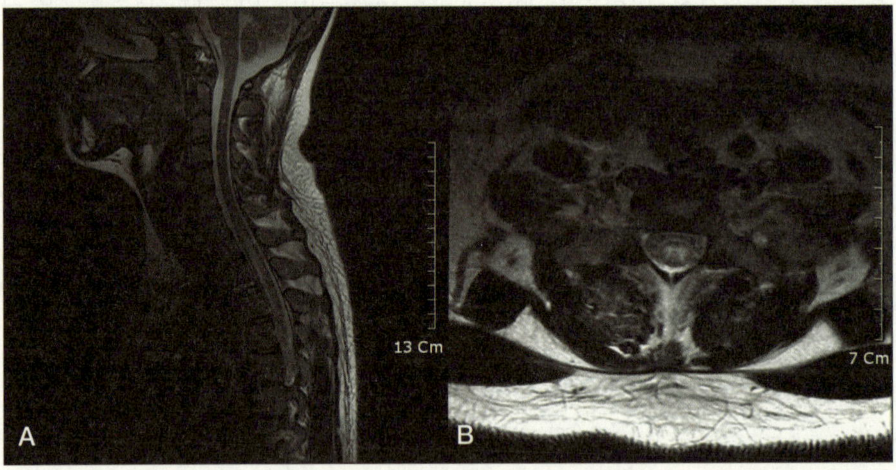

[그림 29-1] (A) T2 강조 시상영상. 목척추(C7)부터 가슴척추(T4)에 이르는 척추마디 5개 이상 길이의 광범위한 병터 (B) T2 강조 축상영상. 척수단면의 대부분을 차지하고 중심부에 위치한 병터

3 진단

MS의 진단은 병력청취와 신경학적 진찰을 바탕으로 병터의 시간적 공간적 산재를 증

명하는 것이 중요하다. 임상 소견과 MRI가 가장 중요하며 이를 보완 지지하는 검사로 CSF검사, 시각유발전위검사, 감별진단을 위한 혈액 검사 등이 필요하다. 진단을 위해서는 자세한 병력청취가 무엇보다 중요하므로, 발병일과 증상의 진행 속도, 증상의 호전과 재발, 완화 기간 등을 기록하여야 한다. 특히, 임상양상 편에서 기술한, MS에서 흔히 나타나는 전형적인 증상에 대해서는 빠뜨리지 않고 물어보아야 한다. 중추신경계를 침범하는 객관적인 신경계증상이 24시간 이상 지속될 때 발병 또는 재발한 것으로 간주하고, 신경학적 진찰에서 국소 병터를 의미하는 신경계징후를 확인할 경우 병터의 공간적 임상증거로 간주한다. 24시간 이상 지속되었던 증상 혹은 징후가 명백하게 호전되거나 1개월 이상 변화 없는 상태로 유지되는 경우 완화라고 하고, 재발은 이전 발병과 1개월 이상의 간격을 두고 발생한 것을 말한다. 일반적으로 시간적으로는 24시간 이상 지속되는 증상이 호전 또는 완화 되었다가 1개월 이상 경과한 후 다른 증상이 재발하거나, 공간적으로는 중추신경계에 산재된 병터(2개 이상)를 시사하는 임상증상과 진찰소견이 있으면 진단할 수 있다. 단, 다른 많은 신경계질환도 공간적, 시간적 산재가 있는 경우가 있으므로 경험이 충분한 신경과의사가 다른 질환의 가능성을 모두 배제하였을 때에만 MS라고 진단할 수 있다. 어떤 특정한 임상소견이나, 생물학적지표(biological marker), 또는 검사방법에서 특정한 소견이 있다고 해서 MS를 진단할 만큼 특이적이지는 않다. 하지만 여러 가지 검사로 MS의 진단에 도움을 줄 수 있는데, 특히, 특징적인 MRI 소견이 진단에 많은 도움이 된다. MRI에서 관찰되는 병터는 뇌실주위백색질에서 가장 흔하게 관찰된다(그림 29-2, A). 또한 gadolinium조영증강을 통해 뇌-혈관장벽의 손상과 질환의 시간적

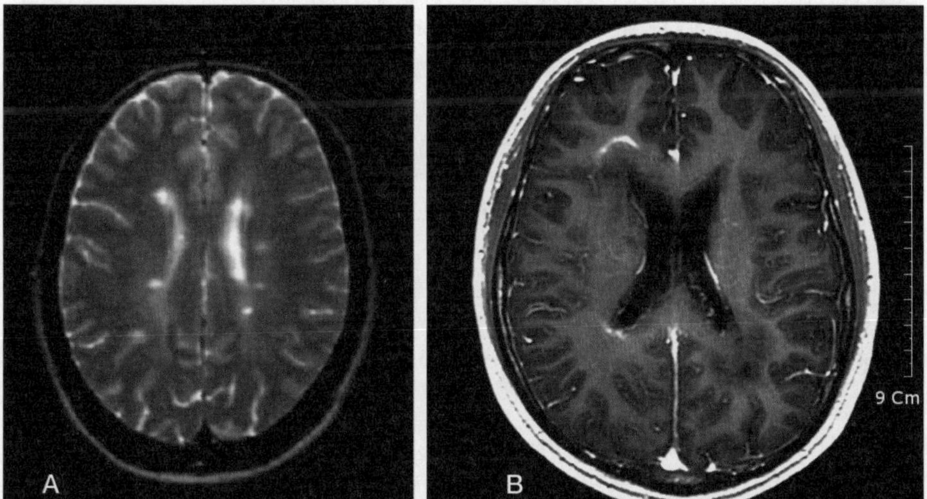

[그림 29-2] 다발경화증의 MRI (A) 뇌실면에 직각으로 길게 보이는 소위 "Dawson손가락"이라 불리는 전형적인 다발경화증 병터(T2 강조영상) (B) gadolinium 조영증강 T1 강조영상

활성 정도(조영증강이 된다면 최근에 발생했다는 것을 증명)를 간접적으로 추정할 수 있다(그림 29-2, B). 그 외에 MS 진단에 도움이 되는 검사로는 뇌척수액 소견과 유발전위 검사가 있다. 전형적 뇌척수액검사 소견은 림프구의 경미한 증가, 단백질의 증가와 알부민과 글로불린의 비율 변화로 인한 면역글로블린G지수(IgGindex)의 증가, 올리고클론띠 양성 등이다. 하지만 이러한 소견이 진단에 도움이 되기는 하나 MS에서만 관찰되는 특이 소견은 아니며, 때로는 뇌척수액검사가 정상일 수도 있다. 유발전위검사는 특히 시각신경의 경미한 병터 또는 과거에 앓고 지나갔던 병터를 객관적으로 증명하는 데 도움을 준다. 표 1은 임상 혹은 검사 소견이 유사하여 MS와 감별진단이 필요한 질환 들이다. 따라서 임상소견을 기준으로 MS의 진단 기준이 제시되어 왔는데, 1983년에 Poser에 의해 제안된 진단기준은 임상 및 뇌척수액 소견과 함께 MRI와 유발전위검사 소견을 이용하여 병터의 공간적 산재를 증명하여 진단을 조기에 할 수 있도록 고안되었다. 최근에는 MS가 재발과 완화를 반복하다가 후기에는 치료에도 잘 반응하지 않고, 영구적 장애를 남길 수 있다는 점에서 더욱 빠른 조기 진단과 치료가 강조되고 있다. 즉, 질병이 진행함에 따

〈표 29-1〉 다발경화증과 흔히 감별해야 할 질환

염증질환
- 전신홍반루푸스(systemic lupus erythematosus)
- Behcet병
- 결절다발동맥염(polyateritis nodosa)
- 중추신경계혈관염(CNS vasculitis)
- Sjögren병
- 신생물딸림 뇌척수병증(paraneoplastic encephalomyelopathy)
- 급성 파종뇌척수염(acute disseminated encephalomyelitis, ADEM)

감염질환
- Lyme병
- 사람 T세포림프친화바이러스-1 척수병증(HTLV-I myelopathy)
- 사람면역결핍바이러스 감염(HIV)
- 진행다초점백색질뇌병증(progressive multifocal leucoencephalopathy, PML)
- 신경매독

육아종질환
- 사르코이드증(sarcoidosis)
- Wegener육아종증(Wegener's granulomatosus)

기타 질환
- 부신백색질형성장애(adrenoleucodystrophy)
- 이염색백색질형성장애(metachromatic leucodystrophy)
- 비타민B12결핍증
- Arnold-Chiari기형
- 척수소뇌변성(spinocerebellar degeneration)

라 축삭의 손상이 심해져서 임상적으로 재발이 없더라도 질병이 진행되면서 손상이 축적되기 때문에 초기 진단과 조기 치료가 중요하다. 조기 진단을 위해 가장 최근에 제시된 것이 McDonald진단기준(표 29-2)이다. 이 진단기준은 병력청취와 신경학적 진찰을 통해 얻은 임상 소견과 MRI소견을 통합하여 판단하게 하고, 시각유발전위, 뇌척수액검사 소견 등을 보조로 하여 MS의 조기 진단을 강조하기 위한 진단기준이다. 즉, MRI를 통해 시간과 공간적 산재를 입증할 경우 임상적으로 단 1회의 증상이 있었던 환자에게도 MS를 진단할 수 있게 해 준다(표 29-3, 29-4). 그러나 McDonald진단기준은 주로 아시아에서 발생하는 시각신경-척수형MS의 조기 진단에는 도움이 되지 않는 경우가 많아 다른 형태의 MS에 대한 기준을 보완할 필요가 있다.

〈표 29-2〉 2005년 개정 McDonald진단기준

임상 발현	다발경화증 진단에 필요한 추가 자료들
2회 이상의 발병[a], 2개 또는 그 이상의 병터에 대한 객관적인 임상적 근거	없음[b]
2회 이상의 발병[a], 1개의 병터에 대한 객관적인 임상적 근거	공간적 산재, 아래에 의해 증명된 경우 : 1. MRI[c] 또는 2. 2개 또는 그 이상의 다발경화증에 합당한 MRI 병터와 CSF검사 양성 소견[d] 또는 3. 다른 위치를 의미하는 추가적인 임상적 발병[a]
1회 발병[a], 2개 또는 그 이상의 병터에 대한 객관적인 임상적 근거	시간적 산재, 아래에 의해 증명된 경우 : 1. MRI[e] 또는 2. 2번째 임상적 발병[a]
1회 발병[a], 1개 병터에 대한 객관적인 임상적 근거	공간적 산재, 아래에 의해 증명된 경우 : 1. MRIc 또는 (단일 증상 발현 : 임상적 단독증후군) 2. 2개 또는 그 이상의 다발경화증에 합당한 MRI 병터와 CSF검사 양성 소견[d] 그리고 시간적 산재, 아래에 의해 증명된 경우 : 1. MRI[e] 또는 2. 2번째 임상적 발병[a]
다발경화증을 시사하는 잠행성 신경학적 증상의 진행	1년간의 병의 진행(후향적 또는 전향적으로 판단) 그리고 아래의 2가지를 포함 1. 뇌MRI상 양성 소견(9개의 T2 병터 또는 4개 이상의 T2 병터)와 시각유발전위검사 양성[f] 2. 척수MRI상 양성 소견(2개의 국소적인 T2 병터) 3. CSF검사상 양성 소견[d]

제시된 진단 기준에 부합하고 임상양상에 대한 더 좋은 설명이 없다면, 다발경화증으로 진단한다.

만약 다발경화증이 의심되지만 진단 기준에 완전히 부합되지 않는다면"possible 다발경화증"으로 진단한다. 만약 평가 기간 중 다른 진단이 제시되고 전반적인 임상양상에 대해 더 좋은 설명이 가능하다면 다발경화증으로 진단하지 않는다.

a : 증상의 발병은 염증, 수초탈락병터들에 의해 신경학적장애가 발생한 경우로 정의한다. 이는 주관적인 증상 호소(객관적인 결과로 보완이 되는) 또는 객관적인 관찰 소견이어야 하며, 최소 24시간 동안 지속되어야 한다.

b : 추가적인 검사는 필요하지 않다. 하지만 검사 소견(MRI, CSF검사)이 음성일 경우, 다발경화증 진단에 매우 세심한 주의가 필요하며, 다른 진단이 반드시고려되어야 한다. 임상양상과 다발경화증을 지지하는 일부 객관적인 증거에 대한 더 좋은 설명이 없어야 한다.

c : 공간적 산재에 대한 MRI의 근거는 표16-3에 제시된 Barkhof과 Tintore의 기준을 만족하여야 한다.

d : CSF검사 양성 소견은 정립된 방법(isoelectric focusing)에 의해 관찰된 올리고클론띠(혈청과 CSF를 동시에 검사하여 CSF에서만 관찰되는 band가 있는 경우) 또는 면역글로블린G지수의 증가에 의해 결정된다.

e : 시간적 산재에 대한 MRI의 근거는 표 16-4에 제시된 기준을 만족하여야 한다.

f : 다발경화증에서 관찰되는 유형의 비정상적인 시각유발전위검사.

〈표 29-3〉 병터의 공간적 산재와 뇌 이상을 증명하는 MRI기준

다음 중 세 가지 만족
1. 최소 한 개의 gadolinium 조영증강 병터 또는 조영증강 병터가 없을 경우 9개의 T2 고신호 강도 병터
2. 최소 한 개의 천막밑 병터
3. 최소 한 개의 피질곁 병터
4. 최소 세 개의 뇌실주위 병터
주 : 척수병터는 천막밑병터와 동일한 것으로 판단할 수 있다 : 조영증강 척수병터는 조영증강 뇌병터와 동일한 것으로 판단할 수 있고 각각의 척수병터들은 각각의 뇌병터들과 합산하여 T2 병터의 개수로 계산한다.

〈표 29-4〉 병터의 시간적 산재를 증명하는 MRI기준

1. 첫 임상증상 발생 최소 3개월 후의 MRI에서 첫 증상과 관련 없는 부위에 gadolinium 조영증강 병터 또는
2. 첫 임상증상 발생 3개월의 MRI에서 gadolinium 조영증강 병터가 없었으나 추가 3개월 후의 MRI에서 gadolinium 조영증강 병터 또는 새로운 T2 병터

4 치료

MS 치료는 크게 급성기 치료와 장기적인 면역조절 치료, 그리고 대증요법으로 나눌 수 있다. 급성기에는 일반적으로 정맥을 통한 고용량의 스테로이드를 수일간 사용하여 염증성 병터를 줄여주고, 증상을 완화함으로써 회복기간을 줄여준다는 것이 입증되었지

만, 장기 투여가 병의 재발 및 이차진행에 어떤 영향을 끼치는지는 아직 불분명하며. 또한, 심각한 부작용을 초래할 수 있으므로 장기적인 면역억제요법으로 단독적인 스테로이드의 투여는 권고되지 않는다. 다만, 면역조절치료에도 불구하고 재발이 되는 경우와 진행형MS 환자의 일부에서 면역역제제와의 병용요법으로서 고려되고 있다. 대표적인 면역조절 치료제로는 beta-Interferon과 glatiramer acetate가 있는데, 이들은 재발완화형 MS에서 재발을 줄이고, 증상을 완화하며, MRI에서 병터의 축적과 장애를 줄여주며, 이차진행형MS로 이환되는 기간을 연장한다는 것이 증명되었다. 하지만 일단 이차진행형으로 전환된 환자에서는 뚜렷한 효과가 없으므로 장기적 예후를 고려할 때, 조기 진단에 의한 조기 면역조절치료가 중요하다. 현재까지는 이차진행형MS에 효과가 입증된 유일한 약은 mitoxantrone이다. mitoxantrone은 항암치료로 쓰이던 약으로, 총 인체 내 축적량을 고려하여 1~3개월에 1회 정맥주사 한다. 마지막으로 MS로 인한 여러 증상과 신경학적 장애를 조절하는 대증 요법이 필요한데, 장기적 재발-완화에 의한 정신적인 면과, 강직, 감각이상, 통증, 대소변장애 등의 후유증상을 적절히 조절하여 환자의 삶의 질을 높이는 것은 MS 치료에 있어 또 다른 중요한 점이다.

3 급성파종뇌척수염

1 개요

급성파종뇌척수염(acute disseminated encephalomyelitis, ADEM)은 감염성질환 또는 예방접종 후 발생하는 중추 신경계의 급성자가면역성 수초탈락병이다. MS와는 달리 단 한번만 발생하는 것으로 알려졌으나 드물게 재발성(recurrent) 또는 다상성(multiphasic) 발생을 보이기도 하여 때로 MS와 감별을 요하는 경우도 있다. 이 때 감염 또는 예방접종과의 명확한 인과관계가 있다는 점과 침범되는 병터가 동시에 다발적으로 양쪽에 대칭적으로 발생한다는 점이 MS와의 감별점이다. 발생 빈도는 대략 매년 100,000명당 0.8명 정도이고, 주로 청소년기에 많이 발병한다. 환자의 약 50~75%에서 바이러스 또는 세균감염이 선행하는데, 비특이적 상기도감염이 가장 많고, 위장관감염, 홍역, 볼거리, 풍진(rubella), 회색질척수염(poliomyelitis) 등의 예방 접종 후에도 발생한다. 바이러스가 직접적으로 중추 신경계를 침범하는 것이 아니라, 바이러스와 숙주 단백질 사이의 구조적 유사성(공통항원)에 의한 수초기초단백(myelin basic protein)의 자가면역반응성 염증으로 인한 발병으로 추정된다.

2 임상양상

감염 또는 예방 접종 후 평균 4~21일의 잠복기를 두고 발열, 권태감, 근육통, 두통, 구역 및 구토 등 전신증상이 있다가 사지마비, 의식장애, 발작 등의 신경학적 증상이 발현한다. 발병 초기에 나타나는 흔한 신경학적 증상은 두통, 목경직, 빛공포증 등의 뇌막자극증상이고, 점차 진행하면서 졸음에서 혼수까지의 의식장애, 발작, 반신불완전마비, 실어증, Babinski징후 등 다양한 국소대뇌징후가 나타난다. 시각신경염, 실조증, 급성횡단척수염 등의 증상도 보일 수 있다. 임상적으로 뇌막형, 대뇌형, 뇌줄기형, 소뇌형, 척수형, 말초신경형 등으로 구분되나, 대부분의 환자에게서는 이러한 형태들이 혼합된 형태를 보인다.

소아에서는 홍역감염 후 발병이 가장 많고(1,000예 중 1예), 이 경우 홍역유발ADEM이라고 하는데, 치사율이 높고 신경학적 후유증을 남기는 경우가 많다. 홍역유발ADEM은 이전에 전 세계적으로 발생하였으나 생백신으로 능동면역을 한 이후에는 거의 발생하지 않는다(1,000,000 능동면역에 1~2예). 그 외에 ADEM을 유발하는 감염으로는 풍진, 볼거리, 인플루엔자, 파라인플루엔자, 전염단핵구증(infectious mononucleosis), 미코플라스마, 수두, 대상포진, 그리고 렙토스피라병 등이 있다. 예방접종이 원인이 되어 발생하는 ADEM은 홍역, 백일해, 디프테리아, 수두, 광견병 등의 예방 접종 후 발생할 수 있는데, 점차 이들 백신의 개발기술이 발전하면서 예방접종후ADEM의 발생률이 감소되고 있다.

일부 환자에서 원인을 알 수 없으나 ADEM의 특징적인 소견을 보이는 경우 특발성(idiopathic) ADEM이라고 하는데, 주로 어린이에게 발생하고 회복이 빠른 특징을 보인다.

3 진단

최근 예방 접종을 받았거나 발열과 동반된 피부발진질환이 있고 난 후 발생한 ADEM은 비교적 진단이 쉬운 편이지만 대뇌를 광범위하게 침범하는 심한 경우에는 단순헤르페스 혹은 다른 바이러스에 의한 뇌염과 감별이 어렵다. 또한, 특별한 바이러스의 감염이나 예방 접종의 과거력이 없는 경우에는 ADEM과 급성MS를 감별하는 것이 어렵다. MS에 비해 ADEM이 다른 점은 대뇌의 양측 혹은, 소뇌와 뇌줄기를 포함하는 광범위한 병변이 흔히 발생한다는 점과, MS에서는 드문 뇌막자극징후, 의식저하, 발작 등이 흔하다는 점이다. 또한, 시각신경염은 대개 양측에 발생하고, 횡단척수염은 횡단면의 일부만 침범하는 MS와는 달리 횡단면의 전부를 완전히 침범하는 형태가 많다.

(1) 뇌척수액검사 소견

뇌척수액검사에서는 대개 림프구와 단백이 약간 증가하지만 환자에 따라 뇌척수액 소견의 차이가 심해서, 일부 환자의 경우 세포의 증가 없이 단백만 증가하기도 하고, 때로는 림프구가 수백 개까지 증가하기도 한다. 일부 환자에서는 일시적으로 올리고클론띠가 관찰되기도 한다.

(2) MRI

MRI상 병의 초기에 광범위하고 비교적 대칭성인 백색질의 병터가 대뇌 양측에서 관찰될 수 있다(그림 29-3, A, B). 이 병터들은 흔히 gadolinium에 조영증강 되고, 모든 병터들은 같은 시기에 발생된 것처럼 보인다. 그러나 일부 환자의 경우 연속된 MRI에서 2~3주에 걸쳐 새로운 병터가 새로 나타나는 것이 발견되기도 한다. 소뇌와 뇌줄기 침범은 소아에게서 흔하고, 대부분 백색질에 병터가 있으나 바닥핵 또는 시상도 침범할 수 있다.

뇌CT는 발병 초기에는 대개 정상이나 5~14일 후에는 겉질밑 영역(subcortical area)에 광범위하게 퍼지거나 또는 산재된 음영감소 등의 이상 소견이 나타날 수 있다.

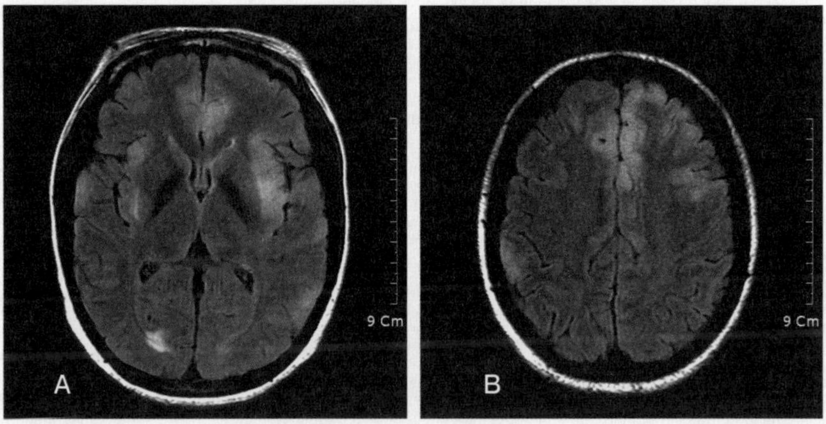

[그림 29-3] 헤르페스뇌염 후 의식저하, 간질성 발작 등이 발생한 26세 여자의 MRI FLAIR영상 대뇌 겉질밑백색질과 뇌섬(A), 그리고 전두엽과 두정엽(B)에 고신호강도의 다발 병터들이 보인다.

3 치료

비록 대규모 임상대조시험은 없으나, 고용량의 스테로이드치료가 가장 효과적이다. 고용량스테로이드에 반응이 없는 경우, 그리고 초기에 광범위한 대뇌 및 뇌줄기 병터를 보이는 심한 경우에 혈장교환술이 효과적이라는 보고 들이 있고, 정맥내 면역글로불린치료로 호전을 보인 몇몇 증례들이 보고되었다.

5 예후

ADEM의 사망률은 10~30%까지 보고되고 있으나 치료에 반응이 있는 경우 90%이상에서 신경학적 증상이 완전히 회복된다. 치료효과는 대부분 급성 전격성 발병일 경우에 불량하고, 기존 질환의 심각성에 따라 달라진다. 그러나 홍역에 이어 발생하는 홍역뇌척수염은 사망률이 약 5~20%이고, 생존자의 50% 정도에서 신경학적 후유증이 남는데, 후유증으로는 간질, 행동장애, 학습장애 등이 있다.

참고문헌

1. Ropper AH, Brown RH. Multiple sclerosis and allied demyelinative diseases. *In Principles of Neurology. 8th. eds. Mcgraw Hill 2005; 771-798.*
2. 대한신경과학회. 다발성경화증과 수초탈락병. In 신경학. 1st. eds. 군자출판사 2010 : 593-602.
3. Confavreux C. et al. McAlpine's Multiple Sclerosis. 4th eds. Churchill Livingston 2006.

제 30 장

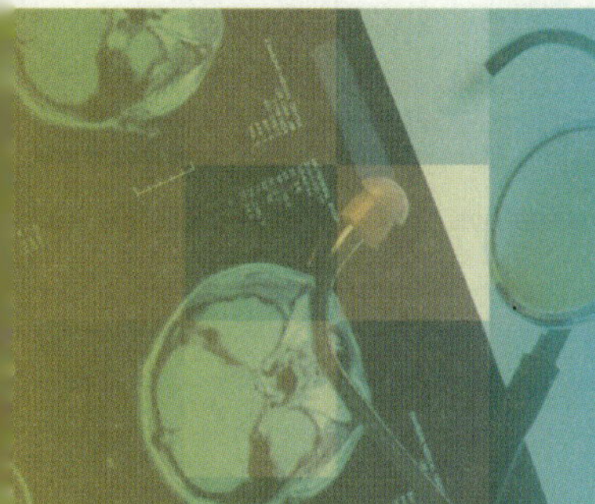

말초신경병증
Peripheral Neuropathy

노 학 재

학습목적

말초신경질환의 병태생리를 이해하고 말초신경질환의 종류 및 원인을 숙지하며 이를 기능적으로 이해하도록 한다. 또한 말초신경질환의 증상과 진단방법 등을 이해하여 치료 및 예후에 대해 심도있게 적용할 수 있게 한다.

학습목표

1. 말초신경병의 일반적인 임상 소견을 설명한다.
2. 압박성 신경병의 종류, 발병기전, 증상 및 치료에 대해 설명한다.
3. 수근관 증후군의 특징적인 임상양상을 나열한다.
4. 당뇨병성 말초신경병의 기전, 특징, 증상 및 치료에 대해 설명한다.
5. 길랑-바레 증후군을 진단하고 그 치료에 대해 설명한다.
6. 상완 신경총 마비에 대해 기술한다.
7. 말초신경병을 유발하는 중독성 물질 및 약제를 나열한다.
8. 전신성 질환 및 영양 결핍과 관련된 신경병증에 대해 설명한다.

1 서 론

말초신경계(peripheral nervous system, PNS)는 뇌간 및 척수의 연막(pia mater) 외부에 존재하는 신경 구조로서 척수신경뿌리(spinal nerve root), 뒤 뿌리와 자율신경절(dorsal root and autonomic ganglia), 후각신경(cranial nerve I)과 시각신경(cranial nerve II)를 제외한 제 3~12 뇌신경(cranial nerve III-XII), 신경-근 접합부(neuro-muscular junction) 및 근육을 포함한다. 말초신경계에 병리 현상을 초래하는 원인으로는 감염성, 면역성, 혈관성, 종양, 대사성, 독성 및 유전적 질환 등 다양하다. 말초신경병증(peripheral neuropathy)이란 어떠한 원인에 의해 신경-근 접합부 이전의 부위의 구조물에 어느 원인에 의해 기능적 또는 해부학적 병리 현상이 발생하여 초래되는 모든 상황을 의미한다. 환자들의 원인은 서로 다르지만 대개 '근력약화' 및 '감각이상' 등의 비슷한 증상을 호소하게 되는 바, 진단적인 접근을 여러 측면에서 시도하는 것이 중요하다.

2 말초신경의 분류(Classification of Peripheral Nerves)

말초신경(peripheral nerve)이란 연막의 외부로부터 신경-근 접합부 이전의 모든 신경 구조물로서, 신경 말이집세포(슈반 세포, Schwann cell)에 의해 싸여져 있고 말초신경 체간(nerve trunk) 및 말단 가지(terminal ramification)로 구성된다.

1 직경(Diameter)에 따른 말초신경의 분류

말초신경은 굵을수록 전도속도가 빨라진다. 그 이유는 말이집(myelin)에 의해 도약전도(saltatory conduction)이 가능하기 때문이다. 운동신경과 고유감각(proprioception)신경 등이 전도속도가 가장 빠르다. 말이집이 없는 피부 통각(cutaneous pain) 신경이 가장 느리다(표 30-1).

〈표 30-1〉 직경에 따른 말초신경의 분류

신경섬유의 종류		직경 (μ)	속도 (m/sec)	기능
Erland & Gasser system	Lloyd's system for sensory fibers			
A α	Ia fibers	12-20	70 - 120	Motor, proprioception, primary muscle spindle afferent

	Ib fibers	16	70 - 100	Afferent from Golgi tendon organ
β & γ	II fibers	5-12	15 - 40	Cutaneous touch and pressure
δ	III fibers	2-5	5 - 15	Cutaneous temperature & pain
B		3	3-15	Sympathetic preganglionic
C	IV fibers	0.2 - 1	0.2 - 2	Cutaneous pain
S		0.3-1.3	0.7-2.3	Sympathetic postganglionic

2 기능에 따른 말초신경의 분류

(1) 운동신경(Motor nerve)

(2) 감각신경(Sensory nerve)

(3) 자율신경(Autonomic nerve)

(4) 혼합신경(Mixed nerve)

3 말초신경병증의 분류

말초신경병증의 분류는 관점에 따라 다양하다. 그럼에도 불구하고 분류를 하는 이유는 이를 통해 진단적 단서가 되는 질환을 쉽게 찾기 위함이다.

1 기능적 장애(Selectivity of Functional Impairment)

(1) 운동신경병증(Motor Neuropathy)

(2) 감각신경병증(Sensory Neuropathy)

(3) 자율신경병증(Autonomic Neuropathy)

(4) 혼합형(Mixed)

2 임상 형태(Clinical pattern)

(1) 홑신경병증(Mononeuropathy)

예 : 손목굴증후군, Carpal tunnel syndrome

(2) 여러 홑신경병증(Mononeuropathy multiplex)

예 : 당뇨병성 신경병증, Diabetic neuropathy)

(3) 여러 신경병증(Polyneuropathy)

예 : 대사성/독성 신경병증, Metabolic/Toxic neuropathy)

(4) 여러 신경근병증(Polyradiculopathy)

예 : multiple spinal root

(5) 신경원병(Neuronopathy)

예 : anterior horn cell or dorsal root ganglia

(6) 신경얼기병증(Plexopathy)

예 : involvement of multiple nerve in a plexus

3 발병 양상(Mode of onset)

(1) 급성(Acute mode)

(2) 아급성(Subacute mode)

(3) 만성(Chronic mode)

4 신경 손상의 조직학적 분류

말초신경을 침범하는 병리소견은 4가지로 나누어진다.

(1) 왈러변성(Wallerian Degeneration)

축삭(axon)이 차단될 때 그 차단 부위의 먼쪽(원위부, distal) 방향으로 변성이 일어난다.

(2) 축삭변성(Axonal Degeneration)

신경원(neuron)에서 생긴 대사장애(metabolic disturbance)에 의해 일어나는 것으로 생각되며 축삭의 먼쪽(원위부, distal)로부터 몸쪽(근위부, proximal)로 변성이 진행(dying-back phenomenon)하게 된다.

(3) 신경원병(Neuronopathy)

세포체(cell body)와 축삭이 동시에 변성된다.

(4) 말이집탈락병증(Demyelinopathy)

축삭의 기능은 비교적 유지가 되면서 말이집(수초, myelin)이 일차적으로 변성된다.

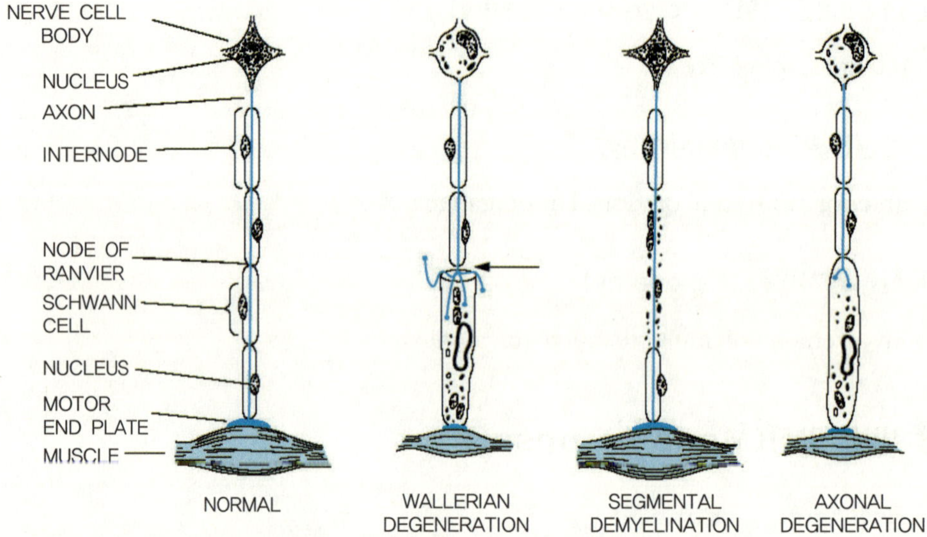

[그림 30-1] 신경손상의 조직학적 분류.(출처 : Ropper AH, Brown RH eds. Adams and Victor's Principles of Neurology, 8th ed.)

5 병리-전기생리적 소견에 따른 분류(Patho-electrophysiological Criteria)

말초신경병증의 일차적인 현상은 축삭(axon)의 변성과 말이집(myelin)의 변성으로 단순하게 표현된다. 축삭만을 일차적으로 침범하는 질환은 대개 대사성 및 독성 질환들로서 대부분이 이에 해당하고, 말이집이 일차적으로 변성되는 대표적인 질환은 길랑바레증후군(Guillain-Barré syndrome)과 만성 염증성 말이집탈락 여러 신경병증(Chronic Inflammatory Demyelinating Polyradiculoneuroapthy, CIDP)이다(표 30-2, 30-3).

〈표 30-2〉 말초신경병증의 병리-전기생리학적 분류

분류	축삭변성 (Axonal degeneration)	말이집탈락 (Demyelination)
원발병소	axon	myelin
병리소견	clumping of myelin	segmental demyelination
재생기전	axonal sprouting	remyelination
재생속도	slow	fast
전기생리학적 검사소견	denervation potential (PSW, fibrillation), low CMAP amplitude, relative normal NCV	no denervation potential, marked decreased NCV, conduction block

PSW : positive sharp wave, CMAP : compound muscle action potential, NCV : nerve conduction velocity

〈표 30-3〉 말초신경병증의 병리-전기생리학적 분류에 따른 원인 질환

cause	축삭변성(Axonal degeneration)	말이집탈락(Demyelination)
Toxic	metal, solvent, drug, poison	perhexilene, amiodaron, cyanide
Metabolic	uremia, DM, hepatopathy, porphyria, hypoglycemia, hypothyroidism	DM
Dysproteinemia	cryoglobulinemia, amyloidosis	multiple myeloma, benign monoclonal gammopathy, ostesclerotic myeloma
Neoplastic	carcinoma, paraneoplastic syndrome	lymphoma
Autoimmune	sarcoid neuropathy	Guillain-Barré syndrome, CIDP
Infection	AIDS(late)	AIDS(early), leprosy, diphtheria

말이집은 빠른 신경전도(nerve conduction)에 필수적인 역할을 하는 구조물로서 이것이 일차적으로 침범되는 질환의 경우 신경전도 검사상 신경전도 속도(nerve conduction velocity, NCV)의 현저한 감소를 보이게 되지만, 축삭이 일차적으로 침범되는 질환은 신경전도 속도의 감소는 거의 없으나 신경활성전위(nerve action potential)의 진폭(amplitude)의 감소가 관찰되며, 침전극검사(needle electrode examination, NEE) 상 탈신경 전위(denervation potential, e.g., fibrillation or positive sharp wave)가 관찰되는 것이 일반적이다.

6 원인기전에 따른 분류

(1) 대사성(Metabolic)

diabetic, uremic, porphyric

(2) 면역 매개성(Immune mediated)

Guillain-Barré syndrome, CIDP

(3) 독성(Toxic)

arsenic, lead, CS_2, vincristine, INH

(4) 혈관성(Vasculitic)

connective tissue disease

(5) 이상 단백혈성(Dysproteinemic)

monoclonal gammopathy,

(6) 유전성(Hereditary)

Charcot-Marie-Tooth disease

4 말초신경계 질환의 증상 및 징후들

말초신경계의 장애로 인한 증상 및 징후를 크게 운동(힘, 근력)이상 징후, 감각이상 징후, 자율신경 이상 징후로 대별할 수 있으며, 운동 이상 징후로는 하부운동원 증상(lower motor neuron signs, e.g., muscle weakness with atrophy, fasciculation, decreased or loss of DTR)으로 요약할 수 있다. 그 외에 골격 계의 이상도 동반되는 경우가 있다.

1 근력의 장애(Impairment of Motor Function)

다발성 말초신경병증의 경우 대개는 손과 상지 부위보다 발과 하지에서 먼저 근력의 위약감이 시작되며 더 심하다. 체간과 뇌신경의 지배를 받는 근육은 대개 나중에 침범되며 심한 경우에만 침범된다. 마비된 근육의 위축은 수개월에 걸쳐 진행되며 그 정도는 손상된 운동신경의 수에 달려 있다. 근육을 사용하지 않아도 근위축도 발생하지만 이는 근육의 양을 대개 25~30% 이상 감소시키지 않는다.

2 심부건반사의 변화(Change of Deep Tendon Reflexes)

말초신경병증에서 심부건반사의 감소 혹은 소실은 아주 중요한 소견이다.

3 감각의 소실(Sensory Loss)

대부분의 여러 신경병증에서 운동과 감각신경 모두에 이상이 생기지만 그 정도에는 차이가 있다. 길랑바레증후군(Guillain-Barré syndrome)에서는 운동신경손상이 심한데 비해 감각소실은 심하지 않으나 대부분의 독성 혹은 대사성 다발성 말초신경병증에서는 근력약화에 비해 감각소실의 증세가 보다 심하다. 모든 감각 종류(촉각, 통각, 온도감각, 진동감각 등)에 대해 일반적으로 장애가 발생한다. 신경병증이 진행되면 감각소실은 사지의 먼 쪽에서부터 몸쪽(proximal)으로 퍼져나간다.

4 이상감각, 통증(Paresthesia, Pain and Dysesthesia)

바늘로 쑤시는(pins and needles), 칼로 찌르는(stabbing), 따끔거리는(tingling), 가시에 찔리는 듯한(prickling), 전기가 오는 듯한(electrical) 마취된 듯한 등의 다양한 감각이상과 통증을 호소한다. 이상감각은 당뇨병성 신경병과 알코올성 신경병증에서 흔히 관찰된다.

5 감각실조와 진전(Sensory Ataxia and Tremor)

고유감각 신경의 이상으로 걸을 때 비틀거리는 증상(sensory ataxia)와 떨림(tremor)가 생길 수 있다.

6 변형과 영양성 변화(Deformity and Trophic Change)

말초신경병증으로 인한 근위축으로 관절의 변형이 올 수 있으며 자율신경 장애로 인해 손발톱이나 피부의 변화가 올 수 있다.

7 자율신경계 이상(Autonomic Dysfunction)

기립성 저혈압(orthostatic hypotension)이나 무한증(anhidrosis) 또는 과한증(hyperhidrosis) 등이 올 수 있다.

8 속상수축, 근육경련, 연축(Fasciculation, Cramps and Spasms)

실제로 어떤 환자가 근력 약화를 주소로 내원하였을 때 이러한 근력약화는 상위운동 신경원 질환(upper motor neuron lesion)에 의해서도 관찰될 수 있으며 말초신경계에 이상 등, 하위운동원 질환(lower motor neuron lesion)에 의해서도 올 수 있음을 알고 있어야 한다. 또한 근육 질환(muscle disease) 및 신경-근 접합부 장애(neuromuscular junction disorder)에 의해서도 올 수 있는 바, 이에 대한 감별은 진단 과정 중 필수적이며 각 상황에 따른 차이를 필히 숙지하고 있어야 한다[예 : 신경인성 위약(neurogenic weakness) vs. 근육인성 위약(myogenic weakness)].

5 말초신경계 질환의 임상적 접근 방법

1 임상증상을 통해 말초 신경의 이상이라고 판단되면,

(1) 주로 어떤 기능의 신경이 손상되었는지를 분류

motor, sensory, sensorimotor(motor 증상보다 sensory 증상이 더 심한 경우), motosensory(sensory 증상보다 motor 증상이 더 심한 경우), autonomic

(2) 신경학적 징후의 형태

polyneuropathy, mononeuropathy, mononeuritis multiplex or motor neuron disease

(3) 동반된 내과적 질환 및 기형, 약물 복용유무, 중금속과 연관된 직업 및 가족력

(4) 질환의 임상경과

acute, subacute, chronic

2 검사

blood sugar를 포함한 liver function test, renal function test, CBC, ESR, RF, protein, immunoelectrophoresis, tumor marker study, connective tissue disease assay, thyroid function test, Vitamin B_{12} level, drug or heavy metal monitoring, CSF study, peripheral blood smear 등

3 특수검사

신경전도 검사(nerve conduction study) 및 침전극 검사(needle electrode examination), 신경 또는 근생검(nerve/muscle biopsy)

6 신경근 질환(Disorders of Root)

1 신경근의 해부학(Root Anatomy)

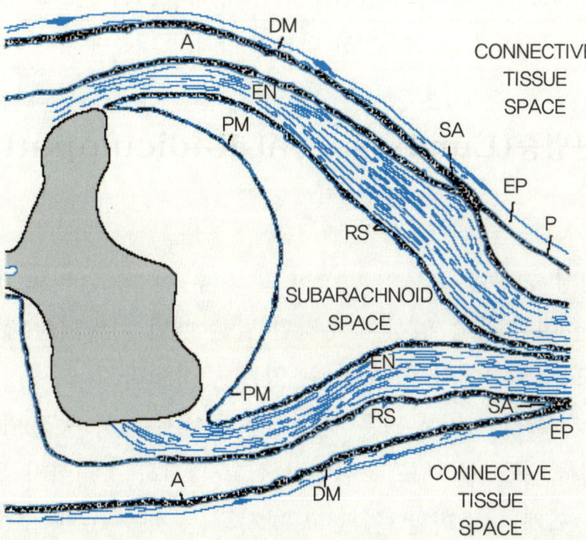

[그림 30-2] 신경근의 현미경적 소견. DM(dura mater), EP(epineurium), EN(endoneurium), PM(pia mater), SA(subarachnoid angle), P(perineurium), A(arachnoid), RS(root sheath)(출처 : Ropper AH, Brown RH eds. Adams and Victor's Principles of Neurology, 8th ed.)

2 목 신경근병증(Cervical Radiculopathy)

(1) 경추 신경근병증에서 병변을 국소화시킬 수 있는 소견들

개개의 근육은 이를 지배하는 신경의 전기적 신호에 따라 수축, 이완을 하게 된다. 따라서 신경근병증에서는 각각 지배하는 근육이 위약과 반사의 저하 및 소실이 특징적으로 발생하게 된다. 신경학적 검사를 통해 역으로 병소의 위치를 파악할 수 있다(표 30-4).

〈표 30-4〉 신경근병증의 병소에 따른 임상양상

신경근	침범된 근육	근력 약화	감각 소실	비정상 반사
C5	Deltoid, Supraspinatus	견관절 외전	상지 상부의 외측면	Biceps
C6	Biceps	주관절 굴전	무지와 집게 손가락	Biceps
	Extensor carpi radialis	손목 신전		Brachioradialis
C7	Triceps	주관절 신전	집게와 중지	Triceps
	Flexor carpi radialis	손목 굴전		
C8	Flexor digitorum	손가락 굴전	약지와 새끼 손가락	손가락 굴전근
T1	Interossei	손가락 외전/내전	상지의 내측면	

3 허리 신경근병증(Lumbosacral Radiculopathy)

(1) 임상 양상

① 가장 중요한 임상 증상은 요통이 발생하고 그 후 한 쪽 다리로 방사되는 통증이 있는 것이다. 물론 이런 통증 양상이 추간판 탈출 때만 나타나는 것은 아니다. 신경근을 침범하는 모든 조건에서 일어날 수 있는 증상이다.

② 최초 시작은 대개 어떤 사건(무거운 것을 들거나 비트는 몸 동작)에 의해 발생한다. 통증은 아주 심해서 숨을 쉴 때도 조심해서 쉬고 완전히 움직이지 못하게 할 정도이다.

③ 통증의 부위는 쉽게 국소화할 수 있고 방사되는 것을 손가락으로 따라갈 수 있을 정도이며 이때 방사통과 함께 저린감(tingling sensation)도 동반된다.

④ 재차 반복되는 통증 유발 때는 차츰 증상이 가벼워지고 호전도 빠르다.

⑤ 통증은 대퇴부와 무릎을 굽히면(flexion) 호전된다. 개인에 따라 밤낮 시간 차이로 통증이 다를 수 있고 일반적으로 운동에 의해 통증이 악화되나 일부에서는 호전되

는 경우도 있다. 환자들은 보통 움직임에 의해 악화되는 것 때문에 조심스럽게 움직이게 된다.

⑥ 근력 약화, 무감각증, 감각이상을 호소할 수 있다. 가끔은 장, 방광, 성 기능의 저하도 일어난다. 이러한 증상들은 양측 천골신경(sacral nerve)을 누르는 중앙 탈출(central herniation) 때 가장 흔하게 일어난다.

(2) 이학적 검사

① 환자는 환측 다리의 대퇴부와 무릎을 살짝 굽힌 상태에서 서 있고, 완전히 신전시킨 상태에서는 똑바로 서 있기가 어렵다.

② 발끔치나 뒤꿈치로 서 있기(toe/heel standing)가 어렵고 뒤꿈치로 걸을(heel gait) 경우 갑자기 통증이 유발될 수 있다.

③ 한발로 뛰기가 어렵지만, 만약 하는 경우 무릎이 자꾸 구부러지는 경향이 있으면 네갈래근(quadriceps femoris) 약화를 시사하는 소견으로 L3, L4 신경근 병변을 의심할 수 있다.

④ 척추 측방근(paraspinal muscle)에 강직이 있어 앞뒤로 허리를 굽히기가 어렵다. 특히 L5-S1 병변인 경우는 앞으로 구부리기가 어렵고, L3-L4, L4-L5 병변인 경우는 뒤로 구부리기가 어렵다. 흔히 증상이 있는 쪽으로 측만증(scoliosis)을 볼 수 있다.

⑤ 척추 가시돌기(spinous process)를 타진 시 환측 다리로 방사통(radiating pain)을 느낄 수 있다.

⑥ Straight leg raising(SLR) 검사는 환측에 양성이다. 교차(crossed) SLR 검사에서도 양성(반대측 다리를 들 때 환측 다리에 통증이 있는 것)을 보일 수도 있다(돌출된 디스크 조각이 있는 경우).

⑦ 대퇴부와 무릎을 구부리고 침대에서 일어날 때 옆으로 굴러 일어난다.

⑧ 신경뿌리에 압박을 일으키는 추간판 파열은 90% 이상이 L5, S1 신경근에서 일어난다.

A. S1 신경근 병변

a. 아킬레스 건 반사(ankle jerk)의 감소 혹은 소실

b. 발꿈치와 발바닥의 외측면에 감각 소실

c. 발꿈치로 서 있기가 어렵다.

② L5 신경근 병변

B. 발처짐(족하수, foot drop)가 있거나 뒤꿈치로 서 있기가 어렵다. 발가락이 카페트 위에 있는 것 같은 느낌이 든다.

b. 정강이의 앞 옆과 발등, 엄지 발가락에 감각 소실이 있다.

c. 내부 슬와부 근육군 반사가 감소 혹은 소실된다.

C. L4 신경근 병변

a. 슬개근 반사의 감소 혹은 소실

b. 네갈래근의 근력 약화

c. 무릎으로부터 정강이의 내측에 감각 소실(*주의* : 항상 감각 기능 검사 때는 주의가 필요하다.)

7 홑 신경병증(Mononeuropathy)

1 노(요골) 신경(Radial Nerve)

(1) 임상양상

손목과 손가락의 폄(신전, extension)힘 약화와 엄지 손가락 주변 손등의 국한된 부위(snuff-box)에 감각 이상 소견이 특징적 증상이다.

(2) 원인

상지가 오랜 시간 동안 눌려 있었을 때 발생할 수 있는 경우로 "토요일 밤 마비(Saturday night palsy)"라고 불린다.

(3) 치료

압박에 의한 경우 보통 2-6개월에 회복이 되므로 그때까지 보조 기구를 이용한다.

2 정중 신경(Median Nerve)

(1) 손목굴증후군(수근관 증후군, Carpal Tunnel Syndrome, CTS)

① 수부의 엄지 및 집게 손가락 부위에 동통과 감각 이상을 호소한다. 특히 수면 중 심하여 잠을 깨게 된다. 동통은 손목이나 팔을 흔들어 주면 호전된다.

② 비록 환자가 감각 소실을 호소하지만 이학적 검사상 감각 소실을 객관화하기는 어렵다.

③ 엄지두덩(무지구) 위축(thenar atrophy)과 근력 약화는 후기 징후이다.

④ Tinel 징후(손목 부위를 망치로 가볍게 타진 시 불에 타는 듯한 혹은 저린감이 나

타난다)가 진단에 도움이 된다. 손목의 과한 폄 및 굽힘(hyperextension/hyperflexion)에 의해서도 일어날 수 있다.

⑤ 양측으로 일어나나 주로 사용하는 손에 더 심하다. 신경전도검사상 감각신경활성전위의 이상과 근전도검사 상 엄지두덩근(무지근)의 탈신경전위 소견으로 진단이 가능하다.

⑥ 류마치스 관절염, 갑상선 기능 저하증, 비만, 말단 비대증, 통풍, 다발성 골수종 때 호발한다. 임산부의 경우 증상이 발생하였다가 분만 후 저절로 호전되는 경우가 많다.

⑦ 치료 : 원인 질환이 있으면 이를 먼저 치료해야 하고 손목에 보조 기구를 대주어 통증을 가라 앉힌다. 대부분 수술은 필요 없다.

(2) 신랑의 마비(Bridegroom's Palsy)

① 손으로 물건을 잡을 때 쓰는 운동 즉, 엄지와 집게 혹은 엄지와 약지를 서로 맞물리는 힘이 떨어진다. 수개월 후 엄지두덩근 부위에 위축이 일어나 원숭이 손바닥처럼 보인다.(simian hand)

② 위팔(상완) 동맥과 함께 주행하는 부위의 정중 신경에 병변으로 팔굽관절 위쪽 상지에 발생하는 데 잘못된 위팔 동맥 삽관술이나 비정상적 수면 자세(신랑이 신부를 팔베게 해주고 자다가 발생할 수 있으므로 위와 같은 진단명이 붙었다)에서 발생할 수 있다.

③ 정중 신경 분포 부위의 감각 이상이 관찰된다.

3 자(척골) 신경(Ulnar Nerve)

(1) 특징적 임상 증상

① 가벼운 손상이나 초기 손상 : 손가락 폄힘(신전) 약화(특히 4, 5번째), 약지의 벌림(외전, abduction) 약화, 손목 굽힘의 약화

② 중증 혹은 오래된 손상 : 새끼두덩(소지구, hypothenar eminence)의 위축, 중수지골 사이의 작은 근육들의 위축(특히 엄지와 집게 사이 근육, first dorsal intersossei muscle), 새발톱손(갈퀴손, claw hand) 혹은 "맥주 컵 잡은 손(beer stein holder's hand)" 변형

③ 4, 5번째 손가락의 감각 소실

(2) 가장 흔한 손상 부위

팔굽관절(주관절, elbow joint)의 관절융기 고랑(과상 홈, condylar groove)이고, 가장

흔한 손상 형태는 압박과 관절염이다. 골절이 있었거나 관절융기 고랑이 좁으면 손상을 받기 쉽다. 만기성 자(척골) 신경 마비(tardy ulnar palsy)는 팔꿉관절에서 반복되는 손상으로 인해 서서히 진행되는 자신경 마비(주로 사용하는 손에 발생한다)를 뜻한다.

(3) 치료

① 팔굽관절에 완충 작용을 할 수 있는 패드를 대고 손상을 받지 않도록 주의하면 서서히 회복된다.

② 수술을 통해 신경을 앞쪽으로 옮기면(anterior transposition) 손상을 피할 수 있다.
주의) 노(요골), 자(척골), 정중 신경 모두 엄지두덩근을 지배한다. 폄(신전, extension)은 노(요골) 신경, 모음(내전, adduction)은 자(척골) 신경, 맞섬(대립, opposition)은 정중 신경이 담당한다.

4 넙다리(대퇴) 신경(Femoral Nerve)

(1) 운동 증상

한쪽 혹은 양쪽 넙다리 네갈래근(대퇴사두근, quadriceps femoris)의 약화로 계단을 오르는데 장애가 올 수 있다.(넙디리네갈레근병증, quadriceps myopathy로 오진될 수 있다). 환자는 무릎을 강직시켜서 이 근력 약화를 보상하려 한다. 장기적인 마비가 오거나 중증의 손상이 있는 경우 근위축이 오고, 소아의 경우 전반슬(genu recurvatum)이 발생한다.

(2) 심부건반사

무릎 반사가 감소되거나 소실된다.

(3) 감각 증상

감각 소실이 넙다리의 앞-안쪽에 발생한다.

(4) 원인

당뇨나 외상이 흔한 원인이다. 넙다리 신경병증의 근위축은 원인이 신경병증에 의한다기 보다는 불용성(disuse atrophy)에 의한 것(그러므로 무릎 반사가 유지된다)이나 다발근염(polymyositis)과 감별해야 한다.

5 종아리(비골) 신경(Peroneal Nerve)

(1) 운동 증상

발처짐(족하수, foot drop)이 주 증상이다. 발과 발가락의 폄(신전) 및 발의 뒤집힘(외번, eversion)을 약화시킨다. 중증이나 오래된 마비인 경우 정강이의 앞-바깥쪽에 위축이 발생 한다.

(2) 감각 증상

감각 소실이 정강이 바깥쪽과 앞-바깥쪽 및 발등에 있을 수 있다.

(3) 원인

무릎 바깥쪽에서 온종아리(총비골) 신경(common peroneal nerve)이 손상될 수 있는 경우

① 책상 다리(cross legged position)로 장기간 앉아 있는 경우

② 수면, 혼수 혹은 마취 동안의 압박

③ 석고 붕대, 장화, 보조 기구에 의해 압박

④ 종아리뼈머리(비골두)의 주변에 외상이나 열상이 발생한 경우(가시 철망 등을 넘다가)

주의) 종아리(비골) 신경 손상은 L5 신경근 병변과 유사한 증상을 보인다. L5 신경근 0병변은 안쪽 뒤넙다리근육(슬와부 근육) 반사(internal hamstring reflex)의 감소와 뒤정강근(후경골근, posterior tibial muscle)에 위축이 관찰되나, 종아리(비골) 신경 손상은 반사가 정상이고 뒤정강근의 위축이 없다.

6 가쪽넙다리피부신경(외측 대퇴 피부 신경, Lateral Femoral Cutaneous Nerve : 넙다리감각이상증, Meralgia Paresthetica)

(1) 감각 증상

대퇴부 가쪽에 감각 장애를 호소한다. 감각에 대한 민감도가 떨어질 수도 있고, 오히려 타는 듯한 느낌이 오래 서 있거나 옷에 닿을 때 유발되는 형태의 이상일 수도 있다.

(2) 운동 증상

감각 신경이므로 근력 약화는 발생하지 않는다.

(3) 원인

샅굴(서혜) 인대(inguinal ligament)를 지나면서 압박으로 발생한다. 비만, 임신, 당뇨, 외상 혹은 꽉 끼는 옷을 입었을 때 잘 호발한다.

7 얼굴(안면) 신경(급성 특발성 한쪽 얼굴신경 마비 : 벨 마비, Bell's Palsy)

(1) 특징적 임상 증상

이마를 포함한 한쪽 안면 근육의 급성 혹은 아급성의 완전 내지는 부분 마비를 말한다. 불특정 바이러스 감염에 의해 발생할 수 있고 다른 신경학적 이상은 동반되지 않는다. 등자뼈근(stapedius muscle)의 마비로 인해 소음에 민감해진다. 병변 부위가 고실끈신경(chorda tympani nerve)보다 상부일 경우 혀의 동측 전부 2/3에서 미각의 소실이 일어나나 대부분의 환자는 잘 느끼지는 못한다. 마비된 쪽 입안에 음식이 몰려 저작에 장애가 초래되어 마치 연하장애처럼 느껴질 수 있다. 벨 마비는 저절로 회복이 되는 예후가 좋은 특발성 질환이다. 그러나 다른 원인 질환들과 감별이 되어야 한다. 청력이나 각막 반사에 감소가 있으면 청신경종(acoustic neuroma)이나 뇌수막종(meningioma) 같은 소뇌교각 종양(cerebellopontine angle tumor)을 의심해야 한다. 외이도에 수포가 있으면 람세이-헌트 증후군[Ramsay-Hunt syndrome : 대상포진에 의한 무릎신경절(geniculate ganglion)의 감염]을 의심할 수 있고 이 경우 잠재성으로 임파종이 있을 수도 있다. 만성 중이염이나 유양돌기염(mastoiditis)에 의해 얼굴 신경을 침범할 수도 있다. 얼굴 신경이 이하선 밑을 지나가므로 이하선의 감염이나 염증이 있으면 얼굴 신경 마비가 올 수 있으며, 또한 이하선 종양 제거 수술 시 인위적으로 발생할 수도 있다.

〈표 30-5〉 대표적인 홀 신경병증

침범 신경	병소 부위	임상 소견
Radial nerve	spiral groove	wrist drop
Median nerve	carpal tunnel	carpal tunnel syndrome ; thenar atrophy
Ulnar nerve	ulnar groove	claw hand deformity
Lateral femoral Cutaneous nerve	belew inguinal ligament	meralgia paresthetica
Common peroneal nerve	head of fibular	foot drop
long thoracic nerve		winging scapula

(2) 치료

일반적으로 별 치료 없이 저절로 회복된다. 일반적으로 스테로이드가 효과가 있다고 할 수는 없지만 환자가 발병 3일 안에 병원에 내원하였거나 귀 주변에 동통을 호소하는 경우는 하루 80mg의 prednisone을 5일간 투여한다. 눈을 감을 수 없으므로 안구에 대한 보호를 위한 연고, 보호대, 고글을 착용하여야 한다.

8 신경얼기병증(Plexopathy)

1 팔신경얼기병증(Brachial Plexopathy)

팔신경얼기의 병변은 진단이 어렵지만 만약 한 개의 신경이나 신경근의 손상으로 설명 하기에는 이학적 검사상 이상 범위가 넓을 때 의심해 볼 수 있다.

(1) 상부 줄기 병변(Upper Trunk Lesion : Erb-Duchenne Palsy)

① 어깨부위와 팔꿉관절부위에 근력 약화가 주 증상이다. 손가락은 약간 굽혀져(flexed) 있고 손바닥은 뒤쪽을 향하여 벌려져 있으며 위팔(상완)은 옆으로 매달려 있는 형태를 취한다(porter's tip position). 이는 어깨관절을 벌림(외전, abduction) 및 가쪽돌림(외회전, external rotation)시킬 수 없고, 아래팔(전완부)를 굽힘 및 가쪽돌림 시킬 수 없기 때문이다.

② 위팔 두갈래근(상완이두근, biceps brachii) 및 위팔노근(상완요골근, brachioradialis) 반사가 소실된다.

③ 감각 소실은 가벼운 정도로 바깥쪽 어깨 부위(견부 외측부), 엄지손가락(무지), 집게 손가락(index finger)에 나타날 수 있다.

④ 어깨에 광범위한 동통 및 불편 감을 호소한다.

⑤ 병변은 보통 어깨를 아래로 당기거나 목을 위로 당길 때 발생한다. 주로 마취 중, 오토바이 사고, "rucksack" 마비, 출산 시 잘 발생한다.

주의) 상부 줄기 팔신경얼기병증은 C6 신경근 병변과 유사하다. 감별점은 상부 줄기 병변 때는 견부의 외측 회전과 외전이 심하게 장애를 받고, 감각 장애는 없지만 C6 신경근 병변 때는 견부의 운동에는 장애 없이 감각 장애가 나타난다.

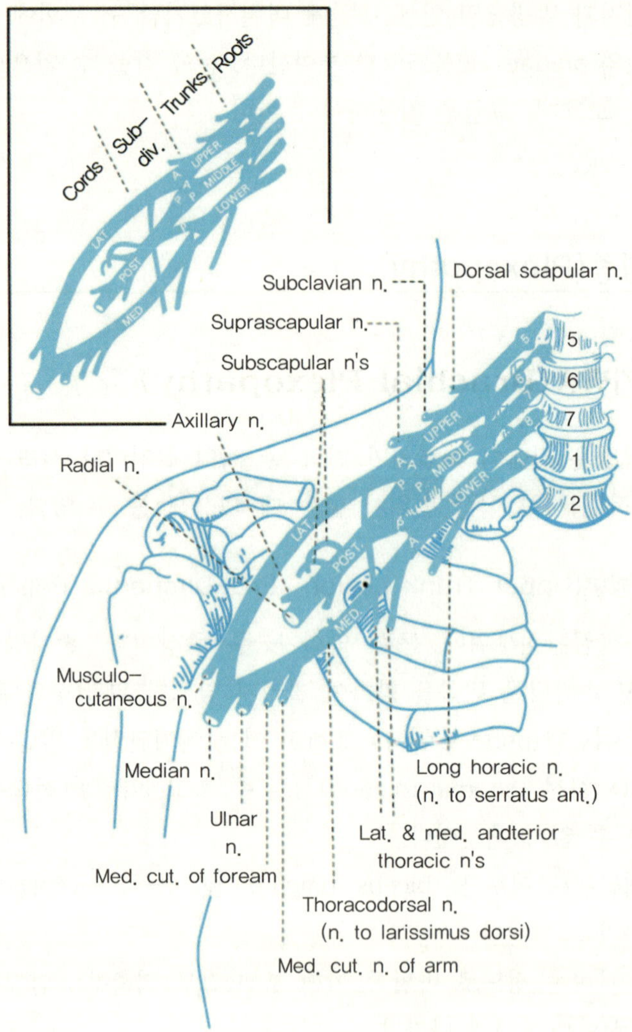

[그림 30-3] 팔신경얼기(Brachial plexus)의 구조.(출처 : Ropper AH, Brown RH eds. Adams and Victor's Principles of Neurology, 8th ed.)

(2) 하부 줄기 병변(Low Trunk Lesion : Klumpke-Dejerine Palsy)

① 아래팔의 굽힘(flexion)과 손의 모든 내부근육(intrinsic hand muscle)들에 근력 약화가 증상이다. 오래 된 혹은 중증의 질환인 경우 손 내부 근육의 위축, 엄지의 위축, 손목의 폄(extension)이 발생한다.

② 위팔세갈래근(삼두근, triceps brachii) 반사가 소실된다.

③ 감각 소실은 거의 없으나 있는 경우는 아래팔의 안-뒤쪽, 손의 자뼈(척골)측(ulnar side)에 발생한다.

④ 환자는 자주 어깨부위와 겨드랑이부위에 광범위한 동통(diffuse pain)을 호소한다.

⑤ Horner 증후군이 T1 신경뿌리의 신경절전 교감 신경 손상으로 발생할 수 있다.

⑥ 어깨를 갑작스럽게 위로 당겨 올릴 때 발생한다.

3 팔신경얼기염(Brachial Plexus Neuritis)

① 위팔을 움직이거나 팔꿉관절을 굽힐 때 심화되는 급성의 어깨 및 위팔의 동통. 그 후 약 2주 안에 어깨 주변 근육들의 근력 약화(주로 상부 줄기에 의해 지배 받는 근육들)가 발생하고 하부 줄기에 의해 지배 받는 근육들은 덜 침범된다.
② 심부건반사는 침범 부위에 따라 달라진다.
③ 감각 소실은 없거나 미미하다.
④ 양측 모두 침범할 수 있으나 보통 비대칭적이고 주로 사용하는 손에 더 심하다.
⑤ CSF는 정상이다.
⑥ 치료 : 보통 저절로 회복되나 2년까지 소요될 수 있다. 물리 치료를 지속적으로 해 주지 않으면 회복되어도 구축이 일어난다.

9 여러 신경병(Polyneuropathy)

1 길랑바레 증후군(Guillain-Barré syndrome, GBS)

길랑바레 증후군(Guillain-Barré syndrome, GBS)은 말초신경에 발생한 급성 마비성 질환으로 급성 염증성 말이집탈락 여러 신경병증(Acute Inflammatory Demyelinating Polyneuropathy, AIDP)로 불리기도 한다. 발생 빈도는 다양하게 보고 되어 있지만, 대개 연간 인구 10만 명당 1명 꼴로 발병하고, 남녀의 차이는 없으며, 소아보다 성인에서 더 흔하게 발병한다. 선행질환이 발생한 수 주 후에 시작되어 비교적 빠르게 진행하는 대칭성의 상행성 운동 마비와 심부건반사의 저하 혹은 소실을 특징으로 한다. 조기에 진단하고 치료하면 완전한 회복을 기대할 수도 있지만, 전형적인 증상 이외에 다양한 증상들을 보일 경우에는 조기 진단이 어려울 수도 있다. GBS의 다양한 아형들로는 성인에서 호발하고 불완전한 회복을 보이는 경우가 많은 급성 운동감각 축삭 신경병증(acute motor sensory axonal neuropathy, AMSAN), 소아와 청소년기에 호발하고 중국, 멕시코 등에서 자주 발생하는 급성 운동 축삭 신경병증(acute motor axonal neuropathy, AMAN), 성인과 소아에서 호발하며 외안근 마비, 보행실조, 심부건반사의 소실 등을 보이는 밀러-피셔 증후군(Miller-Fisher syndrome, MFS) 등이 있다.

(1) 임상소견

GBS는 급속하게 진행하는 대칭성 상행성 운동마비와 심부건반사의 저하 또는 소실을 특징으로 하며 주된 증상은 운동 증상이지만, 경미한 감각이상을 동반하기도 한다. 상행성 마비(ascending paralysis)는 발병 초기에 하지의 먼쪽(distal)에서 힘이 빠지는 증상으로 시작되고 수일에 걸쳐 다리의 몸쪽(proximal)로 마비가 진행되는 양상을 보인다. 대부분 다리가 팔보다 심하게 침범되며, GBS 환자의 50%에서 양측 얼굴 마비 증상을 관찰할 수 있다. 1-3주에 걸쳐 운동 마비가 진행하지만, 급격하게 진행하는 경우에는 수일 만에 정점에 이르는 경우도 있다. 또한 GBS 환자의 약 1/3에서 호흡곤란 증상을 보이며, 약 50%에서 혈압 및 맥박의 변동, 요 정체(urinary retention) 등 자율신경계 증상을 보인다. 운동 마비 증상이 시작되어 최고조에 이른 후부터 서서히 증상이 호전되기 시작한다. 6개월이 경과하면 약 85%의 환자는 혼자 걸을 수 있을 만큼 회복된다. 3%에서 재발되는 것으로 알려져 있으며, 이 경우에는 만성 염증성 말이집탈락 여러 신경병증(Chronic Inflammatory Demyelinating Polyneuropathy, CIDP)와 감별이 필요하다. 사망률은 2-3% 정도이고, 약 50%의 환자에서 후유 장애가 남을 수 있다.

(2) 선행질환

GBS 환자의 약 70%에서 운동 마비가 나타나기 전에 상기도 감염, 폐렴, 바이러스 간염, Campylobacter jejuni 등의 다양한 감염 질환이 선행하는 것으로 알려져 있다. 백신 접종이 GBS와 연관된다는 보고도 있다.

(3) 병태생리

GBS에서 보이는 말초신경병증은 말이집탈락(demyelination)에 의한 전도차단(conduction block)에 의해 발생한다. 따라서 축삭(axon)의 연속성(continuity)은 정상으로 유지되어 있으므로, 말이집재생(remyelination)이 일어나면 임상 증상이 빠르게 회복될 수 있다. 그러나 심한 말이집탈락의 GBS에서는 이차적 축삭 손상(secondary axon damage)이 발생하여 회복 속도가 느리고 후유 장애의 정도도 심하다.

(4) 검사소견

GBS가 발병한 수일 내로 뇌척수액(cerebrospinal fluid, CSF)에서 염증세포수의 증가 없이 단백질이 증가되는 단백세포 해리(albuminocytologic dissociation)이 관찰된다. 이는 원인이 면역매개성임을 시사하는 소견이다. 48시간 이내인 경우에는 뇌척수액이 정상 소견을 보일 수 있으나, 발병 1주일 이후에는 단백질 수치가 대부분 상승된다. 질병의 초기에는 전기생리학적 검사 결과가 정상이거나 가벼운 이상 소견을 보일 수 있으며, 특히 아주 초기에는 F 파(F wave)의 지연만이 나타날 수도 있다. 이와 같이 전기생리학적 변화는 임상 증상보다 더 늦게 나타나고, 임상 증상이 호전된 후에도 오랜 기간 남아있게 된다.

만일, 문진상 GBS가 의심되면 특징적인 전기생리학적 검사소견이나 뇌척수액 검사소견이 나타날 때까지 기다리지 말고 치료를 곧바로 시작해야 한다. 왜냐하면 초기의 혈청학적 검사는 단지 GBS와 유사한 다른 질환들을 배제하는 데만 도움이 되며, 발병 1주일까지는 전기생리학적 검사에서 별다른 이상소견을 보이지 않거나 뇌척수액 검사상 단백질 수치가 상승되지 않을 수도 있기 때문이다.

(5) 치료

치료는 진단이 내려지면 지체 없이 시작해야 한다. GBS는 시간이 지나면 회복되고 대다수의 환자들에서는 완전 회복도 가능하기 때문에 급성 발병으로 심한 증상을 보이는 환자에 대한 치료의 주안점은 호흡보조와 대증 치료에 있다. GBS가 악화되는 시기에는 대부분의 환자들을 집중치료실(intensive care unit, ICU)에서 치료하여야 하며, 특히 폐활량, 심혈관계 상태와 흉부 물리요법에 주의를 기울여야 한다. GBS 환자의 약 30%는 인공호흡기(artificial ventilator)를 필요로 하며 때로는 수 주 이상 호흡기를 필요로 할 수 있다. 자주 체위를 변경하고 피부 관리를 하며 관절 구축을 막기 위해 매일 관절 운동을 해주는 것이 필요하다.

고용량의 정맥면역글로불린(intravenous immunoglobulin, IVIg) 혹은 혈장교환(plasma exchange)을 시행할 수 있는데 이들 치료법의 효과는 유사하다. 그러나 두 가지 치료법을 병행하는 것이 단독 치료보다 더 효과적이지는 않다. 면역글로불린은 일반적으로 0.4g/kg/day의 용량을 5일 동안 정맥 주사한다. 혈장교환은 매일 40-50ml/kg으로 4일 내지 5일간 시행한다.

2 만성 염증성 말이집탈락 여러 신경병증(Chronic Inflammatory Demyelinating Polyneuropathy, CIDP)

만성 염증성 말이집탈락 여러 신경병증(CIDP)은 GBS와 비교할 때 뇌척수액 내 단백질 상승과 후천성 말이집탈락의 병변을 보이는 전기생리학적 소견 등은 유사하지만, 만성적인 경과를 보인다는 점에서 다르다. 대부분 성인에서 발병하며, 여자보다 남자에서 빈도가 높다. CIDP의 발병률(incidence)은 GBS보다 낮지만 만성적인 경과를 보이기 때문에 유병률(prevalence)은 오히려 더 높다.

(1) 임상소견

임상 증상은 매우 다양하게 나타나는데 일부 환자들은 만성적으로 점차 진행하는 경과를 보이는 반면, 또 다른 환자들, 특히 젊은 환자들은 관해(remission)와 재발(relapsing)을 반복하는 경과를 보이기도 한다. 따라서 일부에서는 초기 발병 시에 GBS와 감별이 어려운 경우도 있다. 운동신경과 감각신경 증상이 모두 나타나며, 사지의 근력 약화는 대칭적이지만 때로는 비대칭적으로 나타나는 경우도 있다. 또한 운동신경계 증상만을 보이는 환자가 있는가 하면, 소수의 환자에서는 순수하게 감각운동실조(sensory ataxia)만 보이는 경우도 있다. 떨림(진전, tremor)은 약 10%의 환자에서 나타나는데 아급성으로 병이 악화되거나 혹은 호전되는 시기에 현저하게 관찰된다. 일부 환자에서는 외안근 마비와 같은 뇌신경이 침범된 소견을 보인다. CIDP는 치료를 받으면 점차 증상이 호전되는 경향이 있어 발병 수년 후에는 거의 75%의 환자들이 상당한 기능 회복을 보이고 단지 약간의 장애만 남는다. CIDP로 인해 사망하는 경우는 드물다.

(2) 진단

특징적인 임상증상, 뇌척수액 검사소견과 전기생리학적 검사소견으로 진단할 수 있다. 뇌척수액은 염증세포의 증가 없이 단백질이 증가된 소견을 보이지만, 때로는 정상 소견을 보이는 경우도 있다. 전기생기학적 검사소견으로는 다양한 정도의 전도속도 감소, 말단 잠복기(terminal latency) 지연, 복합근육활성전위(compound muscle action potential, CMAP)의 분산(dispersion)과 전도차단(conduction block) 소견을 보인다. 특히, 전도차단은 후천성 말이집탈락(demyelination) 병변을 시사하는 특징적인 소견이다. 말이집탈락에 이차적으로 동반되는 축삭(axon) 손상이 50% 이상의 환자들에서 나타날 수 있다. 모든 CIDP 환자에서 면역고정(immunofixation)을 이용한 혈청 단백 전기영동(serum protein electrophoresis)를 시행하여 단클론성 감마글로불린병증(monoclonal gammopathy) 및 이와 연관된 질환들이 동반되어 있는 지를 감별해야 한다.

(3) 병리기전

면역반응이 CIDP의 발병에 직접적으로 관여한다는 증거들이 있기는 하지만, 아직 정확한 발병기전은 알려져 있지 않다. 신경조직 검사에서는 소수의 염증 반응과 반복적인 말이집탈락과 재생(demyelination and remyelination)으로 인해 신경이 겹겹으로 두꺼워진 양파껍질모양 구조(onion bulb formation) 소견을 보인다. 치료에 대한 반응은 CIDP가 면역 매개성 질환임을 시사하는데, CIDP는 글루코코르티코이드(glucocorticoid)에 반응을 보이는 반면, 같은 면역매개성 질환으로 생각되는 GBS는 그렇지 않다.

(4) 치료

CIDP가 빠른 속도로 악화되거나 보행 장애가 생길 때 치료를 시작하지만, 증상이 경미하면 자연 관해(spontaneous remission)를 기다리며 경과를 지켜볼 수도 있다. 환자-대조군 연구 결과에서는 고용량의 면역글로불린, 혈장교환 및 글루코코르티코이드 치료가 모두 효과적인 것으로 밝혀졌다.

3 대사 장애나 결핍에 의한 다발성 신경병증

(1) 당뇨병성 신경병증(Diabetic Neuropathy)

당뇨병 환자들 중, 약 15%는 신경병증의 증상 및 징후를 보이며, 약 50%는 신경전도 검사상 말초신경손상 소견을 보인다. 당뇨병성 신경병증은 50세 이상의 환자들에서 흔하며 대칭성 먼쪽 여러 신경병증(symmetric distal polyneuropathy), 급성 당뇨병성 홑 신경병증(acute diabetic mononeuropathy), 당뇨병성 근위축증(diabetic amyotrophy), 당뇨병성 신경근병증(diabetic radiculopathy), 당뇨병성 자율신경병증(diabetic autonomic neuropathy) 등의 다양한 임상 양상을 보인다. 통증은 당뇨병성 신경병증의 흔한 증상 중 하나이며, 그 빈도는 다양하다.

(2) 대칭성 먼쪽 여러 신경병증(Symmetric Distal Polyneuropathy)

가장 흔한 형태로 혈당 조절이 잘 되지 않았거나, 당뇨병의 유병기간이 긴 환자들에서 발견된다. 이는 초기 당뇨병 진단 시에 이미 7.5%, 유병기간이 25년 이상 된 환자들 중 약 50%에서 발견된다. 주된 증상은 발과 하지에 국한된 지속적이고, 저리고, 무딘 감각이다. 감각 증상은 주로 하지의 먼쪽에 국한되지만, 심한 경우에는 손을 침범하기도 하며, 감각 저하가 하복부의 앞 또는 옆면으로 퍼져나가기도 한다. 심한 감각 소실과 반복 손상 등에 의해 심부 궤양 형태의 영양성 변화, 그리고 신경병증성 관절병증(neuropathic arthropathy, Charcot's joint)가 간혹 동반되기도 한다. 족저반사(plantar reflex)는 거의 모든 경우에 소실되며, 일부에서는 무릎반사(knee jerk reflex) 가 소실되기도 한다. 근력 약화는 경미하지만, 몸쪽 근위축을 동반하기도 한다. 이와 같은 신경병증은 일단 시작하면 저절로 좋아지지는 않는다.

(3) 급성 당뇨병성 홑 신경병증(Acute Diabetic Mononeuropathy)

당뇨병 환자의 말초신경은 건강한 사람에 비해 외부 압력이나 포착에 의해 쉽게 손상을 받는다고 알려져 있다. 이러한 이유로 정중신경의 손목굴증후군(carpal tunnel syndrome), 팔굽에서 자신경의 손상과 종아리뼈머리(fibular head)에서 종아리신경(peroneal nerve)의 손상 등이 자주 발생한다. 당뇨병신경병증 환자에서 흔히 침범되는 단일신경은 궁둥신경(sciatic nerve)와 넙다리신경(femoral nerve)이다.

당뇨병에서는 제3 뇌신경인 눈돌림(동안)신경(oculomotor nerve)의 홀 신경병증이 발생한다. 그리고 눈돌림신경 만큼 흔하지는 않지만 제6 뇌신경이 같이 침범되기도 한다. 눈돌림신경 마비는 대부분 50세 이상의 환자에서 갑자기 발생하는데, 후두부의 통증과 함께 나타나며, 대부분의 환자들은 6개월 이내에 저절로 회복된다.

(4) 당뇨병성 근위축증(Diabetic Amyotrophy)

40대 이후의 성인 남자에서 많이 발생한다. 동통성 비대칭성 여러 신경병증의 일종으로 넓적다리의 통증과 함께 시작되어 근력약화로 이어지고, 무릎반사도 사라지게 된다. 깊숙한 곳을 칼로 도려내는 듯한 통증이 주로 밤에 심해진다. 근력약화와 근위축은 먼쪽 근육에서도 나타나기는 하지만 골반대(pelvic girdle) 및 넙다리 부위의 넙다리네갈래근(quadriceps femoris muscle), 볼기근(gluteal muscle), 엉덩허리근(iliopsoas muscle), 뒤넙다리근(hamstring muscle), 엉덩이모음근(hip adductor muscle)에서 잘 나타난다. 상지는 거의 침범하지 않지만 방광과 항문 괄약근은 침범하기도 한다. 비록 완전히 회복되는 데는 수 년 혹은 수 개월이 경과되지만, 대부분 회복된다. 반대쪽 하시에 동일한 증후군이 재발하기도 한다.

(5) 당뇨병성 신경근병증(Diabetic Radiculopathy)

심하고 오래된 당뇨병에서 흉복부 동통(thoracoabdominal pain)과 이상감각을 호소하기도 하는데 동통은 흉부와 복부의 한 개 혹은 연접한 수 개의 분절에 분포한다. 한쪽 혹은 양쪽으로 나타나고 침범된 부위에 표재성 감각소실이 관찰된다. 병리학적 변화는 아직까지 명확하게 밝혀지지 않았지만, 근전도 검사 상 동통 부위에 해당하는 한 개 이상의 연접한 복벽 근육에서 잔떨림(섬유성 연축, fibrillation)을 보이므로 신경근병증(radiculopathy)에서 기인하는 것으로 생각되고 있다. 회복은 오랜 기간이 걸리지만 궁극적인 예후는 좋다.

(6) 당뇨병성 자율신경병증(Diabetic Autonomic Neuropathy)

당뇨병성 자율신경병증은 증상이 비특이적이거나 무증상인 경우가 많아서 실제보다 과소평가되어 있다. 당뇨병이 오랫동안 진행된 환자에서 자율신경 침범의 증세는 동공과 분비 기능이상, 땀 분비 이상 및 혈관성 반사 이상, 야한증, 위장관 및 방광 이완증, 기립성 저혈압 등으로 서서히 나타나지만 일단 시작되면 회복이 어려운 비가역적 변화에 속한다. 이런 증상들은 환자마다 매우 다양하며, 치료에 잘 반응하지 않는 경우가 많아서 삶의 질과 장기 생존율에 영향을 미친다.

(7) 병리소견 및 병인

당뇨병성 신경병증의 병리소견 및 병인에 대해서는 많이 알려져 있지 않다. 대칭성 먼 쪽 여러 신경병증의 병리학적 소견을 보면 말이집 신경섬유(myelinated nerve fiber)의 소실이 가장 현저하며, 남아 있는 축삭(axon)의 분절성 말이집탈락 및 재생(segmental demyelination and remyelination)이 관찰된다. 때때로 반복적인 말이집탈락 및 재생은 말이집세포(슈반세포, Schwann cell)과 섬유모세포(fibroblast)로 이루어진 양파껍질모양 구조(onion bulb formation)를 형성한다. 전자현미경 하에서 말초신경내의 모세혈관 기저막이 두꺼워진 것을 관찰할 수 있다. 갑자기 발생하는 통증을 동반하고 비대칭성으로 주로 근위부에 생기는 신경병증 이외에도 뇌신경과 말초성 홑 신경병증은 신경 혈관의 폐쇄성 병변으로 인한 이차적인 허혈(ischemia)이 원인으로 생각되어 왔다. 말초신경 전 주행에 걸친 신경섬유에서의 여러 개의 병변에 대해 기술한 것을 보면, 이 병변은 몸쪽 분절에서 시작되어 먼 쪽으로 갈수록 심해지고 많이 나타난다. 그런데 혈관의 폐쇄나 신경의 명백한 경색은 관찰되지 않았으므로 혈관성 병인론은 아직 해결되어야 할 점이 많이 남아있다.

(8) 치료

신경의 손상과 부적절한 당뇨병의 조절 사이에 관계가 있다는 점을 고려할 때, 유일하게 의미 있는 치료는 혈당을 정상 범위로 유지하는 것이다. 이외에 경정맥 인슐린 투여 방법을 이용한 엄격한 당뇨 조절은 통증성 신경병증의 완화에 효과가 있다. 사지 말단부의 이상감각은 amitriptyline이나 SSRI(selective serotonin uptake inhibitor)인 sertraline 또는 fluoxetine이 효과적이며, 쏘는 듯하고 찌르는 듯한 통증은 carbamazepine이나 phenytoin에 반응하나, 일반적으로 결과는 만족스럽지 못하고, neurontin은 다소 나은 결과를 보였다. 적은 수의 환자들에서 신경 차단이나 경막외 주사가 도움이 된다.

(9) 영양성(비타민 결핍성) 신경병증(Nutritional Polyneuropathy)

양성 신경병증은 흔히 알코올 중독과 연관되며, 알코올성 신경병증 및 각기(beriberi) 등과 연관되어 있다. 영양 부족에 의해 신경이 손상되는 원인을 제공하는 요소는 확실하지 않지만 thiamine(vitamin B_1), pyridoxine(vitamin B_6), pantothenic acid(vitamin B5), folic acid(vitamin B_{12}) 등이 모두 연관되어 있다고 알려져 있다. 하지만, 알코올의 직접적인 작용에 의한 여러 신경병증은 아직까지 규명되지 못했다. 대칭성 신경병증의 양상은 알코올 중독뿐만 아니라, 비소, 납, nitrofurantoin, hydralazine, disulfiram, perhexiline, isoniazide 등의 중독이 원인이 될 수 있다. 가끔 다른 약물, 금속, 산업용 용매도 이러한 증상을 일으킬 수 있다.

(10) 유전성 여러 신경병증(Hereditary Polyneuropathy)

유전성 여러 신경병증은 두 개의 큰 질병 군으로 나눌 수 있다. 하나는 신경병증이 질병의 주된 혹은 유일한 임상증세인 질환이며, 다른 하나는 좀 더 광범위한 신경계를 침범하거나 여러 장기를 같이 침범하는 질환의 일부분으로서 말초신경계가 포함되는 경우이다. 후자의 경우에 속하는 질환으로는 familial amyloid polyneuropathies, lipid metabolic disorders, porphyria, hereditary ataxia 등이 있다. 가장 대표되는 질환은 Charcot-Marie-Tooth disease(Hereditary motor and sensory neuropathy : HMSN, Peroneal muscular atrophy)이다. 전통적으로 임상적, 전기생리학적 소견과 유전방식 등으로 비교적 간단하게 HMSN-1, 2, 3 등으로 나뉘어졌다. 그러나 유전학적 지식이 쌓이면서 같은 유전자에서 일어난 서로 다른 돌연변이에 의한 다양한 표현형과 함께 동일한 표현형을 가진 다른 유전자의 다양성을 설명하기 곤란해졌다. 최근에는 7가지로 분류하는 단계에까지 이르렀으며, 알려진 유전자 위치도 50여 개를 상회하기 때문에 유전자 검사보다는 진단을 위해서는 병력, 계보발단지(proband) 및 가족에 대한 신경학적 검사, 전기생리학적 검사만으로도 가능하다. 신경 생검(biopsy)은 열성 유전이거나 산발적인 발병을 보이는 경우, 혹은 의심스러운 환자에만 국한되어야 한다. 가장 흔한 HMSN 1형과 2형은 대부분 양성경과를 보이며, 심지어 일생 동안 자신이 환자인 줄 모르고 지내다가 우연히 신경전도검사(nerve conduction study)를 하게 되어서 알게 되거나, 가족력을 조사하다가 발견되는 경우도 있다. 즉 유병율이 높은 질환임에도 불구하고 많은 환자들이 증상이 심하지 않아서 병원에 오지 않기 때문에 임상적으로는 드문 질환인 것처럼 보인다.

(11) 독성 말초신경병증(Toxic Neuropathy)

감각성 여러 신경병증(sensory polyneuropathy)을 일으키며 손톱(finger nail)의 Mees line을 보이는 것으로 유명한 비소(arsenic)중독이 대표적이다. 납 중독(lead poisoning)은 중금속 중독 중 예외적으로 말이집탈락(demyelination)이 병리적으로 나타나고 임상적으로는 운동장애를 일으켜 손목처짐(wrist drop)을 일으킨다. 그 외에 mercury, thallium, lithium, gold, CS2, n-hexane 등이 원인이 된다. 한편 약물에 의한 경우 INH, ethionimide, hydralazine, phenytoin, vincristine, disulfiram, nitrofurantoin, metronidazole,dapsone 등이 원인이 된다.

(12) 혈관성 말초신경병증(Vasculitic Neuropathy)

주로 홑 신경병증(mononeuropathy) 또는 여러 홑 신경병증(mononeuritis multiplex)를 일으키며 신경혈관(vasa nevorum)의 염증(vasculitis)에 의한다. 대부분의 결체조직병(connecitve tissue disease)이 대부분으로 polyarteritis nodosa, SLE, RA, systemic sclerosis, Wegener's granulomatosis를 들 수 있다.

참고문헌

1. Principles of Neurology. 8th edition, 2006, McGraw-Hill.
2. Neuromuscular diseases, 5th edition, 2007, Springer-Verlag.
3. Neurology in Clinical Practice, 4th edition, 2007, Butterworth-Heimann.

제 31 장

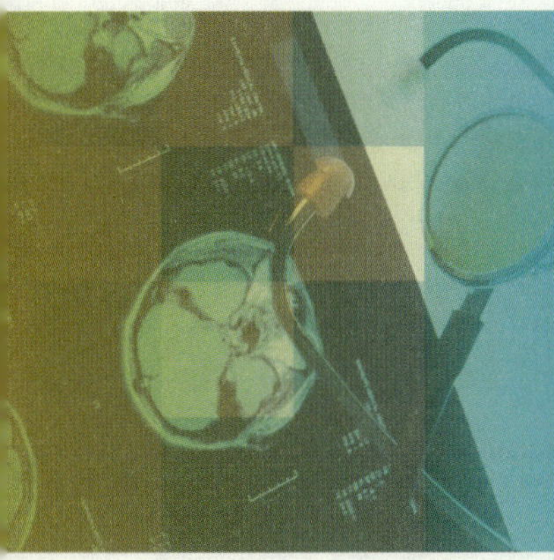

근질환 및 신경-근 접합부 질환

Muscle disease and Neuromuscular Junction Disease

노 학 재

학습목적

신경-근 접합부 및 근육 질환의 병태생리를 이해하고 이들 질환의 종류 및 원인을 숙지하며 이를 기능적으로 이해하도록 한다. 또한 각 질환의 증상과 진단방법 등을 이해하여 치료 및 예후에 대해 심도 있게 적용할 수 있게 한다.

학습목표

1. 중증 근무력증의 특징적인 임상소견을 나열한다.
2. 중증 근무력증의 병리기전을 설명한다.
3. 진행성 근이영양증의 종류를 열거하고 임상적 차이를 설명한다.
4. 염증성 근염의 종류와 특징적 증상을 설명한다.
5. 주기성 마비의 특징적인 임상 소견에 대해 설명한다.
6. 근긴장성 이영양증의 특징적인 임상 소견을 설명한다.

1 근육질환의 일반적인 증상 및 징후

근육질환은 몇몇 질환을 제외하고는 감각 장애 없이 근위부의 근력약화가 나타난다는 것이 가장 중요한 임상소견이라고 할 수 있으며 그 외에 아래의 임상적 소견이 있으면 근병증 을 의심하고 진단적인 접근을 하여야 한다.

1 근위부 근력 약화(Proximal Muscle Weakness)

말초신경병증에 의한 근력 약화가 원위부라면 근육질환에 의한 근력약화는 근위부의 약화라 할 수 있다. 따라서 심한 근력약화가 있는 환자는 계단을 오르내릴 때 혹은 선반에 있는 물건을 꺼내려고 팔을 올려야 하는 경우 장애를 보이게 된다.

근위부의 근력약화에 의해 앉은 상태에서 일어나려고 할 때 Gower sign을 보이기도 하며, 보행 시에는 wide-based gait 혹은 waddling gait을 보인다. 또한 하지의 근위부 근육 및 척수근(paraspinal muscles)의 약화가 장기간에 걸쳐 서서히 진행한다면 골격계의 이상도 초래하게 되는데 이와 같은 현상은 유전성 질환을 포함한 만성 근육질환에서 흔히 관찰된다. 즉, 골격계의 이상에 의해 lordosis가 심해지거나 scolisis가 동반되는 경우, equino varus deformity, pes cavus deformity도 관찰된다. 그 외 근위측 또는 가성비대, 피로감, 통증, 경련통(cramp), 근긴장(myotonia) 등이 올 수 있다.

2 근육질환의 원인적 분류

(1) 유전성

여러 형태의 근이양증(muscular dystrophy)

(2) 염증성

다발성 근염(polymyositis) 피부근염(dermatomyositis)

(3) 내분비성

갑상선 질환, 부신피질 질환, 부갑상선 질환 등

(4) 대사성

주기성 마비(periodic paralysis), 당원 축적질환(glycogen storage disease), 지방대사질환 및 사구체 대사 장애(mitochondrial disease)

(5) 독성

알코올, 약물

(6) 선천성

Central core disease, Nemalin myopathy, Myotubular disease, Fiber-type disproportion 등

3 근육질환의 진단과정

(1) 임상 소견 및 병력 청취

일반적인 근육병의 특징인 즉 원위부보다는 근위부 근력약화, 근육통, 연축(spasm), 경련통(cramp), 움찔수축(twitching), 또는 근육 덩어리(muscle bulk)의 소실, 근긴장(myotonia) 등의 소견을 보인다면 일단 근육병을 의심하는 단계이다. 병력 청취상 다음과 같은 사항을 확인 하여야 한다.

① 발병시기
② 병의 진행과정(갑자기 시작하였는지 또는 서서히 진행하는지, 반복되는지)
③ 어떤 상황에서 악화되는 지(운동을 할 때, 쉴 때)
④ 동반된 소견(지능 저하, 시력 저하, 심장이상, 탈모, 소변색깔 변화 등)
⑤ 가족력 유무 등을 확인해야 한다. 특히 근육 질환에는 유전적인 질환이 많으므로 유전적인 질환이라 판단되면 적어도 3-4 세대이상의 가족에 대한 유전 양식을 조사하여 autosomal dominant 인지 recessive 인지 또는 X-linked recessive pattern 인지까지 구분하는 것이 진단에 큰 단서가 될 수 있다.

(2) 생화학적 검사

혈청 근육효소치(CK-creatine phosphokinase, LDH)를 시행한다.

(3) 근전도 검사

근섬유의 손상여부 및 운동단위당 근섬유의 소실상태를 관찰하고, 근막의 전기생리 변화를 찾아낸다.

(4) 근생검

근생검을 시행하여 근섬유의 형태 변화 혹은 결체조직의 변화 및 염증세포의 침윤, 당원 혹은 지질의 축적유무 등을 확인한다.

2 대표적인 근육질환들

1 다발근염 및 피부근염(Polymyositis and Dermatomyositis)

(1) 임상양상

가로무늬근(striated muscle)만 침범된 경우를 다발성 근염(Polymyositis)이라고 하고 특징적인 피부 병변이 같이 있는 경우는 피부 근염(Dermatomyositis)이라고 한다. 그 외 결체조직질환과 동반될 수 있고(Connective tissue disease with polymyositis and dermatomyositis), 암종과 같이 동반하는 경우(Carcinoma with polymyositis or dermatomyositis), 소아 피부근염(Dermatomyositis of childhood)으로 분류한다.

(2) 진단 기준

① 임상적 진단기준

근염은 일반적으로 대칭적인 진행성 가쪽 근위약(symmetrical progressive proximal muscle weakness)을 특징으로 하며 피부 근염은 Heliotropic rash, Gotron's sign 등 피부병변을 나타낸다.

② 병리학적 진단기준

근섬유괴사 및 재생(muscle fiber necrosis and regeneration), 단핵구 침윤(mononuclear cell infiltration) 등이 관찰되고 때로 다발주위 위축(perifascicular atrophy)가 발견되기도 한다.

③ 생화학적 진단기준

혈청 CK(MM type)이나 aldolase level이 상승한다.

④ 근전도 진단기준

양성 예파(positive sharp wave)나 섬유성 연축(fibrillation) 등의 이상 자발 전위(abnormal spontaneous activity)가 나타나고 운동단위 분석(motor unit potential analysis)에서 진폭의 감소(small amplitude)와 지속시간의 감소(short duration)의 근병성 특징(myopathic feature)이 관찰된다.

(3) 치료

steroid를 포함한 면역 억제제가 치료에 도움을 준다.

2 근 이영양증(Muscular Dystrophy)

이영양증(dystrophy)이란 어떤 유전양식을 가지면서 근육의 퇴행성 변화를 갖는 질환을 의미하고 유전양식과 임상소견에 의해 여러 가지 형태로 나뉜다. 이중 가장 흔한 형태로는 뒤쉔 근이영양증(Duchenne muscular dystrophy)와 근긴장성 근이영양증(myotonic muscular dystrophy)이 있다.

(1) 뒤쉔 근이영양증(Duchenne Muscular Dystrophy)

이 질환은 근이영양증 중 가장 흔한 형태의 하나로서 이른 소아기에서 발병하며 X 연관성 열성(X-linked recessive)의 유전양식을 가지며 10,000명의 남아 중 약 3명의 발생빈도를 갖는다. 그러나 이러한 환자의 3분의 1은 돌연변이에 의해 나타난다. 이환된 환아는 대개 남자이며 여자에서 관찰된다면 Turner 증후군(XO) 또는 다른 성염색체의 이상이 있을 때 가능하다.

가장 특징적인 임상소견으로는 3세 이전부터 시작된 근위부 근력약화로 인한 보행장애(뒤뚱걸음, waddling gait)및 Gower sign의 양성을 보이고 종아리근육(calf muscle)의 가성비대(pseudohypertrophy)가 관찰된다. 근력약화에 의한 보상작용으로 인한 특징적인 골격계의 변화(lordotic posture due to abdominal and paravertebral muscle weakness), 심근 변화 및 지능저하도 초래된다. 대개는 빠른 임상경과를 보여 청소년기를 넘기지 못하고 사망하는 경우가 흔하다. 이 질환은 현재까지는 근본적인 치료 방법이 없는 치명적인 질환이다. 따라서 유전양식에 대한 가계도 작성을 통한 보인자(carrier)의 색출이 매우 중요하다. 최근 dystrophin의 발견으로 진단 및 치료에 대한 실마리를 제공하고 있다. 즉 dystrophin은 근섬유조직의 근초막(sarcolemmal membrane)의 아래에 존재하는 세포골격 단백질로서 뒤쉔형의 근이영양증에서는 이 단백질이 관찰되지 않는다. 이 질환과 비슷한 임상소견을 보이나 그 임상경과가 서서히 시작하여 서서히 진행하는 형태가 베커 근이영양증(Becker muscular dystrophy)이다.

(2) 베커 근이영양증(Becker Muscular Dystrophy)

7세 이후에 발병하고 임상 증상 진행이 느려 20세 이후에 걸을 수 없을 정도로 나빠진다는 점을 제외하고는 모든 임상 양상과 검사 소견이 뒤쉔 근이영양증과 동일하다. 분자유전학적 검사상 차이가 있다면 뒤쉔 근이영양증의 경우에는 정상적으로 근육에 존재하고 있는 디스트로핀(dystrophin)이 아예 존재하지 않지만 베커 근이영양증은 비정상적 상태나마 존재한다는 것이 차이점이다.

(3) 안면견갑상완근이영양증(Facioscapulohumeral Muscular Dystrophy)

상염색체 우성(autosomal dominant) 유전 질환으로 14번 염색체 장완에 이상이 있는 것으로 알려져 있다. 발병은 청소년기에 시작되며 안면 근육들의 쇠약으로 증상이 시작된다. 견갑골의 근위축으로 날개모양 견갑골(winging of scapula) 소견과 상지의 몸쪽 근위축에 의해 상대적으로 먼쪽부위가 비대해 보이는 뽀빠이 효과(Popeye effect)를 관찰할 수 있다. 혈중 CPK 수치는 정상이거나 약간 증가된 소견을 보인다.

(4) 에머리-드레이푸스 근이영양증(Emery-Dreifuss Muscular Dystrophy)

성염색체 28번 장완에 이상이 있는 극히 드문 질환으로 상지의 근위부 근육과 하지의 먼 쪽 근육의 현저한 근위축(humeroperoneal emphasis)을 보이고 심장 차단(heart block)이 흔히 있어 박동기(pacemaker)를 달아야 하는 경우가 많다.

(5) 근긴장성 근이영양증(Myotonic Muscular Dystrophy, Steinert's disease)

상염색체 우성(autosomal dominant) 유전 질환으로 반복 운동에 의해 개선되는 근긴장증(myotonia)을 특징으로 하는 성인의 가장 흔한 근 이영양증이다. 서서히 진행하는 먼쪽 근력약화(상지에 더 흔함)가 있고 후기에는 족하수(foot drop)를 보일 수 있다. 앞머리가 대머리이고 턱이 뾰족한 긴 얼굴을 보이며 측두부 근육이 위축되어 처져있는 특징적인 모습을 보인다. 그밖에 안검하수, 백내장, 심전도 장애, 혈당 부적응(glucose intolerance), 소화기 운동 장애, 수면 장애(낮 동안 졸리움), 우울증 등의 전신적 증상(systemic symptoms)들을 보인다(표 31-1).

〈표 31-1〉 근긴장성 이영양증의 이환된 장기에 따른 증상

침범되는 장기	임상 소견
Skeletal muscle	Distal muscle wasting and myotonia Facial diplegia, ptosis, wasting of temporal muscle
Smooth muscles	Dysphagia, megacolon
Heart	Conduction block
Endocrine	Testicular atrophy, diabetes
Eye	Cataract
Skin	Premature baldness
Skeletal	Cranial hyperostosis

특징적 소견인 근긴장은 근 이완이 지연되는 현상으로 30초간 주먹을 꽉 쥐고 난 후 바로 주먹을 펴기가 어렵거나, 엄지두덩(thenar eminence) 부위를 검사용 망치로 타진 시 엄지와 약지를 서로 맞닿게 하는 근육수축이 일어나 한동안 이완이 안되고, 종아리 근육을 타진 시 근육이 수축해 뭉치는 것을 관찰함으로써 진단할 수 있다. 한편 근전도 검사상 양성 예파(positive sharp wave) 및 다른 비자발적 전위의 연속된 방출에 의하여 폭탄 투하하는 소리(dive-bomber sound)와 파고현상(waxing and waning)을 내는 근긴장성 전위(myotonic discharges)를 관찰할 수 있다.

유전자는 염색체 19번(19q13.2)에 위치하며, 아직 검증된 것은 아니지만, 유전자 산물(gene product)로 마이오토닌(myotonin)이란 물질이 발견되었다. 이 물질의 유전자 3' 말단부 미해독 부위의 불안정한 삼염기CTG 반복 서열 증폭(trinucleotide CTG repeats expansion)이 원인일 것으로 추론되고 있다. 이러한 반복 서열이 정상인의 반복 서열 숫자와 차이가 있어 임상적 특성이 있다고 생각되며 이 반복 서열 숫자가 많을수록 증상이 더 심하게 발현되는 것으로 추정되고 있다.

치료에 있어서는 근긴장증을 완화시키기 위한 약제들이 사용된다. 퀴니딘(quinidine), 푸로카인아마이드(procainamide), 페니토인(phenytoin), 및 칼슘 통로 차단제(calcium channel blockers)등이 이용되나 심장 장애에서는 신중한 검도가 요구된나.

(6) 지-대형 이영양증(Limb-Girdle Muscular Dystrophy)

상염색체 우성 및 열성(autosomal dominant or recessive) 유전 형태를 모두 나타내며, 청소년기 혹은 성인기에 발병하는 질환이다. 임상적으로는 염증성, 독성, 내분비병증성, 비타민 결핍성 및 신생물딸림성(paraneoplastic) 인자들에 의해 근육병증이 유발되는

〈표 31-2〉 흔히 있는 근 이영양증들의 임상적 양상들

	뒤센 근육병증	안면견갑상완근 이영양증	근긴장성 이영양증
발병 연령	소아기	청소년기	청소년기 이후
성별	남자	남=여	남=여
가성 비대증	흔히 있다	없다	없다
발병 부위	골반부	견갑부	말단부
안면 근쇠약	드물다	항상 있다	흔히 있다
진행성	비교적 빠르다	느리다	느리다(다양하다)
구축 및 기형	흔히 있다	드물다	드물다
심장 장애	있다(말기에)	없다	흔히 있다(전도장애)
유전	성염색체 열성	상염색체 우성	상염색체 우성
표현성	모두	다양	다양
유전자 이형성	베커 형	없다	근위부 근쇠약
기타 특성	척주전만증	익상 견갑골	대머리증

경우가 있으며, 유전적인 경우에서는 염색체 15번, 2번, 및 13번(15q, 2p, 및 13) 등에서 유전자 좌가 보고되고 있다.

(7) 선천성 근 이영양증(Congenital Muscular Dystrophy)

상염색체 열성(autosomal recessive) 유전 질환으로 뇌와 안구 침범 여부에 따라 여러 세부 질환으로 분류된다. 생후 직후 혹은 수개월 이내부터 저긴장증(hypotonia)과 몸쪽 근위약을 보이고 호흡근 약화로 일찍 사망한다.

① 후쿠야마 선천성 근이영양증(Fukuyama congenital muscular dystrophy)

정신 지체와 경련 발작을 보이며 20세 이전에 사망한다. 작은머리증(microcephaly), 뇌실 확장(ventriculomegaly), 뭇미세이랑증(micropolygyria)이 관찰된다. 9번 염색체의 장완에 유전자가 위치하는 것으로 확인되었다.

② 대뇌안구 이형성 근이영양증(Cerebroocular-dysplasia muscular dystrophy)

후쿠야마 선천성 근 이영양증의 증상에 안구 증상이 첨가된 질환이다. 아직 유전자의 위치는 확인이 안 되었다.

(8) 원위부 근 이영양증(Distal Muscular Dystrophies)

임상적 현상이 몸쪽(proximal)에 발생하기 전에 발과 손 등 먼 쪽에 먼저 발생하는 근육병증들을 말한다. 유전적으로도 다양한 이형성을 보이고, 산재성인 경우도 있다.

3 주기성 마비(Periodic Paralysis)

이 질환은 주기적으로 마비가 나타나는 질환 군으로서 주로 전해질 특히 칼륨(potassium)과의 연관을 갖는다고 알려져 있다. 즉 심한 운동을 하고 난 후 갑자기 전신적인 마비가 주기적으로 관찰되는 것이 특징적인 임상소견인데 뚜렷한 원인이 없는 일차성 질환(저칼륨성, 정상 칼륨성, 과칼륨성)과 원인이 있는 이차성 질환이 있다. 우리나라에서 흔히 문제가 되는 것은 저칼륨성 주기성 마비로 유전성으로 관찰되기도 하나 이뇨제의 사용, 갑상선 질환, 신장질환(renal tubular acidosis), primary aldosteronism에 의해 저칼륨혈증이 유발되는 경우에도 관찰된다.

특히 저칼륨혈증성 주기성 마비는 심한 운동을 하고 난 후, 혹은 과식을 하고 난 후 주기적으로 발병하며 발병 당시의 전해질 검사를 통하여 저칼륨혈증을 확인함으로써 진단이 가능하다. 일차성인 경우는 전해질 보충과 함께 증상적인 치료 및 탄산탈수소효소

억제제(carbonic anhydrase inhibitor)의 투여, 과음, 과식의 절제, 심한 운동 억제 등의 생활 습관 교정을 통해 예방토록 하는 것이 치료의 원칙이다.

4 기타 대사성 근육병

정상적인 근육활동을 위해서는 에너지를 필요로 하는데 에너지를 보급하는 대사기능의 직접적 혹은 간접적인 장애가 있는 경우 근력감퇴를 초래하게 된다. 직접적인 에너지 대사장애를 보이는 질환에는 ① 당원 축적질환(glycogen storage disease), ② 지방축적 질환(lipid storage disease) 및 ③ 사구체 근육병(mitochondrial myopathies)가 있고 내분비성 근육병은 간접적인 대사장애라고 할 수 있다.

대사성 근육병의 종류는 아주 다양하고 각 질환의 특징적인 임상증상이 없는 경우가 흔하기 때문에 임상적 진단이 용이하지 않다. 더욱이 임상증상이나 검사실 소견상 어떤 질환이 의심된다 해도 결국은 근육 혹은 검사 가능한 조직에서 생화학적 효소의 결핍을 확인하여야 하는 데 현실적으로 어려움이 따른다. 대사성 근육병 특히 당원 축적 질환과 지방대사 장애의 질환에 의한 일반적인 임상증상은 ① acute, recurrent, and reversible muscle dysfunction with cramps, myoglobulinuria 혹은 ② progressive muscle weakness를 초래하는 두 형태로 표현된다. 대사성 질환 중 대표적인 질환을 분류하여 보면 당원축적 질환(Glycogen storage disease)인 Pompe's disease(Type II), McArdle disease(Type V), Tauri's disease(Type VII) 등이 있고 지질축적 질환(Lipid storage disease)인 Carnitine deficiency, Carnitine Palmityl Transferase(CPT) deficiency 등이 있다.

5 신경-근 접합부의 해부 생리학

신경-근 접합부(neuro-muscular junction, NMJ)는 전접합부 신경종단(presynaptic axon terminal, nerve ending)과 후접합부 종판(postsynaptic end plate) 및 두 구조 사이의 공간인 synaptic cleft(200-500A)로 구성되며 된다. 전접합부 신경종단(presynaptic axon terminal)에는 신경전달물질이 유리되는데 중요한 역할을 하는 부위인 presynaptic bouton이라는 구조물이 있는데 여기에는 ACh을 내포하고 있는 synaptic vesicle과 이를 유리시키기 위해 특수하게 이루어진 막부위인 active zone 및 Voltage Gated Calcium

Channel(VGCC)이 모여있다. 후접합부 종판(postsynaptic end plate)은 전접합부에서 유리되는 ACh을 받아들이기 위한 아세칠콜린 수용체(ACh R)가 다량 모여 있게 됨으로써 전접합부에서 유리된 ACh을 ACh R에서 받아들인 후 일련의 과정을 거쳐 근수축이 일어나게 한다(그림 31-1).

신경-근 접합부 질환이란 위에서 언급한 바와 같이 전 접합부 혹은 후 접합부에 구조적 혹은 기능적 이상에 의해 신경말단부로부터 근육으로의 신경전달에 장애를 초래하는 질환을 총칭하는 것으로서 가장 대표적인 질환은 중증근무력증(Myasthenia gravis)를 들 수 있다.

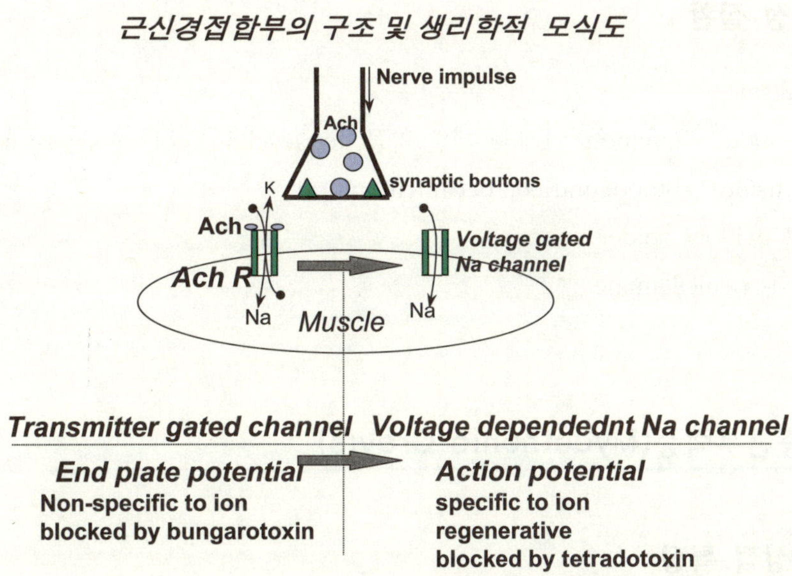

[그림 31-1] 신경-근 접합부의 구조 및 생리학적 모식도

6 신경-근 접합부 질환의 분류

1 자가 면역 질환

(1) 중증근무력증(Myasthenia Gravis)

① 후천성(acquired type)

② 신생아성(neonatal type)

(2) Lambert-Eaton Myasthenic syndrome(LEMS)

2 선천성 질환(Congenital Myasthenic Syndrome)

① deficiency of endplate acetylcholinesterase
② slow channel syndrome
③ defect in Ach synthesis or mobilization
④ end plate Ach receptor deficiency 등

3 독성 질환

① botulism
② drug induced(aminoglycoside 계열 약물, tetracycline, polymyxin B, nerve gases, insectisides, d-tubocurarine, decamethonium)
③ balck widow spider venom
d- penicillamine

7 중증근무력증(Myasthenia Gravis)

1 임상적 특징

중증근무력증의 가장 특징적인 임상소견은 근력약화의 변동성(fluctuating weakness)이 나타난다는 것이다. 즉 자고 일어난 직후 또는 쉬고 난 후에는 근력약화가 소실되었다가 운동을 하거나 오후가 되면 증세가 악화되는 특징을 가지며, 특히 안검하수, 안구운동 마비로 인한 복시가 가장 흔한 증상이며, bulbar muscle 과 limb muscle도 침범 될 수 있으며, 심한 경우 호흡근 약화로 인한 호흡마비까지 나타날 수 있다. 남자보다는 여자에서 발생빈도가 높으며 면역기전에 의해 발생하는 질환으로서 다른 자가면역질환과 동반되어 관찰되며 특히 흉선암과의 연관성은 매우 높다. 중증근무력증의 임상소견은 매우 다양한데 가장 많이 사용되고 있는 임상적 grading은 Osserman에 의한 것이다(표 31-3).

호흡기 감염, 발열, 임신, 약제 사용 등이 이 질환을 유발 혹은 악화 요인으로 작용할 수 있으며, 증상의 발현은 어느 연령에서도 가능하나 10세 미만에서는 드물고(10%), 여

자의 경우 20대에서 남자에서는 50,60대에서 가장 많이 발현하며 40대 미만에서는 여자에서 약 2-3배가 많으나, 그 이후에서는 남자에서 더 많이 나타나며 thymoma와의 연관이 더 많다.

2 병리 기전

중증근무력증은 자가면역기전에 의해 postsynaptic nicotinic acetylcholine receptor (AchR)에 대한 autoantibody가 형성된 후 receptor를 파괴하거나 Ach binding을 억제하는 것으로 알려져 있다.

3 동반 질환

Thymoma, thyrotoxicosis, rheumatoid arthritis, SLE, polymyositis, aplastic anemia 등과 같은 자가 면역질환이 동반되는 경우가 많으므로 중증근무력증의 진단 시 이에 대한 평가가 반드시 필요하다.

4 병리 소견

병리 소견으로 가장 중요한 소견은 simplification of postsynaptic region, widening of synaptic cleft이다. presynaptic vesicle의 크기, 숫자는 모두 정상이다.

5 진 단

〈표 31-3〉 Osserman의 중증근무력증의 임상적 grading

I. Ocular myasthenia
II.
a. Mild generalized myasthenia with slow progression : no crises, drug responsive
b. Moderate generalized myasthenia
; severe skeletal and bulbar involvement, but no crises
; drug response less than satisfactory
III. Acute fulminating myasthenia gravis
; rapid progression of symptom with respiratory crises and poor drug responses
; high incidence of thymoma and high mortality.
IV. Late severe myasthenia, same as III but progression over
two years from Class I to II

(1) 병력 청취 및 신경학적 진찰소견

하루 중 눈꺼풀 처짐 및 복시를 포함한 근력약화가 쉬면 좋아졌다가 다시 나빠지는 등 변동성을 보인다는 소견이 임상적으로 가장 중요한 단서가 된다.

(2) 약리학적 검사

edrophonium(Tesilon®) test나 neostigmine test 등을 시행하여 근력약화가 호전되는지를 관찰한다.

(3) 전기 생리학적 검사

① 반복 신경자극 검사(repetitive nerve stimulation test, Jolly test) : 운동신경을 1초에 5회 이하고 자극하여 얻어진 복합활동운동 전위의 진폭이 점차 감소하는 특징을 보인다.

② 단섬유 근전도 검사(single fiber EMG)

(4) 항체 검사

혈청 내 Anti-Ach R antibody titer가 증가되어 있는 지 확인한다.

(5) Mediastinal CT for detection of thymoma

50대 이상의 남자 환자의 경우 흉선종과 연관되어 있을 가능성이 높으므로 종격동 CT를 반드시 시행한다.

6 치료

(1) anticholinesterase

neostigmine(Prostigmin®), pyridostigmine(Mestinone®) 등 항콜린에스터라제 약제들은 Ach의 분해를 억제하여 그 기능을 길게 유지시켜 증상을 완화시킨다.

(2) thymectomy

종격동 CT를 시행하여 흉선종이 확인되면 이를 제거한다. 제거해도 즉시 증상의 완화가 나타나는 것은 아니며 제거의 효과는 몇 년 후에 나타나는 것이 일반적이다.

(3) corticosteroid & other immunosuppressant

자가면역질환이므로 면역억제제를 사용하여 장기간 관찰한다.

(4) plasmapheresis

혈청교환술을 시행하여 자가항체를 제거할 수 있다. 효과는 일시적이며 약물치료에 잘 반응하지 않거나 흉선종 제거술 전에 시행한다.

7 중증근무력증을 악화시킬 수 있는 경우들

중증근무력증에서는 신경근육접합부 기능에 영향을 줄 수 있는 약물이 증상을 악화시킬 수 있기 때문에 주의하여야 하는데 대표적인 것이 aminoglycoside 계통의 항생제와 여러 가지 부정맥 치료 약물 등이다(표 31-4). 그러나 중증근무력증을 immunotherapy 등으로 적절하게 잘 치료한다면 실제 임상에서 이런 약제들에 의해서 문제가 되는 경우는 매우 드물다. 또한 D-penicillamine은 중증근무력증을 발병할 수 있는 약제로 잘 알려져 있다.

〈표 31-4〉 중증근무력증에서 주의하여야 할 약물

중증근무력증 증상을 악화할 수 있는 약물
Neuromuscular blocking agents : Vecuronium 등
Anticholinesterase 과다 : Pyridostigmin, 유기인 살충제
Adrenocorticosteroid and ACTH
Thyroid preparations : Synthyroid etc
Antiarrhythmics : Licocaine 정맥주사, Quinidine 제제, Procainamide, Phenytoin
Antibiotics :
 Aminoclycosides; Gentamycin, Tobramycin, Amikacin, Neomycin, Streptomycin
 Polypeptides : Polymyxin B, Colistin
 Tetracyclines : Chlortetracycline, Oxytetracycline, Doxycyline, Minocycline
 기타; Clindamycin, Ciprofloxacin, Erythromycin
자가면역반응을 촉진해서 중증근무력증을 유발할 수 있는 약물
 D-penicillamine
 Trimethadione

8 램버트-이튼 근무력 증후군(LEMS)

Myasthenia gravis가 postsynaptic defect의 가장 대표적인 질환인데 반해, Lambert-Eaton Myasthenic syndrome(LEMS)은 presynaptic disease의 대표적인 예라고 할 수 있다. 따라서 기본 병리 기전은 presynaptic terminal에서의 Ach quantum의 release 장애라고 할 수 있다. Oat cell carcinoma of lung에서 가장 흔히 나타날 수 있으나 다른 종

양(breast, prostate, stomach 등)에서도 면역학적 기전에 의해 paraneoplastic syndrome의 한 형태로서 관찰된다고 알려져 있다. 임상증상은 중증근무력증과 달리 안구 증상보다는 근위부 근력약화가 흔하고 반복운동 시 일시적으로 근력이 호전되는 특징을 갖는다. 이와 같은 임상소견은 전기 생리검사를 시행하면 운동을 시키거나, 자극속도를 빠르게 하면 복합운동 활성전위의 진폭이 상승하는 소견을 보이게 되는 바 진단에 결정적인 역할을 하게 된다. 치료제로는 면역억제제의 투여 외에 혈장교환, guanidine 및 4-aminopyridine등이 시도되고 있다.

9 보툴리누스 중독(Botulism)

보툴리누스 중독은 신경자극에 반응해서 아세틸콜린의 방출이 일어나게 하는 연접전기전(presynaptic mechanisms)에 작용하는 보투리누스 독소(botulinum toxin)에 의해서 니코틴성 및 무스카린성 코린성 전달과정(nicotinic and muscarinic cholinergic transmission)이 거의 완전 마비가 되는 질환 이다. 이 독소는 흔히 흙 속에 있고 음식물을 오염시키는 크로스트리디움 보툴리누스(Clostridium botulinum)의 포자(spores)에 의해 생성이 된다.

10 약물 유도성 신경-근 장애(Drug-Induced Neuromuscular Disorders)

많은 약물들이 연접전(presynaptic) 혹은 연접후(postsynaptic) 구조물에 작용하여 신경-근 접합부 장애를 일으키거나, 또는 중증 근무력증을 악화시키는 수가 있다.

중증 근무력증이 약물(ex. D-penicillamine)에 의해 악화된 경우를 약물유도성 근무력증후군(drug-induced myasthenic syndrome)이라고 부른다.

네오마이신(neomycin), 스트렙토마이신(streptomycin), 및 카나마이신(kanamycin)과 같이 아미노그리코사이드계 항생제(aminoglycoside antibiotics)나, 혹은 콜리스틴(colistin) 및 폴리믹신-비(polymyxin B)와 같은 폴리펩타이드계 항생제(polypeptide antibiotics)에서 발생할 수 있어, 이를 항생제 유도성 신경-근 차단(antibiotic-induced neuromuscular blockade)이라고 부른다.

●●● 참고문헌

1. Principles of Neurology. 8th edition, 2006, McGraw-Hill.
2. Neuromuscular diseases, 5th edition, 2007, Springer-Verlag.
3. Neurology in Clinical Practice, 4th edition, 2007, Butterworth-Heimann.

제 32 장

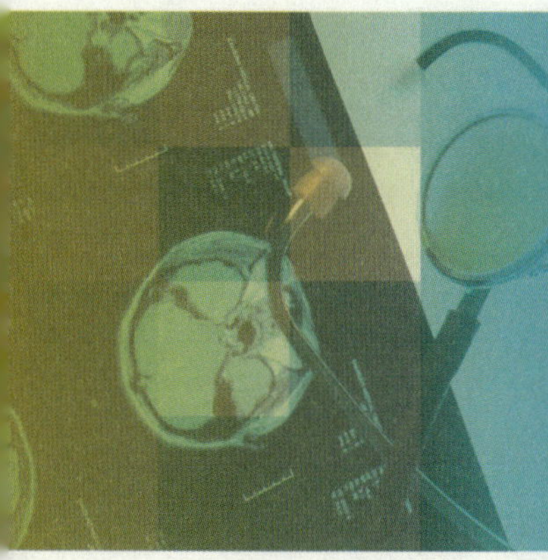

말초신경손상

Peripheral Nerve Injury

장재칠 · 임수빈 · 신원한

학습목적

수술로 치료할 수 있는 말초신경 질환의 증상과 진단 방법 및 치료방법을 이해한다.

학습목표

1. 말초신경병의 일반적인 임상소견을 설명한다.
2. 압박성 신경병의 원인을 열거한다.
3. 압박성 신경병의 발병기전을 설명한다.
4. 노뼈신경(요골신경) 마비 때의 손 변형을 설명한다.
5. 자뼈신경(척골신경) 마비 때의 손 변형을 설명한다.
6. 정중신경 마비 때의 손 변형을 설명한다.
7. 손목굴(수근 터널)을 지나는 구조물을 열거한다.
8. 손목굴(수근 터널) 증후군의 임상소견을 기술한다.
9. 말초 신경 손상의 진단 방법을 열거한다.

1 말초신경손상

1 개방성 손상(open injury)

2 폐쇄성 손상

① 견인 손상(traction injury) : root avulsion

② 압박 손상(compression injury) : Saturday night palsy

③ 신경독의 주입으로 인한 손상

④ 허혈(ischemia)

⑤ 포착(entrapment) 또는 꼬임(교액)손상(strangulation injury) : carpal tunnel syndrome

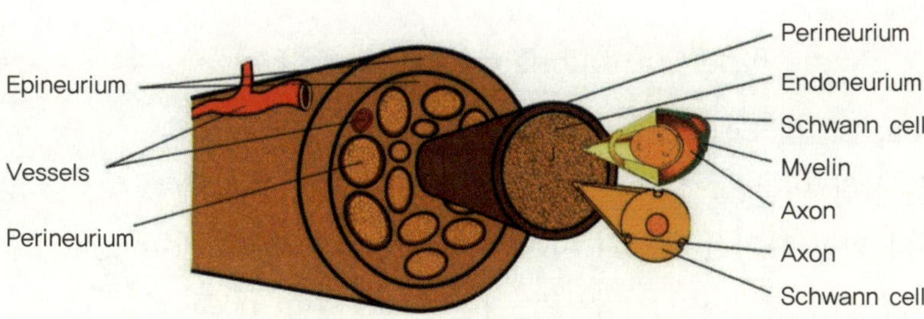

[그림 32-1] Cross sectional anatomy of Nerve trunk

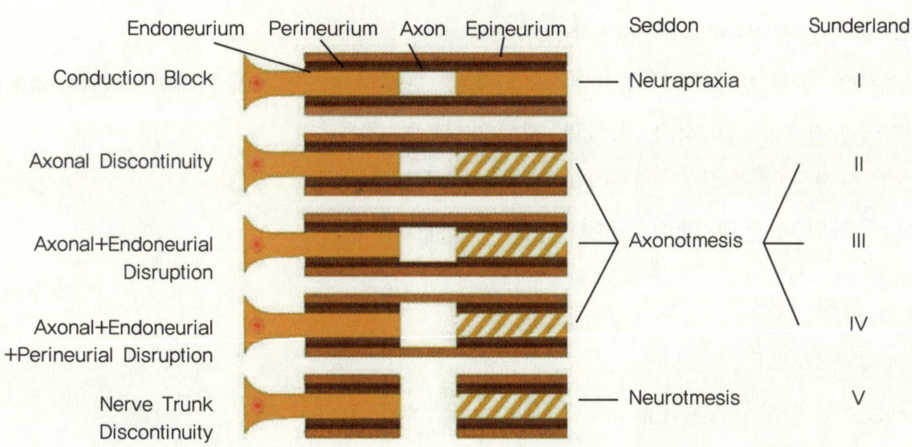

[그림 32-2] Classification of nerve injury by Seddon and Sunderland

3 상완 신경총 손상(Brachial Plexus Injury)

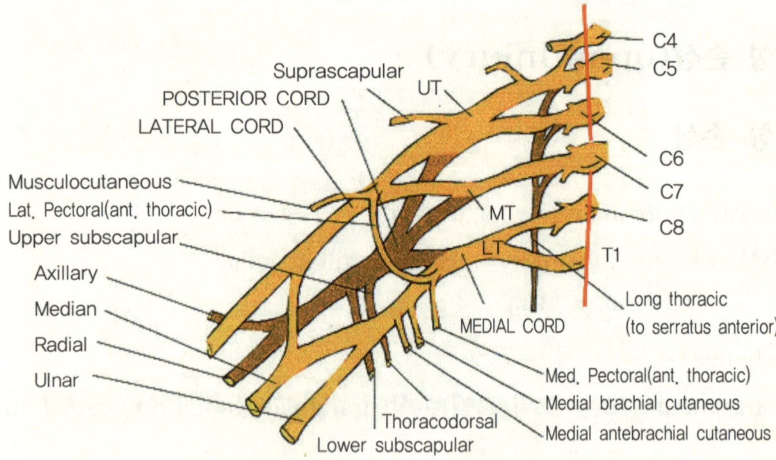

[그림 32-3] Anatomy of Brachial Plexus

(1) Upper plexus type(Erb-Duchenne paralysis)

① common, C5 및 C6의 신경근이나 신경총의 상간의 손상

② 삼각근, 상완 이두근, 상완근 및 상완 요골근의 마비와 위축.

③ 상완지의 외전과 외선 운동의 마비와 전완과 굴곡과 회외(supination)운동이 약화.

④ 견갑 외전근이 침범되어 견갑부가 내전(Waiter's tip posture).

(2) Lower plexus type(Dejerine Klumpke paralysis)

① C8과 T1 신경근 또는 신경총 하간의 손상

② 수근과 팔목의 굴곡근의 마비와 위축을 초래하여 취수 또는 구수(claw hand).

③ 척골신경 영역의 지각 소실과 피부의 부종.

④ T1 신경근의 손상 시에는 Horner's syndrome.

⑤ 팔꿈치의 신근의 마비, 전완 신전의 장애.

(3) 수술적 치료

① 개방성손상

- 조기수술 : nerve not in continuity
- 지연수술 : nerve in continuity

② 패쇄성손상 : 지연수술 : 2~3 개월 후

③ 수술의 종류 :

- Neurolysis
- Neurorrhapphy
- Neurotization

4 정중 신경 손상(Median nerve injury)

정중 신경은 상완신경총의 외삭의 내측지와 내삭의 외측지가 합쳐서 형성되며, C6,7,8 및 T1 신경근으로부터 유래된다.

(1) 원인

정중신경의 상완부 손상은 주로 총창, 관통창, 신전 손상에 의해서 초래되며, 상완동맥과 정맥 및 척골신경이 가까이 주행하고 있어 이들이 함께 손상되는 경우가 많다.

(2) 임상 증상 및 징후

정중신경 고유지각 영역의 지각 소실과 그 외 지배 영역의 지각 둔마를 초래한다.

(3) 치료

정중신경의 손상 부위에 관계 없이 봉합술을 시행하여야 한다.

5 요골 신경 손상(Radial nerve injury)

C5,6,7,8 및 T1 신경근에서 유래하며 상완신경총의 후삭에서 분지된다. 요골신경의 지배영역은 상완의 요측 하반부와 전완의 후측 중간부이며 손에서는 무지와 시지, 중지 및 환자의 원위부 지간 관절 부위까지이다.

(1) 원인

상박골의 중상부 골절 시와 압박 손상 시 잘 생긴다.

(2) 임상 증상 및 징후

중상완부에 있어서 요골신경의 완전 절단손상 시에는 주관절, 손목 및 중수지절 관절의 신전이 안되고 회외(supination)기능이 마비되고 수근하수(Wrist drop)를 초래한다.

(3) 치료

요골신경 손상의 외과적 치료에 있어서 봉합술이 효과적인 이유는 이 신경이 주로 운동신경이고 손상 부위와 지배 근육과의 거리가 가깝고 정주신경이나 척골신경에 비해 큰 근육을 지배하기 때문이다.

6 척골신경 손상(Ulnar nerve injury)

척골신경은 C8과 T1의 신경근에서 유래하고, 상완시경총의 내삭의 내측지에서 형성된다.

(1) 원인

상완부에서의 척골신경 손상은 드물지만, 칼이나 총탄에 의한 자창 또는 관통상에 의해 초래 될 수 있다.

(2) 임상 증상 및 징후

골간근과 충양근은 중수지골관절의 굴절과 지골간관절의 신전을 일으키므로 이들 근육의 마비는 신근과 장지굴근의 길항 작용에 의하여 중수지지골관에서는 과신전이 일어나고, 지골간관절에서는 굴절을 유지하게 된다(Claw hand).

(3) 치료 및 예후

손목 손상의 수술 시에는 전완에서 신경을 박리하여 약간의 신경의 여유를 얻을 수 있으나 5cm 이상의 신경의 여유가 필요할 때는 주관절 부위에서 근위 신경의 전위와 손목의 굴절이 필요하다. 환자의 약 20%가 기능을 회복한다.

3 포착성 신경병증(Entrapment Neuropathy)

- 정중신경 포착(Median nerve entrapment) : 수근관 증후군(Carpal tunnel syndrome : CTS)
- 척골신경 포착(Ulnar nerve entrapment) : 주관 증후군(Cubital tunnel syndrome)
- Guyon관 증후군(Guyon's canal syndrome)
- 족근관 증후군(tarsal tunnel syndrome)

1 수근관 증후군

(1) 역학 및 원인

① 40~60대 여자

② 반복적인 손 동작 : 뜨개질, 타이핑, 걸레질, 설거지, 운전, 페인팅,

③ 전신 상태 : 혈액 투석, 임신, 류마티스양 관절염, 비만

④ 화상, 잠복 요골동맥

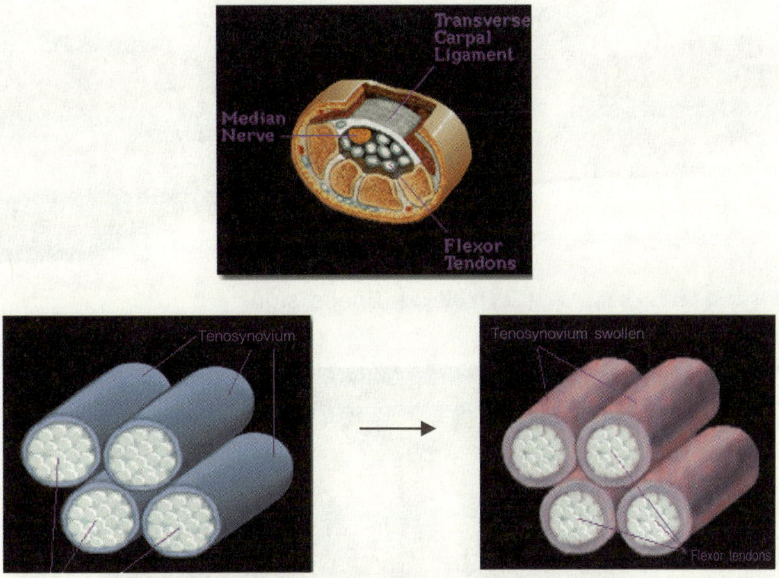

[그림 32-4] 반복적인 손동작이 CTS 를 일으키는 기전

(2) 임상 증상 및 징후

① 새끼 손가락을 제외한 손에 쑤시거나 저린감.

② Complain entire hand → Detailed questioning

③ 밤에 심해짐.

④ 손이 둔하다.

⑤ 물건을 집을 수 없다.

⑥ 물건을 떨어뜨린다.

⑦ 손을 많이 사용한 후 심해진다.

(3) 진찰 소견

① Structural changes

② Thenar atrophy : 30%

③ Phalen's test

④ Tinel's test

⑤ Tourniquet test

⑥ Tests of sensation

⑦ Ape hand

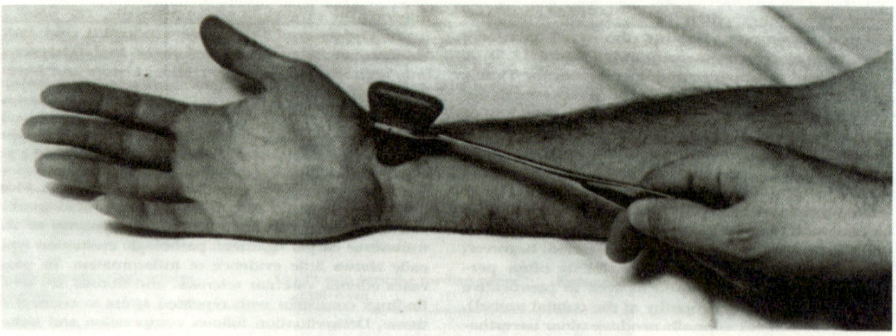

[그림 32-5] Tinel's sign

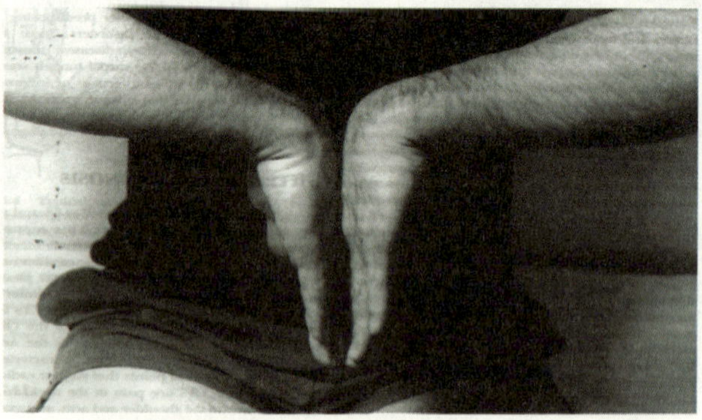

[그림 32-6] Phalen's maneuver

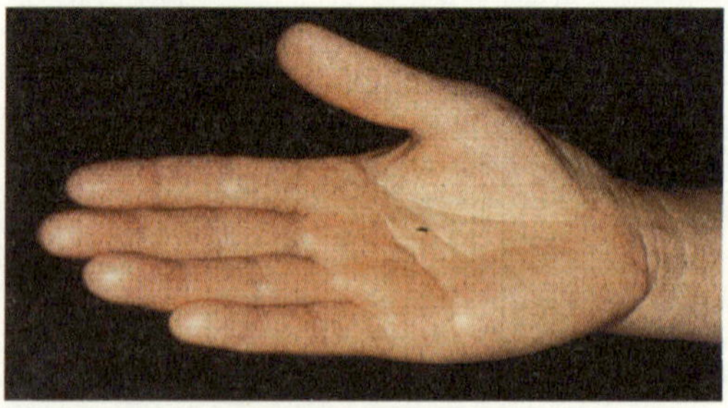

[그림 32-7] 무지굴근의 위축

(4) 전기생리학적 소견

① 수근관 부위 정준신경 감각섬유의 전도 속도가 느려지고 진폭이 감소됨을 확인하여 확진한다.

② Standard electrodiagnosis of CTS-up to 75% sensitivity

(5) 감별 진단

① Cervical radiculopathy

② Thoracic outlet syndrome

③ Cervical myelopathy

④ Anterior horn cell disease

⑤ Polyneuropathies

⑥ Myopathies

→ EMG for differential diagnosis

(6) 치료

① Conservative Tx. : 비스테로이드성 소염제, 손목 부목

② Surgical method : Transverse carpal ligament 의 절단

- Open surgery
  - Conventional
  - mini-open
- Endoscopic surgery

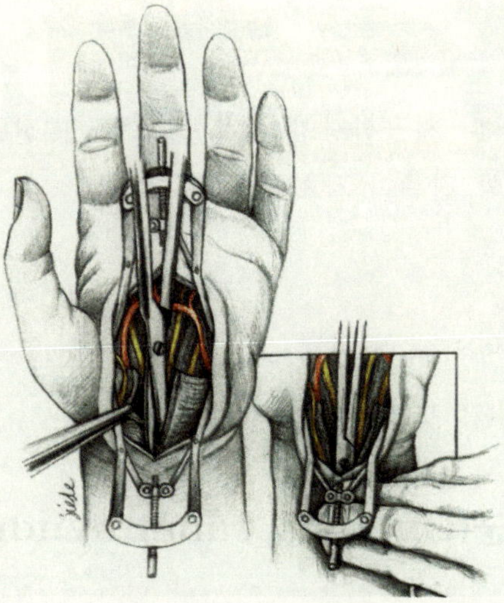

[그림 32-8] Open surgery of Median nerve release

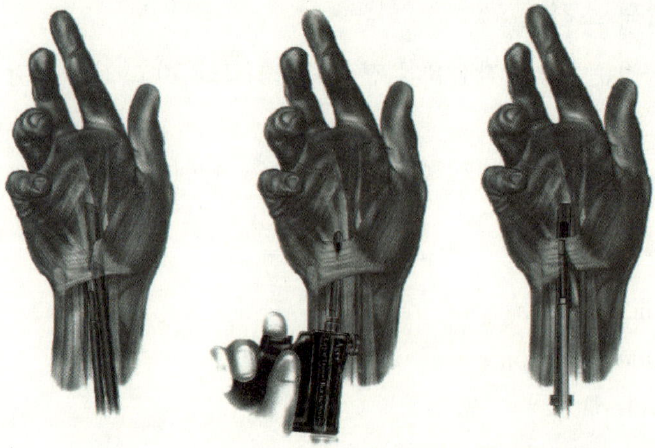

[그림 32-9] Endoscopic surgery of Median nerve release

2 주관 증후군(cubital tunnel syndrome)

(1) 원인

척골신경이 상완골 내측상과(medial epicondyle)와 척측수근굴근(Flexor carpi ulnaris)의 근두 건막에 의해 형성되는 주관을 통과하는 부위에서 포착에 의해 신경장애를 일으킨다.

(2) 증상

소지와 환지에 지각 장애를 보이며 소지구 근육의 위축과 골간근, 내측의 충양근, 무지내전근의 근력저하(Froment's sign)을 보인다.

(3) 전기생리학적 검사

근전도 감사상 주관절 부위 척골신경의 신경전달속도가 전완에서보다 느려지고 소지외전근에서 운동섬유 반응의 진폭이 감소한다.

(4) 치료

① 보존적 치료-비스테로이드성 소염제

② 수술적 치료-ulnar nerve release

3 Guyon관 증후군(Guyon's canal syndrome)

Guyon 관과 척골 신경의 해부학 : 수근 근위부 내측으로 두상골(pisiform), 원위부 외측으로는 유구골(hook of hamate)로 둘러싸여 있으며, 장측수근 인대와 굴근지대가 각각 위, 아래벽을 형성한다. 이관의 중간부에서 척골신경이 표재지와 심부지(운동지)로 나눠지며, 포착에 의해 신경 장애를 일으킨다. 심부지는 소지구근에 가지를 내고, 두구열공(pisiohamate hitus)을 빠져나와 외측으로 진행하여 골간극, 제 4-5충양근과 무지내전근 등에 분포한다.

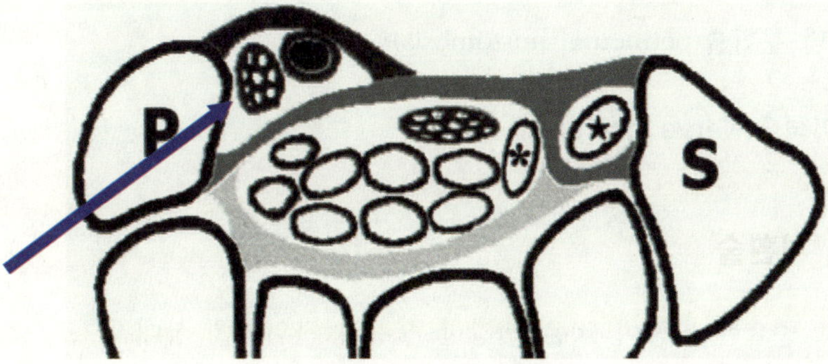

[그림 32-10] Guyon's canal

(1) 증상

터널의 근위부에서 눌리게 되면 척골신경 지배영역에 운동약화와 감각결손이 발생하고 두구열공에서 눌리게 되면 골간근과 무지내전근의 운동이 약화되지만 감각은 정상이고 원위부에서 눌리게 되면 운동은 정상이나 척골신경 지배영역에 감각결손이 발생한다.

(2) 치료

근력저하가 지속되거나 원인이 되는 종양(ganglion cyst)이 있다면, 수술로 Guyon관을 개방하고 동반된 종양을 제거한다.

4 말초신경 수술의 술기

1 신경 감압술(Neurolysis)

손상된 신경을 주위 반흔 조직으로부터 분리하는 것

(1) 신경외감압술

(2) 신경내감압술

2 신경 봉합술(Neurorrhaphy)

절단된 신경말단부를 직접 접합하거나, 말단부 사이가 떨어져 있으면 다른 신경을 이식하여 접합할 수 있다.

(1) 말단문합술(end-to-end anastomosis)

① 신경외막 문합술(epineural anastomosis)

② 신경주막 문합술(perineural anstomosis)

(2) 신경이식술(Nerve grafting)

3 신경 치환술

상대적으로 중요한 기능이 적은 건강한 신경의 근위부를 상대적으로 중요한 기능을 갖는 손상 신경의 원위부에 이식하여 손상 받은 신경의 기능을 회복시키는 수술법

●●● 참고문헌

1. 대한신경외과학회, 학생과 전공의를 위한 교과서 신경외과학, 제3판, 중앙문화사, 2005.

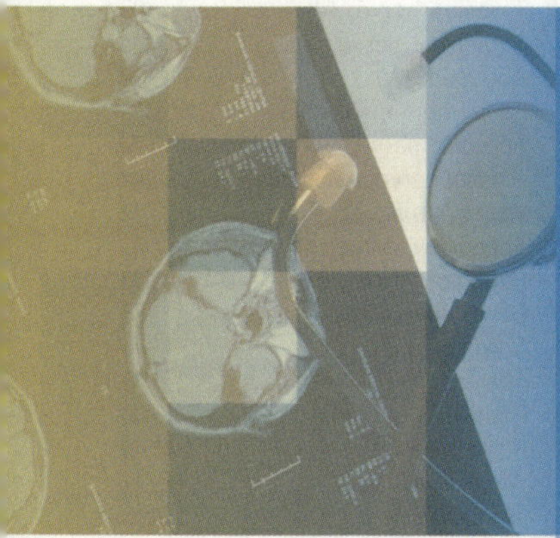

색 인
Index